# 中华医学百科全书

## 临床医学

### 急诊医学

国家出版基金项目
NATIONAL PUBLICATION FOUNDATION

中国协和医科大学出版社

图书在版编目 (CIP) 数据

急诊医学 / 于学忠，周荣斌主编 . —北京：中国协和医科大学出版社，2018.1
（中华医学百科全书）
ISBN 978-7-5679-0683-9

Ⅰ . ①急… Ⅱ . ①于… ②周… Ⅲ . ①急诊－临床医学 Ⅳ . ① R459.7

中国版本图书馆 CIP 数据核字 (2017) 第 168635 号

## 中华医学百科全书·急诊医学

主　　编：于学忠　周荣斌

编　　审：陈永生

责任编辑：陈　佩　沈冰冰

出版发行：**中国协和医科大学出版社**
（北京东单三条九号　邮编 100730　电话 010–6526 0431）

网　　址：www.pumcp.com

经　　销：新华书店总店北京发行所

印　　刷：北京雅昌艺术印刷有限公司

开　　本：889×1230　1/16 开

印　　张：34.75

字　　数：900 千字

版　　次：2018 年 1 月第 1 版

印　　次：2018 年 1 月第 1 次印刷

定　　价：385.00 元

ISBN 978-7-5679-0683-9

# 《中华医学百科全书》编纂委员会

总顾问　吴阶平　韩启德　桑国卫

总指导　陈　竺

总主编　刘德培

副总主编　曹雪涛　李立明　曾益新

编纂委员（以姓氏笔画为序）

| | | | | | |
|---|---|---|---|---|---|
| B·吉格木德 | 丁　洁 | 丁　樱 | 丁安伟 | 于中麟 | 于布为 |
| 于学忠 | 万经海 | 马　军 | 马　骁 | 马　静 | 马　融 | 马中立 |
| 马安宁 | 马建辉 | 马烈光 | 马绪臣 | 王　伟 | 王　辰 | 王　政 |
| 王　恒 | 王　硕 | 王　舒 | 王　键 | 王一飞 | 王一镗 | 王士贞 |
| 王卫平 | 王长振 | 王文全 | 王心如 | 王生田 | 王立祥 | 王兰兰 |
| 王汉明 | 王永安 | 王永炎 | 王华兰 | 王成锋 | 王延光 | 王旭东 |
| 王军志 | 王声湧 | 王坚成 | 王良录 | 王拥军 | 王茂斌 | 王松灵 |
| 王明荣 | 王明贵 | 王宝玺 | 王诗忠 | 王建中 | 王建业 | 王建军 |
| 王建祥 | 王临虹 | 王贵强 | 王美青 | 王晓民 | 王晓良 | 王鸿利 |
| 王维林 | 王琳芳 | 王喜军 | 王道全 | 王德文 | 王德群 | |
| 木塔力甫·艾力阿吉 | 尤启冬 | 戈　烽 | 牛　侨 | 毛秉智 | 毛常学 |
| 乌　兰 | 文卫平 | 文历阳 | 文爱东 | 方以群 | 尹　佳 | 孔北华 |
| 孔令义 | 孔维佳 | 邓文龙 | 邓家刚 | 书　亭 | 毋福海 | 艾措千 |
| 艾儒棣 | 石　岩 | 石远凯 | 石学敏 | 石建功 | 布仁达来 | 占　堆 |
| 卢志平 | 卢祖洵 | 叶　桦 | 叶冬青 | 叶常青 | 叶章群 | 申昆玲 |
| 申春悌 | 田景振 | 田嘉禾 | 史录文 | 代　涛 | 代华平 | 白春学 |
| 白慧良 | 丛　斌 | 丛亚丽 | 包怀恩 | 包金山 | 冯卫生 | 冯学山 |
| 冯希平 | 边旭明 | 边振甲 | 匡海学 | 邢小平 | 达万明 | 达庆东 |
| 成　军 | 成翼娟 | 师英强 | 吐尔洪·艾买尔 | 吕时铭 | 吕爱平 |
| 朱　珠 | 朱万孚 | 朱立国 | 朱华栋 | 朱宗涵 | 朱建平 | 朱晓东 |
| 朱祥成 | 乔延江 | 伍瑞昌 | 任　华 | 华　伟 | 伊河山·伊明 |
| 向　阳 | 多　杰 | 邬堂春 | 庄　辉 | 庄志雄 | 刘　平 | 刘　进 |
| 刘　玮 | 刘　蓬 | 刘大为 | 刘小林 | 刘中民 | 刘玉清 | 刘尔翔 |
| 刘训红 | 刘永锋 | 刘吉开 | 刘伏友 | 刘芝华 | 刘华平 | 刘华生 |
| 刘志刚 | 刘克良 | 刘更生 | 刘迎龙 | 刘建勋 | 刘胡波 | 刘树民 |
| 刘昭纯 | 刘俊涛 | 刘洪涛 | 刘献祥 | 刘嘉瀛 | 刘德培 | 闫永平 |

| | | | | | | |
|---|---|---|---|---|---|---|
| 米 玛 | 许 媛 | 许腊英 | 那彦群 | 阮长耿 | 阮时宝 | 孙 宁 |
| 孙 光 | 孙 皎 | 孙 锟 | 孙长颢 | 孙少宣 | 孙立忠 | 孙则禹 |
| 孙秀梅 | 孙建中 | 孙建方 | 孙贵范 | 孙海晨 | 孙景工 | 孙颖浩 |
| 孙慕义 | 严世芸 | 苏 川 | 苏 旭 | 苏荣扎布 | 杜元灏 | 杜文东 |
| 杜治政 | 杜惠兰 | 李 龙 | 李 飞 | 李 东 | 李 宁 | 李 刚 |
| 李 丽 | 李 波 | 李 勇 | 李 桦 | 李 鲁 | 李 磊 | 李 燕 |
| 李 冀 | 李大魁 | 李云庆 | 李太生 | 李日庆 | 李玉珍 | 李世荣 |
| 李立明 | 李永哲 | 李志平 | 李连达 | 李灿东 | 李君文 | 李劲松 |
| 李其忠 | 李若瑜 | 李松林 | 李泽坚 | 李宝馨 | 李建勇 | 李映兰 |
| 李莹辉 | 李继承 | 李森恺 | 李曙光 | 杨 凯 | 杨 恬 | 杨 健 |
| 杨化新 | 杨文英 | 杨世民 | 杨世林 | 杨伟文 | 杨克敌 | 杨国山 |
| 杨宝峰 | 杨炳友 | 杨晓明 | 杨跃进 | 杨腊虎 | 杨瑞馥 | 杨慧霞 |
| 励建安 | 连建伟 | 肖 波 | 肖 南 | 肖永庆 | 肖海峰 | 肖培根 |
| 肖鲁伟 | 吴 东 | 吴 江 | 吴 明 | 吴 信 | 吴令英 | 吴立玲 |
| 吴欣娟 | 吴勉华 | 吴爱勤 | 吴群红 | 吴德沛 | 邱建华 | 邱贵兴 |
| 邱海波 | 邱蔚六 | 何 维 | 何 勤 | 何方方 | 何绍衡 | 何春涤 |
| 何裕民 | 余争平 | 余新忠 | 狄 文 | 冷希圣 | 汪 海 | 汪受传 |
| 沈 岩 | 沈 岳 | 沈 敏 | 沈 铿 | 沈卫峰 | 沈心亮 | 沈华浩 |
| 沈俊良 | 宋国维 | 张 泓 | 张 学 | 张 亮 | 张 强 | 张 霆 |
| 张 澍 | 张大庆 | 张为远 | 张世民 | 张志愿 | 张丽霞 | 张伯礼 |
| 张宏誉 | 张劲松 | 张奉春 | 张宝仁 | 张宇鹏 | 张建中 | 张建宁 |
| 张承芬 | 张琴明 | 张富强 | 张新庆 | 张潍平 | 张德芹 | 张燕生 |
| 陆 华 | 陆付耳 | 陆伟跃 | 陆静波 | 阿不都热依木·卡地尔 | | 陈 文 |
| 陈 杰 | 陈 实 | 陈 洪 | 陈 琪 | 陈 楠 | 陈 薇 | 陈士林 |
| 陈大为 | 陈文祥 | 陈代杰 | 陈红风 | 陈尧忠 | 陈志南 | 陈志强 |
| 陈规化 | 陈国良 | 陈佩仪 | 陈家旭 | 陈智轩 | 陈锦秀 | 陈誉华 |
| 邵 蓉 | 邵荣光 | 武志昂 | 其仁旺其格 | 范 明 | 范炳华 | 林三仁 |
| 林久祥 | 林子强 | 林江涛 | 林曙光 | 杭太俊 | 欧阳靖宇 | 尚 红 |
| 果德安 | 明根巴雅尔 | 易定华 | 易著文 | 罗 力 | 罗 毅 | 罗小平 |
| 罗长坤 | 罗永昌 | 罗颂平 | 帕尔哈提·克力木 | | | |
| 帕塔尔·买合木提·吐尔根 | | | 图门巴雅尔 | 岳建民 | 金 玉 | 金 奇 |
| 金少鸿 | 金伯泉 | 金季玲 | 金征宇 | 金银龙 | 金惠铭 | 郁 琦 |
| 周 兵 | 周 林 | 周永学 | 周光炎 | 周灿全 | 周良辅 | 周纯武 |
| 周学东 | 周宗灿 | 周定标 | 周宜开 | 周建平 | 周建新 | 周荣斌 |
| 周福成 | 郑一宁 | 郑家伟 | 郑志忠 | 郑金福 | 郑法雷 | 郑建全 |
| 郑洪新 | 郎景和 | 房 敏 | 孟 群 | 孟庆跃 | 孟静岩 | 赵 平 |

| | | | | | | |
|---|---|---|---|---|---|---|
| 赵　群 | 赵子琴 | 赵中振 | 赵文海 | 赵玉沛 | 赵正言 | 赵永强 |
| 赵志河 | 赵彤言 | 赵明杰 | 赵明辉 | 赵耐青 | 赵继宗 | 赵铱民 |
| 郝　模 | 郝小江 | 郝传明 | 郝晓柯 | 胡　志 | 胡大一 | 胡文东 |
| 胡向军 | 胡国华 | 胡昌勤 | 胡晓峰 | 胡盛寿 | 胡德瑜 | 柯　杨 |
| 查　干 | 柏树令 | 柳长华 | 钟翠平 | 钟赣生 | 香多·李先加 | |
| 段　涛 | 段金廒 | 段俊国 | 侯一平 | 侯金林 | 侯春林 | 俞光岩 |
| 俞梦孙 | 俞景茂 | 饶克勤 | 姜小鹰 | 姜玉新 | 姜廷良 | 姜国华 |
| 姜柏生 | 姜德友 | 洪　两 | 洪　震 | 洪秀华 | 洪建国 | 祝庆余 |
| 祝蔯晨 | 姚永杰 | 姚祝军 | 秦　川 | 袁文俊 | 袁永贵 | 都晓伟 |
| 晋红中 | 栗占国 | 贾　波 | 贾建平 | 贾继东 | 夏照帆 | 夏慧敏 |
| 柴光军 | 柴家科 | 钱传云 | 钱忠直 | 钱家鸣 | 钱焕文 | 倪　鑫 |
| 倪　健 | 徐　军 | 徐　晨 | 徐永健 | 徐志云 | 徐志凯 | 徐克前 |
| 徐金华 | 徐建国 | 徐勇勇 | 徐桂华 | 凌文华 | 高　妍 | 高　晞 |
| 高志贤 | 高志强 | 高学敏 | 高金明 | 高健生 | 高树中 | 高思华 |
| 高润霖 | 郭　岩 | 郭小朝 | 郭长江 | 郭巧生 | 郭宝林 | 郭海英 |
| 唐　强 | 唐朝枢 | 唐德才 | 诸欣平 | 谈　勇 | 谈献和 | 陶·苏和 |
| 陶广正 | 陶永华 | 陶芳标 | 陶建生 | 黄　峻 | 黄　烽 | 黄人健 |
| 黄叶莉 | 黄宇光 | 黄国宁 | 黄国英 | 黄跃生 | 黄璐琦 | 萧树东 |
| 梅长林 | 曹　佳 | 曹广文 | 曹务春 | 曹建平 | 曹洪欣 | 曹济民 |
| 曹雪涛 | 曹德英 | 龚千锋 | 龚守良 | 龚非力 | 袭著革 | 常耀明 |
| 崔　蒙 | 崔丽英 | 庾石山 | 康　健 | 康廷国 | 康宏向 | 章友康 |
| 章锦才 | 章静波 | 梁显泉 | 梁铭会 | 梁繁荣 | 谌贻璞 | 屠鹏飞 |
| 隆　云 | 绳　宇 | 巢永烈 | 彭　成 | 彭　勇 | 彭明婷 | 彭晓忠 |
| 彭瑞云 | 彭毅志 | 斯拉甫·艾白 | | 葛　坚 | 葛立宏 | 董方田 |
| 蒋力生 | 蒋建东 | 蒋建利 | 蒋澄宇 | 韩晶岩 | 韩德民 | 惠延年 |
| 粟晓黎 | 程　伟 | 程天民 | 程训佳 | 童培建 | 曾　苏 | 曾小峰 |
| 曾正陪 | 曾学思 | 曾益新 | 谢　宁 | 谢立信 | 蒲传强 | 赖西南 |
| 赖新生 | 詹启敏 | 詹思延 | 鲍春德 | 窦科峰 | 窦德强 | 赫　捷 |
| 蔡　威 | 裴国献 | 裴晓方 | 裴晓华 | 管柏林 | 廖品正 | 谭仁祥 |
| 谭先杰 | 翟所迪 | 熊大经 | 熊鸿燕 | 樊飞跃 | 樊巧玲 | 樊代明 |
| 樊立华 | 樊明文 | 黎源倩 | 颜　虹 | 潘国宗 | 潘柏申 | 潘桂娟 |
| 薛社普 | 薛博瑜 | 魏光辉 | 魏丽惠 | 藤光生 | | |

# 《中华医学百科全书》学术委员会

梁文权　　梁德荣　　彭名炜　　董　怡　　温　海　　程元荣　　程书钧

程伯基　　傅民魁　　曾长青　　曾宪英　　裘雪友　　甄永苏　　褚新奇

蔡年生　　廖万清　　樊明文　　黎介寿　　薛　淼　　戴行锷　　戴宝珍

戴尅戎

# 《中华医学百科全书》工作委员会

主任委员　郑忠伟

副主任委员　袁　钟

编审（以姓氏笔画为序）

| | | | | | | |
|---|---|---|---|---|---|---|
| 开赛尔 | 司伊康 | 当增扎西 | 吕立宁 | 任晓黎 | 邬扬清 | 刘玉玮 |
| 孙　海 | 何　维 | 张之生 | 张玉森 | 张立峰 | 陈　懿 | 陈永生 |
| 松布尔巴图 | 呼素华 | 周　茵 | 郑伯承 | 郝胜利 | 胡永洁 | 侯澄芝 |
| 袁　钟 | 郭亦超 | 彭南燕 | 傅祚华 | 谢　阳 | 解江林 | |

编辑（以姓氏笔画为序）

| | | | | | | |
|---|---|---|---|---|---|---|
| 于　岚 | 王　波 | 王　莹 | 王　颖 | 王　霞 | 王明生 | 尹丽品 |
| 左　谦 | 刘　婷 | 刘岩岩 | 孙文欣 | 李元君 | 李亚楠 | 杨小杰 |
| 吴桂梅 | 吴翠姣 | 沈冰冰 | 宋　玥 | 张　安 | 张　玮 | 张浩然 |
| 陈　佩 | 骆彩云 | 聂沛沛 | 顾良军 | 高青青 | 郭广亮 | 傅保娣 |
| 戴小欢 | 戴申倩 | | | | | |

工作委员　刘小培　罗　鸿　宋晓英　姜文祥　韩　鹏　汤国星　王　玲　李志北

办公室主任　左　谦　孙文欣　吴翠姣

# 临床医学

总主编

高润霖　　中国医学科学院阜外医院

# 本卷编委会

主　编

于学忠　　中国医学科学院北京协和医院

周荣斌　　中国人民解放军陆军总医院

副主编

朱华栋　　中国医学科学院北京协和医院

钱传云　　昆明医科大学第一附属医院

梁显泉　　贵州医科大学附属医院

学术委员

马　遂　　中国医学科学院北京协和医院

编　委（以姓氏笔画为序）

于学忠　　中国医学科学院北京协和医院

王　仲　　清华大学附属长庚医院

王育珊　　吉林大学第一医院

尹　文　　第四军医大学附属西京医院

卢中秋　　温州医科大学附属第一医院

田英平　　河北医科大学第二医院

朱华栋　　中国医学科学院北京协和医院

刘　志　　中国医科大学附属第一医院

孙海晨　　中国人民解放军南京总医院

李　毅　　中国医学科学院北京协和医院

李小刚　　中南大学湘雅医院

何　庆　　四川大学华西医院

何　建　　第二军医大学附属长海医院

宋　维　　海南省人民医院

张　泓　　安徽医科大学第一附属医院

张文武　　深圳市宝安人民医院

张新超　　北京医院

陈　锋　　福建省立医院

陆一鸣　　上海交通大学医学院附属瑞金医院

陈旭岩　　清华大学附属长庚医院

周荣斌　　中国人民解放军陆军总医院

赵晓东　　中国人民解放军 304 医院

钱传云　　昆明医科大学第一附属医院

徐腾达　　中国医学科学院北京协和医院

郭树彬　　首都医科大学附属朝阳医院

梁显泉　　贵州医科大学附属医院

韩继媛　　华中科技大学同济医学院附属协和医院

曾红科　　广东省人民医院

# 前　言

　　《中华医学百科全书》终于和读者朋友们见面了！

　　古往今来，凡政通人和、国泰民安之时代，国之重器皆为科技、文化领域的鸿篇巨制。唐代《艺文类聚》、宋代《太平御览》、明代《永乐大典》、清代《古今图书集成》等，无不彰显盛世之辉煌。新中国成立后，国家先后组织编纂了《中国大百科全书》第一版、第二版，成为我国科学文化事业繁荣发达的重要标志。医学的发展，从大医学、大卫生、大健康角度，集自然科学、人文社会科学和艺术之大成，是人类社会文明与进步的集中体现。随着经济社会快速发展，医药卫生领域科技日新月异，知识大幅更新。广大读者对医药卫生领域的知识文化需求日益增长，因此，编纂一部医药卫生领域的专业性百科全书，进一步规范医学基本概念，整理医学核心体系，传播精准医学知识，促进医学发展和人类健康的任务迫在眉睫。在党中央、国务院的亲切关怀以及国家各有关部门的大力支持下，《中华医学百科全书》应运而生。

　　作为当代中华民族"盛世修典"的重要工程之一，《中华医学百科全书》肩负着全面总结国内外医药卫生领域经典理论、先进知识，回顾展现我国卫生事业取得的辉煌成就，弘扬中华文明传统医药璀璨历史文化的使命。《中华医学百科全书》将成为我国科技文化发展水平的重要标志、医药卫生领域知识技术的最高"检阅"、服务千家万户的国家健康数据库和医药卫生各学科领域走向整合的平台。

　　肩此重任，《中华医学百科全书》的编纂力求做到两个符合：一是符合社会发展趋势。全面贯彻以人为本的科学发展观指导思想，通过普及医学知识，增强人民群众健康意识，提高人民群众健康水平，促进社会主义和谐社会构建；二是符合医学发展趋势。遵循先进的国际医学理念，以"战略前移、重心下移、模式转变、系统整合"的人口与健康科技发展战略为指导。同时，《中华医学百科全书》的编纂力求做到两个体现：一是体现科学思维模式的深刻变革，即学科交叉渗透/知识系统整合；二是体现继承发展与时俱进的精神，准确把握学科现有基础理论、基本知识、基本技能以及经典理论知识与科学思维精髓，深刻领悟学科当前面临的交叉渗透与整合转化，敏锐洞察学科未来的发展趋势与突破方向。

　　作为未来权威著作的"基准点"和"金标准"，《中华医学百科全书》编纂过程中，制定了严格的主编、编者遴选原则，聘请了一批在学界有相当威望、具有较高学术造诣和较强组织协调能力的专家教授（包括多位两院院士）担任大类主编和学科卷主编，确保全书的科学性与权威性。另外，还借鉴了已有百科全书的编写经验。鉴于《中华医学百科全书》的编纂过程本身带有科学研究性质，还聘请了若干科研院所的科研管理专家作为特约编审，站在科研管理的高度为全书的顺利编纂保驾护航。除了编者、编审队伍外，还制订了详尽的质量保证计划。编纂委员会和工作委员会秉持质量源于设计的理念，共同制订了一系列配套的质量控制规范性文件，建立了一套切实可行、行之有效、效率最优的编纂质量管理方案和各种情况下的处理原则及预案。

《中华医学百科全书》的编纂实行主编负责制，在统一思想下进行系统规划，保证良好的全程质量策划、质量控制、质量保证。在编写过程中，统筹协调学科内各编委、卷内条目以及学科间编委、卷间条目，努力做到科学布局、合理分工、层次分明、逻辑严谨、详略有方。在内容编排上，务求做到"全准精新"。形式"全"：学科"全"，册内条目"全"，全面展现学科面貌；内涵"全"：知识结构"全"，多方位进行条目阐释；联系整合"全"：多角度编制知识网。数据"准"：基于权威文献，引用准确数据，表述权威观点；把握"准"：审慎洞察知识内涵，准确把握取舍详略。内容"精"："一语天然万古新，豪华落尽见真淳。"内容丰富而精炼，文字简洁而规范；逻辑"精"："片言可以明百意，坐驰可以役万里。"严密说理，科学分析。知识"新"：以最新的知识积累体现时代气息；见解"新"：体现出学术水平，具有科学性、启发性和先进性。

《中华医学百科全书》之"中华"二字，意在中华之文明、中华之血脉、中华之视角，而不仅限于中华之地域。在文明交织的国际化浪潮下，中华医学汲取人类文明成果，正不断开拓视野，敞开胸怀，海纳百川般融入，润物无声状拓展。《中华医学百科全书》秉承了这样的胸襟怀抱，广泛吸收国内外华裔专家加入，力求以中华文明为纽带，牵系起所有华人专家的力量，展现出现今时代下中华医学文明之全貌。《中华医学百科全书》作为由中国政府主导，参与编纂学者多、分卷学科设置全、未来受益人口广的国家重点出版工程，得到了联合国教科文等组织的高度关注，对于中华医学的全球共享和人类的健康保健，都具有深远意义。

《中华医学百科全书》分基础医学、临床医学、中医药学、公共卫生学、军事与特种医学和药学六大类，共计144卷。由中国医学科学院/北京协和医学院牵头，联合军事医学科学院、中国中医科学院和中国疾病预防控制中心，带动全国知名院校、科研单位和医院，有多位院士和海内外数千位优秀专家参加。国内知名的医学和百科编审汇集中国协和医科大学出版社，并培养了一批热爱百科事业的中青年编辑。

回览编纂历程，犹然历历在目。几年来，《中华医学百科全书》编纂团队呕心沥血，孜孜矻矻。组织协调坚定有力，条目撰写字斟句酌，学术审查一丝不苟，手书长卷撼人心魂……在此，谨向全国医学各学科、各领域、各部门的专家、学者的积极参与以及国家各有关部门、医药卫生领域相关单位的大力支持致以崇高的敬意和衷心的感谢！

《中华医学百科全书》的编纂是一项泽被后世的创举，其牵涉医学科学众多学科及学科间交叉，有着一定的复杂性；需要体现在当前医学整合转型的新形式，有着相当的创新性；作为一项国家出版工程，有着毋庸置疑的严肃性。《中华医学百科全书》开创性和挑战性都非常强。由于编纂工作浩繁，难免存在差错与疏漏，敬请广大读者给予批评指正，以便在今后的编纂工作中不断改进和完善。

刘德培

# 凡　例

一、《中华医学百科全书》（以下简称《全书》）按基础医学类、临床医学类、中医药学类、公共卫生类、军事与特种医学类、药学类的不同学科分卷出版。一学科辑成一卷或数卷。

二、《全书》基本结构单元为条目，主要供读者查检，亦可系统阅读。条目标题有些是一个词，例如"炎症"；有些是词组，例如"弥散性血管内凝血"。

三、由于学科内容有交叉，会在不同卷设有少量同名条目。例如《肿瘤学》《病理生理学》都设有"肿瘤"条目。其释文会根据不同学科的视角不同各有侧重。

四、条目标题上方加注汉语拼音，条目标题后附相应的外文。例如：

rén gōng hū xī
**人工呼吸**（artificial breathing）

五、本卷条目按学科知识体系顺序排列。为便于读者了解学科概貌，卷首条目分类目录中条目标题按阶梯式排列，例如：

急诊医疗体系 ……………………………………………………………
　急救网络 ………………………………………………………………
　院前急救 ………………………………………………………………
　　医疗救护员 …………………………………………………………
　　院前急救装备 ………………………………………………………
　　　急救药箱 …………………………………………………………
　　　重症监护急救车 …………………………………………………
　　医学转运 ……………………………………………………………

六、各学科都有一篇介绍本学科的概观性条目，一般作为本学科卷的首条。介绍学科大类的概观性条目，列在本大类中基础性学科卷的学科概观性条目之前。

七、条目之中设立参见系统，体现相关条目内容的联系。一个条目的内容涉及其他条目，需要其他条目的释文作为补充的，设为"参见"。所参见的本卷条目的标题在本条目释文中出现的，用蓝色楷体字印刷；所参见的本卷条目的标题未在本条目释文中出现的，在括号内用蓝色楷体字印刷该标题，另加"见"字；参见其他卷条目的，注明参见条所属学科卷名，如"参见□□□卷"或"参见□□□卷□□□□"。

八、《全书》医学名词以全国科学技术名词审定委员会审定公布的为标准。同一概念或疾病在不同学科有不同命名的，以主科所定名词为准。字数较多，释文中拟用简称的名词，每个条目中第一次出现时使用全称，并括注简称，例如：甲型病毒性肝炎（简称甲肝）。个别众所周知的名词直接使用简称、缩写，例如：B超。药物名称参照《中华人民共和国药典》2015年版和《国家基本药物目录》2012年版。

九、《全书》量和单位的使用以国家标准GB 3100～3102—1993《量和单位》为准。援引古籍或外文时维持原有单位不变。必要时括注与法定计量单位的换算。

十、《全书》数字用法以国家标准GB/T 15835—2011《出版物上数字用法》为准。

十一、正文之后设有内容索引和条目标题索引。内容索引供读者按照汉语拼音字母顺序查检条目和条目之中隐含的知识主题。条目标题索引分为条目标题汉字笔画索引和条目外文标题索引，条目标题汉字笔画索引供读者按照汉字笔画顺序查检条目，条目外文标题索引供读者按照外文字母顺序查检条目。

十二、部分学科卷根据需要设有附录，列载本学科有关的重要文献资料。

# 目　录

jízhěn yīxué
## 急诊医学（emergency medicine）

研究外伤和突发医学问题的发生、发展规律，阐明其相关病症的初始评估方法、病情稳定措施、诊断手段、防治对策及患者安置策略的临床学科。研究领域主要包括院前处置（现场急救）、医护转运、医院急诊、重症监护（危重症患者的复苏、评估、脏器功能支持，针对性干预）及突发公共卫生事件急诊应对策略、急诊医学临床教学和管理学研究。急诊医学是一门很有特色的专业学科，医护人员需在有限的医疗信息和时间下做出科学的临床决策，急诊医疗质量在一定程度上反映了所在医疗机构其至一个国家临床医学的总体水平。

**简史**　急诊医学成为一门独立学科之前，急重患者分由临床各学科进行本科急救处理。随着医学科学的进步和全球城市化的发展，对急诊医疗资源的需求迅猛增加，上述模式已经不能适应日益增加的健康保健需求。急诊医疗体系应运而生，急救网络日趋完善，院内急诊科作为急诊医疗体系的主体也在政府和医院的支持下发展壮大，形成有自身特色的理论、教学和管理体系以及独特的运行模式，在此背景下急诊医学作为一门独立的二级临床学科逐渐形成。1979 年，国际上正式确认急诊医学是医学专业领域的第 23 门专科。

1980 年，中国原卫生部颁发了"加强城市急救工作"的文件。次年原卫生部医政司召开了综合医院组建急诊科讨论会，主题是"综合性医院成立急诊科的措施和步骤"，北京协和医院急诊室主管邵孝鉷医师参加了此次会议。在邵孝鉷医师努力下，1983 年，北京协和医院时任院长陈敏章教授批准在医院设立独立的急诊科，成为中国第一个医院内急诊科，邵孝鉷医师为第一任主任。1985 年北京协和医院获准设立"急诊医学临床硕士研究生"培训点。

自 1983 年以来，急诊医学在中国发展迅速，急诊队伍也不断壮大，成立了中华医学会急诊医学分会、创办《中国急救医学杂志》《中华急诊医学杂志》等专业杂志。中华医学会急诊医学分会历任主任委员：邵孝鉷教授、王一镗教授、江观玉教授、樊寻梅教授、李春盛教授、于学忠教授。2010 年成立中国医师协会急诊医师分会，第一任会长为北京协和医院急诊科于学忠教授。

总的来说，与传统学科相比，中国急诊医学还是一个年轻学科。在这一阶段，"急诊医学是一门独立的医学专业，需要相应专科化的医师"这一观念得到中国医学界和卫生行政部门的认同，并以急诊医学专业模式运行，配备固定急诊专科医师，建立全国性急诊医学组织，创办专业学术期刊等，但不同的地区、不同医疗机构发展很不均衡。中国完整的急诊医学理论体系有待发展和提高。

**专业范畴**　急诊医师的特殊性是必须运用有限的医疗资源和时间完成下述工作：①危重病患者的紧急评估和稳定。②新发或突发临床问题的急诊评估和初始治疗。③创伤患者的非手术性处置。④门急诊患者常见问题的处理。提供全天候医疗服务。

具体工作范围包括：院前急救、患者的初始评估和稳定、简单询问病史和查体、了解患者的基本情况、伦理学问题的思考、诊断性检查、诊断和鉴别诊断、治疗干预、药物治疗、留观和留观期间反复病情评估、申请专科会诊和患者安置、文件记录、急诊科管理和教学决策、多任务时患者的处理等。一般不处理下列问题：患者手术（紧急情况除外），住院患者的治疗，患者的长期随访。

随着急诊医学的发展，急诊医师的工作任务扩展到急诊医学相关病症预防研究（如意外损伤预防）、急诊医学基础和临床研究、医学继续教育、特殊环境下急救医疗（如高原医学、航天医学等）、突发公共卫生事件管理、中毒处理和中毒咨询、危险化学品和生物恐怖事件的管理与应急处理、医院和急诊医疗体系管理等。

**专业特点**　急诊医学已成长为从专业知识、临床思维、诊疗技术、服务理念等方面与各传统专科既相互交叉又具有自己独特特点的鲜明专业特征的一门医学新专业。急诊医学无论从理论基础、职能、组织形式等上说都是临床医学领域的"主流学科"，但仍然是一个"新兴学科"，需要研究、完善。急诊医学毋庸置疑也是当今最具发展潜力、最有光明前景的学科之一。

**与其他二级临床学科不同点**　①从学科上说，急诊医学不以传统学科所依据的按系统划分作为分科基础，而是以提供及时的紧急医疗救援服务作为宗旨。②从服务范围上说，其工作内容不仅局限于医院内，而是涵盖了院前急救、突发公共卫生事件紧急应对、院内急诊及加强治疗（长程生命支持）等领域，即急诊医疗服务体系。③从工作模式上说，急诊医学在提供紧急医疗服务时不但吸收了现代医学的精髓，而且克服了传统学科的分科过细的缺点，将人体各器官视为一个不可分割的整体，认为身体的状态有赖于维持各系统功能的平衡状态，对疾病的诊疗不应只强调某一器官而应兼顾整体。同时急诊医学特别重视时效性，推崇早期识别、早期干预，要在第一时间发现并判断出威胁患者生命安全的隐患，并予及时处理。

时间特点　急诊医学特别强调时间的紧迫性。"时间就是生命"对急诊医学一语中的。不管是院前急救，还是灾难现场紧急医学救援以及院内重症患者的抢救，绝大多数都是危重患者，救治工作都是人命关天，实施抢救都应争分夺秒，不容延缓。在"黄金时段"救治，可最大程度地降低病死率，是抢救成功的关键。

急诊医院的另一个时间特点是"全天候"服务。灾害、事故、急性疾病都是突然发生，情况紧急，没有时间节点，急诊医学也必须实行无间断开诊，歇人不歇业，全世界概无例外。为适应急诊医学的紧急性，急诊科布局应方便就诊，抢救器材应随时备用，医护人员应招之即来，牢记抢救的"时间窗"，具备娴熟的抢救技术，确保"战之能胜"。

临床思维和临床决策的独特性　急诊医师和其他专科医师相比，所处环境、面临任务很不相同，分科不明确、情况紧急、时间有限，其临床思维和临床决策必然有其独特。

急诊医师关注的不是病理诊断和病因治疗，而是强调了解患者的病理生理状况，了解各脏器功能状况及关联，评估生命体征，抓住最可能致命的、最严重的问题，同时注意寻找急性加重的诱因，采用最简捷、最有效的措施，在最短的时间内用最快的速度进

行干预，挽救患者生命或缓解患者症状，为进一步专科治疗赢得时间和机会。

为满足急诊医学这种特殊的临床思维和临床决策模式，急诊科必须培训所有的急诊医务工作者善于从现象发现本质，不放过任何蛛丝马迹，发现危及患者生命安全的最危险的因素，快速进行针对性处理。

对医师要求的特殊性　急诊医学与院前急救和突发公共卫生事件关系密切。急诊医师介入突发公共卫生事件，院前急救和灾害现场紧急医疗救援责无旁贷，必须随时做好准备：①关心时事，及时了解全球及全国范围的公共卫生事件，及时查阅其相关资料。②对突发公共卫生事件的流行病学、临床表现、检查及治疗手段等知识充分了解，一旦接触到可疑患者能在第一时间确诊。③了解所在地的准备情况，及时提出专业性建议，一旦发现该类患者知道定点医院及转送方法等。④了解防护方法，准备防护设备。面对突发公共卫生事件，急诊医师应有强烈的参与意识，高超的识别和处理能力，确保公共安全。

急诊医师要有良好的组织协调能力和团队协作精神。急诊医师面对的是情况不明、可能涉及医院各专业科室甚至管理、公安、外事部门的患者，个人或单独科室多难自己处理，良好的团队精神是急诊医师必须具备的三大技能之一（另两个为临床技能和沟通交流的技能），也是考核急诊医师临床工作能力的主要指标。

**亟待解决的问题**　急诊医学与传统医学专业的关系是分工不同、互相补充和衔接，各有侧重，但不能互相替代，虽然经过30年的发展，中国急诊医学已初步显

现了自己独特临床专业特点，但它仍然处于成长过程中的初级阶段，要使其发展壮大，必须给以爱护、扶持。各级政府和医疗机构应充分认识到急诊医学在临床医学中的位置，从政策上给予支持，制定相关的准入制度、专科医师培养制度、福利待遇制度、风险分摊制度等，促进急诊医学在中国的发展。

（于学忠）

guójì jízhěn yīxué

**国际急诊医学**（international emergency medicine）　评估各国急诊医学发展现状及其影响因素，发展和比较各国急诊运行模式、国际急诊医学教育和培训，促进急诊医疗服务体系欠成熟国家的急诊医学向专业化方向发展，让世界各国人民享有专业急诊医疗服务的临床学科。系统分析和研究国际急诊医学对中国急诊医学专业发展有重要参考价值。

**简史**　1994年美国加州洛马林达大学最早开展国际急诊医学研修项目，此后哈佛大学医学院、约翰霍普金斯大学、乔治华盛顿大学等7所大学急诊科相继开展国际急诊医学培训项目，向有志于从事国际急诊医学研究的急诊住院医师提供系统学习和参与国际合作的平台，同时也帮助其他国家培养急诊医学专业的进修医师。

随着经济发展、城市人口的迅速膨胀，世界各国对急诊医疗资源需求持续增加，对急诊科医疗水平的期望也越来越高。一些急诊医学专业发展较成熟的国家（如美国）已实施急诊住院医师规范化培养项目，标志着急诊医学专科医师将成为急诊科提高医疗质量的主力军，其中的部分急诊专科医师对一些急诊医学亚专业

产生浓厚的兴趣，如临床中毒学、小儿急诊、灾害医学、运动医学、国际急诊医学等。虽然国际急诊医学作为急诊医学亚专业还很年轻，但因其前景广阔，且富有挑战性，对年轻医师具有很强的吸引力。

**研究范围** 了解各国急诊医学发展现状，比较各国急诊运行模式，分析国际急诊医学发展的影响因素。

**发展现状** 急诊医学的发展是一个连续的过程，各国急诊医疗体系的成熟程度分为以下3个阶段：不发达、发展中和成熟（表）。阶段的划分有助于各国认识自身所处阶段，及今后优先发展方向。

**不发达的急诊医疗服务体系** 许多急诊医疗体系不发达的国家对急诊医疗服务的财政支持比较匮乏。急诊医学并不被承认是一门独立的医学专业，分派到急诊科（室）工作的医师并不都认为他们是急诊专科医师。也没有全国性的急诊医学组织和住院医师培训项目，缺乏专职的急诊医师，从事急诊科临床工作和日常管理的医师很少受过急诊医学专业培训，急诊医疗服务体系中的其他组成部分也不完善，如急诊患者通常是坐私家车或出租车来看病。

**发展中的急诊医疗服务体系** "急诊医学是一门独立的医学专业，需要相应专科化的医师"这一观念得到多数医师和政策制定者的认同，并形成急诊医学专业模式，如建立全国性的急诊医学组织，住院医师培训项目，专业证书考试。急诊医学学术体系也开始发展，出版急诊医学专业杂志。城市化的快速发展，对急诊的需求迅猛增长，促进了急诊医学的发展。急诊医疗体系和服务质量得到明显改善，院前急救人员已经具备基础生命支持等基本技能，几项重要指标（如医院内分诊、加强心脏生命支持、创伤处理等）也有明显提高。大多数急诊科有成熟的急诊管理体系。

**成熟的急诊医疗服务体系** 系统发展日趋完善，急诊医学领域得到明显扩展。急诊医师开始发展急诊医学学术体系，急诊医学专科医师资格考试已完善，急诊患者的处理更规范，急诊医学管理更科学。

**运行模式** 世界各国急诊（医院内急诊科）运行的模式差异很大，甚至在一些国家内部不同医疗机构也有不同：急诊医学专业模式、多学科模式、跨专业模式，这3类模式的主要区别在于提供急诊医疗服务的医师的类型不同。另外，在一些资源贫乏的地区，由乡村（社区）医师提供的急诊医疗服务模式仍有重要作用。

**急诊医学专业模式** 当前美国、澳大利亚、加拿大、英国、新加坡及中国台湾和香港等地区采用专业急诊医学模式，这是当

表 国际急诊医疗服务体系的阶段划分标准

| 阶段划分标准 | | 不发达 | 发展中 | 成熟 |
|---|---|---|---|---|
| 急诊医学专业体系 | 全国性组织 | 无 | 有 | 有 |
| | 住院医师培训 | 无 | 有 | 有 |
| | 专业资格证书考试 | 无 | 有 | 有 |
| | 专业官方是否承认 | 无 | 有 | 有 |
| 急诊医学专业学术 | 专业杂志 | 无 | 有 | 有 |
| | 专业研究 | 无 | 有 | 有 |
| | 急诊医学数据库 | 无 | 无 | 有 |
| | 亚专业训练 | 无 | 无 | 有 |
| 急诊患者管理 | 急诊医师 | 其他专科医师 | 经过急诊住院医师训练 | 经过急诊住院医师专业训练 |
| | 急诊科主任 | 其他专业医师 | 急诊专科医师 | 急诊专科医师 |
| | 院前急救 | 私家车/出租车 | 院前救护人员（BLS/EMT） | 院前救护人员/医师 |
| | 完善院前转运体系 | 无 | 无 | 有 |
| | 创伤急救体系 | 无 | 无 | 有 |
| 急诊质量控制 | 质量控制 | 无 | 无 | 有 |
| | 同行评议 | 无 | 无 | 有 |

注：BLS：基础生命支持；EMT：急救员

今世界发展最为迅速、影响最深最广的急诊运行模式，由经过急诊临床专业训练的急诊医师提供急诊医疗服务。其特点是：急诊医学作为独立的医学专业存在，急诊医师有自己的专业方向——急诊医学。

急诊医学专业模式的优势：到急诊科就诊的患者不分科，需要急诊医师具备处理各类医学急症的能力；医疗机构只需提供急诊医师；急诊医学作为一门医学专业有助于吸引医学生和年轻医师从事急诊临床工作，有利于急诊医疗质量的提高；作为一门医学专业，有助于促进急诊医学研究、教育和培训。

现在绝大多数国家制定新的医院急诊运行模式多采用急诊医学专业模式。有志该项工作的医师组建国家第一个（或第一批）急诊科，再由他们组建全国性的急诊医学组织和住院医师培训项目，开展专业资格证书考试，建立专业学术期刊，并得到政府的承认——急诊医学为独立的医学专业。这一现象表明急诊医学的发展模式受国家和文化差异的影响有限，一个成熟的先进的急诊医学体系（急诊医学学会、住院医师培训项目、专业证书考试、急诊科管理等），可以作为其他国家发展的榜样。

多学科模式　为数不少的国家，特别是在西欧（如法国、德国），采用多学科模式作为急诊运行模式，由来自不同医学专业的医师提供急诊医疗服务。多学科模式的主要特点是急诊医学不是一门独立的医学专业。在急诊临床工作的医师通常是麻醉科、内科、外科、妇产科和儿科医师。这一模式在世界上的影响力在逐渐减弱。

跨专业模式　一些国家（如比利时、日本、约旦、以色列等）采用跨专业的急诊运行模式。急诊工作的医师最初已经完成其他医学专业训练，再通过培训项目、进修项目或读研究生等方式，接受急诊医学教育和训练。与专业模式相比，跨专业模式的优势是：①在缺乏正规的急诊医学住院医师培训项目时，能有足够的医师从事急诊临床工作。②不同专业的临床医师聚在急诊科工作，可以相互学习，相互弥补不足。

尚无哪个国家的急诊运行模式堪称完美，各国、各地区都有自己的特色，如美国、韩国的急诊医师具备急诊床旁超声检查能力，日本急诊科可行急诊上消化道内镜、超声心动图检查，卡塔尔大医院急诊科可行便携式CT检查，约旦有些医院急诊24小时可行磁共振成像检查。在中国，各地差异很大，短时间内很难统一，也不可能照搬某个国家，可以学习先进理念，先进经验，取长补短，逐步完善运行模式。

影响因素　经济、政治、种族、文化对国际急诊医学都有影响。

经济因素　市场经济和城市化促进急诊医学的发展的同时也带来新的需求和问题。在一些非洲、南亚、拉美国家，限于经济条件和医师资源匮乏，极少有人立志从事急诊医学专业，患者也很少获得医疗保险，经济因素束缚急诊医学的发展，乡村（社区）医师成为急诊医疗的重要补充。

政治因素　急诊医学发展对政府的依赖性很强，如急诊医疗服务体系的建立、灾害急救体系、贫困和无家可归人群救治政策等，都需要政府的强力支持。政治变革对急诊医学的发展既可能提供

机遇，也可能产生挫折。

种族因素和文化因素　二者对急诊医学的影响根深蒂固。如在许多伊斯兰国家，法律禁止女性患者在男性医师面前脱去衣服检查身体，妨碍对患者做出准确的评价；在一些亚洲国家，当地文化传统认为治疗只能由医师实施，若院前急救人员不是医师，则其院前急救能力不能充分施展。

医学观念更新　随着国际间学术交流的增加，成功的急诊医学运行模式的示范作用，"急诊医学是一门独立医学专业"的观念将逐渐被医学界和政策制定者接受。

但在一些国家资源过剩，医师担心被院前急救人员（在很多国家并非医师由组成）替代，急诊医师反而成为院前急救发展障碍。还有一些急诊医师担心严格的准入制度不利于保证他们的急诊职位，而抵制急诊专科医师资格考试；其他专科医师也基于其自身利益更是反对急诊医学发展壮大。在某种程度上讲，在急诊医疗服务体系发展中，如不正确引导，医师将成为其向前发展的最大障碍。另一方面，普通群众和患者比专业人员更容易接受急诊医学和急诊医疗服务，他们亲身体验24小时急诊医疗服务的方式不仅方便，而且专业、高效。

**发展医学教育**　这是急诊医学的首要任务。没有训练有素的急诊专业医师，发展急诊医学将是空话。加强国际急救医学教育应采取多渠道、多方法，尤其要充分发挥远程教育传播快、受众广的先进作用。国际急诊医学发展的首要任务是急诊医学教育和培训。

培训课程形式　高级心血管生命支持、高级创伤生命支持、

基础灾害生命支持、儿科高级生命支持等急诊医学标准课程的开设，可迅速提高急诊医师的临床技能，形成急诊专业特色，提高社会和医学界对急诊医学专业的认同。另外，各国间还需要加强急诊专科医师培养方法的探讨，设置科学、规范的急诊医学住院医师培养核心课程。

幻灯讲座形式　通过国际间的学术交流讲座，促进急诊医学的发展。讲座内容既要规范又要结合当地实际，切忌千篇一律；讲座应注意方式，讲究语言分寸，避免与当地文化及风俗习惯相悖。

远程医学教育形式　利用先进的信息技术发展远程医学教育，是促进国际急诊医学教育的理想途径，同时也解决了国际急诊医学教育在经济和后勤上的困难。中国正在积极开展国际空间合作，成立亚太空间合作组织，合作领域包括对地观测、灾害管理、环境保护、卫星通信等，积极参与远程急诊医学教育和医疗会诊。可以预见通过网络和卫星进行即时通信，将是国际急诊医学教育和培训的主要途径。

临床训练形式　通过国际急诊医学教育可提高急诊医师的急诊医学知识，良好的临床训练可改变医师的临床行为，开展临床培训也是国际急诊医学教育不可或缺的。

随着国际间合作的广泛开展，国际急诊医学的发展空间将更加宽广，"为世界各国人民提供尽可能好的急诊医疗服务"是所有急诊医师的服务宗旨。

（徐腾达）

jízhěn yīliáo tǐxì

## 急诊医疗体系（emergency medical service system，EMSS）对各类急诊患者提供医疗服务的系统。

包括院前急救、医院急诊和重症监护三部分。这三部分各有其独立的职责和任务，又相互紧密联系，构成一个科学高效、组织严密和统一指挥的急救网络。它把急救医疗措施及时送到发病和事故现场，进行现场评估和初步处理，维护患者生命体征，将患者安全转运到医院，为抢救和改善预后争取时间。到达医院后进行进一步的评估和抢救措施，以挽救患者生命。具体内容包括完善的通信指挥系统、现场救护、有监护和急救装置的运输工具、高水平的医院内急诊服务和重症监护治疗。

急诊医疗体系的概念源自美国，可追溯到20世纪的第一和第二次世界大战，以及后来的朝鲜战争和越南战争。战争中需要对大量的伤员进行紧急救治，由此不断积累了现场处理创伤和安全转运的经验。世界上许多发达国家如美国、日本、法国等国家都具备比较完善、统一的院前急救网络，与整个城市医院密切联系，形成健全、完善、高效的急诊医疗体系，使伤病员可以及时获得良好、及时的救治，从而将死亡率和致残率降到最低。

**美国**　美国自20世纪50年代起开始有急救专业人员进行科学、规范的现场救治。1966年制定了两项急救法规，一项是国家公路安全法，授权美国运输部资助救护车、急救通信和院前医疗服务转运，责成运输部门建立急诊医疗服务体系，提高灾祸时的应急能力和现场急救水平；另一项是美国心脏协会开始提倡在公众中普及心肺复苏初级救生术。至今，美国已有5000万人接受过此项培训，并形成了阶梯式急救网。1973年，美国国会通过了加

强急救医疗法案，开始采用"911"作为全国通用的急救电话号码，这极大地方便了公众获取急诊医疗服务。1976年，美国又对急救医疗法案进行了修订，并完成了立法程序，形成了全国急诊医疗服务网络。

美国政府还制定了联邦标准作为救护车建设的规范，符合这些规范的车辆可获得"生命之星"徽章。基础生命支持救护车上的设备可供初级急救员（basic emergency medical technician，EMT-B）使用。高级生命支持救护车上有为高级急救员（paramedic emergency medical technician，EMT-P）或其他可以使用药物治疗和高级医疗手段的救护人员提供的装备。这个急诊医疗服务体系培养了一批新型的急诊医务人员，包括急救医师、急救技术人员和急诊科护士。救护车人员的培训通常需要完成急救员（emergency medical technician，EMT）课程。同时该服务体系还设置了非专业人员的救护课程，对第一目击者进行基本的急救知识培训。

**日本**　急诊医疗在日本受到各方面的重视，国家拨给急诊医疗的费用巨大，建立健全了1、2、3级急诊医疗机构、急诊医疗情报系统和急诊医疗制度。这个体系由3部分组成：急诊患者运送体系、急诊患者治疗系统以及急诊医疗情报联络系统。1963年消防法修订后确定了急诊患者运送工作由消防机构负责，消防机构的急诊服务是唯一的全日制服务单位。消防部门设有急救队，每个急救队通常配备一辆急救车和3名急救人员，其任务是把患者从现场运送到医疗机构。这些急救人员主要是经过短期培训的急救医士。其中，EMT-1只需进行135

学时的急救医疗训练，即可进行胸外心脏按压，使用人工呼吸器，处理出血、骨折、创伤等。在此基础上再进行115学时的培训，即可成为EMT-2，可使用胸外心脏按压器，可进行心电图监测和传送，以及现场和搬运途中的救治。EMT-2有5年急救工作经验后，再培训835学时，通过全国统考后成为救急救命士，可开放气道、建立静脉通道、除颤等。日本的急诊医疗机构的职责是收治由消防机构等运送来的患者。

**法国** 法国院前急救医疗系统（Services d'Aide Médicale Urgente，SAMU）包括创伤和非创伤性急症，是一种以医师为主而不是医助性的全国性服务，其服务与消防服务部门的医学第一反应者密切配合。在SAMU出现以前，法国仅有的院前急诊医疗来自消防队。目前，这种消防队急救医疗服务在于农村地区单独开展工作，在大的市镇则与SAMU并肩工作。在有急诊时，医院派出专门装备的医疗组（包括一名麻醉医师）去救治生命受到威胁的急诊创伤患者。1986年，法国政府通过了一项法律，规定了SAMU的特征和使命，并且开始使用全国性的急诊医疗电话号码。这项法律也明确规定，SAMU应当对所有急诊求救电话进行接收和分派，它应每天工作24小时，并且应当对急诊呼救患者提供尽可能好的医疗服务。

一个具体的"SAMU"，是一个地区性的组织，它接收所辖范围内的急救电话，并通过调控各大医院的专门的急救车单位完成急救反应。SAMU所控制的急救站被称为急救服务单位（services mobiles d'urgence et de réanimation，SMUR），每个SMUR都管理一辆

或一辆以上配有全套设备的急救交通工具（称为UMH）和一个医疗组。UMH可能是救护车、急救快车或直升机，其设备配备相当于医院的一个小型重症监护治疗病房（intensive care unit，ICU）。医疗组包括一位急救医师、一位麻醉护士或接受过高水平气道和静脉内置管技巧的麻醉师和一位经过专门培训的驾驶员，指挥这一医疗组的急救医师通常是麻醉医师或是经专门的急救医学培训的全科医师。这样，一个UMH也就可以形成一个移动ICU（mobile ICU，MICU）。

**中国** 中国急救医疗体系建设起步较晚，院前急救始于20世纪50年代。1980年原卫生部在《关于加强城市急救工作的建议》中提出了急救站和急救分站的任务、设置原则。1986年邮电部、原卫生部根据国家通讯网自动电路编号国家标准的有关规定将急救呼救电话号码确定为"120"。1987年原卫生部颁布《关于加强急诊抢救和提高应急能力的通知》，要求各级急救组织要做到通讯畅通、指挥有效、抢救及时、减少伤亡。1995年原卫生部颁布《灾害事故医疗救援工作管理办法》规定了灾害事故医疗救援的组织、灾情报告、现场医疗救护、伤病员后送、部门协调、培训和医疗救护队基本装备标准等细则。随着中国社会经济的进步，人民日常急救需求的日益提高和突发事件的显著增加，中国的急诊医疗体系得到快速发展。但各地水平参差不齐，有待于改善和提高。

**院前急救** 是指医护人员在医院外对急诊病（伤）员进行现场急救、搬运及监护运送等诊疗活动。主要任务包括：现场生命

支持，快速稳定病情和安全转运，突发公共卫生事件或灾难事故紧急医疗救援，重大集会和活动中承担预防意外救护，联络急救中心、医院和行政部门的信息枢纽，参与非专业人员急救知识的普及和培训。院前急救应具备4个基本条件：良好的通信联络、完好的运输工具、较高的技术水平和健全的管理制度。

**急救中心（站）** 县以上地区由当地卫生行政单位在政府领导下负责统一指挥本地区的急救医疗工作，实行三级急救医疗体制，组成本地区急救医疗网。省、自治区、直辖市必须建立医疗急救中心，其职责为：掌握急救信息；负责抢救、监护、外出急救；承担培训和科研工作；根据当地急救医疗指挥部的决定，负责急救的组织调研工作。其他城市可根据需要建立急救中心或急救站。一般建议拥有40万以上人口的城市或区域应设置急救医疗机构。

各级急救中心（站）必须建立健全相应的工作制度和工作细则，制定紧急救援、应急反应、医疗救治、预警报告制度。以岗位责任制度为中心，制定各级人员职责、技术标准、消毒隔离制度、院前急救病历书写制度以及医嘱执行制度等医疗护理技术操作规程。发生突发事件时，应在当地突发事件应急指挥中心领导下，负责开展伤病员的现场抢救、转运和危重患者途中监护等工作；负责协调、调度地区内所有医疗机构的急救资源等组织管理工作。发生群体危急伤情时，应就地抢救，组织就近医疗机构迅速到达现场，同时向上级卫生行政部门报告灾情。

急救中心（站）原则上设置一室三科，即办公室、医务科、

调度科和车管科，各地可根据需要和具体情况适当增减。人员编制应根据社会需求、城市人口、急救车辆数、所处地区医疗力量、服务半径来决定。中国的急救中心（站）人员编制大致原则为：①急救车辆按照每5万人口配置1辆。②每辆急救车配备4~5人。③各类人员比例：行政管理人员约占编制总人数的20%；急救医疗人员及调度人员约占总编制数40%；驾驶人员和修理技术人员约占总编制人数的40%。

各级不同层次的医护技术专业人员必须经中专以上院校培训，身体健康，知识全面，有医学多学科的急救技能，责任心强，服务态度好，具备较强的应急处置能力。调度员应熟悉本地交通、医疗机构和行政部门情况，熟练掌握通讯操作技巧。急救员应具有良好的职业道德、熟练的现场救护技术，能掌握创伤急救的五大技术和徒手进行心肺复苏等初级急救操作技术。行政、技工、后勤人员要了解科学管理方法，熟练掌握工程技术技能。

制度是急救质量的保证和基础，要重视建立健全调度制度，做到国际上普遍规定的受理呼救电话后1分钟内出车，严格值班制度；要做好随车记录制度，准确及时记录伤患者病情和院前急救情况及其疗效；要坚持车辆维修保养制度，始终保持车辆的完好状态；要做好通讯器材维修保养制度，始终保持急救通讯指挥系统的灵敏有效。

医院急诊　主要由急诊科完成。30年来，中国医院急诊科不断发展完善，成为提供急诊医疗服务的主要场所。中国急诊科发展分为3个阶段。①医院急诊科：多采取分诊和专科支援方式解决临床急诊的医疗问题。②急诊学科概念逐渐形成：自主型急诊发展模式形成解决大多数的急诊内、外科问题；对急诊危重症、创伤的初期评估和处理，行危重症监护和器官功能支持。③急诊医学专业逐步形成：急诊医学教育列入本科教学课程，急诊专科医师培训基地成立，由专科基地培养急诊医师纳入考核及准入制度，急诊人员的专科化，解决临床急诊问题。1983年，北京协和医院院长陈敏章决定设立独立的急诊科，经过30年的发展，急诊科已经由过去简单的急救、分流科室转变为集普通急诊诊治、危重患者抢救与监护治疗、专科医师培训、急诊医学科研教学为一体的现代化急诊医学中心。

急诊科主要病种分为两类：危重病和一般急诊。危重病主要包括：①呼吸心脏骤停。②休克。③创伤。④心血管病急症，如急性心肌梗死、严重心律失常、急性心力衰竭和高血压危象等。⑤呼吸系统急症，如大咯血、哮喘持续状态和急性呼吸窘迫综合征等。⑥消化系统急症，如消化道大出血、重症急性胰腺炎、急性腹痛和肝性脑病等。⑦神经系统急症，如脑血管意外、中枢神经系统重症感染和癫痫持续状态等。⑧内分泌急症，如糖尿病酮症酸中毒和各种内分泌代谢危象等。⑨血液系统急症，如弥散性血管内凝血。⑩多器官功能障碍综合征。⑪中毒和理化损伤等。一般急诊：是指一些病情不至于在短时间导致生命危险的病例，占平时急诊室接待患者的95%以上，如得到及时有效的诊治大部分可带药回家继续治疗，少数患者需要留院观察或收入病房以进一步明确诊断和治疗。

急诊重症监护治疗病房　专门收治急诊危重患者的加强治疗单元。一般收治：心脏骤停、心肌梗死、持续或不稳定性心绞痛、三度房室传导阻滞、严重心律失常、急性心力衰竭、高血压危象、休克、弥散性血管内凝血、呼吸衰竭、急性呼吸窘迫综合征、急性肺水肿、肺梗死、多器官功能障碍综合征、严重创伤、重大手术治疗后、急性中毒和严重内环境紊乱等。

（孙海晨）

jíjiù wǎngluò

**急救网络**（emergency network）

院前急救机构、社会急救力量和医院等参与医疗急救的机构组成的网络。一般由一个完整的医疗和信息网络组成，承担一个地区的急救医疗任务。在一个地区，必须由当地所有的医疗机构配合城市其他救援系统共同完成信息的收集、判断、车辆和人员的调动、现场指挥和急救、转运、院内救治任务。为提高急救效率和质量，需把有条件的综合医院与院前急救的急救中心（站）组成全地区上下相通、纵横相连、布局合理的急救网络，整合医疗急救体系，利用现代化信息技术组建医疗救援的系统化工程。尤其是在较大的灾害事故发生时，必须要以城市急救部门为轴心，由公安、武警、交通运输部门协同参与，利用集成的数字化网络化技术，将"110"报警台、"119"火警、"120"急救和"122"交通事故报警统一纳入急救网络中，实现跨部门的统一协调指挥。

急救网络涉及预警机制、信息体系、急救医疗、调度指挥、通讯保障、疾病控制、卫生监督、血液供应、药品储备、后期保障以及有毒化学品、不明危害物质以及核辐射的救治和公众教育。其中三级急救医疗网是急救网络的核心支撑。

**三级急救医疗网** ①一级急救医疗机构：由城市一级综合性医院、乡镇医院和卫生院及具有相当能力的医疗机构组成。任务是抢救、治疗、转运较轻的伤员。②二级急救医疗机构：由城市二级综合性医院、急救站及具有相当能力的医疗机构组成。任务是抢救、治疗较重的伤员，必要时遵照指挥部命令组织外出抢救医疗队。③三级急救医疗机构：由城市三级综合性医院、急救中心及具有相当能力的医疗机构组成。任务是接受急救医疗指挥部指派的现场抢救，进行批量重症伤员的抢救、治疗和监护。

**院前急救网点**  在地区急救指挥部门领导下，落实好急救、转运途中急救和医院内急救措施，把所在地区合理分区，科学设置急救网点，缩短抢救半径，提高抢救质量。院前急救的网点布局要科学，同时网点之间要有机联系和相互配合。①急救半径：根据社区人口密度、区域规划、地理环境、医疗机构分布情况设定，尽量缩短急救半径。结合中国国情，急救网点半径 3～5km 为宜，便于急救车在 8～10 分钟到达急救现场。城市郊区和农村地区服务半径为 8～10km，一般急救反应时间为 15～20 分钟。②急救网点选址：处于该区域中心地带，交通便利，转运方便。③运输工具：目前中国的急救运输工具以急救车为主，在沿海地区、林区、牧区和部分经济发达的城市配备有急救直升机和急救快艇。

**社会急救**  社会急救是急救网络的末端，也是目前中国急救网络中最具潜力的组成部分。中国现有的社会急救还不健全，地方政府卫生行政主管部门和各级医疗机构应该广泛利用宣传媒体和互联网等手段，在基层卫生组织和广大群众中间开展普及急救知识的活动，各部门、企事业单位、社会团体加强对所属人员的宣传教育。在广泛普及急救知识的基础上逐步组建以公安干警、消防人员、企事业单位安全员和卫生员为骨干的群众性急救网络，使广大人民群众掌握简单的现场急救基本知识和急救技能，以努力争取在发现急、危、重症患者或者在意外灾难事故发生而专业救援队伍尚未到达之前，能够正确、及时地进行自救、互救。

在飞机、火车、地铁、轮船、长途交通总站的场、站、码头以及旅游景区、游乐场、和容易发生灾情事故的厂矿、企业等单位，应设置专业急救医疗组织或群众性救护团体。大型集会的人群聚集场所应设置临时急救医疗站或医疗点。

（孙海晨）

yuànqián jíjiù

## 院前急救 （prehospital care）

危重伤病患者由施救人员对其进行必要的评估和施救，并将其转送至医疗机构的医疗过程。包括通讯、运输和医疗等基本要素。院前急救是急诊医疗体系的最前沿的一个环节，肩负着争分夺秒挽救生命的责任。它以医院急诊科和医院内综合技术支持系统为坚强后盾，并与后两者紧密衔接，形成一体化医疗服务。院前急救应遵循就近、救急、安全、迅速的原则，做到组织严密、反应及时、操作规范。必须遵守国家有关法律、行政法规、部门规章和诊疗护理常规，坚持以救死扶伤、防病治病，为公民的健康服务为宗旨。

院前急救源自早年的战地救护，旨在减少战地伤亡、增加参战人员安全感、提高整体作战能力，并对伤员给予及时的现场急救，而后送往野战医院以获得恰当的救治。1840 年意大利佛罗伦萨建立了世界上第一个急救医疗组织，20 世纪 70 年代发达国家将急救工作社会化。20 世纪 80 年代开始，中国开始兴建设备齐全、通讯良好的急救中心（站）。

**模式**  中国院前急救有 4 种模式。

**独立型**  急救中心独立地完成"院前→急诊科→急诊重症监护病房"急救服务，如北京、保定。优点：急救中心独立完成院前急救和院内急救的全过程，院前急救与院内急救无缝衔接，患者在急救中心中享受到完整的"一站式"服务。缺点：①城市负担重。②重复建设，浪费资源。③转运半径大，转运时间长。④人员相对固定，难于保证急救人员的年轻化。

**依托型**  依托于综合性医院完成院前急救服务，如重庆、青岛。优点：不需要重新建设急救中心和急救站，到现场完成急救的人员都是专职的急救医师，具有较高的业务水平；院前急救和院内急救通常是由相同的急救医师完成，不存在衔接难的问题。缺点：①增加医务人员负担，造成医疗资源的浪费。②不利于院内急诊科的发展。③转运不合理，难以发挥技术优势。④没有相对固定的急救人员，增加成本和投入。⑤不便于管理。

**行政型**  统一的城市急救通信指挥中心，由各医院分区出诊，如广州。优点：有统一的指挥和调度，在安排救护单位、派遣救护车辆和人员时可审时度势，更易于从患者角度出发来考虑和解决问题。缺点：该型只设指挥中心，无直接下属的救援队伍，由各医院分片出诊，有可能由于卫生行政部门在各类医院的行政约束力的差异不同，导致呼救-施救的中间环节增多，反应时间延长，急救效率降低；而且，发生费用和医疗纠纷时，指挥中心难以顺利协调。此外，各医院急诊科不仅要完成院内急救，还要参加现场急救以及转运途中的监护和救治，增加了急诊科的负担，不利于急诊科的发展。

**院前型**　以院前急救为主要任务，不设床位，出诊时随车人员为急救医士，如上海、天津、南京。优点：由专职人员完成院前急救的工作，可将院前急救做得更标准化，更符合国际规范。不需要医院内急诊科医师承担院前急救任务，减轻了医师负担。缺点：中国现有条件下院前布点严重不足。

中国还有部分城市同时存在以上几种类型的院前急救模式，如武汉同时存在院前型和依托型模式。还有一些中小城市和大型企业，在依托型的基础上，以区卫生院为二级急救站，乡镇卫生所为一级急救站，形成层叠式的依托型模式。

此外，中国还出现一种新的院前急救方式，借鉴美国院前急救服务体系的优点，结合中国的国情而产生，称做消防型。这种模式与院前型有相似之处，其功能由消防部门完成。其优势如下：①消防部门经过长期建设，分布较合理，网点覆盖范围广，出动半径小，反应时间短。②消防部门通讯网络为专用线路，并且建设地比较完善，无需再花大力气

建设。③消防部门有统一的领导和调度，对大型抢险救灾的指挥、协调、组织工作积累了一定经验。④参加急救的人员只需通过较短时间的培训，就可掌握急救技术，成为急救医士。⑤消防人员队伍年轻，相对更替较快，有充沛的体力和精力，而且他们还要经常进行体能锻炼和抢险救灾演习，对各种艰险条件的适应能力更强。⑥有利于院内急诊科的建设。香港、苏州等城市在采用这种院前急救模式。但全国各大城市经过多年的建设已基本形成自己的院前急救格局，多为前述4种模式中的1种，或2至3种模式混合。

**特点**　①情况紧急：病情急、时间急、心理上紧急。时间就是生命，要求尽速到达现场，不论是一般急诊患者还是危急重症患者均应毫不拖延地紧急救治和安全及时转运。要求救护人员常备不懈，保持人员和车辆的完好状态，做到随叫随出。②医疗资源有限：院前急救的医疗条件一般较差，在光线暗淡、空间较小的家中或人群拥杂的公路上，在将患者搬上救护车后由于车辆震动和马达噪声使诊疗工作难以进行，要求医护人员具备熟练的技术操作和急救基本功。③病种复杂：院前急救的患者多种多样，要求救护人员在较短时间对患者病种做出初步筛选、诊断和处理，救护人员必须掌握全科的知识和技能，能够熟练应对各科急诊患者。④体力消耗较大：院前急救的现场各种各样，可能要爬高楼或高坡，也可能到车辆无法到达的地方，或是一些危险、混乱的灾害现场，医护人员身背急救箱既要救治患者，又要指导和帮助搬运患者，消耗体力较大，要求具备

强健的体魄。⑤对症急救是主要任务：对症急救，是针对生命指征的问题尤其是心、肺、脑功能衰竭进行。复苏以及对外伤的止血、包扎、固定和搬运等能使患者初步得以救生的各种对症急救。

**基本内容**　包括现场急救、搬运与转运。

**现场急救**　争分夺秒，先救后送是重要原则。对院前急救的新概念应扩展到对急诊患者（尤其是危重患者），要求能在其发病和呼救时，及时将医疗措施送到身边，立即开始有效对症和维护生命的紧急处理。包括在家庭、工厂、农村、街道及交通事故现场等所有出事地点对患者的初步救护。据此要求医务人员必须掌握全面的急救知识。尤其是急救5项技术：有效的通气、止血、包扎、固定和搬运。其特点是：基本上徒手进行，很少依赖器械设备；操作简单易行，容易掌握；效果确实可靠，程序和操作方法准确；不但医务人员，而且一般群众都能掌握。

**搬运**　经过初步现场处理后，必须把伤患者及时转送到合适的医院做进一步急救处理。搬运做得及时、正确不但可减少伤患者的痛苦，还可防止造成新的损伤而招致残疾或死亡。搬运方法，可因地、因时、因人而异，最常用的方法如担架搬运法、徒手搬运法等。对于颈、腰椎骨折的患者必须三人以上同时水平搬运，托住头颈、胸腰、臀部。

**转运**　现代急救医学的新概念认为医疗急救运送是院前急救的重要组成部分，是连接急救医疗体系的重要环节，要把单纯的患者运载工具改造成为抢救危重患者的"移动抢救室或移动重症监护治疗病房"，成为医务人员院

前抢救的场所（见医学转运）。

（孙海晨）

yīliáo jiùhùyuán

## 医疗救护员（emergency medical technician，EMT）

用紧急救护的知识和技能，对各种急症和意外事故的伤病员施行现场初步紧急救护的人员。他们既不是专业的急诊医师，又不是仅接受急救普及培训的群众，而是急诊医疗服务体系中一个新兴的职业。国家劳动和社会保障部已批准医疗救护员为中国新职业之一，编入医疗卫生辅助服务人员职业之列。EMT分为初级、中级、高级三个级别。

**背景** 医疗救护员的概念源于美国。由于院前急救工作量的急剧增长，而医师从事院前急救工作成本较高，所以在美国，逐渐发展起来一支名为医疗救护员的队伍。EMT主要负责以基础生命支持为主的院前急救工作。中国目前的院前急救工作仍主要由医师来承担，每辆救护车配备1名医师，人力成本较高，且医师专业发展上升空间受限，队伍不稳定。

现场救护及时，处置恰当，能为后续的救治打下良好的基础，并减少并发症，降低死亡率和病残率。医疗救护员能在现场起到"挽救生命、减轻伤残"的重要作用。国际上对医疗急救人员的配备是平均每5万城市人口要有一台救护车，而中国目前达到一定规模的急救中心只有130多个，急救站点只有数千个，远远不能满足急救需求。如果根据国际标准进行配置，中国现在医疗救护员的缺口超过10万名。目前需要配置医疗救护员的部门有城市120急救中心、城市119、110、122，城市社区卫生服务中心和广大农村的乡镇卫生院，而旅游景点、

大型体育馆、游泳场（馆）等以及电力、交通枢纽、大型生产企业等都需配置医疗救护岗位。

**设置医疗救护员职业的现实意义** ①降低死亡率及病残率：现场救护及时、处置恰当，能为后续的救治创造良好的基础，并减少并发症，降低死亡率和病残率。②保障安全生产：目前，中国煤矿生产等安全生产形势严峻，经常发生严重的安全生产事故，而且每一次的安全生产事故，就会有重大人员伤亡，对中国的经济和社会形成巨大的不良影响。将医疗救护员职业纳入到国家统一管理范围，规范医疗救护员的职业培训，强化突发事件的应急处理能力，可以有效保障中国的安全生产。③提高国民素质：医疗救护员的配置，来自基层，服务于基层，参与第一线最初救护，可有效地推动全民救护理念的深入人心。无论在矿山，还是在运动场，意外伤害时都有医疗救护员的身影，极大提高人民群众对抵御灾难事故的决心及信心。④解决数万人就业问题：经过培训，可产生医疗救护员这一新职业门类，可解决社会上部分人群的就业问题。

**主要任务** ①对常见急症进行现场初步处理。②解救被困伤员。③对伤员进行通气、止血、包扎、骨折固定等初步救治。④搬运、护送伤病员。⑤现场心肺复苏。⑥灾害事故伤员紧急救援。⑦在现场指导群众自救、互救；开展群众性现场救护知识普及培训。

**职业培训** ①培训期限：全日制职业学校教育，初级医疗救护员不少于300标准学时，晋级中级医疗救护员不少于200标准学时，晋级高级医疗救护员不少于200

标准学时。②培训教师：培训初、中、高级的教师应具有急诊医师及以上职业资格证书或相关专业中级及以上专业技术职务任职资格。③培训场地设备：满足教学需要的标准教室和创伤急救、心肺复苏、体外自动除颤器等教学设备。④职业鉴定：由国家医疗救护员职业资格专家委员会组织考核，并颁发国家医疗救护员职业资格证书。

（孙海晨）

yuànqián jíjiù zhuāngbèi

## 院前急救装备（prehospital care equipment and instrument）

用于院前急救的各种装备。现代急救医疗把通讯、运输和技术称为院前急救的三大要素，对应通讯装备、运输装备和急救设备。

**通讯装备** 1986年1月11日邮电部（1986）发布文件：邮部字18号"关于启用120特种服务号码作为全国急救中心（站）统一电话号码"，1986年1月18日原卫生部发布：（86）卫医字第一号"关于启动120全国各地急救中心（站）统一电话号码的通知"，将"120"统一确定为中国的急救电话。2004年原卫生部和信息产业部再次重申"120"作为中国唯一的一个短号码呼救电话。"120"数字通信指挥系统由5部分组成：有线话务通信录音子系统、计算机辅助子系统、无线通信及GPS子系统、局域网和互联网信息、数字化图像信息系统。

有线话务通信录音子系统提供良好的语音通信线路，保障呼救电话的呼入和调度电话的呼出。提供语音提示、受理坐席分配、主叫号码提取和对话全程数字录音录时等功能，与急救信息子系统配合进行工作。

计算机辅助子系统 由数据

库服务器、通讯服务器、CTI服务器、调度受理台等设备组成建立局域网，配接地理信息系统。

**无线通信及GPS子系统** 车载信息子系统由GPS车载系统和无线车载系统组成。GPS车载系统提供救护车的当前位置和状态，实现指挥中心与救护车的数据讯信联系，准确合理地派车并监控急救事件的实时处理过程。无线车载系统在急救网内建立统一、畅通的无线通信系统，保障指挥调度信息传递。

**局域网和互联网信息** 利用网络中心建成数据通道，将有关网上信息调到操控电脑上进行投影演示，为现场指挥、讲解、信息共享创造条件。

**数字化图像信息系统** 可进行网络远程图像的接入、图像演示与处理，具备扩容120指挥中心的对接警现场指挥的准确性、实时性，为决策提供更多的现场实时信息。通过通讯中继站点与移动车载图像采集形成的现代化远程视频图像传送系统。

**运输装备** 救护车目前仍是中国主要的急救运输工具。根据《中华人民共和国救护车专业标准》规定，中国救护车可分为：①指挥型救护车，具有指挥、通讯、扩音等功能。②抢救型救护车。③专科型救护车。④普通型救护车。

除救护车外，在经济发达城市和某些特殊领域还配置急救直升机和急救快艇。急救直升机在山区救援、高速公路事故处理、高楼火灾逃生救助、紧急医疗救助等方面的作用都十分强大。通常把急救直升机参与急救的活动称为飞行急救，飞行急救只需要适当的空地作为着陆和起飞场地，目前世界各地都在大力推广这种

急救活动，尤其以欧美最为发达和成熟。直升机不仅仅是搭载医疗器械和迅速运送伤患。其最主要的目的是：在有危重患者或伤员时，专业急救医师和护士可以搭载直升机前往事发地，迅速展开早期治疗，使伤患的生存率得到极大的提高。但是急救直升机成本太高，目前中国只有少数的直辖市和省会城市投入使用。

**急救设备** 救护车装备水平是衡量一个国家或地区急救水平的标志，一辆标准的救护车要装备以下设备。①担架与运送保护用品：包括普通或折叠式担架、床垫、床单、枕头、被子、胶布等。②止血用品：包括止血带、压迫绷带、止血钳等。③人工呼吸器具：包括人工简易呼吸器、开口器、压舌板、医用氧气等。④绷带夹：包括三角巾、急救包、纱布等。⑤手术器械：包括手术刀、剪刀、镊子等。⑥容器：包括急救箱、瓶皿、纱布盘等。⑦急救用具：包括救生带、安全帽、救生具、非常信号用具、患者标记片等。⑧夹板。⑨护理用品：包括洗手盆、胶皮手套、便器、冰袋、体温计、血压计、消毒棉等。⑩消毒器具。⑪外伤消毒药：包括红汞、碘酒、过氧化氢水溶液等。⑫一般消毒液：包括甲酚皂溶液、苯酚、肥皂等。⑬洗眼用品。⑭基本急救药物等。

根据世界卫生组织报道，全世界急性心肌梗死有40%～60%因合并症而在发病最初几小时内死亡，其中70%因来不及送医院而死于现场或途中，因此自20世纪70年代起，一些救护车内装备患者监护和高级生命支持系统，使救护车成为集运、救、护三种功能于一体的急救运载工具，称其为"复苏救护车"或称为移动

重症监护治疗病房。具有复苏功能的救护车除上述常规装备外还要装备除颤器、监护仪（直流供电）、按需起搏器、人工呼吸器（便携式呼吸机）以及有关救助设备。

（孙海晨）

jíjiù yàoxiāng
**急救药箱**（first-aid kit） 放置急救药品和小型器材，供急救医师院前急救现场使用的装备。配置：检查器材，包括听诊器、手电筒、叩诊锤等；建立输液通道所需器材，包括注射器、输液皮条、消毒液和棉签、医用手套等；急救药品，主要针对心脏骤停、过敏、休克、心律失常、哮喘、心肺功能衰竭等。药品种类如下。①心肺复苏药：肾上腺素、阿托品等。②抗过敏药：肾上腺素、地塞米松和异丙嗪等。③抗心律失常药：胺碘酮、维拉帕米、利多卡因、普罗帕酮等。④强心药：洋地黄、毛花苷丙等。⑤治疗哮喘药：糖皮质激素类喷剂、氨茶碱等。⑥血管活性药：多巴胺、去甲肾上腺素、多巴酚丁胺等。⑦中枢兴奋药：尼可刹米、洛贝林等。⑧受体阻断药：阿托品、山莨菪碱等。⑨镇静剂：地西泮等。⑩镇痛药：吗啡、哌替啶等。⑪利尿药：呋塞米等。⑫补充血容量液体：生理盐水、葡萄糖注射液、林格液等。注意事项：急救药箱应有配置清单和基数，每次使用后应及时补充，摆放次序应方便使用；应定期清理，注意药品的有效期。

（孙海晨）

zhòngzhèng jiānhù jíjiùchē
**重症监护急救车**（mobile intensive care unit） 有监护治疗功能，用于危重患者现场急救和转运的机动车。又称移动重症监护室或

移动重症监护治疗病房（intensive care unit，ICU）。有同样功能的直升机称为空中移动 ICU。除普通救护车的配置外，还应配置有便携式监护仪、便携式呼吸机、除颤器（通常带起搏功能）、输液泵、注射泵、急救药品、中心供氧、负压吸引装置等，还可配置能进行血气分析等快速床旁检测设备。根据中国国家标准 QC/T457-2002 和原卫生部标准 WS/T292-2008，重症监护急救车的标准医疗设备配置：①多功能除颤监护起搏器、心电图机。②呼吸机和呼吸系统抢救设备如喉镜、气管插管包、吸引器、口咽通气管、供氧装置等。③输液及注射泵等。④创伤急救器材，如绷带、止血带、各型夹板、颈托、清创手术器械。⑤各种抢救药品。⑥快速检验仪器，如血常规、血糖、心肌酶谱等。⑦上车担架和铲式担架。

（孙海晨）

yīxué zhuǎnyùn

## 医学转运（medical transport）

将患者从受伤或发病现场转运至医院或从一家医院转运至另一家医院。是院前急救的重要环节。

**转运工具** 多为救护车，需要和可能时也可用直升机或船只。

救护车 ①普通型救护车：配有司机、急救医师或急救员、急救护士等人员。车内配备供氧、输液装置及急救药品。可进行吸氧、输液和各种途径给药。适用于大多普通急救病员的转运。②监护型救护车：除普通型救护车配员，也可配有更高级别的急救医师；除普通救护车的设备、药品配置外，还配有心电监护、除颤器、呼吸机、注射泵等急救和监护设备及各种急救药品。用于运送危重伤病员，在车内可进

行心肺复苏、气管插管、便携式人工呼吸、救命性手术等各种急救技术操作和药物急救。

直升机 直升机运送重症患者或伤员在国外已很普及，中国也有少数地区进行尝试并取得较好效果，具有机动性强、快速高效、功能全面的特点（见空中医学转运）。

**转运实施** ①转运前：确保救护车处于良好运行状况，燃油充足；救护车配置各种仪器完好，药品器材齐备；认真评估患者的病情和转运途中的风险，做到患者或家属知情同意。②途中：保证救护车运行安全；密切监测病情变化；完成途中医疗及病情变化的处置；向目的地医院发出预报。③到达后：检查患者生命体征；向接收医院报告病情，交接医疗文件。④转运后：车辆和仪器维护；药品器材补充；经验总结。

**批量伤病员转运** 自然灾害或突发事件时的病员转运。

转运程序 ①现场医疗总指挥指定一名负责伤病员转运的医疗负责人和转运治疗组。②根据分拣结果统计危重伤员（红色标记）、重伤员（黄色标记）、轻伤员（绿色标记）的人数，确定立即转运的伤病员数。③通知急救中心（急救医疗机构）调度转运工具如救护车车辆类型和数量。④通知接收医院（如伤员数量和伤情、时间安排），确认接收的能力和要求的空间，如床位、抢救床、手术床及其他抢救安排等。

转运原则 根据伤病轻重缓急。重伤员优先转运，转运前应进行有效止血、包扎、骨折固定和通畅呼吸道。化学烧伤伤员应在现场初步洗消，然后转运。

（孙海晨）

kōngzhōng yīxué zhuǎnyùn

## 空中医学转运（air medical transport）

利用飞机（主要指直升机）进行伤病员转运。

**简史** 空中医学转运是先进快捷的伤病员转运方式，已有近百年的历史。发达国家已建立了各具特色的完善的航空医疗体系，形成了以直升机为主体的全面覆盖的救生网络，中国尚未建立完善的航空医疗体系。

德国于 1960 年首次派遣直升机参与高速公路交通事故伤员的救护。1970 年来自全德汽车俱乐部（Allegemeiner Deutsche Automobil Club，ADAC）空中救护公司的第一架急救直升机在慕尼黑正式投入运营。1972 年成立了非营利的德国空中救援组织，现已扩及奥地利、意大利，是欧洲目前最大的民用空中救援联盟，目前德国空中救援组织共设有 42 个直升机紧急呼叫服务基地，运营直升机超过 300 架。1990 第一架重症救护转运直升机正式投入运营。德国的空中医疗救援网络是目前世界上最密集的院前急救网络，现有 49 个救援站，每个站配备一架直升机，平均每年每架直升机飞行 1100 次。各救援站实行 50km 半径空中救护，在德国领土上的任何一处距离救援站的距离不超过 15 分钟的直升机航程，成为世界上空中急救最发达国家。

美国于 1970 年在马里兰州成立了第一个使用直升机输送重创伤员的民用机构，至 2005 年已设立 272 家机构，有 753 架直升机，每年约有 50 万伤病员的运送量。

日本各地急救中心都设置直升机的起降点，直升机处于随时待命起飞状态。急救中心与附近市县的消防部门有合作协定，一旦消防部门发出出动请求，急救

指挥中心确认天气条件允许起飞后，3分钟内出动。飞行中，机上的急救医师随时与地面联系，了解伤患的生命体征和症状，做好急救准备。消防部门将确保降落地点处于良好状态。

中国的港、澳、台地区，已开展了通用直升机医学救护救援工作。台湾地区卫生署于2003年制定了《救护直升机管理办法》，规定空中医疗救援的标准作业程序为决策15分钟，启动时间30分钟，设置了7个基地，共有35架直升机，责任空域可在30分钟内飞抵，自2002年10月1日至2008年12月31日，共成功执行了1652次转运治疗。中国大陆地区空中医疗转运尚在起步阶段。直升机医学救护有五种组织形式：①交通部救助打捞局所属救助飞行队。②军队建制的直升机救护队伍，大多隶属于军区或各集团军。③部分地区民用航空公司与"120"急救中心合作的直升机救护队。④警用、林业等直升机参与救护。⑤民营直升机救护队。上述各种直升机救护队隶属关系不同，无统一的指挥，机上装备、人员配置、资金投入及组织管理均不同。常态下的规范化航空医疗救护还基本处于空白状态，至今全国绝大部分地区尚无直升机医疗救护的专门机构和专业队伍。

**特点** 直升机起降方便、速度快、功能多样。

机动性强 直升机具有超强的机动灵活性，不仅可垂直起降，而且可通过悬停、吊运的方式实施救护，这对在高原、山地、丛林、荒漠、岛屿甚至江河湖海水面上救护伤病员有独特的优势，可完成陆地、海上和高楼等三维救护救援工作。

快速高效 直升机速度快、飞行灵活、不受地形条件限制跨越各种自然障碍，且直线飞行，可将伤病员快速运抵目的地。

功能全面 直升机具有独特的运载功能，除作为伤病员转运工具外，还可完成搜救、空投、急救等多种任务。

**特殊的航空医学问题** 在直升机飞行中，机内环境因素如低气压、缺氧、颠簸等，可造成伤病员病情恶化，也影响飞行与救护人员的体力和精力。

噪声、振动和颠簸 直升机的发动机及保证旋翼工作的传递系统。频率多为120~140Hz，强度为110~115dB。可干扰乘员工作、休息，甚至对人体造成伤害，特别是听觉、中枢神经系统、心血管系统等的功能障碍。飞行产生的振动对人体的影响程度取决于振动频率、振幅、速度、加速度、作用时间及人体的功能状态；若其与机体器官的固有频率相近可引起共振，则影响就更严重。

空晕 人在飞行过程中其前庭器官反复受到俯仰、侧滑、倾斜或上下运动等各方面力的作用，超过其耐受限度时，出现面色苍白、出汗、流涎、恶心呕吐等症状群的总称。发病与人的前庭功能的稳定性、心理状态、健康状态、气象条件、飞机性能、座舱内的温度、气味、飞行高度、飞行强度及一次性连续飞行时间等多种因素有关。空晕对各种伤病情的影响，主要决定于各种不适症状的严重程度及对伤病员原发伤病的影响。

低气压 环境压力降低时，人体空腔器官内的气体可发生体积膨胀，组织和体液中溶解的气体可游离形成气泡，甚至发生体液沸腾，导致机体发生各种功能障碍，甚至造成休克和死亡。压力夹板、抗休克裤等也会诱发相同的问题。

缺氧 随着海拔的升高，空气密度变稀，气压变低，氧分压降低，称为高空缺氧。又称低压缺氧。影响高空缺氧的因素，包括上升高度、上升速度、身体状况、舱体密封情况等。直升机升限多为4000~5000m，非增压机舱飞机在3048m以下高度飞行时，氧分压仅有轻度降低。直升机通常的飞行高度则大多在2000m以下，故其缺氧防护问题并不突出，但因缺氧所致飞行员疲劳的发生率较高。

舱内微小气候变化 由于直升机多采用非密封座舱，舱内微小气候直接受外界环境影响，波动较大。在南方，外界气温25~30℃时，舱内可达28~34℃；而在北方，外界气温为-50~-40℃时，舱内也可下降到-13~-9℃。此外，由于直升机座舱处于排气区，低空低速飞行时，容易受废气的污染，主要有害气体为一氧化碳、二氧化碳、燃料蒸汽及油料热分解产物等。因此，应注意解决直升机座舱的通风、隔热和保暖等问题。

活动空间受限与疲劳 直升机空间小，因受空间限制的影响，伤病情较轻、可以走动的伤病员活动空间会受到限制，强迫性的限制性活动会造成心理焦虑烦躁，再加上伤病情的影响，伤病员更易于疲劳。活动空间受限，也会影响医护人员救治作业，加重医护人员的疲劳。

加速度 飞机在飞行中会受到各种外力（发动机的推力/拉力、升力、重力/引力）的作用，使速度、方向发生变化，产生各种加速度。加速度作用时，机体受惯性力的作用而发生一系列变化。主要是组织器官变形和移位。直升机飞行过程中，这种作用通常不明显，主要是在转弯时，可产生较大的侧向加速度。

电磁波干扰　直升机设备如发动机、机载雷达、通信设备等都可产生各种频率的电磁波，机载医疗设备如心电监护仪、除颤仪等也会产生电磁波，直升机固有设备和机载医疗设备之间会因电磁波干扰而影响性能和操作。尤其是大中型医疗设备，可能会影响飞机的操作，甚至会对飞行安全产生危险。因此在配置机载设备时，不能忽视电子设备兼容性问题。

(孙海晨)

dàxíng jùhuì yīliáo bǎozhàng
## 大型聚会医疗保障（mass-gathering medical care）

大型聚会活动（通常指超过 1000 人的集会活动）所提供的急诊医疗保障服务。

科技飞速发展，人类社会的合作与交流，各种大型聚会，尤其是国际聚会，成为人们展示价值、沟通协商的重要组织形式。如 2008 年北京奥林匹克运动会、2010 年上海世界博览会、亚太经济合作组织峰会等。聚会的特点是人数众多、来自不同国家和地区，接待、安排和管理任务繁重，容易出现群体性伤害或其他意外情况。医疗急救保障极为重要。

**医疗保障方案**　大型聚会的医疗急救保障任务很艰巨。为及时应对各种突发事件所导致的群体性意外伤害，必须快速有序地开展医疗急救保障工作并制定医疗急救保障总体方案：①成立医疗急救小组组织机构。②制定医疗急救小组工作职责。③制定医疗急救保障工作人员职责及工作要求。④制定医疗急救小组办公地点及基础设施。⑤制定医疗急

救小组经费预算。⑥建立医疗急救小组运行模式。⑦制定医疗保障人员及其相关人员如志愿者等培训方案。⑧医疗急救小组工作流程。⑨突发事件报告流程。⑩突发事件应急预案。

制定医疗急救保障方案，应结合大型活动的具体要求和当地的实际情况，如参与人员数量与安全级别、地理交通环境、活动性质、当地医疗资源分布等，因地制宜，合理设计。

大型聚会的医疗急救保障只有通过制定相应的应急预案和应急机制、管理运行模式等，并结合可利用的现有资源，通过整合使之发挥最大的作用才能完成。各种医疗急救保障物资包括急救车辆、车载医疗设备、通讯器材、医用耗材、各种急救药品及其他应急保障物资等，如帐篷等。如有条件，应适当考虑救援直升机的配合使用。配备充足、合适的医疗急救物资是医疗保障的基础。

**医疗保障工作内容**　大型聚会的医疗保障的主要工作为日常医疗服务，即常见病、多发病和服务对象原有伤病的诊治；但更重要的工作是要随时应对突发社会安全事件和突发公共卫生事件所导致的群体性意外伤害。在医疗队伍建设上首先要组织 1～2 支（预备队）装备精良、技术高超、训练有素、反应快速的应对突发事件的应急医疗救治队伍。所有参与医疗保障的人员均应进行系统的岗前培训和相应的急救演习。岗前培训的业务重点是服务流程、服务标准、抢救技能和应急反应，如果是涉外医疗服务或以涉外医疗服务为主，还要强化外语，尤其是英语的培训。

为了确保医疗安全必须实行准入制度和质量控制，确定医疗

站点，所有站点的基础设施建设，尤其是保障物资的配备依据不同等级实行标准化配置。为充分利用资源，根据医疗站点的等级划分，合理配备医疗设备及医疗耗材，合理设置救护车位置。各医疗站点、急救保障人员及医疗部的志愿者等均应有特殊急救标志和引导指向，以便医疗急救工作能有序进行。

随着信息资讯与交通工具的发展，建立完备的立体通讯系统（急救指挥系统，对急救事件的救护过程进行全程的质量控制，分析、制定决策，信息快速上传下达；紧急医疗救治系统，对突发的卫生事件灵活协调、快速反应、紧急处理；应急协调系统，对突发的公共卫生事件紧急协调 120、110、119 及各后备支持医院的沟通）及快捷安全的交通转运模式，使紧急医疗救援更加顺利地实施。

**突发公共卫生事件应对**　目前国际形势复杂多变和恐怖活动猖獗，在加强安全防范的同时，必须考虑到任何突发事件发生的可能。应认真做好应对突发事件的应急准备工作，除制定相应的应急预案外，还应组织带有实战内容的演练。所有急救人员应适时进行模拟各种突发事件的急救演练，形成现场紧急救援、接收医院急诊科和专科应急救治、接收医院专家救治的专家救援梯队。通过演练，提高急救人员的实战应对能力。

应制定明确的报告流程，规定一般事态逐级报告、非常事态越级报告的具体要求。①一般事态：如交通事故、会议人员因伤病、突发严重伤病危及生命或正常伤病导致死亡等。②非常事态：特殊人群发病如发生集体性食物中毒、会议人员出现非正常死亡

或突发社会治安事件引发群体性意外伤害。要印制统一的通讯录、明确所要报告的部门和人员；有至少两种通讯手段，用对讲机、手机、专线或固定的程控电话报告。要做到随时与指挥调度中心联系，将现场事件随时、及时反馈。

大型聚会的医疗急救保障是医疗急救、网络通讯、组织联络、交通运输等多部门系统工作的结合。完成医疗急救保障工作还应做好统计归纳工作，通过检伤分类将各种突发事件出现的人员数量、伤情类别、轻重程度、处置情况、去向追踪、预后情况等分类统计，将汇总资料向指挥调度中心上报，然后由专人负责分析并提出前瞻性的预测建议，及时、准确、全面上报有关领导或下告有关人员，以便有针对性地采取必要的急救措施。

（陆一鸣 陈 影）

*jízhěnkē zǔzhī yǔ guǎnlǐ*

# 急诊科组织与管理（emergency department structure and management）

为提高救治质量、效率和效益而实施的急诊科组织结构、管理制度、技术准入和设备要求。急诊科应当具备与医院级别、功能和任务相适应的场所、设施、设备、药品和技术力量，建立良好的急诊医疗管理制度和规范化就诊流程，以保障急诊科高效、安全运行。许多国家和地区，急诊科已逐渐成为医院最繁忙、最拥挤的科室，急诊医学正面临着新的挑战。

急诊医学作为一门独立的专业，包括院前急救、医院急诊科、重病监护病房（室）三部分。急诊科是医院第一线，是抢救急、危、重患者的重要阵地，急诊工作的好坏直接关系到患者的生命

安危，是医院科学管理水平和医疗技术水平的集中反映。中国目前无论是从管理体制，还是从医疗体制、设备建设和技术力量等方面，急诊科仍然是整个医院医疗质量的薄弱环节。积极探索适应中国基本国情的急诊医学建设和管理，是医院管理工作者面前的重要课题。

**管理制度** 医院急诊科应全天候开放，实行 24 小时急诊医师负责制。主管医疗主任负责制定首诊负责制度、岗位职责制度、教育与培训管理制度、抢救管理制度、病历书写和管理制度、会诊制度、突发事件应急处理流程等急诊科管理核心制度。

**急诊质量管理** 衡量急诊工作管理质量主要有八项指标：①医护人员服务态度、医德医风。做到热情、礼貌、主动、周到，急患者所急，想患者所想。②严格的时间概念，诸如医务人员的接诊时间、抢救开始时间、进行治疗处理的时间、重要药物给药时间、留观后确诊的时间、病情开始稳定的时间、转入院的时间等都应认真准确记录。③根据医院的技术水平拟定常见危重患者的抢救成功率作为抢救成功指标。④医疗仪器、药品经常保持性能良好齐全，有固定的存放位置，经常处于备有状态，严格执行交接班制度，有专人负责。⑤急诊科各种抢救工作记录、表格、病历等要清楚、完整、真实。⑥制定常见急重病的抢救程序，医护人员有过硬的基本功，能熟练操作抢救仪器和排除一般故障。⑦急诊抢救工作组织要严密，具有良好应变应急能力，工作井然有序，真正做到人员在岗、各尽其责、密切配合、忙而不乱。⑧制定医疗事故防范措施，杜绝

医疗事故或人为差错的发生。

**预检和分诊质量管理** 由有经验的护士主持，旨在区别伤情轻重，传染与非传染，分清轻重缓急。评估完成诊疗程序所需急诊资源。预检是一项重要、复杂而细致的工作，预检人员应了解病情，重点检查体征。根据病情需要填写血、尿、便等检验申请单。遇到急、危、重病应作紧急处理，做到三先三后，即先进抢救室后分科、先行抢救后作必要检查，先作紧急处理后补办就诊手续，相关科室要积极配合。短时间内反复急诊或几经辗转的患者，应高度重视，予以适当处理，避免贻误病情。接诊工伤事故、集体中毒、自然灾害的批量伤病者，应立即报请医院领导组织抢救，遇涉刑事案件者应向保卫部门报告。

**岗位责任制管理** 急诊人员应严格执行 24 小时岗位责任制。有强烈的责任心、有 3 年以上临床或护理工作经验，能处理常见病、多发病，并经科主任（护士长）审查合格。进修医师应根据业务水平，经考核和医务科批准，方可参加值班。内、外、儿、神经科急诊值班由专职急诊医师负责。兼病房值班的急诊值班医师上班时必须到急诊科签到，并把值班地点写在去向牌上，应有固定地点，便于一呼即到，若需离开固定地点，应随时将去向通知急诊室值班护士。放射、检验、药房等医技科室应指派急诊值班人员。

**首诊负责制管理** 第一个接待急诊患者的医院、科室和医师称为首诊医院、首诊科室和首诊医师。首诊医师发现患者病情涉及确系他科诊治范围时，应询问病史，进行体检，写好病历，并

进行必要的紧急处理，然后请有关科室会诊或转科。如遇多发伤或诊断不明的患者，首诊医师应承担主要诊治责任，并请有关科室会诊。如患者确需转科，在病情允许的情况下，由首诊医师负责联系安排。如需转院且病情允许搬动，由首诊医师向医务科或院总值班汇报，落实好接收医院和科室后方可转院。首诊科室医师应写好转院病历，并由医护人员陪送。转院一定要掌握好指征。只有在本院无诊治条件或病情急需住院而本院又无床位时，才可考虑转院。

危重患者抢救的组织管理 危重患者应按病情严重程度和复杂情况决定如何组织抢救。一般抢救由相关科室急诊医师和当班护士负责；危重患者的抢救应由该科急诊主治医师组织抢救。

医护人员要积极主动、听从指挥。既要明确分工，又要密切协作，避免忙乱。抢救工作中遇有诊断、治疗、技术操作等方面的困难，应及时请求上级医师，上级医师要随叫随到。一切抢救工作均要做好记录，要求及时、准确、清楚、扼要、完整，并必须注明执行时间。口头医嘱要准确、清楚，尤其是药名、剂量、给药途径与时间等。护士要复述一遍，避免有误，及时记录于病历上，并在抢救后补开处方。各种抢救药品、物品要实行"四定"，即定数量、定地点、定人管理、定期检查。各类仪器要保证性能良好。值班护士要班班交接，并作记录。用后放回原处，清理补充。各种急救药品的安瓿、输液空瓶、输血空袋等用完后应暂时保留，以便统计与查对。首诊医师迅速评估伤情后，立即通知各有关科室会诊，医护同时进行

急救处理，护士应立即配合医师抢救。有关人员接到抢救多发伤伤员通知后，应立即赶到急诊抢救室。伤员以伤情轻重决定收治科室。伤情复杂暂时难明确者，主持会诊的医师或急诊科主任有权决定收治科室。病情允许搬动时，应由医务人员送至手术室或病房。患者经抢救，病情稳定或需转入病房、手术室治疗时，急诊室应派人护送。病情不允许搬动者，需专人看护或经常巡视。对已住院的急诊患者应随访。大型抢救结束后应进行总结。

急诊病历书写管理 急诊病历书写要简明扼要、重点突出、及时准确、字迹清楚。挂号室填写患者的姓名、年龄、性别、职业、原籍、工作单位、住所、过敏史等。体检部位既要全面仔细、又要重点突出，及时记录。主要内容：一般状态及生命体征；神态、体温、脉搏、呼吸、血压、瞳孔、心和肺部查体情况，应写具体内容及数据。对中毒患者应写明服毒时间，毒物名称、剂量、来院时间；对急腹痛的患者应记录腹痛时间、部位、性质。

急诊病历中各类医嘱，病情记录，交换班，患者抵院、离院及死亡均应记录时间。因抢救来不及记录者，必须认真追记。对急诊抢救无效死亡者，要组织病例讨论，由科主任主持，全科医护人员参加，必要时可邀请病理科、放射科等有关科室参加。讨论应有记录，可全部或摘要归入病历内，总结经验教训。建立死亡病例登记簿，并及时上报医务科和院领导。由急诊科统一保管。需要住院检查和治疗的急诊患者，在病历上填写住院原因和初步诊断。对转诊患者应书写转诊病历摘要。急诊病历书写一般应在

4小时内完成。

急诊会诊管理 急诊科对疑难患者应申请会诊，并将会诊目的填写在病历上，被邀医师应将会诊结果和意见写在病历上。会诊中要详细检查，明确提出会诊意见，主持人要进行小结，认真组织实施。

急诊查房管理 急诊科如设有观察室和重症监护室应严格执行三级查房制度。科主任、主任医师或主治医师查房，住院医师、护士长和有关人员参加。科主任、主任医师查房每周1~2次，主治医师每天1次，查房一般是在上午进行，住院医师对所管患者每天至少查房2次。对危重患者，住院医师应随时观察病情变化，及时处理。必要时，可请总住院医师、主治医师、科主任及主任医师诊视。

加强请示汇报制度 医护人员应增强法制观念，遇有下列情况应请示汇报：①大批外伤、中毒、特殊意外伤害、重症、多发伤员等。②英雄模范、社会知名人士等特殊人群。③涉及法律问题的伤病员。④需转院的急诊患者。⑤发生医疗差错或医疗事故时。

**组织结构** 包括以下内容。

急诊科管理层组织构架 急诊科直属医院院长领导，实行科主任负责制。设行政主任一名，由具有急诊医学专科执业资格，并有较好管理水平的德才兼备的医师担任。根据实际工作需要可增设副主任1~3名，分管急诊科医、教、研。急诊科各区域实行主治医师负责制，主治医师岗位由急诊医学专科医师承担，选派责任心强、技术熟练、身体健康的主治医师或主治医师以上人员作为急诊科各区域主治医师和技

术骨干，主要负责相关区域的临床和管理工作，组织指挥急危重症患者救治，参与急诊科科研和教学工作。

急诊室管理层组织构架 由门诊部指派一名副主任主管急诊室工作。并在主管业务院长的领导下，成立医院急诊领导小组加强急诊工作。成员由医务科、门诊部、内科、外科、儿科、神经科、五官科、妇产科、麻醉科、护理部等科室主任以及急诊室护士长组成。急诊室医师由各专科派出，受急诊室和各临床科室的双重领导。

**区域设置** 医院急诊科应设有挂号处、分诊台、候诊区、诊室、抢救室（有条件医院应同时设置复苏室）、留观室、急诊综合病房、急诊重症监护治疗病房（emergency intensive care unit，EICU）、输液室、治疗室、隔离室、心电图室、石膏间、创伤处置室、检验室、B超室、X线和CT检查室、急诊药房等。三级综合医院应在急诊科较中心位置或相对独立单元设置EICU。承担区域急救中心任务的三级综合医院，尤其是创伤中心，应设急诊创伤复苏室和急诊手术室。

其他辅助区域：办公室、会议室、值班室、医患沟通室、更衣室、储存室、家属等候区、饮用水间、杂用间、污物清洗室、污物处理室、公用电话间及厕所等。急诊科医疗区内应常驻有挂号、收费、住院、病案等处室的工作人员，各窗口应当有危重患者优先的措施。

医院急诊科区域设置标志应突出、醒目，白天有指路标志，夜间有指路灯光标明急诊科以及急诊科各区域位置，患者就诊流程要有标识牌。要逐步推行急诊

患者病情分级与分区相结合，患者诊治区域可分为红、黄、绿三个区域，分流急诊患者。

**分区与分流** 根据病情评估结果进行急诊病情分级（表）。

根据病情评估结果对急诊患者进行分区和分流：1级、2级患者需要进入红区进行支持、抢救和诊疗。其中，1级患者应立即应诊，2级患者需要迅速急诊处理，3级患者需在黄区进行诊治。在诊治过程中，要密切观察病情变化，及时上调患者病情分级，4级患者在绿区就诊。

**患者复苏与抢救（红区）** 包括苏醒、抢救、手术和监护。

复苏室 呼吸心脏骤停等病情分级为1级的患者进入该区域抢救，需立即进行生命干预。应配备急诊最大的优势资源。患者生命体征稳定，转入EICU区域进一步稳定、评估和处理。

抢救室 1级患者（医院无复苏室时）、2级患者需要进入该区进行抢救、支持和诊疗。2级患者应迅速急诊处理（急诊医师10分钟内应诊）。抢救室宜邻近急诊分诊台，并根据需要设置相应数量的抢救床，每床净使用面积应>12m²。

急诊创伤复苏和手术室 急诊外科危重症患者，经抢救和初步处理后，生命体征仍不稳定且可能危及生命者，须在急诊创伤

复苏室或急诊抢救室、急诊手术室就地、就近急诊手术。

急诊重症监护治疗病房 主要收治心肺复苏后恢复自主循环者、严重创伤和中毒患者、随时有生命危险或病情危重不宜长距离转运的各种急危重症患者。在EICU工作的医师应完成三年急诊专科住院医师培训和两年重症医学培训，并掌握重要脏器功能支持技术，如血液净化、有创机械通气、有创血流动力学监测技术等。EICU床位数不少于6张，设中央监护台，实行24小时连续不间断监护。EICU设备配置包括：每床必须配备简易呼吸器；至少配置1台监护仪和1台呼吸机。其他设备：心电图机、临时心脏起搏器、除颤器、血流动力学监测设备、血气分析仪、纤维支气管镜、血液净化仪、心肺复苏抢救车及降温设备等。

**患者诊治与观察（黄区）** 包括候诊区、诊室和留观区域。

候诊区 3级患者需在黄区进行候诊，根据来诊时间的顺序安排患者就诊，对特殊人群如老年、孕妇、儿童、免疫缺陷者、有心肺基础疾病者、残疾人等可提前就诊，护士在候诊期间协助患者完成病历资料的填写、心电图/血糖等数据的收集。候诊时间原则上不超过30分钟。

急诊诊室 设立急诊综合诊

表 急诊患者病情分级

| 级别 | 标　准 | |
| --- | --- | --- |
| | 病情严重程度 | 占用急诊医疗资源数量 |
| 1级 | 濒危患者 | - |
| 2级 | 危重患者 | - |
| 3级 | 急症患者 | ≥2 |
| 4级 | 非急症患者 | 0~1 |

注：占用急诊资源数量是急诊患者病情分级补充依据，临床判断患者为"非急症患者"，但因其病情复杂，需要占用2个或2个以上急诊医疗资源，则患者病情分级定为3级

室处理常规急诊患者（最好以序号标识诊室名称），急诊诊室中排队等待处理的患者超过8人，应通知区域主治医师，安排其他工作人员协助处理。日急诊流量超过200人次的医疗机构需设创伤处置室、儿科、妇产科、眼科、耳鼻喉科等分科急诊诊室，并配置相应的专科器械。儿科急诊应当根据儿童的特点，提供独立的适合患儿就诊的诊室。

留观区域 下列情况者需要留观：暂时不能确诊，等待诊断性检查结果者；病情有潜在进展危险者；患者需候床住院者。留观期间要有医护人员定期巡视，观察治疗反应，随时发现病情变化。病情加重或出现生命体征异常者应考虑送入红区诊治。根据急诊患者流量和专业特点设置观察床，一般观察床位占全院总床位的5%，中国大型综合医院急诊设观床20~100张不等。留观时间不宜超过72小时，之后应根据病情离院，住院或转院。

快速处置诊室（绿区） 非急症患者或轻症患者占急诊就诊人数的10%~30%，这类患者处理方式是：①与3级急诊患者一起候诊。②建议至门诊或社区就诊。此患者夹杂在一起延长候诊时间，显著增加急诊科拥挤度；对整个医疗机构资源利用来说，急诊就地处置是效率最高的。国际上目前通行的做法是设立快速处置诊室。急诊医疗资源需求少的非急症或轻症急诊患者，应在快速处置诊室就诊，由3年以上工作经验的急诊专科医师和护士接诊。

技术准入 急诊医师和护士应掌握的技术和技能。

急诊医师应掌握的基本技术和技能 ①各类急症（如高热、胸痛、呼吸困难、咯血、休克、

急腹症、消化道大出血、黄疸、血尿、抽搐、晕厥、头痛、昏迷等）的初步评估和处理。②ST段抬高型心肌梗死和下列心律失常的心电图诊断：心室颤动、宽QRS波心动过速、房室传导阻滞、严重的心动过缓等。③创伤的初步诊断、处理原则和基本技能。④急性中毒的诊断和救治原则。⑤各种急危重症的抢救治疗技能。⑥心肺脑复苏术，气道开放技术，电除颤，静脉溶栓术，动、静脉穿刺置管术，心、胸、腹腔穿刺术，腰椎穿刺术，胸腔闭式引流术，三腔双囊管放置术。⑦熟练使用呼吸机，多种生理监护仪，快速床旁检验技术，包括血糖、血气快速检测和分析等。

急诊护士应掌握的基本技术和技能 ①急诊护理工作内涵及流程，急诊分诊。②急诊科内的医院感染预防与控制原则。③常见危重症的急救护理。④创伤患者的急救护理。⑤急诊危重症患者的监护技术及急救护理操作技术。⑥急诊各种抢救设备、物品及药品的应用和管理。⑦急诊患者心理护理要点及沟通技巧。⑧突发事件和群伤的急诊急救配合、协调和管理。

器材与药品 包括五机八包和急救药品。

器材 按中华人民共和国国家卫生和计划生育委员会规定急诊科应备有"五机八包"。"五机"为呼吸机、心电图机、电动吸引器、电动洗胃机和除颤起搏器；"八包"为腰椎穿刺包、气管切开包、静脉切开包（深静脉穿刺套装）、清创缝合包、输液包、输血包、导尿包和胸腔穿刺包。

药品 急救药品的主要包括中枢神经兴奋药、升压药、降压药、强心药、利尿及脱水药、抗

心律失常药、血管扩张药、解痉药、镇静剂、镇痛药、解热药、止血药、解毒药、止喘镇咳药、激素类药物、局部麻醉药、纠正水电解质紊乱和酸碱平衡失调药剂、抗菌药等。

急诊科管理质量评价 急诊病员流动性大、急诊工作时间性强，急诊质量控制不可能像住院患者那样逐项进行质量评价，只能用抽样检查方法进行评价和统计。可从以下方面进行质量评价。

服务质量 医护人员应按照急诊工作人员的医德规范要求，做到主动、热情、耐心、周到。反对对患者"生、冷、顶、推"。

工作质量 围绕"快、准、好"的要求，加强质量控制。快：从分诊、接诊、检查、处理、抢救、留院观察、转归等各环节来评价工作效率。准：要求分诊、诊断、处理准确率高，漏诊、误诊率低。好：医疗文书质量高、药品仪器完好率高、抢救成功率高。

诊疗质量 应对不同层次的医院提出不同的质量指标。具体可参照原卫生部颁布《医院分级管理标准》，结合本单位实际制订。质量标准：①急诊分诊准确率达到90%以上。②急诊抢救成功率达到80%以上。③心肌梗死患者死亡率降至10%以下。④首次救援率高，指重危患者呼救信号发出后，在城市15分钟内，在农村30分钟内救护人员到达现场所进行的第一次援救。以每100例呼救患者中首次救援例数为准。⑤留观察室患者的诊断符合率达90%。⑥病历、病程记录和护理记录及时、准确、完整。⑦减少差错、杜绝责任事故。⑧急救器材、药品齐全，完好率100%。

（徐腾达）

jízhěn yùnxíng móshì
## 急诊运行模式（model of emergency medical practice）

根据急诊医学研究和工作范畴，以满足急性病需求为主要目的而建立的急诊工作模式和流程。是一个国家和地区急救系统（包括院前和院内）运行的方式。其狭义定义指医院内急诊科的运行模式。世界各国急诊（医院内急诊科）运行模式差异很大，甚至同一国家不同地区也有不同。国际上急诊模式主要有 3 种（表），主要区别是提供急诊医疗服务医师类型不同，在一些医疗资源贫乏的地区，主要由乡村医师承担，虽不符合要求但有需要。

绝大多数国家制定新的医院内急诊运行模式时采用急诊医学专业模式。各国在发展急诊医学专业模式时，进程酷似，由一些感兴趣的医师组建该国家第一个（或第一批）急诊科，然后，这些医师组织全国性住院医师项目培训，开展专业资格证书考试，建立专业学术期刊，并得到政府的承认——急诊医学为一门独立的临床学科。这表明急诊医学的发展模式受国家和文化差异的影响有限，一个成熟的先进的急诊医学体系（急诊医学学会、住院医师培训项目、专业证书考试、急诊科管理等），可作为其他国家发展的榜样。但是，各国都有自己的特点，他人经验只能参考，不能照搬。

（徐腾达）

jízhěn yōngjǐ xiànxiàng
## 急诊拥挤现象（emergency department crowding）

医院急诊科诊治区域患者流量过多，急诊医疗资源的需求超过供给，导致急诊医疗质量下降的现象。判断是否存在急诊拥挤现象的指标：①护士和患者比例是否失调。②是否把候诊区域和过道权宜作为患者治疗区。③是否让救护车转向其他医疗机构。④未完成医疗即离开急诊科（left against medical advice，LAMA）患者是否明显增加。

急诊拥挤现象已逐渐得到世界各国政府和急诊医学界的重视。2004 年 4 月，澳大利亚的急诊医学会发布"急诊科拥挤问题"评估报告。2006 年，美国医学研究所的报告把急诊拥挤现象列为急诊医学将面临的五大问题之首。与此同时，英国卫生部把"如何减少繁忙急诊科患者候诊时间"列为优先卫生政策；加拿大政府和急诊医学界则发起"Stop the Waiting"运动。

**成因** 急诊拥挤现象可分为入口环节、处置过程和出口环节（图），三个环节密切联系，得到学者认可。

**入口环节** 主要是到急诊科就诊的各类人员增加。

**非急症患者** 该类患者的大量增加是急诊拥挤的最主要原因。急诊拥挤现象主要体现在空间占用率、同时就诊患者数、候诊的时间和候诊室拥挤程度等，而这些指标多与非急症患者的涌现密切相关，大量非急症患者占用急诊科有限的医疗资源加重了急诊拥挤现象。

**急诊"常客"** 医院门诊预约难、等待周期长、家庭医师不足等因素造成某些患者选择至急

表　急诊运行模式和急诊医师背景

| 特点 | 急诊医学专业模式 | 多学科模式 | 跨专业模式 |
| --- | --- | --- | --- |
| 主要特点 | 急诊医学是作为独立的医学专业存在；急诊医师有自己的专业方向：急诊医学 | 急诊医学不是一门独立的医学专业；医师的专业方向：其他临床学科 | 急诊医学可能是一门独立的医学专业；急诊医师专业方向：其他专业与急诊医学 |
| 代表国家 | 美国、加拿大、英国、新加坡等 | 法国、德国等 | 比利时、日本、约旦、以色列等 |
| 急诊医师 | 受过规范化的急诊住院医师培训课程；急诊医学专科医师承担主要临床工作；有成熟的急诊医学专科医师培养制度 | 未受过规范化急诊住院医师培训课程；急诊临床工作主要由其他科室的医师（如麻醉科、内科、外科等）承担 | 最初已完成其他医学专业训练；再接受急诊医学教育和培训（如参加急诊医学进修、研究生教育、培训项目） |
| 优点 | 符合急诊临床工作的特点；及时处理各类医学急症，提高医疗质量；吸引和挽留年轻医师从事急诊临床工作；有利于促进急诊医学研究、教育和培训 | 在无规范化急诊住院医师培训项目时，能有足够的医师从事急诊临床工作；与其他专科联系密切，专科患者能及时收住入院，得到相应的专科处理 | 不同专业背景的医师聚在急诊工作，可以相互学习，相互补充来完成医疗工作；医院有足够的医师从事急诊临床工作；医师的特点一专多能，急诊队伍比较稳定 |
| 缺点 | 专业界限不明，易与其他专科发生矛盾；急诊医师要掌握的知识点太多，尤其是在患者不能及时被收住入院时 | 缺乏救治患者的整体性和时效性；延误抢救患者的最佳时期；容易造成推诿患者，产生医疗纠纷 | 医师在临床工作和学术研究时时常会把思维停留在原来的医学专业方向上；急诊理念不强，可能会限制急诊医学发展 |
| 前景 | 当前绝大多数国家制定新的（医院内）急诊运行模式时均采用这一模式 | 这一模式在世界上的影响力在减弱；少有国家在制定新的急诊运行模式时采用这一模式 | 这一模式的影响力有待进一步评估；可以作为急诊医学专业模式的补充 |

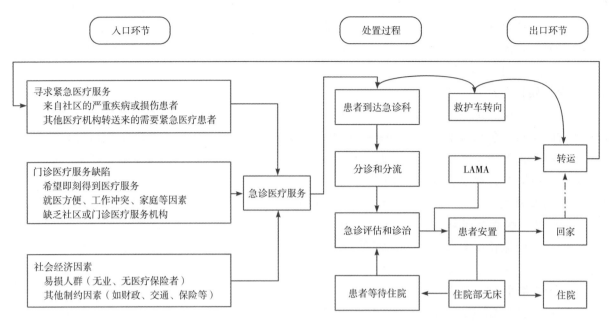

图　急诊拥挤现象成因三模块理论

诊科就诊。通常，每年到急诊科就诊次数超过 4 次者为急诊"常客"，在急诊科就诊的患者中，约有 10% 的患者是反复就诊于急诊科。

急诊老年患者　随着人口总数的增长、人口老龄化的严重、医疗卫生条件的提高、人类平均寿命的延长、保险覆盖人群的扩大、慢性病的发病率增高且生存期增长、急诊医疗水平和技术设备的提高，急诊的老年患者急剧增加。老年患者对急诊医疗资源的需求急剧增长，给急诊带来的压力的增加幅度远超过了其人口的增长比例。

重症患者　急诊重症患者的增加对急诊拥挤的影响越来越突出，迫使急诊不得不扮演着重症监护治疗病房（intensive care unit, ICU）的角色。危重症患者的抢救和护理，占用了大量急诊医疗资源，使得大多数非重症患者的等待时间更长，使得急诊医护人员同一时段的工作强度增大，导致医疗质量下降。需求超过了供应，

造成了拥挤，而急诊科能接收危重患者的空间和人力资源有限，不得不又增加了急救车转向的概率。

无业、无保险人员　这类人员在医疗救助而无处可去时，急诊科可能是唯一选择。基于人道主义救援精神，急诊科不能拒绝他们，从而加重拥挤。

其他　①传染病流行季节急诊量剧增。②与季节有关的疾病，也会增加相应时段的急诊拥挤。③突发公共卫生事件严重占用急诊资源。

处置过程　主要是医护人员不足，此外还有一些其他方面的影响。

医护人员不足　这是造成急诊拥挤现象内部原因中最重要的一条。医护人员不足让急诊患者等候时间延长，加重了急诊拥挤现象。护理人员的短缺尤为突出。为了解决这一问题，部分医院采用"兼职"的方式，让其他专科护士在急诊科"兼职"，但他们不熟悉急诊业务，很难胜任。

医院的结构性调整　在一些

国家，虽然急诊就诊人数在增长，但急诊科数量却在减少。例如美国，1995～2005 年，急诊就诊人数增长 20%，但急诊科数量却减少了 381 个。这一现象可能与紧急医疗与劳动法案对紧急医疗要求的提高有关。这种调整加剧了急诊拥挤现象。

急诊医疗水平提高　由于急诊医疗水平的提高，过去需要住院治疗的患者，有一部分只需在急诊科接受治疗便可直接出院，主要包括药物过量、中毒、急性左心衰竭、哮喘急性发作、慢性阻塞性肺疾病急性发作、肺部感染、胰腺炎、肾盂肾炎等疾病的患者。

会诊制度不完善　对于急诊患者来讲，专科医师的及时会诊对于判断病情非常重要。某些医院急诊的专科会诊体系极不完善，导致急诊患者需要花费更多时间转至其他医院就诊，从而延误病情，增加急救车转运时间。

出口环节　主要是急诊患者长时间等待住院而额外消耗急诊

资源。

急诊患者长时间等待 急诊留观患者数和患者滞留时间增加是急诊拥挤现象重要成因之一。患者在急诊等候住院时间超过8小时，急诊出口受阻，随之而来的是候诊时间延长、急诊运行效率下降、空间拥堵等问题。

医院病床短缺 这是造成急诊拥挤现象的重要因素之一。急诊患者，特别是一些危重症患者，急需住院治疗，但床位的短缺不能满足住院需求。从经济利益角度来看，多数医院管理者要求自己的病房"满负荷"运转，也就是不允许有空床。但是，当一家医院的病床使用率达90%时，就无法处理因"外伤"或其他突发事件造成的床位需求，结果造成大量患者滞留在急诊科，使得在急诊科等待住院的患者激增，急诊拥挤度增加。

病房护理力量不足 这限制了急诊患者及时住院。在美国，由于经济利益的因素，为减少开支，病房的医护人员的配置严重不足，使得病房无法接收一些护理需求较多的急诊患者。

其他 临床医学的专科化趋势，使一些诊断困难、病情复杂的急诊患者既无法返家，也被"拒绝"收入专科病房，只能滞留急诊科。急诊患者留观时间延长，增加了急诊医疗资源的消耗，使急诊拥挤问题愈加突出。

**急诊拥挤度评估** 包括两方面内容：①了解并监测目前的拥挤度，实时评估。②预报最近未来拥挤度，即近期预报。前者通过实时监测急诊拥挤度及时调整应对策略，为反应性处理；后者可通过近期预报，提前进行干预，以缓解可能出现的拥挤负荷，更为积极主动。

实时评估 主要方法包括：①医护人员主观感受，目前较少使用。②客观评估指标。③多维评分指数。

客观评估指标 于2003年产生。美国一个全国性的研究组对急诊拥挤度评估方法进行研究，最初提出的113个候选指标按入口环节、处置过程、出口环节进行分类（分别为46个、35个、32个），通过反复讨论及科学计算，最终确定38个评估指标，涵盖了患者需求、病情复杂性、急诊能力、急诊工作量、急诊效率、住院能力和住院效率六方面。理想的评估指标应满足可行性、动态性、预警性、重复性、准确性、实用性、具有较好的成本效益及科研价值八项条件。

多维评分指数 主要有9个，其中最常用的是国家急诊科拥挤度评分（national emergency department overcrowding scale, NEDOCS）和急诊科工作指数（emergency department work index, EDWIN）。实际运用中如何选择取决于所在急诊科相关数据的易获得性。

NEDOCS 由韦斯（Weiss）等于2004年提出。其目的是为了构建一个简单的筛选工具以方便快捷地确定三级综合教学医院急诊科拥挤度状况。计算公式为：

$$NEDOCS = (P_{bed}/B_t) \times 85.8 + (P_{admit}/B_h) \times 600 + W_{time} \times 5.64 + A_{time} \times 0.93 + R_n \times 13.4 - 20$$

其中$P_{bed}$为在床患者数（包括走廊、输液椅上患者）；$B_t$为急诊治疗床位数（指卫生行政部门批准的床位）；$P_{admit}$为急诊候床住院患者数；$B_h$为医院床位数；$W_{time}$为最后一个上急诊病床患者等候时间；$A_{time}$为从挂号到留观

最长时间；$R_n$为机械通气患者数。该评分指数的局限性在于其研究仅在教学医院急诊科进行，因此，对非教学医院或不同地区不同级别医院急诊科拥挤度不能准确评估。

EDWIN 由伯恩斯坦（Bernstein）等于2003年提出并通过验证有效。与NEDOCS一样，EDWIN成为新指标进行对比的"金标准"。EDWIN具有较强的预报功能。计算公式为：

$$EDWIN = \sum n_i t_i / N_a \times (B_t - P_{board})$$

其中$n_i$为分诊i类患者数；$t_i$为i分诊类别权重分数（分诊级别越高，病情越严重，分值越高，如在5级分诊系统，分诊1级，$i=1$，$t_1=5$分，反之，分诊5级，$i=5$，$t_5=1$分）；$N_a$为主治医师数；$B_t$为治疗床位数；$P_{board}$为候床住院患者数。

近期预报 利用既有信息预测可能出现的急诊拥挤问题，提前进行干预，减轻不利影响，是进行拥挤度评估的一个重要目的。预测方法或指标的建立，需要考察两方面问题：①建立一个预测系统。②验证该系统的预测能力。

独立预报系统——急诊拥挤预报仿真系统是一个由跨学科的研究团队（包括医疗、运筹学、医学信息学和生物统计学方面的专家）在2008年开发的计算机离散事件仿真系统。系统中输入既往和当前的急诊科数据，经仿真计算后，输出最近未来拥挤度相关信息，包括候诊数量、候诊时间、床位占用率、停留时间、等候住院数量、等候住院时间、救护车转向概率等。

**对临床实践影响** 急诊医疗质量下降，不良事件发生率增加。

对急诊医疗质量的影响

①救护车转向：是指救护车不能送患者去最近或最合适的医疗机构急诊科。在美国，超过一半的城市医院存在救护车转向现象，虽然有诸多其他原因，但急诊拥挤是其最主要因素。研究显示，医院床位占用率和救护车转向之间有明显相关性。救护车转向显然将增加患者转运的时间，从而可能导致治疗延迟。②未完成医疗，离开急诊科（LAMA）：患者来急诊科就诊，在候诊过程中，尚未得到医师的接诊就自行离开，急诊拥挤是导致该现象的最主要原因，这类患者没有诊治就离开急诊科存在医疗隐患。③时间敏感性疾病诊治延迟：指延迟治疗将会对治疗结果产生明显不利影响的疾病，如急性心肌梗死、脑卒中、肺炎、需要急诊手术的疾病等。急诊拥挤将导致急性心肌梗死患者经皮冠脉介入治疗、脑梗死患者溶栓治疗、肺炎患者抗生素治疗、疼痛患者镇痛治疗延迟。④患者满意度下降：急诊拥挤时候诊时间、等待住院时间延长，即使非急症患者也会对急诊的满意度下降。另外，急诊处于拥挤状态，患者和患者之间的空间将明显缩小，对患者保护个人隐私不利，会使患者产生害羞、不安全感。这会影响患者和医师之间的交流及对诊治的配合，降低医疗质量。

对不良事件发生率影响①增加急诊医疗错误发生率：拥挤和时间压力，会导致医务人员产生诊治差错。一项专门对急诊拥挤度和给药差错之间相关性的研究发现，包括给错药物、给错剂量、给错频率等各种用药错误在内的医疗问题同急诊拥挤之间存在明显相关性，拥挤增加用药错误的发生率。②对危重症患者

诊治的影响：危重症患者指的是生命体征不稳定，需要紧急生命干预者。危重症患者在急诊科所占的比例越来越大，急诊拥挤将导致患者诊治的延迟、在急诊长时间滞留，在急诊医疗资源受限时将导致不利后果。③死亡率增加：澳大利亚、西班牙和美国的一些调查研究显示，无论是急诊期间死亡率还是 30 天死亡率，在急诊拥挤时段内就诊的患者死亡率都比非拥挤时段就诊的要高，这表明急诊拥挤可能增加患者的死亡风险。

对医疗机构的影响①医疗效率降低，经济支出增加：美国医疗机构评审委员会（Joint Commission on Accreditation of Healthcare Organization，JCAHO）报告指出，导致患者预后较差的所有原因中，有一半与起始于急诊的治疗延迟有关，而近 1/3 和急诊拥挤有关。急诊拥挤还降低了整个医疗系统的效率。急诊滞留时间延长导致总住院时间延长，总体医疗费用支出增加，造成医疗资源的浪费。②突发公共卫生事件应急能力下降：拥挤的急诊将无法对各种危机事件做好充分准备。在恐怖袭击、灾害事件等所导致大量受害者需要紧急医疗服务时，拥挤的急诊将更难应对。急诊拥挤不仅对医疗机构和患者个体造成影响，也危害着社会大众的安全。

**急诊拥挤缓解策略** 调整运作模式与开源节流并举。

加强急诊运行模式理论研究包括急诊科拥挤度评估和预测方法研究、应用排队论缓解急诊拥挤现象等，这对科学建设和高效运行急诊科的意义重大。排队论，又称随机服务系统理论，是通过对服务对象到来及服务时间

的统计研究，得出这些数量指标（等待时间、排队长度、忙期长短等）的统计规律，再根据这些规律来改进服务系统的结构，目的是既能满足服务对象的需要，又能使机构的费用最经济或某些指标最优。

在拥挤的急诊科，患者总希望候诊时间和急诊滞留时间越短越好，希望急诊诊室（服务台）个数尽可能多；就医疗机构而言，增加急诊诊室数，就意味着增加投资，增加多了会造成浪费，增加少了会导致患者满意度下降，甚至带来医疗隐患。

控制需求 主要策略包括：①推荐"非急症患者"到门诊、社区或别的医疗机构就诊。②启动标准救护车转向机制，当前主要目标是要制定好启动救护车转向机制的标准。③建立院前院内衔接机制，加强救护车目的地控制，在医师指导下的救护车转向控制可使救护车转向率明显下降。④急诊"常客"的医学指导和教育，急诊患者当中相当一部分是"常客"，通常"常客"患者并无急需要处理的急诊问题，加强这部分患者的出院教育和指导，这对缓解急诊拥挤是有益的探索。

增加医疗资源 造成急诊拥挤的原因之一是对急诊医疗资源需求增加，通过增设急诊留观床位、扩大急诊容量是当前多数医疗机构急诊科的主要应对策略。但伴随着急诊拥挤现象的日益严重，急诊科扩容策略显得越来越苍白无力。临床决策单元、急诊留观室、急症病房、急诊 ICU 等急诊区域构建，更像是急诊科拥挤的产物。研究显示，流出道受阻被认为是急诊拥挤的元凶之一，各种"急诊留观室和病房"的建立主要是因为流出道受阻导致被

动的策略。解决流出道受阻问题，缓解急诊拥挤，还得从医院和整个医疗系统层面入手。

急诊拥挤缓解方案 缓解急诊拥挤的具体措施相当繁杂，当前主要措施包括：急诊和住院床位弹性设计、增设普通内科床位、急诊住院优先、急诊等待住院患者由专科医师负责、设立急诊住院协调员岗位、拥挤最严重时段额外增加急诊工作人员、增加急诊留观和重症患者床位数、设计急诊标准处方、完善计费系统等。

这些措施对缓解急诊拥挤或多或少起到一定作用，但其后果是急诊科的不断扩张、臃肿，犹如心肌肥厚，最终系统难免出现衰竭。需要从国家层面重新审视整个急救体系发展的方向，而急诊医学专业人员也有必要检验当前运行的急诊模式是否能适应现代急诊医学的发展，现行急诊运行模式是否到了需要革新的时候。

（徐腾达）

duōrènwù jízhěn

# 多任务急诊 （multitasking-simultaneous processing emergency department） 应对突发事件、大量急重患者涌现甚至急诊拥挤的临床决策。在急诊科同时需要对多个急症患者做出临床决策。一般来说，多任务急诊分为几种情况：一种是突发的群死群伤事件，如车祸、火灾、中毒等；一种是在同一时间内不同的危重患者相继来诊；还有一种是某一时间段内急诊科出现拥挤现象，急诊医疗资源需求超过供给，有多个急诊患者同时等待医师做出诊断、治疗或安置决策。希望得到最快最好的治疗是急诊患者的共同心愿，客观条件又不能满足，产生了多任务急诊的临床决策问题。

**处理基础** 建立急诊系统，提高业务水平，加强团队合作，健全制度管理。

完整而有效的院内院外急救体系 这是处理多任务急诊的基础，包括院前急救链、急诊科的人员和设备配置、多科协调机制、急诊入院途径等。

扎实的业务基础 急诊医师必须努力提高自身业务水平，做到处乱不惊，在面临多种病患时准确处理。另一个关键问题是急诊医师要熟悉急救过程中的每一个环节。年轻急诊医师需要反复演练。

充沛的精力 面对多个患者，没有充沛的精力，无法完成高强度的工作，甚至会导致医疗差错和医患纠纷。因此，急诊医师既要保持良好的身心状态，又要避免过度疲劳，既要勤勉工作又不宜连续工作时间太长，如何处理这些矛盾，尚无定论。鼓励医师勤勉工作，但容易忽视"疲劳"问题。

急诊用品和设备要处在最佳状态 急诊物品的特点是急用，有时甚至是分秒必争。急诊物品特别是抢救设备，必须时刻处于"临战"状态。任何损害、故障或不能及时到位，都将贻误战机，影响效率。

良好的团队协作精神 急诊工作建立在团队合作的基础之上，包括医师之间、医护之间、医疗与医技科室之间以及和行政、安保人员之间的合作。任何环节不协调，都会影响多任务处理的效率。分歧与摩擦在所难免，但应以大局为重，包容、协商解决。

建立各种应急预案 包括建立危重症处理流程和应对突发公共卫生事件预案，保证各项抢救和诊疗工作忙而不乱，处乱不惊，从容应对。

制定科学的急诊管理制度 必须建立符合本医疗机构实际情况的急诊管理制度，营造良好的科室文化，这有利于提高急诊科工作效率和降低急诊医疗失误。尤其要制定好分诊制度，决不能将分诊工作当成测量生命体征的简单工作。大量患者就诊时，不正确的分诊会延误对患者的处理，造成工作上的混乱。

建立急诊快速处理模式 在各医院急诊科非急症患者均占很大比例，对于这类患者的处理，不能简单地将他们转到门诊，因为这样会延误门诊和检验部门的工作进程，处理效率也比较低。对于非急症患者应做特殊处理，如建立轻症患者区，可显著提高急诊工作效率。

**处理原则** 包括6项原则。

ABC原则 所谓ABC是指气道（A）、呼吸（B）和循环（C）。每个接诊医师，都应首先评估ABC，任何不稳定或衰竭都是优先处理对象（见急诊患者评估）。

假定重病原则 急诊患者有时情况复杂，一时难下诊断或涉及多种诊断，犹豫不决或反复检查都可能耽误救治时间。遇此情况，应将患者假定为重病，做最坏打算，做最好准备，争取最佳效果。

重病在先原则 在多个候诊的患者中，要根据主诉，初步判断疾病可能的轻重，优先处理可能的重病。这要求急诊医师一定要熟悉各类危急重症的临床表现，在临床实践中不断提高"在多个患者中发现重患者"的能力。

快处置原则 急诊医师的重要职责是维持急诊患者病情稳定，防止病情进一步恶化，为下一步治疗争取时间。面对众多患者，要抓住重点，兼顾一般，坚决果断，快速处理。切忌将过多时间和精力集中于某一特定患者。

提高效率原则 在处理多任务时，一定要统筹规划，合理安排时间、步骤，加强处理措施的目的性和针对性，避免出现机械地处理完一个患者再处理另一个患者的情况，合理调配资源，所谓"十指并用"，在最短的时间内使每一个患者都得到初步的评估和处置。

及时求助原则 不要做自己力所不能及的工作。急诊医师不宜同时接受6名以上待处理患者。一旦出现困难，要及时请求上级医师帮助。

**明确急诊医师工作职责** 情况紧急、任务繁重，要求急诊医师不仅要有精湛的急救技能，还要有高超的急救技艺和应变能力（表）。

（徐腾达）

jízhěn zhùyuàn yīshī péixùn xiàngmù

## 急诊住院医师培训项目（emergency medicine residency training program）

通过确定教育框架，设立管理要点、培训目标与宗旨、培训内容及预期结果，实现急诊医学专科医师安全、专业、独立开展急诊工作为目的的培训项目。急诊住院医师培训项目涉及培训目标、培训基地、培训内容及考核标准等方面内容。

从1972年正式建立第一个急诊医学住院医师培训项目至今，美国已建立了100多个培训基地。

中国原卫生部于1993年颁发了《临床住院医师规范化培训试行办法》，1995年颁发了《临床住院医师规范化培训大纲》，1998年颁发了《临床住院医师规范化培训合格证书颁发管理办法（试行）》，1999年颁发了《全科医师规范化培训试行办法》。2007年，由原卫生部毕业后医学教育委员会委托中国医师协会组织编写的《专科医师培训标准》和《专科医师培训基地标准》制定完成。

**培训目标** 急诊医师至少要具备六项核心能力：急诊患者诊治能力（包含危重患者的抢救能力）；掌握丰富的医学知识和急诊所需的临床技能；交流、合作和人际关系的处理能力；职业素养及其他伦理和法律问题，包括优良的职业态度，坚持追求卓越、连续不断的职业发展，坚持伦理原则等；组织计划和服务实施能力；学习和研究能力。这是培训需要达到的目标。

**培训机构** 省级及以上卫生行政部门批准设立的急诊住院医师规范化培训基地负责培训。

**基本条件** 具备培训要求的高水平师资队伍。专科基地指导医师与住院医师比例不低于1:2，亚专科基地指导医师与住院医师比例不低于1:1。师资构成比例合理，中高级职称比例达到各专科医师培训基地标准细则的要求。专科基地指导医师具有本科及以上学历、中级及以上专业技术职务；亚专科基地指导医师应有本科及以上学历、副主任医师及以上专业技术职务；指导医师的临床工作能力和教学工作能力符合各专科医师培训基地标准细则的要求。

**医疗条件** 包括总床位数、

表 急诊医师工作职责

| 职责 | 具体内容 |
| --- | --- |
| 院前处理 | 积极参与和指导院前处理；与院前急救人员积极沟通，为患者处理指明方向；记录即将到来患者的信息 |
| 初始评估和稳定患者 | 进行初步评价，采取合适的措施稳定患者 |
| 扼要地询问病史和查体 | 进行有效的沟通，评价和分析患者的生命体征、症状和病史；确定患者的危险因素；识别相关的体征；进行必要的针对性的体格检查 |
| 一般资料记录 | 记录性别、年龄、民族、社会经济状况、基础疾病、过敏史及其他影响患者治疗的因素；记录有无沟通、交流障碍 |
| 专业和伦理学问题 | 理解和应用处理患者相关的医学专业原则、伦理学和法律条文 |
| 诊断性检查 | 选择合适的诊断性检查，并能解释相应的检查结果 |
| 诊断 | 根据上述资料：提出鉴别诊断，确立最有可能的诊断 |
| 干预措施 | 施行各种操作和非药物性治疗措施 |
| 药物治疗 | 选择合适治疗药物，了解药物的药代动力学特性、禁忌证和可能的副作用 |
| 留观和再评价 | 评价患者的治疗效果，记录有无并发症、潜在失误；同时监测、观察和稳定手头上所有的患者（他们可能在诊治过程中的不同阶段） |
| 专科会诊和患者安置 | 与内科和其他各专科医师合作评价和处理患者；对患者作出合理的安置计划：如转运、制订随访计划、收入ICU/MICU/CCU等病房；必须与患者、患者家属进行有效的沟通 |
| 预防和宣教 | 运用流行病学知识对患者进行宣教，并采取合理的预防措施 |
| 病情小结 | 把患者的信息汇总、编码、分析，完成出院小结，提高医疗质量 |
| 团队协作精神 | 同时处理多个患者时，要进行排序，作出最合理的处理；强调团结协作，主治医师要主导临床和教学工作，最大化利用医院现有的资源；各级医师要熟悉灾害应急预案和突发群体伤亡事件的处理流程 |

注：ICU：重症监护治疗病房；MICU：内科重症监护治疗病房；CCU：冠心病监护治疗病房

年收治患者数、年门诊量和急诊量、配备的专业治疗设备。医疗条件须达到各普通专科和亚专科培训基地标准细则要求。科室业务范围全面，收治的疾病种类基本覆盖本学科各常见疾病种类，开展的诊疗活动能够满足培训需求。

组织管理　培训基地有明确的基地主任，全面负责培训工作；配备专、兼职的培训管理人员，分工职责明确。

培训时间　参考《专科医师培训标准》和《专科医师培训基地标准》，可分为急诊住院医师培训阶段（一般为 3 年）和急诊专科医师培训阶段（一般为 2 年）。

培训内容　以培养临床实践能力为重点，采用理论授课、模拟培训和临床带教的培养方法，使被培训者参加规范化的临床实践，加深对医学知识的理解，促进各门类知识的关联和应用。理论课程的设定应着重于急诊医学相关知识和学科，临床科室轮转以急危重症出现概率较高的科室为主，兼顾其他专科。

急诊住院医师培训阶段（3 年）　重点是打好急诊科临床工作基础，要求能准确询问病史、规范书写病历、进行全面体格检查、熟悉各轮转科室诊疗常规及诊疗技术、基本掌握其中常见疾病的诊断和处理，并能轮值夜班和做好实习医师带教工作。主要采取相关临床科室轮转的培养模式，严格执行所在医疗机构住院医师规章制度。

首先根据培养计划在选定的内科三级学科病房轮转，内科培训之后，完成神经内科与普通外科的基础训练，要求掌握基本诊疗常规与技能，然后进行重症监护治疗病房（intensive care unit,

ICU）、麻醉科以及后期传染科和影像科的轮转。该阶段急诊科内的培训可以根据实际情况拆分为两个至多个时间段，要求熟悉急诊工作环境与程序，掌握急诊常见病的诊治原则，掌握常见危急重症的抢救流程，了解急诊分诊工作，强化首诊负责和注重时间观念。

轮转时间参考：急诊科（含急诊 ICU）轮转时间为 15.5 个月，其他急诊医学相关学科轮转 18.5 个月，自选轮转（或机动）1 个月，休假 1 个月（表）。

除专科培训外，此阶段的培训还包括了公共课程培训。如有关法律、法规（执业医师法、传染病防治法、药品管理法、医疗事故处理条例等）参考学时数 12 学时；循证医学参考学时数 8 学

时；临床思维与人际沟通参考学时数 8 学时；重点传染病防治知识参考学时数 50 学时。

急诊专科医师培训阶段（2 年）　取得《急诊住院医师合格证书》后，才能开始此阶段的培训。培训期间，一般需安排 8 ~ 12 个月总住院医师工作，完成急诊科总住院医师的训练（实行 24 小时值班制度，以急诊抢救室、监护室为主要训练场所）。此阶段以最大可能维持生命体征稳定、最大限度保护重要脏器功能的临床能力为培训核心，重点培养总住院医师对各专业系统常见危急重症的首诊判断能力、给予紧急处理的原则与要点，并能保持与后续专科治疗的序贯性。学习急诊与危重病学科的专著，熟练掌握重点病的理论与诊疗技术。安排、

表　急诊住院医师培训阶段时间安排

| 轮转科室 | 时间（月） |
| --- | --- |
| 内科 | |
| 　呼吸内科/RCU | 2 |
| 　心血管内科/CCU | 2 |
| 　神经内科 | 1 |
| 　消化内科 | 1 |
| 　其他内科（血液、内分泌、肾内等） | 1 |
| 感染科 | 1 |
| 麻醉科 | 1 |
| 急诊科 | 15.5 |
| 　急诊 ICU 或综合 ICU | 2 |
| 外科 | |
| 　普通外科（腹部外科为主） | 1 |
| 　创伤外科或骨科 | 1 |
| 　神经外科 | 1 |
| 　心胸外科 | 1 |
| 妇产科（急诊） | 1 |
| 皮肤科（门诊） | 0.5 |
| 影像科（以放射为主） | 1 |
| 其他专科（如耳鼻喉等） | 1 |
| 自选（如儿科） | 1 |
| 休假 | 1 |

注：RCU：呼吸监护治疗病房；CCU：冠心病监护治疗病房

带教实习医师与进修医师。组织科内业务学习，协助把关病历质量。提供急诊总住院医师较多的与行政处室、专业科室、辅助科室及病患家属等接触的机会，强化提高其交流、协调、斡旋的能力。机动时间内可参与科室行政管理，培养基本的行政管理能力。急诊医学教学主任要根据所在基地住院医师特点，决定其急诊医学亚专业发展方向，使基地培养对象由合格专科住院医师向一专多能的精英专科医师发展。

**培训考核** 考核是住院医师规范化培训的核心。中国已经制定了统一的急诊住院医师考核标准，绝大多数地区已经组建急诊住院医师临床技能培训和考核中心。急诊住院医师培训项目的考核一般应分为日常考核、年度考核和阶段考核。日常考核包括诊治患者数目、病例书写情况、诊治病种等。年度考核和阶段考核要求主要进行基础知识笔试和临床技能考试。通过考核才能进入下一年度和阶段的学习，不合格者培训期限顺延 1 年。整个急诊住院医师规范化培训项目完成后，进行相关理论和技能的考核，通过后予以颁发急诊专科医师执业证书，准予上岗。

(卢中秋)

jízhěn yīxué héxīn kèchéng

## 急诊医学核心课程（core curriculum of emergency medicine）

急诊医学专业住院医师培养阶段应掌握和应用的基础知识、临床知识、临床技能（包括沟通技能）相关关键性课程。

**背景** 20 世纪 70 年代，美国急诊医师协会推出了第一个急诊医学核心课程，其分为 22 大项，随即被许多急诊医学组织采用。国际急诊医学联合会 2009 年也制定了标准的国际急诊医学专科医师培训的课程。核心课程并非固定不变，如因急诊超声筛查、创伤时超声快速评价等概念相继提出，多数急诊医学专家建议把超声训练纳入核心课程。此外，一些国家和地区把灾难医学、公共卫生和流行病学等纳入急诊住院医师核心课程。

**基本内容** 主要包括基础知识培训和临床技能训练两大部分。

**基础知识培训** 包括以系统划分和以症状划分两类核心课程，二者的知识体系需要相互渗透和补充，以达到灵活和全面掌握的目的。①以系统划分的核心课程：包括心血管疾病、皮肤病、内分泌系统和代谢性疾病、耳鼻喉疾病、消化系统疾病、妇产科疾病、血液病、感染和脓毒症、神经系统疾病、眼部疾病、呼吸系统疾病、精神疾病、泌尿系统疾病、创伤等。其中多数内容与先天性异常、炎症和感染、代谢异常、创伤和相关问题、肿瘤、血管异常、缺血和出血等病理生理相关课程。②以症状学分类的核心课程：包括急性腹痛、精神和行为改变、意识改变、背部疼痛、非创伤性出血、心脏骤停、胸痛、婴儿哭泣、腹泻、咽痛、呼吸困难、发热、头痛、黄疸、上肢疼痛、下肢疼痛、癫痫、心悸、休克、皮肤改变（湿疹等）、晕厥、泌尿系统症状（少尿、排尿困难等）、眩晕和头晕、呕吐等。不包括急诊医师需要掌握的特殊或相关医学知识，包括暴力和性虐待、损伤预防和健康促进、镇痛和镇静、灾难医学、环境医学、法医学、急救技术、中毒、院前急救、精神社会问题等。

**临床技能训练** ①急诊医学核心职业能力包括患者诊治、医学知识、人际沟通能力、职业素养、组织管理能力、学习研究能力。②急诊医学核心技术包括诊断步骤和技巧、心肺复苏技术、气道管理技术、镇痛和镇静技术、辅助呼吸技术、循环系统急救技术、耳鼻喉科技术和步骤、消化内科技术、泌尿和肾内科相关技术程序、卫生学技术和程序、骨骼肌肉相关急救技能、神经系统急救技能、糖尿病和代谢疾病急救技术、眼科急救技术、体温控制技术、危重病患者运输、创口管理等。

(卢中秋)

línchuáng mónǐ xùnliàn

## 临床模拟训练（clinical simulation training）

用模拟手段代替真实患者和临床场景进行教学和实践的方法。广义是借助一切模拟训练（标准化患者和/或各种计算机软件模拟）手段进行训练的措施和方法，狭义则强调应用仿真模型（局部功能模型等）完成临床技能的培训。

模拟技术在军事、航空航天等领域的应用由来已久。在医学领域，虽然 50 年前已经有相关模拟技术的描述，但标准化患者、虚拟现实技术及人体模型被广泛接受和应用不过 10 余年时间。依据参与医学教学的历程，临床模拟训练模型一般分为 5 个类型和阶段：基础解剖模型、局部功能性训练模型、计算机辅助模型、虚拟培训系统、生理驱动高仿真模拟系统或全方位模拟系统。

**基本内容** ①基础解剖模型：主要用于示教。②局部功能性训练模型：模拟展示人体构造或技能操作，为受训者提供反复认识和训练的机会。③计算机辅助模型：应用计算机软件将部分或多种医学操作与人体特征进行有机整合，实现较完整的医疗过程训练。主要用于对某一系列操作的学习和考核，如心肺复苏过程中的基础生命支持和高级心血管生命支持。④虚拟培训系统：是一种高度模拟技术，强调患者诊疗过程的真实再现，主要应用于三级学科医师的培训和继续教育。⑤生理驱动高仿真模拟系统或全方位模拟系统：技术上最高端的模拟系统，是当今最完善的模拟系统。生理驱动高仿真模拟系统或全方位模拟系统集人体生理功能性、软件操作便易性及知识体系的贯通性于一体，实时模拟真实人体的各种症状体征和对各种诊治的反应，为医学生和从业人员提供了一个全面的临床模拟教学环境和实践体验。

**应用** 临床模拟训练为医学教育的改革带来了新的契机，也是中国医学教育改革的重要组成部分。临床模拟技术利用多种模拟手段，建立模拟患者、模拟医疗情景、临床技能模拟实验室、医疗模拟中心乃至模拟医院，使临床医学教学从传统的"see one，do one，teach one"的训练模式转变为更灵活有效并符合医学伦理学的教学模式。临床模拟训练具有时间方便性、操作安全性、病例多样性、过程可控性、团队协作性的特点，已经广泛用于临床的教学实践。

（卢中秋）

shēnglǐ qūdòng gāofǎngzhēn mónǐ xìtǒng

## 生理驱动高仿真模拟系统（driven high fidelity human patient simulator） 实时模拟真实人体病理生理特征和诊治反应的临床训练模型。1969 年，模拟人（human patient simulator, HPS）开始用于临床教学，但直至 2002 年才用于心肺复苏的培训。全世界已经建立了数百家医学模拟训练中心，并建立了地区和世界模拟医学教学专业协会。在发达国家，此类模拟技术不仅在医学教学中广泛使用，而且作为临床医师准入考核的重要内容。中国于 2004 年首次引进 HPS 并建立培训中心，开展高仿真医学教学和研究。

HPS 可使受训者在判断病情、决定治疗、感知危险、合理利用资源、调整措施等方面获益。还有助于医患之间信息的交流、医护人员的协作和应急处理等诸多非技术性能力的培养。HPS 通过在外形类似于真人的模拟人身上展示各种患者的病理生理学特征，对操作者使用的诊疗措施产生相应的反应，并在与模拟人连接的监护仪器中显示各种生理数据，能创造出一种交互式的教学环境，模拟类似临床真实情景下对患者的诊疗过程。通过设计调整培训软件，能模拟出患者的年龄、性别等个体特征，根据培训者的知识水平设计不同复杂程度的疾病情景。HPS 的无限可重复性，能满足培训者反复训练的目的。

HPS 为相关技能大范围的培训提供了可能，已用于麻醉学、急救医学、护理学等相关学科的临床技能培训。在麻醉学中，HPS 可连接真实的麻醉机，使用麻醉药物并做出反应，模拟练习器官插管等。在急救医学和危重病医学中，HPS 可以实施胸外按压、气管插管、心包穿刺、电除颤等，还能与真实急救设备相连接，并监测生命体征变化。HPS 具有模拟呼吸系统、心血管系统、消化系统等多系统的功能，可展示这些系统的常见病、多发病及罕见病，并对相应的治疗措施做出反应。在外科急诊中，HPS 能模拟脾破裂伴气胸、胸部外伤、硬脑膜下出血伴昏迷等常见外科疾病，并能进行胸腔闭式引流、灌洗等外科操作的练习。HPS 系统还能实现护理学的监护、静脉输液及导尿等操作。

（卢中秋）

jízhěn huànzhě pínggū

## 急诊患者评估（assessment of emergency patient） 用特定方法判断急诊患者的危重程度以指导治疗的方法。随着急诊医学的发展，急诊拥挤现象日益凸显，根据轻重缓急有序处置患者成为急诊工作的重大课题。判断危重程度需要进行病情评估。

**主观危重度评估** 包括以下内容。

病情危重程度评估的分级 病情是否危重，分为确实、可能或潜在三类。病情危重程度分为危、重、轻三级。危：致命性疾病的症状和体征，如不及时开放气道、稳定呼吸、处理神经系统异常，很可能死亡；重：严重疾病的症状和体征，如不快速开始治疗，可能导致病情恶化或出现致残并发症；轻：症状和体征极少可能发展为严重疾病或发生严重并发症。这种评估受评估者的主观因素影响很大，容易忽视潜在危险，已逐渐被五级或四级分诊系统代替。

ABC 系统 2001 年世界卫生组织推出初级创伤救护标准版，运用与高级创伤生命支持同样的基本原理，旨在为缺医少药的边远地区提供创伤观察、治疗、稳定和转运等方面的指南，通过对重要生命体征的有序观察，及时发现威胁患者生命的情况，决定处置优先权和期望达到的目标。在诊疗过程中，一旦患者重要生命体征出现恶化，运用 ABC 系统能及时发现并相应处理。ABC系统包括6个步骤、5项基本要素和3项核心要素。①6个步骤：分诊、初步检查、进一步检查、稳定、转运、确定性治疗。初步检查同时开始复苏，直到初步检查完全结束，才开始进一步检查，直到进一步检查完成，患者稳定才开始转运、确定性治疗。②5项基本要素和3项核心要素：ABC系统中包含ABCDE5项基本要素，其中ABC是3项核心要素。在观察和处理患者过程，必须按照由A到E的顺序进行。它们属于初步检查的范畴，是患者到达急诊科从分诊开始就要观察和处理的指标。

A（airway）——气道：指评估气道通畅与否。部分气道梗阻会表现为喘鸣、咕噜音，静肺则提示气道完全梗阻。气道受累常见于急症患者，可能因中枢神经系统抑制；上呼吸道分泌物、血液或呕吐；异物；咽部肿胀或喉痉挛等所致。若患者气道受威胁或无法自主保护，则需通过紧急气道开放以恢复和维持。任何创伤患者均应保护颈椎。

B（breathing）——呼吸：指呼吸管理。保持呼吸道开放，还需通过视、听和感觉获得自主呼吸存在的证据。若患者无呼吸，应检查是否存在心排出；若患者有自主呼吸，则评估呼吸频率、模式和注意任何胸壁运动的幅度及对称性，听诊呼吸音。观察项目：能否清晰说话、呼吸频率、呼吸节律、有无发绀、反常呼吸、呼吸困难、皮下气肿、气管移位和气道阻塞征象、听诊有无异常呼吸音等。其中，呼吸频率是既基础又重要的指标，患者呼吸频率>30次/分或<10次/分均提示病情重。若平素无发绀的患者出现吸氧无法改善的发绀、出现点头样呼吸等临终呼吸状态，提示病情危，随时可能死亡。在未获得动脉血气分析结果前，所有危重患者都应接受面罩提供的高浓度氧疗（60%~100%）。

C（circulation）——循环：指循环管理。观察项目：血压、脉搏、心率、心律、尿量、意识、尿量、毛细血管再充盈时间、口唇和手掌色泽、皮肤有无花斑样改变等。其中，血压和脉搏是基础又重要的指标。收缩压<90mmHg或比基础收缩压下降>30%，提示已经出现严重休克，病情危；收缩压>180mmHg和（或）舒张压>110mmHg，伴意识障碍、少尿、剧烈头痛、呕吐、偏身瘫痪等，提示病情危或重。若患者意识丧失，大动脉搏动消失，应立即心肺复苏（cardiopulmonary resuscitation，CPR）。若桡动脉搏动可触及，立即连接心电监测、测定血压、心率和观察节律。寻找外周灌注不足的证据（苍白或青紫、冰凉的外周，毛细血管再充盈时间延长）。

初步检查中的ABC是ABC系统的核心，ABC中的任何一项出现严重问题都将立刻危及生命。在进一步检查前，必须确保ABC均已稳定。而且，在任何时间，若ABC中任一项恶化，必须重新进行评估和立即再次实施初级救护。

D（disability）——神经损伤程度评估：指迅速做出神经功能评估。观察项目：意识水平评估（了解脑功能状况）、瞳孔、神经功能检查等。由于时间限制（尽量在30秒内），在此阶段并不需要进行全套神经系统检查，只需要进行意识水平评估。若时间充裕可用格拉斯哥昏迷评分（Glasgow coma scale，GCS）来评估

（表1），情况紧急则用AVPU评分（见急诊危重指数，表1）。

表1　格拉斯哥昏迷评分

| 功能 | 反应 | 评分 |
| --- | --- | --- |
| 睁眼 | | |
| | 自发睁眼 | 4 |
| | 呼唤睁眼 | 3 |
| | 疼痛睁眼 | 2 |
| | 不睁眼 | 1 |
| 言语 | | |
| | 对答正常 | 5 |
| | 答不对题 | 4 |
| | 吐词不清 | 3 |
| | 难辨之声 | 2 |
| | 不言语 | 1 |
| 运动 | | |
| | 遵嘱运动 | 6 |
| | 定位疼痛 | 5 |
| | 躲避疼痛 | 4 |
| | 肢体屈曲 | 3 |
| | 肢体背伸 | 2 |
| | 不运动 | 1 |

注：GCS总分3~15分，由睁眼、言语和运动三部分相加得出。分值越低，昏迷程度越高

E（exposure）——暴露全身：指细致全面的全身检查。全身检查需逐次暴露患者身体局部和有序诊察全身。需在保持患者尊严和尽量避免低体温基础上进行，并且需回顾患者的脉搏、血压、呼吸频率和体温的变化趋势，通过护士、目击者、家属进一步了解患者病史。

**客观危重度评估**　是确定患者临床情况恶化、需要紧急治疗或收住ICU必不可少的工具，也有助于临床研究，允许在不同类型患者之间进行有意义的比较。

**分类**　依据不同则种类各异。按评分系统指标，分为生理学指标评估法（如早期预警评分）、解剖学指标评估法（如损伤严重度

评分）和混合指标评估法（序贯性器官衰竭评分）。生理学指标评分法多适用于院外、急诊室和重症监护治疗病房（intensive care unit，ICU）外的院内。解剖学指标评分法多适用于创伤患者的院内评估。混合指标评分法多适用于 ICU。根据所针对疾病特异与否，分为特异性评估系统和非特异性评估系统。前者如创伤严重程度评分，特点是能相对准确和有效地评估某类疾病、判断预后和指导治疗，但不适用于所有患者；后者如急性生理、年龄和慢性健康评分（acute physiology，age and chronic health evaluation，APACHE），特点是可广泛用于多种不同疾病的评估，能在原发病不同的患者之间进行比较，多适用于 ICU。根据适用情境不同，分为院前危重症病情评估方法、急诊潜在危重症病情评估方法、创伤评分系统、ICU 病情严重程度评分法和危重患者远期生活质量评估等。这些评估方法针对性强、适用性好，但是没有任何一种评估方法能用于所有情境。通过两种或以上评估方法联合应用或可互补不足，提高病情评估和预后判断的准确性。

早期预警评分　这套评分系统反映了疾病严重程度和随后死亡率之间的清晰关联（见早期预警评分）。

APACHE　1981 年克瑙斯（Knaus）等在危重病患者病情评估系统研究的基础上提出 APACHE Ⅰ，但该系统总体复杂，部分简单（慢性健康评分部分），预测准确性差。经过改进后于1985 年发展出 APACHE Ⅱ（表2），通过12项常规生理变量结合年龄、既往健康状况评估危重患者的严重程度。

最终 APACHE Ⅱ评分分值＝急性生理评分+年龄评分+慢性健康评分，理论最高值为 71 分。需要说明的是，若患者入院前不能满足慢性器官功能不全或免疫功能抑制状态的诊断，无论其入院情况如何，均没有慢性健康评分（即慢性健康评分为 0）。其相关诊断标准如下。①肝脏：活检证实的肝硬化及明确的门静脉高压；既往因门静脉高压引起的上消化道出血；或既往发生肝衰竭/肝性脑病。②心血管：纽约心脏病学会心功能 Ⅳ 级。③呼吸：慢性阻塞性、梗阻性或血管性肺疾病导致活动重度受限，即不能上楼或不能做家务；或明确的慢性低氧、$CO_2$潴留、继发性真红细胞增多症、呼吸机依赖或重度肺动脉高压（>40mmHg）。④肾脏：接受长期透析治疗。⑤免疫功能：所应用的治疗影响对感染的抵抗力，如免疫功能抑制治疗、化疗、放疗、长期或近期使用大剂量糖皮质激素；或罹患疾病影响对感染的抵抗力，如白血病、淋巴瘤和获得性免疫缺陷综合征。这套系统已经得到广泛验证，确实能用于一般和 ICU 患者的评估。现在 APACHE Ⅱ评分是 ICU 最为常用的病情严重程度评估的评分方法。

随后，经过继续多中心、多国合作研究，Knaus 等于 1991 年提出 APACHE Ⅲ，2005 年提出 APACHE Ⅳ。第Ⅲ、Ⅳ版由于推出晚，较为复杂，所以反而不如第Ⅱ版应用广泛。遗憾的是，APACHE Ⅱ评分包括几项血生化检测指标，且首次评分要观察 24 小时，故不适合所有急诊科使用。

快速急诊内科评分　为获得一套适合急诊内科成年患者病情危重程度评估的系统，2003 年瑞典学者奥尔森（Olsson）和同事

在只能用于院前急救危重程度评估的快速急性生理学评分（rapid acute physiology score，RAPS）基础上发展形成快速急诊内科评分（rapid emergency medicine score，REMS）。之后经过继续论证和多国学者的验证，认为该评分能预测院内急诊内科成年患者住院治疗期间的死亡率（长期和短期）、住院时间等。这套评分系统包括 5 项生理学指标：心率、平均动脉压、呼吸频率、GCS 和脉搏血氧饱和度，一项修正指标：患者年龄。5 项生理变量的单项分值 0～4 分，总计 0～20（表3），年龄评分（同 APACHE Ⅱ 中的年龄评分）0～6 分。总分值：0～26 分。与 APACHE Ⅱ 评分相比，REMS 更简化、快捷，且两者预测价值没有显著差别。与 RAPS 相比较，REMS 对患者院内死亡率、预后评估显然更优。

序贯性器官衰竭评分　欧洲危重病学会于 1994 年在法国巴黎专题学术会议上推出序贯性器官衰竭评分（sequential organ failure assessment，SOFA）（表4），目的是加强对感染引起多器官功能障碍综合征的认识、评价和研究，并且证实评分和死亡率之间的关系。SOFA 包括对 6 个不同器官系统功能的评价：呼吸、心血管、肾脏、肝脏、神经和血液。每个器官系统含 1～2 个变量，按功能损害程度分别计 0～4 分，总分 0～24 分，分值越高病情越重，需每日动态评分以动态了解病情变化。这套评估作为 APACHE 评分的替代和补充，用于存在多器官功能障碍综合征的危重患者。相对而言，计算简单得多，故而此评分系统已经越来越多地应用于 ICU、病房及急诊科的部分患者。评分目的主要用于描述和评价发

表 2　APACHE Ⅱ评分

| 生理学变量 | 急性生理评分 | | | | |
|---|---|---|---|---|---|
| | +4 | +3 | +2 | +1 | 0 |
| 直肠温度（℃） | ≥41<br>≤29.9 | 39~40.9<br>30~31.9 | 32~33.9 | 38.5~38.9<br>34~35.9 | 36~38.4 |
| 平均动脉压（mmHg） | ≥160<br>≤49 | 130~159 | 110~129<br>50~69 | | 70~109 |
| 心室率（次/分） | ≥180<br>≤39 | 140~179<br>40~54 | 110~139<br>55~69 | | 70~109 |
| 呼吸频率（次/分） | ≥50<br>≤5 | 35~49 | 6~9 | 25~34<br>10~11 | 12~24 |
| A-aDO$_2$（FiO$_2$≥0.5） | ≥500 | 350~499 | 200~349 | | <200 |
| PaO$_2$（FiO$_2$<0.5） | <55 | 55~60 | | 61~70 | >70 |
| 动脉血 pH | ≥7.7<br><7.15 | 7.6~7.69<br>7.15~7.24 | 7.25~7.32 | 7.5~7.59 | 7.33~7.49 |
| 血清 Na$^+$（mmol/L） | ≥180<br>≤110 | 160~179<br>111~119 | 155~159<br>120~129 | 150~154 | 130~149 |
| 血清 K$^+$（mmol/L） | ≥7<br><2.5 | 6~6.9 | 2.5~2.9 | 5.5~5.9<br>3~3.4 | 3.5~5.4 |
| 血清肌酐（μmol/L）<br>（急性肾衰竭时得分倍增） | ≥309.4 | 176.8~300.56 | 132.6~167.96<br><53.04 | | 53.04~123.76 |
| 血细胞比容（%） | ≥60<br><20 | | 50~59.9<br>20~29.9 | 46~49.9 | 30~45.9 |
| 白细胞计数（×10$^9$/L） | ≥40<br><1 | | 20~39.9<br>1~2.9 | 15~19.9 | 3~14.9 |

| 参数 | 年龄评分 | | | | |
|---|---|---|---|---|---|
| | 0 | 2 | 3 | 5 | 6 |
| 年龄（岁） | ≤44 | 45~54 | 55~64 | 65~74 | ≥75 |

| 参数 | 慢性健康评分 | | |
|---|---|---|---|
| | 0 | 2 | 5 |
| | 不符合慢性器官功能不全或免疫功能抑制诊断 | 择期手术后入 ICU | 急诊手术或非手术后入 ICU |

注：A-aDO$_2$：肺泡-动脉氧分压差；PaO$_2$：动脉血氧分压；FiO$_2$：吸入氧浓度

病率，这也是与 APACHE 不同的地方。在准确性和参数选择方面，该评估尚有待改进。

尽管对急诊患者的评估已有很多方法，但急诊患者的复杂性、多变性、无序性永远是准确判断病情的难题，没有一项方法完美无缺，关键还是急诊医师根据实际情况科学应用。

（钱传云　王　锦）

jízhěn fēnzhěn

**急诊分诊**（triage in emergency medicine）　由经过系统培训的分诊员，基于流程或标准确定每位急诊患者诊疗的优先秩序，以合理分配急诊医疗资源的方法。又称急诊预检、急诊检诊或急诊预检分诊。主要目的是在医疗资源相对匮乏的情况下对前来诊治的患者进行排序。

**基本内容**　最常见类型包括急诊科分诊、住院（重症监护病房）分诊、群体伤亡事件现场分诊、军事（战场）分诊和灾难（大

表3 快速急诊内科评分（REMS）

| 生理变量 | 评 分 | | | | |
|---|---|---|---|---|---|
| | 0 | 1 | 2 | 3 | 4 |
| 平均动脉压（mmHg） | 70~109 | | 50~69 或 110~129 | 130~159 | <49 或 >159 |
| 心率（次/分） | | | 55~69 或 110~139 | 40~54 或 140~179 | <39 或 >179 |
| 呼吸频率（次/分） | 12~24 | 10~11 或 25~34 | 6~9 | 35~49 | <5 或 >49 |
| 脉搏血氧饱和度（%） | >89 | 86~89 | | 75~85 | <75 |
| GCS | >13 | 11~13 | 8~10 | 5~7 | <5 |

表4 序贯性器官衰竭评分（SOFA）

| 生理指标 | 分 值 | | | | |
|---|---|---|---|---|---|
| | 0 | 1 | 2 | 3 | 4 |
| 呼吸功能 | | | | | |
| $PaO_2/FiO_2$（mmHg） | ≥400 | <400 | <300 | <200（呼吸机支持下） | <100（呼吸机支持下） |
| 凝血功能 | | | | | |
| 血小板（$\times 10^9$/L） | ≥150 | <150 | <100 | <50 | <20 |
| 肝功能 | | | | | |
| 胆红素（μmol/L） | <20 | 20~32 | 33~101 | 102~204 | >204 |
| 循环功能 | MAP ≥70 mmHg | MAP <70 mmHg | 多巴胺<5μg/（kg·min）或任何剂量的多巴酚丁胺 | 多巴胺 5.1~15μg/（kg·min）或肾上腺素/去甲肾上腺素≤0.1μg/（kg·min） | 多巴胺>15μg/（kg·min）或肾上腺素/去甲肾上腺素>0.1μg/（kg·min） |
| 中枢神经系统 | | | | | |
| GCS | 15 | 13~14 | 10~12 | 6~9 | <6 |
| 肾功能 | | | | | |
| 肌酐（μmol/L） | <110 | 110~170 | 171~299 | 300~440 | >440 |
| 尿量（ml/24h） | | | | <500 | <200 |

注：$PaO_2$：动脉血氧分压；$FiO_2$：吸入氧浓度；MAP：平均动脉压

规模伤亡）现场分诊。

**应用** 急诊分诊是急诊诊疗的重要环节，既有助于有效识别潜在危重患者，又能合理地分配资源，充当着"交通指挥"的作用。

**急诊科分诊** 分诊流程最初在军队（野战现场）中实施，随后逐步推广到城市繁忙的急诊科。在现代美国急诊科，分诊员通常是经验丰富的注册急诊护士，常规评估到达的患者，进行治疗排序，决定优先顺序。典型的急诊分诊系统被设计用于确定最急的（或潜在最严重）病例以确保他们

接受优先治疗，其他患者则等待诊疗。在常规的急诊科分诊中，利用可获取的信息来评估患者危重程度及所需急诊医疗资源，确定其急诊合理等候时间，有时一部分患者需要较长候诊时间，而其中一些患者选择离开急诊科而不再继续等待治疗。还有一些急诊分诊系统被设计用于筛选那些问题很轻的患者，并且将分流到急诊绿色区域（轻症患者诊治区）快速处理，提高急诊效率，或者将轻症患者推荐到社区诊所或家庭医师那儿诊治。

国际上最常用的急诊科患者

病情分级系统是3级分诊系统，不过有越来越多的国家在制定分诊策略时更多地选用5级分诊系统，如加拿大、西班牙、英国和澳大利亚等国家已经采用5级系统供急诊科用。5级分诊系统包括以下内容（表）。

**澳大利亚分诊评分**（Australasian triage scale，ATS）：自90年代早期已经系统地应用于澳大利亚和新西兰。澳大利亚急诊科希望根据基于分诊评分归类的标准来确定患者合理等候时间，如危急患者必须在10分钟内得到诊治，而非紧急患者则可能需要候

表　5级分诊系统

| 分诊系统分类 | 国家 | 等级 | 最长候诊时间（分钟） |
|---|---|---|---|
| ATS（2002年） | 澳大利亚<br>新西兰 | 1级—复苏 | 0 |
| | | 2级—危急 | 10 |
| | | 3级—紧急 | 30 |
| | | 4级—次紧急 | 60 |
| | | 5级—不紧急 | 120 |
| MTS（1997年） | 英国 | 1级—立即（红色） | 0 |
| | | 2级—非常紧急（橙色） | 10 |
| | | 3级—紧急（黄色） | 60 |
| | | 4级—标准（绿色） | 120 |
| | | 5级—不紧急（蓝色） | 240 |
| CTAS（2002年） | 加拿大 | 1级—复苏 | 0 |
| | | 2级—危急 | 15 |
| | | 3级—紧急 | 30 |
| | | 4级—次紧急 | 60 |
| | | 5级—不紧急 | 120 |

诊2小时。

曼彻斯特分诊评分（Manchester tiage scale，MTS）：用于英国，利用的是直观流程图形式。分诊护士首先确定患者的主诉，然后选择52个流程图其中之一来指导有序地诊断，然后将患者归为1级（需要立即处理）到5级（在4小时内诊治）。该系统得到意外伤害协会和急诊护士协会的支持。

加拿大分诊和危重度评分（Canadian triage and acuity scale，CTAS）：由加拿大急诊医师协会制定。国家急诊护士联合会和加拿大急诊医师学会已经采纳CTAS作为急诊分诊的国家标准。加拿大的医疗机构需要定期呈递一些医疗信息给加拿大政府，其中包括所有急诊科就诊患者的CTAS评分。

在20世纪末，由美国哈佛大学医学院牵头制定急诊危重指数5级急诊分诊系统。这套分诊系统与其他发达国家的5级分诊系统不同，将最危重的患者归为1级（最高级）或2级，根据患者需要用的急诊医疗资源数确定3~5级（5级为最低级）。即在按病情危重分诊的同时，兼顾医疗资源的优先分配（见急诊危重指数）。

住院分诊　常见的情形是一些医院至少缺乏基础资源，必须做出关于谁优先获得住院服务的决定，如果这些决策制定基于对患者情况的评估和根据某些系统或标准，那么这就是分诊决策。在美国医院中最常见的住院分诊决策涉及重症监护的权利。理论上，这些决策是将ICU床位分配给通过重症监护治疗获益最大的患者。在医疗系统不发达的国家，医疗资源有限，故而常规进行住院分诊决策以期决定手术和诊断检查的优先权，当然也包括重症监护的优先权。

群体伤亡事件现场分诊　这类分诊主要用于群体伤亡事件事故现场。如在多车碰撞这样的事件中，包括严重受伤者的众多伤员显然对当地急诊医疗系统造成巨大压力，一定程度上造成混乱，但是还不至于击垮该系统，造成灾难性后果（造成环境的破坏和社会稳定的不稳定）。现场分诊的目的是确定最严重患者优先转运和治疗的权利。

军事分诊　军事分诊有几项显著的特征：分诊员和治疗专家属于军方成员，患者通常但不总是军方人员；作为军方人员，他们的卫生保健专家和患者具有义务、对国家的忠诚和期望；军方人员会被要求接受危及生命的任务，如果在执行过程中受伤，将能接受所期望的最佳医疗服务；这些分诊系统会定义什么患者该接受治疗和哪些不该治疗；最后，国际法律关于在战争中治疗伤员的种种规定确定了针对不同种类伤兵和市民的治疗时间什么是合法、什么是非法？

灾难现场分诊　美国急诊医师协会关于医学灾难的描述：当自然或人为力量造成的破坏性影响超过所累及区域或社区提供卫生保健服务的能力时，就会发生医学灾难。通过破坏程度的不同能大致区别灾难分诊和事故分诊，事实上，在灾难发生时不仅仅是医疗资源的匮乏，环境资源同样面临严重匮乏。由于医学灾难中医疗资源需求显著超过当地卫生保健系统的能力，所以至少一些医疗需求不能得到满足，需要通过分诊来决定谁将和谁暂时不能接受治疗。自然或人为灾难后，所应用的分诊标准可能差异很大，需要预测伤亡数量和他们受损的严重程度、涉及的地理区域以及后续资源可能到达的时间。因此，要做出最佳的灾难分诊决策，除了快速评估患者的技能和分诊系统的知识外，决策者也需要关于灾难原因、范围和程度的准确信息，还需要详细了解邻近卫生保健设施的位置、容纳能力和功能状态。

（钱传云 王 锦）

*jízhěn wēizhòng zhǐshù*

## 急诊危重指数（emergency severity index，ESI）

通过评估患者危重程度和完成急诊诊疗所需资源来确定患者就诊优先次序的分诊流程。其核心是患者候诊期间医疗安全风险控制，使患者在正确的时间和正确的地点接受恰当的医疗服务。美国急诊医师里查德·维尔茨（Richard Wuerz）和戴维·艾特尔（David Eitel）在1998年最早提出 ESI 概念。1999年，ESI 首先应用于两所大学的教学医院，随后经过不断探索，ESI 已显示出其临床应用价值，引起广大急诊医学专家的关注，并进一步精炼出最新版本的 ESI 流程（2005年，Ⅳ版），2010年推出网络教程。ESI 已成为欧美一些国家急诊分诊的重要工具。通过 ESI 分诊流程在临床实践中将患者快速分为5个级别，从1级（最严重）到5级（最不严重）。ESI 从病情危重度和所需资源角度为急诊患者的分类提供了一种方法。这套分诊工具适合急诊医师、护士、研究者和教育者使用。ESI 已用于不同地区的医院，包括大学和社区医院、教学和非教学医院，得到了广泛认同。

**背景** 20世纪50年代晚期，美国医师执业模式变化，急诊科成为初级医疗保健主要提供者，急诊患者剧增，部分原因是低危者占用急诊医疗资源。急诊科意识到需要一种方法分类和确定需紧急处理的患者，促使急诊分诊系统不断完善。美国大多数急诊科仍沿用3级分诊系统，但其有效性、可重复性和可靠性正受到急诊医学界质疑。3级分诊系统中危、急和不急的概念不清楚、不统一是最突出问题。急诊医疗系统则面临越来越严重的拥挤问题，一些50年代有用的分诊方法已不再那么有效，需要发展新型分诊系统缓解急诊工作压力，合理分流急诊患者。

**基本内容** 分诊最初，护士评估患者危重级别，若未达到危重（ESI 1或2级）标准，评估患者需要的急诊医疗资源来确定其分诊等级（ESI 3、4和5级）。危重级别由对生命、肢体或器官的潜在威胁确定。分诊护士确定所需医疗资源的数量需根据经验及所在医疗机构能提供的医疗资源实际情况评估完成。根据分诊流程，护士能快速且准确地将患者进行分诊。

ESI 流程中描述的4个决策关键点是 ESI 准确和可靠应用的重要保证。4个决策点总结为4个关键问题：决策点 A：患者是否濒死。决策点 B：患者是否不能等待。决策点 C：患者需要多少种急诊医疗资源。决策点 D：患者的生命体征是否处于危险带（图）。问题的答案会指导分诊决策者如何进行正确分诊。

决策点 A 患者是否濒死？分诊护士自问患者是否面临濒死，若"是"，则患者自动分诊为 ESI 1级。若"否"，则进入流程的第2部分，决策点 B。

确定患者是否危在旦夕（濒临死亡）的另一个重要方法是分析患者"是否需要立即采取挽救生命干预措施？"研究显示分诊护士能准确预测是否需要对患者立即采取挽救生命的干预措施。挽救生命的措施旨在建立安全气道，维持呼吸或支持循环。下述问题有助于确定患者是否需要挽救生命的措施。患者是否要开放气道？患者有无呼吸？患者有无

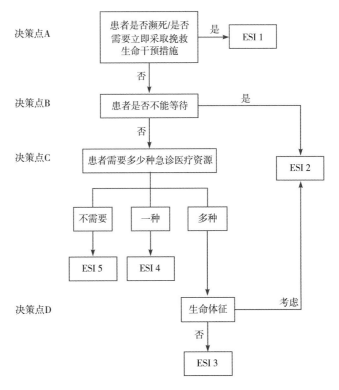

**图 急诊危重指数的概念流程**

脉搏？心率、心律和质量如何？患者院前气管插管是否因考虑到维持气道开放、自主呼吸或氧饱和度因素？患者组织氧供能力如何？

ESI 1 级患者总是以极不稳定状态出现在急诊科，必须立即救治。不紧急处理会很快死亡。处理的时机会影响死亡率和致残率。是否需要急诊医师立即处理是 ESI 1 级和 2 级患者间的关键区别。1 级患者病情危重，需要立即评估和干预。2 级患者病情虽重，但不要求医师立即床旁处理，只需急诊护士即刻干预。在医师诊疗前，急诊护士可开始建立静脉通道、给患者吸氧、连接心电监护仪、心电图检查等措施。

严重呼吸窘迫或脉搏血氧饱和度（$SpO_2$）<90% 的患者虽仍有自主呼吸，也需要快速处理以维持呼吸道和氧合。这类患者需要医师在场决定快速诱导插管用药或准备干预气道和呼吸的措施。

分诊护士可用 AVPU 评分评估患者意识水平（表 1），以确定患者是否有意识水平的急性改变。危险的意识改变指之前 A 级的患者现在进展为 P 级或 U 级。意识状态改变不能维持气道或有严重呼吸窘迫的患者需要立即处理。

所有急诊患者中 1%～3% 为 ESI 1 级。一旦患者到达，需要急诊医师和护士或相应团队立即复苏。大多数 ESI 1 级患者要收住重症监护治疗病房，部分死于急诊科，仅少数能从急诊科直接出院。

决策点 B　患者是否不能等待？达不到 ESI 1 级标准，需运用决策点 B 判断患者能否等待，若不能等待，则分诊为 ESI 2 级。若能等待，使用者将运用流程中接下来的步骤。

三个问题有助于确定患者是否达到 2 级标准：①患者有无高危情况。②患者有无意识混乱、嗜睡或定向障碍。③患者有无严重疼痛或痛苦。分诊护士通过快速回答这些问题以获取患者的主观、客观信息。

患者有无高危情况　基于对患者扼要询问、肉眼观察和从以往经验获得的"第六感"，分诊护士确定患者是否存在高危因素。高危患者会早期情况恶化或需要尽早治疗。这类患者存在对生命或器官的潜在威胁。将患者归为 ESI 2 级时，即认为患者留在等待区无论时间多短都不安全。ESI 2 级患者有高度优先权，一般在到诊 10 分钟内必须接受诊治、安排床位。

患者有无意识混乱、嗜睡或定向障碍　再次考虑患者是否有急性意识水平改变。意识混乱指对刺激无恰当反应，集中精神的时间减少，记忆力下降；嗜睡指思睡，睡眠时间大于平时，在刺激时反应不当；定向障碍指不能正确回答关于时间、空间或个人的问题。

患者有无严重疼痛或痛苦　若回答"否"，则分诊护士进入流程下一步。回答"是"，则需要评估疼痛或痛苦程度。通过临床观察和（或）疼痛自我评估（0～10 分的评分系统）进行。评分达 7/10 分或以上，分诊为 ESI 2，但

并不都归为 2 级（如踝关节扭伤患者即便疼痛评分大于 7/10 通常 ESI 分级也不定为 2 级）。

ESI 2 级患者占急诊患者的 20%～30%，属高危。一旦确定达到 2 级，分诊护士要确保患者得到及时诊疗。ESI 2 级患者需要生命体征测定和综合的护理评估。50%～60% 的患者从急诊科收住院。

决策点 C　患者需要多少种急诊医疗资源。若对前两项决策点的回答是"否"，则分诊将进入决策点 C。分诊护士应当自问"医师为了完成处理决策，将在此患者身上消耗多少急诊医疗资源"。处理决策包括让患者回家、观察、收住院，甚至转其他医疗机构。

确定需要的急诊医疗资源，分诊护士必须熟悉各种标准处理流程，有足够的临床经验。简单的方法是问：关于此患者的主诉或损伤，急诊医师需要用什么资源。"急诊医疗资源"定义详见中华人民共和国卫生行业标准 WS/T 390-2012《医院急诊科规范化流程》。

决策点 D　患者的生命体征是否处于危险带（表 2）。将患者评估为 ESI 3 级之前，护士需要测定患者的生命体征和确定这些指标是否超过相关年龄可接受的范围。若超过接受的范围，则分诊护士应考虑将 ESI 分级提高至 2 级，这就是决策点 D。

**表 1　AVPU 评分**

| AVPU 水平 | 意识水平 |
| --- | --- |
| A（警醒） | 患者意识清楚，能对声音产生反应。对时间、空间和自身定位良好。分诊护士能获得主观信息 |
| V（语言刺激有反应） | 对患者说话时，患者能在语言刺激下睁眼，但是不能很好地定位时间、空间或自身 |
| P（疼痛刺激有反应） | 患者不能对声音产生反应，但是能对疼痛刺激产生反应 |
| U（任何刺激无反应） | 患者对声音刺激甚至疼痛刺激均无反应 |

**表 2　生命体征的危险带**

| 年龄 | 心率（次/分） | 呼吸（次/分） | 脉搏血氧饱和度（SpO₂） |
|---|---|---|---|
| <3 个月 | >180 | >50 | |
| 3 个月~3 岁 | >160 | >40 | <92% |
| 3~8 岁 | >140 | >30 | |
| >8 岁 | >100 | >20 | |

ESI 是 5 级分诊系统，使用简便，能通过患者的严重程度和资源需要区别患者。基于 4 个关键决策点决定 ESI 分诊流程。有经验的急诊分诊护士能用这套系统快速和准确地分诊患者，决定流向，及时和有效地处理患者。

（钱传云　王　锦）

zǎoqī yùjǐng píngfēn

## 早期预警评分（early warning score，EWS）

为确定急诊患者危重病潜在风险，用 5 项生理指标以计分方式评估其预后的评估系统。由英国"风险患者应急小组"制定，目前普遍用于英国急诊科和重症监护治疗病房等科室。分值与患者预后密切相关，评分增加则死亡风险、住院时间、所需医疗干预相应增加。

**背景**　20 世纪 90 年代，英国医疗机构成立"风险患者应急小组"，其目的是通过多学科方法识别有潜在风险和从重症中恢复的患者。尽管这种小组在英国发展速度很快，但仍有大量患者因病情变化不能及时发现而加重，其

至危及生命。英国奎兰（Mc Quillan）等认为，出现这种状况的重要原因是缺乏临床紧急评估，随后英国戈德希尔（Goldhill）等研究显示，很多患者的生理指标在转入重症监护治疗病房前就存在明显异常。如果建立一套以临床简要观察为基础，规则简洁、运用简便的系统来提高医务人员对危重疾病的识别，会便于早期合理的医疗干预，有助于对有潜在危重症患者的认识和救治。据此，摩根（Morgan）等于 1997 年首先提出 EWS。

**基本内容**　EWS 包括 5 个简单的生理指标：心率、收缩压、呼吸频率、体温和意识水平，根据不同的得分数值来评价患者病情的潜在危险性（表）。尽管不同医院、不同专业领域选择使用的 EWS 不完全一致，但都是先取患者的单项参数得分，然后总和得出总分。总分最高 15 分。

**适用范围**　EWS 只推荐用于 14 岁以上人群，14 岁以下儿童是否适用尚待论证。适用于院前、

急诊科和各专科普通病房。

**优缺点**　优点：该评分系统结构简单，最大优点是简便易行，能在床旁快速获取相关参数，十分钟内快速完成评分和对患者病情的评价。缺点：存在假阳性或假阴性结果。

**应用**　1999 年，英国国家急救委员会推荐将 EWS 作为急救的一种重要评价工具，制定相关处理策略和流程。2001 年，英国国家健康卫生体系（National Health Service，NHS）将它正式规定为医疗机构评估患者病情的一种方法。随后，英国重症医学会和伦敦皇家医学会推荐将它用于综合病房患者病情的评估。

**早期预警**　正如评分系统名称，在制定之初，其根本目的是寻求一种简单、有效的生理学方法，能早期预见有潜在危险的患者。接诊时的评分和之后动态观察后的评分，能展现出患者病情动态变化的全过程，提醒医护人员尽早关注和处理有变化的患者，防止进一步病情恶化。EWS 3 ~ 5 分通常是病情恶化，需通知医师处置和提高监护级别的阈值。

**准确沟通**　EWS 还能为医护人员之间对患者病情的准确沟通提供依据，并且降低低年资医师对潜在危险患者病情变化的误判率。评分将呼吸频率、心率、意识、血压和体温几项基本且重要

**表　英国诺福克与诺里奇大学医院使用的 EWS**

| 生理指标 | 评分 | | | | | | |
|---|---|---|---|---|---|---|---|
| | 3 | 2 | 1 | 0 | 1 | 2 | 3 |
| 心率（次/分） | – | ≤40 | 41~50 | 51~100 | 101~110 | 111~130 | >130 |
| 收缩压（mmHg） | ≤70 | 71~80 | 81~100 | 101~199 | – | ≥200 | |
| 呼吸频率（次/分） | – | <9 | – | 9~14 | 15~20 | 21~29 | ≥30 |
| 体温（℃） | – | ≤35.0 | 35.1~36.5 | 36.6~37.4 | ≥37.5 | | |
| 意识水平（AVPU 评分） | – | – | – | 清醒 | 对声音有反应 | 对疼痛有反应 | 无反应 |

的生命体征放在同等重要的地位进行评估，根据不同分值订出不同级别的医疗处理原则，无论单一评分的明显升高或多项评分的小幅升高都会在早期引起医护人员关注和相应处理，便于医护人员之间对患者病情变化进行准确沟通。

**合理分流** 这类评分系统在急诊患者的类选和分流上具有较好的临床实用价值。已有多个国家学者对 EWS 的预测价值进行分析和评价，证实该系统能识别有潜在危险患者，从而合理指导急诊患者的去向。

（钱传云 王 锦）

gǎiliáng zǎoqī yùjǐng píngfēn
## 改良早期预警评分 （modified early warning score，MEWS）

以早期预警评分基础，针对部分指标改良所得到的预后生理学指标评估系统。于 2001 年由早期预警评分进行改进形成。最初，MEWS 较早期预警评分的改良主要体现在体温，通过修正体温正常范围提高预测效能。

**基本内容** MEWS 包括 5 个简单的生理指标：心率、收缩压、呼吸频率、体温和意识水平，根据不同的得分数值来评价患者病情的潜在危险性（表）。不同医院、不同专业领域选择使用的早期预警评分不完全一致，部分项目经实践后进行了改良，从而形成 MEWS，故 MEWS 可能有多种不同版本。同样，MEWS 在具体评分时，先取患者的单项参数得分，然后总和得出总分。总分最高 15 分，两套系统都一样，只是所选择的参数略有不同。

**适用范围** 只推荐院前、急诊科和各专科普通病房的 14 岁以上成人。

**优缺点** 优点：除继续保持简便易行、快速实施的优点外，还具有能根据不同需要进行改良的特性，可更好地适用于不同的患者群和病房。缺点：尽管根据不同的情况进行调整，仍不能完全避免假阳性和假阴性结果。

**应用** ①早期预警：研究认为，MEWS≥4 分可作为病情恶化，需通知医师处置和提高监护级别的阈值。②准确沟通：MEWS 是一种简便、有效的生理学病情危重评分法，可提高处理和转运患者的安全性和质量，避免延误潜在危险患者的诊治和对潜在危重患者无准备的转运，也有助于帮助低年资医护人员发现潜在的危重患者，还便于医护人员之间对患者病情的准确交接。③合理分流：多项研究已显示，MEWS 在急诊患者的分流上有较好的临床运用价值。多数学者认为 MEWS≥5 分是评价患者危重度和死亡率的分水岭。MEWS≥5 分者危重程度明显增高，死亡率显著增加，最好收住院甚至转入重症监护治疗病房（intensive care unit，ICU）。MEWS 评分 5 分对患者是否需要住院的诊断敏感性 100%，特异性 81.5%。MEWS＞9 分者死亡危险剧增，均需入 ICU，且 ICU 停留时间明显延长。也有国外文献趋向于 MEWS≥4 分是患者需提高监护治疗级别的触发点。

（钱传云 王 锦）

chuāngshāng yánzhòngdù píngfēn
## 创伤严重度评分 （injury severity score，ISS）

以解剖学为基础的创伤或损伤严重程度评估系统。针对 6 个躯体损伤部位（头颈、胸部、腹部、脊柱、四肢和体表）损伤严重程度进行评分，然后对 3 个损伤最重的脏器的评分进行平方，取其平方之和即为 ISS 分值，分值范围 0～75 分，分值越高损伤越重。ISS 是当前创伤研究的基础评估工具之一。

**背景** 20 世纪 50 年代，国外对创伤严重程度量化评分。60 年代后期已提出多种评估损伤严重程度的评分。1971 年通过美国医学会联合美国机动车医学促进会和美国汽车工程师协会建立的 35 位不同学科专家组成的小组，推出 1969 年制定的第一版简明损伤定级标准（abbreviated injury scale，AIS）。它最初只是车祸撞击伤损伤严重程度判断和分类的标准，其后应用范围扩大到各种原因所

**表 最初的 MEWS**

| 生理指标 | 评 分 | | | | | | |
| --- | --- | --- | --- | --- | --- | --- | --- |
| | 3 | 2 | 1 | 0 | 1 | 2 | 3 |
| 心率（次/分） | – | ≤40 | 41～50 | 51～100 | 101～110 | 111～129 | ≥130 |
| 收缩压（mmHg） | ≤70 | 71～80 | 81～100 | 101～199 | | ≥200 | – |
| 呼吸频率（次/分） | <9 | – | – | 9～14 | 15～20 | 21～29 | ≥30 |
| 体温（℃） | – | <35.0 | – | 35.0～38.4 | | ≥38.5 | – |
| 意识水平（AVPU 评分） | – | – | – | 清醒 | 对声音有反应 | 对疼痛有反应 | 无反应 |

致损伤，已得到世界各国创伤临床和研究单位的广泛应用，是多种创伤/损伤严重度评价方法的基础（包括损伤严重度评分）。这套分级是解剖损伤的定级标准，用一种简单的数字编码（如脑干挫伤的 AIS 编码是：140 204.5，最高 AIS 分值 5 分）来表示损伤程度，每个数字代表一定意义，便于计算机处理。AIS 手册首先出版于 1976 年，从那时起，至少衍生出五个修订版（1980，1985，1990、1998、2005），其中最广为人知的是 AIS-90 版。

AIS 用大量叙词描述 9 个身体部位（头、面、颈、胸、腹及盆腔脏器、脊柱、上肢、下肢、体表）的损伤。每处损伤都以 1（轻微伤）到 6（特重伤，可能致命）的序数评分（即 AIS 1~9）。根据不同的序数体现不同区域损伤的严重程度。AIS 的特点：①以解剖学概念为基础。②每处损伤和 AIS 评分值呈一一对应关系。③只评价损伤本身。④同样适合复合伤。⑤用途广泛，不仅局限于死亡率评估。

AIS 的局限性：①需要明确损伤类型方能编码和分级，故仅适用于院内。②需要专门的编码人员。③严重度分值并非来自研究的科学统计数据。④不适合评估多发伤。

在多发伤患者中，某一区域的最高 AIS 评分定义为最大 AIS（the maximum AIS，MAIS）。虽然 MAIS 已用于描述总体严重度，但评估表明 MAIS 与死亡并非呈线性相关，尤其在评估多发伤患者综合伤情评价时，不能通过 AIS 评分的简单相加或平均求和所得分值来评价。基于这些局限性，贝克（Baker）等在 AIS 基础上，创立了 ISS 且已被国际公认并广泛使用。

**基本内容**　ISS 也是以解剖学损伤为基础的序数评分，是相对客观和容易计算的方法，分值从 1 到 75。计算 ISS，需将 9 个 AIS 部位合为 6 个：头颈、面、胸、腹或盆腔脏器、四肢或骨盆、体表。脊椎不单独分区，颈椎归为颈部、胸椎归为胸部、腰椎归为腹部。然后在这些三个损伤最重的 ISS 区域中，各选出一个 MAIS，其平方之和即为 ISS 分值。其计算公式：$ISS = MAIS1^2 + MAIS2^2 + MAIS3^2$。在单一部位 AIS 达 6 分时，总分即达到 75。即便因前述原因已得出总分，也需对其他部位的损伤进行编码和评分。AIS 中某些编码的分值为 9，虽不能算出 ISS，但便于流行病学调查。通常把 ISS<16 分定为轻伤，≥16 分定为重伤，>25 分定为严重伤。

**适用范围**　除预测死亡率外，还用于预测治疗效果、重症监护治疗病房住院时间、总住院时间、康复时间、总体治疗费用等。

**优缺点**　ISS 分值和死亡率有较好的相关性，已成为迄今为止全世界使用最广泛的创伤患者伤情严重度评价工具。正因该评分纯属解剖学基础的评估，且只包括三个身体区域，存在以下缺点：①忽略年龄和基础疾病对预后的影响。②不能体现生理学变化对预后的影响。③不能反映同一区域多处损伤或超过 3 处以上较严重损伤对预后的影响。④同级别的损伤也可能带来不同的预后。⑤需要专门人员编码。⑥不适用于院前评估。

尚无任何创伤评分能在院前或院内"完美"评估每位伤员的损伤严重度和预后。尽管有诸多缺陷，但自问世以来经过全世界

大范围的应用和不断修正，AIS-ISS 系统已逐渐满足评估伤情的需要，成为国际创伤诊疗、科研、教学和交流的工具。

（钱传云　王　锦）

jízhěn yīxué línchuáng juécè
**急诊医学临床决策**（emergency medicine decision making）　针对面临的急诊临床问题，利用有限的资料，在尽可能短的时间内做出临床决策意见的过程。是急诊医学临床思维独特性的重要体现。在急诊科，最重要的临床工作不是诊断性检查或药物处方、急诊操作，而是急诊医学临床决策。

在所有的医学专业中，急诊医学是临床决策应用最频繁的学科之一，而且诊断的不确定性也是最高的。急诊医师在临床工作中需要运用急诊诊疗技术整合大量医学信息并做出科学的临床决策。而急诊医师在临床决策技能方面的训练非常少，也极少有文献讨论急诊医师临床决策的思维过程。

**特点**　包括以下内容。

时间压力大　工作性质决定，急诊医师必须争分夺秒地抢救生命。例如心脏骤停（心室颤动）患者，每晚一分钟除颤，死亡率增加 7%~10%；对于胸痛患者必须在 10 分钟内完成一份十二导联心电图。

风险高　一般情况下，留给急诊医师的时间有限，使其无法在检查时"撒大网"，患者希望医师能尽早解决问题。但是，若决策错误，将会导致严重后果。

信息不充分　急诊患者往往存在所能提供病情信息严重不足的问题。

高度不确定性　①目标不清楚：不同于其他专科，急诊患者的主要问题在刚开始诊治时往往

不是十分清楚。②动态变化：急诊患者的病情往往是动态变化的。③信息过量引起的不确定性：医学会、杂志社制定和推出各种版本的临床指南、临床试验结果、荟萃分析结果，也在不停地推出各种矛盾的结果，增加了临床决策的难度。

**医学问题复杂性**  相同的医学问题落在不同的患者身上，临床决策过程可完全不同。

**多任务急诊问题**  急诊医师每天面临的临床决策任务比其他专业医师多得多，而且很多时候还需要同时面临多个任务，很多急诊医师需要同时处理 5~7 例患者。

**临床决策共性和个体化**  急诊医学的特点要求急诊医师具有高超的决策技巧和扎实的专业临床基本功，以在繁忙的急诊工作中节省脑力和减少职业压力。但是，由于医学问题的复杂性，不应忽视患者的个体化、人性化治疗，特别是在患者的临床表现不典型时。

**现况**  诊断和处理急诊医学问题需要医学基础知识和急诊医学决策方法。由于急诊医学专业的特殊性，在急诊值班时，急诊医师常面临大量的临床诊断和治疗问题（还有急诊管理和教学等问题）。在某种程度上，他们是最主要和最快速的临床决策者，因此，在嘈杂的急诊环境中进行有效的临床决策显得尤为重要。

许多有经验的急诊医师可以在有限的时间内根据极少量的医学信息来进行复杂的临床决策，使诊断和处理效率最大化。但是，他们很少对自己的决策思路进行总结和审视。即使是最好的老师，也会感到把这些临床决策思维向医学生讲授是非常困难的。为了更快地提高医学生和年轻急诊住院医师的临床决策水平，有必要对急诊医学临床决策方法进行系统探讨，并将其纳入急诊医学教学核心课程。

**经典过程**  除传统的诊断和治疗决策外，急诊医学的决策还包括：急诊管理决策、急诊教学决策、福利决策和急诊病例反馈决策等（表1）。

**决策方法**  急诊患者诊治过程中，医学调查和临床决策是最重要的两个方面，两者合称为临床推理。①医学调查：包括急诊医学问题的识别和运用各种技能收集临床资料（即数据收集），即收集相关病史资料、体格检查和诊断学检查等。②临床决策：指应用收集来的医学数据，对急诊医学问题进行评价、诊断和处理的过程，以形成正确的处理步骤。

认知专家对医学专家的诊断和处理能力进行了详细的分析和研究，形成了下列急诊医学临床决策方法：①模式识别法。②运用规则法。③假设演绎法。④自然反应或事件驱动法。

急诊专科医师应根据临床的实际情况熟练运用以上四种决策方法。需注意的是，诊断和临床决策存在很大风险，即使是一个小错误也可能导致高死亡率和高致残率。

**决策方法间比较**  经验不足的急诊医师对各类急诊问题缺乏清晰的轮廓，可能会详尽地（事无巨细地）询问病史和查体，以备鉴别诊断时用；不能有针对性地选择一些诊断性检查，而是采用"撒大网"方法。经验丰富的急诊医师，在遇到一例病情复杂并且患者诊断也不符合他们记忆中的任何诊断标准时，会利用病史、查体、诊断性检查或试验性治疗等来评估患者罹患威胁生命疾病的可能性。

在医师行医生涯早期，患者的临床问题需要医师用最高层次的临床诊断决策（假设演绎法），随后逐渐过渡到模式识别法，后者较少需要有意识的思考和心理过程。通过模式识别、流程图和

**表1  急诊医学临床决策经典过程**

诊断和患者处理决策

分诊策略：哪些患者应该优先诊治

稳定策略：为稳定患者需要什么样的干预

诊断策略：做出诊断需要哪些临床资料

治疗策略：将需要何种治疗手段

安置策略：患者是否需要住院，住哪儿

其他决策

管理决策：维护安全的工作环境（对患者和工作人员）需要做哪些调整（如患者的转移、通过救护车运送或出院等）

教学决策：该告知患者多少关于他（她）病情的信息，若患者病症有重要发现，该怎么安排医学生、住院医师、其他工作人员的临床教学，以及决定什么时候安排他们看患者。在急诊很忙时，急诊主治医师是否应挤出时间参与教学

人际关系：当与护士、会诊人员、患者、患者家属发生矛盾时，我该怎么做

福利决策：什么时候和什么场合我可以去午间（夜间）休息、冲澡、洗手，以及来点幽默、放点轻松的音乐调节一下情绪

反馈决策：我们今天给患者做出的临床决定是否准确？我下次是否需要改进？如果需要，如何改进？做的诊断性试验是否有助于临床决策

临床路径等决策方法，急诊医师可以更快速地以较少的脑力劳动处理病因不明的患者。各个临床决策方法均有其特点（表2）。

**影响因素**　主要是医师的个人特点、医疗条件和经济因素。

**医师的个人特点**　注重情感类型医师，易受负面情绪的影响；而运动方面特长型医师，易出现注意力不集中，自以为是。要熟悉不同类型医师的优缺点，因材施教。

**医疗条件**　各单位应根据自身条件，制定适合自己的各类急诊问题的临床决策方法和流程图/规则，了解最新的处理指南。

**经济因素**　经济刺激决定急诊医师的行为。若急诊医师按服务、人头收取劳务费，则急诊医师愿意接诊更多的患者。但是，给每例患者提供的医疗服务相对较少。若不论工作量多少，都付给急诊医师同样的工资，则他们会尽可能少地接诊患者。管理者应制定相应的策略，提高全体急诊医师的工作积极性和效率。

**决策过程中的失误**　在非常拥挤、环境嘈杂的急诊科忙碌的急诊医师很容易出现临床决策失误（表3），多为诊断错误。诊断错误的原因多种多样，大多数是在临床推理过程中出现了认知错误。对临床错误进行分析，让急诊医师多了解急诊医学临床决策方法，这有助于急诊医师提高临床决策效率和减少决策失误。

**提高决策水平方法**　认知学家在研究有经验的临床医师的思维过程中，发现这些医师把一组组信息整理成信息包储存在记忆中，巧妙处理和产生诊断假设。例如遇到呼吸困难、低氧血症、胸痛患者，就会考虑肺栓塞（假设），某些特殊的检查就会明显升高（D-二聚体）；如果检查结果正常，假设就会被放弃或做较大的修正。

**熟练掌握假设演绎法**　一名优秀的急诊医师，并不采用固定的临床决策模式，从一开始产生诊断假设，到修正、放弃，他们的病史询问和查体很有针对性，

出于对某些特殊问题（假设）的考虑，每一个问题都会引导急诊医师排除其他诊断的可能性，直到找到答案。

**熟悉各类急症诊治规则**　掌握所面对的急诊问题的临床指南、流程图、处理程序等，根据所在医疗机构的特点修订诊断和处理流程，使之更加实用。

**做好急诊医学临床教学**　急诊医学临床决策教学的困难性：有经验的临床医师对他们的思维过程的洞察力很小，因为他们的许多临床决定是潜意识的（模式识别法），极少有急诊医师研究临床决策的方法和过程。有必要加强急诊医学临床决策方法研究，并将其纳入急诊住院医师培训项目的核心课程。

**减少临床决策失误**　系统了解急诊医学各类临床决策方法存在的缺点和可能发生决策失误的地方。科学的临床决策面临的最大障碍是"一个先前的诊断"（标签），先入为主，往往容易跟着别人的思路走。

（徐腾达）

móshì shíbiéfǎ

**模式识别法**（pattern recognition process）　通过大脑信息库，结合采集的初始信息，快速识别患者面临的急诊临床问题的过程。模式识别是人类的一项基本智能，对表征事物或现象的各种形式的（数值的、文字的和逻辑关系的）信息进行处理和分析，以对事物或现象进行描述、辨认、分类和解释的过程，是信息科学和人工智能的重要组成部分。人类的这种与生俱来的能力是经验医学模式的重要基础。模式识别法临床决策（又称以技能为基础模式）是最低水平层级的临床决策方法，有利于急诊医师快速确定临床诊

**表2　各类临床决策方法的优缺点**

| 临床决策方法 | 主要缺点 | 主要优点 |
| --- | --- | --- |
| 假设演绎法 | 错误假设可使患者陷入危险境地<br>过早下结论可导致错误的结果<br>教给学生很困难 | 富有弹性 |
| 运用规则法（流程图） | 弹性差<br>无独立思考的空间 | 容易教学<br>给患者标准化处理 |
| 模式识别法 | "锚定"偏倚<br>"确定"偏倚 | 快速评价和处理患者<br>快速制订治疗计划 |
| 排除最危险问题 | 不完整的鉴别诊断<br>不利于少见病的诊断<br>过度检查<br>无对照的临床实践<br>数值相关偏倚 | 识别危重症的可能性增加 |
| 进行彻底研究 | 过度使用医疗资源<br>浪费时间 | 得到完全评价<br>（最常被医学生应用） |
| 事件驱动法 | 如果假设错误，将非常危险<br>潜在低效率 | 有弹性<br>适应急诊的环境 |

表3　急诊医学临床决策常见失误

| 决策领域 | 致临床决策失误，方法学方面的缺点 |
|---|---|
| 注重情感类型医师 | 害怕或愤怒：可导致负面、冲动或不合理的行为；性格刻板、孤僻；态度问题：无端指责患者等 |
| 有精神运动方面特长医师：技术型（外科型） | 注意力不集中：易出现三心二意；易受习惯驱使：自以为是，有潜意识的行为（哪怕是错误的行为）；不恰当的技术（不愿意改进）可导致死亡率、致残率增高 |
| 医学调查（数据收集） | 病史和查体不当，收集资料有误；只看（或查）自己想看的，"忽视其他线索"；容易"撒大网"：开些对诊治（或排除假设）没帮助的检查；不系统，无目的性，"想到哪儿查哪儿" |
| 诊断性临床决策 | |
| 　模式识别 | 发生偏差：潜意识，很熟悉的模式被不适当应用；突然停顿：突然想不起来，导致遗漏和不足；注意力太集中在某个信息，或某些方面，尽管还有其他资料；压力太大：最近刚学到的东西，被旧的很熟悉的知识取代；线索丢失：倾向于只识别那些旧的记忆；记忆偏差：依赖已经了解先前的经验，忽视其他可能性 |
| 　运用规则法/启发法 | 使用错误的启发法：选择错误的临床规则或临床径路；选择启发法/流程图正确，但进入流程图中流程方向不对；选择代表症状（临床表现）有误；忽视不典型的临床表现；无效的规则/启发法：凭第一印象做临床决策 |
| 　假设演绎法 | |
| 　　假设产生 | 产生错误的假设：思路不广，局限于较窄的诊断范围；内容和场合偏倚：认为"癔症"病史的患者一定是在装病；只考虑明显的东西：如认定患者是溃疡病，而漏了急性冠脉综合征存在；由于患者的精神病诊断而忽视这类患者的其他医学问题；"赌博赔率问题"：某些疾病发生可能性很低，因而错误地估计；"锚定"：接受先前给患者的"标签"，不对别人的诊断产生怀疑；"阴阳平衡"：认为患者处理已经很完美，没有什么好补充的 |
| 　　假设评价 | 错误的假设评价：错误的假设被确定或排除；"先前的暗示"：由于先前的标签，错误地解释病史、检查结果 |
| 　　假设修正 | 错误的假设修正：不能列出假设诊断表解释收集到的资料结果；过度自信：不质疑所选目标的可靠性 |
| 　　假设验证 | 错误的假设验证：不能用"确认"的诊断合理解释资料；虽然有线索，要考虑罕见病诊断，但不继续追踪；过早下结论：不考虑到其他问题可能，提前下结论 |
| 临床处理决策 | 过于谨慎，在结果出来前不愿意接受好的，很可能的假设诊断 |

疗方案。

随着临床经验的积累，急诊医师记忆中存储越来越多的信息包，可以整合患者的病史和体检结果等初始医学信息，能立刻做出一个模式识别，即在患者进急诊大门时就可做出诊断。最经典的模式识别法病例：一例严重腹痛、血尿、大汗的患者步行进入急诊室，即立即可做出肾绞痛和肾结石的诊断。

特点：模式中（信息包中）很少包括相关的病理或生理学知识，但是富含关于这个疾病的临床相关信息，转归，相关的体征和症状等；患者的诊断线索和潜在病因诊断都很清楚，是在经历过很多病例、经验积累的基础上产生的；无需有意识地努力，完全是潜意识的，操作简明，进程迅速。

缺点：过早下诊断性结论，下错误的诊断，即"锚定"偏倚；急诊医师易忽视额外资料的收集，即"确认"偏倚。这两个偏倚都可产生灾难性后果。如前述病例，应考虑肾绞痛的可能，但过早的诊断性结论易漏诊主动脉夹层，后者可出现类似临床表现，且漏诊是致命性的。

（徐腾达）

**jiǎshè yǎnyìfǎ**

## 假设演绎法（hypothetico-deductive process）

通过"发现问题-提出假设-演绎推理"的程序对急诊患者进行临床决策的过程。具体来说，在观察和分析的基础上，提出临床问题，通过推理提出解释临床问题的假说，根据提出的假说进行演绎推理，最后通过实验检验演绎推理的结论。实验结果与预期结论相符证明假说正确，反之，则说明假说错误，需要修正。

原理：假设演绎法的核心是通过先前学到的临床知识和技能解决问题，并建立新的解决方法。又称基于知识决策方法。临床医师需通过有意识地整合分析现有的知识，开创新的解决问题的方案。假设演绎法是最高层级和最常用的临床决策方法。

决策过程（图）：通过患者和环境搜集原始资料，迅速提出诊断假设；然后通过采集相关病史、查体和诊断性辅助检查，有意识地收集临床数据；再根据诊断性检查结果和临床过程确定或拒绝假设诊断；提出新的诊断假设（假设精练）；最后，医师从几个假设诊断中选择和确定最可能的诊断（假设确认）。最后一步在急诊医学中并非必不可少，在急诊排除（假设的）诊断中同样具有

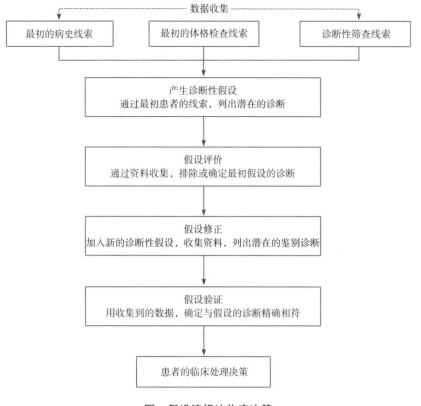

图 假设演绎法临床决策

非常重要的临床意义。

优点：富有弹性；产生新的诊断假设；避免过早的确定或否定，如给出并不符合实际情况的一个诊断，导致临床决策过程中断。

缺点：不易用于临床教学；若过早产生错误的（诊断）假设和过早中止诊断假设，则会使急诊患者陷入危险的境地。

（徐腾达）

shíjiàn qūdòngfǎ
## 事件驱动法（event-driven process）

对确诊患者针对其面临的临床问题进行快速干预的过程。又称自然反应法。较适用于病情不稳定的急症患者，如急诊昏迷患者在确定诊断之前，急诊医师可采取下列措施：开放和保护气道，吸氧，建立静脉通路，心电、血压监测，给予 50% 葡萄糖、纳洛酮、维生素 $B_1$ 等急救药物。

这类临床决策方法在急诊医学实践中十分常见。急诊医师更重视临床处理过程，而不是可能的诊断，急危重病患者往往在进入重症监护治疗病房时，还没有确诊。事件驱动法临床决策通常要求急诊科医师排除可能出现的最坏情况，快速评价和稳定患者，而不是确定诊断。一旦干预措施有满意效果，下一步就是明确诊断。

"先开枪，后瞄准"是此法的形象比喻。其优点是易实施、富有弹性，较适合用于急诊抢救室患者救治的初始阶段，有利于提高医患双方的信任度。其缺点是潜在低效率，如果对事件认知有误，产生错误假设，将对患者随后的救治构成严重威胁。

（徐腾达）

yùnyòng guīzéfǎ
## 运用规则法（rule-using process）

用预制法则（流程图，如果 X 则 Y）解决急诊问题（通常胸痛、腹痛等各种急症）的临床决策过程。是较高层级的临床决策方法，需要对临床问题有很深的理解，而不仅仅是通过记忆和模式识别进行决策。临床常用的法则包括启发式方法（见启发法）、流程图、临床径路等，现代医学文献和指南制定了大量的医学规则供临床医师参考，如基础生命支持流程、高级心血管生命支持流程、感染性休克早期目标治疗、旧金山晕厥处理流程、顺序气管插管流程、癫痫大发作临床径路等。

急诊医师遇到紧急临床问题、不典型的急诊问题或少见的综合征且无相应问题的记忆时，可运用启发式方法和临床流程图等方法，对临床症状、体征、诊断性检查结果进行鉴别和处理。用规则法有助于急诊医师对危急重症的识别，减少致命性漏诊。例如，高级心血管生命支持课程要求急诊医师严格遵循操作流程或手册，简化临床决策，最大化减少人为错误的概率。该方法的缺点是缺乏弹性、非个体化治疗、无独立思考空间。

急诊问题处理流程图，反映急诊医学临床决策过程，不单只针对某一例患者怎么去决策，也是某一类病症的诊断和处理策略，简化了临床决策过程。但是，针对患者个体还需要额外考虑个体化因素和环境因素。例如经皮冠脉介入术（percutaneous coronary intervention，PCI）治疗急性冠脉综合征，若患者所在医疗机构不具备 24 小时开放心导管室，或心脏专科医师不能在 90 分钟内开始 PCI，或患者不同意手术等因素，那么即使患者有指征，也无法做出行 PCI 决定。又如上消化道大出血的患者，若在白天，则急诊医师首先要考虑应用胃镜检查和治疗技术；若在后半夜，则急诊胃镜的主张是否可行值得商榷。

要明确制定流程图的目的。临床决策过程非常复杂，受诸多因素的影响。流程图的制定主要是供临床一线医师参考，以便熟悉各类医学问题的处理思路，减少误诊、漏诊，使威胁生命的问题能及时被发现并得到处理。但是，切忌不切实际地照搬照抄，否则，临床决策时选择错误的规则，或流程选择错误，将带来巨大的医疗风险。

临床上，流程图一般最先部分是急诊症状（或问题）的初步评价和稳定；然后是病因分析过程，最后是病因处理。不需要列出全部可能的诊断，但应列出威胁生命的问题，考虑到严重的问题，也应包含适当的处理意见。应用流程图作为临床决策方法在急诊临床实践中逐渐增加，如作为分诊工具和临床处理指南，它的优点是节约急救时间、减少急诊医师的焦虑、提高工作效率。

（徐腾达）

**qǐfāfǎ**

**启发法**（heuristics of decision making） 从方法学上指导急诊医师进行临床决策、调整和解决临床问题的原则和方法。又称策略法、助发现法。启发法临床决策是规则法临床决策方法之一，通常是处理复杂的、信息不完全的临床问题的原则性方法。启发法临床决策在多数情形下"快捷、有效、易懂"，但是在特定的情形下可能导致系统性的认知偏差。

急诊医学临床决策专家制定了许多指导诊断和处理临床决策的启发法，其流程图显示的是急诊医学临床决策基本流程（图），概括地描述了急诊医学临床决策的基本过程。启发法临床决策是急诊医师"基于经验"发现问题、

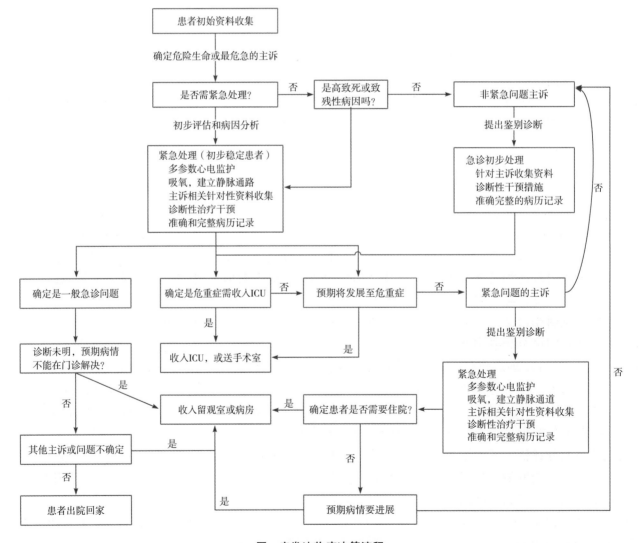

**图 启发法临床决策流程**

注：ICU：重症监护治疗病房

探索问题和解决问题的能力。

（徐腾达）

zhuǎnhuàyīxué
# 转化医学（translation medicine）

将基础和临床研究成果转化为有效临床治疗和预防手段的学科。强调从实验室到病床旁的连接，又称从试验台到病床旁。随着对医学技术价值评估和医疗失误关注的日益增加，以经验医学为主导的经验决策向科学决策转变已成为当前医学发展的必然趋势，后者以循证医学为基础，提升了临床决策的科学性。但将科学研究证据转换为临床实践却经历了很多波折，人们失望于医学研究的低转化率，在"我们知道什么"与"我们在做什么"之间存在巨大差距，于是转化医学应运而生，对知识转化的迫切要求使之成为当前医学研究的重要课题。急诊医学由于其自身的特点，是临床决策应用最频繁的学科之一，对知识转化提出了更高的要求和挑战。

**临床决策**　医学决策有两大分支：宏观医学决策和微观医学决策。前者的结果是卫生政策，后者即临床决策，是一个决定患者在何时需要何种医学处置的决定过程。根据决策基础不同可分为经验决策和科学决策；根据决策可靠程度不同可分为确定型决策、风险型决策和不确定型决策；根据决策模式不同可分为家长式决策、知情决策和共享决策。

临床决策分析是采用定量分析的方法在充分评价不同方案的风险和利益之后选取最佳方案以减少临床不确定性和利用有限资源取得最大效益的一种思维方式。它可用来分析临床问题，也可用来做临床经济学分析，是一种最大限度减少临床实践和决策失误

的科学方法。其常用分析方法包括决策树模型分析法、敏感性分析法、马尔科夫（Markov）模型等。

1979 年，国际性跨学科的医学决策协会（Society for Medical Decision Making，SMDM）在美国成立。此后，临床决策学飞速发展。荷兰莱顿大学医学中心医学决策学系的建立，标志着医学决策作为一门学科的建制化过程基本完成。

**临床决策转变**　经验医学主要是根据医师的经验、直觉及对发病机制和病理生理知识的理解进行临床实践，证据主要来源于：①教科书知识。②个人临床实践经验。③请教相应的专家。④查阅杂志等文献的结论。这种以经验为主要基础进行临床决策的结果是低质量的医疗措施长期存在，一些证明有效的方法没有被采用，而证明有害的措施仍然被使用。同时，人类健康面临新的挑战，如新出现或新被认识的致病微生物、成人社区获得性肺炎病原体的变迁、对肿瘤/心脑血管疾病多因素致病的认识等。大量新技术不断产生和发展，使经验医学在面对越来越多的新问题时捉襟见肘。临床决策从经验决策向科学决策转变成为必然。

科学决策强调根据国内外医学科学的最新进展，以循证医学思维为指导，使用科学的方法或技术进行分析，兼顾并结合经验医学的优势，将提出的临床决策方案与传统方案进行全面比较和系统评价，充分评价不同方案的风险及利益之后，取其最优者进行实践。

科学的临床决策取决于两个关键点：证据和分析证据的能力。决策者对信息的占有量和对信息

的处理能力是评价其能力和水平的重要标准。前者要求临床医师必须掌握决策中不同选择所产生结果的相关可靠信息，即循证医学证据；后者要求必须有能力正确地处理这些信息，合理而及时地将研究证据应用到临床实践中，即知识转化。科学的临床决策是医学实践过程的一个重要组成部分，它将理论与实践结合起来，要求提高临床研究效率，催生了转化医学并促进了其发展。

**转化医学及知识转化**　转化医学又被称作转化研究，其概念最早可以追溯到 1992 年的"实验室到病床"。1993 年提出了转化研究的概念，1996 年正式提出了转化医学的概念。2003 年转化医学被确定为快速有效地将生物医学基础研究的最新成果转化为临床医学技术和产品并把临床实践中的实际情况反馈给实验室以开展研究的双向过程，即"从实验台到病床旁"和"从病床旁到实验台"的双向通道研究。中国学者认为，根据中国医疗保障水平、医疗政策、科研政策、医药市场营销状况，转化医学的内涵还应推广到将基础医学研究结果应用到社区医疗保健和公共卫生预防工作中。

现行的医学科研模式造成的基础与临床间的壁垒，让人们对医学研究的低转化率进行反思，基础研究脱离临床实践已经成为当前医学研究和医学教育的最大问题和障碍。现代生物医学尤其是基因组学的发展使基础应用到临床的可能性大大增加，科学的临床决策催生了转化医学并促进其发展。转化医学已受到美欧等国政府及国际知名医药公司的高度重视，并将其提升到战

略高度，但在中国尚处于起步阶段。

转化医学强调打破基础与临床的固有屏障，转变医学科研理念，建立公共研究资源库及交流平台，建设专业人才队伍，加强转化医学运行机制建设，大力推广医学成果向临床实践转化，其重要特点是多学科的紧密交叉合作，其核心是"转化"。

知识转化是转化医学的核心。最主要的障碍在于临床工作者缺乏相应的机会、技能和资源在他们的临床实践中去获取、评价、适应和采用研究证据。从知识本身来说，临床知识复杂程度越高、原理越深奥、结构越复杂、专业性越强、信息含量越大，即"因果关系不明确"，知识的转移性就越差；从转化主体来说，需要具备良好的知识程序化能力和反馈信息的把握能力，同时应积极接纳外部知识，具有知识需求搜寻能力、学习和消化能力等；从转化渠道来说，是否存在便捷而及时的交流平台，如信息网络等。不管是从个人、组织，还是从团队水平来看，知识转化都存在屏障，转化医学本身多学科干预的特点使知识转化更为复杂。没有一种简单的转换应用策略能在所有的情况下均通用。

**急诊医学与转化医学**　需要转化但有障碍，转化有多种手段。

急诊临床决策转变　随着突发公共卫生事件的频现、生物和化学恐怖的威胁以及空前增多的居民对急诊医疗服务需求的扩大，急诊医学发展面临着越来越多的挑战，对传统的经验性临床决策方法形成猛烈冲击。结合最新研究成果，缩短研究（知识）与实践的距离，研究和发展科学的临床决策方法是急诊医学研究领域的重要课题。

由于"急症"的突发性、严重性和动态变化，加上急诊环境的拥挤和嘈杂，使本来就具有假设性和不准确性的诊断难以充分地检查和推敲；病情的不断进展，又迫使医师必须迅速做出诊断和处置。因此，急诊诊断的假设性和急诊处置的试探性均较其他医学专业强。急诊医师处于并不能预知各种干预的后果但又必须行动的境地，在极其困难并处于近似孤立无援的情况下又必须对难以置信的复杂问题做出临床决策。所以，这种决策是可变的，但不是反复无常和轻率的。如何提高急诊临床决策的科学性已成为急诊医学发展的核心动力。

急诊医学临床决策与转化医学　随着科学技术的发展，经验性临床决策弊端日益突出，亟需转化为科学决策，但是，这种转化存在障碍。急诊工作的特点决定很少有时间和精力获取、吸收和转化大量的文献资料，兼之潜在医疗纠纷风险，急诊医师更倾向于使用既有知识理论和经验行事，新知识和新技术在急诊的转化存在很大障碍。主要有：①缺乏地区和国家水平的临床数据收集和监控系统。②急诊患者通常多种疾病并存，选用相应的临床指南时，不同指南之间可能存在矛盾。③急诊诊治环境始终处于动态变化状态，其处置优先次序不断变换。④转化过程中的多学科参与导致复杂性增加。⑤急诊拥挤问题对临床决策的干扰。需要与障碍的矛盾促使专家聚焦于医学知识转化的研究。

急诊医学知识转化的科学手段　简述各国研究情况和实施手段。

"8字循环图"模型　该模式于2007年由加拿大健康卫生研究所儿科急诊小组提出。它以传统的单环"迭代循环法"（一种不断用变量的旧值递推新值的过程）研究思路为基础，以最优临床结局为目标，将单环改进为"8"字形双环循环，包括临床研究循环和知识转化循环。医学知识转化循环包括：确定最终方案后进行医学知识转化或信息消化中存在的障碍，用系统分析方法确定进行知识转化中存在的"篱笆墙"（医学知识与临床实践间的差距），推广临床和知识转化研究成果，并促进医学知识在现实世界中的自然传播，随后对在现实世界中产生的结果（如死亡率等）进行评价。通过对这种新的模式进行验证，实践证明该模型是可行且有效的。

7步法模型　由唐纳德·帕斯曼（Donald Pathman）在1996年提出，是一个促进高质量研究证据向临床实践转化的多阶段模型。该模型也被称为"帕斯曼（Pathman）流水线模型"，包括临床认知、认可、适用性、能用（在各种临床背景下应用）、实施、同意和证据的遵循七个阶段。研究者具体而形象地用自来水管图表示，每个水龙头代表可防止证据信息丢失的点，水滴则表示在不同阶段存在的信息丢失、滥用或未应用的情况，高质量的临床相关证据在流经各个环节后，所获得的实践效果显得尤为宝贵。

"实践社区"平台　澳大利亚最初构建"实践社区（community of practice，CoP）"的网络平台。"实践社区"是指提供关注某一个主题的平台，由对这一主题都怀有热情的一群人组成，他们通过持续的互相沟通和交流增加自己在此领域的知识和技能。"实践社区"成功地拉近研究证据与急诊临床实践间的距离。CoP 最初被定义为互联网上的人们建立在现存知识的基础上，相互分享信息，并开发专门技术来解决某个共有问题的平台。一个积极有效的 CoP 能很好地分享知识，并促进实践运用。

该模型将以证据为基础的实践、质量改进技术和社交网络模型中的知识管理三者有机结合起来，构建一个虚拟平台，运用到医学知识转换中。通过 CoP 快速分享医学知识，能帮助吸收以证据为基础的实践、快速提供解决临床问题的相关研究证据和解决办法、认识并解决医师们面临的共有的临床挑战、促进高质量的临床数据的收集、分享和使用以提高临床诊治水平，从而很好地实现了在急诊环境下研究证据向临床实践的快速转化。

**基于 IT 的临床决策支持系统** 信息技术（information technology，IT）是知识转化过程中的一个关键元素，其对知识转化的支持主要体现在两个方面：人们能够通过 IT 对显性知识和信息（能用文字和数字表达，容易以硬数据的形式交流和共享）进行组织、储存及访问；IT 使人们之间的沟通更加便捷，有利于隐性知识（高度个性而且难以格式化的知识，包括主观理解、直觉和预感等）的分享。使用 IT 来进行知识转化被专称为"技术性知识转化"。

基于 IT 的临床决策支持系统为了直接促进临床决策而构建。分析患者的特征，产生单个患者特异性的评估或建议，然后交给临床医师进行综合判定。临床决策支持系统使用的背景和环境很

重要，要求是一个集技术、人、组织程序动态相互作用的复杂环境系统。CDSS 对急诊工作和环境有广阔的应用前景。已有研究证明 CDSS 在急诊临床实践和急诊医学知识转化中的价值。

**培养具有知识转化能力的急诊医学人才** 急诊医学的知识转化研究尚处起步阶段，具有知识转化能力的急诊医学人才很少。培养此类人才，需要：①建立急诊医学临床研究者、特定领域的知识转化专家及对急诊医学进行合适的知识转化设计、应用和分析的知识转化中心之间的联系。具体措施包括组织当地或全国性的急诊医学临床研究者和转化医学专家集体讨论；让特定领域的知识转化专家参与到急诊医学研究工作中来等。②对急诊医学研究者进行知识转化方法学的培训。③发展和推广急诊医学网络的知识转化。④发展急诊医学转化医学研究者、急诊临床医师、急诊医学转化医学拥护者和卫生健康组织之间的联系。

**由"点"带"面"** 研究发现，由于潜在的医疗纠纷等原因，急诊医师并不愿意应用新的医学知识或技术，从而导致知识转化的低效。但是，若有一位医师将某项新技术带入这个急诊团队，则能带动整体团队进行该项新知识的转化。因此，加强急诊的知识转化可以通过由"点"带"面"的方式进行新知识的推广和应用。加强知识提供者的教育和培训，提高专家知识转化素质，加强医学研究生教育中的知识转化素质的培养，加强知识转化在医学继续教育中的培养和专业人才的发展等措施都值得急诊医学界同行进行系统研究。

**"集中打包"法** 对高质量的

研究证据进行整合分析、集中打包，为繁忙的急诊医师提供方便阅读和可靠的证据信息，称之为"证据包"，如在专业期刊上发表的系统分析、循证医学综述、卫生技术评估、批评性评述和以网络（专业数据库）为基础的证据汇总等，甚至有杂志专注于各种研究证据的汇总。"集中打包"法首先要求要选取与急诊相关性好的可靠的高质量的证据资料，并使急诊医师能方便快速地获得这些"证据包"。事实上，目前急诊医师所依赖的"证据包"大都来源于其他专科，而较少有真正属于急诊领域的自己的"证据包"。如何将"证据包"更好地呈现给急诊医师以及各种不同形式"证据包"的有效性比较（即反馈），如何选定高质量的急诊证据资料，这些都将是急诊知识转化需要进一步努力的方向。

**多学科视角** 在一般专科，转化医学研究似乎更倾向于让某单一群体更多将研究成果转化到实践应用中。但在急诊科，由于其本身的复杂性和非专科特性，已不能仅仅限于单一群体的知识转换，必须从多学科的视角，针对各种不同人员，打破组织和专业界限，寻求最有效的将证据转换为临床实践的措施。

急诊医学专业发展需要科学的临床决策，而科学的临床决策是以证据为基础的，但在急诊现实世界中，证据和临床实践间往往存在着鸿沟，转化医学的核心思想正是"提供缩小证据与临床实践距离的科学方法"。目前，转化医学和医学知识转化方法学的研究在急诊医学中尚处于初始阶段，需要更多的急诊医师关注并参与到这一全新领域。

（徐腾达　王　肖）

## qìdào guǎnlǐ

## 气道管理 （airway management）

保证危重患者呼吸道通畅所采取的措施。是维持自主呼吸或进行呼吸支持治疗，保证有效通气和充足氧供的关键，是各脏器功能恢复的基础及重要手段。

**维持气道通畅** ①对卧床者采取合理体位。②对清醒者应协助其翻身、拍背并鼓励其深呼吸、咳嗽咳痰，防止呼吸道分泌物潴留。③对不能自主咳嗽咳痰者应及时吸痰。④对昏迷者可用仰头抬颏法、双手托颌法开放气道，还可用口咽通气管和鼻咽通气管等基础气道辅助装置保持气道开放。经常评估气道情况，必要时迅速建立高级人工气道。

**建立人工气道** 经口/鼻或直接经气管人工置入的呼吸通道（见人工气道）。

**维护人工气道** 是确保人工气道畅通的重要措施。

**固定人工气道** 妥善固定人工气道，避免导管随呼吸运动上下滑动、意外拔管或滑入一侧支气管，减少对气道黏膜的损伤。常用固定方法有胶布固定法、绳带固定法、弹力固定带固定法及支架固定法。

**湿化人工气道** 正常的上呼吸道黏膜有加温、加湿、滤过和清除异物的功能。呼吸道只有保持湿润、维持分泌物的适当黏度，才能保持呼吸道黏膜纤毛系统的正常生理功能和防御功能。建立人工气道后，呼吸道加温、加湿功能丧失，若吸入气体的绝对湿度<30mg/L，可出现纤毛运动障碍，导致分泌物排出减慢，分泌物淤滞将增加细菌在气道内繁殖的机会，感染又会造成大量黏蛋白、黏多糖分泌，增加痰液黏稠度，进一步加重痰液排出障碍。

大量分泌物积聚造成通气/血流比值失调，甚至堵塞气道造成肺不张。保持人工气道湿化，可防止分泌物结痂和避免黏膜损伤。人工气道湿化有2种。①加热湿化器：以物理加热的方法为干燥气体提供恰当温度和充分湿度，适用于机械通气。②热湿交换器：又称人工鼻，原理是将呼出气中的热和水分收集然后利用以温热和湿化吸入的气体，主要用于人工气道的患者。气道分泌物浓稠、量大、呈血性者，不主张使用人工鼻。

**排除气道分泌物** 通过负压吸引装置将气道内分泌物清除（见气道吸引术）。

**持续声门下吸引** 气管插管给予通气过程中，声门与气囊间无效腔内的滞留物是微生物繁殖的良好培养基，且多为耐药菌。气囊放气或气囊压力不足，含微生物的滞留物易流入下呼吸道导致呛咳、窒息及感染。在声门与气囊间放置引流管，置于背侧气囊上缘并固定，与气管套管并行引出体外，可接负压吸引装置持续吸引分泌物。持续声门下吸引可延缓早发型呼吸机相关性肺炎的发生。

**预防感染** 应用呼吸机24小时内，88%的吸气管路有细菌定植，并随某些操作进入下呼吸道，成为肺部感染的原因之一。注意口腔清洁，每天口腔护理2~3次，根据口腔pH选用口腔清洗液，可降低呼吸机相关性肺炎发生率。注意无菌操作，安全并彻底清除气道内分泌物，更换管路时切开外敷料垫，保持干燥；呼吸管路内有明显血迹、痰痂，应及时更换管路；定期做痰细菌培养和药敏试验；对周围器械做好消毒调换，避免交叉感染。

**管理气囊** 气囊压力过高可引起气管黏膜缺血，形成溃疡甚至坏死，压力过低则易形成漏气，一般气囊压力维持在25~30cm $H_2O$。气囊不需定期放气、充气，因为短时间气囊放气不能恢复气管黏膜血流。对机械通气条件较高的危重患者，特别是依赖于高水平呼气末正压通气的呼吸衰竭患者，气囊放气将导致肺泡通气不足，并可能引起循环波动，危重患者不能耐受。

（陆一鸣 朱莹）

## wéichí qìdào tōngchàng

## 维持气道通畅 （airway maintenance）

保证气道部分或完全梗阻患者进行有效通气的人工措施。适用于：①失去意识或反应者。②气道分泌物过多而不能及时有效清除者。③大咯血者。④气道外压迫者。⑤有误吸风险者。⑥气道异物者。可采取以下方法。①海姆利希手法：适用于有反应的气道异物者。②开放气道：包括仰头抬颏法（适用于失去反应但无颈椎损伤者）和双手托颌法（适用于失去反应但已确诊头颈部外伤或怀疑颈椎损伤者）。③建立人工气道：经口/鼻或直接经气管置入呼吸通道。包括基础气道辅助装置和高级人工气道（见人工气道）。④吸引：维持气道通畅的必要步骤，可去除气道内分泌物或血液（见气道吸引术）。

（陆一鸣 朱莹）

## yǎngtóu táikēfǎ

## 仰头抬颏法 （head lift-chin lift）

将昏迷患者仰头抬颏徒手开放气道的方法。应用最广泛，可有效解除舌根后坠。

单人心肺复苏时，使用仰头抬颏法开放气道，同时进行口对口或口对面罩人工通气。疑诊颈椎损伤者，不建议使用此法，以免加重颈椎损伤。

**操作方法**　施救者将一只手掌置于患者前额，向下按压使其头部后仰，另一只手的示指和中指置于颏部的骨性部位，使颏部上提（图），下颌骨前移。

**注意事项**　①不应使用拇指抬颏。②不应按压颏部下方的软组织以免压迫气道。③抬颏时注意不应将患者唇部完全闭合。④双人以上心肺复苏时，若使用球囊面罩进行通气，可使用 E-C 手法（即中指、无名指、小指构成 "E" 字钩住下颌，打开气道；拇指、示指，构成 "C" 字固定呼吸面罩）仰头抬颏。

（陆一鸣　朱莹）

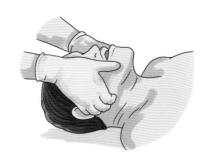

**图　双手托颌法**

用仰头抬颏法开放气道。

（陆一鸣　朱莹）

Hǎimǔlìxī shǒufǎ

**海姆利希手法**（Heimlich maneuver）　冲击腹部使肺部残留气体形成气流致气道异物冲出以解除气道梗阻的方法。1974 年美国医师海姆利希（Heimlich）首次报告。1975 年 10 月，美国医学会以其名字命名此急救方法并大力推广，并在世界范围内广泛应用。

腹部受冲击时，腹肌快速收缩，肺内压迅速上升；部分肺内残余气体冲出气道，气道内异物等也随之排出。此法适用于清醒的发生重度气道梗阻的儿童和成人。重度气道梗阻的婴儿及无反应者禁用。

**操作方法**　①救助前若患者出现重度气道梗阻，首先询问患者是否发生气道梗阻，并告知将为其进行救助。②救助时将患者两腿分开，施救者一条腿伸入患者分开的两腿间，站立于患者背后，双手环抱患者。施救者一只手握拳，拳面紧贴于脐部稍上方，另一只手抓住紧贴腹部的拳头，用力向内向上方向冲击腹部。重复上述腹部冲击直至异物排出，或患者失去反应，顺着救助者的腿倒下（图）。③救助后让患者就医，检查是否发生内脏损伤等并发症。

**注意事项**　①儿童患者可能需要跪在其背后进行腹部冲击。②孕妇或腹部过于肥胖无法双手环抱者，可用胸部冲击法替代腹部冲击法，即双手环抱于患者胸部，拳面位于胸骨下半部，朝正后方冲击患者胸部。

（陆一鸣　朱莹）

qìdào xīyǐnshù

**气道吸引术**（airway suction）用负压吸引装置将患者口咽部、人工气道内分泌物、呕吐物或血液清除的急救技术。气道吸引装置分为：①便携式，便于携带和移动，但不能提供充分的负压。②固定式，一般固定于墙内，可提供有效的负压。

**操作方法**　操作前准备：操作前检查吸引装置并选择合适的吸引管、吸引负压并吸氧。①吸引管：分为软性导管和硬性导管，前者除可吸引口咽部和鼻咽部的分泌物外，还可吸引人工气道内分泌物；后者一般用于吸引口咽部分泌物，尤其适用于分泌物黏稠者。人工气道内吸引时吸引管内径，成人不超过人工气道内径的 50%，婴儿和儿童不超过 66%。在保证吸引效果的前提下，负压越低越好。②吸引负压：婴儿一般推荐 80～100mmHg，成人不超过 150mmHg。③吸氧：吸引前成

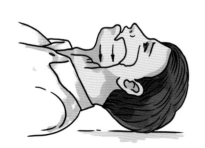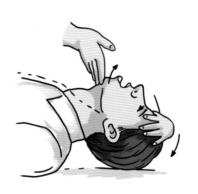

**图　仰头抬颏法**

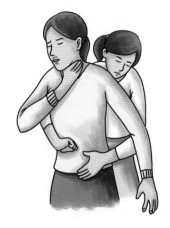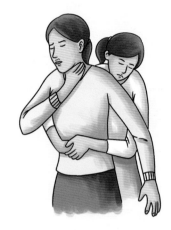

图　海姆利希手法（成人）

人和儿童患者，给予 30~60 秒的 100%吸氧浓度；婴儿患者，提高原吸氧浓度的 10%。

具体操作：①口咽部吸引，将吸引导管插入口咽部，通过封闭侧孔进行吸引，同时以旋转及弯曲的动作向外抽出导管。②人工气道内吸引，注意遵循无菌操作原则。将导管缓慢插入人工气道，注意插入过程中不应封闭侧孔。到达一定深度后，封闭侧孔，以旋转及弯曲的动作抽出导管。吸引后至少给予 1 分钟的高浓度吸氧，尤其是吸引前及吸引中出现低氧血症者。

**注意事项**　①吸引前滴注生理盐水可增加呼吸机相关性肺炎的发生危险。②口咽部吸引时，插入的导管长度切勿超过鼻尖至耳垂的距离；人工气道内吸引时，不推荐将吸引导管插入超过气管内插管的末端，避免损伤气道黏膜及刺激咳嗽或支气管痉挛。③每次吸引时间不应超过 15 秒。④吸引中监测患者的心率、心律、血氧饱和度及临床表现。若出现心动过缓、恶性心律失常、血氧饱和度急剧下降或临床表现恶化，应立即终止吸引，并给予高浓度氧甚至纯氧，直至心率、心律及

血氧饱和度恢复正常。

（陆一鸣　朱莹）

réngōng qìdào
## 人工气道 （artificial airway）
对气道梗阻或呼吸暂停者经口/鼻或直接经气管置入的呼吸道的急救技术。包括基础气道辅助装置和高级人工气道，前者包括口咽通气管和鼻咽通气管，高级人工气道包括喉罩、喉内导管、食管-气管联合导、气管插管、经皮扩张气管造口术及环甲膜穿刺等。

（陆一鸣　朱莹）

bíyān tōngqìguǎn
## 鼻咽通气管 （nasopharyngeal airway）
经鼻孔插入，在鼻腔和咽喉部建立通气的基础气道辅助装置。通常由橡胶或塑料制成，是一根柔软的非套囊性管道，可作为口咽通气管的替代品。

**适应证**　用于神经损伤导致咽部张力减弱或协调功能差引起的上气道梗阻者。

**操作方法**　选择合适尺寸的鼻咽通气管，其外径应小于鼻孔内径，可参照患者小指直径。鼻咽通气管的长度等同于患者的鼻尖至耳垂的距离。使用润滑剂润滑气道和鼻咽通气管，经鼻孔垂直于面部向后方插入，沿着鼻咽

的底部轻柔地通过气道。操作过程中若遇到阻力，可换另一侧鼻孔插入或轻轻旋转鼻咽通气管以便于插入。插入鼻咽通气管后应检查患者有无呼吸，若无呼吸或呼吸微弱，应立即给予正压通气或气管插管。在通气过程中应经常吸引通气管避免分泌物或血液堵塞管道。

**注意事项**　①操作手法需轻柔，避免损伤黏膜或周围腺体组织。②尺寸过长可能插入食管，正压通气时可导致胃胀气和通气不足。③若患者存在面部创伤，应警惕鼻咽通气管经骨折的筛板进入颅腔。④鼻咽通气管可能引起刺激性喉痉挛和反射性呕吐。

（陆一鸣　朱莹）

kǒuyān tōngqìguǎn
## 口咽通气管 （oropharyngeal airway）
经口插入，在口腔和咽喉部建立通气的基础气道辅助装置。又称口咽通气道。属于常用的简单气道。口咽通气管外形呈弯曲状，其弯曲度与舌及软腭相似，有多种型号。

**适应证**　主要用于昏迷者，防止其舌根后坠堵塞气道，且有利于吸痰，保持呼吸道通畅；也可作为气管插管时的牙垫，避免患者牙关紧闭、压迫气管导管。

**禁忌证**　支气管哮喘、牙齿松动、频繁呕吐及咽反射亢进者。

**操作方法**　多采用反向插入法。根据患者的具体情况选择合适型号。嘱患者张口，湿润口咽管将口咽管的咽弯曲部分朝向患者的下颌，沿舌上方向腭部插入口腔，当其内口接近口咽后壁时（已通过腭垂），即将其旋转 180°，借患者吸气时顺势向下推送，弯曲部分下面压住舌根，上面抵住口咽后壁。确认口咽通气管位置适宜、气流通畅后，用胶

布交叉固定于面颊两侧。

**注意事项** ①置入口咽通气道后应保持管道通畅，及时清理呼吸道。②口咽通气道会刺激患者咽部，可能会发生恶心、呕吐甚至误吸。③浅昏迷者耐受性较差，会导致通气管置入失败、呕吐，还可能兴奋迷走神经导致心率减慢、血压下降。

（曾红科　朱华栋）

shíguǎn-qìguǎn liánhé dǎoguǎn
## 食管–气管联合导管 （esophageal-tracheal combitube，ETC）

有食管阻塞式通气管和常规气管内插管联合功能的高级人工气道。是新型双腔、双囊塑料导管，类似两个气管导管并在一起，简称联合导气管（图）。ETC 是 1986 年由奥地利弗拉斯（Frass）等设计。两个互不相通的腔合为一个导管，其后端为两根管，可分别与通气管道的接头相连。短导管直通至前端开口，与常规的气管导管一样，称为气管腔；长导管远端是闭合的圆钝的末端，而在其中段有多个通气的侧孔，插入后的位置正好对着喉的入口，称为食管腔；在双腔导管的表面具有两个气囊，一个小的远端气囊与常规气管导管的类似，近端大的气囊设计用来封闭咽部（在舌根与软腭之间），注气后可封闭口鼻通道。长导管、近端大气囊及其注气管均为蓝色，短导管、远端小气囊及其注气管均为无色。ETC 的插管技术简单易学，可对昏迷和麻醉患者进行盲插，且插管成功率高。在院前急救、困难气管插管时，ETC 较食管阻塞通气管、喉罩更迅速、有效开放气道，且减少胃内容物误吸并发症。1993 年美国麻醉医师协会将其列为困难气管插管时重要补救或解救措施之一。ETC 应配置在救护车上，急诊科医务人员均应熟练掌握此插管法。

**适应证** ①紧急情况下需快速建立人工气道，尤其是在喉镜暴露不佳致常规经口气管插管困难或失败者。②头部活动受限，不能行常规气管插管者。③疑有颈椎损伤者。④气道内有血液或分泌物妨碍直视者。

**禁忌证** ①咽反射存在者。②服用腐蚀性物质、已明确有食管缩窄、肿瘤或食管静脉曲张者。③上呼吸道梗阻者。④年龄<16 岁、身高<120cm 者。

**操作方法** 患者可取仰卧位或其他体位，用球囊面罩装置吸 100%纯氧。选择合适型号的 ETC 并检查 ETC 套囊是否漏气。证实 ETC 套囊不漏气，将套囊中气体抽出，并将注射器留在注气孔，在 ETC 前端涂上润滑剂。

操作者用左手拇指伸入舌上方，其余四指置于颏下，压舌并打开下颌，清除牙具或口腔异物，用右手持 ETC，ETC 的曲度与咽部一致，从口腔正中轻轻插入，导管不能强行插入，以免损伤局部组织，若 ETC 前进遇到阻力，应先退出少许再继续插入。插到预定深度，使患者的牙齿或牙槽位于导管的双标线之间，注入 85~100ml 空气至导管咽部的大气囊，轻轻将 ETC 向外提拉以确定导管的位置，然后向远端气囊内注入约 15ml 气体。ETC 插管应插入食管内，可连接长导管通气，通过听诊双肺呼吸音、两侧胸廓起伏运动、呼吸数次导管内出现雾气、导管通气后无胃部水泡声，均可确定导管插入食管内，通气经食管腔的侧孔进入喉部；若通气时听诊双肺无呼吸音，胃部出现水泡音，表明导管插入气管，此时需连接短导管通气。若两根导管均听不到呼吸音，可能是 ETC 放置过深，应将咽部大气囊的气抽出，导管向外拉出 2~3cm 后再将大气囊注气，连接长导管通气以确定 ETC 的位置无误后妥善固定。

若需长时间维持通气可用其他导管取代 ETC，将导管大气囊空气抽尽，吸引口咽部异物，将 ETC 移至左侧嘴角，插入喉镜，直视 ETC 的前端。若 ETC 插入食管，则从声门插入常规气管导管，然后抽出 ETC 远端气囊的气体，取出 ETC。此导管替换法可避免误吸。若 ETC 插入气管，抽出远端气囊的气体并取出 ETC，再按常规方法插入气管导管。

**并发症** ①ETC 插管不顺利时若强行插入，其前端可穿破食管、梨状隐窝和会厌，导致机械

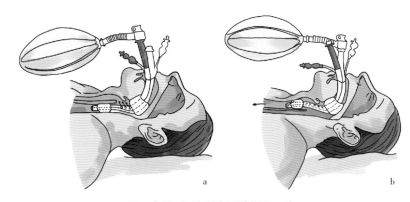

图　食管–气管联合导管操作示意

性损伤。②ETC 前端注射过多气体，局部压迫过度可致明显软组织损伤，气道受挤压。③ETC 插管经常插入食管，不能通过导管远端的开口吸引气道分泌物，不利于气道护理，长期使用易继发肺部感染。④复苏药物可通过常规气管导管给药，而前端插入食管的 ETC 不能给药，使患者的复苏更加困难。⑤有意识需行 ETC 插管者必须先诱导麻醉。

**注意事项** 不宜长期使用，若需长期机械通气且条件允许，宜更换为常规气管插管。

（曾红科　朱华栋）

hóuzhào

**喉罩**（laryngeal mask airway, LMA） 由一个可充气树叶形罩和连接管组成的通气辅助工具。属于高级气道。喉罩不需通过声门，可经口盲插进入咽喉部，给喉罩气囊部位充气后，膨胀的喉罩可包绕并密封会厌和声门，围绕喉头形成一个低压的密封罩，喉罩连接管通向口腔外可与呼吸机相连，可进行自主呼吸或正压通气（图）。

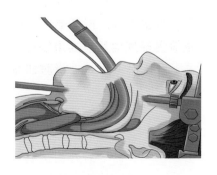

图　喉罩

临床常用的是标准喉罩和插管型喉罩。标准喉罩由通气管和通气罩两部分组成，按其大小，分为 7 种型号，不同型号供不同年龄、体重和体型的患者使用，分别适用于新生儿、婴儿、儿童和成人。插管型喉罩只有 3 号、4 号和 5 号，不适用于体重<30kg 患者使用。

**适应证** ①低氧血症、高碳酸血症、气道梗阻患者的气道准备。②支气管镜检查术前准备。③需要全麻手术而面部或颈椎损伤者。④短小手术全麻者。⑤烧伤后需要反复更换敷料者，尤其是面部烧伤者。⑥气管插管有困难、有风险或不成功者。

**禁忌证** 无绝对禁忌证。相对禁忌证：①咽喉部病变（脓肿、血肿、水肿、肿瘤等）者。②既往有上消化道出血手术史者。③确诊食管裂孔疝或相关症状者。④胃食管反流，呼吸道分泌物较多者。⑤妊娠超过 10 周，严重肥胖或肺顺应性降低者。⑥饱食或未禁食者。⑦气管受压或软化者（麻醉后可发生气道梗阻）。⑧非深昏迷，抵抗喉罩置入者。⑨严重呼吸系统疾病的患者，特别是喉或喉以下气道梗阻、肺顺应性降低或气道阻力高（病态肥胖症、支气管痉挛、肺水肿、肺纤维化或胸外伤所致）需要正压通气者。⑩张口度过小喉罩难于通过或喉罩贴附不紧者。

**操作方法** 操作前准备：监测心电图、动脉血氧饱和度，准备负压抽吸器以防气道受刺激分泌物增加导致误吸。按气管插管要求进行麻醉前准备和用药，插入喉罩时不需使用肌松药，但应给予适量静脉麻醉药或吸入麻醉药，也可采用咽喉部表面麻醉或神经阻滞。理想的麻醉诱导剂必须能减弱气道反应性以消除咽喉反射，避免引起咳嗽或喉痉挛。一般足量的麻醉诱导 20~60 秒后可插入喉罩，若气道反应仍较剧烈，可适量加用麻醉诱导药，但应注意监测血压、心率等生命体征变化。

操作步骤：①选择合适型号的喉罩，检查喉罩表面有无切口、撕裂、擦痕，检查 15mm 的连接管以确保其紧密连接气道导管，不要旋拧连接管以免破坏其密封性。②在气阀处插入注射器，抽空套囊内空气，检查套囊壁是否贴紧。从完全真空状态向套囊内充入足量空气，检查是否漏气。插喉罩前应将套囊完全放气。③置入喉罩前用水溶性润滑油润滑喉罩背面（胶质润滑剂可能阻塞前端的管腔或滴至喉部引起痉挛），切忌将润滑剂涂至喉罩的前面。④患者仰卧，头后仰，颈上抬。对外伤患者需要有助手维持头颈的中立位，避免过度伸展，其他患者保持头的中立位。⑤执笔式握住喉罩的管道部分，气罩向前、管腔面朝向舌面但不接触舌，仔细调节气罩前部的位置以便使它在过中切牙后能平贴于硬腭，用右示指和中指推喉罩管腔与通气罩的连接处，沿着硬腭和后咽壁的弧度向下置入喉罩至咽喉部。喉罩置入适当的位置，手指应为水平位，左手持管并固定，然后将右手的示指和中指移出，继续下移喉罩直到感到阻力。⑥给套囊足量充气以达到一个好的密封效果，一般 1 号喉罩充气量 2~4ml，2 号喉罩 10ml，4 号喉罩约 30ml，依次增加，不可过多通气。当通气道进入喉入口，套囊充气后充气管常向外移位约 1.5cm。管腔干的纵向黑色标线必须正对上唇的中线处，如有偏移说明充气囊放置的位置有误，会阻塞部分气道。当通气囊放置到位，喉罩套囊的前部位于咽喉部起始。通过通气管加压通气，喉罩放置合适时，气道通畅，胸部可闻及清晰呼吸音，喉罩两侧为清晰管状呼吸音，无异常气流声，亦无漏气感。如果发现呼吸道梗阻，则应立即拔出喉罩重新插管。喉罩放置到位后，加牙垫并用胶布固定。

**并发症** ①最常见的是喉罩放置失败或喉罩密闭不理想。②喉罩通过后咽部时用力过猛引起腭垂擦伤，有时也可见舌神经受损、舌麻木、腮腺肿胀和舌下神经麻痹。③通气罩套囊通气过度可致局部黏膜疝，使喉罩在喉部不能形成密闭空间。④通气罩末端罩住会厌，可引起会厌水肿。⑤喉罩插入后给予正压通气压力超过15mmHg，喉罩漏气或大量气体入胃导致胃胀气。⑥严重并发症：胃内容物反流、呕吐胃内容物、喉痉挛、支气管痉挛。当喉罩气道使用控制通气或正压通气时，这些并发症的发生率增加，严重时可因气道阻塞、窒息、心律失常而危及生命。

**注意事项** ①置入喉罩的动作应轻柔准确，导管只能向下固定在下颌部，不可改变方向以防喉罩移位，置入喉罩后不得做托下颌等操作，以防将罩压向喉头而至喉痉挛或移位导致喉梗阻。②呼吸道分泌物多或严重肥胖、肺顺应性低者不宜使用喉罩。③喉罩对胃反流、呕吐所致的误吸无预防效果，且加压通气常使气体入胃而增加呕吐、误吸的危险，禁用于已插胃管者。④喉罩通气时应密切观察通气效果和气道通畅情况，做呼气末二氧化碳分压监测和血氧饱和度监测，确保通气良好。⑤患者咽喉保护性反射恢复之前不宜移动喉罩或撤离喉罩，最好待患者能按指令张口后再拔出喉罩。

（朱华栋）

**hóunèi dǎoguǎn**

**喉内导管**（throat duct） 可作为气管插管的替代方法，它更小巧，比气管插管更易插入。适用于心肺复苏、手术时替代气管导管及困难气道的控制。有食管疾病者禁忌。用拇指和示指张开患者的口腔2～3cm，沿上腭正中置入喉内导管直至感觉轻微阻力，将气囊充气。头部轻度过伸有利于喉内导管插入，需警惕。

（曾红科）

**qìguǎn chāguǎn**

**气管插管**（tracheal intubation） 气管导管经声门置入气管，快速建立人工气道的急救技术。

**适应证** ①上呼吸道梗阻：源于口鼻咽及喉部软组织损伤、异物或分泌物潴留且短时间内不能纠正者。②气道保护性机制受损：意识改变及麻醉时正常生理反射受抑制者。③实施有创机械通气：心脏骤停、呼吸衰竭、呼吸肌麻痹及呼吸抑制者。④气道分泌物潴留：咳嗽反射受损，气道分泌物潴留导致肺部感染和下呼吸道梗阻者。

**禁忌证** 无绝对禁忌证。相对禁忌证：①口腔颌面部外伤。②上呼吸道烧伤。③喉头水肿、急性喉炎、喉头黏膜下血肿。④喉及气管外伤。⑤颈椎损伤。⑥肿瘤或异物残留。⑦主动脉瘤压迫气管。

**气道评估** 插管前应迅速评估气道，预测患者是否存在插管困难或面罩通气困难，尽可能避免未预见的困难气道。评估内容：①颌面部骨与组织有无畸形。②张口度测量：正常情况下最大张口时上下切牙间距离应>4.0cm，<3.5cm预示插管困难，<2.0cm预示喉罩通气困难。③甲颏距测量：颈部完全伸展时下颏至甲状切迹的距离，正常应在6cm以上，小于此距离预示插管困难。④马兰帕蒂（Mallampati）分级（包括静止及发声时）：头自然位，尽可能张大口，最大限度伸舌后根据可视结构进行分级。Ⅰ级：可见软腭、咽、腭垂、腭舌弓、腭咽弓；Ⅱ级：可见软腭、咽、腭垂；Ⅲ级：仅可见软腭和腭垂根部；Ⅳ级：仅可见软腭，预示面罩通气及插管困难。⑤上唇咬合试验：对清醒、合作患者，应评估上唇咬合试验，并按舌根不成比例增大影响窥视声门的程度进行Mallampati分级。⑥头颈屈伸度测量：颈项强直，下颌尖不能触及前胸或不能后伸预示插管困难。

**操作方法** 主要是经口和经鼻两种方法。尚有快速顺序插管，对困难插管者还可用逆行气管内插管、经喉罩插管等，均不常用。

经口气管插管 患者仰卧位，头后仰，颈上抬，使口腔、咽部（声门）和气管成一直线以便直视插管。右手拇指推开患者下唇和下颌，示指抵住上门齿，必要时使用开口器。左手持喉镜沿右侧口角进入口腔，压住舌背，将舌体推向左侧，镜片得以移至口腔中部，显露腭垂，再循咽部自然弧度缓慢推进镜片使其顶端抵达舌根，即可见会厌。进镜时注意以左手腕为支点，切忌以上门齿为支点。弯型镜片前端应放在舌根部与会厌之间，向上提起镜片即显露声门，而不需直接挑起会厌；直型镜片应放在会厌喉面后壁，需挑起会厌才能显露声门。右手呈"执笔式"持气管导管，从右侧口角插入口腔直至通过声带，将导管气囊近端置于声带下方，拔除管芯，注意导管尖端至患者切牙的距离，成年女性一般为21～23cm，男性22～24cm。按压患者双侧胸部，听和看导管开口是否有温热气流呼出，或用简易呼吸器压入气体观察双侧胸廓是否均匀抬起，同时听诊两侧肺有无对称的呼吸音，而上腹部无气过水声。确定导管在气管内后，气囊充气至刚好封闭气囊与气管间隙即可（气囊的硬度相当于鼻尖的硬度），即"最小封闭压力"，然后用两条胶布十字交叉，将导管固定于患者面颊部（图1）。

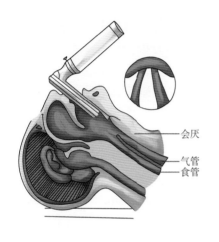

**图1 经口气管插管**

**经鼻气管插管** 患者体位同前。①明视插管：检查并选择畅通的鼻孔，最好是右侧，向鼻孔内滴或喷入少量血管收缩药和适量局部麻醉药以减轻不适。用咽喉镜暴露声门后将导管经鼻腔插入，出鼻后孔而进入咽喉腔后，可在插管钳的协助下，将导管送入声门，其他步骤同经口气管插管。②盲探插管：适用于开口困难或咽喉镜难于全部进入口腔者。将气管导管经合适的鼻腔插入，进入后鼻孔后应根据导管内呼吸气流声音的强弱判断导管口与声门之间的距离，适当变换患者头位（以头前屈位最多见）及导管位置和深度，感觉到气流最强时，可试探向前送入导管，导管通过

声门而进入气管可有脱空感，并可见大量气体从导管中流出。必要时仍需通过导管通气听呼吸音判断是否进入气管内，再适当送入导管并固定。其他步骤同经口气管插管。③经纤维支气管镜辅助插管：先将气管导管套在纤维支气管镜上，经鼻孔插入气管，再沿纤维支气管镜推送气管导管进入气管，或先将气管导管送至鼻咽部，然后在气管导管内插入纤维支气管镜并送至气管内，最后将气管导管送至气管内（图2）。

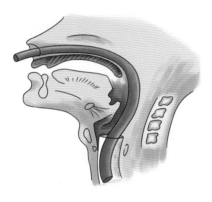

**图2 经鼻气管插管**

**并发症** ①插管期间并发症：最危险的是气管导管误入食管。尚有口鼻软组织、牙齿损伤；高血压及心动过速；心律失常；胃内容物误吸；颅内压升高；休克。②导管留置期间并发症：最严重的是导管阻塞及意外拔管，其他并发症有气管导管误入单侧主支气管、支气管痉挛、肺部感染、中耳炎、鼻窦炎、黏膜溃疡、鼻唇坏死、食管-气管瘘等。③拔管时并发症：喉痉挛、喉水肿、声门下水肿、杓状软骨脱位、异物阻塞声门。④拔管后并发症：气管塌陷窒息、气管软化、声带粘连或麻痹。

**注意事项** ①应按置管目的和患者条件选择插管方法。②对

经鼻插管者，应先检查鼻腔是否有肿瘤、息肉、鼻中隔偏曲等，选择通气良好的鼻孔。③操作喉镜时不应以中切牙为支点，防其脱落。④对颈短、喉结过高、体胖而难以暴露声门者，可借助手按压喉结、肩垫枕以彻底暴露声门。⑤插管时喉头、声门应充分暴露，动作轻柔、准确而迅速，以防损伤组织，尽量减少患者的缺氧时间，以免发生心脏骤停、呼吸骤停或迷走神经亢进等并发症而产生不良后果。⑥插管后应检查两肺呼吸音是否对称，确保导管位置正确，防止过深或过浅。⑦气管插管留置时间一般不超过2周，若短期不能拔除，应尽早气管切开。⑧拔管时，应注意发生喉头水肿的可能并采取必要的防范措施。⑨拔管后应观察患者的发音情况，必要时给予适当的对症处理，若出现杓状关节脱位所致发音困难，应及时复位。

（周荣斌 高菲 商娜）

kuàisù yòudǎo qìguǎn chāguǎn

**快速诱导气管插管**（rapid sequence intubation，RSI） 充分氧合前提下用镇静剂及诱导剂后，立即用速效肌松药，使患者进入有效镇静和肌肉麻痹状态，快速行气管插管的急救技术。RSI是急诊建立高级人工气道常用的方法之一。在药物诱导下建立人工气道比清醒状态下更容易、快捷，是急诊和有胃内容物误吸危险者建立气道的首选方法。

**适应证** ①缺氧、意识不清、不配合、不稳定、服用不明药物或病史不明者。②胃肠道梗阻者。③低血压引起呕吐者。④糖尿病性胃轻瘫者。⑤胃食管反流者。⑥胃内压升高者。⑦下食管括约肌低张力性反流者。⑧癫痫持续状态者。⑨头部创伤后格拉斯哥

（Glasgow）昏迷评分等级下降者。⑩呼吸衰竭者。⑪外科紧急手术需建立气道通气而又存在插管困难者。

**禁忌证** ①肌松药使用禁忌者。②危险疾病禁忌插管者。

**操作方法** 若将给入诱导麻醉药称为"0时刻"，基础RSI可归纳为7P。①准备（preparation）：0时以前，患者及器械药品准备。②预氧合（preoxygenation）：0时前4~5分钟，插管前给患者吸入5分钟纯氧。③预处理（pretreatment）：0时前2分钟，静脉注射利多卡因减轻插管时支气管痉挛，缓解颅内压等。给予阿片类物质可减少儿茶酚胺释放缓解气管插管伴随的交感神经兴奋。④诱导麻醉（paralysis）：0时刻，给予快速起效药物使患者意识丧失。⑤体位（position）：1~30秒，若无可疑颈椎、棘突损伤，将患者放在最适宜的仰头抬颏体位，若怀疑有颈椎棘突损伤，插管过程中助手将患者头、颈稳定在一条轴线上，并移向颈椎棘突前方，容许最大限度张口并接近颈部。⑥进管（placement of tube）：30~45秒，通常给予琥珀胆碱约45秒可达到肌肉松弛、肌张力消失，助手压迫环状软骨，开始气管插管，在直视下置入气管导管。⑦插管后管理（postintubation management）：至2分钟，气管插管操作完成应注意后续镇静镇痛，给予适当的肌松药，并开始机械通气。必要时放置鼻胃管减低胃内压。

**并发症** 可能有气道损伤、牙齿损伤、心动过速、高血压或低血压、心肌缺血、脑缺氧、颅内压增高、眼内压增高、肺误吸及给药后的特殊并发症，严重者可有缺血缺氧性脑病、心源性猝死等并发症发生。

**注意事项** ①评价气道后，对插入气管导管的成功可能性有很大疑问者，不应给予肌松药。②使用肌松药后应迅速插管建立气道，若经口气管插管不成功，可选择经纤维支气管镜或其他途径引导下气管插管。

（曾红科　朱华栋）

huánzhuàng ruǎngǔ jiāyā

## 环状软骨加压（cricoid pressure，CP）

施压于环状软骨，使之移向脊柱，利于通气并防止胃内容物反流误吸入呼吸道的方法。1961年由赛利克（Sellick）首先提出，故又称赛利克手法（Sellick maneuver）。鉴于此法可使喉镜检查和气管插管变得困难，2010年国际心肺复苏指南不再推荐将其常规用于心肺复苏。

**适应证** ①口对口通气。②口对鼻通气。③球囊面罩正压通气时预防误吸。④选择性用于部分气管插管患者，改善操作过程中咽喉部视野暴露和便于气管导管通过。

**操作方法** 患者接受口对口通气或球囊面罩正压通气时，另一位施救者用拇指和示指向患者颈椎方向压迫环状软骨（图），若患者意识未丧失，压迫力量约为10N；对意识丧失者压迫力量20~30N为宜；拟达到完全压闭食管，至少需施加40N的力量，较大的力量可能出现并发症；怀疑颈椎损伤者，应适当减少压迫力量。

**注意事项** ①施压不当可引起清醒患者不适、咳嗽和恶心，还可能引起吸入性肺炎或食管破裂。②对意识消失者施加压力过大可促使头颈部屈向胸部，导致气管插管困难。③压力过大或压迫方向不正确还可能导致喉部扭曲，气道梗阻，造成人工通气困难。

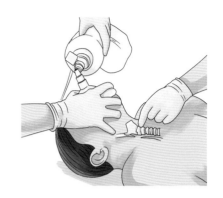

图　环状软骨加压法

（曾红科　朱华栋）

cháoqìmò èryǎnghuàtàn jiāncè

## 潮气末二氧化碳监测（endtidal carbon dioxide measure）

无创性持续监测肺泡二氧化碳分压（$P_A CO_2$）或浓度的方法。该法不仅可监测潮气末二氧化碳分压（$P_{ET} CO_2$），还可显示呼出气二氧化碳分压（$PCO_2$）的波形变化，可反映呼吸、循环功能及肺通气/血流分布情况，是常规的重症监护手段之一。2010年心肺复苏指南推荐在围停搏期为插管患者使用二氧化碳波形图进行定量分析，以确认和监测气管插管位置及根据$P_{ET} CO_2$监护心肺复苏质量，监测自主循环是否恢复。

**方法** 包括红外线吸收法、质谱测量法和比色法，以红外线吸收法多见。呼出气二氧化碳分析仪根据气体采样的方式可分为侧流型和主流型，主流型的测量部件直接与人工气道相连，侧流型则通过采样管将呼出气吸入位于主机内的比色皿进行测量。

**病理生理基础** 组织细胞代谢产生$CO_2$，经毛细血管和静脉运输到肺，在呼气时排出体外，体内二氧化碳产量（$VCO_2$）和肺泡通气量（$\dot{V}_A$）决定$P_{ET} CO_2$。

$$P_{ET}CO_2 = VCO_2 \times 0.863 / \dot{V}_A$$

注：0.863 是气体容量转换成压力的常数。

$CO_2$ 弥散能力很强，极易从肺毛细血管进入肺泡内。$P_{ET}CO_2$ 主要受 $P_ACO_2$ 的影响，肺泡和动脉二氧化碳压力完全平衡，正常人 $P_{ET}CO_2 \approx PaCO_2 \approx P_ACO_2$，最后呼出的气体应为肺泡气。$P_ACO_2$ 则受通气/血流（$\dot{V}_A/\dot{Q}$）比值影响，在病理状态下，$\dot{V}_A/\dot{Q}$ 比值及肺内分流（Qs/Qt）发生变化，$P_{ET}CO_2$ 就不能代表 $PaCO_2$。

**二氧化碳波形图** 在呼吸过程中将测得的 $CO_2$ 浓度与相应时间一一对应描图，即可得到所谓的二氧化碳波形图。正常情况下，该波形图一般可分 4 相（图）。①Ⅰ相：吸气基线。应处于零位，是呼气的开始部分，为呼吸道内无效腔气，基本上不含 $CO_2$。②Ⅱ相：呼气上升支。较陡直，为肺泡和无效腔的混合气。其曲线的斜率主要受 $\dot{V}_A/\dot{Q}$ 比值的影响。③Ⅲ相：水平或微向上倾斜。即呼气平台，为混合肺泡气，平台终点为 $P_{ET}CO_2$ 值。④Ⅳ相：吸气下降支。二氧化碳曲线迅速而陡直下降至基线，新鲜气体进入气道。

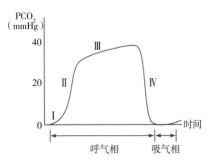

**图 二氧化碳波形图**

**$P_{ET}CO_2$ 波形分析** ①用于判断 $P_{ET}CO_2$ 是否准确。②某些疾病有较特殊的呼出气二氧化碳波形改变，有助于疾病判断。

$P_{ET}CO_2$ 持续下降 机械通气时，多见于过高的分钟通气量而导致的 $\dot{V}_A/\dot{Q}$ 比值失衡，但也可见于全身 $CO_2$ 产生下降（如体温过低）；非机械通气，多见于代谢性酸中毒的代偿反应，还见于心源性的过度通气综合征。低 $P_{ET}CO_2$（正常值 40mmHg）伴平台消失，表明呼出气中肺泡气含量减少，而解剖及肺泡无效腔气体比例增加，常见于浅快呼吸、慢性阻塞性肺疾病、上呼吸道狭窄。

$P_{ET}CO_2$ 迅速下降 常见于意外拔管、呼吸道完全阻塞、呼吸机管道脱落、气管插管误入食管等；迅速下降但并未下降为零，可见于气管插管漏气、呼吸道不完全阻塞、呼吸机管道漏气等。

$P_{ET}CO_2$ 逐渐升高 是低通气的表现，表现为肺泡通气低于灌注，也可见于代谢性碱中毒的代偿反应。自主呼吸患者如果呼出气二氧化碳正常，多见于麻醉、镇静过深导致的中枢呼吸抑制，也可见于呼吸肌疲劳、重症肌无力导致的呼吸驱动不足；机械通气患者同样提示通气不足，此外需考虑发热、肠外营养中高葡萄糖摄入等因素导致全身 $CO_2$ 产生增加。

$P_{ET}CO_2$ 波形平台斜率增加 慢性阻塞性肺疾病或气管痉挛使肺泡气体呼出不均匀所致，常见于哮喘、喘息性支气管炎。

**临床意义** 如下所述。

判断通气功能 在多数情况下，$P_{ET}CO_2$ 可准确反映 $PaCO_2$。可迅速反映患者的通气状态，在呼吸治疗或麻醉手术过程中，可随时调节潮气量和呼吸频率，保

证正常通气，避免通气过度或通气不足。

发现麻醉机或呼吸机故障 气管导管接头脱落，$P_{ET}CO_2$ 立即下降至零。呼气活瓣失灵和麻醉中碱石灰失效时，$P_{ET}CO_2$ 升高，误吸后 $P_{ET}CO_2$ 急剧升高。

肺栓塞诊断评估 如空气、羊水、脂肪和血栓栓塞时，$P_{ET}CO_2$ 突然降低。与低血压不同，低血压时 $P_{ET}CO_2$ 逐渐降低。

反映循环功能 在低血压、低循环血量、休克和心力衰竭时，随着肺血流减少，$P_{ET}CO_2$ 逐渐降低。

监测心肺复苏质量 呼吸心脏骤停，$P_{ET}CO_2$ 急剧降至零，复苏后逐渐回升。若 $P_{ET}CO_2 > 10mmHg$，提示心肺复苏质量较高；若 $P_{ET}CO_2$ 突然持续升高至 40mmHg 左右，提示自主循环恢复。

确定气管导管的位置及通畅程度 若气管导管插入食管则无 $CO_2$ 波形显示，可帮助确定双腔气管导管的正确位置。若气管和导管部分阻塞，$P_{ET}CO_2$ 和气道压力升高，压力波形高尖，平台降低。

代谢监测及早期诊断恶性高热 恶性高热时，$CO_2$ 产量增加，$P_{ET}CO_2$ 不明原因突然升高达正常的 3~4 倍，经有效治疗后，$P_{ET}CO_2$ 首先开始下降。因此，$P_{ET}CO_2$ 对恶性高热的诊断和疗效评定有特殊价值。静脉滴注 $NaHCO_3$ 过快、过多也可引起血中 $CO_2$ 突然升高，$P_{ET}CO_2$ 升高。

非气管插管患者监测 可了解通气功能和呼吸频率，有利于观察病情变化，可减少抽取动脉血的次数。使用时可将导管置于鼻腔内或用面罩测量，并能同时吸氧。

**影响因素** 严重心肺疾病、采样管堵塞及呼吸频率等均可影

响 $P_{ET}CO_2$ 的测定：①心肺严重疾病患者 $\dot{V}_A/\dot{Q}$ 比值失调，$PaCO_2 - P_{ET}CO_2$ 差值增大，经鼻氧管采样测定的 $P_{ET}CO_2$ 不能作为通气功能的判断指标，需同时测定 $PaCO_2$ 作为参考。②采样管可因分泌物堵塞或扭曲而影响 $P_{ET}CO_2$ 的监测结果。③呼吸频率过快，呼出气体不能在呼气期完全排出，同时 $CO_2$ 监测仪来不及反应，均可产生 $P_{ET}CO_2$ 的监测误差。④侧流式 $CO_2$ 监测仪可因气体弥散、采样管的材质和气体样品在管中暴露的长度（与气体流速和采样管长度有关）等引起误差。

（曾红科 朱华栋）

qìguǎn qiēkāishù

## 气管切开术（tracheotomy）

切开颈段气管，放入金属气管切开套管，以解除喉源性呼吸困难、呼吸功能失常或下呼吸道分泌物潴留所致呼吸困难的急救技术。操作包括常规手术操作及床旁经皮扩张气管造口术。常规的气管切开术不仅需要特定的训练、器械和一定的操作时间，而且皮肤切口较大，需分离颈前组织和切开气管前壁，因此并发症较多。床旁经皮扩张气管造口术操作简便、损伤小，特别适用于危重患者。

**适应证** ①喉部炎症水肿、肿瘤、外伤及异物等造成的严重喉部阻塞，无法行气管插管者。②因各种原因需建立人工气道且短期内不能拔除者。

**禁忌证** 绝对禁忌证：①气管切开部位存在恶性肿瘤。②气管切开部位存在感染。相对禁忌证：①甲状腺肿大。②出凝血功能障碍。

**操作方法** 患者平卧，颈肩部下方垫物使头后仰成过伸位。在选择的穿刺点（第2~3软骨环之间）做1.5~2.0cm的横切口。穿刺针筒内抽取半管生理盐水，穿刺针穿入气道，回抽后见大量气泡冒出。顺针头送入J型导丝。沿导丝送入扩张器扩开气管壁和周围组织。沿导丝将扩张钳滑入气管前壁，扩张气管。沿导丝放入带内芯的气管切开套管，拔除内芯和导丝后气囊充气并固定。

**注意事项** ①如原有气管插管操作时需将插管退至环状软骨水平以免损坏插管。②扩张时沿导丝并垂直扩张颈前软组织和气管前壁以免形成假道。③扩张钳穿透气管前壁后将扩张钳手柄向患者头部方向翻转，尖端朝向气管远端，保持扩张钳纵轴与患者身体纵轴平行，以免损伤气管后壁。每次在扩张钳张开的情况下移去扩张钳。④气管切开后3天内注意套管的固定，因尚未形成瘘管，万一套管滑脱，无法顺原位置入套管，应再次气管插管。气管切开后注意局部伤口出血及气肿情况，发现问题及时处理。

（陆一鸣 朱莹）

jīngpí kuòzhāng qìguǎn zàokǒushù

## 经皮扩张气管造口术（percutaneous dilational tracheostomy, PDT）

经皮穿刺导丝引导下，紧急置入气管切开套管解决气道梗阻的急救技术。该法已广泛应用于急救复苏和围术期气道管理。传统的气管切开术不仅需要特定的训练、器械和一定的操作时间，而且皮肤切口较大，需分离颈前组织和切开气管前壁，因此并发症较多，耗时长。PDT改变了传统的气管切开术，损伤小、操作简便、耗时短，特别适用于需紧急气管切开迅速建立高级人工气道的危重患者。

**适应证** ①喉源性呼吸困难需在极短时间内恢复气道而又不适宜行气管插管者。②颈椎损伤不能垫肩和头后仰者。③开放式气管切开后48小时内、PDT后72小时内意外脱管，需快速经原切口置导丝后置管者。④传染性较强病原菌感染或呼吸道传染病者。

**禁忌证** ①颈部解剖异常或不清楚者，如颈前区肿瘤、颈前软组织较厚、气管偏斜、严重肥胖伴颈短及颈部严重皮下气肿。②既往有气管切开史。③手术区域局部皮肤感染。④儿童患者。⑤无条件或无能力实施经口气管插管、纤维支气管镜检查、环甲膜切开术及床旁开放式气管切开术。

**操作方法** 患者取平卧位，颈段气管保持在颈中线，肩部垫枕使头后仰成过伸位。局部浸润麻醉，在选择的穿刺点（第2~3软骨环之间）做1.5~2.0cm的横切口。用专用套管针垂直于主气管走行穿刺（针尾注射器内充1~2ml生理盐水），有突破感后回抽可见大量气泡，证实进入气管后，拔出穿刺针针芯，置入J型导丝，置入扩张器扩张气道前壁，将扩张钳置于气管内，边退边扩张气管前壁及颈前组织，见有大量气体从扩张口喷出，沿导丝迅速置入气管切开套管，拔出导丝及管芯，套囊充气，确认气管切开套管位于气管内且位置正确后，固定气管切开套管（图）。

**并发症** ①出血和感染。②气囊破裂。③气管切开套管置入困难、气管损伤。④误伤甲状腺。⑤皮下气肿。⑥声门下或喉气管狭窄。⑦皮肤异常肉芽组织形成、声音嘶哑和声音改变等。

**注意事项** 穿刺插管过程中常伴误吸和呛咳，进一步加重缺氧，有心脏骤停的危险。因此对呼吸功能极差如伴低氧血症者，

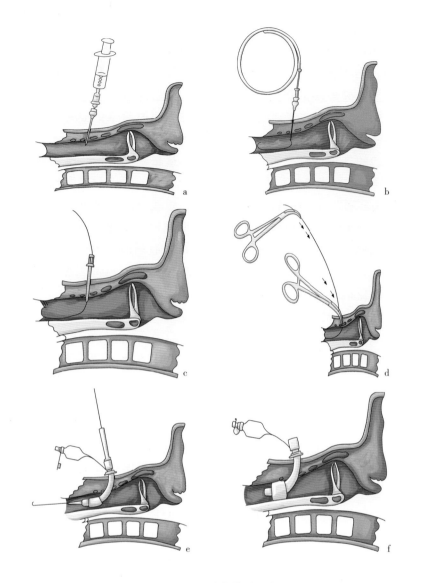

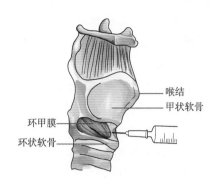

图　环甲膜穿刺

**图　经皮扩张气管造口术**

注：a. 穿刺；b. 置入导丝；c. 置入扩张器；d. 沿导丝置入扩张钳，扩张软组织及气管前壁；e. 置入气管切开套管；f. 拔出导丝，套囊充气固定

**注意事项**　①进针不宜过深，避免损伤后壁黏膜。②若需应用药物，必须确定针尖在喉腔内方可注射。③针头拔出前应防止喉部上下运动，否则易损伤黏膜。④专用环甲膜穿刺针可直接连接简易呼吸器或呼吸机进行紧急辅助通气。⑤穿刺针留置不宜超过24 小时。

（陈旭岩　朱华栋）

rén gōng hū xī

**人工呼吸**（artificial breathing）　用人工方法帮助患者恢复呼吸功能的急救措施。适用于任何原因引起呼吸骤停或窒息患者。施救者徒手或利用辅助设备将氧气有节律地吹入肺内，然后利用胸廓和肺组织的弹性回缩力使进入肺内的气体呼出，如此周而复始以替代自主呼吸。人工呼吸分为口对口呼吸、口对鼻呼吸及面罩活瓣呼吸装置等。

（陈旭岩　朱华栋）

kǒu duì kǒu hū xī

**口对口呼吸**（mouth to mouth respiration）　施救者口唇对准患者口唇，将气体吹入患者气道，帮助患者呼吸的急救通气方法。是对自主呼吸停止患者实现被动通气的急救措施之一。施救者克服患者肺、胸腔的弹性阻力和气道阻力，将呼出气吹入患者肺内

宜先行气管插管以增加氧供。

（曾红科　朱华栋）

huán jiǎ mó chuān cì

**环甲膜穿刺**（thyrocricoid puncture）　穿刺甲状软骨与环状软骨之间的环甲膜至气管腔建立紧急人工气道的急救技术。

**适应证**　①喉头水肿及颈部或颌面部外伤等致上呼吸道完全或不完全阻塞者。②牙关紧闭经鼻气管插管失败者。③药物注射治疗、抢救。

**禁忌证**　无绝对禁忌证。环甲膜水平以下气道梗阻者不宜。

**操作方法**　患者取平卧或半卧位，头部保持正中，尽可能使颈部后仰，抢救者用左手示指触及甲状软骨与环状软骨间的环甲膜，右手将环甲膜穿刺针或粗针头在环甲膜上垂直进针穿刺，依次通过皮肤、筋膜及环甲膜，有落空感时，进针阻力消失，可挤压双侧胸部，发现有气体自针头逸出或用空针回抽出气体时，提示穿刺成功（图）。

**并发症**　①出血。②假道形成。③食管穿孔。④皮下或纵隔气肿。

使其扩张，利用患者肺及胸廓本身的弹性回缩力使气体自行排出，实现被动通气。

**适应证**　任何情况下自主呼吸停止，不能立刻提供有效的机械通气者，特别是溺水者。

**操作方法**　患者取仰卧位，采用仰头抬颏法开放气道，确保气道通畅，清除口腔内可见异物，捏住患者鼻翼，防止漏气，施救者用口唇将患者口唇全部包住，呈密封状（图），缓慢吹气，每次吹气应持续 1 秒以上，能观察到胸廓起伏即可，通气频率应为 10~12 次/分。若同时进行胸外按压，按压与通气比例为 30:2。为减少胃胀气发生，防止出现过度通气，应避免快速而强有力的吹气。

**注意事项**　对专业人员而言，实施人工呼吸配合胸外按压，有助于提高呼吸和心脏骤停患者的生存率。但在施救者开放气道以进行口对口呼吸、寻找防护装置的过程中，胸外按压通常会被延误，降低复苏成功率。因此，施救者应着重实施徒手胸外按压，不应忙于口对口呼吸而延误抢救治疗。

（朱华栋）

kǒuduìbí hūxī

## 口对鼻呼吸（mouth to nose respiration）
施救者上抬患者下颏使口闭合，用口封住患者鼻部将气体吹入患者鼻中的急救通气方法。是对自主呼吸停止患者实现被动通气的另一种急救措施。适用于不适宜口对口呼吸者，如牙关紧闭、口对口密封困难、口腔周围严重外伤等。操作时首先手法开放患者气道，头后仰，用手托住患者下颌使其口闭合。施救者深吸气后用口包住患者鼻部，使之呈密闭状态，然后缓慢向患者鼻孔内吹气，吹气方式同口对口呼吸，通气时间持续 1 秒以上，通气频率 10~12 次/分，通气深度能观察到胸廓起伏即可。

（陈旭岩　朱华栋）

miànzhào huóbàn hūxī zhuāngzhì

## 面罩活瓣呼吸装置（bag-valve-mask respiration unit）
由球囊、单向阀、面罩、储氧囊和氧气连接管组合而成的人工通气简易装置。又称简易呼吸器。

**组成**　①球囊：具有自复性。成人球囊容积为 2L，儿童球囊为 0.5~1.0L。②单向阀：具备不会被异物堵塞的特点。③面罩：由透明材料制成，可观察患者有无反流。④储氧囊和氧气连接管：氧流量为 12~15L/min 时可提供氧浓度为 90%~100% 的氧气。⑤压力释放阀：送气压力过高（>40cmH_2O），该阀可释放出过量气体，以保障患者安全。

**适应证**　无自主呼吸或呼吸不规则，通气量严重不足者。临床用于心肺复苏、纠正呼吸衰竭、气管插管准备等。

**禁忌证**　①上呼吸道损伤或梗阻。②严重面部损伤。③呕吐或口腔出血。

**操作方法**　①患者仰卧，去枕、头后仰。②清除口腔与喉中义齿等任何可见的异物。③施救者位于患者头后方，用左手托下颌使其朝上，保持气道通畅。④将面罩紧扣口鼻，用左手拇指、示指固定面罩，使口鼻与面罩完全贴合，其余三指抬起下颌。⑤用右手挤压球囊，将气体送入肺中，松开球囊使球囊恢复原形。

单人使用面罩活瓣呼吸装置时，若面罩和患者面部密闭不足，易出现漏气现象，双人复苏时效果更好。双人操作时，一人采用双手托颌法开放气道，两手拇指压紧面罩，另一人挤压弹性呼吸囊进行人工通气（图）。

**注意事项**　①操作时常不取出义齿（除非造成气道梗阻），因为义齿可以加强口与面罩的密封性。②挤压球囊幅度不宜过大，球囊压缩1/3即可，每次挤压球囊时间应>1 秒。③有自主呼吸者，辅助呼吸应与自主呼吸同

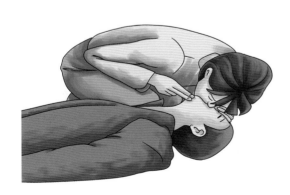

图　口对口呼吸

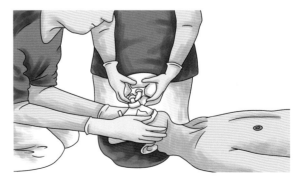

图　面罩活瓣呼吸装置操作方法（双人法）

步。④心肺复苏时，胸外按压30次，给予2次通气，建立人工气道后，通气频率为8~10次/分。非心肺复苏时，通气频率为12~16次/分。⑤为防止反流和胃过度膨胀，操作时可由助手压迫环状软骨，使食管闭塞。

（陈旭岩　朱华栋）

**jīxiè tōngqì**

# 机械通气（mechanical ventilation）

用器械（主要是呼吸机）使患者恢复有效通气并改善氧合的方法。是临床医学中不可缺少的生命支持手段，为治疗原发病提供了时间，极大地提高了呼吸衰竭的治疗水平。

**分类** 按胸内压变化分为正压通气和负压通气；按有无人工气道建立分为有创通气和无创通气。"无创"与"有创"的区分，主要根据呼吸机与患者的连接方式，需通过气管插管或气管切开等人工气道与呼吸机相连的方式称为有创通气，不需建立人工气道，通过鼻罩或面罩就能完成正压通气的方式称为无创通气。

**正压通气** 20世纪50年代，正压通气逐渐发展成为通气支持的主流，与负压通气相比，正压通气效果更加可靠。包括有创正压通气和无创正压通气。

生理效应 主要有：①通过提供一定的驱动压以克服呼吸机管路和呼吸系统的阻力，把一定潮气量的气源按一定频率送入肺内，全部或部分替代呼吸肌做功，使呼吸肌得以放松、休息，也能减轻心脏的负担。但长期应用呼吸机会使呼吸肌出现失用性萎缩，功能降低，甚至产生呼吸机依赖。为了避免这种情况的发生，临床上可根据病情好转的情况，给予适当的呼吸负荷。②通过改善顺应性、降低气道阻力和对气道、

肺泡的机械性扩张作用使肺容积增加，改善低氧和二氧化碳潴留，缓解肺血管痉挛，减少无效通气，改善通气/血流比值。③通过减轻肺水肿和增加功能残气量使膜弥散能力增加，但回心血量减少，肺血管床容积减少，弥散降低。④使肺容积增加，肺泡周围血管受压，肺血管阻力增加，还会对心包腔产生挤压作用，使回心血量减少，心输出量减少。胸内压增加也导致心输出量减少。⑤胃肠道血液灌注和回流受阻，pH降低，上皮细胞受损，加之正压通气本身也可作为一种应激性刺激使胃肠道功能受损，故患者易并发上消化道出血。⑥回心血量和心输出量减少，使肾脏灌注不良，并激活肾素-血管紧张素-醛固酮系统，抗利尿激素分泌增加，导致水钠潴留甚至肾衰竭。但缺氧和二氧化碳潴留的改善又有利于肾功能的恢复。⑦二氧化碳分压降低，导致脑血流减少，颅内压随之降低。正压通气又会影响颅内静脉血回流障碍，使颅内压升高。

治疗效应 ①改善通气。②改善换气。③减少呼吸功耗。可用于改善下述病理生理状态。通气泵衰竭：呼吸中枢冲动发放减少和传导障碍，胸廓的机械功能障碍，呼吸肌疲劳；换气功能障碍：功能残气量减少，通气/血流比值失调，肺血分流增加，弥散障碍；需强化气道管理者：保持气道通畅，防止窒息。

**负压通气** 20世纪早期投入临床使用的通气支持始于负压通气，是最早应用的机械通气，属无创负压通气技术，通过将负压周期性地作用于体表，使肺内压降低而产生通气。主要特点是无需建立人工气道，无气管插管及

正压通气引起呼吸道感染和气压伤危险，且不需要使用镇静剂，保留吞咽和咳嗽功能，患者与医护人员可以交流。1928年德林克（Drinker）设计了"铁肺"，铁肺是一个连接着泵的密闭铁盒子，患者躺在里面，头部伸在外面。当铁肺中的空气被吸出时，新鲜空气进入患者的肺内；当铁肺中的压力上升时，肺内的空气被压出去，这是第一个代替人体器官功能的机器。铁肺的使用使当时脊髓灰质炎的病死率大大降低。但这种呼吸机体型庞大，护理困难，后来陆续出现了其他体型较小的负压呼吸机，包括盔甲式、夹克衫式负压呼吸机。

**基本工作模式** 根据吸气向呼气切换方式和开始吸气机制可有不同的工作的模式。

吸气向呼气切换方式 根据此切换方式可分为"定容"型通气和"定压"型通气。

"定容"型通气 呼吸机以预设通气容量来管理通气，即呼吸机送气达预设容量后停止送气，依靠肺、胸廓的弹性回缩力被动呼气。常见模式有容量控制通气、容量辅助-控制通气、同步间歇指令通气等，也可统称为容量预置型通气（volume preset ventilation, VPV）。VPV不能和患者的吸气需要相配合，尤其是存在自主呼吸的患者，易诱发呼吸肌疲劳和呼吸困难，增加对镇静剂和肌松药的需要；当肺顺应性较差或气道阻力增加时，会产生过高的气道压，易致呼吸机相关性肺损伤。

"定压"型通气 以气道压力管理通气，吸气达预设压力水平时，吸气停止，转换为呼气。常见模式有压力控制通气、压力辅助-控制通气、压力控制-同步间歇指令通气、压力支持通气等，

也可统称为压力预置型通气（pressure preset ventilation，PPV）。PPV利于限制过高的肺泡压和预防呼吸机相关性肺损伤；易于人-机同步，减少使用镇静剂和肌松药，更好地保留自主呼吸；肺泡在吸气早期即充盈，利于肺内气体交换。

**吸气机制**　根据吸气机制可分为控制通气和辅助通气。

**控制通气**　呼吸机完全替代患者的自主呼吸，并提供全部的呼吸功。控制通气（controlled ventilation，CV）适用于严重呼吸抑制或伴呼吸暂停的患者。对患者的呼吸力学进行监测时，也需在 CV 的情况下进行，所测得的数值准确可靠。应用 CV 时应明确治疗目标和治疗终点，对于一般的呼吸衰竭患者，只要情况允许就尽可能采用"部分通气支持"。

**辅助通气**　依靠患者的自主呼吸产生吸气负压，呼吸功由患者和呼吸机共同完成。辅助通气（assisted ventilation，AV）适用于呼吸中枢驱动稳定的患者，患者的自主呼吸易与呼吸机同步，可减少或避免应用镇静剂，保留自主呼吸，避免呼吸肌萎缩，有利于改善机械通气对血流动力学的不利影响和撤机。

**常用模式**　包括以下内容。

辅助-控制通气（A-CV）危重症患者机械通气的常用模式，是辅助通气（AV）和控制通气（CV）两种模式的结合，触发时为辅助通气，无触发时为控制通气。

间歇正压通气　又称持续指令通气（continuous mandatory ventilation，CMV），指完全由机械通气完成通气过程，不考虑患者自主呼吸情况。主要用于无自主呼吸或自主呼吸极微弱的患者。

同步间歇指令通气　自主呼吸与控制通气相结合的呼吸模式，在触发窗内出现自主呼吸便触发 IPPV 通气，若在触发窗内无自主呼吸，触发窗结束时呼吸机便会自动给予间歇正压通气（intermittent positive pressure ventilation，IPPV）通气。触发窗一般为 IPPV 呼吸周期的后 25%。为防止自主潮气量过小，一般会给予压力支持辅助呼吸。同步间歇指令通气（synchronized intermittent mandatory ventilation，SIMV）能与患者的自主呼吸相配合，减少人-机对抗，减少正压通气的血流动力学负效应，防止潜在的并发症如气压伤等；利于长期带机患者的撤机；可减轻呼吸肌萎缩。

压力支持通气　属于部分支持通气模式，由触发通气并控制呼吸频率和吸呼比，当气道压力达预设的压力支持水平时，且吸气流速降低至低于阈值水平时，由吸气相切换到呼气相。可有效减轻呼吸功，不易发生人-机对抗，增加患者吸气努力的有效性，对血流动力学影响较小，既可应用于撤机过程，也是无创通气的常用模式。

持续气道正压通气　在自主呼吸条件下，整个呼吸周期气道内均保持正压，患者完成全部的呼吸功。吸气时，有利于克服气道阻力，增加潮气量，减少呼吸肌做功；呼气时，气道内正压可以防止小气道萎陷，增加功能残气量，改善氧合。只能用于有自主呼吸、呼吸中枢功能正常者，可与 SIMV、压力支持通气（pressure support ventilation，PSV）等合用。既可用于有创通气，也可用于无创通气。持续气道正压（continuous positive airway pressure，CPAP）通气模式不能保证潮气量，虽有防止气道闭合及肺泡塌陷的作用，但是由于呼吸机不能提供恒定的潮气量，通常不能满足严重呼吸功能障碍患者的通气需要，故不建议用于严重呼吸功能障碍者。

双水平气道正压通气　时间切换-压力控制的机械通气模式。可分别调节吸气相气道正压（inspiratory positive airway pressure，IPAP）和呼气相气道正压（expiratory positive airway pressure，EPAP），是对 CPAP 模式的扩展。双水平气道正压（biphasic positive airway pressure，BiPAP）通气可保留患者自主呼吸并使其与呼吸机有较好配合。采用尽量小的吸气流量触发预置的 IPAP 可避免吸气相内压力下降，能有效防止吸气相产生的咽腔内负压和随之出现的气道闭合，且增加肺泡通气量，EPAP 可防止在呼气相发生上气道闭合。但是，若无足够的 EPAP 就可能发生呼气相上气道闭合，不能触发 IPAP，仍然可发生呼吸暂停。IPAP 和 EPAP 两个压力水平各自的时间由设定的呼吸时间决定。

BiPAP 分为自主触发模式或同步模式（又称 S 模式，相当于 PSV+PEEP）、被动模式或时间控制模式（又称 T 模式，相当于 PCV+PEEP）和 S/T 三种模式，S 模式最常用。压力设置分高压（$P_{high}$）和低压（$P_{low}$），依据 $P_{high}$ 和 $P_{low}$ 分别设置时间 $T_{high}$ 和 $T_{low}$。临床应用时将 $P_{high}$ 和 $P_{low}$ 以及 $T_{high}$ 和 $T_{low}$ 进行不同的组合，即相当于不同的通气模式。IPAP 压力应由低到高逐步调节，IPAP 应大于 EPAP。一般情况下，成年人 IPAP 最高不超过 $30cmH_2O$。伴二氧化碳潴留者，应在出气孔加用单向活瓣，尽量降低 EPAP 以增加潮气量和降低 $PaCO_2$。BiPAP 通气时，患者的自主呼吸少受干扰和抑制，可由控制通气向自主呼吸过度，不用变更通气模式直至脱机。

其他模式　包括高频通气和反比通气。

高频通气　以高频率、低潮气量、低气压为特点的机械通气模式。临床上常用的高频通气（high frequency ventilation，HFV）模式有三种，高频正压通气（high-frequency positive pressure ventilation，HFPPV）、高频喷射通气（high-frequency jet ventilation，HFJV）和高频振荡通气（high frequency oscillatory ventilation，HFOV）。不同模式临床应用领域和作用机制不同。

高频正压通气：临床最早以高频（常用频率 60~150 次/分），低潮气量（3~5ml/kg）方式进行的持续气道通气，用于喉镜、支气管镜检查和上呼吸道的外科手术。因易导致气压伤，临床使用已逐渐减少。

高频喷射通气：将气体从高压气源中通过细孔导管间断高速地向气道喷射的通气方式。通气频率为 120~600 次/分（2~10Hz），潮气量为 2~5ml/kg，气源压力为 103.4~344.7kPa。HFJV 与 HFPPV 的主要区别不是频率的高低，而是采用了喷射装置，所以 HFJV 的潮气量除喷射容量外，还有部分根据意大利物理学家文丘里（Venturi）原理带入部分气体。这种机械通气方式仍是喉镜、支气管镜检查和上呼吸道外科手术中常用的呼吸支持手段。

高频振荡通气：是 20 世纪 90 年代以来发展的一种机械通气新技术，它以小于正常生理潮气量、高于正常数倍的呼吸频率维持气体交换。其气体交换机制不同于传统的呼吸生理和常规机械通气，是高频通气中频率最高的一种，可达 600~1800 次/分（10~30Hz）。由于频率高，其每次潮气量接近或小于解剖无效腔。其主动的呼气原理（即呼气时系统呈负压，将气体抽吸出体外），保证机体 $CO_2$ 的排出，侧支气流可充分温湿化，因此 HFOV 是公认的最先进的高频通气技术。其作用机制尚未完全阐明，多数学者认为 HFOV 增加了肺内气体弥散、气流摆动和对流作用。HFOV 可提高肺的氧合，其机制在于氧分子在气道内弥散增强，使氧气在肺泡内分布更加均匀，高频振荡波在较高的肺泡平均气道压下，维持最佳的肺容量状态。同时也可减少机械通气的肺损伤。

存在急性肺损伤或急性呼吸窘迫综合征，常规通气方式失败且又需要肺保护通气策略的患者，以下指标是使用高频振荡通气指征：①吸入氧浓度≥60%，呼气末正压 ≥ 10cmH₂O，同时氧合指数 <200mmHg。②平台压>30cmH₂O。③弥漫性肺泡病变伴肺顺应性下降。④肺气压伤伴肺漏气（有影像学证据表明有纵隔气肿、气胸、心包积气、气腹或间质性肺气肿）。⑤其他原因造成的难治性缺氧。

在 HFOV 治疗过程中，患者若保留自主呼吸，一般很难耐受，呼吸功耗也随之增加，一般需要镇静、肌松药抑制其自主呼吸。尽管 HFOV 不会出现循环抑制情况，但仍有发生中心静脉压、肺毛细血管楔压升高等现象，这可能与 HFOV 应用的平均气道压较高导致前负荷降低有关，临床应注意监测。

反比通气　是指吸气时间长于呼气时间，吸呼比一般在（1.1~2）:1。吸气时间延长使陷闭的小气道和肺泡复张，改善氧合。缺点在于对血流动力学影响明显，回心血量减少，血压下降；该模式违背呼吸生理，易产生人-机对抗，常需要应用镇静剂或肌松药。

（张新超　陈旭岩　朱华栋）

yǒuchuàng tōngqì

## 有创通气（invasive ventilation）

通过气管插管或气管切开建立人工气道进行机械通气的方法。在很多情况下有创通气是挽救生命的关键性治疗手段，但与无创通气比较，其费用昂贵且有可能发生一些并发症。

适应证　任何导致通气和（或）换气功能障碍的疾病引起下述情况之一均应使用机械通气：①经积极治疗后病情仍继续恶化者。②意识障碍者。③呼吸严重异常者，如呼吸频率>35 次/分或<8 次/分，或呼吸节律异常，或自主呼吸微弱或消失。④血气分析提示严重通气和（或）氧合障碍：表现为动脉血氧分压（$PaO_2$）<50mmHg，动脉血二氧化碳分压（$PaCO_2$）进行性升高，pH 动态下降。

禁忌证　无绝对禁忌证。相对禁忌证：①大咯血或严重误吸引起的窒息。②肺大疱。③张力性气胸或大量胸腔积液。④低血容量性休克。

参数的设置与调节　根据患者的体重、肺基础状态、病情与病程等选择合理的通气参数，并根据血气分析、心肺功能以及病情变化对其及时调整，以期利益最大化。

潮气量　一般情况下，成人潮气量为 8~12ml/kg。为防止发生气压伤，气道平台压力不超过40cmH$_2$O。

**吸呼频率** 成人一般可设置12~20次/分或低于自主频率2~4次/分；辅助通气状态保证70%~80%的分钟通气量。

**吸气时间及吸呼比** 一般预设呼吸时间为0.8~1.2秒，吸呼比为1:(1.5~2)。对阻塞性通气障碍如慢性阻塞性肺疾病者应延长呼气时间，吸呼比可调至1:(2~3)；对限制性通气障碍如急性呼吸窘迫综合征者，可延长呼吸时间或增加吸呼比，上调至1:(1~1.5)。

**吸气流速** 只有在容量控制通气中才直接设定吸气流速。一般成人选择40~100L/min，平均60L/min。

**吸入氧浓度（FiO$_2$）** 初始阶段，可给高FiO$_2$（100%）以迅速纠正严重缺氧，其后酌情降至50%以下，以维持动脉血氧饱和度（SaO$_2$）在90%以上；若不能达标，宜加用呼气末正压（positive end expiratory pressure，PEEP）、增加平均气道压，应用镇静剂或肌松药；若适当PEEP可以使SaO$_2$>90%，应保持最低的FiO$_2$。

**触发灵敏度** 吸气触发分压力触发和流量触发两种，一般情况下，压力触发灵敏度设置在低于呼气末气道内压力0.5~2.0cmH$_2$O水平，流量触发灵敏度设置在1~3L/min。呼气触发灵敏度指从吸气相进入呼气相时的吸气峰流速下降的百分比，一般为25%。

**呼气末正压** 是指呼气末肺泡压力高于大气压。PEEP可增加呼气末肺泡内压及功能残气量，有利于氧气向血液中弥散；使萎陷的肺泡复张；对容量和血管外的肺内分布产生有利影响；改善

通气/血流比值，增加肺顺应性，减少呼吸功，改善氧合，减轻肺水肿。PEEP的设置在参照目标氧分压和氧输送的基础上，应与吸入氧浓度及潮气量联合考虑，虽然PEEP的界限尚无共识，但临床上通常将PEEP设定在4~20cmH$_2$O。

**最佳PEEP**需达到：①最佳氧合状态。②最大氧运输量。③最好顺应性。④最低肺血管阻力。⑤最低肺血分流率。⑥达到上述要求的最小PEEP。但在实际操作时，应根据病情和监测条件进行，一般从低水平开始，逐渐上调，待病情好转，再逐渐下调。

**不良反应**主要在循环系统。不恰当的PEEP可增加气道峰压及平均气道压，减少回心血量，降低心输出量和肝肾等重要脏器的血流灌注，增加静脉压及颅内压。过高PEEP可导致气压伤。

**其他** 压力报警设为压力上限和压力下限，前者一般设定在维持正压通气峰压之上5~10cmH$_2$O，后者在能保持吸气的最低压力水平。

**操作步骤** ①评价患者状况、知情同意情况、机械通气的适应证与相对禁忌证，并对后者进行必要的处理。②确定通气模式：首先判断患者自主呼吸情况，呼吸完全停止选择控制通气，如CV、A-CV、IPPV模式。有部分自主呼吸能力选择辅助通气，如SIMV、PSV、SIMV+PSV、CPAP或BiPAP模式。③确定机械通气合理的分钟通气量（minute ventilation volume，MV），等于患者所应需MV-自主MV，据此确定所需的呼吸频率、潮气量、吸气时间。④设置和调节呼吸机参数。

**并发症** ①与气管插管、气管切开直接相关并发症：插管损

伤；出血；皮下气肿、纵隔气肿、气胸。②与气管插管或套管留置相关并发症：气道黏膜溃疡甚或气管-食管瘘、导管移位、气道梗阻和切口感染。③与机械通气本身相关并发症：通气不足、通气过度、呼吸机相关性肺损伤、呼吸机相关性肺炎、氧中毒和低血压。

**机械通气撤离** 其治疗的时间依病情而定，原则上，只要患者病情稳定，具备下述脱机条件，理解并配合撤机，就应尽早脱机。

**患者一般情况** ①基础疾病得到控制、呼吸衰竭诱因去除。②血流动力学稳定，已停用或仅少量应用血管活性药物。③呼吸驱动力正常，并存在咳嗽反射和较强的自主咳痰能力。④血氧饱和度和氧分压提示氧合良好。⑤脏器功能改善。⑥内环境稳定，无电解质紊乱、酸碱平衡失调。⑦无严重贫血（血红蛋白≥80g/L），营养状态良好。

**呼吸功能指标** ①最大吸气压<-25cmH$_2$O。②PEEP≤8cmH$_2$O。③FiO$_2$≤40%时，PaO$_2$≥60mmHg。④MV<15L/min。⑤快浅呼吸指数（自主呼吸频率/潮气量，f/V$_T$）<105。

**脱机方法** 呼吸机撤离的难易主要取决于基础肺病理与病理生理状况以及是否合并肺部并发症。需短期使用呼吸机者，只要病情稳定达脱机条件，可直接撤机；部分不能直接撤机患者，可尝试逐步脱机，应用T型管进行试验性自主呼吸，若自主呼吸2小时以上，患者生命体征稳定、血气分析正常，可考虑拔管。对多数不能短时间脱机者，一般可根据情况采取SIMV过渡撤机、PSV过渡撤机或BiPAP撤机等方式。原则上，长期机械通气患者应采

用逐步降低机械通气水平和逐步延长自主呼吸时间的脱机策略。

脱机后恢复机械通气的指征 撤机过程中，需严密观察患者的呼吸频率、节律及方式，监测生命指征与血氧饱和度等，根据临床情况定时动脉血气分析。一旦患者出现呼吸窘迫或呼吸肌疲劳并伴以下临床征象之一，应立即恢复机械通气：①低氧血症：$PaO_2 < 60mmHg$，$SaO_2 < 90\%$。②呼吸频率>35 次/分或<5 次/分。③心率 > 120 次/分、增快或减慢 > 20%。④收缩压 > 180mmHg 或<90mmHg。⑤严重心律失常。⑥烦躁、焦虑、恐惧等。

气管导管的拔除 成功撤机并具有良好气道保护功能，可自主有力地咳嗽、咳痰，吞咽反射良好的患者可考虑拔管。

（张新超 陈旭岩 朱华栋）

wúchuàng tōngqì

**无创通气**（non-invasive ventilation） 无需建立人工气道，通过口或鼻、口咽或鼻咽通气道连接呼吸机的正压通气方法。无创正压通气可在疾病早期应用，且随时使用或终止；不需要气管插管，避免了放置气管导管的并发症；不损伤人体自然防御系统，维持正常气道的屏障和防御功能，减少肺部感染的风险；对神志清楚的患者来说，无创通气比有创机械通气更舒适。但是无创正压通气缺乏对气道的控制；通气压力有限；气道通路难以密闭；呼吸道湿化和引流不够充分；缺乏完整的监测装置；有误吸的风险；呼吸面罩还可导致面部压伤、皮肤破溃等。

**适应证** 急性加重期的慢性阻塞性肺疾病、急性心源性肺水肿和免疫功能低下患者并发急性呼吸衰竭。患者出现较为严重的

呼吸困难时，辅助呼吸肌参与呼吸运动；常规氧疗方法（鼻导管和面罩）不能维持氧合或氧合障碍有恶化趋势；出现酸中毒（pH 7.10~7.15）、高碳酸血症（动脉血二氧化碳分压为 45~60mmHg）、呼吸频率 ≥ 25 次/分时应考虑使用无创通气。

**禁忌证** 绝对禁忌证：①呼吸心脏骤停、昏迷。②自主呼吸微弱。③循环不稳定。④气道保护能力差，误吸危险性高，不能清除口咽及上呼吸道分泌物。⑤鼻咽腔解剖学异常。⑥合并其他器官功能衰竭（休克、消化道大出血、严重脑病等）。⑦颌面部创伤、烧伤及畸形。⑧近期面部、颈部、口腔、食管及胃部手术史。⑨上呼吸道梗阻。⑩患者明显不合作。

相对禁忌证：①气道分泌物多和（或）自主排痰障碍。②严重感染。③极度紧张。④严重低氧血症（动脉血氧分压 <45mmHg）、严重酸中毒（pH ≤7.20）。⑤近期上腹部手术后，需严格施行胃肠减压者。⑥严重肥胖者。⑦晚期妊娠宫底较高者。

**建立无创连接方式** ①接口或鼻、口咽或鼻咽通气道：是重要的无创呼吸机连接方式，主要用于神志清楚、肺部病变不严重、分泌物少、配合良好者，多为慢性神经肌肉病变导致呼吸机依赖者。中国采用此方法不多，与市

场缺乏与该法匹配的产品有关。②口鼻面罩和鼻罩：是主要的无创呼吸机连接方法。

**操作方法** 操作前准备：①选择患者，根据患者的病情明确是否具有使用无创通气治疗的适应证和禁忌证。②教育和沟通，使患者了解无创通气治疗的重要性，示范训练其配合，对患者出现的紧张状态及时加以抚慰。

操作步骤：①患者半卧位，心电监护、脉搏血氧饱和度监测，根据需要监测血气分析。②呼吸机和连接方式的选择：所选择的无创呼吸机可提供双水平气道正压通气和连续气道正压通气模式，所提供压力需达到 20~30cmH_2O，能满足患者吸气需要的高流量气体（>100L/min），具备基本的报警功能，若用于治疗 I 型呼吸衰竭，则需可提供较高的吸入氧浓度（>50%）和更高的流速。③具备不同大小型号的鼻罩和口鼻面罩，不同的鼻罩、面罩有不同的固定方法。

**通气模式与参数调节** 双水平气道正压通气和连续气道正压通气是最常用的通气模式。双水平气道正压参数初始设置（表）：应选择 S 模式或 S/T 模式，使用过程中逐渐增加 IPAP 和调整 EPAP，每次增加 $2~3cmH_2O$，EPAP 勿过高，否则会影响 $CO_2$ 的排出，起始氧浓度可较高，以后随患者氧合好转，尽量使吸入氧

表 双水平气道正压参数设置

| 参数 | 常用值 |
| --- | --- |
| IPAP/潮气量 | 10~25cmH_2O/7~15ml/kg |
| EPAP | 3~5cmH_2O（I 型呼吸衰竭时 4~12cmH_2O） |
| 后配频率（T 模式） | 10~20 次/分 |
| 吸气时间 | 0.8~1.2 秒 |

注：IPAP：吸气相气道正压；EPAP：呼气相气道正压

浓度<60%，保证动脉血氧饱和度>90%。

持续气道正压参数设置：初调压力一般为4~6cmH2O，根据患者氧合情况，逐渐增加压力，每次增加1~2cmH2O，压力值尽量控制在15cmH2O以下，过高则影响$CO_2$的排出，起始氧浓度可较高，随患者氧合好转，尽量使吸入氧浓度<60%，保证动脉血氧饱和度>90%。

**注意事项** ①严格把握适应证，应用无创通气者必须具备较好的意识状态、咳痰能力、自主呼吸能力，血流动力学稳定和良好的配合无创通气能力。②避免皮肤损伤，可在面罩与皮肤接触处涂抹糊膏或垫以敷料预防。③若出现急性胃膨胀，可给予胃肠减压。④加强气道湿化，鼓励患者自主咳痰。⑤避免二氧化碳潴留，治疗中监测血气分析。⑥争取患者的良好配合。⑦密切监测生命体征和动脉血气分析，做好无创通气治疗失败后紧急进行有创机械通气的准备。

**并发症** 主要包括漏气、局部皮肤损伤、胃肠胀气、误吸、排痰障碍、鼻腔口咽部及眼部干燥、恐惧（幽闭症）等。

（张　泓　朱华栋）

xúnhuán zhīchí

# 循环支持（circulation support）

通过人工和（或）机械手段对循环功能进行监测、加强、分担和辅助以维持组织器官血液供应的急救技术。目的：①恢复心脏泵的正常功能。②减轻心脏负荷、改善心肌氧供，为受损伤的心肌修复创造条件。③补充自身循环功能不足、改善组织器官的血液灌注，避免组织器官发生不可逆损伤。内容：循环功能评估和监测、药物循环支持和机械循环支持。其中机械循环支持方法包括挤压法（胸壁挤压、开胸挤压、心脏挤压装置挤压）、反搏法（体外反搏、体内反搏）、转留法（心肺转流、左心室辅助、右心室辅助、静脉动脉转流）和替换法（全人工心脏等）。急诊循环涉及胸外按压、开胸心脏按压、心脏电复律、电除颤、人工心脏起搏、与心肺复苏（cardiopulmonary resuscitation，CPR）有关的机械循环支持、主动脉内球囊反搏、体外膜式氧合等。还包括有创血流动力学监测和无创血流动力学监测等循环监测技术，可根据患者病情需要酌情选择使用。

**药物循环支持** 包括充分的液体复苏；对循环功能有支持治疗作用的药物包括：利尿药、β受体阻断药、血管紧张素转换酶抑制剂、醛固酮拮抗剂以及正性肌力药物，还有一些抗心律失常药物。

**机械循环支持** 包括以下内容。

**插入性腹部按压CPR** 在心脏按压的放松阶段由另一急救人员按压患者腹部（腹部中线、剑突与脐部中点），按压力量应在腹主动脉和腔静脉产生100mmHg压力。对主动脉瘤、妊娠及近期腹部手术者，其安全性和有效性尚缺乏研究。

**主动按压减压CPR** 另一种可改善CPR效果的技术。在CPR减压阶段，降低胸内压力以增加静脉回流，为下一次按压做好准备（即"充满泵"）。采用一"手抓"装置进行操作，在按压放松时，有一吸力盘可主动提起胸壁。与标准CPR相比，可改善复苏血流动力学情况，但必须注意并发症（肋骨骨折、大面积心脏损伤而导致心脏压塞）。

**气背心CPR** 利用血流的胸泵原理进行复苏。通过一环绕胸部的类似于大血压带的背心，通过增加胸腔内压，进行周期性的充气放气进行复苏。可提高患者6小时内生存率，但对24小时的生存率改善不明显。必须具有足够受过良好训练的院内专业人员操作，才可进行气背心CPR。

**机械（活塞）CPR** 压胸骨的机械装置不是人工胸外按压的替代物，而是由受过专门训练的人员使用的辅助措施，可减少复苏人员疲劳，延长复苏时间。但仅限使用于成人。仪器可预设程序，实施标准CPR。缺点是安装和启动仪器时可能会中断胸外按压及胸骨骨折，价格昂贵，体积重量的限制而难以搬动，活塞脱位等。仪器放置或操作不当，会造成通气和（或）按压不充分。在进行人工胸外按压困难时，如转运途中或人员不足，机械复苏可替代标准人工CPR。

**同步通气-按压CPR** 将整个胸腔作为心脏骤停复苏时血流产生的泵，压力梯度来自胸腔内外血管床的压力差。与标准CPR相比可提高短期生存率，但尚未用于临床。

**阶段性胸腹按压减压CPR** 使用手抓装置，交替进行胸部加压-腹部减压和胸部减压-腹部加压。这一方法结合了插入性腹部按压CPR和主动按压减压CPR的原理。理论上使用该方法可改善血流动力学状况，且不明显延迟CPR的开始时间。只要方法正确，无严重的机体损伤或其他缺陷。

**其他辅助CPR设备** 一些新的CPR辅助机械装置作为复苏时的辅助手段，不能替代基本CPR技术，却可与各种CPR方法联合使用。必须证实这些设备可改善心脏骤停患者的 CPR 效果（血流动力学得以改善或效果相当），且不明显增加 CPR 的合并症才可建议使用。

有创 CPR　见开胸心脏按压。

（张　泓　朱华栋）

xiōngwài ànyā

## 胸外按压（chest compression）

通过增加胸腔内压力和（或）直接按压心脏驱动血流的急救技术。

**适应证**　适用于任何原因所致心脏骤停，包括心室颤动、无脉室性心动过速、电机械分离和心脏停搏，其中心室颤动最常见。

**禁忌证**　胸外按压无绝对禁忌证。相对禁忌证为胸廓畸形、胸廓开放性外伤、肋骨骨折、心脏压塞。

**操作方法**　①患者仰卧于硬板床或地上，如为软床，身下应放一木板，以保证按压有效，但不要为找木板而延误抢救时间。②抢救者应紧靠患者胸部右侧，为保证按压时力量垂直作用于胸骨，抢救者可根据患者所处位置高低采用跪式或用脚凳等不同体位。③正确的按压部位是胸部中央，胸骨中、下 1/3 交界处，定位：胸部正中两乳头之间，即把手掌放在胸部正中，双乳头之间的胸骨上，另一只手重叠压在其背上。肘关节伸直，借助身体之力向下按压。抢救者双肘关节伸直，双肩在患者胸骨上方正中，肩、臂和手保持垂直用力向下按压，肘关节不能弯曲（图）。④按压深度 5～6cm。⑤按压频率：100~120 次/分，按压与放松时间大致相等。⑥胸外心脏按压和人工呼吸比例为 30:2。

**注意事项**　胸外按压如操作不标准，常会导致并发症的发生。①按压部位不正确：向下错位时

受压部位为剑突，可致剑突受压折断，肝脏受冲击破裂或胃部受压导致呕吐；定位向两旁偏移或按压时手指没有翘起时则易致肋骨骨折及连枷胸，导致气胸、血胸。②按压力量不足：抢救者按压时肘部弯曲可致按压力量不足，按压深度达不到 5cm。③按压方式不当：冲击式按压、猛压、按压放松时抬手离开胸骨定位点，导致下次按压部位错误等情况，均可由此引起骨折。④按压频率不当：过快或过慢，两手交叉放置都影响按压效果。

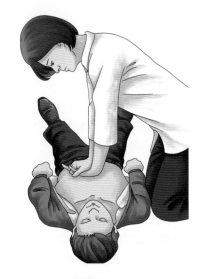

图　胸外按压

（朱华栋）

kāixiōng xīnzàng ànyā

## 开胸心脏按压（resuscitative thoracotomy）

实施胸腔内心脏挤压挽救患者生命的急救技术。开胸心脏按压对器械条件及技术要求高，且不能像胸外按压及时进行，只可用于某些特殊情况，不作为复苏后期的补救措施。

**适应证**　①胸部严重外伤导致心脏骤停者。②开胸手术过程中发生心脏骤停者。③开腹手术中发生心脏骤停者。④胸廓畸形

胸外按压无效者。⑤腹部贯通伤病情恶化并发心脏骤停者。⑥近期行瓣膜置换术发生心脏骤停者。⑦体温过低、肺栓塞或心脏压塞者。

**禁忌证**　无绝对禁忌证。相对禁忌证：①明确的心、肺、脑等重要器官功能衰竭无法逆转者。②未建立有效人工呼吸者。③非心胸外科疾病循环未停者。

**操作方法**　①患者仰卧位，自胸骨左缘至腋前线沿第 5 肋间切开胸壁进胸（因心脏已经停搏，切断血管并不出血，也不需止血），立即将手伸入切口内，进行心脏按压。②心脏按压时不要切开心包，既有利于争取时间，又可减少心肌损伤；但可在心脏前侧分开纵隔胸膜，使按压更有效。③若心包外按压不能使心脏复跳，或有心室颤动，做心包外除颤失败者，应在膈神经前方切开心包，直接按压心脏。④待心跳恢复，血压逐渐稳定后，胸壁和心包切口即开始出血，应仔细结扎止血，并冲洗心包腔和胸腔。⑤在膈神经后侧做心包引流切口，缝合心包。⑥在第 8 肋间腋后线做胸腔插管引流后分层缝合胸壁。

按压方法如下。①单手按压法：术者站在患者左侧，右手握住心脏，拇指和大鱼际放在右心室前侧，其余四指平放在左心室后侧。注意应使手指与心脏的接触面尽可能大，避免用指尖抓、挤，以减少对心肌的损伤甚至穿孔。挤压时应避免心脏扭曲，用力均匀、有节奏，频率 60～80 次/分。挤压动作宜稍慢，放松时应快，以利血液充盈。②单手压向胸骨法：术者右手拇指牢牢固定于切口前方，即胸骨上，其余四指放在左心室后方，将心脏

压向胸骨纵隔面，有节奏地推挤。按压时，力的传导为右手掌指→左心室壁→室间隔→右心室壁→胸骨。相当于两个面的力量均匀压在室间隔。成人的按压频率为 60~80 次/分。注意在按压时不要压心房，不要使心脏扭转移位，手指力量不要作用在心脏的一点上。每次按压完，应迅速放松，使腔静脉血充分回流入心房、心室。③双手按压法：右手放在心脏后面，左手放在心脏前面，两手有节奏地按压和放松。此法适用于心脏较大者。

**按压有效指标** 若按压有效，可见心肌张力逐渐增强、柔软、扩大的心脏变硬、变小、心肌颜色由暗红转为鲜红。若有心室颤动，肌纤维细小的颤动可渐变粗，最后甚至自动恢复心跳。一旦心跳恢复，可见患者面色好转、瞳孔缩小、呼吸恢复，并可触及大动脉搏动，测到血压。

**注意事项** ①发现患者神志昏迷，呼吸停止，脉搏和心音消失，测不到血压后，应立刻进行胸外按压和人工呼吸，切不可错过宝贵的抢救时机，且判断是否确有必要做开胸按压。②开胸切开皮肤时若有活动性出血，说明心跳并未停止，应即中止手术，严密观察。③切开胸膜时应避免损伤肺。④按压时应使用指腹，避免指尖穿透心室壁，按压间歇尽量将手放开以使心脏充盈。⑤心跳恢复后，有可能再度停搏或发生心室颤动，抢救人员应留在手术现场，严密观察。⑥防止感染和损伤等并发症。

（张　泓　朱华栋）

xīnzàng diànfùlǜ
**心脏电复律**（cardioversion） 用同步电刺激终止快速性心律失常，使心脏恢复正常窦性心律的急救技术。即在严重快速性心律失常时，外加充足的脉冲电流通过心脏，使心肌各部分在瞬间同时除极，然后由心脏自律性最高的起搏点（通常是窦房结）重新主导心脏节律。即电脉冲落在心室肌的绝对不应期内，避免在心室易损期导致室性心动过速（简称室速）或心室颤动（简称室颤）。其对折返机制的心律失常作用快、疗效高、安全性好，且操作简便，在抢救心律失常相关的急危重症患者中发挥重要作用。

**分类** ①经胸体外电复律：一般所说的电复律多指经胸体外电复律。②体内电复律：用于开胸心脏手术或急诊开胸抢救者，所需电能较小。③其他：也有经食管电极导管低能量电复律、经静脉电极导管心腔内电复律等。

**适应证** 根据心律失常本身的严重程度及心律失常所造成的血流动力学影响，采取紧急电复律或择期电复律。

紧急电复律的适应证：①血流动力学不稳定的各种室上性和室性快速性心律失常，如室上性心动过速（简称室上速）、心房扑动（简称房扑）、心房颤动（简称房颤）、室性心动过速简称室速等。②预激综合征并房颤者，一般心室率较快，易致室颤，即使未出现明显的血流动力学异常，也宜及早电复律。

择期电复律的适应证：血流动力学稳定的持续性房颤或房扑，需经充分抗凝 3~4 周后择期电复律。

**禁忌证** ①洋地黄中毒者。②伴窦房结功能障碍或三度房室传导阻滞者（已植入起搏器者例外）。③不能耐受抗心律失常药物治疗者。④房颤持续时间>1 年，心脏（尤其左心房）显著扩大，或曾经有体循环栓塞，或房颤经电复律后药物不能维持又复发者。⑤引起心律失常的直接病因（如甲状腺功能亢进症）或诱因（如风湿病活动、严重电解质紊乱尤其是低钾血症）未纠正者。

**操作方法** ①准备：择期电复律者应常规检查血电解质、肝肾功能等，纠正电解质紊乱与酸碱平衡失调。房颤患者抗凝治疗 3~4 周。术前禁食 6 小时，24~48 小时内停用洋地黄制剂。建立静脉通路、吸氧、备抢救药品、简易呼吸机、气管插管及心脏起搏器等。②体位：患者仰卧于硬板床上，充分暴露其前胸，移走身上佩戴的项链等金属异物。③麻醉或镇静：适当镇静，使患者保持朦胧状态或几乎接近无意识状态，睫毛反射消失，减少电击带来的不适感即达目的，不必过分强调"麻醉"。若患者意识已丧失，则无需镇静。④电极板准备及放置：电极板上均匀涂以导电耦合剂或以湿盐水纱布包裹。可放置胸前至心尖位，一般急救时用，将电极板分别置于胸骨右缘第 2 肋间及心尖区，两个电极板间距离≥10cm。电极板应紧贴皮肤，并有一定压力。电极板前至后位一般用于择期电复律或根据病情评估可能需多次放电的情况如"室速风暴"时用，二块粘贴式电极分别贴附于背部左侧肩胛下区和心尖区。此种电极位置通过心脏的电流较多，电能需减少 1/3 至 1/2，成功率也较高。⑤能量选择：除考虑心律失常的类型外，还应注意病种与病程、患者心肌条件（如缺血、酸中毒、体温过低、电解质紊乱等影响除颤效果）、心脏大小（心脏越大，需要能量越大）、心功能等。房颤一般用单相波 100~150J 或双相波

75～100J；房扑用单相波 50～100J 或双相波 50～75J；室上速用单相波 50～100J 或双相波 50～75J；室速用单相波 150～200J 或双相波 100J。⑥充电与放电：设置所需能量，充电。准备放电时，再次核实同步，并确认操作人员及其他人员不应再接触患者、病床及与患者相连接的仪器，患者的身体不接触金属床边。按下放电按钮，完成电复律。

**并发症及处理**　①低血压、低心排血量或充血性心力衰竭：可能与电击并发生症及左心房正常电活动恢复但机械收缩功能未复原有关。②血栓栓塞：多为心房栓子脱落导致外周动脉栓塞，即使电复律前经食管超声检查未发现明显血栓，但仍可出现，可能与电复律后心房顿抑有关。室速患者电复律后偶可见栓塞并发症，尤其是左室功能不全或有前壁心肌梗死病史者。一旦出现，应积极抗凝或溶栓治疗。③缓慢性心律失常和快速性心律失常：后者常为同步机制不恰当所致，前者原因较复杂，既可能与多次电击或电击强度过高有关，也可能源于患者的心脏基础条件，有潜在窦房结或房室结功能不全者风险更大。多为一过性，无需特殊处理。④心肌损伤：多为电击能量过大或多次电击所致，表现为心电图 ST-T 改变，肌钙蛋白或肌酸激酶同工酶（CK-MB）轻度升高，历时数小时或数天。⑤皮肤灼伤：多为电极板按压不紧或耦合剂过少所致，也与多次重复高能量有关，无需特殊处理。

**注意事项**　电复律后密切观察患者生命体征，积极处理可能出现的并发症，直至患者完全清醒、心律稳定。

（朱华栋　张新超）

diànchúchàn

**电除颤**（defibrillation）　用非同步电刺激终止心室颤动、心室扑动、无脉性室性心动过速的急救技术。

**分类**　按除颤方式，可分为体外电除颤和植入式心脏除颤器。①体外电除颤：主要用于室颤或心室扑动、无脉性室性心动过速，此时心脏电活动已无心动周期可言，心电图无法区分 R 波。②植入式心脏除颤器：类似心脏起搏器，有电极导线经静脉植入，固定于右心室内膜面，同时具备抗心动过缓起搏和抗心动过速复律的功能。

按除颤电流脉冲的产生方式，可分为单相波电除颤和双相波电除颤。①单相波电除颤：通过电极释放单向电流脉冲，以实现电除颤的早期除颤技术。可根据脉冲降低到零的速率进一步分为单向缓冲正弦波形及单向方形波，前者电流脉冲强度逐渐衰减至基线水平，波型宛如半个正弦曲线；后者则是急速降至基线水平。单相波除颤器呈现被双相波除颤器取代的趋势。②双相波电除颤：通过电极先后释放两个方向相反的电流脉冲，直接或经胸壁进行心脏非同步电除颤技术。单向波结束心脏干扰杂波后再给出相反方向的引导性电波，该引导性电波接近心脏正常电信号，因此能更有效激发起心脏的正常工作。随经胸阻抗而变化，首次电击成功率较高。②选择的能量较小，电流峰值较低或相对恒定，对心肌损伤轻微，比单相波电除颤更有效、更安全。

**适应证**　①各种原因导致的心室颤动或心室扑动。②无脉性室性心动过速。

**操作方法**　包括以下内容。

**操作前准备**　电极板（垫）位置：①电极板（垫）位置放置方式有四种。前侧位：一个电极板（垫）放置在右胸前壁锁骨下（胸骨右缘第 2 肋间），靠近但不与胸骨重叠；另一个电极板（垫）放在心尖区（左乳头左侧，其中心位于腋中线）；紧急电除颤电极板（垫）多选择摆放前侧位。前-左肩胛位：一个电极板（垫）放在右前壁锁骨下，另一个电极板（垫）放在左肩胛下。前-右肩胛位：一个电极板（垫）放在心尖部，另一个电极板（垫）放在右肩胛下，注意避开脊柱。前后位：一个电极板（垫）放在左肩胛下，另一个电极板（垫）放在胸骨左缘第 4 肋间水平。②两电极板（垫）位置间隔 10cm 以上。③成人电极板（垫）与儿童电极板（垫）不能混用。④对安装心脏起搏器者，电极板（垫）安放位置应距离起搏器脉冲发生器 10cm 以上。

**操作步骤**　①患者仰卧位，操作者位于患者侧位。②开启除颤器，调试除颤器至监护位置，显示患者心律。③用干布迅速擦干患者胸部皮肤，将手控除颤电极板涂以专用耦合剂。④正确安放除颤电极板胸部位置相应位置，并观察心电波型。⑤选择除颤能量：单相波电除颤选择的能量为 360J；双相波电除颤，能量选择范围为 120～200J，合适的能量选择因除颤器品牌不同而有差异，紧急情况下默认选择能量 200J。⑥按压除颤充电按钮，使除颤器充电，警示周围人员避让。⑦除颤电极板紧贴胸壁，适当加以压力，再次确定自身及周围人员无直接或间接接触患者。⑧除颤器显示可以除颤信号时，双手同时协调按压手控电极两个放电按钮进行放电。⑨放电结束后立即继续进行有效胸外按压。

**评价** 一次电除颤后立即按照30∶2的按压通气比例进行胸外按压和人工呼吸，5个周期后（约2分钟），观察心电是否恢复有脉搏心律，包括再灌注心律（室上性节律和室性自主节律）。如恢复有脉搏心律，则可视为电除颤成功。

**并发症** ①心肌损伤：高能量电击后可导致血清心肌酶水平升高。②血栓栓塞：多为心房栓子脱落导致外周动脉栓塞。③皮肤灼伤：少见，可有局部红斑水疱，多源于电极板按压不紧、偶合剂过少或涂抹不均，一般无需特殊处理。

**注意事项** 心室颤动者电除颤后，无论成功与否，均应立即胸外按压2分钟，酌情应用肾上腺素、胺碘酮等。心室颤动发生至电除颤的时间间隔越短，电除颤的成功率越高，因此电除颤应争分夺秒。一次电除颤后应立即进行胸外按压和人工呼吸。此外，单相波电除颤所需能量水平较高，电流峰值较大，对心肌可能造成一定程度的损伤；对人体经胸阻抗的变化无自动调节功能，特别是对高经胸阻抗者电除颤效果不佳。

（朱华栋 张 泓）

zìdòng tǐwài chúchànqì

**自动体外除颤器** （automated external defibrillator，AED） 计算机编程与控制、用于体外电除颤、自动化程度极高的除颤器。电极片粘贴好之后，仪器立即对心脏骤停者的心律进行分析，迅速识别与判断可除颤性心律——心室颤动或无脉性室性心动过速。一旦患者出现此种可除颤性心律，AED便通过语音提示和屏幕显示

的方式，建议操作者实施电除颤。现代的AED大多采用双相波技术。

AED与心肺复苏（cardiopulmonary resuscitation，CPR）的"关键性联合"：①不能孤立认识AED的作用。电击之后心脏骤停患者往往不会立即恢复灌注性心律，胸部按压可维持心肌最低限度的血流灌注。即使第一次AED除颤失败，按压也有助于延长电除颤的"时间窗"。②如果任何施救者目睹发生院外心脏骤停且现场有AED，施救者应立即开始心肺复苏，并尽快使用AED。③如果院外心脏骤停的目击者不是急救人员，现场没有AED，则急救人员到达后先进行1.5~3分钟的心肺复苏，然后再尝试除颤。④院内若已有心电监护者，从心室颤动到给予电击的时间不应超过3分钟，并且应在等待除颤器就绪的过程中进行心肺复苏。

"公众启动除颤"计划：在人员密集的公共场所与大型社区设置AED，以便于在心脏骤停发生时由熟悉AED使用的现场目击者或"第一反应人"（通常是非专业人员），在第一时间实施除颤，从而挽救患者的生命。

**适应证** 所有心脏骤停者。非专业救援人员一旦发现患者突然神志不清，或者无反应的患者无呼吸或无正常呼吸（仅有喘息），就应判断该患者发生了心脏骤停而使用AED。医务人员在10秒内检查脉搏，如果在该时限内无法明确感觉到脉搏，也应判断该患者发生了心脏骤停，尽快使用AED。但对1岁以下婴儿，首选手动除颤。若无手动除颤，应使用有儿童能量编序的AED。

**禁忌证** 无。

**操作方法** ①开启AED：打开AED盖板，依据语音提示进行

操作（部分型号需要先按下电源）。②给患者接上电极：根据电极贴或机壳上图案提示，在患者胸部适当位置上贴上电极片，通常两块电极板分别贴在右胸锁骨下方和左胸乳头外侧。③分析心律：按下AED面板上"分析"键，AED开始自动分析心律（注意此时任何人不要接触患者，以避免干扰）。④决定是否除颤：分析完毕后，AED将会通过语音自动发出是否需要除颤的建议。⑤除颤：当有除颤指征时，操作者确认无人接触患者，按下"除颤"键完成一次放电。⑥一次电击除颤后不检查心律，立即进行CPR，5组CPR（约2分钟）后再检查心律，若仍为心室颤动可再行电击。若在5组CPR期间患者恢复意识或者出现意识反应（如呻吟），应停止按压，进行生命体征的再评估。

**注意事项** ①如患者胸前有水或潮湿，在AED工作时可能会使施救者、旁观者受到电击，或者在AED电极之间形成短路而造成除颤能量不足。因此，在使用AED前应尽量拭干患者皮肤，保持其干燥。②如患者胸前贴有药物治疗贴片（如激素替代治疗、抗高血压药物、硝酸甘油等），AED的除颤电极不能覆盖其上，否则会对皮肤造成灼伤并干扰对心脏的放电。药物治疗贴片在除颤前应去掉。若患者胸毛太多也会影响除颤电极与皮肤的接触，降低除颤效果，需尽快刮掉。③如患者体内有植入式心脏转复除颤器（implantable cardioverter defibrillator，ICD），AED的除颤电极应避免直接放在植入装置上，以免导致ICD故障，同时切勿因电极的放置导致除颤延迟。

（韩继媛 温宇英）

línshí xīnzàng qǐbó

## 临时心脏起搏 (temporary cardiac pacing)

将临时起搏电极植入到心脏，利用其发放的电脉冲模拟心脏的冲动形成和传导，刺激心肌细胞使其除极，引起心肌收缩，以治疗缓慢性心律失常的急救技术。起搏水平可以是心房或是心室（急诊最常用）。

心脏起搏系统包括脉冲发生器（起搏电极）和电极导线两部分。脉冲发生器发出脉冲电流经电极刺激心脏产生兴奋和收缩，同时，电极将感知到心脏自身电活动的信号反馈给脉冲发生器。感知是电极顶端探查到所在心腔位置的心肌自主除极波的能力，一般用感知灵敏度表示，心腔内电信号的振幅必须在设置的感知灵敏度以上时，才能被脉冲发生器所感知，进而控制起搏脉冲的发放。

人工心脏起搏发挥作用的前提是心肌必须具有兴奋、传导和收缩功能，同时，起搏器发放的脉冲也必须达到一定的强度（起搏阈值）才能兴奋心肌细胞，引起心肌收缩。起搏阈值受内在和外在多种因素的影响：不同生理状态下的起搏阈值不同，机体的一些病理或病理生理状态及起搏系统本身的一些因素也影响起搏阈值。

**适应证**  主要用于可逆性或短暂性的严重缓慢心律失常者，如心动过缓、传导阻滞进而可能引起心脏停搏和（或）血流动力学异常。此外，临时心脏起搏还用于某些心律失常的临床诊断及一些临床情况（如介入治疗、复杂手术等）的预防性或保护性措施。

**类型**  ①经体表电极起搏：起搏电极片一般贴附在左肩胛下和心尖区。经体表电极起搏时，为"夺获"心室率常需要较高能量，也因此会不可避免地引起患者胸壁肌肉收缩等明显不适，目前多用于心脏停搏、传导阻滞引起的症状性心动过缓或窦房结功能不全的急诊临时起搏。参数设置一般为：脉宽 20~40 毫秒，输出电流 50~100mA，起搏电压 50~70V。②经食管起搏：经食管临时心脏起搏的电极经过定位可持续稳定地起搏心房，对窦房结功能不全的心动过缓、窦性停搏或静止有效；另外，通过超速抑制，对终止室上性心动过速也有显著疗效。参数设置一般为：脉宽 5~10 毫秒，输出电流 30mA，起搏电压 25~50V。③经静脉心内膜起搏：经颈内静脉或锁骨下静脉将临时起搏电极植入到相应心腔的方法（见经静脉临时心脏起搏）。④经心外膜起搏：只限于开胸手术或开胸心脏按压者进行紧急起搏时应用。

**注意事项**  最常见的导致缓慢性心律失常或心脏停搏的可逆原因为急性心肌梗死或心肌缺血、药物过量、电解质紊乱、创伤、冠状动脉旁路移植术和（或）消融术、急性迷走神经激惹等，在进行有效的临时起搏治疗的同时，务必注重这些可逆因素的纠正与去除，争取达到标本兼治。临时心脏起搏属暂时性急救措施，其中经心内膜起搏电极导线放置时间一般不超过 2 周，长者不超过 1 个月。待病情平稳度过急性期至稳定后，尽早拔除电极导线，若仍需起搏治疗，则应植入永久性起搏器。

（张新超）

jīng jìngmài línshí xīnzàng qǐbó

## 经静脉临时心脏起搏 (temporary cardiac pacing via vein)

经颈内静脉或锁骨下静脉将临时起搏电极植入到心腔的临时心脏起搏技术。该法效果稳定、创伤小、并发症少。也可选择股静脉途径，但并发感染与静脉炎的机会明显增加。有条件的情况下，为确保起搏电极在心房或心室的准确定位，宜在 X 线透视下将电极送到右心耳或右心室心尖部。若临床情况紧急，也可在无 X 线的指引下使用球囊漂浮导管电极完成人工心脏起搏，通过观察和分析起搏心电图的形态确定起搏电极的位置。漂浮导管电极不适用于心脏骤停者。心室起搏一般设置输出电流 2~5mA，电压 3~6V，心室感知灵敏度 1~3mV。

**适应证**  同临时心脏起搏。

**禁忌证**  ①基础状态差（如有消耗性疾病、血液系统疾病等），不能耐受手术者。②对起搏器过敏（罕见）者。③有心脏畸形、解剖学异常不能完成手术者。

**操作方法**  术前准备：①向患者或其家属告知临时心脏起搏的必要性和可能出现的并发症，并签署知情同意书。②持续心电监护，建立静脉通路，准备好抢救药品及简易呼吸机或气管插管、除颤器等。③备好临时起搏设备包括临时起搏器、心内膜电极、静脉穿刺导入器等。

操作步骤：以经锁骨下静脉-右心室心内膜起搏模式为例：①患者常规连接肢体导联和胸前导联心电图，去枕平卧，背部略垫高。②取锁骨中点稍外侧、锁骨下缘约 1cm 处为穿刺点，常规消毒、戴无菌手套、铺洞巾，1% 利多卡因局部麻醉。③针尖指向胸骨上凹，穿刺针与胸壁平面呈 15°~20°，压低针头进针，边进针、边抽吸，直到吸出静脉血（一般进针 4~6cm 即可），固定针头，沿针腔插入导引钢丝，保留导引钢丝，退出穿刺针，沿导丝送入扩张管和外套管进锁骨下静脉。④保留外套管，拔出导引钢丝和扩张管，迅速将电极送入锁骨下静脉至上腔静脉。⑤将起搏电极导线尾端与脉冲发生器相连，持续心电监护。⑥向导管球囊内注入 1ml 空气，开启起搏器，预设起搏频率高于患者心率约20 次/分，随血流运动平稳送入电极导线，此过程中密切观察心电图变化，一旦显示肢体导联呈左束支阻滞图形，且 QRS 波前见有规律地起搏脉冲信号，表明起搏电极已抵右心室壁并成功"夺获"心室，此时抽净球囊内气体，使电极的两极同时与心室壁密切接触。

**并发症**　①气胸和血胸：发生率为 1%~5%。穿刺过程中患者突然出现胸痛、呼吸困难，应考虑气胸可能，行 X 线检查，肺压缩 30% 以上需抽气或闭式引流。②心肌穿孔：发生率约为 0.1%，通常表现为胸痛、心包摩擦音和不能有效起搏等，一旦发现，需将电极导线退至心腔，行超声心动图检查，评价出血及心脏压塞的情况，尽可能重新选择起搏位置。③感染：术中严格无菌操作、保持穿刺部位清洁。一旦出现感染征象，应尽早拔除电极导线，局部消毒，经验性静脉使用抗生素治疗，并做电极导线和血液的细菌培养。若仍需人工心脏起搏，应选择新的植入途径。④其他：电极导线脱落或移位、起搏器失灵等。

**注意事项**　①穿刺时宜将针头的斜面对向躯体下方以及插入导丝时其弯头也指向下方，以利其后的电极导线顺利进入上腔静脉，避免进入颈内静脉。②穿刺时如抽出血液呈鲜红色，或去除

注射器后有搏动性血液从针孔流出，提示误入锁骨下动脉，应即刻拔出穿刺针，局部按压数分钟；如吸出空气，提示穿入胸腔，更应立即拔出针头，并密切观察有无气胸及给予相应的处理。③整个穿刺过程及起搏成功后，要安全放置起搏器，以免坠落和导联拔出。密切监测患者的生命体征变化及一般情况，防治各种可能出现的并发症。④常规持续心电监护，并每日做 12 导联心电图与前图进行比较，同时检测起搏器电池电量、起搏和感知功能至少每天 1 次，如发现异常，应尽快查明原因，及时处理。

（张新超）

**xuèguǎn tōnglù**

## 血管通路（vascular access）

用于采集血液、控制药物用量、营养支持、输血及将血液引出经过净化装置处理后输回体内的通道。

**适应证**　①危重症患者的抢救。②急、慢性肾衰竭，急性心力衰竭，高钾血症患者动静脉瘘暂时无法使用。③腹膜透析患者需暂时血液透析者。④需行血液灌流，血浆置换，连续性肾脏替代治疗者。

**禁忌证**　①穿刺部位有蜂窝织炎或表皮感染。②患者不配合。③皮肤及黏膜有出血倾向。④血管解剖畸形。

**操作方法**　根据使用时间的长短分为以下 3 种。

**临时性血管通路**　一种快速建立、暂时使用的血管通路，将穿刺导管直接穿刺进入身体的大静脉或大动脉使其达到足够的血流量，满足血液透析需要的方法。特别适用于急性中毒需用血液透析或血液灌流者；急性肾功能衰竭伴高容量心力衰竭需紧急做单

纯超滤脱水以及连续性动静脉血液滤过者。其缺点是可能发生血肿、感染、穿刺管腔内血栓形成等并发症，故只能短期应用。①动静脉直接穿刺：常选择桡动脉、足背动脉、肱动脉。②动静脉外瘘：血液透析发展初期的主要通路。优点为手术简单，术后 1~5 天就可使用，连接透析器方便，不需穿刺血管；但由于导管本身的异物刺激，长期留置易发生感染、血管内膜增生纤维化和血栓形成等并发症；反复透析后，动静脉连接导管易松脱引起大出血，因此目前已基本废弃使用。③经皮中心静脉置管：包括：颈内静脉置管，为首选的插管途径；锁骨下静脉置管，其操作难度和风险较大，易出现血气胸等并发症，一般不提倡使用；股静脉置管，最安全、最简单的方法，但易出现贴壁现象，导致流量欠佳和感染。

操作步骤：多采用塞尔丁格（Seldinger）技术，即内套管针技术。选择穿刺部位，做好术前准备，备皮，常规消毒铺巾；局部麻醉；用穿刺针刺入静脉内，回抽见血，导丝从穿刺针插入静脉内；退出穿刺针，将进针的皮肤创口扩大，使其能通过导管；将导管沿导丝插入静脉内；将导丝从导管内抽出；用肝素盐水封管；缝合穿刺部位，无菌纱布覆盖。

**半永久性血管通路**　由硅胶或聚氨基甲酸酯等制成，带涤纶环的双腔导管。通常放置于颈内静脉及锁骨下静脉。涤纶环放置于皮下，一段时间后环与皮下组织黏合牢固，导管不易脱出且能有效防止感染。

操作步骤：患者平卧，肩部垫高，头左转，穿刺点定位于由右侧胸锁乳突肌的锁骨头、胸骨

头，胸骨所围成的三角区。局部常规消毒，铺巾，局部浸润麻醉，小尖刀片做2mm皮肤切口；穿刺针尾接含肝素盐水的5ml注射器；穿刺针与冠状面呈30°，向下、向后及稍向外进针，指向胸锁关节的下后方，边进针边回抽，见暗红色回血后固定穿刺针，经穿刺针送入引导钢丝，退出穿刺针；从穿刺点向外下方做1.5cm皮肤切口，自切口定点向外下方做5cm皮下隧道，隧道末端做0.5cm皮肤切口，经此切口将静脉留置导管从皮下隧道穿过，静脉留置导管尖到达穿刺部位；沿引导钢丝插入扩张管，扩张皮下组织，退出扩张管管芯及引导钢丝，迅速静脉留置导管经撕脱管插入颈内静脉，边送管边将撕脱管撕脱并取出；缝合穿刺部位皮肤切口，消毒，无菌纱布覆盖，胶布固定。

**永久性血管通路**　动静脉在皮下吻合建立的血管通道。①直接动静脉内瘘：利用自身动静脉血管直接吻合制成的内瘘。②移植动静脉内瘘：在动静脉之间插入一段移植血管或人造血管制成的内瘘。动静脉内瘘是最安全、应用时间最长、范围最广的血管通路。动静脉内瘘手术方法有端端吻合、端侧吻合、侧侧吻合。动静脉内瘘制造原则：①血管选择应从肢体最远端开始，逐渐向近端移行。最理想和首先选择的部位是前臂近腕部的桡动脉和头静脉，一般做端端吻合。②应选用非惯用侧上肢（一般用左手）造瘘，以方便患者的生活和工作。③先选择自身血管，后选择移植血管。

**并发症**　①感染：穿刺过程中无菌操作不严格、导管消毒不彻底、导管留置时间过长、术后护理不当。②出血和血肿：如有血管损伤，及时进行压迫止血。③气胸：主要原因是穿刺角度及针尖方向不当所致。少量气胸无需特殊处理，破口过大则需外科处理。④血胸。⑤乳糜胸。⑥胸腔积液。⑦气体栓塞。⑧血栓形成及栓塞。

**注意事项**　①穿刺部位必须严格消毒，感染部位严禁穿刺。②避免同一部位反复穿刺，防止血肿形成。③送入引导钢丝时不能用力过猛，避免损伤血管。④沿钢丝用扩张器扩张时不能用力过大，防止钢丝变弯。⑤随时封闭进入中央静脉的针或导管口，防止空气栓塞。⑥不要放开或移动导丝，避免导丝进入血管内形成栓子。⑦注意判断动静脉，插管过程中需注意回血的颜色及观察穿刺针头后针柄处是否有血液搏动。⑧置管后各导管尾部均需回抽见血以证实开口在血管内。⑨拔出导管时用力压迫止血。

（韩继媛　陈姣）

gǔsuǐqiāngnèi shūyè

**骨髓腔内输液**（intraosseous infusion，IO）　通过骨髓腔与静脉系统相通的潜在血管通路建立输液通道，用以输注药物、液体和血液制品进入不塌陷的骨髓静脉丛的给药方式。对无法常规静脉穿刺的危重患者，IO可作为传统静脉输液的首选替代途径，是一种安全、快速、有效的抢救技术。

美国心脏协会（American Heart Association，AHA）规定，复苏时静脉穿刺3次失败或时间超过90秒，即为建立骨髓通道的指征。其优点：①可以迅速安全地建立输液通道，提高抢救成功率。②骨髓穿刺操作安全，可在30~60秒内完成，为抢救工作赢得了宝贵时间。③解剖标志易于识别，穿刺成功率高，被誉为"不萎陷的静脉"。④可操作性强，易于医护人员很短时间掌握。因此，IO是危急情况下，建立急诊输液通道的最佳方法。如在1~2小时内建立常规血管通道，就停止骨髓输注，以免增加感染的机会，留置时间最多不超过24小时。一般而言，任何复苏药物均可通过IO给药。已广泛应用于临床、急救、野外救援、灾害后救援等。

**适应证**　任何需快速建立血管通路或其他血管通路建立存在困难的患者。主要用于心脏骤停、休克、创伤、重度脱水、大面积烧伤、癫痫大发作及其他需要输血输液的紧急情况。

**禁忌证**　①假肢、严重骨质疏松及骨坏死是绝对禁忌证。②穿刺部位有骨折、蜂窝织炎、软组织过多而缺乏明显的解剖标志为相对禁忌证。

**操作方法**　穿刺部位：只要能进入骨髓腔，很多部位都可以建立输液治疗的骨髓腔通道。首选胫骨近段，进针部位在胫骨粗隆下1~3cm；胫骨远端、股骨远端和肱骨远端也可作为输液部位，其疗效与静脉相似；也可采用富含红骨髓的髂骨、胸骨、锁骨部位，但不如四肢长骨穿刺方便和穿刺成功率高。

操作步骤：以胫骨为例。①患者取仰卧位，两腿稍分开，一腿呈屈曲状，垫高膝部。左手触诊寻找骨性标志，穿刺点定位于胫骨粗隆下1~3cm。②穿刺处局部消毒。③术者常规消毒、戴手套、铺巾。④选择适当的骨髓穿刺针，检查穿刺针的斜截面与内芯是否一致。⑤再次确认穿刺点，左手固定皮肤，右手握穿刺针，垂直于皮肤或沿骨的长轴倾斜10°~15°方向进针（在胫骨近端穿刺针应斜向下进针，胫骨远端及股骨远端应斜向上进针，避免损伤骨生长板）。⑥穿刺针到达骨膜后用力旋转针柄，使穿刺针穿过骨皮质层，当感到穿刺针前进的阻力突然降低时停止进针。⑦穿刺针进入骨髓腔后抽出针芯，接5ml注射器抽取少量骨髓血，以证实穿刺成功。⑧穿刺成功后，试验性的推注5~10ml生理盐水，观察局部有无渗出肿胀，确定穿刺成功后，用无菌纱布妥善固定穿刺针周围，防止穿刺针左右上下晃动。⑨将输液装置与针尾端相连，开始给药治疗。

可通过髓腔内输注的药物：任何可以安全输入中心静脉导管的药物均可，归纳为：①所有高级心血管生命支持的药物。②高张溶液药物：氯化钙、碳酸氢钠、25%及50%葡萄糖液。③抗惊厥药。④连续滴注药物：多巴胺、异丙肾上腺素、多巴酚丁胺、去甲肾上腺素、硝普钠、硝酸甘油、抗生素。⑤容量液体：生理盐水、复方氯化钠、血液、血浆制品、白蛋白。⑥其他药物：呋塞米、吗啡等。

**并发症** 骨折、筋膜间隙综合征、皮肤坏死、骨髓炎、脂肪栓塞等。

（韩继媛　陈姣）

**qìguǎnnèi gěiyào**
**气管内给药**（intratracheal medication） 将药物直接注射进入气管的给药方式。心肺复苏（cardiopulmonary resuscitation，CPR）时静脉通道建立前，由气管内给药也是一种快捷而有效的用药途径。气管-支气管系统和肺具有丰富的血液循环，每分钟流经肺的

血流达4~5L。肺表面积约6.5m$^2$，为药物的吸收提供了广阔的场所。呼吸系统吸收药物的能力很强，药物颗粒直径<0.6μm者均可迅速被吸收进入肺毛细血管、肺静脉、左心和动脉系统。

**优越性** ①作用维持时间比静脉用药长1~4倍，这是由于药物在静脉内时间长，被代谢或降解量也大，故其半衰期也明显缩短。②为无创性操作，不损伤任何组织器官。③操作时间短，中断胸外按压和通气时间均短，有利于CPR成功。④操作简便易行。

**适用药物** ①利多卡因。②肾上腺素。③阿托品。④纳洛酮。⑤血管加压素。

**禁忌药物** ①碳酸氢钠：腐蚀气道黏膜。②去甲肾上腺素：强力收缩气道黏膜血管，缺血坏死并影响其他药物的吸收。③氯化钾与氯化钙：均为强烈刺激剂。④甘露醇：高渗液可致肺水肿，窒息。⑤葡萄糖：黏度高，阻碍纤毛运动。

**操作方法** 经气管插管或经环甲膜穿刺将细导管插入气管不同深度，吸出气道分泌物后，将药物溶于5~10ml注射用水或生理盐水，直接注入气道即可。一般用药次数不宜太多。为确保药物在呼吸道的扩散与吸收，可结合应用人工正压过度通气。

**注意事项** ①溶液量不得>10ml，否则影响通气量，甚至导致窒息。小儿CPR，更应严格控制溶液量。②通常气管内给药量为推荐静脉给药量的2~2.5倍。不能在短时间内用冲击剂量，更不能加压用药。③此方法不宜作为常规给药途径。有研究表明，静脉给药较气管内给药效果好，且有监测药理效应的通道。

（韩继媛　温宇英）

**zhōngxīn jìngmài zhìguǎn**
**中心静脉置管**（central venous catheterization） 静脉穿刺装置经皮肤穿刺并滞留于中心静脉腔内的操作。是危重患者抢救时监测和治疗的重要方法。

**适应证** ①各类重症休克及其他危重患者无法行周围静脉穿刺者。②需长期输注高渗或有刺激性液体及实施全肠外营养者。③经中心静脉导管安置心脏临时起搏器。④利用中心静脉导管测定中心静脉压。⑤需长期多次静脉抽血化验及临床研究。⑥对心肺功能不全和各类心血管手术及其他大而复杂的手术患者进行中心静脉压、肺动脉插管、心血管造影等各种监测及操作。⑦用于血液透析或血液滤过。

**禁忌证** 无绝对禁忌证。相对禁忌证：①严重凝血障碍者。②穿刺部位局部有外伤、感染、血栓形成者。③躁动、不合作者。

**操作方法** 临床上已普遍使用塞尔丁格（Seldinger）技术，即内套管针技术是通过导丝置管，且导丝的长度必须长于所选的套管，直径小于套管和穿刺针。头端应是可卷曲的，J型头端的导丝有利于通过弯曲的血管。静脉穿刺后将导丝置入血管腔内，导丝末端应始终保留在套管末端外，以防其滑入套管，甚至进入血循环。若导丝置入困难，不应盲目硬插，可拔出导丝，将穿刺针连接注射器后缓慢移动穿刺针，直至顺利回抽血液，重新置入导丝。导丝顺利进入血管后拔除穿刺针，沿导丝套入管壁扩张/套管装置。管壁扩张器一般是由半硬式厚壁套管和可屈曲静脉套管组成，半硬式厚壁套管置入静脉套管内。使用管壁扩张前，先在皮肤穿刺部位用手术刀略扩大创口，以便

扩张器进入。捻搓扩张器有利于其进入，并达到扩张作用，应随时注意导丝的位置。当扩张器进入血管腔后，再沿扩张器和穿刺针置入静脉套管，然后缓慢退出扩张器和穿刺针，将输液器与静脉套管连接，并妥善固定套管。操作方法见颈内静脉置管、锁骨下静脉置管和股静脉置管。

（韩继媛　陈　姣）

## jǐngnèi jìngmài zhìguǎn

**颈内静脉置管**（jugular vein catheterization，JVC）　通过穿刺将导管尖端由颈内静脉置入中心静脉的置管方法。是最常用的中心静脉置管术之一。与锁骨下静脉置管相比，其固定导管稍困难，患者的头颈部活动和翻身会有一些不便，外观上也较影响美观，护理亦增加难度。但是，置管操作的严重并发症（如大出血、气胸、血气胸等）发生率比锁骨下静脉要小，置管相对安全，操作也相对简单。首选右侧颈内静脉。

**适应证**　见中心静脉置管。

**禁忌证**　见中心静脉置管。

**操作方法**　颈内静脉起于颅骨基底部，在颈内动脉后侧进入颈动脉鞘，走行于颈内和颈总动脉的后外侧，并在其末段逐渐转到颈总动脉的前外侧。颈内静脉全程由胸锁乳突肌（sternocleidomastoid，SCM）覆盖，上段位于SCM内侧，颈内动脉后方；中段位于SCM前缘下面，颈总动脉后

外侧；下段则位于SCM胸骨头和锁骨头之间的三角间隙内，颈总动脉前外方，在胸锁关节处与锁骨下静脉汇合成无名静脉，继续下行与对侧的无名静脉汇合成上腔静脉进入右心房。

穿刺路径：根据操作者习惯不同而不同，进针点和方向可分为前、中、后路。①前路：操作者以左手示指和中指放在胸锁乳突肌中点、颈总动脉外侧，右手持针，针尖指向同侧乳头，针轴与皮肤呈30°~40°，常于SCM的中点前缘入颈内静脉。②中路：最常用。以SCM胸骨头、锁骨头与锁骨上缘构成的颈动脉三角区的顶端作为穿刺点，距锁骨上缘3~5cm。进针时针轴与皮肤呈30°，针尖指向同侧乳头，一般进针2~3cm即入颈内静脉。③后路：在SCM外侧缘的中下1/3处，约锁骨上5cm处进针，针轴一般保持水平位，针尖于SCM锁骨头的深部指向胸骨上切迹（图）。

操作步骤：一般取右侧颈内静脉置管，因为右侧颈内静脉与无名静脉和上腔静脉几乎成一直线，且右侧无胸导管，右侧胸膜顶低于左侧。以临床常用的钢丝导引置入法塞尔丁格（Seldinger）技术为例。①患者取仰卧头低位［特伦德伦堡（Trendelenburg）位］，头转向对侧。②常规消毒皮肤、铺巾、定位穿刺点；③用1%普鲁卡因或利多卡因局部麻醉。

④采用穿刺针于负压抽吸状态按上述路径（主要是中路路径）穿刺颈内静脉。⑤见有回血并确认血流通畅后，固定穿刺针并置入导引钢丝，退出穿刺针。⑥用扩张器沿导引钢丝扩张组织，包括皮肤、皮下组织及血管，然后退出扩张器。⑦将导管顺着导引钢丝置入血管中，捻转前进至适当深度（13~15cm），再退出导引钢丝。⑧用装有肝素钠盐水的注射器回抽有血后，用肝素生理盐水封管。⑨缝合穿刺部位，固定套管并与输液装置连接，消毒纱布覆盖穿刺部位。

**注意事项**　①熟悉颈部局部解剖，穿刺点定位要准确。②左颈内静脉的后面及前斜角肌的前方有胸导管通过，若要选择左侧置管，选择后路为宜。③颈内静脉是上腔静脉系的主要属支之一，离心脏较近，当心房舒张时管腔压力较低，要防止气体栓塞。④穿刺针进入方向不可过于偏外，以防损伤淋巴管或者胸导管，也不可过深以免损伤胸膜顶造成气胸。⑤术后行X线检查，了解导管位置，并排除气胸可能。⑥掌握多种进路的穿刺技术，避免在某一部位过度穿刺。⑦有条件可在B超定位下穿刺，特别是既往有多次该部位插管史或穿刺不顺利的患者。

（韩继媛　朱华栋　陈　姣）

## suǒgǔxià jìngmài zhìguǎn

**锁骨下静脉置管**（subclavian vein catheterization）　通过穿刺将导管尖端由锁骨下静脉置入中心静脉的置管方法。1952年奥巴尼亚克（Aubaniac）首次介绍锁骨下静脉穿刺办法，1962年威尔逊（Wilson）等报道经锁骨下静脉置入导管监测中心静脉压和输液；此后，锁骨下静脉穿刺置

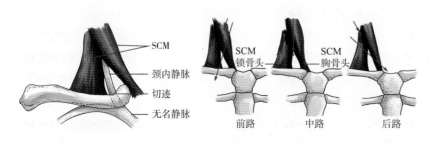

**图　颈内静脉置管入路方式**

（图中标注：SCM、颈内静脉、切迹、无名静脉；SCM 锁骨头、SCM 胸骨头；前路、中路、后路）

管被广泛应用于临床的监测、诊断和治疗中。首选右侧锁骨下静脉。

**适应证** 见中心静脉置管。

**禁忌证** 见中心静脉置管。有胸廓或锁骨骨折等解剖异常、严重肺部疾病者尽量不选择锁骨下静脉。

**操作方法** ①患者体位：患者取仰卧位，头转向穿刺的对侧，穿刺侧肩下可垫一个小枕，头低脚高20°，双上臂置于身旁，双肩部放低。②术者位置：操作者站于患者穿刺侧身旁，面对穿刺侧的锁骨区。③穿刺定位：以锁骨中点下方1~2cm处为穿刺点。④消毒铺巾：见颈内静脉置管。⑤麻醉监测。⑥穿刺：穿刺针从穿刺点入，与身体矢状面（中线）呈30°~45°，与胸壁皮肤约呈15°，针尖指向胸骨上窝和喉结之间的位置，依次刺入皮肤、皮下组织、胸大肌和锁骨下肌，抵达锁骨下缘后表面。穿刺针抵达锁骨下后应轻吸穿刺针保持一定负压缓慢进针。见到暗红色血液流畅进入针筒时表明穿刺针已进入血管。判断动静脉血液方法同颈内静脉穿刺。⑦置管固定。

**注意事项** ①穿刺针进针与冠状面尽量平行，最大交角不超过30°，以减少发生气胸和误穿锁骨下动脉的概率。②穿刺针进针深度向头端勿超过锁骨上缘，向内勿超过胸锁关节，避免误穿颈部正常组织和穿破纵隔。③锁骨下穿刺，导管误入颈内静脉的概率较高，置管时患者头部转向穿刺侧可减少这种情况的发生。

（朱华栋）

gǔjìngmài zhìguǎn

**股静脉置管**（femoral vein catheterization） 通过穿刺将导管由股静脉尖端送入中心静脉的

置管方法。股静脉置管与颈内静脉置管及锁骨下静脉置管比较，有以下几个优点：①不会发生气胸。②误穿动脉时较容易压迫，不会形成大出血、大血肿。③穿刺技术较易掌握，所以是一种有用的替代途径。同时，也有以下几个缺点：①股静脉靠近会阴，穿刺部位易感染。②股静脉变异较多，置管易位率高，影响患者行动，护理不方便，易形成血栓。③难做中心静脉压监测。

**适应证** 见中心静脉置管。心肺复苏过程中，胸外按压使得颈内静脉和锁骨下静脉穿刺无法进行的时候，股静脉穿刺应该作为首选途径。

**禁忌证** 见中心静脉置管。经股静脉置管导管尖端，难进入上腔静脉，不能用于监测中心静脉压，也难放置肺动脉导管、心导管和起搏器等。

**操作方法** ①患者取仰卧位，穿刺侧下肢伸直，股外展外旋45°。使腹股沟区充分显露。②穿刺者站在穿刺部位同侧，面向患者头部。③摸清股动脉的搏动点，以腹股沟韧带下方1cm、股动脉搏动最强点内侧0.5cm处为穿刺点。④消毒铺巾、麻醉监测。⑤试穿和穿刺：5ml试穿针与皮肤呈45°从穿刺点进入，沿血管走行方向缓慢向头侧保持负压进针。一般进针约3cm可进入血管。试穿成功后，换专用穿刺针穿刺，按试穿针的进针角度、方向和深度进针，进入股静脉后固定，防脱出。注意判断动静脉。⑥置管固定：股静脉置管的深度无特别限制，一般可将深静脉导管全部置入。

**注意事项** 置管后注意护理，预防导管相关感染的发生。

（朱华栋）

zhōngxīn jìngmàiyā jiāncè

**中心静脉压监测**（central venous pressure monitoring） 连续或间断测量中心静脉压的技术。是临床监护的重要指标。中心静脉压（central venous pressure, CVP）是上腔静脉和下腔静脉汇入右心房处的压力，主要反映右心前负荷，与血容量、静脉张力和右心功能有关。正常值为4~12mmH$_2$O。

**适应证** 任何需要判断和监测循环功能状态特别是血管内容量状态者，主要包括：①严重创伤。②各型休克。③急性心肺衰竭。④大手术患者。

**禁忌证** 无绝对禁忌证。穿刺部位局部感染、凝血功能异常者需谨慎评估。

**操作方法** 监测CVP必须放置中心静脉导管，通过颈内静脉或锁骨下静脉穿刺将导管放至上腔静脉。中心静脉导管连接压力传感器和换能器，即可测出CVP并在监护仪上显示。临床上也常用测量输液管道水柱高度来大致判定CVP。

**注意事项** ①测压管路是否通畅：测压管路通畅才能测出准确的数据，管腔堵塞或活瓣状的血凝块形成，均影响测量的准确性甚至导致测压失败。用肝素盐水持续或间断冲洗导管可保持其通畅。②导管位置：测量中心静脉压时导管端的标准位置应该位于腔静脉-右心房交界处的腔静脉内。有时中心静脉导管端距腔静脉-右心房交界处有一段距离，判读CVP数值时需考虑这个因素。③校零CVP：绝对数值不大，零点的小量误差对测量值的影响较大。一般以右心房中部水平线作为理想的标准零点，仰卧位相当于第4肋间腋中线水平。④胸内压水平：患者咳嗽、疼痛、憋气、胸廓畸形等，麻醉、手术、机械通气特别是呼气末正压通气都可影响胸腔内压。胸腔内压变化影响中心静脉压的测量。

**临床意义** CVP 降低常提示容量不足，CVP 升高常提示容量过多或右心功能不全。判断 CVP 的意义常与血压联合判读（表）。

（孙海晨）

**jìngmài qiēkāi**

# 静脉切开（venotomy）

用床边手术暴露静脉，将其切开并置入静脉导管建立静脉通路的方法。是替代静脉穿刺建立静脉通道的方法。可供输液、给药或采集血液标本。一般选择四肢表浅静脉，常用的是内踝前、卵圆窝处的大隐静脉、肘前窝的贵要静脉等。由于中心静脉置管术的发展，此法现已少用。

**适应证** 适用于各种需要建立静脉通道但静脉穿刺困难的情况。

**禁忌证** 局部感染、皮肤有病损者禁忌。

**操作方法** ①局部皮肤消毒、麻醉。②切开皮肤，分离皮下组织直到静脉暴露。③游离静脉，在静脉下方穿过两根缝线，一根于近心端，另一根于远端。④近心端丝线不结扎备用，结扎远心端的丝线使静脉血流阻断。⑤结扎后的丝线不剪断以便于牵拉静脉用。⑥在静脉远端和近端丝线间作一小切口（注意不要切断静脉），静脉内插入导管。⑦结扎静脉近心端，固定导管。⑧缝合皮肤。消毒、包扎。

**注意事项** 操作过程严格无菌操作，动作小心、轻柔。并发症少见，偶有局部感染和血栓形成。

（孙海晨）

**xīnbāo chuāncìshù**

# 心包穿刺术（pericardiocentesis）

穿刺并抽取心包腔内积液或积血的诊断和治疗技术。抽取的液体进行常规、生化、细菌学、细胞学等检验诊断心包腔感染、炎症、肿瘤、外伤等疾病，缓解心脏压塞，也可向心包腔内注射治疗药物。

**适应证** 各种类型的心包积液，尤其是诊断不清者。

**禁忌证** ①有明显出血倾向者。②缩窄性心包炎者。③风湿性心包炎者。④主动脉夹层伴发的心包积血者。⑤无明确心包积液者。

**操作方法** 操作前准备：①认真评估适应证和操作风险，充分告知，签署知情同意书。②操作区和物品准备。③监测患者的生命体征。④超声检查评估心包积液量。

操作步骤如下。①心前区穿刺：患者取坐位，取左侧第 5 肋间心脏浊音界内侧 1～2cm 为穿刺点。消毒、铺巾、局部麻醉。沿第 6 肋上缘，穿刺针向后、向内、指向脊柱方向缓慢进针。边进针边抽吸，至抽出积液时停止进针，固定穿刺针、停止进针，成人进针 2～3cm。②胸骨下穿刺：患者取半坐位，取胸骨剑突与左侧第七肋软骨交界处之下为穿刺点。消毒、铺巾、局部麻醉。穿刺针向上、向后、向中线方向，与腹壁呈 45°进针，负压缓缓进针，自心包腔底部进入心包腔。抽出积液时立即固定穿刺针、停止进针，成人进针 3～5cm。

**并发症** ①心律失常：最常见。操作过程如刺激兴奋迷走神经可引起心动过缓，刺激心室或心房可引起室性或房性心律失常。通过心电监护能及时诊断，此时应停止操作，必要时注射阿托品或肾上腺素。②气胸、血胸：量较小，可暂观察。量大时可穿刺或置管引流。③心包反应：穿过心包时可刺激迷走神经而引起血压降低、出汗、面色苍白等反应，可给予阿托品。④心肌和冠状动脉损伤：严重的并发症，可危及生命，需立即停止操作并做好抢救准备。⑤其他：血肿、腹腔器官损伤、肺水肿等。

**注意事项** ①心包穿刺有一定风险，选择适应证应严格，操作前准备应充分。②穿刺最好在心电监护下进行，注意观察患者生命体征。③引流首次一般约 100ml，以后每次不超过 500ml，避免抽液过多过快导致心脏急性扩张。④术后静卧，注意观察病情变化。

（孙海晨）

**dòngmài chuāncì yǔ zhìguǎn**

# 动脉穿刺与置管（arterial puncture and catheterization）

穿刺动脉并置入导管的技术。常用穿刺部位有股动脉、桡动脉、肱动脉。

**适应证** ①需采集动脉血标

表　CVP 与血压结合的临床意义

| CVP | 血压 | 原因 |
| --- | --- | --- |
| 升高 | 升高或正常 | 容量负荷过多 |
| 降低 | 降低 | 容量负荷过低 |
| 升高 | 降低 | 心功能不全或心脏压塞或肺栓塞 |
| 正常 | 降低 | 心功能不全或容量偏低，可行补液试验 |

本进行血气分析等检查者。②麻醉或手术期间及需要持续监测动脉血压者。③施行某些特殊检查，如选择性血管造影等。④部分血液净化治疗者。⑤需经动脉置管加压输液者。

**禁忌证**　均为相对禁忌证。①局部皮肤或血管炎症或血栓形成者。②有明显出血倾向者。③桡动脉艾伦（Allen）试验阳性，提示侧支循环不佳者。

**操作方法**　操作前准备：①认真评估适应证和操作风险，充分告知，签署知情同意。②操作区和物品准备。③监测患者生命体征。④桡动脉穿刺前必须检查尺动脉血流是否通畅，多用 Allen 试验：受检者高抬被检侧上肢并握拳，测试者以双手同时压迫患者尺桡动脉阻断动脉血流。观察手指颜色。患者与操作者同时松手，观察手掌部颜色由白转红的时间。若尺动脉畅通、掌弓循环良好，转红的时间多在 5 秒以内，即 Allen 试验阴性。长于 5 秒说明掌弓循环和尺动脉血供有障碍即 Allen 试验阳性。

**股动脉穿刺置管**　患者平卧位，穿刺侧下肢外展外旋位。腹股沟韧带下 1~3cm 股动脉搏动最强点为穿刺点。常规皮肤消毒、铺巾、局麻。术者站于穿刺侧。试穿成功后，换动脉穿刺针进针，见到鲜红色的血液快速地进入注射器，确认为动脉血。固定好穿刺针防止针尖穿透或脱出血管腔。可用测压针测量血管内血液的压力，如果血液喷出或搏动状流出则是动脉血。穿刺成功后，用塞尔丁格（Seldinger）技术置入动脉导管。抽吸管腔确认导管在动脉血管内且管腔通畅，用生理盐水和肝素盐水冲洗管腔防止血凝堵塞管腔。将导管缝合固定于皮肤上。局部再次消毒，用无菌敷料和贴膜保护穿刺部位。

**桡动脉穿刺置管**　患者平卧位。术者左手中指触及桡动脉，在桡骨茎突近段定位，示指在其远端轻轻牵拉，穿刺点在两指之间。常规皮肤消毒、铺巾、局麻。右手持针，与皮肤呈 15°进针，对准中指触及的桡动脉方向进针，接近动脉时刺入动脉。见动脉血涌出表示穿刺成功。若无血液流出，可缓慢退针，直至血液涌出。使用管内针穿刺者将针芯退出，固定导管。

**并发症**　①出血和血肿：穿刺损伤常引起局部出血和血肿形成，穿刺成功置管后局部加压止血 3~5 分钟。在行股动脉穿刺时，如进针位置过高，可误伤髂外动脉而造成腹膜后出血，如不及时发现并止血后果将十分严重。拔除导管后应局部压迫止血。②血栓和栓塞：动脉穿刺置管血栓形成与留置时间、导管材料、反复穿刺等因素有关。血栓脱落形成栓塞。经常冲洗管道可减少血栓和栓塞的机会。③感染：置管时间越长越容易发生感染，应尽量缩短置管时间，发生感染者应拔除导管并行抗感染治疗。若病情需要，可改换部位重新穿刺。

**注意事项**　①留置的导管应采用肝素液冲洗，保持管路通畅，避免局部血栓形成和远端栓塞。②置管时间不宜过长，非必需时尽早拔除。

（孙海晨）

yǒuchuāng xuèliú dònglìxué jiāncè
# 有创血流动力学监测（invasive hemodynamic monitoring）

通过置入血管内导管评估血流动力学的监测技术。导管内传感器可检测血管内压力、温度等指标，并可通过物理学方法检测、计算出心脏功能、血管阻力、组织氧供氧耗等血流动力学指标。血流动力学监测有助于评估患者循环系统功能状态，指导治疗。

**适应证**　适用于存在或潜在的血流动力学不稳定者。包括：①严重创伤、休克。②危重患者术中、术后监测。③心肺功能衰竭。④其他需要监测血流动力学指标者。

**禁忌证**　无绝对禁忌证。相对禁忌证：①心脏血管的先天性畸形，导管置入无法完成者。②严重出血倾向、心脏存在附壁血栓、血管内感染、严重肺动脉高压等。

**操作方法**　操作前准备如下。①患者准备：认真评估适应证和操作风险，充分告知，签署知情同意，监测患者生命体征。患者取平卧位。穿刺部位可选择锁骨下静脉、颈内静脉或股静脉。②仪器准备：依据需要准备带有血流动力学监测功能的监护仪、漂浮导管［斯旺－甘兹（Swan-Ganz）导管］、必要的抢救设备和药品。检查导管和测压装置。

操作步骤如下。①穿刺置管：局部皮肤消毒铺巾，局麻下穿刺置入 Swan-Ganz 导管。依次经过颈内静脉、上腔静脉、右心房、右心室，最终到达肺动脉。根据不同部位的压力特点判断导管尖端的位置。到达右心房后将导管尖端气囊充气（一般 1.5ml），导管随血流漂流至肺动脉。出现肺动脉楔压时，将球囊放气，此时再次出现肺动脉压力特点，表明导管尖端到达肺小动脉。②压力测定：随着导管到达不同位置可依次测出中心静脉压、右心房压、右心室压、肺动脉压、肺动脉楔压等压力参数。③心输出量测定：

一般用温度稀释法测定心排出量，通过导管向右心室内注入4℃生理盐水，测得右心室和肺动脉内温度和时间，通过血液温度稀释曲线得出心输出量。结合血压、心率、体表面积、血液分析等指标可以间接计算出心脏指数、每搏输出量、心搏指数、左心室每搏做功指数、右心室每搏做功指数、体循环阻力、肺循环阻力、氧供指数、氧耗指数、氧摄取率等指标。

**并发症** ①心律失常：导管顶端进入右心室时可能刺激心室壁发生心律失常。轻者常无需特殊处理，导管过右心室后即可消失。发生室性心动过速或心室颤动时应立即将导管退出右心室，并予抗心律失常药或电除颤，平稳后可继续操作。②气囊破裂：气囊破裂后肺动脉楔压波形消失，且有可能造成气栓。术前应检查气囊质量，充气压力不宜过高。③导管扭曲、打结：插入导管过快过长时可致导管弯曲，在血流作用下可能打结。打结后不可用力拉拽，应置入导丝，缓慢解除打结。可在 X 线直视下操作，退出导管。困难者应请血管外科协助。④感染：随着置管时间延长，感染发生率增加。应强调无菌术，穿刺处消毒，尽量缩短置管时间。发生导管感染者应尽快撤除导管。⑤其他：偶可发生血管损伤、血栓形成、肺梗死等。

**临床意义** 对血流动力学监测指标的综合分析可以帮助临床医师判断患者心脏的前后负荷、心脏收缩做功能力、组织氧供氧耗情况等信息。

中心静脉压（CVP） 其值受血容量、心脏功能、心肌顺应性、静脉血管张力和呼吸等因素影响。正常值 4~12cmH$_2$O。降低常提示血容量不足，升高可见于容量负荷过重、心功能不全、心肌顺应性下降。机械通气，特别是较高的呼气末正压通气可致中心静脉压升高。

右心房压（RAP） 正常值 0~5mmHg。升高见于右心衰竭、三尖瓣反流或狭窄、缩窄性心包炎、心包积液、肺动脉高压和心动过速；降低见于血容量不足。

右心室压（RVP） 正常值（20~30）／（0~5）mmHg。容量负荷过重、右心室流出道梗阻时右心室压升高。右心衰竭、心肌顺应性减低时右心室舒张压升高。

肺动脉压（PAP） 正常值（18~30）／（6~12）mmHg，平均压 10~18mmHg。任何原因导致的左心房和肺静脉压力增高均可使 PAP 升高。容量不足和右心室流出道狭窄时 PAP 降低。

肺动脉楔压（PAWP） 间接反映肺静脉和左心房压力，与左心室舒张末期压力相近，是反映左心室功能的指标。也反映肺毛细血管流体静压，结合胶体渗透压可判断有无肺水肿。正常值 5~15mmHg。一般情况下，PAWP <18mmHg 不会出现肺水肿，PAWP >30mmHg 肯定存在较严重的肺水肿。胶体渗透压过低时，较低的 PAWP 也可出现肺水肿。

心输出量（CO） 正常值 5~6L/min。一般通过温度稀释法获得。

心脏指数（CI） 经体表面积（body surface area，BSA）校正的心输出量。正常值 2.5~4.0L/（min·m$^2$）。计算公式为：

$$BSA = 0.0061×身高（cm）+ 0.0128×体重（kg）-0.1529$$
$$CI = CO/BSA$$

每搏输出量（SV） 正常值 60~90ml。计算公式为：

$$SV = CO/HR$$

式中 HR 为心率。

心搏指数（SVI） 经体表面积校正的每搏输出量。正常值 45~75ml/m$^2$。

左心室每搏做功指数（LVSWI） 是评价左心室收缩功能的敏感指标，心力衰竭和急性心肌梗死时降低，高动力或高代谢状态时升高。正常值为 45~60（g·m）/m$^2$。计算公式为：

$$LVSWI = 0.0136× SVI×（MAP-PAWP）$$

式中 MAP 为平均动脉压。

右心室每搏做功指数（RVSWI） 是评价右心室收缩功能的敏感指标。正常值 5~10（g·m）/m$^2$。心力衰竭时降低，高动力或高代谢状态时升高。计算公式为：

$$RVSWI = 0.0136× SVI×（MPAP-RAP）$$

式中 MPAP 为平均肺动脉压。

体循环阻力（TPR） 反映血管壁张力。正常值为 900~1500（dyn·s）/cm$^5$。升高见于低循环血量、低灌注状态、心源性休克或使用血管活性药，降低见于超敏反应、脓毒症、高热、使用血管扩张药等。计算公式为：

$$TPR =（MAP-CVP）/CO×80$$

肺循环阻力（PVR） 正常值 150~250（dyn·s）/cm$^5$。升高见于肺动脉高压、肺水肿、急性呼吸窘迫综合征、肺梗死等。计算公式为：

$$PVR =（MPAP-CVP）/CO×80$$

氧供指数（DO$_2$） 反映循环

系统向组织的供氧能力。其高低取决于循环、呼吸、血液系统的综合功能状况。正常值 500～700ml/（min·m²）。计算公式为：

$$CaO_2 = 0.0138 \times Hb \times SaO_2 \times 0.0031 \times PaO_2$$

$$DO_2 = CaO_2 \times CI \times 10$$

式中 $CaO_2$ 为动脉血氧含量；$Hb$ 为血红蛋白含量；$SaO_2$ 为动脉血氧饱和度；$PaO_2$ 为动脉血氧分压。

氧耗指数（$VO_2$）正常情况下，组织需氧量与 $VO_2$ 相同。正常值 120～160ml/（min·m²）。$VO_2$ 降低说明存在氧债，组织缺氧。$DO_2$ 和 $VO_2$ 存在平衡关系。组织缺氧时，$VO_2$ 随着 $DO_2$ 的增加而增加。增加 $DO_2$ 而 $VO_2$ 不再增加时，$VO_2$ 等于组织需氧量。计算公式为：

$$CvO_2 = 0.0138 \times Hb \times SvO_2 \times 0.0031 \times PvO_2$$

$$VO_2 = (CaO_2 - CvO_2) \times CI \times 10$$

式中 $CvO_2$ 为混合静脉血氧含量；$SvO_2$ 为静脉血氧饱和度；$PvO_2$ 为静脉血氧分压。

氧摄取率（$O_2 ext$）反映组织摄取氧的能力。正常值20%～30%。组织缺氧时增加。计算公式为：

$$O_2 ext = (CaO_2 - CvO_2) / CaO_2 \times 100\%$$

**注意事项** ①导管顶端位于右心室时最容易发生致命性并发症，应确保气囊已充气，操作要轻柔、迅速，尽量缩短导管顶端在右心室内停留时间。②导管顶端最好进入右肺动脉，进入左侧肺动脉不影响监测，但导管位置不易固定。③应定时冲洗管路，

保持通畅，并注意压力检测系统的零点校正。④注意抽取混合静脉血时导管顶端应位于肺动脉内，且气囊排空。

（孙海晨）

wúchuāng xuèliú dònglìxué jiāncè

**无创血流动力学监测**（noninvasive hemodynamic monitoring） 用无创技术评估血流动力学的监测技术。常用胸阻抗法。该法无创、安全，但准确性不如有创法。无创血流动力学监测包括无创血压监测、脉搏氧饱和度监测、经食管超声心动图、二氧化碳重复吸收法及心输出量测定法。适用于任何需行血流动力学监测或需动态评价心脏功能者，也可用于围手术期心功能监测。无禁忌证。注意事项：①利用胸阻抗法测定的心阻抗图只能用于监测胸腔基础阻抗 $Z_0 > 15\Omega$（即胸腔液体指数<2）的患者。②严重肺水肿、胸腔积液、血气胸、胸壁水肿等情况测量心排量及相关指标准确性较差。③患者焦虑、烦躁、咳嗽等可影响结果稳定性。④心律失常、心房颤动、二尖瓣关闭不全等情况不宜用此方法。⑤机械通气、发热、胸腔放置引流管、肥胖等因素会导致监测准确性下降。

（孙海晨）

xiōngzǔkàngfǎ

**胸阻抗法**（thoracic electrical bioimpedance，TEB） 利用人体胸部（皮肤、骨骼、脂肪、肌肉）及胸腔内（肺脏、大血管、血液等）不同组织具有不同导电性（生物电阻抗）的原理，研究电流通过胸部时阻抗变化规律以评估血流动力学和心脏功能状况的无创性监测技术。在欧姆定律指导下通过测定心动周期中主动脉内血流量变化绘制的心阻抗微

积分血流图（impedance cardiography，ICG）为无创血流动力学形成奠定了基础，经技术改进与处理可以直接或间接获得多个实时、连续、准确的血流动力学参数。

**适应证** ①病情不稳定急危重症患者血流动力学监测。②围手术期高危患者血流动力学监测。③心脏功能状态评估与诊断鉴别。④休克、高血压急症治疗的辅助监测与评估。⑤为双腔起搏器患者选择最佳房室传导时间。⑥监测救治效果、输液量，评估药物疗效。

**禁忌证** 不适于有创监测或有创监测撤出后的接续监测。

**操作方法** ①将 TEB 血流图监测仪接通电源，打开主机。②患者可采取任意体位，但以仰卧位监测效果最好。③对选择患者双侧颈部耳垂正下方和胸部剑突水平平两侧腋中线处作为电极片贴放处，以 75% 酒精做局部皮肤擦拭、清洁去脂。④待皮肤干燥后，在双侧的颈部齐耳垂水平和胸部腋中线平剑突水平 4 个点分别贴放 4 对电极片。⑤TEB 血流图监测仪的监测模块导线与相应电极连接。⑥按压"开始键"，检测仪进入工作状态。⑦按监测屏幕提示，输入患者基本信息（性别、年龄、身高、体重、血压、中心静脉压、肺动脉楔压等）参数。⑧再次按压"开始键"，仪器监测屏幕开始持续显示相关监测指标参数。⑨监测完成时，按下"停止键"结束监测。

**监测指标** 包括直接测量参数和计算显示参数。

**正常值** 不同品牌无创性监测仪可提供的血流动力学参数及其正常值可能会存在一定的差异，临床常需根据具体样机提供的参考值范围认定。下述为一般临床

常用的 ICG 模块测量参数范围（表）。

**临床意义** ①实时评估心功能状况。②定性/定量评估心脏前/后负荷。③独特的心肌收缩力评估，使心功能评估更加完善。④实时监测血流动力学变化趋势。⑤监测血流动力学的同时进行心电监护。⑥评估药物对心脏功能的影响，指导临床用药。⑦实时监测胸腔液体水平，控制输液速度。

**注意事项** ①利用胸阻抗法测定的心阻抗血流图的适用范围应是胸腔基础阻抗高于 15Ω（即胸腔液体指数<2）的患者。②患者存在弥漫性肺水肿、胸腔积液、血胸、胸壁水肿等明显体液渗出病变（胸腔液体指数>2）时，与心输出量相关的每搏输出量、心脏指数等参数的检测绝对值缺乏可靠性，仅可用于动态观察参考。③主动脉瓣关闭不全、二尖瓣关闭不全及各种心律失常（心房颤动、房性或室性期前收缩、心动过速、心动过缓等）由于监测结果缺乏准确性，亦不宜采用胸阻抗法监测肺动脉楔压和总外周阻力。④安装心脏起搏器、行主动脉内球囊反搏术、严重高血压（平均动脉压>130mmHg）、脓毒性休克患者监测结果也缺乏可靠性。⑤检测过程中被监测者情绪不稳定、身体活动或颤抖、连续性剧烈咳嗽等均会影响监测参数的准确性和稳定性。⑥体重>155kg 或<30kg、放置胸腔引流管、发热或低体温、机械通气、血流动力学不稳定等可导致监测结果的准确性下降。

（王育珊 潘伟云）

**jīng shíguǎn chāoshēng xīndòngtú**
**经食管超声心动图**（transesophageal echocardiography，TEE）将超声探头置于食管或胃内，从心脏后部探测心内结构进行超声显像、诊断心血管疾病的技术。TEE 不仅可避开胸骨和肺组织对超声显像的影响，而且为经胸超声心动图显像不佳的患者提供了一种新检查方法，还在心血管疾病术前诊断、术中监测和术后效果评定中发挥重要作用。

**适应证** ①经胸超声检查难显示的心脏部位或获得信息不全面的特殊病种。②心功能监测。③心源性或梗阻性休克。④疑为心脏及大血管病变所致胸痛或胸部外伤的鉴别诊断。⑤心脏及大血管病变术中监测及效果评价。⑥特殊重症患者的监测和诊断。⑦某些心律失常的辅助治疗。

**禁忌证** ①绝对禁忌证：各种原因引起的咽喉部或食管梗阻；活动性上消化道出血；已知或可疑消化道穿孔；近期食管或胃病变术后；严重颈椎病变或外伤。②相对禁忌证：食管憩室、食管静脉曲张、气管食管瘘或既往食管或胃手术史；不明原因吞咽困难；纵隔放疗史；因置 TEE 探头和操作而致病情加重的情况。

**检查方法** 基本设备：①TEE 探头，又称换能器，是将一个小型的超声心动图探头安置在胃镜的顶端。②主机和与之匹配的图像记录系统。

检查前准备：①检查前禁食、空腹。②清除口腔内异物（义齿等）。③用利多卡因或丁卡因喷雾剂行咽部表面麻醉。④换能器涂偶合剂充分润滑。⑤适当宣教取得患者合作，不能配合时应给予镇静剂。

纤维内镜置入：①患者一般取左侧卧位，特殊情况下可采取坐位或仰卧位。②头部后仰，尽量使口咽和食管成一直线，置牙垫。③术者右手持探头，用包裹无菌纱布的左手示指和中指压迫舌根。④将探头送至咽部让患者做吞咽动作，同时迅速、轻柔地将探头送入食管。

探头操控方法：①整体进退

表 ICG 模块测量的无创血流动力学参数范围

| 血流动力学参数 | 正常值范围 |
| --- | --- |
| 直接测量参数 | |
| 心率（HR） | 60~100bpm |
| 胸腔液体含量（TFC） | 男性 30~50/kΩ；女性 21~37/kΩ |
| 速度指数（VI） | 35~65/1000s |
| 加速度指数（ACI） | 男性 70~150/100s²；女性 90~170/100s² |
| 计算显示参数 | |
| 每搏输出量（SV） | 60~130ml |
| 每搏输出量指数（SI） | 35~65ml/m² |
| 心输出量（CO） | 4~8L/min |
| 心脏指数（CI） | 2.5~4.5L/（min·m²） |
| 体循环血管阻力（SVR） | 900~1400（dyn·s）/cm⁵ |
| 体循环血管阻力指数（SVRI） | 1900~2400（dyn·s·m²）/cm⁵ |
| 左心室做功（LCW） | 5.4~10kg·m |
| 左心室做功指数（LCWI） | 3.0~5.5（kg·m）/m² |
| 收缩时间比值（STR） | 0.3~0.5 |

注：bpm：次/分；kΩ：千欧姆；dyn：达因

以调整探头深度。②整体旋转以调整声束指向。③旋转手轮调整探头前端的扭曲方向（前曲、后伸、左曲、右曲）。④通过按键旋转声平面。⑤对食管上段、中段和胃底各主要切面进行系统检查和详细记录。

**临床意义** TEE 共有 20 多个切面，每一切面均由换能器定位（形成声窗）、影像平面（如长轴、短轴）和图像中的主要解剖结构等几部分组成（表）。根据经食管超声探头在食管中的不同深度和弯曲度，可获得心底、四腔心和经胃左心室短轴三组切面，并可对主动脉进行较为全面的检查，包括主动脉根部、升主动脉、主动脉弓和胸降主动脉，但升主动脉上部，因有气管相隔，为经食管超声检查的盲区。

**并发症** ①一过性高血压或低血压。②一过性心律失常。③口咽部或食管损伤或穿孔。④气道阻塞。⑤动脉血管受压。

**注意事项** ①检查过程中应严密监测患者的生命体征。②探头插入或退出过程中必须控制胃镜位置，以防探头损伤。③插送探头时动作应轻柔，适当调整探头顶端角度、方向、位置，必要时可重新操作。④探头顶端过于弯曲不易撤出，可送入胃内调整后重新退出。⑤检查者应操作熟练，尽量减少探头的移动幅度、缩短操作时间。⑥用吸引器及时清除口腔分泌物。

（王育珊　潘伟云）

bùfen èryǎnghuàtàn chòngxīshōufǎ wúchuàng jiāncè xīnshūchūliàng

**部分二氧化碳重吸收法无创监测心输出量**（non-invasive cardiac output monitoring with partial $CO_2$ rebreathing technique）　利用部分 $CO_2$ 重吸收技术和根据改良菲克（Fick）方程计算心输出量的无创血流动力学监测方法。

**适应证** 气管插管或气管切

**表　经食管超声心动图标准切面**

| 声窗（距门齿距离） | 切面 | 多平面角度 | 影像构成 |
| --- | --- | --- | --- |
| 食管上段（20~25cm） | 主动脉长轴（s） | 0° | 主动脉弓、左头臂 V |
| | 主动脉短轴（t） | 90° | 主动脉弓、PA、PV、左头臂 V |
| | 四腔心切面（a） | 0°~20° | LV、LA、LAA、MV、TV、IAS |
| | 二尖瓣叶交界（g） | 60°~70° | MV、LA、LV |
| | 二腔心（b） | 80°~100° | LV、LA、LAA、MV、CS |
| | 长轴（c） | 120°~160° | LV、LA、AV、LVOT、MV、升主动脉 |
| | 右心室流入-出（m） | 60°~90° | RV、RA、TV、RVOT、PV、PA |
| 食管中段（30~40cm） | AV 短轴（h） | 30°~60° | AV、IAS、冠状动脉开口、LVOT、PV |
| | AV 长轴（I） | 120°~160° | AV、LVOT、升主动脉近端、右 PA |
| | 上下腔静脉（l） | 80°~110° | RA、SVC、IVC、IAS、LA |
| | 升主动脉长轴（o） | 0°~60° | 升主动脉、SVC、PA、右 PA |
| | 升主动脉短轴（p） | 100°~150° | 升主动脉、右 PA |
| | 降主动脉长轴（q） | 0° | 胸主动脉、左胸腔 |
| | 降主动脉短轴（r） | 90°~110° | 胸主动脉、左胸腔 |
| 经胃（40~45cm） | 基部短轴（f） | 0°~20° | LV、MV、RV、TV |
| | 中部短轴（d） | 0°~20° | LV、RV、乳头肌 |
| | 二腔心（e） | 80°~100° | LV、MV、腱索、乳头肌、CS、LA |
| | 长轴（j） | 90°~120° | LVOT、AV、MV |
| | RV 流入（n） | 100°~120° | RV、TV、RA、TV 腱索、乳头肌 |
| 经胃深部（45~50cm） | 长轴（k） | 0°~20°（前屈） | LVOT、AV、升主动脉、主动脉弓 |

注：V：静脉；PA：肺动脉；PV：肺动脉瓣；LV：左心室；LA：左心房；RV：右心室；RA：右心房；MV：二尖瓣；TV：三尖瓣；IAS：房间隔；LAA：左心耳；CS：冠状窦；AV：主动脉瓣；LVOT：左心室流出道；RVOT：右心室流出道；SVC：上腔静脉；IVC：下腔静脉；RPA：右肺动脉

开行有创机械通气需监测血流动力学和（或）呼吸参数者。

**禁忌证** ①未建立人工气道者。②急性 $CO_2$ 潴留及颅内压急剧升高者慎用。

**操作方法** 操作评估：①准确测量患者的身高、体重。②测定有创或无创平均动脉压。③建立颈内或锁骨下静脉通路测出中心静脉压。④检查血气分析和血常规。

操作步骤：①开机、输入相关数据，全部设定后按"EXIT"退出。②设置报警。③将重复呼吸回路与患者气管插管及呼吸机管路连接。④将经皮血氧饱和度探头夹与患者连接。⑤按下停止/继续重复呼吸键开始测量，待心脏指数、心输出量、每搏输出量检测值显示后再按下"MENU"键，然后启动"SVR 计算"旋钮并确认，输入已经测得的平均动脉压和中心静脉压数值，仪器将会自动完成计算，并在显示窗显示外周血管阻力数值。⑥根据 $CO_2$ 浓度监护仪提示调整延长或缩短呼吸环长度。⑦仪器自动进入下一次测量，反复测量 3～4 次，将首次测量值忽略不计，采用后几次记录到的测量结果。⑧测量结束后移除传感器并关闭仪器电源。

**注意事项** ①呼吸环为一次性耗材，不应重复使用。②潮气末二氧化碳分压过低（$P_{ET}CO_2$ <25mmHg）时无法完成检测。③重复呼吸环可增加无效腔面积，增加呼吸负荷，影响检测结果。④长时间测量可能会使动脉血二氧化碳分压轻度增高。⑤为减少测定值误差，应在多次检测后取其平均值为准，切忌仅一次测量结果作为结论。⑥可通过适当伸展或缩短 $CO_2$ 重复呼吸回路管，

进以调整 $CO_2$ 重复呼吸量。⑦更换 $CO_2$ 传感器时需对仪器进行重新定标。⑧某些药物会影响其测量值的准确性（碳酸氢钠输注后可引起 $P_{ET}CO_2$ 短暂性升高），分析时应加以注意。⑨大量肺内分流、无效腔过大或血红蛋白异常时会影响测量准确性。

（王育珊 谷莉娜）

**zhǔdòngmàinèi qiúnáng fǎnbóshù**

## 主动脉内球囊反搏术 （intra-aortic balloon counterpulsation）

用机械性辅助循环装置提高主动脉内舒张压、增加冠状动脉供血和改善心脏功能的方法。临床多采用经皮穿刺气囊导管插入法。

**适应证** ①心源性休克。②急性心肌梗死并发室间隔穿孔、严重乳头肌功能不全。③内科治疗无效的不稳定性心绞痛、充血性心力衰竭、恶性心律失常引起的血流动力学不稳定。④拟行经皮腔内冠状动脉成形术或冠状动脉旁路移植术的高风险患者。⑤心导管操作期间或操作后的循环支持。⑥心脏骤停复苏后的辅助循环支持。⑦心脏手术后难以脱离体外循环。⑧心脏移植术实施前后。⑨严重心脏病患者行非心脏性手术的辅助循环支持。⑩临时性辅助增加脑血流。

**禁忌证** ①绝对禁忌证：严重主动脉瓣关闭不全；胸、腹主动脉瘤；影响导管插入的外周性动脉疾病。②相对禁忌证：终末期心脏病；不可逆转的脑损害；主动脉、髂动脉严重病变或感染；出血性疾病。

**操作方法** 包括如下内容。

气囊选择：多采用单球囊导管。球囊充气量可根据患者身高、体重选择。成年男性多选 40ml、女性多选 32～40ml 的球囊为宜。球囊充盈时应达主动脉直径的

70%～90%，气囊容积应大于搏出量的 50%。

操作步骤：①选择股动脉搏动最明显的部位按塞尔丁格（Seldinger）技术进行穿刺。②导入引导钢丝，沿引导钢丝将血管鞘管植入动脉内。③将准备好的球囊导管通过血管鞘管腔送至胸主动脉内。④外撤血管鞘，但不完全拔出（血管内留置 8～10cm）。⑤解除球囊内真空状态。⑥导管远端与反搏泵相连。

触发方式：①根据心电触发时应选择 R 波高尖的导联，触发气囊充气时间点应在心电图接近 T 波峰值处（此时主动脉瓣正好关闭）。②根据动脉压力波型选择时，反搏波的升支应位于心室射血后下降支的反冲切迹上。③放气点应调在下一个 P 波之后 R 波之前。④一般心率控制在 110 次/分以下。

**注意事项** ①应用标准的加压装置进行管路冲洗，避免血栓进入动脉内引起冠状动脉或脑动脉栓塞。②确保中心导管和压力监测装置中无气泡。③冲洗管路前最好停止反搏。④尽量避免在中心管采血样。⑤若动脉压力显示有阻塞，先回抽 3ml 血液后再冲管。⑥压力连接中的过滤装置可能会影响压力波形。⑦球囊碰到硬物、球囊在鞘管内或植入锁骨下动脉内折曲容易引起球囊破裂，如出现反搏波形消失或导管内有血液吸出，应立即拔出球囊导管。

**反搏泵撤离** 包括以下内容。

撤离指标 ①血流动力学稳定，生命体征逐渐平稳。②血管活性药用量减少，多巴胺 <5μg/（kg·min）。③心指数 >2.5L/（min·m²）。④平均动脉压 >80mmHg。⑤每小时尿量

>1ml/（kg·h）。⑥心电图无心律失常、心肌缺血改变。⑦撤离呼吸机后血气分析指标正常。⑧减少反搏频率、强度，或停止反搏30~60分钟上述指标稳定。

**撤离方法** ①减少反搏频率，由1：1逐渐降低到1：3。②逐渐减少球囊充气量（不得低于50%），但反搏频率不变。③拔管前应将球囊放气。

**注意事项** ①终止反搏后30~60分钟，必须拔出球囊导管，否则应继续反搏。②拔除球囊导管后应先压迫穿刺部位远端，让血液冲出数秒排出小血栓，然后手指在穿刺点压迫30分钟。③给予抗凝药物防止血栓形成。④应用抗生素预防感染。⑤维持血流动力学稳定，控制心律失常。⑥采用多普勒超声仪探测远端动脉，注意观察动脉搏动，有否发生动脉血栓、栓塞或穿刺局部有否血肿及动脉瘤。

**并发症** ①导管置入穿破动脉易引起局部血肿或出血。②下肢缺血性损伤。③主动脉夹层。④血栓形成。⑤感染。

（王育珊 赵淑杰）

*tǐwài móshì yǎnghé*

## 体外膜式氧合（extracorporeal membrane oxygenation，ECMO）

通过体外循环泵及膜式氧合器替代心肺功能的支持治疗手段。又称体外膜肺氧合。ECMO可协助急性心、肺功能严重衰竭患者度过危险阶段。

**适应证** ①重症肺炎。②急性呼吸窘迫综合征。③哮喘持续状态。④吸入性肺损伤。⑤严重肺栓塞。⑥严重支气管胸膜瘘或纵隔气肿。⑦成人心肺移植术围术期。⑧心脏术后无法脱离体外循环。⑨药物或球囊反搏不能纠正的心源性休克。⑩新生儿胎粪吸入综合征、先天性膈疝等。

**禁忌证** ①绝对禁忌证：心脏反复停搏伴不可逆脑损害；各种不可逆性疾病（含恶性肿瘤）；重度中枢神经系统损伤；活动性出血或严重凝血功能障碍。②相对禁忌证：高龄患者（>70岁）；呼吸机使用14天以上或机械通气吸入氧浓度（$FiO_2$）>80%或平台压>$30cmH_2O$超过1周；进展性肺间质纤维化；难逆转的脓毒性休克；未矫治的先天性心脏疾病。

**操作方法** 操作前评估如下。①新生儿呼吸衰竭上机指标：年龄>32周，体重>1.5kg；无颅内出血及凝血功能障碍性疾病；机械通气时间<14天；吸入纯氧时间>4小时，动脉血氧分压（$PaO_2$）仍<40mmHg。②儿童或成人呼吸衰竭上机指标：氧合指数（$PaO_2/FiO_2$）<100mmHg；吸入纯氧维持2小时，脉搏血氧饱和度（$SpO_2$）仍<90%；呼气末正压（PEEP）增加至$15cmH_2O$时以上时，肺顺应性和动脉氧分压仍无改善；机械通气时间<7天；静态肺顺应性<0.5ml/（$cmH_2O·kg$）；肺内分流分数>30%。③其他上机指标：顽固性低心排经药物保守治疗无改善，且血乳酸水平持续增高伴低血压；机械通气无法维持或不适宜继续维持的可逆性急性呼吸衰竭。

操作步骤：①采用塞尔丁格（Seldinger）技术经皮穿刺颈内静脉或股静脉，并将上腔或下腔静脉内置入导管作为引血管，另一根导管通过静脉置入右心房内作为回血管。②心、肺功能均衰竭患者可采用静脉-动脉通路的体外氧合模式，采用Seldinger技术经皮穿刺颈内静脉或股静脉，将导管置入右心房或下腔静脉内作为引血管，另一根导管通过颈动脉或股动脉置入主动脉的根部作为回血管。③连接体外循环管道，并与膜式氧合器连接、固定。④逐渐调整血流速度，使其增加至50~60ml/（kg·min）。⑤根据需要调整机械通气参数。

治疗监测目标：①血红蛋白≥80g/L，血细胞比容≥24%。②血小板计数≥$50×10^9$/L。③活化凝血时间在160~220秒或部分活化凝血酶原时间维持在50~80秒。④动脉血氧饱和度（$SaO_2$）>90%，动脉血二氧化碳分压（$PaCO_2$）<50mmHg。⑤平均动脉压≥65mmHg。⑥中心静脉压维持在8~12mmHg。⑦尿量≥1ml/（kg·h）。

撤离ECMO标准：①停止氧合6小时以上，并且呼吸机显示的$FiO_2$≤60%，PEEP≤$5cmH_2O$，$SaO_2$>90%，$PaCO_2$<50mmHg。②ECMO循环血量减至患者血流量的10%~25%，乳酸仍可保持正常。③血流动力学参数、动脉或静脉血氧饱和度大致正常。

撤离ECMO操作：①将体外循环血液回输患者体内。②以鱼精蛋白中和肝素，使活化凝血时间恢复至治疗前水平。③停止血泵。④拔出静脉内引血管和静脉（或动脉）内的回血管。⑤按压穿刺部位，防止出血或血肿形成。⑥密切观察患者生命体征变化和穿刺侧肢端血运情况。

**并发症** ①出血。②多器官功能障碍综合征。③感染。④神经系统功能不全。⑤血栓或栓塞。⑥溶血。⑦插管部位远端肢体缺血。

**注意事项** ①密切监测生命体征和容量变化。②静脉-动脉模式时维持循环量应大于50%心输出量，静脉-静脉模式时心输出量可以小于 50%。③密切监测凝血功能相关指标，维持活化凝血时间在 160～180 秒，血小板约 $100\times10^9/L$，如有出血倾向要及时调整抗凝策略。④血流动力学保持稳定并达到目标流量时，应逐渐下调血管活性药的用量。⑤密切监测血红蛋白、胆红素和尿的变化，避免出现严重贫血、高胆红素血症和血红蛋白尿。⑥氧合和循环改善后，注意调整呼吸机工作条件，尽量减轻肺损伤。⑦对镇静患者实施每日唤醒计划并对神经系统评估。⑧注意观察肢体远端循环状态，防止或早期发现缺血性坏死。⑨定期进行超声心动图、心肌酶、胸部 X 线片等辅助检查，及时评估患者心肺功能。⑩禁止在体外循环连接管道输注脂肪乳，以免影响氧合效果。⑪严格无菌操作预防感染。

（王育珊　谷丽娜）

shíguǎn yìwù qǔchūfǎ

## 食管异物取出法（esophageal foreign bodies removement）

用食管镜等介入性设备取出食管内异物的方法。食管异物是日常生活中常遇到的偶然现象，易发生于老年人或儿童，多因误吞、误咽不易通过食管的异物或饮食不慎卡入骨头或鱼刺等，偶尔也可见于吞食各种异物自杀或体内毒品携带卡入食管所致。大部分异物易存留于食管入口处或相当于主动脉弓部位的食管及食管下段与胃的连接处。处理不当或延误治疗可引起各种并发症，甚至导致死亡。一旦诊断明确即应尽早采取有效措施取出异物。

**食管镜直视取物法** 包括以下内容。

适应证 ①明确诊断为食管异物者。②高度怀疑异物存留须行食管异物探查者。

禁忌证 ①各种原因引起张口受限者。②严重食管静脉曲张者。③活动性上消化道出血但无食管镜下填塞止血指征者。④主动脉瘤压迫食管者。⑤严重颈椎病或脊椎畸形者。⑥脑血管意外未脱离危险期者。

操作方法 操作前准备：①禁食 5～6 小时并口腔清洁处理。②镶嵌活动性牙齿或义齿应在术前取下。③术前半小时皮下注射阿托品。④全身麻醉或局部麻醉。⑤选择合适的异物钳，调试螺丝及咬合口。⑥根据食管异物部位选择不同长度、型号的食管镜。

操作步骤：①以下颌中点和胸骨上窝虚拟连成一直线作为食管镜插入方向的标志。②经口沿舌背经腭垂将食管镜轻柔推送至咽部，见到会厌及杓状软骨后，推起环状软骨达食管入口处，缓慢向下推进。③沿食管壁注意观察及寻找异物，发现异物后应注意观察其与食管壁的关系。④送入异物钳夹紧异物，并试探异物固定程度。⑤将异物、异物钳与食管镜一起同时轻轻向上牵拔出。

注意事项 ①应注意观察异物的形状及与食管壁之间的关系，确定异物取出的方式。②对两端尖锐度不一的异物，应先夹住较钝的一端轻轻向上拉动；如果异物两端都刺入食管壁，可采用食管镜将异物稍向一侧推动使其脱位，然后再向上拉动。③对于较大又不能转位的异物，可先牢牢地夹住异物的中间部位，然后将推动食管镜向下接近异物，再将异物钳与食管镜以同一速度向上拉出，避免异物在通过食管入口处被卡掉的可能。④对于食管中、下段大块肉筋类异物，如果反复

多次仍难以取尽时可将剩余部分推入胃内。⑤对长度>2cm 边缘锐利滑入胃内的异物，可先用食管镜或胃镜试取，对试取不成功者建议行外科手术取出。⑥对于义齿、别针类形状不规则异物术前应仔细阅读 X 线片，以避免取出时发生具有危险性并发症。⑦义齿取出时选择旋转式钳子最为适宜，先用有齿钳夹紧义齿卡环，使义齿的纵轴转位与食管纵轴一致，然后顺势拉动，以减少对食管壁的损伤。⑧别针类异物多易嵌顿于食管入口或咽喉部，偶尔也会进入胸段食管，对弹簧圈向下的别针取出较为困难，可先夹持弹簧圈将其推入胃内旋转 180°，然后再向上拉出。

术后处理 ①异物在 24 小时内经食管镜顺利取出者，术后 1～2 天内应进食流质饮食。②异物在 24 小时后才取出且怀疑食管壁损伤者，应禁食并给予抗生素 1～2 天。③高度怀疑有食管穿孔者必须住院治疗。④对出现食管周围脓肿者可行外科手术引流。

**纤维食管镜和胃镜异物取出法** 包括以下内容。

适应证 ①自觉吞咽困难或吞咽时有梗阻感，而 X 线检查后未发现确切异物者。②因颈椎疾病不能后仰、张口受限、全身健康状况差不能行硬性食管镜检查者。③明确诊断食管中、下段异物存在者。

禁忌证 ①严重的心肺功能不全者。②严重食管静脉曲张者。③食管急性期化学性损伤者。④食管内巨大异物者。⑤有外包装的毒品性异物者。

操作方法 ①取左侧卧位，用 1% 丁卡因行黏膜表面麻醉。②术者站于患者左侧，手持镜体的远端沿舌根中部轻缓推送进入

食管。③从镜体手柄侧孔注入少量气体使食管腔略扩张，然后逐渐下推镜体。④发现异物后应注意异物所处位置、形状、大小，并仔细观察食管周围黏膜有无损伤。⑤选择适当的钳取器械取出。

**注意事项** ①对于长条形棒状异物（体温计、笔、牙刷等）可采用圈套器，套取部位应选择在异物近端≤1cm处；对外径较细且光滑的棒状物，可采用鳄鱼钳、三爪钳或V形钳等夹取。②对弹子球、果核等球形异物一般可选用网篮型取石器套取。③对鱼骨、硬币、纽扣等扁平形异物可用鼠齿钳夹取。④钳取异物时应使异物尖端朝下。⑤纤维食管镜撤出通过咽喉部时，应将患者头部尽量后仰易于异物通过。

**福莱（Foley）管异物取出法** 包括以下内容。

**适应证** 外形规则、圆钝光滑类（如硬币、纽扣、围棋子等）异物。

**禁忌证** ①圆珠状异物致食管完全堵塞。②外形不规则、粗糙、锐利的异物。

**操作方法** 操作前准备：①选择Foley管（16~18号），中弯止血钳或中型环钳。②局部表面麻醉。③患者平卧位，两肩位置略超出手术床前缘，助手抱头使其后仰。④嘱患者自然开口或使用开口器。

操作步骤：①将Foley管的导入端缓慢地送至下咽部，嘱其自动吞咽，并顺势将Foley管送入食管内。②估计Foley管的隐性气囊超过异物后，即从气囊导管口注入空气8~15ml。③缓慢回拖Foley管，迫使异物被带出体外。

**注意事项** ①球囊充气不足、泄气或F管导入深度不够均可导致操作失败。②操作不当时位于

食管下段的异物易被Foley管推入胃内。③Foley管回拖过程中在通过食管入口时术者可能会感到阻力增加，此时应稍加用力拖拉。④Foley管富有一定的弹性，当回拖通过食管上端狭窄后异物及气囊可能会借弹性作用弹出口外。

（王育珊 赵淑杰）

bíwèiguǎn chāguǎnshù

**鼻胃管插管术**（nasogastric tube intubation） 将特殊管径的胃管经鼻道置入胃腔的临床操作技术。根据是否需要辅助操作可将其分为普通鼻胃管插管术和内镜下鼻胃管插管术两种方法。

**普通鼻胃管插管术** 包括以下内容。

**适应证** ①不适宜经口操作或长时间的胃肠减压。②需连续进行的小剂量反复洗胃术。③对消化道功能良好但不能经口进食者进行营养支持。④各种原因的上消化道出血辅助观察及治疗。⑤辅助性检查诊断（注入对比剂或抽取胃液）。

**禁忌证** 无绝对禁忌证。相对禁忌证主要包括：①严重食管-胃底静脉曲张或食管、胃受到腐蚀性损伤患者。②鼻咽部病变或严重食管狭窄患者。③近期鼻腔手术或严重面部创伤、颅底骨折合并脑脊液漏者。④心脏疾病未稳定或对迷走神经刺激耐受差者。⑤严重而未能控制的凝血功能障碍或疾病。

**操作方法** 操作前准备：①插管前小时禁食、禁水，以防止误吸。②可根据患者情况使用2%利多卡因喷于咽部，或用利多卡因胶浆涂于咽部进行表面麻醉。③选择合适的鼻胃管，预计鼻饲时间大于3个月者可采用硅胶或新型兼具胃肠减压与肠内营养输入功能的管路。④检查胃管是否

通畅，用石蜡油润滑胃管前端及鼻前庭。⑤无菌生理盐水、胶布、石蜡油、50ml注射器、纱布等其他备品。

操作步骤：①清醒患者取坐位或半卧位，嘱患者低头并尽量使下颌接近胸部；昏迷患者可采取平卧、头后仰位。②测量从鼻尖经耳垂到剑突的长度（成人为45~55cm）作为拟插管的深度。③选择鼻腔通畅的一侧缓慢插入鼻胃管，当到达鼻咽部（深度为10~15cm）时术者会感受遇到一定阻力。④对清醒患者嘱其做吞咽动作，直到鼻胃管达预先标记的刻度；若为昏迷患者此时操作者可左手托起其头部，使下颌贴近胸骨柄，然后再推送鼻胃管。⑤当鼻胃管到达一定深度后，先检查鼻胃管是否盘结在口腔中再做固定。

**鼻胃管位置的判断** ①抽吸胃内容物并做pH测定。②将听诊器放于剑突下，然后用注射器向鼻胃管内注入空气20~30ml，若能听到气过水声表明鼻胃管已经进入胃腔内。③将鼻胃管末端浸入水中，若见多量气泡自管口溢出，则表明胃管已误入气道，应立即拔出重新置放。

**并发症** ①鼻腔或咽喉部损伤或出血。②导管不慎误插入气管引起气管痉挛。③食管或胃损伤引起穿孔或呕吐。④继发性三叉神经痛。⑤拔管引起的黏膜损伤或导管被包裹无法拔出。

**注意事项** ①留置胃管前应先了解患者有无相对禁忌证。②插管过程中如发生呛咳、呼吸困难、发绀等情况应立即拔出，然后重新插入。③对反复插胃管失败的患者不要强行再插胃管，应在间隔4小时后再次操作，防止因反复插管导致喉头水肿。

④对舌后坠的患者插胃管时可使用拉舌钳辅助，以保证顺利插管。⑤对置管失败者也可考虑采用导丝引导置入法，但不要在已置入体内的管道中再插入导丝，避免钢丝刺破鼻胃管而损伤食管。⑥对于脑出血、脑干损伤及颅内高压者操作动作一定要轻柔。

**内镜下鼻胃管插管术** 包括以下内容。

适应证 ①直接经鼻腔放置鼻胃管失败或困难者。②延髓性麻痹、食管狭窄和食管-气管瘘支架置入术后引起吞咽困难者。

禁忌证 ①严重心律失常、急性心肌梗死、重度心力衰竭等心脏病患者。②严重肺部疾病、支气管哮喘、呼吸衰竭不能平卧者。③急性重症咽喉部疾患。④腐蚀性食管炎、急性胃炎或食管、胃、十二指肠穿孔的急性期。⑤精神失常不能合作者。

操作方法 操作前准备：①吸氧、心电监护、血氧饱和度监测，适度镇静。②左侧卧位。③电子胃镜、内镜监测器、鼻胃管、持物钳、导丝、牙垫等器械。

操作步骤：①石蜡油润滑鼻胃管后经鼻孔插入约15cm，再经口插入胃镜。②在鼻咽部见到鼻胃管后用持物钳夹住头端，后退持物钳靠近胃镜头端。③轻柔推送胃镜及持物钳经食管入口进入食管并直达胃腔。④固定鼻胃管后松开持物钳，退出持物钳和胃镜。

并发症 ①胃镜误入气管或刺激声门引发呛咳，此时应及时退出胃镜，待患者平稳时再重新置入。②镇静剂可能会引起血压、心率下降，大多不需特殊处置而迅速恢复；必要时行气管插管或机械通气，同时考虑给予氟马西尼、纳洛酮等。③少数患者可能由于自主神经过度兴奋，导致心律失常、心绞痛、心肌梗死、心脏骤停等意外发生，应在胃镜检查前仔细询问近期病史或采取相应措施。④部分患者因超剂量镇静剂、胃内容物反流而发生吸入性肺炎。⑤部分患者因胃镜检查可引起食管下段、胃或十二指肠穿孔。

注意事项 ①咽部麻醉要深达咽喉壁，以防胃镜置入时引起迷走神经兴奋；对精神紧张者术前可以给予肌内注射地西泮。②操作过程中严密观察脉搏、呼吸频率、血压、神志等生命体征变化。③食管狭窄患者应先将胃镜推至狭窄处，若能通过可轻柔推送至胃腔，放置导丝；若不能通过可以直接放置导丝，然后退出胃镜留置导丝，在导丝引导下通过鼻腔将鼻胃管置入胃腔内。④操作过程中应防止剧烈呕吐，以免导致贲门黏膜撕裂；同时嘱患者深呼吸，即用鼻腔吸气、用口腔呼气，避免口腔分泌物吸入气管而导致吸入性肺炎。⑤操作完毕观察30分钟，注意有无心悸、胸闷、憋气以及剧烈胸痛等，同时也应注意腹部症状与体征，以及术后粪便的颜色，警惕消化道穿孔的发生。

（王育珊 赵淑杰）

**三腔双囊管放置术** （placement of Sengstaken-Blakemore tube）经鼻腔将三腔双囊管置于食管和胃底部，通过充气对食管下段和胃底部进行压迫以达到止血目的的急救方法。三腔双囊管（Sengstaken-Blakemore tube）包括三腔管、胃气囊和食管气囊，胃气囊和食管气囊附在三腔管的端孔，三腔管由一个截面半圆的腔道和两个截面是1/4圆的腔道构成，胃气囊导管和食管气囊导管分别装在1/4圆腔道内，胃导管装在半圆腔道内，胃导管截面呈半圆形，其外壁与半圆腔道的内壁密封配合（图）。

适应证 门静脉高压引起的食管-胃底静脉曲张破裂出血者，包括：①经输血、补液、止血药物治疗难以控制的食管-胃底静脉曲张破裂大出血者。②食管-胃底静脉曲张破裂大出血者有手术指征，但不具备紧急手术条件者。③手术后、内镜下注射硬化剂或套扎术后再出血，一般止血治疗无效者。④不具备紧急内镜下行硬化剂注射或套扎术的条件，或内镜下紧急止血操作失败者。

禁忌证 ①拒绝接受者。②神志不清，不能配合者。③食

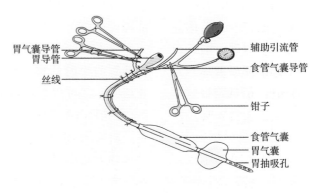

图 三腔双囊管示意

管、胃切术（部分或全部）术后。④严重冠心病、高血压、心功能不全者慎用。

**操作方法**　操作前准备：置管前向患者说明插管的目的和方法，以取得合作。物品准备：治疗盘、治疗巾、三腔双囊管、20ml 及 50ml 注射器各 1 支、止血钳 1 把、弯盘 1 个、液体石蜡、纱布数块、床边牵引装置（0.5kg 的砂袋、滑车牵引固定架、绷带）。

操作步骤：①操作前，用 50ml 注射器分别向胃气囊管和食管气囊管充气，检查是否漏气，并测定充盈后两者气体的容量和气压。②用注射器抽尽胃气囊和食管气囊内气体，再用液体石蜡涂抹三腔管前端及气囊。③协助患者半卧位，清洁鼻腔，用丁卡因喷雾器进行咽喉部喷雾，使其达到表面麻醉作用。管经鼻腔徐徐插入，至咽部嘱患者做吞咽动作以通过三腔管。深度 60～65cm 时，用 20ml 注射器抽吸胃减压管，吸出胃内容物，以确定管端确已入胃。④用 50ml 注射器分别向胃囊管注气 150～200ml，囊内压力 2.67～5.34kPa。以止血钳夹住胃囊管，随后改用管钳。缓慢向外牵拉三腔管遇有阻力时表示胃气囊已压向胃底贲门部，用胶布将管固定于患者鼻孔外。⑤再用 50ml 注射器向食管气囊管注气 100～120ml，囊内压力 4.67～6kPa，即可压迫食管下段。用止血钳夹住食管气囊导管，然后改用管夹。胃气囊导管和食管气囊导管须分别标记。⑥用绷带缚住三腔管，用约 0.5kg 的砂袋，通过滑车固定架牵引三腔管，并固定于输液架上，以维持牵引。⑦冲洗胃减压管，然后连接于胃肠减压器，观察胃内是否继续出血。⑧出血停止 24 小时后，可放

去食管气囊内的气体，放松牵引，继续观察 24 小时，确无出血时再将胃气囊放气。拔管时将气囊内之余气抽净。嘱患者口服石蜡油 20～30ml，再缓慢拔出三腔管。

**并发症**　使用不当或长时间气囊压迫可造成局部缺血、胃黏膜损伤、溃疡甚至穿孔。胃气囊未到达指定位置充气引起的贲门黏膜撕裂、纵隔气肿及感染罕见。

**注意事项**　①做好三腔双囊管的检查，橡胶老化或气囊充盈后囊壁不均匀者不宜使用。②必须先向胃气囊内充气，再向食管气囊充气，以免三腔管被牵拉出来而阻塞呼吸道。③充气量太少达不到止血目的；充气量过多，食管易发生压迫性溃疡。④为了避免食管与胃底发生压迫性溃疡，食管气囊每隔 12 小时需放气 1 次，同时将三腔管向内送入少许。⑤若出血不止，30 分钟后仍按上法充气压迫。⑥检测气囊有无漏气，每隔 2～3 小时测食管气囊压力 1 次，胃气囊只要向外牵拉感到有阻力即可断定无漏气。⑦气囊压迫期间，须密切观察脉搏、呼吸、血压、心率的变化。因食管气囊压力过高或胃气囊向外牵拉过大压迫心脏，可能出现频繁性期前收缩，此时应放出囊内气体，将管向胃内送入少许后再充气。⑧胃气囊充气不足或牵引过大，会出现双囊向外滑脱，压迫咽喉，出现呼吸困难甚至窒息，应立即放气处理。⑨三腔管使用后，必须冲净、擦干，气囊内流少量气体，管外涂滑石粉并置阴凉处保存，以防气囊粘连。

（朱华栋）

rén gōng gān zhī chí jì shù

**人工肝支持技术**（artificial liver support）　借助体外机械、化学或生物性装置，暂时或部分替

代肝脏功能，协助治疗肝脏功能不全或相关疾病的方法。又称人工肝支持系统、急性肝功能不全暂时性肝支持疗法。人工肝与一般内科药物治疗的区别是前者属于"功能替代"治疗疾病，后者属于"功能增强"。分为以下三类。①非生物型人工肝（物理型）：主要通过物理或机械及化学方法清除体内毒性成分，包括血液灌流、血液透析等。②生物型人工肝：肝细胞悬液、培养肝细胞与生物材料相结合组成，不仅具有肝特异性解毒功能，还具备补充生物活性物质的作用。③混合型人工肝：兼备非生物型和生物型人工肝特性的人工肝系统。人工肝具有遏制病情发展、促进肝脏自发恢复；部分代替肝脏功能，降低内毒素和炎症因子水平，防止多器官功能损害的发生；为肝移植创造条件等。

**适应证**　①适用于各种原因引起的肝衰竭早、中期，血小板计数 $>50×10^9/L$ 和凝血酶原活性 20%～40% 的患者；晚期肝衰竭患者也可以进行治疗，但并发症较多；未达到肝衰竭诊断标准，但有肝衰竭倾向的患者，也可以考虑早期干预。②也适用于晚期肝衰竭肝移植手术前等待供者、肝移植术后排斥反应及移植肝无功能期者。

**禁忌证**　无绝对禁忌证。相对禁忌证：①伴炎症、活动性出血或弥散性血管内凝血者。②对治疗过程中所用血制品或药品如血浆、肝素和鱼精蛋白等严重过敏者。③循环功能衰竭者。④心脑梗死非稳定期者。⑤妊娠晚期者。⑥医师认为不能耐受治疗的其他情况者。

**操作方法**　参数设置：①血泵速度控制在 100～150ml/min。

②血浆置换技术血浆分离泵速度控制在 20～28ml/min。③血液滤过分离泵速度为 40～50ml/min。④血浆透析滤过置换透析液的泵速在 40～50ml/min。⑤血浆分离泵速为 8～10ml/min。⑥跨膜压控制在 50mmHg 以内。

血液透析 ①以清除小分子物质为主，如用高通量的膜可清除部分中分子物质。②可纠正肝衰竭中常见的水电解质紊乱和酸碱平衡失调。③受膜孔径的影响，与蛋白结合的各种毒素难清除。④适用于各种重型肝炎伴肝肾综合征、肝性脑病、水电解质紊乱、酸碱平衡失调者。

血液滤过 ①主要清除中分子及部分大分子物质。②可纠正肝衰竭中常见的水电解质紊乱和酸碱平衡失调。③适用于各种重型肝炎伴有肝肾综合征、肝性脑病、水电解质紊乱、酸碱平衡失调等。

血浆置换 ①可以清除小分子、中分子及大分子物质，特别是清除与蛋白结合的毒素。②对肝衰竭中常见的电解质紊乱和酸碱平衡失调的纠正有一定作用，但远不及血液透析和血液滤过。对水负荷过重的情况无改善作用。③需要大量血浆，能补充人体必要的大量蛋白质、凝血因子等必需物质，但多次大量输入血浆等血制品，有引起感染性疾病的风险。④适用于各种重型肝炎患者。⑤置换液以新鲜冷冻血浆为主，可加部分代替物如低分子右旋糖酐、羟乙基淀粉等。

血液灌流 ①与常规的血液透析相比，活性炭或吸附树脂对中分子物质及与蛋白结合的物质清除率较高，对肝衰竭患者血液中的白细胞抑制因子、抑制肝细胞生长的细胞毒性物质及胆红素、芳香族氨基酸、酚、短链脂肪酸等均有吸附作用。②在临床治疗过程中易出现低血压及血小板减少，可能源于血液内白细胞和血小板被吸附与损伤，释放舒血管物质而致血压下降。③对水电解质紊乱、酸碱平衡失调者无纠正作用。④适用于各种重型肝炎并发肝性脑病、内毒素血症及急性中毒者。血管灌流治疗可能导致血小板减少，与血小板减少者需慎用。

特异性胆红素吸附 治疗本质也是血浆灌流，主要是所用灌流器对胆红素有特异性的吸附作用，对胆汁酸有少量的吸附作用而对其他代谢毒素则没有作用或吸附作用很小。特征是特异性的吸附胆红素及少量胆汁酸。

白蛋白透析 基于亲脂毒素与白蛋白呈配位键结合的原理，在透析液中加入白蛋白，与血浆白蛋白竞争结合毒素达到跨膜清除亲脂毒素的目的，包括单次白蛋白通过透析、分子吸附再循环系统和连续白蛋白净化系统。能有效清除白蛋白结合毒素和水溶性毒素；纠正水电解质紊乱和酸碱平衡失调；对肝性脑病及肝肾综合征的改善效果明显。

连续性血液净化治疗 所有连续、缓慢清除机体中水分和溶质的治疗方式的总称，是对连续性肾脏替代治疗的一种更准确的理解。因其模拟肾脏功能而缓慢、连续清除水分、中、小分子代谢毒素，更符合生理状态，可连续保持机体内环境水、电解质、酸碱平衡和血流动力学的稳定性，消除炎症介质、改善营养支持。操作简便，可在床边进行。连续性血液净化治疗模式有连续性静脉-静脉血液透析、连续性静脉-静脉血液滤过、连续性静脉-静脉血液透析滤过、高容量血液滤过、连续性动静脉血液滤过透析、连续性动静脉血液滤过、连续性动静脉血液透析滤过、改良的日间连续性肾脏替代治疗等。适用于各种肝衰竭伴肝肾综合征、肝性脑病及水电解质紊乱和酸碱平衡失调者。

**并发症** 包括以下内容。

出血 需进行人工肝治疗的患者多有凝血功能障碍，再予药物抗凝，部分患者可出血。常见于：插管处出血，表现为插管处渗血、皮下出血或血肿，严重者可危及生命；消化道出血，出血倾向明显患者术中应尽量少用或不用肝素，或采用体外肝素化；皮肤黏膜出血；颅内出血，是最严重的出血性并发症，患者易出现脑疝而死亡。

凝血 接受人工肝治疗患者若抗凝药物用量不足，则易出现凝血，表现为灌流器凝血和留置管凝血等。主要问题：灌流器凝血表现为跨膜压急剧上升，随之动脉压也逐步升高，导致临床上由于跨膜压过高，对血细胞造成机械性破坏，以致人工肝治疗后血细胞明显减少，尤其以血小板为甚，或由于跨膜压超过警戒值而无法继续进行人工肝治疗。留置管凝血由于肝素浓度不够或用量不足可致留置管凝血，表现为治疗时血流不畅。

低血压 预防及处理：低蛋白血症者在人工肝治疗术前或术中输血浆、白蛋白或其他胶体溶液，维持患者血浆渗透压；严重贫血患者在人工肝治疗前要输血治疗；药物或血浆过敏者预先给予抗过敏治疗；纠正水电解质紊乱和酸碱平衡失调；治疗心律失常；血液灌流综合征，可预先服用抗血小板聚集药物如双嘧达莫、阿司匹林，可防止血小板与活性炭的黏附。

继发感染　与人工肝治疗管路有关的感染放置临时性插管（锁骨下或颈内静脉、股静脉）的患者出现发热，若找不到明显的感染灶，应做血培养并及时将留置管拔除，剪下导管头部送培养。人工肝治疗患者的血源性感染包括血液透析、血液滤过、血液（血浆）灌流、血浆置换及生物人工肝等，尤其是血浆置换，需要大量的异体血浆，易发生血源感染。

超敏反应　血浆代用品在人工肝治疗中应用日趋广泛，除补充血容量外，还作为自身输血和血液稀释的替代品。在使用过程中，可能会出现超敏反应与超敏样反应（又称类超敏反应），即与抗原抗体反应无关，血中检测不到 IgE 抗体及其他免疫活性物质，表现为荨麻疹、呼吸困难、心血管症状、胃肠道症状等类超敏反应。鱼精蛋白的超敏反应；新鲜冷冻血浆超敏反应，表现为荨麻疹、眼面部血管神经水肿，常在数小时后消退。

透析失衡综合征　指在透析过程中或透析结束后不久出现以神经、精神系统为主要症状的综合征，常持续 24 小时后逐渐消失。轻度者不需终止透析，适当对症处理及改进透析方法。有明显透析失衡综合征，如意识障碍或癫痫样改变的患者，应立即停止透析并进行处理。

注意事项　①根据患者的病情决定治疗的频率和次数，第 1、2 周每周 2~5 次，以后每周 1~2 次，平均 3~5 次。②单次操作需注意：深静脉置管，单针双腔导管选取股静脉或颈静脉建立血流通路。

（朱华栋）

xuèyè jìnghuà
## 血液净化（blood purification）

通过体外循环达到清除血液中代谢物、内源性抗体、异常血浆成分以及蓄积体内的药物或毒物的治疗方法。广义地说，腹膜透析也属于血液净化的范畴。

早在 1913 年，埃布尔（Abel）等即用火棉胶制成透析器，成功进行了活体动物透析试验，并将透析器取名为"人工肾"。1943 年科尔夫（Kolff）将醋酸纤维素膜"人工肾"用于临床抢救急性肾衰获得成功，才迎来透析疗法的新时代，"人工肾"亦成为透析疗法的同义语。理论上说，凡可经肾脏滤出的药物或毒物皆可采用血液净化疗法将之清除。但在临床，若药物或毒物的毒性作用过于迅速，即便血液净化疗法十分彻底，仍无法改善患者症状或挽救其生命。

影响血液净化清除毒物的因素：①血流速度。②蛋白质结合比例。③脂溶性或水溶性。④分子量大小。⑤体积分布，分布大的毒药物，如洋地黄及三环类抗抑郁药，无法以血液净化法有效消除。⑥透析膜的物理特性，如孔及面积的大小。⑦超滤量（脱水）的大小。⑧透析液及血液中的浓度差异及时间。⑨吸附剂的材质及数量。⑩交换的新鲜血浆或全血的数量。血液净化方式的原理、装置和技术不同，物质清除的种类和效率也存在明显差异，临床应用范围也有所不同。

操作方法包括血液灌流、血液滤过、血液透析、血浆置换、血液透析滤过。血液透析滤过是血液透析和血液滤过的结合，具有两者的优点，不仅能高效清除患者体内的小分子物质，还能充分清除体内的中分子代谢废物，克服了普通血液透析对中分子量毒物清除不足和血液滤过对小分子量毒物不能充分清除的缺点。适用于具备血液透析指征的患者及对于常规血液透析不能耐受的患者。

（朱华栋）

xuèyè guànliú
## 血液灌流（hemoperfusion，HP）

将患者血液引入装有固态吸附剂的灌流器清除某些外源性或内源性毒素，并将净化的血液输回体内的治疗方法。

适应证　①清除外源性药物或毒物：脂溶性、易与蛋白结合、分布容量较大的毒物或药物，这一类物质 HP 清除率高，包括异戊巴比妥、环乙烯巴比妥、戊巴比妥、硫喷妥钠、甲丙氨酯、水杨酸、百草枯、地高辛、蛇毒素、毒蕈碱等。对甲醇等清除效果同血液透析，而对三环类抗抑郁药物清除效果较差。②清除内源性毒物：包括急性肝衰竭、甲状腺危象、高胆红素血症、脓毒症或系统性炎症反应综合征、银屑病或其他自身免疫病、精神分裂症等。③辅助治疗尿毒症：若血液透析治疗的尿毒症患者的中分子物质清除不充分可加用 HP 治疗。

禁忌证　对灌流器及相关材料过敏者。

操作方法　包括以下内容。

操作步骤　①治疗前准备。灌流器的准备：检查一次性灌流器包装是否完整、是否在有效期内。建立血管通路：采用临时血管通道，多采用静脉-静脉法，如中心静脉留置导管或股静脉穿刺。体外循环的动力模式选择：一般采用外源性辅助动力模式，即利用专业血液灌流机或常规血液透析机或连续性肾脏替代治疗设备驱动和调节体外循环。非外源性动力模式仅限于医院无专用设备的急诊抢救，且患者无循环衰竭时应用。②灌流器与管路的冲洗：治疗前将血液灌流器以动脉端向上、静脉端向下固定于支架上。动脉端血路与生理盐水连接，充满生理盐水后连接于灌流器动脉端，静脉端管路连接于灌流器的静脉端。启动血泵，速度为200~300ml/min，预冲盐水总量为2000~5000ml；预冲结束前采用肝素生理盐水充满灌流器和整个体外循环管路，最后将灌流器反转至动脉端向下、静脉端向上的模式，准备开始治疗。③血液灌流的建立：体外循环体系的建立冲洗结束后，将动脉端血路与已经建立的灌流用血管通路正确连接，开启血泵，以50~100ml/min开始，逐渐增加速度。当血液经过灌流器到达静脉端血路的末端时，与已经建立的灌流用血液通路正确连接。

抗凝方法 ①肝素抗凝：连接灌流器后，动脉血进入灌流器前，注射首剂肝素（剂量以1~2mg/kg为宜），因为吸附剂表面较透析膜粗糙，表面积比一般透析膜大，吸附剂表面与血液的接触面也相对较大，首次剂量的肝素也相对较大。以后每小时追加8~10mg，但存在个体差异，及时进行凝血指标的测定以调整肝素的剂量，如试管法监测时以保持体外血路45~60分钟较为安全，不至于发生体外血路凝血。治疗结束后，由于所用肝素量较大，最好应用空气回血法，因为生理盐水回血有可能导致被吸附的药物重新释放入血。结束前可静注鱼精蛋白25~50mg。②枸橼酸抗凝：可应用无钙透析液，静脉补钙的方法［平尼克（Pinnick）技术］或含钙透析液［冯·布雷赫特（von Brecht）技术］，枸橼酸以2.5~5mmol/L浓度，依血流量调节输入速度，然后监测血清离子钙水平，有条件者监测血清枸橼酸根浓度。③血流量的设定：血液灌流的血流量一般设定为100~200ml/min。血流速越快，吸附率越低，治疗所需时间越长；反之，流速越慢，吸附率越高，治疗时间越短。在此流速下，一般治疗60~90分钟即可。治疗连续2个小时后，多数灌流器开始释放已吸附的物质，特别是吸附特性低的树脂灌流器，活性炭者相对较好。若中毒量较大，可间隔一段时间再进行一次灌流。多数患者经过2~3次灌流即可清除全部药物。

监测与管理 治疗过程中密切注意血路动静脉压力变化。①动脉监测器低压报警提示动脉针或留置导管血流不畅，多为贴壁或出现血栓所致，应及时调整。②动脉报警器高压报警，提示存在灌流器内凝血，应加大肝素剂量。③静脉低压报警提示血流量不足，多为灌器内凝血。④如静脉压出现高压报警时，多提示除泡器内凝血，滤网已经堵塞。⑤血流量不足的另外一个重要原因是患者出现低血压，可通过测定外周动脉压证实并进行相应的处理。⑥动脉或静脉除泡器内有纤维蛋白沉积，动脉除泡器液平面较前开始升高或已经进入上方的测压管，提示灌流器出现凝血，此时静脉除泡器液平面多下降，应加大肝素剂量，必要时要更换灌流器。

并发症 灌流过程中可出现发热、出血、凝血、空气栓塞、失血等常见不良反应。①白细胞与血小板计数可能改变：于治疗前、开始治疗后1小时分别测定。②生物相容性差或致热原反应：多于治疗开始后0.5~1小时出现寒战、发热、血小板与白细胞减少，可静注地塞米松，可不中断治疗。③栓塞：目前灌流器多采用了微囊技术，经过预冲后，除非滤网破裂，一般不易出现炭粒栓塞。应特别注意治疗中患者出现明显的胸闷、呼吸困难一旦确诊，立即中止治疗，并进行吸氧等处理。

注意事项 治疗后血液中药物浓度明显下降，患者病情可能会明显好转，但经过数小时或数天后再次加重，即灌流反跳。可能是某些药物的脂溶性较高，外周脂肪组织中的药物再次重分配的结果。所以，在治疗后应密切注意病情变化，如有反跳现象可再次进行灌流治疗。

（朱华栋）

xuèyè lǜguò
血液滤过 （hemofiltration，HF）将患者动脉血液引入通透性好并与肾小球滤过膜面积相当的半透膜滤过器，以对流方式清除体内过多的水分和毒素的治疗方法。自20世纪70年代开始的临床实践，证实血液滤过在控制顽固性高血压、纠正心功能不全、清除过多液体、治疗期间副作用和心血管状态稳定性、中分子物质清除等方面均优于血液透析。模仿肾单位的滤过重吸收原理设计，是目前公认治疗肾功能衰竭的一种完全有效的肾脏替代疗法。

适应证 见血液透析。但在下列情况HF优于血液透析。

高血容量所致心力衰竭 血液透析通常会加重心力衰竭，被列为血液透析的禁忌证，而HF则可以治疗心力衰竭。原因为：①血液滤过能迅速清除过多水分，减轻了心脏的前负荷。②不需使用醋酸盐透析液，避免了由此而引起的血管扩张和抑制心肌收缩力。③血液滤过脱水过程中，虽然血容量减少，但外周血管阻力却升高，心输出量下降，减轻了心脏负荷。④血浆中溶质浓度变动小，血浆渗透压基本不变，清除大量水分后，血浆蛋白浓度相对升高，有利于周围组织水分进入血管内，减轻水肿。

顽固性高血压　血液透析患者可有 50% 发生顽固性高血压（高肾素型），HF 则可降至 1%，有的可停用降压药。血压下降原因：①有效清除体内过量的水、钠。②心血管系统及细胞外液容量均比较稳定，明显减少对肾素-血管紧张素系统的刺激。

低血压和严重水钠潴留　接受 HF 治疗患者的心血管稳定性明显优于血液透析，血液透析治疗期间低血压发生率达 25% ~ 50%，HF 则可降至 5%。其原因为：①HF 时能较好地保钠，在细胞外液中能保持较高水平的钠以维持细胞外液高渗状态，使细胞内液向细胞外转移，即使总体水明显减少，仍能保持细胞外液容量稳定。②HF 时血容量减少，血浆中去甲肾上腺素浓度升高，使周围血管阻力增加，保持了血压稳定，血液透析时去甲肾上腺素则不升高。③HF 时低氧血症不如血液透析时严重。④避免了醋酸盐的副作用。⑤HF 时溶质浓度变动小，血浆渗透压较血液透析稳定。⑥HF 时滤过膜的生物相容性比常用透析膜好，能在短时间内去除体内大量水分，很少发生低血压，尤其对老年心血管功能不稳定患者，HF 治疗较安全。⑦HF 时返回体内血液温度为 35℃，冷刺激自主神经使去甲肾上腺素分泌增加，血液透析温度 38℃，使周围血管扩张，阻力降低。

尿毒症心包炎　持续血液透析患者，尿毒症心包炎发生率达 20% ~ 25%，原因不明，改为 HF 后心包炎治疗时间缩短，可能是 HF 脱水性能好，清除"中分子"毒性物质效果较好。

急性肾衰竭　持续或间歇的 HF 是急性肾衰竭的有效措施。连续性静脉-静脉血液滤过对心血管功能不稳定、多器官功能障碍综合征、病情危重的老年患者有独特的优点。

**禁忌证**　无绝对禁忌证，但出现下列情况应谨慎使用：药物难纠正的严重休克或低血压者；严重心肌疾病导致心力衰竭者；严重心律失常者；精神障碍不能配合者。

**操作方法**　包括以下内容。

血液滤过装置　①血滤机：包括血泵、置换液泵、超滤泵、抗凝剂泵等多泵系统，以及液体平衡控制系统、加温系统。②滤器：基本结构和血液透析器一样，有平板型和空心纤维型，滤过膜是用高分子聚合材料制成的非对称膜，即由微孔基础结构所支持的超薄膜，膜上各孔径大小和长度都相等，故 HF 时溶质的清除率与其分子量无关。③滤过膜：由无毒无致热原，与血液生物相容性好的材料制成；截留分子量明确，使代谢产物（包括中分子物质）顺利通过，而大分子物质如蛋白质等仍留在血液内；高滤过率；不易吸收蛋白，以避免形成覆盖膜，影响滤过率；物理性能高度稳定。④置换液：HF 时由于大量的血浆被滤出，故必须补充一定置换液。⑤HF 清除小分子物质如尿素氮、肌酐比血透差，故需要相当交换量才能达到治疗目的。

操作前准备　①物品准备：包括血液滤过器（简称血滤器）、血液滤过管路、安全导管（补液装置）、穿刺针、无菌治疗巾、生理盐水、一次性冲洗管、消毒物品、止血带、一次性手套、透析液等。②操作前检测：血液滤过机开机自检；检查血液管道、输液管道及置换液是否完整及是否在有效期内。③血液滤过器和管路的安装：按无菌原则进行操作；安装管路顺序按体外循环的血流方向依次安装；置换液连接管安装按照置换液流向顺序安装。④密闭式预冲：静脉端向上安装血液滤过器，滤出液口放置在滤器上方；启动透析机血泵 80 ~ 100ml/min，用生理盐水或肝素盐水先排净管路和血液滤过器血室气体，生理盐水流向为动脉端→透析器→静脉端，不得逆向预冲。

滤过方式及处方　血液滤过方式包括：前稀释置换法（置换液在血滤器之前输入）、后稀释置换法（置换液在血滤器之后输入）或混合稀释法（置换液在血滤器前及后输入）。

通常每次 HF 治疗 4 小时，建议血流量>250ml/min。①前稀释法：置换液在滤器前输入，其优点是血流阻力小，滤过稳定，残余血量少和不易形成蛋白覆盖层。但由于清除率低，要大量置换液（每次 50~70L），目前已不使用。②后稀释法：置换液在滤器后输入，减少了置换液用量（每次 20~30L），提高了清除率。目前普遍采用此法。③连续动静脉血液滤过：不用血泵和血滤机，直接与患者的动、静脉相接，利用动静脉压力差和重力的作用产生超滤。

操作步骤 ①准备血管通路，如动静脉内瘘及中心静脉置管。②根据医嘱从导管静脉端推注首剂量肝素（使用低分子肝素作为抗凝剂，应根据医嘱上机前静脉一次性注射），连接体外循环。③在血液滤过中进行积极监护，监测患者生命体征和血管通路连接情况，根据医嘱查对机器治疗参数。④血液滤过完成后，依次关闭液体平衡监护器、置换液泵及超滤泵，并进行回血操作。⑤向患者交代注意事项，送患者离开血液净化中心。

并发症 ①置换液污染：由于转置换液输入量大，污染机会多，有可能发生败血症。②氨基酸与蛋白质丢失：氨基酸的平均分子量为140，学者施特赖歇尔（Streicher）测出每次血滤治疗平均丢失5~6g氨基酸，蛋白质丢失量各家报告不一，为3~14g。③激素丢失：滤液中发现有促胃液素、胰岛素和甲状旁腺素，但对血浆浓度影响不大。可能是血滤时可清除激素降解产物，这些降解产物是干扰激素生物活性的物质。④血压下降：主要是未掌握好液体平衡，脱水速度过快所致。

（朱华栋）

xuèyè tòuxī

# 血液透析（hemodialysis）

利用血液和透析液之间产生的弥散和对流作用清除血液中代谢废物和补充缺乏物质的治疗方法。基本原理为弥散和超滤。①弥散：透析中溶质转运的原理是弥散，溶质从浓度高的一侧通过半透膜移向浓度低的一侧。②超滤：溶质和溶剂在透析膜两侧静水压和渗透压梯度而跨膜转运的过程。

适应证 临床上主要用于急性肾衰竭和慢性肾衰竭。

急性肾衰竭 凡有以下任何一项者即为血液透析指征：①少尿（尿量<400ml/24h）或无尿（尿量<100ml/24h）大于48h。②水潴留、肺水肿、心力衰竭、胸腔积液、尿毒症脑病（如恶心、呕吐、烦躁、嗜睡者）。③血肌酐（Serum creatinine，Scr）>442μmol/L。④血尿素氮>22.2mmol/L。⑤血清钾>5.5mmol/L或心电图疑有高钾血症。⑥高代谢状态，如血肌酐每天增高>176.8μmol/L，血尿素氮每天增高>6mmol/l，血K$^+$每天增高>1mmol/L，血二氧化碳结合力每天降低>2mmol/L。

慢性肾衰竭 ①有尿毒症的临床表现（水潴留、心力衰竭）。②内生肌酐清除率（creatinine clearance rate，Ccr）5~10ml/min（糖尿病患者≤15ml/min），Ccr=（140-年龄）×体重（kg）/［72×Scr（mg/dl）］。③下列情况可早期透析：肾衰进展迅速、全身状态明显恶化、严重消化道症状、不能进食、营养不良，并发周围神经病变，血细胞压积<15%，糖尿病肾病，结缔组织肾病。④下列情况应紧急透析：药物不能控制的高钾血症（K$^+$>6.5mmol/L）；药物不能控制的水潴留、少尿、无尿、高度水肿伴心力衰竭、肺水肿和脑水肿；药物不能控制的高血压；药物不能纠正的代谢性酸中毒（pH<7.2）；并发尿毒症性心包炎，消化道出血，中枢神经系统症状。

相对禁忌证 ①严重休克者。②心力衰竭或心律失常不能耐受体外循环者。③急性脑出血及其他严重出血者。④精神异常不合作者。⑤恶性肿瘤晚期、极度衰竭者。

操作方法 包括以下内容。

操作前准备 ①物品准备：血液透析器、血液透析管路、穿刺针、无菌治疗巾、生理盐水、碘伏、棉签、止血带、一次性手套、透析液等。②开机自检：检查电源开关和连接，按照要求进行机器自检查。③按照无菌原则、体外循环的血流方向进行依次安装。④密闭式预冲：启动透析机血泵80~100ml/min，用生理盐水先排净透析管路和透析器血室（膜内）气体。生理盐水流向为动脉端→透析器→静脉端，不得逆向预冲。将泵速调至200~300ml/min，连接透析液接头与透析器旁路，排净透析器透析液室（膜外）气体。⑤冲洗完毕后根据医嘱设置治疗参数。

操作步骤 以中心静脉置管、动静脉内瘘等建立长期或临时血管通路。根据医嘱从导管静脉端推注首剂量肝素（使用低分子肝素作为抗凝剂，应根据医嘱上机前静脉一次性注射），连接体外循环。在血液透析中进行积极监护，监测患者生命体征和血管通路连接情况，根据医嘱查对机器治疗参数。血液透析完成后，依次关机液体平衡监护器、置换液泵及超滤泵，并进行回血操作。嘱患者平卧10~20分钟，若患者生命体征平稳、穿刺点无出血，向患者交代注意事项后，送患者离开血液净化中心。

透析处方 ①首次透析：透析前应有患者人类免疫缺陷病毒等血清学指标，以安排透析区和透析设备。抗凝方案以普通肝素为例，一般首剂量0.3~0.5mg/kg，追加剂量5~10mg/h，间歇性静脉注射或持续性静脉输注（常用）；血液透析结束前30~60分钟停止追加，但应注意个体化原则。此外，低分子肝素、局部枸橼酸抗凝、阿加曲班等也可以选择。首次透析血流速度宜适当减慢，可设定为 150~200ml/min，时间不超过 3 小时，以后每次逐渐延长透析时间，直至达到设定的透析时间。选择相对小面积透析器，以减少透析失衡综合征发生，透析速度可设定为 500ml/min。②维持透析：透析前应充分评估患者的一般状态、血管通路、生化指标等，以调整透析方案。建议每次透析超滤总量不超过体重的 5%。存在严重水肿、急性肺水肿等情况时，超滤速度和总量可适当提高。依据透析治疗频率，设定透析治疗时间。建议每周 2 次透析者每次 5.0~5.5 小时，每周 3 次者每次 4.0~4.5 小时，每周透析时间至少平均 10 小时以上。一般建议每周 3 次透析；对于残肾功能较好［$Kru_2$ ml/(min·1.73m$^2$)以上］、每天尿量 200ml 以上且透析间期体重增长不超过 5%、心功能较好者，可予每周 2 次透析，但不作为常规透析方案。每次透析时，先予 150ml/min 血流速度治疗约 15 分钟，若无不适反应，调高血流速度至 200~400ml/min。要求每次透析时血流速度最低 200ml/min。但存在严重心律失常患者，可酌情减慢血流速度，并密切监测患者治疗中心律的变化。透析液根据患者情况个体化选择。

**并发症** ①透析器反应：曾称"首次使用综合征"，但也可见于重复使用的患者，是由于使用新血液透析机产生的一组与过敏症状有关的综合征。临床上分为 A、B 两种类型，A 型为在透析后几分钟内发生呼吸困难、局部或全身发热，甚至心脏骤停；B 型表现为胸背疼痛，可在透析后几分钟至 1 小时出现。②症状性低血压：透析中低血压是指透析中收缩压下降>20mmHg 或平均动脉

压下降>10mmHg，并有低血压症状。病因有血容量减少、血浆渗透压改变、自主神经功能紊乱、心脏因素等，其他如出血、溶血、感染等也会导致低血压的发生。③透析失衡综合征：指发生于透析中或透析后早期，以脑电图异常及全身和神经系统症状为特征的一组病症，发生率为 3.4%~20%，轻者可表现为头痛、恶心、呕吐及躁动，重者出现抽搐、意识障碍甚至昏迷。④其他：如发热、高血压、出血、心律失常等。

（朱华栋）

xuèjiāng zhìhuàn

**血浆置换**（plasma exchange，PE） 从全血中将含有毒素或致病物质的血浆分离出去的治疗方法。又称血浆分离。是一种用以清除血液中大分子物质的血液净化疗法。1914 年阿贝尔（Abel）等首次进行了血浆清除法，就是应用沉淀的方法将血浆和血细胞分离，弃去血浆后，再将血细胞和重新配置的白蛋白液输回体内。直到 20 世纪 60 年代才出现封闭式的离心分离装置，70 年代又发明了膜式血浆分离装置。后来，又有学者又提出血浆成分分离，通过双重膜式滤过或冷滤过等方

法将血浆的成分分离。

通过血管通路先分离出血浆，再从其中清除某些疾病的相关致病因子，主要包括自身免疫病的抗体（IgG、IgM 等）、沉积于组织的免疫复合物、异型抗原和异常增多的低密度脂蛋白和一些副蛋白，有时还包括一些与蛋白结合的毒素。血浆置换能直接和快速清除一些直接导致疾病的因子，所以通过它的治疗通常达到其他治疗方法所不能达到的意外的疗效。在一些情况下，血浆置换的治疗作用与减少了非特异性的炎症介质有关，如补体和纤维蛋白原，甚至它的一些疗效可能与尚不清楚因子的减少有关。

**适应证** 适用于 3 类疾病（表）。Ⅰ 类疾病：某些疾病诊断一旦明确，应立即（或必须）进行血浆置换治疗；Ⅱ 类疾病：某些疾病常规治疗无效时，应尽快考虑血浆置换治疗；Ⅲ 类疾病：临床上有散在的病例报告，需要进一步进行临床验证。

**操作方法** 血浆分离有多种方法。

**离心式血浆分离法** 血液的各种成分由于重量不同，在离心时，出现不同的沉降速率，达到

**表 血浆置换适应证**

| 疾病类别 | 疾病名称 |
| --- | --- |
| Ⅰ 类 | 血栓性血小板减少性紫癜、重症肌无力、无肾功能不全的肺出血-肾炎综合征、肾功能不全的新月体性肾小球肾炎、快速进展的原发性高黏滞综合征、肉芽肿性多血管炎、结节性多动脉炎、输血后紫癜、甲状腺危象、中毒（结合蛋白的毒素）、雷夫叙姆（Refsum）病、家族性高胆固醇血症 |
| Ⅱ 类 | 多发性神经根炎、伴免疫复合物的进行性血管炎、难治性进行性红斑狼疮、伴抑制物的血友病、同种肾移植排斥反应、无肾功能不全的新月体性肾小球肾炎 |
| Ⅲ 类 | 类风湿关节炎、多发性硬化、肌萎缩侧索硬化、皮肌炎、幼年型银屑病关节炎、伴肾功能不全的肺出血-肾炎综合征、免疫性血小板减少性紫癜、母婴血型不合、弥漫性体血管角质瘤、自身免疫性溶血性贫血、纯红细胞再生障碍性贫血、转移性癌症、贝赫切特综合征、炎症性肠病、预防心脏移植后的免疫排斥反应 |

血液的各种成分分离的目的。除能分离血浆外，血液中的各种有形成分亦可分离，如红细胞、白细胞、血小板等。主要缺点是血流慢，易损害血小板和血细胞，可导致出血和感染等合并症。

膜式血浆分离法　1978年米尔沃德（Millward）等提出的方法。主要部件是一个血浆滤过器，全血通过滤过器时，血浆通过滤过器的微孔被分离，有形成分被输注入体内，达到血浆分离的目的。血浆滤过器孔径为 0.2 ~ 0.6μm，膜材料性质稳定，生物相容性好。比离心式分离法简便，是多数透析中较常采用的方法。致病物质的分子量多在 15 ~ 3 000 000D。①血管通路的选择：小面积的血浆置换滤过器，可选用外周浅静脉穿刺方法作为血浆置换的血管通路，血流量一般为 100 ~ 150ml/min，可根据血浆滤过的流量调节。血浆的滤过流量一般在 30 ~ 50ml/min。由于血浆置换过程中的一些并发症和置换速度过快有关，所以置换的速度不宜太快。对有可能发展至不可逆的肾脏疾病患者，为保护周围的浅表静脉以供将来血液透析的造瘘之用，可选用颈静脉、股静脉或锁骨下静脉留置插管的方法作为血管通路。②抗凝剂的使用：可使用肝素。血浆置换时，血流量一般比较小，肝素的使用量应较常规血液透析稍偏大，首次肝素的用量一般为 2000 ~ 5000U，肝素的维持可用肝素泵，维持的输入量为 625 ~ 1250U/h。应注意患者的个体差异，最好监测凝血时间。对有明显出血倾向者，应适当减少肝素的用量，并在血浆置换的过程中严密观察出血情况。对肝素过敏或采用离心式血浆分离者，可采用枸橼酸钠抗凝，用量为每 15 ~ 30ml 血液用 1ml 枸橼酸钠。肝功能不全的患者应用枸橼酸钠抗凝时更应密切观察，避免枸橼酸钠的副作用。③血浆置换过程中应注意血钙的监测，避免低钙血症的发生。

双重滤过血浆置换疗法　选择性血浆分离方法，用两个不同孔径的滤过器，其一为血浆分离器，其二为血浆滤过器。滤过器膜孔径不同，对白蛋白的阻遏率亦不相同，治疗时应根据致病物质的分子量选择不同滤过器，使之既能保证完全清除致病物质，又可最大限度地减少白蛋白丢失。

优点　①蛋白丢失少：通过选择膜孔径不同的血浆滤过器可有针对性地对致病物质进行清除。每次分离血浆 3 ~ 4L，仅丢弃 500 ~ 600ml 致病血浆，保留了大部分白蛋白，在给患者提供更好治疗的同时，可最大限度地减少白蛋白的丢失。②不受"血荒"制约。③减少交叉感染：使用白蛋白置换液，感染等并发症比单纯血浆置换少。

局限性　①对致病物质的分子量有一定要求。②选择性相对稍差：双重滤过血浆置换疗法对病原体的清除并非特异，在致病物质被清除的同时，也有其他一些大分子量的物质被清除掉，而免疫吸附疗法可根据疾病的不同选择不同的吸附器，利用免疫吸附剂特异性清除血浆里的致病因子，因此双重滤过血浆置换疗法特异性明显不如免疫吸附疗法。③白蛋白损失：血浆滤过器对白蛋白有一定的阻遏率，因此白蛋白不可避免也有少量的损失。④病因治疗方面的局限：双重滤过血浆置换疗法有自己的特殊治疗作用，适应证与免疫球蛋白增高有关，双重滤过血浆置换疗法可迅速减少这些致病因子在血浆中的浓度，却不能阻止它的产生，所以双重滤过血浆置换疗法并非病因治疗，不能完全替代免疫抑制剂，必须配合免疫抑制剂以及其他治疗方能取得更好的效果。

血浆吸附疗法　将分离的血浆经过吸附器（内充填选择性的吸附物质）除去血浆中致病因子的方法。

冷却滤过法　利用部分致病性大分子物质在寒冷条件下聚集形成冷凝沉淀物而在复温后分离的特点，冷却的血浆通过一定孔径的滤过膜截留沉淀的物质，达到选择性清除目的。

置换液　为保证患者有稳定的血容量和血浆渗透压，防止低血容量、低血压等潜在威胁患者生命的合并症的发生，应在血浆置换过程中持续补充与置换容量相当的等渗的溶液。置换液成分应与人体血浆相似，必须无毒、无致热原、无细菌污染，大多用 4% ~ 5% 的人体白蛋白。应注意市售的白蛋白中钾、钙、镁浓度均较低，使用时应注意调整，以免引起低钾和（或）低钙血症。对应用枸橼酸钠抗凝者，更应注意避免低钙血症的发生。新鲜血浆、新鲜冷冻血浆、纯化的血浆蛋白等置换液可用于有凝血因子缺乏或其他因子缺乏的患者。但是，新鲜血浆制品易传播病毒性肝炎，应注意血源的监测筛选。人体白蛋白置换液费用昂贵，有不少学者建议使用血浆代用品部分替代，降低医疗费用。但血浆代用品半衰期短而易被快速清除，故多用于刚开始血浆置换的置换液，且用量不宜超过白蛋白置换液量的 1/4。

血浆置换频度和置换量　血浆置换频度应取决于病情的严重

程度及疗效，多数学者主张每隔24~48小时置换一次。每次的血浆置换量，以置换患者的血浆容量1~1.5倍为宜。

**并发症**　常见并发症包括过敏、发热、低血压、低钙血症、出血等；严重并发症有过敏性休克和肺水肿等。一旦发生并发症，应立即停止血浆置换，并做相应的处理。血浆置换的不良反应主要与使用的置换液的成分及置换的速度有关。抗凝剂使用不当会导致出血、低钙血症等。体外循环过程中操作不当或发生意外也会导致严重并发症的产生。

（朱华栋）

*jíxìng téngtòng kòngzhì*

**急性疼痛控制**（acute pain management）　对短期疼痛或慢性疼痛患者实行恰当的手段缓解痛苦的临床治疗方法。疼痛是一种主观感受，刺激末梢神经或干扰神经通路或感觉中枢而引发，并受躯体、心理、社会和精神因素影响。疼痛控制必须考虑所有生理和非生理的因素，分析疼痛产生原因。绝大多数患者疼痛是可控制的。接受系统治疗，疼痛能被控制或显著减轻。疼痛控制不佳通常是病因诊断不清、用药不当、错误认识疼痛程度所致。疼痛的程度可以因焦虑、对癌症的恐惧及相关症状、面临死亡和丧失精神导向或意义而加重。对不明原因的急性疼痛，应着重寻找病因，不能因单纯控制症状而耽误了诊断与病因治疗，这是临床上的重要原则。对病因明确的急性疼痛或慢性疼痛急性加重，应尽早给予相应治疗。

要正确理解正常疼痛和异常疼痛的区别。所谓正常疼痛是指健康个体在日常感觉体验中可能经历的疼痛，如颈、肩、小腿持续的钝痛，臂和腿的锐痛。此正常疼痛可发生于任何年龄，历时短暂，一般无需治疗。异常疼痛是指疼痛的强度、时程及其发生的场合等发生改变，已成为疾病的一部分，甚至作为主要的临床表现出现。

**急诊常见疼痛及病因**　①头痛：感冒、高血压、颅内占位性病变、偏头痛，青光眼、鼻窦炎、耳病。②胸痛：呼吸系统疾病、心血管系统疾病、肝胆疾病、纵隔及食管疾病、胸壁及皮肤皮下组织或肋间肌炎症。③腹痛：腹壁疾病、腹腔内血管梗阻、腹膜病变、腹腔内脏疾病、腹腔外脏器及全身性疾病。④关节痛：感冒、痛风、风湿性关节炎、类风湿关节炎。

**疼痛（镇痛疗效）评估**　相对于全身麻醉患者的镇静与镇痛，急诊患者更强调"适度"，"过度"与"不足"都可能给患者带来损害。需对重症患者疼痛与意识状态及镇痛疗效进行准确的评价。是进行镇痛的基础，合理、恰当镇痛镇静治疗的保证。

疼痛评估应包括疼痛的部位、特点、加重及减轻因素和强度，最可靠有效的评估指标是患者的自我描述。使用各种评分方法来评估疼痛程度和治疗反应，应该定期进行，完整记录。常用评分方法如下。

**语言评分法**　按疼痛最轻到最重的顺序以0分（不痛）~10分（疼痛难忍）的分值代表不同的疼痛程度，患者自选分值量化疼痛程度。

**视觉模拟评分法**　用一条100mm的水平直线，两端分别定为不痛到最痛。由被测试者在最接近自己疼痛程度的地方画垂线标记，以此量化其疼痛强度。视觉模拟评分法（visual analogue scale，VAS）已被证实是一种评价老年患者急、慢性疼痛的有效和可靠方法（图1）。

**数字评分法**　数字评分法（numeric rating scale，NRS）是一个从0~10的点状标尺，0代表不痛，10代表疼痛难忍，由患者从上面选一个数字描述疼痛（图2）。其在评价老年患者急、慢性疼痛的有效性及可靠性上已获得证实。

**面部表情疼痛评分法**　由六种面部表情及0~10分（或0~5分）构成，程度从不痛到疼痛难忍。由患者选择图像或数字反映最接近其疼痛的程度（图3）。面部表情疼痛评分法（faces pain scale，FPS）与VAS、NRS有很好的相关性，可重复性也较好。

**术后疼痛评分法**　即普林斯－亨利（Prince-Henry）评分法主要用于胸腹部手术后疼痛的测量。从0~4分共分为5级（表）：对术后因气管切开或保留气管导管不能说话的患者，可在术前训练患者5个手指来表达自己从0~4的选择。

疼痛评估可用上述多种方法，但最可靠的是患者主诉。VAS或NRS评分依赖于患者和医护人员之间的交流能力。当患者在较深镇静、麻醉或接受肌松药情况下，常常不能主观表达疼痛的强度。在此情况下，患者的疼痛相关行为（运动、面部表情和姿势）与生理指标（心率、血压和呼吸频率）的变化也可反映疼痛的程度，需定时仔细观察来判断疼痛的程度及变化。这些非特异性的指标容易被曲解或受观察者的主观影响，评估时应予注意。

**药物治疗**　包括选药方案和给药方式。

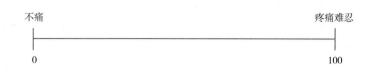

图 1　视觉模拟评分法（VAS）

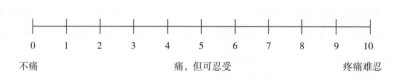

图 2　数字评分法（NRS）

不痛　微痛　有些痛　很痛　疼痛剧烈　疼痛难忍

图 3　面部表情疼痛评分法（FPS）

表　术后疼痛评分法

| 分值 | 描述 |
| --- | --- |
| 0 | 咳嗽时无疼痛 |
| 1 | 咳嗽时有疼痛 |
| 2 | 安静时无疼痛，深呼吸时有疼痛 |
| 3 | 安静状态下有较轻疼痛，可以忍受 |
| 4 | 安静状态下有剧烈疼痛，难以忍受 |

选药方案　根据世界卫生组织的"镇痛阶梯"治疗方案，对轻、中、重度疼痛的治疗是一个循序渐进的方案。若疼痛控制无效，提高镇痛级别很重要，不要选择更换同级别的其他药物。第一级：对乙酰氨基酚和阿司匹林。这类药物对轻度或中度疼痛有效，尤其是在老年或虚弱的患者中，可减轻中度骨痛。若骨痛无减轻，应用非甾体抗炎药。第二级：当第一级不足时，丙氧酚+对乙酰氨基酚为可选择的药物。可待因和二氢可待因也有效，但可能导致便秘且不能进一步的获益。第三级：严重疼痛时选择吗啡。若患者是从第二级阶梯进入第三级，应提高吗啡的起始剂量。

给药方式　首选口服药控制疼痛，因其成瘾性小，副作用少。除常规镇痛药，推荐应用短作用的速效药物。速效吗啡制剂包括溶液或片剂，因为药物间隔 4 小时给药，剂量可以高于每日基础量或两倍于每日基础量，以获得疼痛的迅速控制。一旦疼痛控制，就换用更方便的缓释制剂。由于吗啡持续静脉注射可以很快耐受和适应，且一次量的静脉给药导致血清药物水平迅速达到峰值可导致中毒，所以静脉注射尽量不要用于慢性疼痛的患者。

**非药物治疗**　包括心理和精神治疗、物理干预措施及其他非药物治疗。任何原因导致的疼痛都应考虑心理和精神治疗、物理干预措施，特别是在单独应用常规药物治疗无效时。

心理和精神治疗　针对影响疼痛的因素如焦虑、失眠、沮丧等问题，在多数患者中有效。

物理干预措施　可缓解伤害感觉，如经皮电神经刺激、针灸和理疗等依赖相反刺激的措施（如热和冷）。①经皮电神经刺激疗法：通过发送电子脉冲刺激 A-β 传入神经抑制由 A-ε 传入神经传导的疼痛刺激。对神经源性疼痛尤为有效，具有副作用小和允许患者自己控制的优点。但其作用不可预知且随时间而有作用减弱的趋势。最初可对 60% ~ 70%的患者有帮助，而 1 年后可降至 10% ~ 30%。②针灸：通过对穴位部针的刺激来缓解疼痛。其效果取决于实施者的技能，作用原理类似经皮电神经刺激疗法。③理疗：专业的疼痛理疗师能运用热刺激或超声治疗的技术缓解疼痛，作用原理主要是松弛紧张的肌肉。

其他　①神经阻滞麻醉干预：10% ~ 15%肿瘤患者的疼痛需要神经阻滞麻醉干预，可于疼痛门诊或疼痛中心就诊。治疗以神经阻断（如表皮阿片药物、肋间神经阻断）或神经毁损（经皮脊髓前柱切断术、腹腔丛神经松解术）为目标。②特异性病因治疗：如骨折所致的疼痛，吗啡等阿片类药物很少有效，可通过骨折内固定术或手法复位加外固定术确保骨折固定，缓解骨折患者的疼痛。

（朱华栋）

**zhèntòng yǔ zhènjìng jìshù**

## 镇痛与镇静技术（procedural sedation and analgesia）

根据麻醉技术原理采取干预措施使危重患者缓解疼痛、克服焦虑的治疗方法。大致分为祛除致病因素和保护器官功能两类。治疗措施有非药物与药物两种。机体器官功能的维护有赖于循环（组织灌注）和通气氧合功能的正常。当危重症患者的病理损伤来势迅猛时，致病因素一时难以立即祛除，器官功能若强行代偿则有可能因为增加代谢氧耗做功而进一步受到损害。镇痛镇静治疗使重症患者处于"休眠"状态，降低代谢和氧需氧耗，以适应受到损害的灌注与氧供水平，减轻强烈病理因素所造成的损伤，为器官功能的恢复赢得时间创造条件。危重症患者的治疗是一个整体，任何一个环节的缺陷都可能影响整体疗效。因此，镇痛镇静治疗与其他各种治疗手段和药物一样重要，不可或缺，需要趋利除弊，合理应用，更有效地挽救重症患者生命。

镇痛与镇静治疗的目的和意义：①消除或减轻患者的疼痛及躯体不适感，减少不良刺激及交感神经系统的过度兴奋。②帮助和改善患者睡眠，诱导遗忘，减少或消除患者对其在治疗期间病痛的记忆。③减轻或消除患者焦虑、躁动甚至谵妄，防止患者的无意识行为（挣扎）干扰急诊抢救，保护患者的生命安全。④降低患者的代谢速率，减少其氧耗氧需，使机体组织氧耗的需求变化尽可能适应受到损害的氧输送状态，并减轻各器官的代谢负担。⑤对非常危重的患者，诱导并较长时间维持一种低代谢的"休眠"状态，可能有助于减少各种应激和炎性损伤，减轻器官损害。

⑥镇痛与镇静治疗并不等同，对于同时存在疼痛因素的患者，应首先实施有效的镇痛治疗。镇静治疗则是在已先祛除疼痛因素的基础之上帮助患者克服焦虑，诱导睡眠和遗忘的进一步治疗。

**治疗指征** ①疼痛：因损伤或炎症刺激，或因情感痛苦而产生的一种不适的感觉。②焦虑：一种强烈的忧虑，不确定或恐惧状态。其特征包括躯体症状（如心悸、出汗）和紧张感。减轻焦虑的方法包括保持患者舒适，提供充分镇痛，完善环境和使用镇静剂等。焦虑患者应在充分镇痛和处理可逆性原因基础上开始镇静。③躁动：一种伴不停动作的易激惹状态，伴随着挣扎动作的极度焦虑状态。躁动可致患者与呼吸机对抗，耗氧量增加，意外拔除身上各种装置和导管，甚至危及生命。应及时发现躁动，积极寻找诱因，纠正其紊乱的生理状况，如低氧血症、低血糖、低血压和疼痛，营造舒适的人性化环境，向患者解释病情及所作治疗的目的和意义，使其之情并积极配合。④睡眠障碍：睡眠是人体不可或缺的生理过程。睡眠障碍可能会延缓组织修复、减低细胞免疫功能。睡眠障碍的类型包括：失眠、过度睡眠和睡眠-觉醒节律障碍等。多数患者需要结合镇痛镇静药物以改善睡眠。

**镇痛方法与药物选择** 治疗药物主要有阿片类镇痛药、非阿片类中枢性镇痛药、非甾体抗炎药及局部麻醉药。

**阿片类镇痛药** 理想的阿片类药物应具有以下优点：起效快，易调控，用量少，较少的代谢产物蓄积及费用低廉。临床中应用的阿片类药物多为相对选择 μ 受体激动药。阿片类药物的副作用

主要是引起呼吸抑制、血压下降和胃肠蠕动减弱，老年人尤其明显。阿片类药物诱导的意识抑制可干扰对重症患者的病情观察，在一些患者还可引起幻觉、加重烦躁。

**吗啡** ①与其他镇痛药物不同，吗啡的剂量不封顶，若需要极大剂量（如 $\geq 1g/d$），必须重新判断疼痛的原因。②吗啡经肾脏排泄，在肾功能损害的患者中会造成药物蓄积，应适当减量；虚弱患者或老人也应酌减起始剂量。③患者用药 5~7 天后应确认疼痛有无减轻。④治疗剂量的吗啡对血容量正常的患者的心血管系统一般无明显影响，但低血容量患者容易发生低血压，在肝、肾功能不全时，其活性代谢产物可造成延时效应及不良反应加重。⑤使用吗啡过程中出现呕吐、便秘等不良反应时，可对症应用中枢性镇吐药物、含有刺激物的泻药和润滑剂。

**芬太尼** 作用于 $\mu_1$ 受体，镇痛效应强，是吗啡的 100~180 倍。①静脉注射：起效快，作用时间短，对循环的抑制较吗啡轻，但重复用药后可导致明显的蓄积和延时效应；快速静脉注射可引起胸壁、腹壁肌肉僵硬，进而影响通气。②贴片：很少引起严重便秘，使用更方便，已广泛应用于临床。

**瑞芬太尼** 新的短效 μ 受体激动药，可用于短时间镇痛，多采用持续输注。其代谢途径是被组织和血浆中非特异性酯酶迅速水解。代谢产物经肾排出，清除率不依赖肝肾功能。部分肾功不全患者的持续输注，没有发生蓄积作用。对呼吸有抑制作用，但停药后 3~5 分钟恢复自主呼吸。

**舒芬太尼** 镇痛作用为芬太尼的 5~10 倍，作用持续时间为

芬太尼的 2 倍。

哌替啶　镇痛效果约为吗啡的 1/10，大剂量使用可导致神经兴奋症状（如欣快、谵妄、震颤、抽搐），肾功能障碍发生率高，可能与其代谢产物去甲哌替啶大量蓄积有关。哌替啶和单胺氧化酶抑制剂合用可出现严重副作用。

非阿片类中枢性镇痛药　曲马多属于此类药。与阿片受体 μ 受体的亲和力相当于吗啡的 1/6000，对 κ 和 δ 受体的亲和力则仅为对 μ 受体的 1/25。镇痛强度约为吗啡的 1/10。治疗剂量不抑制呼吸，大剂量则可使呼吸频率减慢，但程度较吗啡轻，可用于老年人。主要用于术后轻度和中度急性疼痛。

非甾体抗炎药　其作用机制是通过非选择性、竞争性抑制前列腺素合成过程中的关键酶——环加氧酶达到镇痛效果。代表药物是对乙酰氨基酚等。该药用于治疗轻至中度疼痛，与阿片类联合使用有协同作用，可缓解长期卧床的轻度疼痛和不适。该药对肝功能衰竭或营养不良造成的谷胱甘肽储备枯竭者易产生肝毒性，使用剂量应<2g/d。

局麻药物　主要用于术后硬膜外镇痛，其优点是药物剂量小、镇痛时间长、效果好。常用布比卡因和罗哌卡因。

布比卡因　镇痛时间比利多卡因长 2~3 倍，比丁卡因长 25%。但其高浓度会导致肌肉无力、麻痹、延迟运动恢复。

罗哌卡因　心脏和神经系统的安全性比布比卡因高，小剂量时对痛觉神经纤维具有选择性，对痛觉神经纤维的阻断优于运动神经纤维。

联合用药　镇痛联合药物是指当常规镇痛药应用时为控制疼痛而用的药物。如某些类型的疼痛（包括骨性和神经源性），吗啡对其仅部分有效，需联合使用其他药物或干预措施。联合镇痛药物有各自缓解疼痛的特性（如非甾体抗炎药）和（或）加强效应（如三环类抗抑郁药）。常用于复杂疼痛。

**镇静方法与药物选择**　镇静剂的应用可减轻应激反应，辅助治疗患者的紧张焦虑及躁动，提高患者对机械通气、各种急诊日常诊疗操作的耐受能力，使患者获得良好睡眠等。保持患者安全和舒适是急诊综合治疗的基础。

理想的镇静剂应具备以下特点：①起效快，剂量-效应可预测。②半衰期短，无蓄积。③对呼吸循环抑制最小。④代谢方式不依赖肝肾功能。⑤抗焦虑与遗忘作用同样可预测。⑥停药后能迅速恢复。⑦价格低廉等。但目前尚无药物能符合以上所有要求。急诊最常用的镇静剂为苯二氮䓬类和丙泊酚（表）。

苯二氮䓬类药物　较理想的镇静、催眠药物。它通过与中枢神经系统内 γ-氨基丁酸受体的相互作用，产生剂量相关的催眠、抗焦虑和顺行性遗忘作用；其本身无镇痛作用，但与阿片类镇痛药有协同作用，可明显减少阿片类药物的用量。其作用存在较大个体差异。老年患者、肝肾功能受损者药物清除减慢，肝酶抑制剂亦影响药物的代谢，用药需个体化。其药物负荷剂量可引起血压下降，尤其是血流动力学不稳定者；反复或长时间使用可致药物蓄积或诱导耐药；该类药物有可能引起反常的精神作用。用药过程中应经常评估患者的镇静水平以防镇静延长。常用的苯二氮䓬类药为咪达唑仑、劳拉西泮及地西泮。

苯二氮䓬类药物有其相应的竞争性拮抗剂氟马西尼，但应慎重使用，需注意两者的药效学和药动学差异，以免因拮抗后再度镇静而危及生命。

大剂量使用镇静剂治疗超过 1 周，可产生药物依赖性和戒断症状。苯二氮䓬类药物的戒断症状表现为：躁动、睡眠障碍、肌肉痉挛、肌阵挛、注意力不集中、经常打哈欠、焦虑、躁动、震颤、恶心、呕吐、出汗、流涕、声光敏感性增加、感觉异常、谵妄和癫痫发作。为防止戒断症状，不应速停而应逐渐减量。

丙泊酚　广泛使用的静脉镇静剂；特点是起效快，作用时间短，撤药后迅速清醒，且镇静深度呈剂量依赖性，镇静深度容易控制。丙泊酚亦可产生遗忘作用和抗惊厥作用。

丙泊酚单次注射时可出现暂时性呼吸抑制和血压下降、心动过缓，对血压的影响与剂量相关，尤见于心脏储备功能差、低血容量者。可出现外周静脉注射痛，多用持续缓慢静脉输注方式。部分患者长期使用后可能出现诱导耐药。肝肾功能不全对丙泊酚的

表　常用镇静剂的负荷剂量与维持剂量参考

| 药物名称 | 负荷剂量（mg/kg） | 维持剂量［mg/(kg·h)］ |
| --- | --- | --- |
| 咪达唑仑（咪唑安定） | 0.03~0.3 | 0.04~0.2 |
| 劳拉西泮（氯羟安定） | 0.02~0.06 | 0.01~0.1 |
| 地西泮 | 0.02~0.1 | |
| 丙泊酚 | 1~3 | 0.5~4 |

药代动力学参数影响不明显。2% 丙泊酚可降低高三酰甘油血症的发生率，更适于急诊患者。老年人丙泊酚用量应减少。其载体脂肪乳易被污染，故配制和输注时应注意无菌操作，单次药物输注时间不宜超过 12 小时。有减少脑血流、降低颅内压，降低脑氧代谢率的作用，还有直接扩张支气管平滑肌的作用。

所有镇静剂均应以持续静脉输注为主，首先可给予负荷剂量以尽快达到镇静目标；经肠道、肌内注射则多用于辅助改善患者的睡眠；间断静脉注射一般用于负荷剂量及短时间镇静且无需频繁用药者。①短期（≤3 天）镇静：丙泊酚与咪达唑仑产生的临床镇静效果相似，但丙泊酚停药后清醒快，拔管时间明显早。劳拉西泮起效慢，清除时间长，易发生过度镇静。急诊患者短期镇静主要选用丙泊酚和咪达唑仑。②长期（>3 天）镇静：丙泊酚与咪达唑仑相比，苏醒快、拔管早。在诱导期丙泊酚较易出现低血压，咪达唑仑易发生呼吸抑制，用药期间咪达唑仑可产生更多的遗忘。劳拉西泮长期应用的苏醒时间更有可预测性，且镇静满意率较高，适用于长期镇静。

**氟哌啶醇** 是治疗谵妄常用的药物。谵妄状态是较特殊的一种意识障碍，必须及时治疗。通常不使用镇静剂以免加重意识障碍，但对于表现为躁动或其他精神症状的患者则必须给药予以控制，防止意外发生。镇静镇痛药使用不当可能会加重谵妄症状。氟哌啶醇副作用为锥体外系症状，还可引起剂量相关的 QT 间期延长，增加室性心律失常的危险。应用过程中须监测心电图，既往有心脏病史的患者更易出现此类副作用。临床使用氟哌啶醇的方式通常是间断静脉注射。氟哌啶醇半衰期长，对急性发作谵妄的患者需给予负荷剂量，以快速起效。

**镇痛镇静中器官功能监测与保护** 镇痛镇静治疗对患者各器官功能的影响是急诊医师必须重视的问题之一。治疗中严密监测，减少副作用，提高性价比。

**呼吸功能** 多种镇痛镇静药物都可产生呼吸抑制，应密切观察患者的呼吸频率、幅度、节律、呼吸周期比和呼吸形式，常规监测脉搏氧饱和度，酌情监测呼气末二氧化碳，定时监测动脉血氧分压和二氧化碳分压，对机械通气患者定期监测自主呼吸潮气量、分钟通气量等。镇痛镇静不足时，患者可能出现呼吸浅促、潮气量减少、氧饱和度降低等；镇痛镇静过深时，患者可能表现为呼吸频率减慢、幅度减小、缺氧和（或）二氧化碳蓄积等。应结合镇痛镇静状态评估，及时调整治疗方案，避免发生不良事件。无创通气患者尤其应该引起注意。同时需加强气道护理，预防肺部并发症。患者长期镇痛镇静治疗期间，应尽可能实施每日唤醒计划。患者清醒期间鼓励其肢体运动与咳痰。患者接受镇痛镇静治疗过程中应加强护理，缩短翻身、拍背的间隔时间，给予背部叩击和肺部理疗，结合体位引流，促进呼吸道分泌物排出，必要时可应用纤维支气管镜协助治疗。

**循环功能** 镇痛镇静治疗对循环功能的影响主要表现为血压变化。需严密监测血压（有创血压或无创血压）、中心静脉压、心率和心律，尤其给予负荷剂量时，应根据患者的血流动力学变化调整给药速度，并适当进行液体复苏治疗，力求维持血流动力学平稳，必要时应给予血管活性药物。接受氟哌啶醇治疗时定期复查标准导联心电图。镇痛镇静不足时，患者可表现为血压高、心率快，此时不要盲目给予药物降低血压或减慢心率，应结合临床综合评估，充分镇痛，适当镇静，并酌情采取进一步的治疗措施。切忌未予镇痛镇静基础治疗即直接应用肌松药物。

**神经肌肉功能** 各类镇痛镇静治疗均可对神经肌肉功能产生影响，长时间镇痛镇静治疗可影响对神经功能的观察和评估，应坚持每日唤醒以评估神经肌肉系统功能。阿片类镇痛药可加强镇静剂的作用，干扰对重症患者的病情观察，并在一些患者中引起幻觉加重烦躁。芬太尼快速静脉注射可引起胸、腹壁肌肉强直；哌替啶大剂量使用时，可导致神经兴奋症状（如欣快、谵妄、震颤、抽搐）。苯二氮䓬类镇静剂可能引起躁动甚至谵妄等反常兴奋反应。丁酰苯类药物易引起锥体外系反应，此与氟哌啶醇的一种活性代谢产物有关，多见于少年儿童，氟哌啶醇较氟哌利多常见，苯二氮䓬类药物能有效控制锥体外系症状。丙泊酚可减少脑血流，降低颅内压，降低脑氧代谢率；氟哌利多亦能使脑血管收缩，脑血流减少，颅内压降低，但不降低脑代谢率。此 2 种镇静剂对颅内压升高患者有利，对脑缺血患者需加强监测，慎重应用。

**消化功能** 阿片类镇痛药可抑制肠道蠕动导致便秘，并引起恶心、呕吐、肠绞痛及奥迪（Oddi）括约肌痉挛。酌情应用刺激性泻药可减少便秘，止吐剂尤其是氟哌利多能有效预防恶心、呕吐。肝功能损害可减慢苯二氮䓬类药物及其活性代谢产物的清除，肝酶抑制剂也会改变大多数苯二氮䓬类药物代谢，肝功能障碍或使用肝酶抑制剂的患者应及时调节剂量。胃肠黏膜损伤是非甾体抗炎药最常见的不良反应，可表现为腹胀、消化不良、恶心、呕吐、腹泻和消化道溃疡，严重者可致出血或穿孔。预防措施包括对有高危因素的患者宜慎用或不用；选择不良反应较小的药物或剂型；预防性使用 $H_2$ 受体拮抗剂和前列腺素 E 制剂。非甾体抗炎药还有可逆性肝损害作用，特别是对肝功能衰竭或营养不良造成的谷胱甘肽储备枯竭的患者易产生肝毒性。

**代谢功能** 大剂量吗啡可兴奋交感神经中枢，促进儿茶酚胺释放，增加肝糖原分解增加，使血糖升高，应加强血糖监测和调控。丙泊酚以脂肪乳剂为载体，长时间或大剂量应用时应监测血三酰甘油水平，并根据丙泊酚用量相应减少营养支持中的脂肪乳剂供给量。丙泊酚输注综合征是线粒体呼吸链功能衰竭而导致脂肪酸氧化障碍，发生在长时间大剂量应用丙泊酚的患者 [>5mg/(kg·h)]，表现为进展性心力衰竭、心动过速、横纹肌溶解、代谢性酸中毒、高钾血症。唯一有效的治疗措施是立即停药并进行血液净化治疗，同时加强对症支持。

**其他** 吗啡等阿片类镇痛药可引起尿潴留。劳拉西泮的溶剂丙二醇有一定的毒性作用，大剂量长时间输注时可能引起急性肾小管坏死、乳酸性酸中毒及渗透性过高状态。非甾体抗炎药可引发肾功能损害，尤其低血容量或低灌注、高龄、既往有肾功能障碍的患者用药更应慎重。非甾体抗炎药可抑制血小板凝聚导致出血时间延长，大剂量引起低凝血

酶原血症，可考虑补充维生素 K 以防治。

（朱华栋）

## Lāmǔqí zhènjìng píngfēn

### 拉姆齐镇静评分（Ramsay sedation score，RSS）
对镇静程度评分并检测镇静深度和指导下一步用药的方法。

20 世纪七八十年代，危重症患者镇静的目的：用长期作用镇静催眠药和镇痛药，使患者维持持续睡眠的状态。现代镇痛镇静技术强调应保持患者的正常睡眠-觉醒周期，使患者有一定程度的睡眠，但易被唤醒。镇静程度过浅可使患者持续处于焦虑和恐惧中，镇静程度过深则会延长机械通气时间，影响血流动力学，增加发生吸入性肺炎等并发症的风险。因此，临床上需要对镇静程度进行评估。

常用成人镇静评分方法包括 RSS、镇静-激动评分、布鲁塞尔（Brussels）镇静评分等。其中 Ramsay 镇静评分（表 1）最早被提出，应用最广，分级明确，最易被掌握。通常认为镇静指数 2 分和 3 分为理想的镇静水平，但如果患者同时接受肌松药治疗，则 Ramsay 镇静指数的临床价值受到限制，此时可以用改良 OAA/S 评分标准（表 2）。

**表 1 RSS 标准**

| 分值 | 描述 |
| --- | --- |
| 1 | 患者焦虑、躁动不安 |
| 2 | 患者配合，有定向力、安静 |
| 3 | 患者对指令有反应 |
| 4 | 嗜睡，对轻叩眉间或大声听觉刺激反应敏捷 |
| 5 | 嗜睡，对轻叩眉间或大声听觉刺激反应迟钝 |
| 6 | 嗜睡，无任何反应 |

注：2~4 分镇静满意，5~6 分镇静过度

**表 2 改良 OAA/S 评分标准**

| 分值 | 描述 |
| --- | --- |
| 1 | 对伤害性刺激有反应，但对抬头和摇头无应答 |
| 2 | 对大声呼名无应答，但对抬头和摇头能反应 |
| 3 | 对正常呼名无反应，但对反复大声呼名能应答 |
| 4 | 对正常呼名反应迟钝 |
| 5 | 对正常呼名有正常反应 |

（朱华栋）

## jízhěn chāoshēng jìshù

### 急诊超声技术（emergency ultrasound examination）
在患者床旁同时操作与解释声像图检查，以聚焦方式诊断、监测及治疗急诊疾病的技术。20 世纪 80 年代应用于急诊医学领域，可实时可视化监测患者的病情变化，及时评估患者情况，获得急性病、危重病或创伤患者的更准确信息，以指导临床处置和高风险手术或困难手术的实施。

**分类** 包括创伤超声、急诊重点心脏超声、急诊重点腹部超声、肺超声、妊娠早期超声、超声引导临床操作和下肢深静脉超声。

**应用** 急诊超声技术具备以下特点：①可为急症患者的诊治工作提供解剖学、功能及生理学方面的信息。②易于掌握，可快速完成。③可根据病情需要单独做一次急诊超声检查，或重复进行。④可用于引导临床操作，也可在治疗过程中进行生理上或病理上的特征监测。

**创伤超声** 见创伤快速超声评估。

**急诊重点心脏超声** 适用于疑似心包积液或心脏骤停、休克等血流动力学不稳定者。超声扫描切面一般包括肋缘下、心尖四

腔及胸骨旁长短轴切面。四腔心和心包周围切面可显示总体功能和异常液体积聚。二维超声心动图上心包积液伴心脏压塞的特征包括：右心房塌陷、舒张期右心室塌陷、下腔静脉与肝静脉无塌陷。异常结果必须通过数个切面确认。急诊超声心动图是唯一可同时检查心脏机械活动和心包渗出的方法。对胸外伤患者，急诊重点心脏评估可减少心脏创伤患者的诊断时间，改善手术治疗的效果。

急诊重点腹部超声　包括腹主动脉超声、胆囊超声和肾超声。

腹主动脉超声　适用于晕厥、休克、低血压、腹痛、腹部包块、腰痛或背痛，尤其是老年患者。超声扫描腹主动脉实时显像从两个平面（横断面和矢状面）由膈至腹主动脉分叉连续观察。可通过下腔静脉及脊柱帮助辨认主动脉，各平面上的主动脉大小均需测量。对血流动力学不稳定者，超声显示动脉瘤利于紧急行剖腹手术；对血流动力学稳定者，发现动脉瘤可进行适当监测、会诊并随访。早期发现腹主动脉瘤可减少因动脉瘤破裂和急诊手术的死亡率。肠道气体过多或体型过于肥胖影响观察。此法不能有效显示腹主动脉瘤夹层或向腹膜后破裂。

胆囊超声　适用于疑诊急性胆囊疾病者。胆囊多数位于锁骨中线肝下缘的后方，部分患者胆囊的底部可向肋骨下缘延伸数厘米，少数患者位置则较高，可达到肝脏的中心，四周环绕肝组织。为避免与其他液性管状结构混淆，胆囊的整体结构需从其长轴和短轴方向实时扫查。胆总管通常需通过确认肝门静脉的位置来确定，两者是伴行的。对绝大多数患者而言，肋下肝脏下缘为扫描胆囊提供了一个窗口，可通过要求患者深呼吸屏气而扩大，采取左侧卧位也有助于检查。

胆囊检查时要进行系统扫描，特别要注意胆囊颈部。胆囊下垂者，其胆囊底部可能因为充满气体的结肠而变得模糊不清。胆囊结石常随患者体位而变动，且常伴声影。需调整增益和聚焦区域设定，以识别小的胆结石及区分胆囊结石和邻近肠道气体造成的阴影。以下超声发现支持胆囊炎的诊断：胆囊壁增厚（>3mm），不规则；胆囊横径增大至5cm以上；胆囊周围积液；超声波扫描的墨菲征阳性。从肝门的横向看来，胆总管通常比肝动脉在屏幕上显得更靠近侧面或更靠左侧。胆总管正常直径的上限是6mm，正常的胆总管直径可随着年龄每增加10岁而增加1mm。急诊超声检查对于胆囊疾病具有诊断意义，或可排除胆囊疾病，或界定引起患者症状的其他原因。

肾超声　适用于疑诊梗阻性尿路疾病和急性尿潴留者。可界定肾脏和尿路是否有病理改变。应仔细观察两个肾脏的肾窦和皮质。正常情况下，肾脏的集合系统中无尿液，肾窦是具有同质均匀强回波的结构。充盈膨胀的膀胱对于健康成年人可造成轻度的肾积水。肾积水可分为：轻度（Ⅰ级）、中度（Ⅱ级，汇合处呈"熊掌状"）和严重（Ⅲ级）。

肺超声　适用于疑诊胸腔积液、气胸、肺实变者。作为一种无创、可重复的床旁检查技术，可评估各种原因引起的肺通气变化。在肋间隙水平放置探头，高频探头有助于观察肺外周状况，尤其可观察到可视化的"肺滑动"；低频探头适合检查深部肺状况，如胸腔积液、肺实变。超声检查诊断胸腔积液的敏感性可达100%，为首选检查，声像特征是无回声的黑色暗区。诊断气胸的敏感性为100%，特异性为60%，声像特征为在胸壁的任何一个位置仅有水平伪像，"彗星尾征"缺失，若"肺滑动"征同时消失，特异性增至96.5%。实变肺组织声像酷似肝脏，实变区内可看到高回声点状影像，有吸气增强的特点，称支气管气像，又称空气支气管征。研究显示，肺超声在评估胸腔积液、气胸、肺间质综合征、肺实变、肺脓肿、肺复张/再萎陷等情况时，可替代床旁胸部X线和胸部CT检查。

妊娠早期超声　适用于疑诊异位妊娠者和宫内妊娠者。将超声探头置于下腹部耻骨联合处，通过充盈膀胱膨大处的窗口检查盆腔器官。图像从垂直对分的矢状面和横断面获得。探头应对准子宫的长轴。观察卵巢和输卵管时，应将探头滑移至要观察的卵巢对侧并向后形成一个角度。经阴道超声检查需排空膀胱，在矢状面扫描时，检查者将探头从一侧到另一侧平移以全面观察子宫，然后将探头逆时针转动90°以观察冠状面。探头可向前、向后和向两边移动以获取子宫全貌。经过矢状面和冠状面仔细检查后，可观察盆腔内直肠子宫陷凹（道格拉斯陷凹）、输卵管及卵巢。盆腔超声结合人绒毛膜促性腺激素定量测定为异位妊娠的主要检查手段。急诊超声也是宫内妊娠的检查方法。

下肢深静脉超声　适用于疑诊下肢深静脉血栓形成者。下肢深静脉血栓形成是肺栓塞的重要危险因素，范围包括股静脉、股浅静脉及腘静脉。超声诊断的重要依据是下肢深部静脉不能被压缩。观察静脉前壁和后壁的超声图像时，可直接用探头压迫该静脉观察静脉的可压缩性，若施以足够压力未将静脉压瘪而引起动脉变形，则提示有阻塞性血栓形成。

**超声引导临床操作** 可帮助急诊医师对因体型、疾病或治疗导致体表标志缺失的特殊患者定位异常和正常结构，提高治疗速度和准确性，减少并发症。超声可在术前定位经皮插入/切开的位置，或为注射、导管插入或其他治疗手段提供实时引导，包括动脉插管、静脉插管、心包穿刺术、胸腔穿刺术、腹腔穿刺术等（见超声引导下急救技术）。

（何 建）

chuāngshāng kuàisù chāoshēng pínggū

# 创伤快速超声评估 （focussed assessment with sonograph for trauma，FAST）

用超声技术快速评估创伤患者重点部位内脏损伤情况的方法。可为临床治疗提供依据。

20 世纪 80 年代开始，欧洲和日本的创伤外科医师已经能熟练应用超声检查评估钝性外伤。进入 21 世纪以来，超声在急诊中的应用越来越广泛。其优势在于：便携式、床旁操作；非侵入性；快速；敏感性和特异性均较高；可重复性及无明显禁忌证（除非有其他明确的剖腹探查指征）。

**适应证** 腹腔积血、心包腔积血、血胸、胸腹部钝性损伤、腹痛、妊娠及无法解释的低血压患者。

**检查方法** 重点是判断有无胸、腹腔出血，有无心脏压塞。应检查至少 4 个切面。这些检查短时间即可完成。

**右上腹切面** 又称肝周切面、肝肾隐窝（莫里森窝）切面或右上 1/4 切面。这个区域要检查 4 个有可能积聚游离液体的地方：右侧胸腔、膈下间隙、肝肾隐窝（莫里森窝）及肾脏下方。肝脏是较好的超声波扫查窗口。如果患者的肝脏位置较低，可将探头放在锁骨中线处肋缘下的位置，要求患者"深吸气和屏气"，有利于 4 个目标区域的检查，但绝大部分患者的肝脏并不能提供良好的肋缘下窗口，因此有必要采用肋间窗口。为最大限度地减少肋骨的阴影，探头应放在第 11、12 肋间锁骨中线和中线以后的位置，让探头面与肋骨平行，该方向与患者身体的长轴方向夹角大约是逆时针 45°。探头标记，按照惯例，总是指向肋骨的头部（靠椎骨的一端）。将探头向前转一个角度，则肝脏后的位置和胸膜中的位置是否有游离液体就可看到。胸腔的异常液体积聚看起来像横膈上无回声或低回声。向下转一个角度则可以看到莫里森窝并且图像上可以显示到右肾脏的下端。许多患者的肠道气体会集聚在肝脏和肾脏下端之间，这就需要向下移得更多一些以看到这个区域。增益设置应能调节横膈和肾窦脂肪到显示白色，低回声构造（例如静脉腔、胆囊或肾静脉）要显示出黑色。

**左上腹切面** 脾脏侧边或腹部左上 1/4 窗口，通过这个窗口可扫查 4 个目标区域：左侧胸腔、左膈下间隙、脾肾间隙及肾脏下端，这个区域是左侧结肠周围的延伸地带，区域较小，超声窗口比右侧肝脏窗口小得多。为避免脾脏周围的气体和降结肠，通常将探头放置后腋中线甚至更后一点。探头标记也是指向肋骨头部（连接到脊椎的一端），将探头从患者身体的长轴处顺时针旋转大约 45°。通过寻找胸膜和膈以上有无低回声或无回声来观察是否存在胸腔积血。为了能观察到左肾下端以及左侧结肠周边区域，往往需要将探头向脚部方向转动 1~3 个肋骨的距离。在每个肋骨间隙的地方，要系统地全面扫描每个面以观察是否有游离液体。

**心包切面** 又称肋下切面或剑突下切面。要检查心包区，肝脏在上腹部的区域经常被作为对心脏进行超声探测的窗口。对仰卧的患者，将探头直接对向左肩，方向基本与床面平行。应注意探测检查心包前后（在横膈表面与心肌之间）的液体。

**盆腔切面** 又称耻骨上切面、膀胱后切面或直肠膀胱切面（男性），或子宫后切面、直肠子宫切面或直肠子宫陷凹（道格拉斯陷凹切面）（女性）。观察盆腔时膀胱充盈最理想，但正确的图像是在膀胱部分充盈的情况下获得的。当膀胱排空时大量的无回声或低回声的游离液体仍然可以清晰可见，但对于少量游离液体存在一定困难。探头放在耻骨上方，利用膀胱提供的超声窗上下、扇形扫查，以尽可能地扫查膀胱周围的所有组织。使用该透声窗时通常要适当降低增益以抵消因为膀胱充盈而引起的回声增强。

**常见假性结果** 假阳性：腹水与膀胱破裂；将上腔静脉、肝静脉误认为是积液；肥胖患者肾周脂肪可被误认为积液；肾周积液误认为是肾挫伤（肾包膜下出血）；腹腔内慢性感染在肾外空间播散与腹水混淆。假阴性：积液量过少；腹膜内血凝块（渐渐从无回声区、低回声区到高回声区，不易鉴别）。

**注意事项** 利用肝脏确定声窗，此时向头侧刚好看到膈肌；可利用呼吸运动使肝脏上下移动到达检查所需位置；操作时眼望屏幕，而非探头。对成像质量影响最大的是肋骨和肠内积气。

（朱华栋）

xiūkè kuàisù chāoshēng pínggū

# 休克快速超声评估（rapid ultrasound for shock）

用超声技术迅速评估休克患者循环状态的方法。能快速掌握其泵功能、血容量和血管功能情况，为早期临床治疗提供依据。

休克患者的救治是急诊医学最具挑战性的问题之一。复杂的休克病理生理过程，使传统的体检方法和技术可能难以达到准确评估的目的。休克患者的高死亡率与低血压的程度和持续时间密切相关。及时、准确评估患者情况并采取初始稳定措施，才能提高疗效，减低风险，避免灾难性结果。

超声技术已融入急诊领域。床旁超声可直接发现病理和生理异常，准确初步诊断，改善治疗效果，已获广泛应用。

休克可分为四种病理生理类型。①低血容量性休克：如出血、体液大量丢失。②分布性休克：如感染性休克、过敏性休克。③心源性休克：如急性心肌梗死。④梗阻性休克：如心脏压塞、张力性气胸、大面积肺栓塞。面对重症休克患者，急诊医师用常规方法常难判断病情，影响救治。现代医学利用床旁超声可进行无创的血流动力学评估。

**适应证** 不明原因休克。

**操作方法** 分为三步进行评估。第一步：泵功能；第二步：血容量状况；第三步：血管功能状况（表）。

**泵功能** ①心脏周围渗出：评价心包腔有无渗出。②泵收缩功能：评价左心室功能，心室收缩功能是否正常。③泵的紧张度：评估右心室劳损情况，注意鉴别，大面积肺栓塞、新近的肺动脉血栓、肺源性心脏病、原发性肺动脉高压。

**血容量** ①评价血容量充盈程度：评价下腔静脉和颈静脉的内径和随吸气变化程度。②评价血管渗漏程度：利用FAST快速评估（F：face，面瘫/口角歪斜；A：arm，四肢无力；S：speech，言语不清；T：time，迅速求救），

包括胸腔积液等。③容量血管受累情况：主要发现有无气胸，张力性气胸可造成纵隔移位，影响静脉回流。④有无容量超负荷：如肺水肿。

**血管功能** ①血管破裂评价：有无主动脉瘤和主动脉夹层撕裂。②血管堵塞情况：有无静脉血栓栓塞。

**临床意义** 床旁超声技术已经得到了很大的发展，为临床医师诊治危重患者提供了一个功能强大、易于使用的工具。最初的影像医师应用超声成像重点在于了解解剖和病理变化，而现在，床旁超声的应用已经转而关注评价重要生理功能情况。利用超声识别一个危重患者异常的病理和生理学状态，确定不同类型的休克，并得出更准确的诊断，已经成为一个重症及复苏治疗的新模式。世界各地的急诊临床医师和重症监护医师越来越清楚地认识到了超声在急危重症诊疗中的重要意义。

（朱华栋）

chāoshēng yǐndǎoxià jíjiù jìshù

# 超声引导下急救技术（ultrasound-guided procedure）

通过超声图像，显示急救过程中有创性操作部位附近的血管、组织等

**表 休克快速超声评估**

| 评估内容 | 低血容量性休克 | 心源性休克 | 梗阻性休克 | 分布性休克 |
|---|---|---|---|---|
| 泵功能 | 心脏收缩增强<br>心腔缩小 | 心脏收缩减弱<br>心腔扩大 | 心脏收缩增强<br>心包积液<br>右心室劳损<br>心腔内血栓 | 心脏收缩增强（感染性休克早期）<br>心脏收缩减弱（感染性休克晚期） |
| 血容量 | 下腔静脉变瘪<br>颈静脉变瘪<br>腹水、胸腔积液（容量丢失） | 下腔静脉扩张<br>颈静脉扩张<br>肺水肿、实变<br>胸腔积液、腹水 | 下腔静脉扩张<br>颈静脉扩张<br>肺滑动消失（气胸） | 下腔静脉正常或变细（感染性休克早期）<br>腹水（感染性休克所致）<br>胸腔积液（感染性休克所致） |
| 血管功能（动脉） | 腹主动脉瘤<br>主动脉夹层 | 正常 | 下肢深静脉血栓 | 正常 |

结构以指导下一步操作的方法。超声可引导许多临床措施的进行，可帮助急诊医师对因体型、疾病或治疗导致体表标志缺失的特殊患者定位异常和正常结构，可提高治疗的速度和准确性，减少并发症产生。超声可在术前定位经皮插入/切开的位置或为注射、导管插入或其他治疗手段提供实时引导。

**超声引导下血管穿刺术** 血管穿刺是应对急诊患者各种紧急的重要手段，包括休克、重度高血压及其他血压管理。超声引导经外周插入中心静脉置管及中心静脉置管，因其操作便捷、使用时间长且早期并发症发生率低，已经越来越普及。

与体表标记的方法相比较，中心静脉穿刺使用超声引导。美国医疗保健研究与质量局和英国临床优化研究所已发布了声明，提倡超声引导中心静脉插入操作。目前在中国大部分医师依靠经验穿刺，不使用超声，或者仅用于潜在"插管有困难"的患者，如病态肥胖，或套管插入失败的病例。穿刺前对患者插管是否困难进行评估，可避免可能引起的一次失败的尝试，而不是在失败发生后进行回顾性的观察。因此，建议所有中心静脉插入操作都使用超声。

超声引导下静脉穿刺可以分为静态引导和动态引导。①静态引导指使用超声在皮肤上定位和标记一个位点，以便进行经皮肤手术，与传统基于标记的穿刺方法酷似。B 型或多普勒超声用于定位颈内静脉，评估其开放状况，并标记皮肤上适合进行插入的位点。插入术本身不与超声一起执行。②动态引导指用超声成像观察针穿刺血管壁，"实时"执行手

术操作。超声探头对血管轴的定向有两个超声扫描的平面：横切面和纵切面。横切面视图是一种横截面并为操作者提供位于感兴趣的血管及周围组织的结构信息。纵剖面视图将勾勒出感兴趣血管长轴的结构，并可能在插入期间让针全部可见，但是不能使血管侧向的结构可视化。

**超声引导下颈内静脉插管** 患者头部稍向对侧转动，伸长颈部。超声机放置在同侧约患者腰部的水平。使用超声识别靶血管和周围结构，且应确认血管的开放性。靶血管内腔置于屏幕中央，以确保此血管处于探头中部的正下方。穿刺时针头产生的声影区应直接覆盖或叠加在靶血管上，在穿刺过程中如果不能看到针尖，按压覆盖在血管上的皮下组织或者血管本身，沿着血管轴移动探头，同时轻轻地"拨动"针；这样会使针和针尖变得更加明显。在注射器中出现血液的同时，应看到针尖进入了内腔。一旦穿刺针成功插入血管，可将探头置于一旁，同时正常继续进行其他操作。操作完成后，可执行一次快速的前胸壁的超声检查，通过查找双侧"胸膜滑动"进行气胸评估。

**超声引导下锁骨下静脉插管** 锁骨下静脉比颈内静脉、腋静脉或股静脉更难显像。特别是在尝试进行横剖面视图成像时，需要非常合适的角度和探头的操作。这里有两种另外的挑战，一是一些肥胖患者在锁骨下视图里很难观察到静脉，二是无法用探头按压此静脉，这使静脉的血栓变得难以评估。根据经验，对于肥胖患者用纵向、锁骨上视图，瘦弱的患者用锁骨下视图显现锁骨下静脉更容易。

**超声引导下股静脉插管** 恰当定位。应扫描整个区域。尽可能识别所有的血管结构，包括股动脉、股总静脉以及隐静脉或股深血管。评估血管内是否存在血栓。因为股静脉位于腹股沟韧带后方，应获取静脉的纵切面，并在皮肤上标记韧带走行，以确保不会刺穿腹膜。其余步骤与颈内静脉或锁骨下静脉穿刺相似。

**超声引导下经周围静脉插入中心静脉导管** 经周围静脉插入中心静脉导管与标准静脉导管相比，提高了患者舒适度、安全性且在门诊条件下便于看护，并发症发生率和导管相关性感染率也相对较低。患者仰卧位，肩外展 90° 并稍微向外转动，肘部 90° 弯曲。通过测量计划插入位点到肩关节的距离，加上从肩关节到胸骨上切迹的距离，再加上为上腔静脉远端适合位置考虑的约 6cm 的长度，估计需要的导管长度。再次扫描此区域并确认靶静脉的位置，在动态引导下将导管插入血管（见中心静脉置管）。进入静脉后，取下任何可能由插管器提供的扩张器，慢慢把导管推进接口。当导管被完全推进时，取出内部通管丝或填充体，连接一支注射器，抽血确认血管内的位置。如有可能，通过扫描同侧经颈内静脉和对侧锁骨下静脉，还可以用超声评估导管尖错位。

**超声引导下胸腔穿刺术** 超声检查能明确胸部 X 线检查容易漏诊的少量胸腔积液，诊断更快速、更安全和更可靠，且患者不需要暴露在射线中。同所有液体一样，胸腔积液也是暗而无回声，积液后方回声增强。正常肺组织对超声波主要产生散射，仅有少量反射波。因此，若未清晰看到

液体回声暗带,可能无积液存在。积液中如有小的颗粒样回声,则说明积液内有碎片存在。若在积液内看到线样高回声结构并将积液分成多个腔室,则这种积液就是多囊分隔性积液。医师应注意膈肌随呼吸运动,避免胸腔穿刺术的风险。

实时超声引导下的穿刺抽液术比仅仅用超声定位而后盲穿更安全。若患者坐位,则从背部椎旁肌肉开始扫查至腋后线。若患者仰卧位,则从腋中线开始向后扫查。探头放置于肋间,与肋骨平行,透过肋间肌进行扫查。在膈肌上方、积液的底端确定最佳穿刺点,为了避免损伤肋间神经束,穿刺点应选择在两肋间的下一肋骨的上方。测量穿刺点处液体的深度估计进针深度,防穿刺针或导管插入过深。沿着探头的长轴,垂直于皮肤通过切口刺入带有塑料鞘的穿刺针。在超声图像上识别穿刺针,监视穿刺针进入胸腔积液的全过程。

**超声引导下腹腔穿刺术** 患者仰卧位,少量创伤性血性腹水在肝肾隐窝内超声最容易看到,因此右侧卧位可能更有帮助。腹水穿刺抽液的方法参见胸腔积液穿刺引流术,同时需注意要全面探查积液,并在两个平面内测量积液的深度,确保不会将正常组织内的液体(如胆囊)误认为游离积液。穿刺点要选择在腹壁和液体之间无肠管处并远离组织器官。同样提倡采用实时超声引导下的腹水穿刺抽吸。

**超声引导下心包穿刺术** 心包积液(包括积液、积血与积脓等)在急诊科发生率非常高,穿刺、引流时,偶可发生刺伤心肌或冠状动脉而危及生命。超声可以检查心包积液并进行穿刺定位,

对诊断心包积液符合率在90%以上。特别在心脏极度扩大,搏动无力,X线检查不易鉴别为心肌炎或心包积液者,超声检查有很大意义。可清晰显示积液的位置、分布、积液量及其与周围的解剖结构的关系等,因此,在指导穿刺定位和选择治疗方法方面具有重要意义。穿刺抽液的方法参见胸腔积液穿刺引流术,探查心脏常用的窗口有四种切面。①左心长轴切面:心包积液患者在此图上见各个腔室大小正常,但右心室前壁之前,心尖周围及左心室后壁之后,在心外膜与心包壁层之间形成一半环形液性暗区,宽度不等,视积液量而定。液量多者,暗区宽,达2~3cm,甚至超过5cm者。液量少者,暗区仅为0.5~1.0cm,有时几乎为细线状。②四腔心切面:患者两侧房室均不扩大,左右心室外缘与心包壁层间有半环形液性暗区,积液量大者于左右心房之外亦有较窄的暗区。③心脏短轴切面:在液体较多者见液性暗区环包心脏,致使心脏浮游于液体内作有规则的搏动。④剑下切面:下腔静脉长轴切面上见右心房下侧紧邻横膈处有一潜在的心包腔,正常人心房壁与心包之间无液性暗区。心包积液时,此处的脏层与壁层心包被分开,其间有一液性暗区。出于此处位置较低,液体易聚积,故虽有少量积液而能被探及,且便于穿刺定位,故受到重视。

(朱华栋)

gūxī zhìliáo

**姑息治疗**(palliative care) 对不可治愈或治疗无法控制病情发展患者予对症治疗和关怀帮助以期提高生存期生活质量的方法。

**简史** 姑息治疗最早起源于4

世纪古罗马拜占庭克里斯坦(Christain)社会机构发起的临终关怀医院(hospice)运动。1967年,塞西莉·桑德斯(Cecily Saunders)在伦敦创建的圣克里斯多夫临终关怀医院(St. Christopher's hospice)是世界上第一个现代化的临终关怀医院,他将传统的怜悯与现代医学的成就相结合,为缓解末期疾病患者和他们的亲人的痛苦开创了新纪元。20世纪70年代以后,姑息治疗机构逐渐发展壮大,目前英国有700余家,美国3000余家,其他欧洲及第三世界国家也陆续建立起临终关怀医院。现代姑息治疗随着对恶性肿瘤的诊断和治疗的进步而逐步发展。1982年世界卫生组织提出"到2000年使癌症患者不痛"的治疗目标,并大力推广癌痛镇痛原则。1993年英国和加拿大学者编写了牛津大学教科书《姑息医学》。中国姑息治疗事业起始于20世纪80年代,1987年在安徽成立了中国第一个以收治晚期癌症患者为主的肿瘤康复医院。1990年,中国原卫生部和世界卫生组织召开全国癌痛专题研讨会,把癌痛三阶梯镇痛方案推向全国。此后,在全国范围内举行多次癌痛及姑息治疗学习班及临终关怀学习班,使姑息治疗的观念在一定程度上得到了普及和推广,并于2002年出版了《癌症疼痛控制与姑息治疗手册》,形成了国家级的指南。

**目的** 让患者带瘤生存,提高患者在生存期间的生活质量。让患者认可带瘤生存是姑息治疗关心的内容。目的是帮助患者达到和维持其在躯体、情感、精神、职业和社会行为能力的最佳状态,使患者及家属获得尽可能好的生活质量。晚期肿瘤患者因肿瘤本

身或其并发症可出现许多全身症状，如疼痛、衰弱无力、食欲缺乏、恶病质、咳嗽、恶心、呕吐、便秘、腹泻、焦虑、抑郁等，以及肿瘤压迫或梗阻引起的各种局部症状，如胸腔积液、心包积液引起的呼吸困难、腹水引起的腹胀、食管癌导致的不能进食等症状。有效缓解患者的各种不适，是姑息治疗研究的主要内容。

**原则** 姑息治疗应尽早地用于疾病的早期，与放疗、化疗相结合；缓解疼痛及其他造成痛苦的症状；肯定生命，并把死亡看成一个正常的过程，对死亡既不延长也不促进；对患者全身心照顾，使其尽可能主动生活；给家属提供一个支持系统，妥善地照顾患者，正确处理后事；提高生活质量，以期对疾病过程起到正面的影响。

**主要方法** 临床上对肿瘤患者提倡的姑息性治疗应贯穿在整个治疗过程当中，是对患者的心理、社会、精神问题和疼痛治疗的一种贯穿始终的治疗方式。世界卫生组织对肿瘤工作者的要求，已由过去的肿瘤预防、早诊断、早治疗的三个重点改进到肿瘤预防、早期诊断、综合治疗和姑息治疗的四个重点，并认为姑息治疗在大部分癌症的治疗中占有重要地位。其治疗方法主要包括以下几方面。

**疼痛控制** 疼痛是晚期癌症患者最突出的主观不良感受。约有 3/4 的癌症患者存在疼痛，其中 50% 为中至重度的疼痛，30% 为难以忍受的极度疼痛。未能控制的疼痛对身体、生理、心理方面造成损害，明显影响生活质量。与癌症相关的疼痛主要有以下类型。①内脏疼痛：肝癌、胃癌、食管癌、胰腺癌、卵巢癌、子宫颈癌、子宫内膜癌、结肠癌、直肠癌等。②癌性骨痛：各种恶性肿瘤骨转移导致的骨骼疼痛和病理性骨折引起的疼痛。③神经性疼痛：肿瘤浸润或压迫中枢和（或）周围神经导致的疼痛，即急性脊髓压迫综合征，肿瘤脑转移所产生的头痛。④急性疼痛：晚期患者肿块内出血，内脏出血引起的疼痛，空腔脏器的绞痛或穿孔等导致的突然加剧的疼痛。⑤其他疼痛：并发疾病引起的如软组织疼痛、淋巴水肿性疼痛、瘤性皮肤溃疡性疼痛等。随着癌症疼痛治疗理念的进展，目前推出的规范化疼痛治疗方案，旨在能持续有效地解除疼痛，避免和减少镇痛药物的不良反应，最大限度减轻疼痛及治疗给患者带来的心理和精神负担。

**姑息性手术** 种类繁多，旨在尽可能减少患者创伤的前提下解除患者的症状。如食管支架置入术能缓解食管癌梗阻症状，改善进食；胃造瘘术可解决胃癌、食管癌晚期患者的营养问题；经皮肝穿可缓解胆道肿瘤引起的梗阻性黄疸，避免肝功能的进一步恶化；心包、胸腔穿刺及置管引流，并加药物灌注化疗，可控制晚期恶性肿瘤所致的恶性心包、胸腔积液，减轻患者胸闷气促症状。

**姑息性放疗** 照射范围仅包括产生症状的部位。照射点剂量一般较低，只需比较简单的照射技术即可。放射治疗对骨转移疼痛有明显的疗效，对其他如脊髓压迫、脑转移、上腔静脉综合征等引起的各种症状以及肿瘤出血、皮肤或黏膜的癌性溃疡等也有较好的效果。可根据患者的病情变化而改变方案，如有些原来计划姑息治疗的患者，若放射治疗效果显著，可转为根治性治疗。

**姑息性化疗** 对一般情况较好的局部晚期头颈肿瘤、晚期复发转移的乳腺癌等进行姑息化疗，效果优于仅进行支持治疗者。但是，大部分常见的恶性肿瘤，如胃癌、结肠癌、直肠癌、肝癌、胰腺癌、食管癌等对化疗均不敏感，尤其是晚期患者，化疗并不能使之达到治愈，且也不一定能延长生存期。此时应认真地权衡利弊，仔细分析化疗可能带来的益处与其毒副反应可能带来的风险。主要以改善生活质量为目的，以此决定治疗策略。

**综合治疗** 晚期癌症患者的姑息治疗是包括西医、中医的综合治疗，还应包括解决患者及家属一系列心理、情感、精神和社会需要，使他们机体上得到充分治疗，精神上得到安慰，不仅需要医护人员，也包括心理学和社会工作者及志愿者的共同努力。

**其他晚期危重疾病的姑息关怀和善终医疗服务** 姑息治疗并不局限于恶性肿瘤治疗范围内，还包括终末期慢性阻塞性肺疾病、心力衰竭晚期、肾衰竭晚期、脑损伤后植物状态、脑卒中后瘫痪、全身衰竭、阿尔茨海默病认知障碍、卧床、糖尿病晚期多器官受累、多发性硬化、多器官衰退和功能障碍的高龄老人的宁养善终服务。

(何 建)

**gāoyāyǎng zhìliáo**

# 高压氧治疗 （hyperbaric oxygen therapy）

将患者置入高压氧舱进行加压、吸氧治疗疾病的方法。在高压环境下，呼吸气体中氧分压超过 1 个绝对大气压者，称为高压氧。国际水下及高气压医学会高压氧治疗专业委员会 1999 年年会汇编对高压氧治疗的描述：患者在高于 1 个大气压的环境里吸入 100%的氧治疗疾病的过程叫高压氧治疗。此种治疗应在专科医师指导下进行，谨慎选择患者的适应证，权衡获益和潜在风险。

高压氧治疗从 1662 年有记载以来，经过数百年的发展，设备已经成熟，安全措施日趋完善，在临床治疗上占有重要地位，尤其对某些疾病（如减压病、气栓症、急性一氧化碳中毒、气性坏疽等）是首选治疗方法，疗效肯定且不能用其他方法替代。当然，高压氧对大多数疾病仍是辅助治疗方法。

**作用机制**　在高压氧条件下，氧在血中的溶解量显著增加，有效弥散半径加大，弥散深度和广度增加，还可以明显改善微循环和血液流变学，对临床上各种病因所致的急、慢性缺氧及其所致营养性障碍均有较好疗效。利用高压氧的压力机械效应，可促进侧支循环的建立；高压氧可抑制某些酶的活性，干扰恶性肿瘤的代谢，提高肿瘤细胞对放疗或化疗的敏感，亦可抑制厌氧菌的生长繁殖。

**适应证**　①空气栓塞症及减压病。②各种原因窒息所致的脑缺氧。③心肺脑复苏。④厌氧菌感染。⑤颅脑外伤引起的脑水肿、脑缺氧（急性期、恢复期）。⑥脑血管疾病（急性期、恢复期）。⑦突发性耳聋。⑧急性眼底供血障碍、炎症、视网膜震荡。⑨挤压伤及挤压综合征。⑩急性末梢循环障碍（包括断肢、指、趾再植，断耳、断鼻再植术后）。⑪重症脊髓损伤。⑫脉管炎及深静脉血栓形成。⑬眩晕综合征。⑭病毒性脑炎及后遗症。⑮糖尿病并发症。⑯周围神经炎。⑰烧伤、冻伤。⑱高原适应不全症。⑲镰状细胞贫血危象。⑳其他需高压氧治疗者。

**禁忌证**　绝对禁忌证：①未经处理的气胸。②未经治疗的恶性肿瘤。③未经处理的活动性出血。相对禁忌证：①重度肺气肿怀疑有肺大疱、肺囊肿者。②严重肺部感染、损伤、胸部手术、多发性肋骨骨折及开放性胸壁、胸腔创伤者。③活动性肺结核、空洞形成及咯血者。④急性上呼吸道感染伴咽鼓管阻塞者，急性鼻窦炎、急性中耳炎者。⑤血压过高（>160/100mmHg）、三度房室传导阻滞、病态窦房结综合征、心动过缓（<50 次/分）。⑥凝血功能异常。⑦不明原因发热者。⑧月经期及妊娠前 6 个月者。⑨有氧中毒史及氧过敏者。⑩精神病未控制者或癫痫大发作者。

**操作方法**　治疗开始前，医护人员应对患者做好入舱前的治疗前准备：做好安全教育，介绍治疗的全过程与注意事项，教会患者做咽鼓管开启动作等，患者排空尿便。

操作步骤：大多数疾病的高压氧治疗压力多选择 2~3 个绝对大气压，减压病则用 5~7 个绝对大气压。采用高压下面罩间断吸纯氧，以防止氧中毒。在治疗压力下总吸氧时间在 60~100 分钟，纯氧舱吸氧时间为 30~60 分钟。也可以用 2%左右的二氧化碳与氧混合吸入。以 10 天为一个疗程，从 10 次到 100 次不等。出舱后应及时了解患者情况，有无不良反应和吸、排氧阻力如何，及时处理患者出现的病情变化，如急性减压病。其他缺氧、缺血性疾病或缺氧、缺血引起的其他疾病，高压氧治疗均可取得良好的疗效；某些感染性疾病和自身免疫性疾病，高压氧治疗也能取得较好的疗效。

**注意事项**　①高压氧不是一个固定的模式：压力不同，吸氧浓度不同，治疗效果也不同；不同的疾病可能选择不同的治疗压力和吸氧方式。②必须结合其他药物治疗：高血压治疗经济有效但只是一种辅助措施，必须根据病情结合相关药物治疗，才能获得好效果。③任何疾病选好开始治疗时机都是关键，错过最佳时机效果将受影响，高压氧治疗也不例外。④治疗疗程要个体化：每种疾病治疗多长时间，根据该种疾病的性质和患者的个体差异而定。对于普通的肢体外伤，缺氧、缺血组织的成活通常在 2 周左右；但对于神经系统的疾病，如脑损伤，轻症者数星期，重症患者有时可能需数月。

（陆一鸣　陈　影）

xīnfèi fùsū

**心肺复苏**（cardiopulmonary resuscitation，CPR）　为心脏骤停患者恢复自主呼吸、循环和意识活动而采取的抢救生命医疗技术。从有人类历史开始，人类就不断地在同死亡做斗争，但直至 20 世纪初，CPR 才取得长足进步，广泛用于临床，挽救无数心脏骤停患者生命，从而使大量心脏骤停患者死而复生。国际复苏联盟（International Liaison Committee on Resuscitation，ILCOR）与美国心脏协会（American Heart Association，AHA）自 2000 年颁布第一部国际心肺复苏指南后，每 5 年都会根据临床与实验研究新的科学证据，对指南进行修订更新，以求得各国专家对推荐方案达成新的共识，更好地指导临床工作人员急救工作的开展。

**简史**　《圣经旧约》中记载先知以利亚三次伏在孩子身上深

呼吸，救回这名男孩的生命，有人认为这是最早的有关口对口人工呼吸的记载。中国古代名医张仲景在其《伤寒杂病论》中也曾提到过通过人工呼吸抢救自缢者。1936 年，苏联神经外科医师内戈夫斯基（Negovsky）首先提出了"复生"的概念，并对终末状态、濒死状态和临床死亡进行了重要的病理生理学研究。他的实验室成功地建立了 CPR 动物模型，并在动物身上进行了胸外按压和电除颤实验，但其成果未获推广应用。20 世纪五六十年代，CPR 的研究才逐渐用于临床。1956 年，策尔（Zoll）首次报道应用电除颤技术成功抢救一例心室颤动患者。1960 年，威拉姆·考恩霍文（Willam Kouwenhoven）发表了有关胸外按压的论文，被称为是心肺复苏的里程碑，此后胸外按压代替开胸心脏按压方法被推广使用。50 年代提出的口对口人工呼吸法，60 年代出现的胸外心脏按压，加上体外电击除颤法，构成现代复苏的三大要素，建立了现代心肺复苏术，并系统地提出了现代心肺复苏的基本程序：基础生命支持（basic life support，BLS），高级心血管生命支持（advanced cardiovascular life support，ACLS）和延续生命支持（prolonged life support，PLS）。1966 年，由美国国家科学院与美国研究协会共同召开的全美复苏会议将 CPR 标准化。随后 AHA 在 1974 年开始制定并颁布心肺复苏指南。1985 年，第四届全美复苏会议对过去的 CPR 标准进行了评价和修改，特别提出了脑复苏的概念，诞生了心肺脑复苏（cardio-pulmonary-cerebral resuscitation，CPCR），随着胸泵及脑复苏概念的产生及研究的不断深入，

现在已发展成一门新学科：复苏学。2000 年 AHA 与 ILCOR 共同制定了第一个国际性的心肺复苏及心血管急救指南，并于 2005 年、2010 年和 2015 年对该指南进行修订，旨在使"指南"适用于全球。

**研究方法**　以国际指南制定为例，2010 年国际指南根据循证医学的基本原则，对所推荐的内容首先提出相关问题，通过各国专家对巨量文献的系统回顾，确认复苏方法的安全、有效和可行性。文献证据通常分为 8 个水平：①随机临床研究或有确切疗效的多个临床研究的荟萃分析。②小样本的随机临床或无显著疗效的研究。③前瞻性、设对照、非随机的队列研究。④回顾性、非随机的队列或病例对照研究。⑤病例系列，同类病例收集，缺乏对照组的研究。⑥动物或机械模型研究。⑦现有以其他研究目的资料推断或理论分析。⑧合理推测（共识）、以往制定的临床常规。

**内容**　完整的 CPCR 包括三个部分。①BLS：主要目标是向心、脑及全身重要脏器供氧，包括胸外按压（C）、开放气道（A）、人工呼吸（B）三个步骤。其重要意义是及时向患者全身供氧，延长机体耐受临床死亡的时间的一段时间，超过此限度，脑细胞将发生严重的不可逆性损害。②ACLS：在 BLS 基础上应用辅助设备及特殊技术恢复并保持自主呼吸机心跳。③PLS：重点是脑保护、脑复苏及其他复苏后疾病的防治。

**应用**　由于施救者、患者和可利用资源的差异，最佳 CPR 方法可能不同，但 CPR 的关键是如何尽早和有效地实施。成功的

CPR 需要一整套协调的措施，各个环节紧密衔接，即组成彼此紧扣的 5 环生存链：立即识别心脏骤停并启动急救系统；尽早进行心肺复苏，着重于胸外按压；快速除颤；有效的高级心血管生命支持；综合的心脏骤停后治疗。2010 年 AHA 指南强调先进行胸外按压（C），再行保持气道通畅（A）和人工呼吸（B）的操作，即 CPR 的程序是 C-A-B。

**BLS**　心脏骤停后挽救生命的基础，是复苏的关键。主要是指徒手实施 CPR。BLS 的基本内容包括识别 SCA、呼叫急救系统、尽早开始 CPR、迅速使用除颤器/自动体外除颤器（automated external defibrillator，AED）除颤（图 1）。

**ACLS**　由专业急救、医护人员应用急救器材和药品所实施的一系列复苏措施，主要包括人工气道的建立、机械通气、循环辅助仪器、药物和液体的应用、电除颤、病情和疗效评估、复苏后脏器功能的支持等（图 2）。良好的 BLS 是 ACLS 的基础。

**PLS**　自主循环恢复后，系统的综合管理能改善存活患者的生命质量。心脏骤停后的综合管理对减少早期由于血流动力学不稳定导致的死亡及晚期多器官功能障碍综合征及脑损伤有重要意义。包括亚低温治疗、血流动力学及气体交换的最优化，有指征时用经皮冠状动脉介入治疗，血糖控制，神经学诊断、管理及预测等。

恢复到 SCA 前的生活质量和功能状态是整个 CPR 的最高目标。高质量 CPR 是获得最佳预后的基石。因此，应强调高质量的 CPR，即充分的按压频率和深度，允许胸廓充分回弹，最少的按压

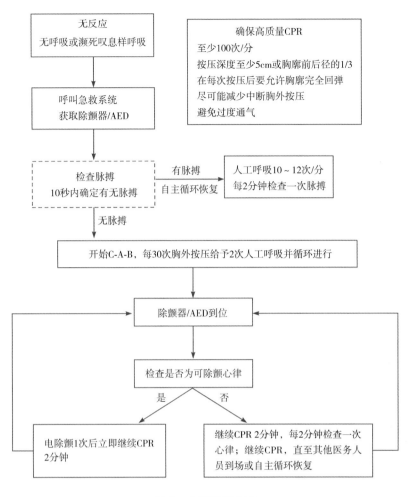

图1　心脏骤停 BLS

中断时间和避免过度通气。抢救人员应根据不同场合和患者选择适当的 CPR 方法和救治顺序，个体化的抢救每一例患者，提高 CPR 的成功率。

（于学忠　梁显泉）

xīnzàng zhòutíng

**心脏骤停**（sudden cardiac arrest，SCA）　心脏射血功能突然终止。SCA 后即出现意识丧失、脉搏消失及呼吸停止，经及时有效的心肺复苏部分患者可获存活。心脏性猝死（sudden cardiac death，SCD）指未能预料的于突发心脏症状 1 小时内发生的心因性死亡。

**病因**　包括心脏病变与非心脏病变（表）。按年龄分析病因：婴幼儿以呼吸道疾病为多见，青年人以心肌疾病为多见，老年人以冠心病和脑卒中多见。按 SCA 的基本特点分析病因：电衰竭：包括心搏停止、心室颤动及电机械分离；动力衰竭：中枢性者有心肌动力衰竭及心脏压塞，周围性者有大动脉破裂及大量或大块肺栓塞。

**心电图分型**　根据心电图变化，SCA 心电图分三型，其中，心室颤动最多见。

**心室颤动**　在临床一般死亡中占 30%，在猝死中占 90%。此时心肌发生不协调、快速而紊乱的连续颤动。QRS 波群与 T 波均不能辨别，代之以连续的不定形心室颤动波。心室扑动也是死亡

心电图的表现，单纯心室扑动少见，且很快转变为心室颤动或两者同时存在。心室扑动心电图表现为振幅相同、快慢规则、顶端及下端均呈钝圆形，无法区别 QRS 与 ST-T 波。

**电机械分离**　即心脏有电激动而无同步的机械性舒缩运动。常是心脏处于"极度泵衰竭"状态，心脏已无收缩能力，即使用心脏起搏救治也不能获得效果。心电图表现为等电位线，有正常或宽大畸形、振幅较低的 QRS 波群，频率多<30 次/分。此表现是机械停搏而非心电静止，是死亡率极高的一种心电图表现。

**心室停搏**　心肌完全失去电活动能力，心电图上表现为一条直线。常为窦性、房性、结性冲动不能达到心室，且心室内起搏点不能发出冲动。常发生在室上速进行颈静脉按摩或行直流电击后，也可发生于心室扑动、心室颤动和严重逸搏心律后。

**诊断**　判定要点：①意识突然丧失。②大动脉（颈动脉和股动脉）摸不到搏动、心音消失。根据后两项即可做出临床判定。

其他表现：①呼吸停止或抽搐样呼吸。②瞳孔散大固定，常于停搏后 45 秒才出现瞳孔散大，1~2 分钟后才出现瞳孔固定，部分在心脏骤停后无瞳孔散大，不能作为早期诊断依据。③全身发绀。④昏迷，多在心脏骤停后 30 秒以后。⑤心电图表现为心室颤动、无脉有电活动或心室停搏。

问诊要点：①不适宜花时间详细询问病史。②扼要询问目击者：发作到就诊时间，患者发作前症状、当时所处环境，有无外伤史、心脏病史，药物、化学品中毒史。对这类患者的诊断要求越早越好，以免因诊断问题贻误

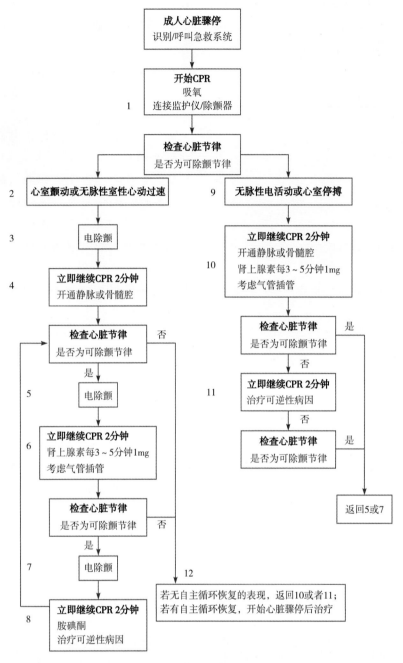

图2 心脏骤停 ACLS

抢救时机而出现不可抢救的脑缺氧性损害或死亡。

**急诊处理** 虽然心脏骤停的原因不同，但总的治疗原则相同。基础生命支持包括 SCA 识别、呼叫急救系统、尽早开始心肺复苏、迅速使用除颤器/自动体外除颤器除颤，目的是提供大脑最低限度的血液供应，其成败关键是争取时间（见基础生命支持）。一旦心脏骤停就应当机立断、分秒必争、就地心肺复苏，尽快采取措施建立有效循环和人工呼吸。在抢救的同时还需弄清病因，以便得到正确的治疗。①胸外按压：维持血液循环。②人工呼吸：保证足够的气体交换。③心律失常的处理：心室颤动采用非同步电除颤是心肺复苏的关键措施，应及早进行。心脏停搏及心室自身节律可药物治疗，包括肾上腺素、阿托品等。

（于学忠 徐 军）

cùsǐ

**猝死**（sudden death） 短时间内发生的未预料到的死亡。多指在急性症状发生后即刻或者在 24 小时内发生的意外死亡。从症状出现到死亡历时多少作为猝死，尚无统一意见，多数学者倾向于将猝死的时间限定在发病 1 小时内，也有定为 6 小时（世界卫生

表 心脏骤停的病因

| 心脏病变 | 非心脏病变 |
| --- | --- |
| 冠心病，心肌梗死，特别是伴有休克、肺水肿及恶性室性心律失常 | 慢性阻塞性肺疾病、肺栓塞（静脉栓塞、气体栓、脂肪栓）、各种原因的窒息等 |
| 心肌炎、心肌病 | 颅内疾患，常见颅内出血及蛛网膜下腔出血、颅内感染 |
| 风湿性心脏病及各种心瓣膜病 | 消化道急症如大出血、穿孔及急性出血坏死性胰腺炎等 |
| 先天性心脏病如法洛四联症、艾森门格（Eisenmenger）综合征及先天性传导障碍 | 严重电解质及酸碱平衡失调如严重酸中毒、高钾血症、低钾血症 |
| 严重心律失常如恶性室性期前收缩、室性心动过速、心室颤动、长 QT 间期综合征 | 药物中毒及毒物中毒、理化损伤 |
| 细菌性心内膜炎 | 各种休克、严重创伤、内分泌病急症 |
| 心脏肿瘤如左心房球形血栓及黏液瘤、大动脉瘤破裂 | 麻醉及手术意外，医疗意外，如心包胸腔穿刺、小脑延髓池穿刺等 |

组织）和 24 小时（美国心肺血液疾病研究所）。其特点是死亡急骤，出人意料，自然死亡或非暴力死亡。如没能及时发现及进行心肺复苏抢救，猝死患者可很快（4~6 分钟）进入不可逆的生物学死亡。多发生在起病后 1 小时内，甚至可为冠心病的最早和唯一的表现。半数死于家中、公共场所或途中，未及时抢救。

**病因及发病机制** 许多疾病、剧烈运动、某些药物等都可以造成猝死，其中多数源于心血管疾病，尤以冠心病为主要病因（表）。尸检示大多数患者有严重动脉粥样硬化，通常累及 2 支或 3 支冠状动脉病变，仅 1 支狭窄者少见。冠状动脉可有新鲜血栓形成、壁内或内膜下出血及新近的梗死灶。

猝死发生时获得的心电图记录、监护记录或动态心电图（Holter）资料均显示，心室颤动是心源性猝死最常见和最严重的发病机制。室性心动过速、心动过缓、心室停搏等也是重要的致死原因。严重的室性心律失常所致猝死的发生机制尚不明确，心电不稳定可能是发生猝死的主要病理生理基础。

**临床表现** 可无任何先兆，部分患者猝死前数分钟至数天可出现心前区痛，并可伴有呼吸困难、心悸、疲乏感等，或有心绞痛加重。猝死发生时，主要是呼吸心脏骤停。可依次出现下列症状和体征：①心音消失。②脉搏触不到，血压测不出。③意识突然丧失，若伴抽搐，称之为阿-斯综合征，发作可自限，数秒或

1~2 分钟可恢复，持续时间长可致死。④呼吸断续，呈叹息样，随后停止。⑤昏迷。⑥瞳孔散大。判断心脏骤停最主要的特征是意识丧失和大动脉搏动消失。心源性猝死患者的心电图表现有三种类型：心室颤动、心搏静止及心脏电机械分离。

**诊断** 病史对于猝死的诊断非常重要。①从发作开始到死亡仅数秒或半小时内者，多属心源性猝死，40 岁以上男性发生在公共场所或工作地点的猝死，不论平素有无心脏病史，均应首先考虑冠心病的可能，对于既往有心脏疾病者，若近期出现心绞痛、晕厥或严重的心律失常，应警惕猝死的发生。②女性猝死较少见，以肺动脉高压引起者多见。③婴幼儿猝死大多为窒息或先天性心脏病所致。④发生于手术或侵入性检查过程中的猝死，以迷走神经张力过高引起的心脏骤停多见。⑤药物过敏引起心脏骤停多发生在注射青霉素、链霉素等药物后 15 分钟之内。⑥药物中毒猝死，多发生于使用抗心律失常药或抗寄生虫药的静脉注射过程中，或于服药后数小时之内。

**急诊处理** 急救措施为心肺复苏。一旦心脏骤停应分秒必争、就地心肺复苏。猝死防治的关键是预防、及时发现和诊断，立即给以适当的抢救，措施包括：①纠正冠心病和猝死的各种易患因素，特别是控制室性心律失常。②急性心肌梗死者及早就诊和冠状动脉血运重建。③冠心病监护。

**预防** ①一级预防：合理调整饮食；戒烟限酒；保持心情舒畅及情绪稳定；避免过度劳累；坚持适度体育锻炼。②二级预防：有病早治，积极治疗高血压病、

表　猝死的常见病因

| 系统 | 疾病 |
| --- | --- |
| 心血管疾病 | 冠心病：急性心肌缺血和心肌梗死、冠状动脉栓塞和冠状动脉微循环栓塞 |
| | 肺栓塞（大块）：原发性肺动脉高压 |
| | 心肌病（尤其是原发性）：心肌炎 |
| | 风湿性心脏病：主动脉瓣狭窄、二尖瓣脱垂、感染性心内膜炎 |
| | 主动脉窦瘤破裂和夹层动脉瘤 |
| | 高度或完全性房室传导阻滞：病态窦房结综合征 |
| | 遗传性 QT 间期延长 |
| | 先天性冠状动脉异常：左冠状动脉开口于右侧主动脉窦、颈动脉窦过敏或其他反射性迷走神经亢进 |
| 呼吸系统疾病 | 肺炎、支气管哮喘 |
| 中枢神经系统疾病 | 脑出血、蛛网膜下腔出血 |
| | 脑炎和脑脊髓炎 |
| 胃肠道疾病 | 胃肠道出血 |
| | 胃溃疡穿孔性腹膜炎 |
| | 急性坏死性胰腺炎 |
| 泌尿生殖系统 | 异位妊娠 |
| 其他 | 外伤 |
| | 药物中毒或药物反应 |
| | 暴发性感染：流行性脑膜炎、菌血症 |
| | 羊水栓塞、脂肪栓塞 |
| | 甲状腺功能减退症 |
| | 淀粉样变性 |
| | 白血病 |
| | 内分泌腺功能障碍 |

糖尿病等疾病；定期体检很重要，一般 30 岁以上的人最好每年体检一次，及早发现和治疗心血管病危险因素；重视健康教育，减少诱发因素的发生，保持良好的生活状态，一旦身体出现异常情况，及时就诊，是减少猝死事件发生的关键。

（于学忠　梁显泉）

xīnzàng zhòutínghòu zōnghézhēng

## 心脏骤停后综合征（post sudden cardiac arrest syndrome）

心脏骤停自主循环恢复后，缺血-再灌注导致多器官损害的临床综合征。主要包括心脏骤停后脑损伤、心肌损害、全身性缺血-再灌注损伤以及导致或促发心脏骤停的尚未消除的各种原有疾病（或病因）等。

早在 20 世纪 70 年代，有学者就已经认识到复苏自主循环恢复（restoration of spontaneous circulation，ROSC）全身缺血-再灌注损伤而产生的各种病理生理状态，称之为复苏后病，但其表现为多种症状和体征，此后的学者将其称为复苏后综合征。近期，有国际多个相关学会中有代表性的专家形成新的学术共识，将其命名为心脏骤停后综合征。

**分期**　①急性期：心脏骤停 ROSC 后 20 分钟。②早期：ROSC 后 20 分钟至 6～12 小时。③中期：6～12 小时至 72 小时。④晚期：ROSC 后超过 3 天。

**病理生理**　包括以下内容。

*心脏骤停后脑损伤*　PSCA 常见的致死原因。脑损伤机制包括兴奋毒性、钙稳态破坏、自由基形成、病理性蛋白酶瀑布效应及细胞凋亡信号通路的激活，这些作用大部分在 ROSC 后数小时到数天内产生。脑损伤的组织学改变发生在海马、皮质、小脑、纹状体及丘脑等处，包括神经元的坏死和凋亡。长时间的心脏骤停可导致脑微循环再灌注障碍，这种脑循环无灌注现象可能是心脏骤停期间微血管内血栓形成所致。导致脑组织持续性缺血、灶性梗死。表现为昏迷、抽搐、肌阵挛、认知障碍、脑卒中、植物状态、脑死亡等。此外还有其他一些导致脑损伤的因素，包括低血压、低氧血症、脑血管自身调节紊乱、发热、高血糖、癫痫。

*心脏骤停后心肌功能损害*　心脏骤停后心肌功能障碍也是导致院外或院内心脏骤停死亡率升高的原因。ROSC 后短时间内心率和血压波动很大，表现为心输出量降低、低血压、心律失常；其发生机制包括心肌功能不全、血容量减少与血管自身调节失常。

*体循环缺血-再灌注损伤*　心脏骤停是严重的休克状态，心肺复苏也不能完全恢复心输出量和体循环的血氧供应。在 ROSC 后持续的组织缺氧状态引起血管内皮的损伤和全身炎症发生，这是多器官功能障碍综合征和死亡的预测指标。心脏骤停后缺血-再灌注亦能激活免疫系统和凝血系统，更增加多器官功能障碍综合征和炎症的风险。

*导致或促发心脏骤停的尚未消除的各种原有疾病（或病因）*　如急性冠脉综合征（acute coronary syndrome，ACS）、肺部疾病、脓毒症、出血及各种中毒（毒物或药物过量）等。心脏骤停复苏后行冠状动脉造影的患者中冠状动脉完全闭塞的占 48%，其中多名患者并无胸痛或 ST 段抬高。心肌肌酸激酶同工酶 MB 及肌钙蛋白可辅助诊断 ACS。肺部疾病例如慢性阻塞性肺疾病、支气管哮喘、肺炎均可在心脏骤停后引起呼吸衰竭，并引起缺氧性损伤。脓毒血症可引起多器官功能障碍综合征、急性呼吸窘迫综合征等并导致患者死亡，反映了心脏骤停后全身炎症的影响。

**急诊处理**　多种合作，综合治疗。

**一般措施**　①监护：生命体征、尿量、脉搏血氧饱和度、连续心电监护、中心静脉压、中心静脉血氧饱和度、动脉血气、动脉血乳酸、电解质、血常规、胸片。②血流动力学监测：超声心动图、心输出量（无创或有创性监测）。③脑监护：脑电图、CT、MRI。

**早期血流动力学优化措施**　旨在保持全身血氧供应和消耗平衡，以期控制炎症、避免脏器衰竭、降低脓毒血症死亡率等。需达标：包括平均动脉压 65～100mmHg，中心静脉压 8～12mmHg，中心静脉氧饱和度 >70%，尿量 >1ml/（kg·h），血清乳酸水平正常或降低。

**氧疗和通气**　血氧过多在组织再灌注的早期对缺血后的神经元有害，ROSC 后调整吸氧浓度使动脉血氧饱和度达 94%～96% 即可。过度通气会使脑动脉收缩而加重大脑缺血性损害，还会增加胸内压使心输出量降低。低通气会引起组织缺氧和高碳酸血症，低氧血症与高碳酸血症使颅内压升高及产生混合性酸中毒，对于复苏后患者同样可能是有害的。潮气量过大可引起气压伤、容量伤等急性肺损伤。应保持通气正常，并常规监测血气。

**循环支持**　维持电解质平衡以避免心律失常，不主张预防性应用抗心律失常药物。低血压早期补液保持右心灌注和中心静脉压，血压持续下降可考虑正性肌力药和血管升压药。应根据血压、心率、心肌功能的超声评估及中心静脉血氧饱和度、乳酸水平和尿量指导使用。如加用上述药物还不能保障脏器灌注，可考虑使用循环支持装置，如主动脉内球囊反搏、经皮心肺分流、体外循环膜氧合或心室辅助装置等。

**ACS 及其他疾病的治疗** 冠心病是心脏骤停的主要原因，对所有高度怀疑 ACS 的心脏骤停患者，应考虑行冠状动脉造影和直接经皮冠状动脉介入治疗。如果没有条件，对于心电图 ST 段抬高的心肌梗死患者，应考虑溶栓治疗。对肺栓塞、气胸、低血容量等其他疾病导致的心脏骤停需要迅速判断和处理。

**低温治疗** 32~36℃至少维持低温治疗 24 小时，尤其适合无意识的心脏骤停患者（见治疗性低温）。低温治疗分为 3 个时期：诱导期、维持期和复温期。

**镇静剂和神经肌肉阻滞剂治疗** 主要用于维持机械通气和低温治疗消除寒战，避免癫痫发作。

**血糖控制** 控制血糖最高值 ≤8mmol/L，但血糖<6.1mmol/L 并不能降低死亡率，反而增加低血糖的风险。对使用胰岛素和低温治疗的患者，必须监测血糖变化。

**预后** ①自主循环恢复后第三天，瞳孔对光反射、角膜反射或疼痛刺激反射消失是预测植物状态或濒死的指标。②心脏骤停后昏迷者出现肌阵挛癫痫提示预后不良。③脑电图显示暴发性抑制或广泛癫痫样放电均提示预后不良。④低温治疗可能对预后产生重大影响，对预后判断的观察时间窗应尽可能延长。

（于学忠 张新超）

jīchǔ shēngmìng zhīchí

**基础生命支持**（basic life support，BLS） 对突发意识丧失者进行胸外心脏按压、徒手开放气道、人工呼吸和除颤等现场急救措施。旨在为心脏骤停（sudden cardiac arrest，SCA）患者心、脑等重要生命脏器提供基本氧和能量供应，使其不至发展为不可逆损伤。基本内容包括识别 SCA、呼叫急救系统、尽早开始心肺复苏（cardiopulmonary resuscitation，CPR）、迅速使用除颤器/自动体外除颤器（automated external defibrillator，AED）除颤。《2010 年美国心脏协会心肺复苏及心血管急救指南》将成人、儿童、婴儿基础生命支持程序从 A-B-C（开放气道、人工呼吸、胸外按压）更改为 C-A-B（胸外按压-开放气道-人工呼吸），以尽快开始胸外按压，缩短通气延误时间，提高复苏成功率（表）。

**立即识别及呼叫急救系统** 发现患者突然倒地且意识丧失，在确定周围环境安全后，施救者应立即拍打患者的双肩并呼叫患者，判断患者的反应。一旦发现患者没有反应且无呼吸或呼吸几乎停止，施救者可判断患者发生 SCA，应在最短时间内启动急救系统。

**循环支持** 又称人工循环，是指用人工的方法促使血液在血管内流动，并使人工呼吸后带有新鲜氧气的血液从肺部血管流向心脏，在经动脉供给全身主要脏器，以维持重要器官的功能。

判断心脏是否停止的具体方法是：施救者用示指及中指指尖先触及气管正中部位，然后向旁滑移 2~3cm，在胸锁乳突肌内侧轻轻触摸颈动脉搏动。如触摸不到颈动脉搏动，说明心脏骤停，应立即进行胸外按压。

**开放气道** 徒手开放气道：昏迷患者气道阻塞的常见原因为舌根后坠，确保呼吸道畅通的关键是解除舌肌对呼吸道的堵塞。具体做法：将患者置于仰卧位，

**表 成人基础生命支持**

| 内容 | 建议 |
| --- | --- |
| 识别和呼救 | 突然倒地且意识丧失 |
| | 无呼吸或濒死叹息样呼吸 |
| | 10 秒内未触及脉搏（仅限医务人员） |
| | 呼叫急救系统 |
| CPR 程序 | C-A-B |
| 足够的按压速度 | 100~120 次/分 |
| 足够的按压幅度 | 5~6cm 或胸廓前后径的 1/3 |
| 足够的胸廓回弹 | 保证每次按压后胸廓充分回弹 |
| 减少按压中断 | 尽可能将每次中断控制在 10 秒以内 |
| 保证气道通畅 | 仰头抬颏法（怀疑有颈椎外伤时：双手托颌法） |
| 按压-通气比（人工气道建立之前） | 30∶2（1 或 2 名施救者） |
| 施救者未经培训 | 单纯胸外按压 |
| 气管插管通气 | 呼吸 10 次/分；与胸外按压不同步；每次通气大约 1 秒；可见胸部抬起 |
| 除颤 | 尽快使用除颤器/AED 除颤；尽可能缩短电击前后的胸外按压中断；每次电击后立即从按压开始行 CPR |

头、颈、躯干平卧无扭曲，双手放于躯干两侧。转动时要注意保护头部，可一手托颈部，另一手扶肩部，使患者平稳地转动至仰卧位，防止颈椎损伤。体位摆好后即可按照下列三种方法施行徒手开放气道术，使头极度后仰。对疑有颈椎骨折者，保持头颈脊柱一直线，并使头适度后仰张口。①仰头抬颏法：患者昏迷时，后坠的舌根可以阻塞气道导致患者无法呼吸，使用仰头抬颏法可以保持患者气道开放。②双手托颏法：适用于明确或怀疑颈椎损伤的徒手开放气道的方法。③徒手清除气道异物：清醒患者突然不能讲话、咳嗽，并有窘迫窒息症状，或开放气道后仍不能进行有效正压通气，吹气有阻力或胸廓不能抬起，应考虑气道异物或分泌物阻塞。呼吸道梗阻的急救方法是膈下腹部冲击法（见海姆利希手法）。

**呼吸支持**　如呼吸道畅通，患者呼吸停止，应立即做口对口人工呼吸或口对鼻人工呼吸。无论何种人工呼吸（口对口、口对面罩、球囊-面罩、球囊对高级气道）均应吹气1秒以上，保证有足够量的气体进入并使胸廓有明显的提高。

**电除颤**　AED已成为BLS主要技术之一。治疗心室颤动是提高急救生存率最重大的进步之一，及时电除颤又是救治SCA最重要的决定性因素。若将AED也作为一项BLS技术，则BLS包括生存链前三个环节：早期到达现场，早期CPR，早期电除颤。AED作为新的复苏观念和技术，扩大了除颤器使用人员范围，缩短了心脏骤停至除颤所需要的时间。

**并发症及预防**　CPR过程中可能发生一系列并发症，应予以

预防。口对口人工呼吸或简易呼吸器面罩加压给氧时，大量气体可能同时被挤入胃内，造成胃积气扩张，增加腹内压和胸内压，不利于气体交换。还可能导致内容物反流，引起误吸。可将患者侧卧、头低位轻压上腹部排气或插入胃管抽吸胃内气体和内容物。胸外按压时，按压部位、深度、速度不当可引起肝损伤、肋骨骨折，并由此引起气胸、大血管损伤等严重并发症。按压前一定按标准的方法进行定位，手掌根部的长轴应与肋骨的长轴平行，不要偏向一旁，手指、手心翘起，避免接触和按压肋骨或肋骨软骨。按压时要平稳，垂直用力向下，有规律地进行不能间断，不能左右摇摆，不能冲击式猛压。

（于学忠　徐　军）

gāojí xīnxuèguǎn shēngmìng zhīchí

## 高级心血管生命支持（advanced cardiovascular life support, ACLS）

在基础生命支持基础上对心脏骤停患者使用人工气道或机械通气，建立静脉液体通道并给予复苏药物的生命支持措施。可归纳为A——建立人工气道；B——机械通气；C——建立液体通路，使用血管加压药物及抗心律失常药；D——寻找心脏骤停原因。应尽早开始，如条件具备，抢救人员及抢救药品充足，最好与基础生命支持同步进行，两者开始的早晚与复苏的成功率有密切关系。基础生命支持的主要目的是提供大脑和其他主要脏器所需的最低血供，使其不至发展为不可逆损伤。ACLS则是通过运用辅助设备和特殊技术以维持更有效的血液循环和通气，尽最大努力恢复患者的自主心跳与呼吸。

**建立人工气道**　包括以下内容。

**咽部置管**　见鼻咽通气管、口咽通气管。

**阻塞食管通气管**　适用于深昏迷、呼吸骤停、心脏骤停者，不适用于16岁以下或有吞服腐蚀剂、有食管疾病史或清醒者，目前主要用于院外急救。有操作简单，迅速（仅需5秒，而气管插管一般需30分钟）；成功率高（90%，而气管插管为50%）；声带看不见或有呕吐物时可操作；颈椎损伤时也可使用等优点。主要用于牙关松弛，昏迷或呼吸停止而又不能或不允许行气管插管者，或未经过气管插管训练者。由于食管被阻，在行正压通气时可防止胃液反流和减少胃充气。常用的阻塞食管通气管是一个大口径的圆管，和气管导管的口径相似，外套一个可移动的面罩，其远端为一个封闭的圆形盲端，有一个食管内充气的囊，充气时可阻塞食管。在相当于下咽部水平的管上有许多小孔，正压通气时，由于封闭盲端的作用，食管阻塞，气体不能进入食管和胃，而通过这些管上的小孔将空气和氧送入喉和气管。面罩主要用来防止在正压通气时气体从口鼻漏出。

**喉罩**　喉罩用于保持呼吸道畅通方面安全可靠，操作简便，副作用少（见喉罩）。

**面罩活瓣呼吸装置**　急诊最常用辅助通气装置（见面罩活瓣呼吸装置）。

**气管插管**　适用于昏迷患者和清醒患者（见气管插管）。

**环甲膜切开术**　某些情况导致不能气管插管而又必须迅速建立人工气道时，环甲膜切开术是比较好的替代方法。主要适应证：

①各种原因所致的气道完全阻塞需立刻给氧、吸痰或人工通气者。②因异物、喉头水肿、喉痉挛、会厌软骨炎及气道肿瘤导致呼吸道部分阻塞而呼吸严重困难，需立即建立人工气道者。③昏迷患者牙关紧闭而不能行气管插管或有颈椎骨折不能行气管插管者。

**环甲膜穿刺**　主要用于现场急救（见环甲膜穿刺）。

**气管切开**　旨在长期气道管理。气管插管需保留 7～10 天以上或更长，或患者神志清醒但需长时间维持机械通气，均应行气管切开术。同气管插管相比，气管切开置管防止了由于气管插管长时间对气管的压迫而导致气管黏膜损伤及发生食管气管瘘的可能。气管切开置管避开了口咽部的自然弯曲，吸痰更加容易，分泌物排出更加彻底。

**机械通气**　呼吸停止或昏迷患者仅靠口对口或口对鼻人工通气是不够的（见机械通气）。

**电除颤**　见电除颤。

**紧急心脏起搏**　见临时心脏起搏技术。

**复苏药物**　给药途径有三种。①静脉内给药：心肺复苏开始后，应尽快建立静脉通道，以供输液及用药之需。初期复苏期间一般多采用上腔静脉系统内静脉给药。②经气管支气管给药：若静脉通道暂不能建立而气管插管已成功，可将复苏药物以静脉用量的 1～2 倍加等渗盐水稀释至约 10ml 经气管插管注入气管支气管树，因肺内丰富的毛细血管网，药物作用速度和静脉内给药无明显区别。必须注意，碳酸氢钠不能经气管给药。③心内注射：因其弊端多，一般不主张应用。若特殊情况下必须使用，可用剑突旁径路法。

**一线复苏药物**　包括以下几种。

**肾上腺素**　最古老，最有效，应用最广泛的儿茶酚胺类药物，兼有 α 及 β 受体激动作用。适用于各种心脏骤停。α 受体兴奋可使全身外周血管收缩（不包括冠状血管及脑血管），增加主动脉舒张压，改善心肌及脑的血液灌注，促使自主心搏恢复。β 受体作用在心肺复苏过程中因可增加心肌耗氧量，弊大于利，但若自主心跳恢复，因其可提高心肌的收缩力，增加心输出量，改善全身及脑的血液供应，又变为有益。

**血管升压素**　作为新的复苏一线药物，实际上是一种抗利尿激素，主要是通过直接刺激平滑肌 $V_1$ 受体收缩周围血管而发挥作用。当给药剂量远远大于其发挥抗利尿激素效应时，它将作为一种非肾上腺素能样的周围血管收缩药发挥作用。心肺复苏时血管加压素与 $V_1$ 受体作用后可引起周围皮肤、骨骼肌、小肠和脂肪血管的强烈收缩，而对冠状动脉血管和肾血管床的收缩作用相对较轻，对脑血管亦有扩张作用。血管升压素是一种有效的血管收缩药，可用于治疗伴顽固性休克的心室颤动患者，可作为除肾上腺素外的另一种备选药物。

**阿托品**　具有副交感神经拮抗作用，通过解除迷走神经的张力而加速窦房率和改善房室传导。在复苏中主要用于心脏骤停和电机械分离。在《2010 年美国心脏协会心肺复苏及心血管急救指南》中不再建议在治疗无脉性心电活动/心脏骤停时常规性的使用阿托品。

**胺碘酮**　静脉使用胺碘酮的作用复杂，可作用于 $Na^+$、$K^+$ 和 $Ca^{2+}$ 通道，且对 α 和 β 受体有阻滞作用，可用于房性和室性心律失常。首选用于初始治疗的血流动力学稳定的宽 QRS 波心动过速，也用于有心功不全的患者。

**利多卡因**　为治疗室性心律失常的首选药。通过抑制心肌缺血部位的传导性，改善正常心肌区域的传导性，使心室颤动阈值提高，心室不应期的不均匀性降低，且对血流动力学影响小。适用于心室颤动。

**硫酸镁**　用于可能有低镁血症的、电击无效的心室颤动；可能有低镁血症的室性心动过速；尖端扭转型室性心动过速；地高辛中毒。

**二线复苏药物**　碳酸氢钠在很长时间以来一直作为心肺复苏时的一线用药，主要是纠正组织内酸中毒。但目前认为，在呼吸心脏骤停早期，主要是由于呼吸停止所继发的呼吸性酸中毒，如过早给予碳酸氢钠则可引起不利反应。有学者主张，除非在有效通气及胸外按压 10 分钟后 pH 仍低于 7.2 或心脏骤停前即已存在代谢性酸中毒或伴有严重的高钾血症，否则不宜食用碳酸氢钠。

（于学忠　梁显泉）

yánxù shēngmìng zhīchí

**延续生命支持**（prolonged life support，PLS）　对心脏骤停患者自主循环恢复后继续采取稳定呼吸和循环功能内环境稳定的治疗措施。维持内环境稳定，尽最大可能进行脑功能保护，提高脑复苏成功率。目标是提高心脏骤停患者存活出院率，降低致残率，改善患者神经功能的预后。

1962 年 B. A. 涅戈夫斯基提出复苏后疾病的概念。认为机体多种不可逆性损害，特别是脑的损害，不仅发生于临床死亡过程中，更重要的是发生于复苏后阶段。《2010 年美国心脏协会心肺复苏及心血管急救指南》特别提出要加强对心脏骤停患者的 PLS（表），即心肺复苏取得初步成功后，自主循环恢复患者需在严密监护下继续接受治疗。心脏骤停患者早期死亡多因血流动力学不稳定、多器官功能障碍综合征和脑功能损害所致。对自主循环恢复患者全身反应综合征的认识，进行多学科优化干预才能促进神经功能恢复及改善出院率。PLS 阶段重点在于脑复苏及处理其他器官损害。PLS 初始目标及长期目标包括：①恢复自主循环后优化心肺功能和重要器官灌注。②转移/运送患者到拥有综合心脏骤停后治疗系统的合适医院或重症监护治疗病房。③识别并治疗急性冠脉综合征和其他可逆病因。④控制体温以促进神经功能恢复。⑤预测、治疗和防止多器官功能障碍。

**维持循环功能** 继续给予心电监护，及时处理各种突发情况。根据患者情况，选用强心、抗心律失常及血管活性药物，适当输血补液，维持收缩压 ≥90mmHg 或平均动脉压≥65mmHg。对血流动力学不稳定的心动过缓患者，应使用临时心脏起搏器，尽力确保循环功能的相对稳定，以维持重要器官的血液灌注。

**维持呼吸功能** 监测动脉血气变化情况，根据血气分析结果，调整有效通气指标及吸氧浓度，以保证组织的供氧。

**维持水电解质及酸碱平衡** 心肺复苏成功后继续监测体内水电解质及酸碱平衡变化情况，纠正可能出现的水电解质紊乱及酸碱平衡失调。

**监测肾功能** 监测尿量及肾功能变化，防止继发急性肾衰竭，根据肾功能需要调整相关药物的剂量。

**监测颅内压** 为保证中枢神经系统功能恢复，应随时监测颅内压变化，使其保持在 15mmHg 以下，必要时可静脉滴注甘露醇。机械通气时可通过调节通气，使二氧化碳分压（$PCO_2$）保持在 20～25mmHg，预防颅内压升高。必要时可给予一定量的糖皮质激素，通过稳定细胞膜防止脑水肿及促进水肿的吸收。

**恢复胃肠营养** 病情允许时应尽早恢复胃肠营养，必要时鼻饲。不能进食时应通过胃肠外营养。

**脑复苏措施** 在心肺复苏的患者中，约50%死于中枢神经系统损伤，20%～50%生存者有不同程度的脑损伤。脑发生再灌注损伤，首先出现脑的多灶性再灌注缺如及无再流现象，继之为全脑充血、持续15～30分钟，然后出现持续约6小时以上的迟发性全脑低灌注，最后脑死亡或好转、恢复。但大都预后不良。因此，脑复苏的研究越来越受到重视。

**表 延续生命支持治疗**

| 器官系统 | 治疗 |
|---|---|
| 呼吸系统 | 二氧化碳监测：保护气道，必要时气管插管，维持 $P_{ET}CO_2$ 35～40mmHg，$PaCO_2$ 40～45mmHg，避免过度通气 |
| | 胸部 X 线检查：怀疑肺炎、肺水肿等患者需行该检查 |
| | 监测 $SpO_2$、血气分析：$SpO_2$≥94%，$PaO_2$≥100mmHg，$PaO_2/FiO_2$≥300mmHg |
| | 机械通气：尽量减少肺损伤、氧中毒；潮气量 6～8ml/kg；在保证 $SpO_2$≥94%情况下尽量减少吸入氧浓度 |
| 循环系统 | 持续心电监护：心律失常、无需预防性抗心律失常、消除可逆因素 |
| | 十二导联心电图：评估急性冠脉综合征、急性心肌梗死、评估 QT 间期 |
| | 治疗急性冠脉综合征：阿司匹林/肝素；转送急性冠脉治疗中心；考虑急诊经皮冠状动脉介入治疗或溶栓 |
| | 心脏超声心动图：评估心肌顿抑、室壁运动异常、心脏结构异常、心肌疾病 |
| | 治疗心肌顿抑：充足容量复苏、多巴酚丁胺、主动脉内球囊反搏 |
| 神经系统 | 神经系统检查：系统检查评估昏迷、脑损害及判断预后；口头指令及物理刺激的反应；瞳孔对光反射及角膜反射，自主动眼运动；咳嗽、自主呼吸 |
| | 脑电图：除外癫痫发作；抗惊厥 |
| | 治疗性低温：降低脑损害及改善预后；避免体温>37.7℃；若无禁忌证予治疗性低温；静脉输入冷盐水 30ml/kg；表面或体内温度保持在 32～36℃，维持 24 小时；24 小时后缓慢复温 0.25℃/h |
| | CT 平扫：评估最初颅内情况 |
| | 镇静/肌松：控制寒战、焦虑或人机对抗 |
| 内分泌-代谢系统 | 血乳酸：评估灌注情况 |
| | 血钾：避免低钾引起心律失常；维持血钾>3.4mmol/L |
| | 尿量、血肌酐：评估急性肾损伤；保持液体平衡；肾脏替代治疗 |
| | 血糖：警惕低血糖或高血糖；血糖<4.4mol/L 及时处理；血糖维持在 7.99～9.99mol/L |
| | 避免低张液体：可能会加重水肿，包括脑水肿 |

注：$P_{ET}CO_2$：呼气末二氧化碳分压；$PaCO_2$：动脉血二氧化碳分压；$SpO_2$：脉搏血氧饱和度；$PaO_2$：动脉血氧分压；$FiO_2$：吸入氧浓度

（于学忠）

 értóng yǔ xīnshēng'ér fùsū
# 儿童与新生儿复苏（pediatric and neonatal resuscitation）

对呼吸心脏骤停的新生儿和 8 岁以下儿童进行心肺复苏的急救措施。8 岁以上儿童心肺复苏与成人相同。新生儿与儿童的心肺复苏也是保持呼吸道通畅、人工呼吸、人工循环。

新生儿和儿童心脏骤停原因多样化，最常见的是交通事故、溺水、烧伤、中毒、婴儿猝死综合征、异物造成的气道阻塞和窒息、呼吸道或呼吸系统感染及先天性心脏病。儿童常见的是低氧血症和气道阻塞，造成慢性心律失常和心脏停搏，其中仅有 10% 的心律失常是室性心动过速。与成人不同，儿童恶性室性心律失常不是猝死的常见原因，因此，常规快速除颤不是新生儿与儿童复苏的急迫问题。

新生儿和儿童心肺复苏生存链的顺序是：①预防心脏骤停。②早期有效心肺复苏。③快速求救电子医疗系统。④早期高级生命支持。只有一位急救人员在现场时，对 8 岁以下的患儿应先给基本生命支持 1 分钟，再求救急诊医疗勤务体系，即先急救、再求救，8 岁以上儿童则同成人，先求救、再急救。

**新生儿评价**　评价常用阿普加（Apgar）评分系统（表）。

5 项指标；每项 0~2 分，总共 10 分；分别于出生后 1 分钟、5 分钟和 10 分钟进行，如婴儿需复苏，15 分钟、20 分钟仍需评分。Apgar 评分 8~10 分为正常，4~7 分为轻度窒息，0~3 分为重度窒息。重度窒息不仅是产后窒息的指征，也与是否发生长期的神经功能障碍有关。新生儿长时间（10 分钟以上）的低 Apgar 评分，在 1 年内死亡率增高，即使存活也有脑瘫的可能。

**新生儿复苏**　复苏方案：采用国际公认的 ABCDE 方案。①A（airway）：清理呼吸道。② B（breathing）：建立呼吸。③ C（circulation）：维持正常循环。④ D（drug）：药物治疗。⑤ E（evaluation）：评价。

在 ABCDE 复苏原则下，新生儿复苏可分为 4 个步骤：快速评估和初步复苏、正压通气和氧饱和度监测、气管插管正压通气和胸外按压、药物和（或）扩容。新生儿最初的支持包括：连续的评估和迅速的气道状态评估和维护，排除梗阻，并给予吸引，通气和给氧。对新生儿的触觉刺激（如弹足底、摩擦后背）是促进规律性，自主性呼吸所必需的，必要时，应给氧面罩给氧速度为 10L/min，直接用氧气管给氧的速度为 5L/min。

**快速评估**　出生后立即用几

秒钟时间快速评估 4 项指标：①是否足月。②羊水是否清。③有无哭声或呼吸。④肌张力情况。以上 4 项有 1 项为"否"，即进行初步复苏。

**初步复苏**　①保暖。②体位：置新生儿头轻度仰伸位（鼻吸气位）。③吸引：挤出新生儿口、咽、鼻中的分泌物。娩出后清理分泌物，先口咽后鼻腔。应限制吸管的深度和吸引时间（10 秒），吸引器的负压 ≤100mmHg。④擦干。⑤刺激：用手拍打或用手指轻弹新生儿足底或摩擦背部 2 次，诱发自主呼吸。

**正压通气**　指征：①呼吸暂停或喘息样呼吸。②心率100 次/分。面罩活瓣呼吸装置正压通气：通气压力 20~25cmH$_2$O。通气频率 40~60 次/分（胸外按压时为 30 次/分）。有效的正压通气应显示心率迅速增快，以心率、胸廓起伏、呼吸音及氧饱和度评价。

**气管插管正压通气**　指征：①需要气管内吸引清除胎粪，且新生儿无活力。②气囊面罩正压通气无效或需要延长。③胸外按压。④经气管注入药物。⑤特殊复苏情况，如先天性膈疝或超低出生体重儿。

判断气管内插管正确与否：①心率迅速增加是导管位置正确并给予有效通气的最好指标。②呼出气二氧化碳检测在婴儿包括极低出生体重儿对确定气管插管位置是否准确有效。③临床标准是呼气时气管导管内的水汽及患儿的胸壁运动。二氧化碳检测阴性结果提示导管插入食管。

**复苏药物**　复苏药物少用，完成一个复苏流程后，心率仍 <60 次/分则应用药物。主要药物有肾上腺素、扩容剂、碳酸氢钠。肾上腺素首选静脉给药。扩容剂

### 表　Apgar 评分表

| 体征 | 评　分 | | |
|---|---|---|---|
| | 0 分 | 1 分 | 2 分 |
| 皮肤颜色 | 青紫或苍白 | 身体红，四肢青紫 | 全身红 |
| 心率（次/分） | 无 | <100 | >100 |
| 弹足底或插鼻管 | 无反应 | 有些动作，如皱眉 | 哭，喷嚏 |
| 肌张力 | 松弛 | 四肢略屈曲 | 四肢活动 |
| 呼吸 | 无 | 慢，不规则 | 正常，哭声响 |

首选等渗晶体液，不选白蛋白。扩容剂应用指征为怀疑有失血或有休克和对其他的复苏措施无反应，可重复使用。

**儿童复苏－基础生命支持**　同2005年版本相比，2010及2015年儿童心肺复苏指南提出，婴儿和儿童复苏首先是胸外按压（C-A-B而不是A-B-C）相比，从为婴儿和儿童进行胸外按压而不是人工呼吸开始心肺复苏。从30次按压（单人施救者）或15次按压（双人施救者）而不是2次通气开始心肺复苏。

**判断意识和呼吸**　儿童心肺复苏法开始同成人一样先判定意识是否消失。快速检查是否有呼吸或仅有喘息样呼吸。

**判断脉搏**　医护人员可最多用10秒触摸脉搏（婴儿的肱动脉，儿童的颈动脉或股动脉），没有或不确定已触摸到脉搏，开始胸外按压。非医护人员可不评估脉搏。

**开始胸外按压**　若患儿没有意识或呼吸，先给予30次胸外按压。儿童胸外按压时，使用单手或双手按压法，掌根按压胸骨下1/2处（中指位于双乳头连线中点）；婴儿胸外按压时，单人使用双指按压法，位于乳头连线下，双人使用双手环抱法，拇指位于胸骨下1/2处。按压频率100～120次/分。按压深度至少为胸部前后径的1/3（婴儿约4cm；儿童约5cm）。用力按压和快速按压，减少按压中断，每次按压后胸部应回弹。

**打开气道及人工通气**　不怀疑存在头部或颈部损伤的患儿，采用仰头抬颏法打开气道。怀疑可能存在头部或颈部外伤的患儿，采用双手托颌法打开气道，双手托颌法无法有效打开气道时，仍

可使用仰头抬颏法。若患儿无自主呼吸或呼吸不正常，予2次人工呼吸。在院外，采用口对口或口与口鼻进行通气。医疗人员在院内进行人工呼吸可使用气囊面罩通气。避免过度通气，仅需要使胸廓抬起的最小潮气量即可。不推荐常规使用环状软骨压迫法。

**按压与通气的协调**　单人复苏按压通气比为30：2；双人复苏为15：2。一般要求2分钟两名施救者应交换职责，每次交换5秒内完成。

**儿童复苏－高级生命支持**　包括以下内容。

**开放气道**　儿童上呼吸道解剖与成人不同的是：头大，脸小，下颌骨、鼻和颈相对短小；舌头相对于口腔是大的；喉的位置较高，角度更前倾；会厌长，最狭窄的部分在环状软骨下声带处，因而可在儿童应用无套管的气管内插管（与成人不同），使气道内敏感的黏膜损害降低到最小程度。气管插管和面罩应根据年龄选择合适的尺寸。

**建立静脉通道**　准备两条大口径血管通道。推荐选择经股静脉、颈静脉、锁骨下静脉穿刺及大隐静脉切开。用于输注血液、胶体液、晶体液，所有的心肺复苏药物以及持续的药物输液。6岁以下儿童采取胫骨骨髓腔留针安全有效。新生儿需建立紧急血管通道者用脐静脉套管插入的方法较简单。

**心脏电除颤和心律转复**　儿童心室颤动少见，心脏电除颤很少用。除颤之前应先抗休克。除颤时，必须选择合适的电极尺寸：新生儿和婴儿（0～12个月）用儿科电极板；学前儿童、学龄儿童和青少年用成人电极板。给予合

适的除颤剂量。儿童最佳除颤剂量未定。单相波或双相波电除颤首次剂量应为2～4J/kg。第二次剂量或后续剂量应至少为4J/kg。4J/kg以上的剂量（不超过10J/kg或成人剂量）有可能是安全有效的，尤其是在使用双相波除颤器的情况下。

心脏复律用于治疗有症状的快速室上性和室性心律失常，但对新生儿和幼小儿童十分困难，因为他们的需要剂量仅是成人的1/10～1/2。最好从最低推荐剂量开始，逐渐增大，直至预期疗效出现。

**心脏骤停后期评价和治疗**　成功CPR之后，必须考虑多器官功能障碍综合征问题。测体温，维持中性温度环境，导尿管集尿监测尿量，插鼻胃管（特别是行气管插管的患者）很重要。用修订后的格拉斯哥（Glasgow）昏迷评分量表评价神经系统功能，维持代谢性内环境稳定，维持心血管稳定，继续治疗相关的疾病，转入新生儿监护病房。

（于学忠）

xīn fùsū jìshù

**新复苏技术**（new resuscitation technique）　对心脏骤停者进行标准方法以外的新型复苏技术。目前标准胸外按压心肺复苏法的复苏成功率不理想，且易引发胸肋骨骨折、重要器官损伤等并发症，在多发胸肋骨骨折造成"连枷胸"或有开放性胸外伤时，标准胸外按压心肺复苏法可能加重原有损伤。因此，国内外学者在心肺复苏（cardiopulmonary resuscitation，CPR）的作用机制和方法学上进行了一系列的研究探索，提出多种新型复苏技术，旨在改善冠状动脉血流，促使心脏复苏成功。

#### 主动按压减压心肺复苏术

在每一按压后增加一主动的"提举"，以扩张患者的胸廓（见主动按压减压心肺复苏术）。

#### 插入式腹部按压心肺复苏术

在进行标准心肺复苏的基础上，待胸部按压松弛时，另一施救者双手交叉在患者胸骨剑突至脐连线中点实施垂直按压，压力150~200mmHg，压胸与压腹交替进行。在两次胸部按压期间进行腹部按压，既能保证腹部按压的有效性，又能避免肝脏在胸骨脊柱间被挤压受伤。

**禁忌证** 饱餐、妊娠4个月以上、胸腹部创伤或近期手术、腹主动脉瘤患者。

**机制** 标准心肺复苏时，循环血量仅能恢复到正常的20%~25%，由此产生的冠脉灌注压（coronary perfusion pressure，CPP）通常为15~30mmHg，而恢复自主循环至少需要15mmHg，随着CPP的增高，复苏成功率也增加。为提高复苏成功率，必须提高CPP和与之密切相关的右心房-升主动脉的压力，实行腹部按压可增加静脉回心血量，提高胸腔内压、主动脉压力和提供逆行的主动脉血流，提高心脑的血灌注。插入式腹部按压心肺复苏术可增加生理性有效循环，易操作，可明显提高CPP，增加自主循环恢复率和24小时生存率。不足是每次腹部按压放松时，膈肌自然下降回至原位，不能最大限度地增加膈肌移动幅度，影响有效的循环和呼吸。

**并发症** 早期研究发现插入式腹部按压心肺复苏术（interposed abdominal compression CPR，IAC-CPR）有增加腹部脏器损伤，特别是肝脏破裂的可能性，但并未发现明显的腹部脏器损伤。在操作过程中，可在腹部按压期间以折叠的适量充气的血压计袖带放在施救者双手与患者腹部之间，监测按压力度，防止按压力度过大或过小，保证复苏效果，减少腹部创伤。

**拟咳嗽心肺复苏术** 现行标准心肺复苏方法只能产生低有效血流量、低复苏成活率。根据克瑞力（Crily）报告用有节奏咳嗽成功复苏了3名心室颤动者，提出了咳嗽CPR。有学者设计了拟咳嗽心肺复苏术，它模拟咳嗽时产生胸腔内压力变化，对胸腔内血流产生血流动力学的影响，产生较高的有效循环血量，提高心肺复苏的成功率。

**机制** 咳嗽心肺复苏术时肺内动脉、毛细血管网、肺静脉在高胸内压和高肺内压的挤压下，肺血管床容量缩小，肺内血液迅速流向左心、主动脉进入体循环，由于肺动脉瓣的关闭，肺内血液不会反流入右心室。咳嗽间期或咳嗽开始时的短促或深吸气时，胸腔内压及肺内压下降至负压，肺脏血管床迅速扩张，产生抽吸作用，右心、上腔静脉及下腔静脉的血液流入肺脏血管床，由于主动脉瓣关闭，体循环的血液不会反流入肺脏。

**操作方法** 由两人徒手操作，一人进行胸外按压，其按压手法、部位均与标准CPR相同，但频率稍低，为40~60次/分，减慢频率有利于心脏、肺脏内的血液回流。另一人进行人工口对口呼吸，频率12~16次/分，每分钟吹气量为800~1000ml，对患者吹气时要迅速有力，在1~1.5秒内完成，迅速开放患者口鼻通道，以利于患者迅速完成呼气过程，然后迅速用手封闭患者的口鼻，关闭呼吸气道。心脏骤停患者意识丧失，不能自主咳嗽，拟咳嗽CPR的目的就是用人工的方法，使患者产生模拟自主咳嗽时的胸腔内压肺内压的压力变化模式，周期性地挤压肺血管床，产生新的血流动力学变化，周期性射血，推动血液流向主动脉，进行体循环。

此方法的研究尚是初步，其操作的可行性、对脏器的损伤、操作手法、按压频率及与人工呼吸的相互配合都需进一步研究。

**萨勃心肺复苏机** 徒手CPR时操作者体能消耗很大，容易疲劳，难保证按压质量，需多人轮流工作，不可避免中断按压，易受操作者熟练程度等因素影响，降低了CPR有效性。恒定高质量的胸外按压不可能由人工完成，机械装置辅助按压将是解决这一问题的有效办法。一些复苏器相继研制，并应用于临床，取得了良好的复苏效果。萨勃心肺复苏机是依照美国心脏学会制定的《心肺复苏指南》标准设计的机械设备，使胸外按压与机械通气同步，准确有效，极大提高了心肺复苏的成功率。使用方法为将背板置于患者肩背部，底板插入背板中，按压垫置于胸骨中下1/3交界处，通气管连接气管导管，打开氧气开关，调节氧流量为8~10ml/kg，然后打开按压按钮，逐步调节按压深度5cm，按压频率100次/分，并根据具体情况进行参数调节。与传统CPR相比，萨勃心肺复苏机具有胸外按压频率、按压幅度均等，按压幅度可调，可确保恒定高质量的胸外按压，且转运过程也不影响萨勃心肺复苏机的运转等优点。研究显示，萨勃心肺复苏机具有良好的临床实用价值。

（于学忠）

zhǔdòng ànyā jiǎnyā xīnfèi fùsūshù

# 主动按压减压心肺复苏术

（active compression-decompression cardiopulmonary resuscitation, ACD-CPR） 应用特别的器具在胸壁上进行胸外挤压，并通过胸腔主动减压促进静脉血回流入心脏，帮助肺部吸入空气的新型复苏技术。随着 2005 年国际复苏指南的问世，到 2010 年、2015 年的重新修订，心肺复苏理论有了迅速发展，然而，即使在发达国家，其院内复苏成功率也仅为 15%～20%，院外常<5%。学者一直在加强这方面的基础和临床研究。1992 年美国人卢里（Lurie）提出了一种新的复苏方法 ACD-CPR，在每一按压后增加一主动的"提举"，以扩张患者的胸廓。此种"提举"减压增加了静脉血回流和心脏充盈，改善了心肺复苏的效果。据此原理，成功研制了 ACD 泵（ambu cardio pump）。

**机制** 在按压与提举胸廓时，胸内各腔隙（包括心腔、大血管）内压力随胸内压同时升降，胸腔内压差增加，加大了心腔的间隙，促进了血液的回流与心室灌注量，使心排量增加。胸廓压解除及提举胸廓时，肺血管压力消失，静脉血压经肺动脉大量进入扩张的肺血管，增加肺血流灌注。由于 ACD 泵的原理，真空杯吸附胸壁按压后又使胸廓提举主动减压，增加了上、下腔静脉的血压回流，使心脏泵血功能增强，大大增加心肺的血液循环。其效果较标准 CPR 好。

**适应证** ACD 泵用于无意识消失的心脏骤停成人，可明显改善血流动力学，为进一步复苏抢救奠定了基础。优点包括可显著增加心肺的有效循环血量；具有主动的按压和减压作用；增加心

输出量、脑灌注量和心肌血流；圆形手柄有按压力度和深度的计量指标，易掌握，使复苏动作精确。圆形的真空杯增大与患者胸廓的接触面积，避免损伤患者的肋骨。临床初期复苏改善表明可改善复苏过程中的低灌注状态，改善短期生存率，效果明显优于标准心肺复苏，为心脏骤停患者赢得了抢救时机，提高了抢救成功率。

**操作方法** ACD 泵是一种特制的手操纵的抽吸装置，由一条柔软的硅胶真空杯经金属连接茎接圆形手柄构成，真空杯底部中央区直径 5～6cm，手柄中间有按压力度和深度的计量指示，指示窗口有按压下陷的力度和深度标示+15～-50kg 范围。复苏操作时将真空杯底中心扣于患者胸骨的中轴线，下缘紧靠胸骨中下 1/3 交接处，伸展双臂，紧握手柄，双臂保持垂直，保证肩部、手臂力量作用于与胸骨中下 1/3 交界处，按压力在 -30～-40kg，主动减压即向上提举在 +10～+15kg，按压力经真空杯顶部中央区传至患者胸廓区，手柄上有计量器控制按压下陷的深度和力度，每按压 1 次，增加 1 次主动提拉胸廓力量。反复按压与提举胸廓。按照美国心脏协会的指南进行心肺复苏术：每分钟加压 100～120 次，加压的深度 5～6cm，其中 50% 是循环工作，且恒定量换气。

应用 ACD 泵进行 ACD-CPR 是对 CPR 的一大改进。该器具便于携带，操作简单，是 CPR 时非常有用的辅助工具。ACD-CPR 因具有主动的按压和减压作用，故产生的血流动力学效果明显较标准 CPR 好，临床初期复苏效果也明显优于标准 CPR。

（于学忠）

não fùsū

# 脑复苏（cerebral resuscitation）

以减轻心脏骤停及复苏后全脑缺血-再灌注损伤、保护神经功能为目标的救治措施。心脏骤停时全脑处于一种完全缺血缺氧的状态，导致缺血性损伤；自主循环恢复后脑部再灌注血流则导致再灌注损伤，两者都可造成脑功能损害。

1910 年左右，美国学者格思里（Guthrie）首次提出将脑作为复苏的靶器官，直至 20 世纪 70 年代，脑复苏治疗才逐步得到重视，心肺复苏目标也由促使心脏骤停患者自主循环恢复和提高生存率逐步转变为维持和恢复患者的神经功能。尽管如此，大多数心肺脑复苏患者恢复神志前就已去世，而复苏后长期存活患者中更有高达 10%～30% 留有永久性脑功能损害。重视脑复苏是改善复苏后患者生活质量的重点。

**适应证** 脑复苏措施适合于心脏疾病、颅脑疾病或外伤、严重电解质紊乱及酸碱平衡失调，超敏反应、药物中毒，各种窒息，介入性操作、手术及麻醉意外，溺水、电击、自缢等物理因素引起的心脏骤停与呼吸停止。判断标准同心肺复苏标准，主要针对意识突然丧失；大动脉（如颈动脉、股动脉）搏动消失；观察不到正常的胸腹呼吸活动的患者。

**禁忌证** 无。

**操作方法** 脑复苏治疗的根本措施在于高质量的心肺复苏，心脏骤停后必须尽快进行高质量的心肺复苏，尽可能达到保证脑组织代谢所需最低血供，减少脑部缺血缺氧时间和程度。在此基础上，还需要注意以下几点。

**亚低温治疗** 对于呼吸心脏

骤停后成功恢复自主循环的昏迷患者，建议使用亚低温治疗方案。此方案应在患者自主循环恢复后尽早开始，尽快降低体温，将中心温度控制在 32～36 ℃为宜。为避免患者出现寒战，可使用冬眠或镇静方法。持续亚低温的时间至少 24 小时。之后缓慢复温。并且在复温过程中避免患者出现高体温的情况。

**循环支持** 对于呼吸心脏骤停后成功恢复自主心律的患者，需要注意避免并立即纠正低血压（收缩压＜90mmHg，平均动脉压＜65mmHg）。根据患者具体情况个体化评估目标平均动脉压水平，以达到最优的器官和脑灌注情况。但目前研究并不支持无限度的提升血压来改善脑灌注。需要多方面因素综合考虑目标血压情况。

**合理控制氧疗** 对于大多数脑复苏患者，需要合理控制给氧浓度。在自主循环恢复前，使用有效手段积极给氧，改善氧输送情况。在自主循环恢复后，首先要保持动脉血氧饱和度不低于94%，但也不必维持在 100%。过高或者过低的血氧分压均不利于脑功能的恢复。常规可通过检测脉搏血氧饱和度（$SpO_2$）调整给氧浓度，若 $SpO_2$ 不能测出，则需要检测动脉血气了解氧饱和度情况，滴定出合适的给氧方式和给氧浓度。

**通气情况** 虽然轻度低碳酸血症可以降低颅内压而治疗脑水肿，但过度通气可引起脑血管收缩，进一步减少脑血流使缺血恶化，因而目前脑复苏中并不主张常规使用过度通气策略。通常在考虑环境温度的情况下，将二氧化碳浓度控制在正常范围内即可。动脉血二氧化碳分压（$PaCO_2$）控制在 35～45mmHg 或者呼气末二氧化碳分压控制在 30～40mmHg。注意患者个体情况需要，调整二氧化碳目标值。注意当患者体温低于正常时，实验室报告 $PaCO_2$ 结果高于实际值。

**控制癫痫** 呼吸心脏骤停后的昏迷患者发作各种类型癫痫的总发生率为 12%～22%。应当对呼吸心脏骤停后的昏迷患者及时进行脑电图检查，并及时解读脑电图报告，以明确癫痫诊断是否成立。建议对于自主循环恢复后的昏迷患者应当频繁或者持续监测脑电图。在抗癫痫治疗方面，抗癫痫治疗药物的选择与普通人群相同。但预防性使用抗癫痫药物并没有获益。

**成功标志** 成功的脑复苏标志是良好的脑功能恢复。脑功能恢复进程基本上是按照解剖水平自下而上，自低级向高级过渡的顺序。中枢神经系统首先恢复的是延髓，表现为自主呼吸的恢复；继之瞳孔对光反射恢复，表示中脑开始有功能；接着是咳嗽、吞咽、角膜反射和痛觉反射的恢复；随之出现四肢屈伸活动和听觉，听觉恢复是大脑皮质恢复的信号；最后才是视觉和共济功能的恢复。人类高级神经活动恢复过程如下：强直→木僵→感觉性失语→口齿不清→空间和时间定向障碍→记忆力、智力、特殊行为恢复。复苏后 2 周高级神经活动恢复的速度减慢。

**预后** 神经系统体征的出现与消失是判断脑复苏预后的重要依据。通过对患者进行神经系统检查，能确定脑损害的部位、评估脑损害的严重程度、观察和掌握病情变化，并据此及时给予有效的治疗。主要症状体征如下。①意识障碍：心肺复苏后脑病可引起不同程度的意识障碍，轻则患者出现烦躁、嗜睡，重则出现深昏迷。意识障碍是脑水肿急性颅内压增高的危险信号，昏迷程度越深说明脑水肿越严重，预后越差。②呼吸功能障碍：脑水肿和颅内高压时，会出现呼吸频率、节律的改变，呼吸变深变慢。根据呼吸频率及节律的改变有助于判断脑损害的部位。如大脑广泛性损害会出现潮式呼吸，表现为呼吸逐渐加深加快，达高峰后变浅变慢；中脑被盖部损害可表现为中枢神经源性过度呼吸，表现为深快而均匀的过度通气；脑桥首端被盖部损害出现长吸气式呼吸，表现为充分吸气后呼吸暂停；脑桥尾端被盖部损害表现为丛集式呼吸，表现为 4～5 次不规则呼吸后呼吸暂停；延髓呼吸中枢受损时表现为共济失调式呼吸，呼吸变浅变慢而且不规律，间以不规则的呼吸暂停，严重时为叹息样呼吸，最后呼吸停止。③循环障碍：脑水肿伴严重颅内高压者，常有血压升高，脉搏变慢、脉压增大。收缩压可上升至 200mmHg，心率可减慢至 40 次/分。后期可表现为血压下降、脉速而弱。④体温调节障碍：体温调节中枢位于下丘脑。严重的中枢神经系统损伤时，由于下丘脑功能受损而出现体温调节障碍，往往表现为体温明显升高，称为中枢性高热。

（于学忠）

zhìliáoxìng dīwēn

**治疗性低温**（therapeutic hypothermia） 将复苏后自主循环恢复患者体温降至 32～36℃并维持至少 24 小时的干预措施。关于低体温改善神经功能的机制尚未完全明确。心肺复苏后 12 小时内脑血流量仅有正常水平的 50%，整个大脑严重缺血缺氧。脑灌注恢复又会发生再灌注损伤。低体温可以降低脑代谢率，降低细胞的需氧量以减轻缺氧。有研究表明体温每降低 1℃ 脑代谢率降低 6%~7%，颅内压、脑脊液压和静脉压下降 5.5%，脑容积减少 4.1%，有利于改善脑水肿。轻度的低体温可收缩脑血管而减少脑血流量，降低颅内压，起到抗惊厥作用。低温促进镁离子由细胞外进入细胞内，减少钙离子内流，有利于稳定细胞膜。

**适应证**　《2015 年美国心脏协会心肺复苏及心血管急救指南》提出，心脏骤停后恢复自主循环的昏迷（即对语言指令缺乏有意义反应）的成年患者，都应采用目标温度管理。

**方法**　包括降温、靶目标温度维持和复温。

**降温**　降温时机：心脏骤停后缺血-再灌注损伤可持续数天，6 小时内开始降温治疗可获益，6 小时后是否有效尚不确定，但开始越早可能效果越好。

降温靶目标：建议为将中心温度降至 32~36℃。持续时间目前尚无统一规定，取决于患者多方面的因素，如颅脑损伤程度、脑水肿或颅内压持续增高的时间等。2015 年美国心脏协会指南主张至少维持 24 小时。

常用以下降温方法。①体表降温：容易实施，但达到目标体温所需时间较长，且寒战的发生率增加。具体方法包括冰袋、冰毯、冷空气毯、酒精浴、冰帽等。②侵入性降温：经鼻腔、胃腔、直肠、腹腔冷水灌洗、静脉滴注冷却液体（4℃ 乳酸盐溶液 30ml/kg，30 分钟）及血管内降温、体外循环降温等，可以更有效的降低靶器官（例如心脑）的温度，但操作技术难度大、费用

高。目前尚没有研究表明哪种方法最好，需根据患者及医院的具体情况选择安全有效的降温措施。

**靶目标温度维持**　诱导达到靶目标温度后，维持中心体温过程中，需确保一定的脑灌注，维持血流动力学稳定。还需保持电解质和酸碱平衡，控制血糖，预防肺炎，处理寒战和抽搐。

**复温**　低温治疗后过早过快复温会出现反弹性高温加重脑损害。以（0.2 ~ 0.5）℃/h 或（1~2）℃/d 的速度复温较合适。体温升至 36.5~37.5℃ 可适当应用降温措施保持这一温度，防止复温后反应性高热。

**并发症**　①寒战：最常见的不良反应。当体温降低时，下丘脑体温调节中枢通过寒战增加产热以维持体温。寒战可以增加氧耗和代谢率。在低温治疗过程中要应用镇静或麻醉药物抑制寒战，不使用镇静剂可以部分甚至完全抵消低温的神经保护作用。②心血管系统影响：低体温对心血管有复杂的影响。低体温使心率减慢、心肌收缩力增强，低血压多发生于血容量不足或体温低于 30℃ 时，通过补液很容易纠正。低温可稳定细胞膜而降低心律失常风险，提高除颤成功率，严重的心律失常仅见于体温<28℃ 时。③出血：体温<35℃ 时血小板数量轻度减少并有功能障碍，<33℃ 时凝血功能受到影响，出血风险增加。④感染：低体温可抑制白细胞的迁移和噬菌作用，抑制炎症介质的合成，增加了感染风险。风险的高低主要与低体温的持续时间和患者自身情况有关。虽然持续时间超过 24 小时，合并心肺疾病，感染风险明显增加，但获得的益处远高于其感染风险。

（于学忠）

**脑功能监测**（brain function monitoring）　临床上为评估脑部情况进行的仪器检查。主要包括以下内容。

**颅内压监测**　颅内压持续监测为有创性技术，监测的方法按部位不同分为脑室内压力监测、硬脑膜下或硬脑膜外压力监测。据所采用的技术不同分为脑室引流测压、脑实质探头、蛛网膜下隙探头、硬膜外探头、腰椎穿刺测压以及经颅多普勒等。

**适应证**　绝对适应证：①严重脑外伤（格拉斯哥昏迷评分 3~8 分）伴入院时头颅 CT 异常。②严重脑外伤（格拉斯哥昏迷评分 3~8 分）伴入院时头颅 CT 正常以及至少下列中的 2 条，即年龄>40 岁；收缩压<90mmHg；对疼痛的异常运动姿势。相对适应证：①蛛网膜下腔出血伴脑积水。②其他情况，如格拉斯哥昏迷评分<9 分和 CT 存在脑水肿证据。③代谢性，如肝性脑病。④缺氧（缺血），如大面积脑梗死、心脏骤停后。⑤中枢神经系统感染。

**方法**　①脑室内测压：无菌条件下在颅骨处钻孔，将硅管经孔道插入侧脑室，连接传感器测定颅内压。②硬膜下测压：无菌条件下在颅骨处钻孔，打穿硬膜后测颅内压。③硬膜外测压：传感器置于硬膜与颅骨间。分为应变计、电压及电容传感器测压和纤维光导法测压。

**判断**　颅内压持续>15mmHg 称颅内压增高，多采用 20mmHg 为需降颅压临界。正常颅内压<15mmHg；轻度升高 15~20mmHg；中度升高 20~40mmHg；重度升高>40mmHg。

**脑血流监测**　脑组织对缺血缺氧敏感，脑血供对脑功能极为

重要。目前适用于床旁监测脑血流的手段主要包括三种：经颅多普勒血流测定、激光多普勒血流测定和热弥散血流测定。

经颅多普勒超声　采用多普勒原理，仪器发射超声波，通常选取颅骨薄部（颞、眼眶及枕大孔）探测，声波达到血管，反射红细胞波动，因入频与反频差与红细胞运动速度成正比，根据多普勒方程式计算红细胞运速，即血流速。经颅多普勒超声测量的是脑动脉血流速，脑血流速度变化反映脑血流量变化。有助于诊断脑血管狭窄和闭塞、畸形、痉挛。脑死亡时经颅多普勒超声有特征性的改变，可作为颅内循环骤停和脑死亡的支持诊断。

激光多普勒血流测定　仍采用多普勒原理，通过接收毛细血管内红细胞散射回来的激光强度判断血流速度。类似于经颅多普勒超声。

热弥散血流测定　使用时将探头放置在暴露的皮层表面。随着技术的发展，探头直径在 1mm 左右，对脑组织的损伤很小。根据简化公式 $CBFP = K(1/V - 1/V_0)$ 计算两个温度探头间的血流量。其中 CBFP 为 100g 脑组织每分钟皮质血流量，K 为常数，V 是两个温度探头间以伏特差计量的温度差，$V_0$ 是两探头在零血流时的以伏特差计量的温度差。目前认为其测得正常值为 50～70 ml/（100g·min），当脑血流低于 40ml/（100g·min）时必须注意血管痉挛的可能以及与脑缺血相关的问题。

脑氧及脑代谢监测　大脑有极高的代谢率和稳定的血流灌注，存在缺氧或灌注不足时，大脑将发生一系列生物化学异常。脑氧和代谢监测的目的是尽早发现这些异常情况。临床最常用颈静脉血氧饱和度监测，其他还有近红外光谱仪经颅脑氧饱和度监测和脑组织氧分压监测。逐渐成熟的脑组织微透析技术则是脑代谢监测的主要进展。颈静脉血氧饱和度监测需经颈内静脉逆行插管至乳突平的颈内静脉球进行测定，免除了颅外静脉血液掺杂。颈静脉血氧饱和度能代表脑氧代谢水平，间接反映脑循环状态。正常值为 55%～68%，< 50% 提示脑血流不足，>75% 提示过度灌注。

脑电图监测　研究和检查大脑半球神经元自发放电活动，通过电子放大器并记录，客观反映大脑功能状态的一种检测技术。脑电图记录了大脑皮质神经元自发而又有节律的电活动，为兴奋性和抑制性突触后电位的总和，是直接监测脑功能和监测癫痫活动的最佳手段，能为癫痫的诊断、分型、确定局部病灶和观察治疗反应性提供帮助。

应用：①监测脑代谢变化。②监测细胞缺血缺氧状态：当脑血流为 20～25ml/（100g·min）时，脑电活动开始减慢；下降至 16～17ml/（100g·min）时，突触活动停止，自发脑电活动衰竭，诱发脑电消失；下降至 10ml/（100g·min）时，能量衰竭，细胞死亡，脑电图波形消失。临床上常以此作为依据确定治疗时间窗，监测手术过程，并给予指导。③监测脑内局灶病变。④监测癫痫活动。⑤监测脑功能损伤程度。⑥监测预后。⑦指导治疗和医疗决策。

脑功能多元化监测　各种脑功能监测手段都有其优点和局限性，尚缺乏任何单一准确有效的监测手段。越来越多的研究推荐，脑功能的监测应采用多种手段、综合评价，由此逐渐形成了多元化的监测理念。脑灌注、血流、代谢及脑电活动之间相互联系、互为因果，监测指标也有互补性。脑功能多元化监测可广泛用于急诊脑功能监测。

（于学忠）

xīnzàng zhòutíng jiéjú
**心脏骤停结局**（ outcome of sudden cardiac arrest）　心脏骤停事件发生后患者可能面临的结局。尽管现代心肺复苏技术和理念有了长足的进步、复苏流程更进一步优化，但心脏骤停（sudden cardiac arrest，SCA）的预后仍不理想，确切原因不明，可能与患者年龄的增加、除颤比例的减少等诸方面因素相关。

**临床表现**　①恢复良好。②中度功能不全：脑缺氧严重，使大脑受到结构性损害，患者昏迷时间长达数天，清醒后出现脑功能不全，经治疗后可逐渐恢复或留有后遗症。③重度脑功能不全：患者出现严重的脑功能障碍，生活不能自理。④持续植物状态：广泛大脑皮质损害，觉醒但无感觉。⑤脑死亡：广泛脑、脑干、脊髓结构性损害，复苏后 24 小时仍出现去皮质或去大脑状态，脑电图示无脑细胞活动。

**心脏骤停病因与结局的关系**　心脏骤停的病因与最初复苏的结局有一定的关系。

**心搏停止**　SCA 患者心搏停止时，成功复苏的可能性很低。院外发生心搏停止的 SCA 患者，仅 10% 在到达医院后可能复苏成功，0～2% 能出院。心搏停止或心动过缓者复苏成功率较低的原因是极缓慢的心室自主节律可能反映其 SCA 持续时间很长（通常超过 4 分钟），且存在严重的不可逆的心肌损伤。心搏停止患者可能被成功复苏的因素包括：目击者现场急救处理、患者年龄小、到达医院时间短、复苏后不需阿托品进行后续长久治疗缓慢性心律失常。

**无脉电活动** 无脉电活动发生 SCA（又称电机械分离）者预后同样很差。一项研究表明，150 名患者中，23% 在到达医院后复苏成功，其中 11% 复苏成功者能出院。

**快速性室性心律失常** 发生快速性室性心律失常的 SCA 患者结局相对较好。发生这类心律失常最常见的原因是心室颤动（简称室颤），其中 25%～40% 能出院。与发生其他心律失常者相比，目击下发生室颤者复苏成功率及出院率都较高。在许多成功复苏的室颤患者中，急性心肌梗死为其最重要的潜在病因。

在发生室性心动过速伴血流动力学不稳定的患者中，复苏成功率为 65%～70%。发生单态性室性心动过速者预后可能更好。发生室性心动过速者同发生室颤者相比，心肌梗死的发生率低，心脏射血分数更高。

**非心源性猝死** 约 1/3 患者发生 SCA 源于非心源性因素，包括创伤、非创伤性失血、中毒、溺水、肺栓塞。40% 可能复苏成功，11% 可能出院，仅 6% 可能在出院时不伴或伴轻度神经系统损伤。

**其他因素与结局的关系** 包括以下几方面。

**非心源性因素** ①对于延迟的心肺复苏，心搏停止、无脉电活动（电机械分离），一些因素也和其预后差相关：包括无生命体征；脓毒症；伴神经定位体征的脑血管事件；肿瘤或是阿尔茨海默病；超过两种慢性疾病史；心

脏疾病史；延迟进行心肺复苏超过 5 分钟。②对到达医院的 SCA 患者，以下因素同样预示预后差：心肺复苏后持续昏迷；心肺复苏后低血压、肺炎和（或）肾衰竭；心功能Ⅲ～Ⅳ级；高龄。

**室颤持续时间** 室颤在正常人中罕有发生，一旦发生，不能自行终止，其复苏成功率主要依靠快速而有效的心肺复苏。电除颤是唯一重新建立心脏电活动和心肌收缩的方法。持续长时间室颤主要有两个后果：降低终止心律失常的可能；一旦室颤持续超过 4 分钟，中枢神经系统和其他脏器就会受到不可逆的损伤。因此，心脏骤停时间越长，复苏成功率越低，即使心肺复苏成功，也可能伴或不伴神经功能损伤。

**目击者心肺复苏** 目击者施行心肺复苏是决定院外心脏骤停复苏结局的重要因素。因其快速施救，复苏成功率有时比医护人员抢救高。尽早恢复或改善循环还可提高神经功能的恢复。但目击者施行心肺复苏措施推广仍有一定困难。其原因是：缺乏心肺复苏培训，进行人工呼吸可能传播疾病。

**单纯胸外按压** 与包括人工呼吸的标准心肺复苏相比，单纯胸外按压的成功率及远期神经功能损害无显著差别，单纯胸外按压确实可行。

**电除颤** 对室颤者应尽早进行电除颤。对电除颤的反应与其是否复苏成功明显相关。但是对 4～5 分钟内不能除颤者，除颤前进行心肺复苏也同样可改善预后。使用自动体外除颤器除颤是另一个快速复苏的方法，可改善院外心脏骤停患者的复苏成功率。

**体温** 适当的低体温（目标体温 32～36℃持续至少 24 小时）

可能对心脏骤停患者成功复苏有益。可改善神经功能的预后，降低室颤后自主循环恢复患者的死亡率，即便是复苏后的患者仍处于持续昏睡状态，也同样有益。

（于学忠）

zhíwù zhuàngtài

**植物状态**（vegetative state, VS） 脑功能严重受损后出现的一种没有感知的觉醒状态。患者保留基本的生命功能，有睡眠觉醒周期，但无意识，缺乏任何接受和反应信息的功能性思维。持续性植物状态（persistent vegetative state, PVS）是詹妮特（Jennett）和普拉姆（Plum）1972 年提出的概念，指人严重脑损伤经过一段时间后仍缺乏意识活动丧失语言，仅保留无意识的姿态调整和运动功能状态。1 个月之内为一过性植物状态；超过 1 个月为持续性植物状态。

**病因** 大致可分为以下三类。①急性损伤：创伤最常见，包括交通事故、枪击伤及产伤等。非创伤性损伤包括各种原因引起的缺氧缺血性脑病，如心脏呼吸骤停、绞死、溺水等。脑血管意外，如脑出血、脑梗死、蛛网膜下腔出血等。此外还有中枢神经系统的感染、肿瘤、中毒等。②变性及代谢性疾病：成人常见于阿尔茨海默病、多发性脑梗死、帕金森病、皮克（Pick）病等。儿童常见于神经节脂质贮积病、肾上腺白质营养不良、线粒体脑病、灰质变性等疾病。③发育畸形：包括无脑畸形、先天性脑积水、小脑畸形等。

**诊断** 包括中国南京标准和美国伦理和神经病学协会标准。

*中国南京诊断标准* 植物状态诊断标准：①认知功能丧失，无意识活动，不能执行指令。②能自

动睁眼或刺激下睁眼。③有睡眠-觉醒周期。④可有无目的性眼球跟踪运动。⑤不能理解和表达语言。⑥保持自主呼吸和血压。⑦下丘脑及脑干功能基本保存。

持续性植物状态诊断标准：植物状态持续1个月以上者才能定为持续植物状态。持续性植物状态的疗效评分量表（表）：①是否脱离植物状态。植物状态：完全不能执行指令或无语言（失语除外）；初步脱离植物状态：能执行简单指令或简单对答。脱离植物状态：能执行较复杂指令或能对答。②其他功能疗效评分。

美国伦理和神经病学协会（1993年）诊断标准 ①对自身或周围缺乏认知，可出现反射性或自发性睁眼。②不能进行有意义的和连贯的听和书写交流，眼球通常不能跟踪靶刺激，偶可出现视觉追踪。对口语缺乏情感反应。③缺乏可理解的言语或说出单词。④偶可出现微笑、皱眉或流泪，但与周围刺激不相干。⑤睡眠-觉醒周期存在。⑥脑干和脊髓反射性活动变化不定。吸吮、噘嘴、咀嚼及吞咽等原始反射可保存，瞳孔对光反射、头眼反射、强握反射和腱反射可存在。⑦无任何随意运动或行为，无获得性行为动作或模仿动作，对有害或不愉快刺激可有微弱的运动（如退缩或要取某种姿势）。⑧血压及心脏功能正常，尿便失禁。

**鉴别诊断** ①昏迷：较严重的病理性意识障碍，既无觉醒也无认知。与植物状态的鉴别在于双眼闭合，不睁眼，无睡眠-觉醒周期，严重病例无任何认知和运动功能，有时生命体征难维持，需借助生命支持系统。②脑死亡：全脑功能丧失，临床上无自主呼吸，必须借助人工呼吸机的维持，一切脑反射均消失。③闭锁综合征：由于双侧脑桥基底部病变，脑干腹侧的皮质脑干束和皮质脊髓束受损，导致全部运动功能丧失。但患者意识清楚，能用睁眼闭眼对问话做出回答。④最小意识状态：一种意识的严重改变，有极小但很明确的自我和环境觉醒的行为证据。

**急诊处理** 尚缺乏有效治疗方法，其原因在于脑细胞对缺氧十分敏感，极易受到损害，而一旦损害又极难复原。药物治疗是最简便、易行的方法。曾有多种药物试用于植物状态患者，但很难说已经取得理想的结果。目前一些专家推荐高压氧治疗，但其作用机制和确切疗效尚未完全清楚。其他治疗包括常规基本药物治疗，主要是增加脑血流量，促进中枢神经细胞代谢，活化神经细胞。康复护理，是维持患者生存的关键，重点是保持营养维持、尿便护理、促进吞咽功能等。传统的康复治疗包括运动治疗、作业治疗。此外，还可进行辅助特殊治疗，包括环境刺激法、条件操作治疗法、感觉刺激法、药物刺激法、神经刺激法等。

（于学忠）

nǎosǐwáng

**脑死亡**（brain death） 包括脑干在内的全脑功能不可逆性丧失状态。人脑由延髓、脑桥、中脑、小脑、间脑和端脑等6个部分组成，延髓、脑桥和中脑合称脑干。人体的呼吸中枢位于脑干，因此脑干功能受损会直接导致呼吸功能停止。神经细胞受到伤害后无法通过再生恢复功能。脑干遭受无法复原的伤害就会永久性完全丧失功能。随后，其他器官和组织也会因为没有氧气供应而逐渐丧失功能。脑死亡不同于"植物人"，后者脑干功能存在，患者可有自主呼吸、心跳和脑干反应，脑死亡则无自主呼吸，是永久、不可逆性损害。

"脑死亡"概念首先产生于法国。1959年，法国学者莫拉雷（P. Mollaret）和古隆（M. Goulon）在第23届国际神经学会上首次提出

**表 持续性植物状态疗效评分量表**

| 反应 | 评 分 | | |
| --- | --- | --- | --- |
| | 0分 | 1分 | 2分 |
| 肢体运动 | 无 | 有无目的性运动 | 有随意运动 |
| 眼球运动 | 无 | 眼球跟踪 | 有意注视 |
| 脑电图 | 平直波 | δ或θ节律 | α或β节律 |
| 执行指令及语言 | 不能执行指令或无言语 | 能执行简单指令或能简单对答 | 能执行各种指令或能说整句 |
| 进食 | 胃管营养 | 能吞咽 | 自动进食 |
| 情感反应 | 无 | 轻度反应 | 正常反应 |
| 躯体感觉诱发电位 | N20消失 | N20潜伏期延长 | N20潜伏期正常 |

注：疗效标准：无效，≤2分；好转，3~12分；脱离，≥13分；痊愈，>30分

"昏迷过度（Le Coma Dépassé）"的概念，同时报道了存在这种病理状态的23个病例，并开始使用"脑死亡"一词。1996年法国确定了"脑死亡"为死亡标志。

自1968年美国哈佛大学死亡定义审查特别委员会提出脑死亡判断指标以来，世界上已有80多个国家和地区陆续建立了脑死亡标准，一些国家还制定了相应的脑死亡法，但也有些国家采用的是脑死亡和心脏死亡标准并存方式。由于人工呼吸器能在患者全身其他器官都已衰竭的情况下继续长时间地维持心肺功能，法学界和社会各界广泛接受这样的观点，即患者死亡的标志是起整合作用的脑功能，特别是脑干功能的全部停止。医师若要宣布患者脑死亡，必须要有引起大脑损伤的结构性或代谢性病因证据，而且要排除一切可逆性昏迷的原因，如急性中毒（一氧化碳中毒、镇静催眠药、麻醉药、精神药物、肌松药等）、低温（肛温32℃）、严重电解质紊乱及酸碱平衡失调、代谢及内分泌障碍（如肝性脑病、尿毒症脑病、非酮症高血糖脑病）及休克等。

**病因** 分为原发性脑死亡和继发性脑死亡。①原发性脑死亡：原发性脑疾病或损伤所致。②继发性脑死亡：心、肺等脑外器官原发性疾病或损伤致脑缺氧或代谢障碍所致。脑死亡的基本原因是：脑组织的严重损伤、出血、炎症、肿瘤、脑水肿、脑压迫、脑疝或继发于心肺功能障碍。

**标准** 1968年在第22届世界医学大会上，美国哈佛医学院死亡定义审查特别委员会提出了"脑功能不可逆性丧失"作为新的死亡标准，并制定了世界上第一个脑死亡诊断标准：①不可逆的

深度昏迷。②自主呼吸停止。③脑干反射消失。④脑电波消失（平坦）。凡符合以上标准，并在24小时或72小时内反复测试，多次检查，结果均无变化，即可宣告死亡，但需排除体温过低（<32.2℃）或刚服用过巴比妥类及其他中枢神经系统抑制剂两种情况。同年，世界卫生组织建立的国际医学科学组织委员会规定死亡标准为：①对环境失去一切反应。②完全没有反射和肌张力。③停止自主呼吸。④动脉压陡降。⑤脑电图平直。其基本内容与哈佛标准相同。1971年，美国提出脑干死亡就是脑死亡的概念。英国皇家医学会于1976年制定了英国脑死亡标准，提出脑干死亡为脑死亡，比不可逆昏迷前进了一步。1979年明确提出患者一旦发生脑死亡便可宣告其已死亡。1995年英国皇家医学会提出脑干死亡标准。

中国脑死亡标准：1980年中国学者李德祥提出脑死亡应是全脑死亡，从而克服了大脑死（不可逆昏迷）、脑干死等脑的部分死亡等同于脑死亡的缺陷，这一观点已获中国学者共识。原卫生部脑死亡起草小组制定的脑死亡诊断标准中规定，脑死亡是包括脑干在内的全脑功能丧失的不可逆转的状态。患者的临床症状为深昏迷，脑干反射全部消失、无自主呼吸（靠呼吸机维持，呼吸暂停试验阳性），脑电图平直，经颅脑多普勒超声诊断呈脑死亡图形，且观察12小时无变化，方可确认为脑死亡。

判定的先决条件：①昏迷原因明确。②排除了各种原因的可逆性昏迷。临床判定：①深昏迷。②脑干反射全部消失。③无自主呼吸（靠呼吸机维持，自主呼吸

激发试验证实无自主呼吸）。3项必须全部具备。确认试验：①脑电图显示电静息。②经颅多普勒超声无脑血流灌注显像。③躯体感觉诱发电位P14以上波形消失。3项中至少1项阳性。判定时间：临床判定和确认试验结果均符合脑死亡判定标准者可首次判定为脑死亡。首次判定12小时后再次复查，结果仍符合脑死亡判定标准者，方可最终确认为脑死亡。

（于学忠）

dàoyuàn sǐwáng

## 到院死亡（dead on arrival）

患者未及到医院就诊，短时间内突发呼吸、心脏骤停或短时间内迅速死亡的状态。泛指病患在送达医院之前已出现死亡症状，如心肺功能停止。中国猝死发生率有上升趋势，冠心病是最常见原因。约2/3在发病约1小时内死于院外，其中冠心病猝死约占75%。另外，由于交通和运输的发展和人员交往的增加、社会流动性的增强，急诊创伤尤其是交通事故导致的死亡率也在逐年上升。有些人认为应该用院外心脏骤停更精准区分。事实上，一个心肺功能停止的病患被送达医院时，除非同时出现脑死亡的症状（瞳孔散大、脑干失去功能），不然在急诊心肺复苏后，仍有机会挽回生命。

出现下列情形之一的院前死亡，到医院急诊科时通常不再进行任何急救（包括心肺复苏）：①无法存活的受伤，例如断头或足以致死的脑部外伤。②尸体僵硬或出现尸斑，足以证明已经死亡好几个小时以上。③流产，婴儿在出生前死亡。④尸体已明显腐烂。⑤已经声明不施行心肺复苏。

（于学忠）

**línchuáng sǐwáng**

## 临床死亡（clinical death）
心脏呼吸骤停、各种反射消失、瞳孔散大、各种调节功能丧失但组织细胞仍有短暂而微弱新陈代谢活动的状态。是介于濒死期和生物学死亡之间的一个状态。典型的死亡发展过程分为三个阶段，濒死期、临床死亡期和生物学死亡期。

临床死亡期：又称躯体死亡期或个体死亡期，指心脏和呼吸骤停。此期中枢神经系统的抑制过程由大脑皮质扩散至皮质下部位，延髓也处于深度抑制状态。心脏骤停是临床死亡的重要标志之一。一般是指心脏丧失了有效收缩功能，包括心室颤动、心脏骤停和室性濒死节律三种形式，常称为临终心律。心脏骤停使有效收缩功能丧失，心输出量降到零，血液循环随之停止，供应大脑的血液中断，迅速导致中枢神经功能丧失和呼吸停止。呼吸骤停是临床死亡的另一重要标志。一些情况下，呼吸骤停先于心脏骤停，如窒息、溺水、电击、休克、中毒、感染、麻醉及各种呼吸系统疾病所致死亡。呼吸骤停、缺氧，进一步加重循环衰竭，引起心脏骤停。

自主呼吸和心脏骤停、反射消失是临床死亡的综合标志，以反射消失最重要，意味着脑功能丧失。在心脏和呼吸骤停（神经反射消失一般都早于心脏和呼吸骤停）后4~5分钟或稍长时间内，机体内仍存少量氧，还能保持最低的生活状态，如果使用人工呼吸机、胸外按压、心脏起搏器等急救措施，生命尚有复苏可能。因为血液循环停止后，大脑皮层耐受缺氧的时间为5~6分钟。若心脏骤停超过8分钟，则

患者进入生物学死亡期，机体细胞发生退行性变化，无法被复苏，即便可以恢复心肺功能亦不可能恢复意识，称为躯体死亡。

在不同情况下，临床死亡期的长短是可变的，如在低温或耗氧量低的情况下，临床死亡期甚至可延长到1小时或更久。老年人、甲状腺功能亢进症、高温环境以及濒死期较长者，临床死亡期经过时间较短。新生儿、经缺氧耐受训练者，濒死期短或低温环境内，经过时间较长。

（于学忠）

**duōqìguān gōngnéng zhàng'ài zōnghézhēng**

## 多器官功能障碍综合征（multiple organ dysfunction syndrome, MODS）
多种急性致病因素所致机体原发病变的基础上，同时或序贯引发2个或2个以上脏器功能障碍或衰竭的综合征。是危重病患者的重要死亡原因。近年来，各种文献多采用MODS代替多器官功能衰竭（multiple organ failure, MOF）。发生功能障碍的器官包括肺、肾、肝、胃肠道、中枢神经系统或是血液系统。MOF是20世纪70年代初提出的概念，被视为危重病救治领域上的飞跃。1973年蒂尔尼（Tilney）首次提出了序贯性系统衰竭的概念，并指出继发功能障碍的器官可以是远隔器官，且不一定是最初受累的器官。1975年博埃（Baue）提出进行性序贯性多系统器官衰竭。1977年艾斯曼（Eiseman）将不同原发疾病导致的多个器官相继发生器官功能衰竭命名为"多器官功能衰竭（MOF）"，MOF的提出对MODS研究具有里程碑意义。1991年美国胸科医师协会/危重病医学会（American College of Chest Physicians/Society of Critical

Care Medicine，ACCP/SCCM）正式提出MODS概念。MODS是多种疾病导致机体内环境失衡，器官不能维持自身的正常功能而出现一系列病理生理改变和临床表现，包括早期多器官功能障碍到晚期MOF的连续过程。

**病因及发病机制** 各种原因均可导致MODS的发生，常见疾病有：严重感染；休克；心肺复苏后；严重创伤；大手术；严重烧（烫、冻）伤；挤压综合征；重症急性胰腺炎；急性药物或毒物中毒。其中，感染是导致MODS的最重要的打击因素。原有慢性疾病的基础，遭受急性打击后更易发生MODS。常见的慢性基础疾病包括慢性心、肾、肝功能障碍，慢性阻塞性肺疾病，糖尿病等。诱发MODS和死亡高危因素包括：高龄、慢性疾病、营养不良、昏迷、大量输血（液）、创伤及危重病评分增高等。

MODS的发病机制尚未完全阐明，可能与下列因素相关（图）：①组织发生缺血-再灌注损伤。②炎症反应失控。③肠道屏障功能破坏。④细菌毒素。⑤二次打击或双相预激。⑥基因调控等。其中，组织缺血-再灌注和（或）全身炎症反应是其共同的病理生理基础，二次打击（感染、休克、严重创伤等）所致的炎症反应失控被认为是MODS最重要的病理生理基础。主要是机体遭受攻击后炎症介质"瀑布效应"，炎症反应失控和免疫功能紊乱所致。

**临床表现** MODS的临床表现复杂，由于受损器官的数目、种类在不同的患者不尽相同，个体差异大，且受原发疾病、功能障碍器官受累范围和程度，以及损伤是一次打击还是多次打击的

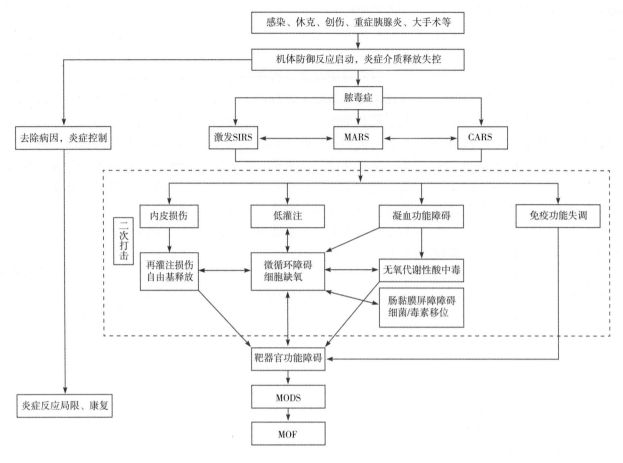

**图 MODS 发病机制**

影响，MODS 的临床表现缺乏特异性。其临床特征包括：从原发损伤到发生脏器功能障碍有一定的时间间隔；发生功能障碍的脏器多是受损器官的远隔器官；循环系统处于高排低阻的高动力状态；持续性高代谢状态和能源利用障碍；氧利用障碍，使内脏器官缺血缺氧，氧供需矛盾突出。在 MODS 的发展过程中，50% 的患者首先出现呼吸系统功能衰竭。

MODS 的病程一般为 14 ～ 21 天，经历休克、复苏、高分解代谢状态和脏器功能衰竭 4 个阶段。MODS 患者病情发展迅速，患者可死于 MODS 的任一阶段。由于 MODS 的临床表现缺乏特异性，临床观察的重点就特别强调对各器官生理、生化指标的监测

和影像学及其他特殊检查，以及早期明确 MODS 的诊断，并早期治疗干预。

**诊断** 具有严重创伤、感染、休克等诱因；存在全身性炎症反应综合征或脓毒症临床表现；发生 2 个或 2 个以上器官序贯功能障碍应考虑 MODS 诊断。关于 MODS 的诊断多是在器官功能障碍的晚期阶段，即 MOF 的诊断标准，中国多采用参照 Fry 诊断标准的综合修订标准（表 1）。

**急诊处理** MODS 病情危重，可发展为不可逆的 MOF，尚无有效特异的治疗方法，预后差。MODS 患者病死率与脏器衰竭的数目呈正相关，总病死率约 40%；其中，两个器官功能衰竭病死率为 52%～65%，3 个或 3 个以上器

官功能衰竭病死率达 84%；4 个及 4 个以上器官功能衰竭者几乎 100% 死亡。

MODS 缺乏特效的治疗方法，对器官功能的监测和支持仍是 MODS 的主要治疗措施，预防 MODS 的发生和发展是降低其病死率的最重要的方法。治疗措施可以分为特异性及非特异性（支持性）治疗。前者包括原发疾病的控制，如感染灶的控制与清除以及有效的抗生素治疗等。目前，针对严重全身性感染、感染性休克和 MODS 的所有治疗都是支持性的，包括输液治疗，血管活性药物的使用，营养支持，肾上腺替代治疗和代谢支持等。

治疗原则包括：①控制原发病，去除诱因。②合理应用抗生

素。③加强器官功能支持和保护。④改善氧代谢，纠正组织缺氧。⑤重视营养和代谢支持。⑥免疫和炎症反应调节治疗。⑦中医药治疗。

控制原发病　MODS治疗的关键。如及时有效的心肺复苏、机械通气纠正缺氧、早期清除引流感染灶、解除消化道梗阻、有效的抗感染治疗、失血性休克的彻底止血和充分液体复苏、脓毒性休克的早期集中化治疗、有效救治多发伤、应用特效解毒药物等。

循环功能支持　①液体复苏：有关休克患者液体复苏时的液体选择至今仍无定论。现有资料显示，白蛋白与晶体液可能并无差异，而人造胶体可能导致肾毒性增加。另外，不同适应证时选择不同种类的液体有可能影响患者预后。②血管活性药物的应用：在充分的容量复苏后，通常需要使用儿茶酚胺类药物如去甲肾上腺素、多巴胺、多巴酚丁胺等血管活性药物。③早期目标指导治疗：进行早期治疗干预以恢复氧输送和氧需之间的平衡，可以改善严重全身性感染的预后。建议对接受复苏治疗后的全身性感染患者采用乳酸浓度、碱剩余、pH及中心静脉血氧饱和度（$ScvO_2$）等客观指标进行监测。争取6小时内达到复苏目标：中心静脉压8~12cmH₂O；平均动脉压≥65mmHg；尿量≥0.5ml/（kg·h）；中心静脉或混合静脉血氧饱和度≥70%。

呼吸功能支持　很多全身性感染患者同时罹患急性肺损伤或急性呼吸窘迫综合征，从而需要机械通气支持。对于急性肺损伤/急性呼吸窘迫综合征患者，潮气量过大以及肺泡的反复塌陷和复张将进一步加重肺损伤。因此，

小潮气量通气仍然是目前急性呼吸窘迫综合征机械通气的标准治疗策略。

肾脏替代治疗和血液净化治疗　目的为清除体内蓄积的有害代谢产物，维持水、电解质、酸碱平衡。

营养支持　MODS患者处于高度应激状态，呈现高代谢、高分解为特征的代谢紊乱。早期应用肠内营养效果较好。早期经空肠营养可能有助于维持肠道内正常菌群和屏障功能，从而减少细菌内毒素的移位。

感染性休克集束化治疗　即综合采取多种治疗措施，希望取得优于单一治疗措施的疗效。感

染性休克的集束化治疗包括两部分（表2），即全身性感染复苏的集束化治疗及治疗的集束化治疗。

多项临床试验表明，感染性休克患者如在规定时间内达到上述目标，病死率将显著降低。对于严重全身性感染与感染性休克患者，在积极治疗感染的同时，根据循证医学原则，实施相关的支持治疗措施，有可能改善临床预后。

预防　MODS一旦发生不易控制，死亡率高。因此预防更加显得重要，预防措施主要在处理各种急症时应有整体观念，尽早做到全面的诊断和处理。

（于学忠）

**表1　MODS的诊断标准**

| 器官或系统 | 诊断标准 |
| --- | --- |
| 循环系统 | 收缩压<90mmHg，持续1小时以上，或循环需要药物支持维持稳定 |
| 呼吸系统 | 急性起病，氧合指数≤200mmHg（已用或未用呼气末正压通气），胸部X线片见双肺浸润，肺动脉楔压≤18mmHg，或无左心房压升高的证据 |
| 肾 | 血肌酐>177μmol/L伴有少尿或多尿，或需要血液透析 |
| 肝 | 血清总胆红素≥34.2μmol/L，血清转氨酶>正常值上限的2倍，或有肝性脑病 |
| 胃肠道 | 上消化道出血，24小时出血量>400ml，或不能耐受食物，或消化道坏死或穿孔 |
| 血液系统 | 血小板计数<50×10⁹/L或减少25%，或出现弥散性血管内凝血 |
| 代谢 | 不能为机体提供所需能量，糖耐量减低，需用胰岛素；或出现骨骼肌萎缩、无力 |
| 中枢神经系统 | 格拉斯哥昏迷评分<7分 |

**表2　感染性休克的集束化治疗**

| 全身性感染复苏的集束化治疗（6小时内完成） | ①测定血乳酸水平。②应用抗生素前留取血培养。③急诊患者于发病3小时内，重症监护治疗病房患者于发病1小时内应用广谱抗生素。④发生低血压和（或）乳酸>4mmol/L时，最初输注最少20ml/kg的晶体液（或等量胶体液）；如经过最初扩容治疗仍无反应，使用升压药物维持平均动脉压（MAP）>65mmHg。⑤液体复苏治疗后仍持续低血压（感染性休克）和（或）乳酸>4mmol/L时，中心静脉压（CVP）>8mmHg；中心静脉血氧饱和度（$ScvO_2$）>70% |
| 全身性感染治疗的集束化治疗（24小时内完成） | ①感染性休克患者使用小剂量糖皮质激素。②使用活化蛋白C。③控制血糖水平在正常低限以上，但<8.3mmol/L。④机械通气患者吸气平台压力<30cmH₂O |

duōqìguān gōngnéng shuāijié

## 多器官功能衰竭（multiple organ failure，MOF）

多器官功能障碍综合征的严重阶段。此时机体系统或器官的功能损害达到衰竭程度。其发生机制、临床表现、急诊处理等内容见多器官功能障碍综合征。

（于学忠）

xiūkè

## 休克（shock）

有效循环血容量急剧减少，组织和重要器官血液灌注量不足致代谢紊乱、细胞受损和器官功能障碍的病理状态。按病因分为过敏性休克、心源性休克、失血性休克、感染性休克、梗阻性休克、神经源性休克等。

**发生机制** 诸多致病因素均可导致休克。有效循环血容量减少，导致微循环障碍，体液代谢改变，重要器官因缺氧而发生功能及代谢障碍，是各类休克的共同病理生理基础。

*微循环变化* 分为三个时期。

*微循环缺血期* 休克早期微循环灌注变化的特点以缺血为主，微动脉、后微动脉、毛细血管前括约肌和微静脉、小静脉均持续收缩或痉挛，口径明显变小，主要是毛细血管前阻力显著增加，大量真毛细血管网关闭，微循环内血流速度显著减慢，开放的毛细血管减少，毛细血管血流限于直捷通路，少灌少流或灌少于流。此期微循环变化对机体有一定的代偿意义，交感神经-肾上腺髓质系统的反射性兴奋使心率增快、心肌收缩力增强、小血管收缩、周围血管阻力增加以维持动脉血压。微循环血管内血压降低，其血流量减少，有助于组织间液回流入毛细血管，使回心血量增加。此期是抢救休克的良好时机。

*微循环淤血期* 若休克早期未得到及时防治，微循环持续性缺血，发展为微循环血管扩张淤血。其特征是淤血，微动脉和毛细血管前括约肌收缩逐渐减退甚至舒张，微静脉血流缓慢，红细胞聚集，白细胞贴壁嵌塞，血小板聚集和黏附，使血液黏稠度增加，血流缓慢甚至淤滞，引起毛细血管的后阻力大于前阻力，组织血液供应灌入多而流出少。毛细血管中血流淤滞，部分血管失去代偿性紧张状态，故又称为淤血性缺氧期。本期全身组织器官处于严重淤血性缺氧状态，可出现休克的典型临床表现，如心输出量急剧减少致血压进行性下降、脉压减小、心率加快、脉搏细数，回心血量减少使中心静脉压降低并出现静脉塌陷，皮肤因淤血缺氧而出现发绀、花斑纹，脑缺血可出现神志淡漠、意识模糊、甚至昏迷，肾血流量急剧减少致少尿、甚至无尿。此期抢救的关键是解除微循环淤血，应立即补充血容量，选用血管活性药物，纠正酸中毒和防止发生弥散性血管内凝血（disseminated intravascular coagulation，DIC）。若未得到及时治疗，休克将进入晚期。

*微循环衰竭期* 缺氧和酸中毒使微血管高度麻痹、扩张，对活性物质失去反应性，血管内皮细胞严重受损，血流更慢，血细胞聚集，大量微血栓形成阻塞微循环发生DIC，凝血因子耗尽，纤溶活性亢进，血流处于不灌不流状态，组织得不到足够的氧气和营养物质供应，可出现多部位不同程度的出血，因此又称DIC期。此期由于微循环淤血的不断加重和DIC的发生，使全身微循环灌注严重不足，全身性缺氧和酸中毒也更严重，导致细胞受损甚至死亡，各重要器官代谢、功能障碍更加严重，炎性介质及中性粒细胞聚集并释放的各种酶类，加重重要器官的不可逆性损伤，甚至发生多器官功能障碍综合征。

*体液代谢改变* ①能量及营养物质代谢：休克时微循环严重障碍引起组织缺氧，细胞有氧氧化障碍，无氧酵解增强，乳酸生成增多，ATP生成减少，细胞膜$Na^+$-$K^+$-ATP酶活性降低，导致细胞肿胀甚至死亡。休克早期可因儿茶酚胺、胰高血糖素和肾上腺皮质激素增多而使血糖增高，晚期因糖原耗竭和糖异生作用的减弱使血糖降低。蛋白质和酶的合成受到抑制，使细胞不能维持正常的功能和结构，蛋白质分解代谢增加，使血中肌酐、尿素、尿酸增多。儿茶酚胺增多，使脂肪组织中的三酰甘油水解及缺氧时细胞主要利用葡萄糖进行无氧酵解而对游离脂肪酸的摄取减少，导致细胞内的脂肪酸和脂酰辅酶A增多，加重了细胞的损伤。②代谢性酸中毒：休克时由于组织缺氧，糖有氧氧化受阻，糖酵解增强，乳酸生成增多，丙酮酸不能充分氧化而被还原为乳酸，肝脏也不能充分摄取乳酸转变为葡萄糖，出现乳酸血症，发生乳酸性酸中毒。酸中毒可使微血管进一步扩张淤血，促进DIC的发生，还可伴发高钾血症，抑制心肌收缩和能量代谢，破坏细胞生物膜等而使休克加重。

*重要器官继发损害* ①心脏：休克早期心输出量急剧减少，但由于冠状血管舒张和动脉血压的代偿性维持，基本上保证了心内微循环血液的灌注，心功能可维持正常或代偿性加强。休克中晚期血压明显下降使冠状动脉血液灌注减少，心肌供血不足，交感神经-肾上腺髓质系统兴奋使心率

增快、心肌收缩力增强，加重心肌缺氧；低氧血症、酸中毒、高钾血症及心肌抑制因子的作用均抑制心脏功能；DIC 引起心肌局灶性变性坏死和心内膜下出血，最终使心肌舒缩功能障碍，导致心力衰竭。②肺：休克早期由于呼吸中枢兴奋，通气过度可引起低碳酸血症和呼吸性碱中毒。休克晚期，肺微循环障碍使肺泡表面活性物质减少，肺泡塌陷形成肺不张；通气/血流比值失调和弥散功能障碍导致动脉血氧分压进行性下降，引起低氧血症和呼吸困难，导致急性呼吸衰竭。③脑：休克早期由于血流的重新分布和脑循环的自身调节，保证了脑的血液供应。收缩压降至 60mmHg 以下或脑循环出现 DIC 时，脑的血液循环障碍加重，脑组织缺血、缺氧和酸中毒，使脑细胞膜和脑微血管通透性增高，引起脑水肿和颅内压升高，严重时形成脑疝。④肾：休克早期即可发生功能性急性肾衰竭，在动脉血压降低之前即可出现少尿甚至无尿。若休克持续时间较长，肾缺血持续性加重，可引起急性肾小管坏死，发生器质性急性肾衰竭。⑤肝：休克时由于肝动脉、门静脉血流量减少，肝内微循环障碍和形成 DIC，致使肝细胞缺血缺氧、结构破坏、代谢功能不全、凝血因子合成及解毒功能障碍。⑥胃肠道：胃肠微小血管痉挛性缺血，继而转变为淤血、水肿，黏膜上皮细胞变性、坏死、黏膜糜烂，甚至溃疡和出血，形成急性胃黏膜病变、急性出血性肠炎、肠麻痹、肠坏死等。⑦多器官功能障碍综合征：休克晚期常出现两个或两个以上器官相继或同时发生功能衰竭，是休克致死的重要原因。休克时组织器官严重缺血缺氧、

代谢障碍、酸中毒等在多器官功能障碍综合征发生机制中起重要作用，补体、激肽、凝血、纤溶等系统激活而产生的大量血管活性物质及中性粒细胞聚集并释放各种酶类等对组织的损伤也起一定作用。

**诊断** 1982 年 2 月中国"急性三衰"会议制定的休克诊断标准为：①具有诱发休克的病因。②意识障碍。③脉率>100 次/分或脉搏细数不能触及。④末梢循环灌注不足：四肢湿冷，胸骨部位皮肤指压阳性（压后再充盈时间>2 秒）；皮肤花纹，黏膜苍白或发绀等；尿量<30ml/h 或无尿。⑤收缩压 < 80mmHg。⑥脉压 <20mmHg。⑦原有高血压者，收缩压较原有水平下降 30% 以上。符合①及②③④中的两项和⑤⑥⑦中的一项者，即可诊断。

**鉴别诊断** 主要与低血压鉴别及各类休克鉴别。

休克与低血压鉴别 低血压是指体循环动脉压力低于正常的状态，一般认为正常成年人肱动脉血压 < 90/60mmHg 为低血压，低血压是休克的重要临床表现之一，但低血压并不意味着休克。低血压根据其发生原因一般分为三类。①直立性低血压。②症状性低血压：亦称继发性低血压，多继发于某些慢性病及某些药物，也可为某些医疗操作所致，如透析过程需要脱出大量的水分同时也丢失大量的溶质而致血容量减少引起低血压。③体质性低血压：又称原发性低血压，一般认为与体质瘦弱有关，多见于 20～40 岁妇女，多有遗传倾向。

各型休克鉴别 ①低血容量性休克：继发于体内外急性大量失血或体液丢失或有液体严重摄入不足史；有口渴、兴奋、烦躁

不安，进而出现神情淡漠、神志模糊甚至昏迷等；脉搏细数，皮肤湿冷，毛细血管充盈时间延长，少尿或无尿。中心静脉压和肺动脉楔压测定有助于监测休克程度。②心源性休克：有心脏疾病的临床表现，如快速性心律失常患者有心悸、气促甚至晕厥等症状，心电图可明确心律失常类型，急性心肌梗死患者常有明显胸痛或胸部不适感，心电图有典型的 ST-T 改变等。③感染性休克：有创伤、传染病、近期手术、器官移植或长期接受糖皮质激素、免疫抑制剂、抗代谢药物或放射治疗，或留置导尿管或静脉导管等感染证据；有感染中毒征象，如发热、寒战、白细胞计数及中性粒细胞比例增高等。④过敏性休克：有明确致敏因素，如易致敏药物、异种蛋白等。大多数猝然发病，约半数患者在接受变应原5 分钟内发生症状，血压可急剧下降到 80/50mmHg 以下，常有与过敏相关的皮肤表现及呼吸系统症状，如荨麻疹、血管神经性水肿、支气管哮喘、呼吸困难等。⑤神经源性休克：多见于严重创伤、剧烈疼痛等强刺激，高位脊髓麻醉或损伤等，起病急，若及时诊断治疗，预后良好。⑥梗阻性休克：有血液循环严重受阻的因素，如心脏压塞、肺栓塞及张力性气胸等。

**急诊处理** 处理原则是尽快去除病因，迅速恢复有效循环血量，维持重要器官的微循环灌注，改善细胞氧供及代谢。

一般处理 镇静、吸氧、保暖、减少搬动。平卧位，下肢抬高 20°～30°，有心力衰竭或肺水肿者半卧位或端坐位。疼痛并已确诊者应及时镇痛。行心电、呼吸、血压、血氧饱和度监测。立

即建立静脉通道，保证补液及给药，完善血常规、血生化、凝血功能、动脉血气分析、心电图、床旁胸部 X 线片及中心静脉压等检查，留置导尿管，监测尿量变化。

治疗病因　收集病史，进行体格检查和必要的特殊检查，尽快做出休克的病因诊断并进行针对性治疗是控制休克的关键。

补充血容量　尽快建立大静脉通路或双通路补液，快速补充晶体液及胶体液，必要时输注成分血或全血。根据休克类型及临床表现调整补液种类及晶体液与胶体液比例，根据休克的监护指标（血压、中心静脉压等）调整补液量及补液速度。

纠正酸中毒　休克时由于微循环障碍组织缺氧引起代谢性酸中毒，在休克早期积极液体复苏改善微循环障碍情况下，一般酸中毒较易纠正。当发生严重酸中毒时应立即补充碱液，具体剂量应视酸中毒程度和血气分析结果来确定。

应用血管活性药物　包括血管收缩药和血管扩张药，前者适用于应用血管扩张药并配合积极补充血容量、纠正酸中毒、强心等综合措施后，休克无好转甚至恶化者，或应用血管扩张药及扩容治疗后症状有改善，但动脉血压仍低者；后者包括 α 受体阻断药、M 受体阻断药及其他直接作用于血管的血管扩张药，适用于有交感神经系统功能亢进、中心静脉压正常或较高，或用去甲肾上腺素后血压不见回升且无其他血压不升原因者。

改善低氧血症　吸氧和保持呼吸道通畅，可用鼻导管或面罩给氧，如气体交换不好，动脉血氧分压仍低而二氧化碳分压仍高，

宜及时做气管插管或气管切开，予机械通气。

防治并发症及重要器官功能障碍　采取相应的预防与治疗措施，防止多器官功能障碍综合征的发生。

（陈旭岩　曹国辉）

xiūkè zhǐshù

## 休克指数（shock index，SI）

脉搏与收缩压的比值。是反映血流动力学的临床指标之一，主要用于失血量的粗略估计和休克程度的判断。一般认为 SI 正常比值为 0.5 ~ 0.7。失血量占循环血量 1/4 以下时，SI<1；失血量达循环血量的 1/4 ~ 1/3 时，SI ≈ 1；失血量>1/3 循环血量时，SI>1。很多危重病早期，特别是休克代偿期，血压可正常或者偏高，所以单用生命体征判断病情危重程度并不适应当前医学的发展需要。SI 广泛应用于创伤性出血、异位妊娠破裂、消化道出血等疾病的出血量估计，亦在心源性休克以及肺栓塞等疾病的判断中发挥一定作用，有助于指导临床抢救。SI 对危重病情预后判断比传统生命体征更有意义。无创伤、计算简便的特点，特别适用于急诊病情的快速判断。随着危重病医学的不断发展，传统的诊断依据如收缩压下降（<90mmHg 或较基础血压下降>40mmHg）或脉压减小（< 20mmHg）、尿量<0.5ml/（kg·h）、心率>100 次/分、中心静脉压<5mmHg 或肺动脉楔压<8mmHg 及休克指数等指标具有一定局限。有学者发现氧代谢与组织灌注指标对低血容量休克早期诊断有更重要的参考价值。此外，有学者也指出了在休克复苏过程中每搏输出量、心输出量、氧输送、氧消耗、胃黏膜二氧化碳张力、混合静脉血氧饱和度等

指标也具有一定程度的指导意义，但这些指标尚需进一步循证医学的证据支持。

（陈旭岩　薛　硕）

xiūkè róngliàng fùsū

## 休克容量复苏（fluid resuscitation of shock）

通过补充液体，纠正休克导致的绝对或相对的有效血容量不足的临床治疗策略。全身重要脏器微循环灌注急剧减少是各型休克的共同发病环节，休克的最终结局自始至终与组织灌注相关，因此，提高其救治成功率的关键是去除休克病因的同时，尽快恢复有效的组织灌注，即容量复苏，以改善组织细胞的氧供，重建氧的供需平衡和恢复正常的细胞功能。

复苏液种类　包括晶体液和胶体液。

晶体液　常用生理盐水、乳酸林格液和平衡液，其容量复苏效果没有明显差异。①生理盐水：等渗，但含氯高，大量输注可引起高氯性代谢性酸中毒。②乳酸林格液：其电解质组成接近生理状态，含有少量乳酸，一般情况下，其所含乳酸可在肝脏迅速代谢，大量输注乳酸林格液应该考虑到其对血乳酸水平的影响。③平衡液：由 2 份生理盐水和 1 份 1.25%碳酸氢钠溶液或 1.87%乳酸钠溶液组成，其氯离子与钠离子的比值与细胞外液中二者的比值相同，且 pH、渗透压和缓冲碱接近细胞外液，故称为平衡盐溶液。应用平衡液比生理盐水更有利于预防酸中毒。

高张盐溶液包括高渗盐右旋糖酐注射液、高渗盐注射液及 11.2%乳酸钠等高张溶液。尚无足够循证医学证据证明高张盐溶液作为复苏液体更有利于低血容量休克。在一般情况下，晶体液

输注后会进行血管内外再分布，约25%存留在血管内，其余75%分布于血管外间隙。因此，低血容量休克时若单以大量晶体液复苏，可引起血浆蛋白的稀释及胶体渗透压下降，出现组织水肿。

**胶体液** 目前有很多不同的胶体液可供选择，包括白蛋白、羟乙基淀粉、明胶、右旋糖酐和血浆。临床上休克复苏治疗中应用的胶体液主要有羟乙基淀粉和白蛋白。羟乙基淀粉是人工合成的胶体溶液，不同类型制剂的主要成分是不同分子量的支链淀粉，在体内主要经肾脏清除。临床上多采用6%或10%的羟乙基淀粉。输注1L羟乙基淀粉能使循环容量增加700~1000ml。天然淀粉会被内源性的淀粉酶快速水解，而羟乙基化可以减缓这一过程，使其扩容效应能维持较长时间，同时在减少毛细血管渗漏、改善内脏灌注和内皮功能方面有一定优势。白蛋白是一种天然血浆蛋白质，在正常人体构成血浆胶体渗透压的75%~80%，分子量66~69kD。人血白蛋白制剂有4%、5%、10%、20%和25%几种浓度。作为天然胶体，白蛋白构成正常血浆中维持容量与胶体渗透压的主要成分，因此在容量复苏过程中常被选择用于液体复苏。但白蛋白价格昂贵，并有传播血源性疾病的潜在风险。

**复苏液选择** 胶体液和晶体液的主要区别是胶体溶液有一定胶体渗透压，胶体液和晶体液的体内分布也明显不同。应用晶体液和胶体液滴定复苏达到同样水平的充盈压时，它们都可同等程度的恢复组织灌注。一般说来，晶体液用量为胶体液用量的2~3倍。对创伤、烧伤和手术后的患者，胶体液和晶体液复苏治疗并未显示病死率的不同，尽管晶体液复苏所需的容量明显高于胶体液，但两者对肺水肿发生率、住院时间和28天病死率均无显著差别。至今关于不同胶体液复苏休克患者的效果，尚缺乏大规模临床研究结果。有研究证实，白蛋白对低蛋白血症患者可降低死亡率。若患者已存在毛细血管渗漏，可采用中分子量羟乙基淀粉。

**复苏液输注** 紧急容量复苏时必须迅速建立有效的静脉通路。在不影响容量复苏的前提下应进行中心静脉导管穿刺以保证输液速度。输液量及输液速度应根据患者有效循环血量及心血管功能情况、微循环灌注的改善以及患者对液体治疗的反应情况综合考虑决定。治疗开始时，推荐采用快速补液试验，又称容量负荷试验，即在30分钟内输入500~1000ml晶体液或300~500ml胶体液，同时根据患者反应性（血压升高和尿量增加）和耐受性（血管内容量负荷）决定是否再次给予快速补液。容量负荷试验包括以下四方面：液体的选择，输液速度的选择，时机和目标的选择和安全性限制。对低血容量休克血流动力学状态不稳定者应积极使用容量负荷试验。

**复苏终点与预后评估指标**
包括临床指标和血流动力学监测。

**临床指标** 神志、皮温与色泽、心率、血压和尿量是判断休克和指导复苏最常用的指标。维持平均动脉压在60~80mmHg比较恰当，但是在机体应激反应和药物作用下，这些指标往往不能真实地反映休克时组织灌注的有效改善。高达50%~85%的低血容量休克患者达到上述指标后，仍然存在组织低灌注，这种状态的持续存在最终可能导致病死率增高。传统临床指标对指导低血容量休克治疗有一定意义，但不能作为终点目标。

**有创血流动力学监测** 主要靠以下指标进行血流动力学监测。

**平均动脉压（MAP）** 有创动脉血压比无创动脉血压高5~20mmHg。持续低血压状态时，无创测压难以准确反映实际大动脉压力，有创测压较可靠，可保证连续观察血压和即时变化，并提供动脉采血通道。

**中心静脉压（CVP）和肺动脉楔压（PAWP）** CVP是最常用的、易于获得的监测指标，与PAWP意义相近，用于监测前负荷容量状态和指导补液，有助于了解机体对液体复苏的反应性，及时调整治疗方案。CVP的目标值为8~12mmHg，CVP和PAWP监测有助于对已知或怀疑存在心功能不全的休克患者的液体治疗，防止输液过多导致的前负荷过度。

**氧输送与氧消耗** 曾将心脏指数 $> 4.5L/(min \cdot m^2)$、氧输送 $> 600ml/(min \cdot m^2)$ 及氧消耗 $> 170ml/(min \cdot m^2)$ 作为包括低血容量休克在内的创伤高危患者的复苏目标。然而，有研究表明这些指标并不能够降低创伤患者的病死率，复苏后经过治疗达到超正常氧输送指标的患者生存率较未达标的患者无明显改善。但是，关于这些指标与复苏效果的关系，看法并不一致。严格地说，该指标可作为一个预测预后的指标，而非复苏终点目标。

**混合静脉血氧饱和度（$SvO_2$）和中心静脉血氧饱和度（$ScvO_2$）**
氧输送不足时，外周通常要增加氧摄取以尽可能地减轻缺氧，导致 $SvO_2$ 值下降。$SvO_2$ 的变化可反映全身氧摄取，在理论上能表达氧供和氧摄取的平衡状态。满

意的复苏应使 $SvO_2 > 0.65$ 或 $ScvO_2 > 0.70$。但脓毒性休克存在细胞摄取和利用氧障碍，因此在组织严重缺氧时，$SvO_2$ 也可能处在较高的水平。

**血乳酸** 在缺氧环境下，由于丙酮酸不能进入三羧酸循环氧化而被大量还原为乳酸，所以血乳酸水平是组织氧供需失衡的间接反映指标，大致能反映低灌注和休克的严重程度。血乳酸的水平、持续时间与低血容量休克患者的预后密切相关，持续高水平的血乳酸（>4mmol/L）预示预后不佳。血乳酸清除率比单纯的血乳酸值能更好反映预后。以乳酸清除率正常化作为复苏终点优于 MAP 和尿量，也优于心脏指数、氧输送和氧消耗。以达到血乳酸浓度正常（≤2mmol/L）为标准，复苏的第一个 24 小时血乳酸浓度恢复正常（≤2mmol/L）极为关键，在此时间内血乳酸降至正常的患者，在病因消除的情况下，生存率明显增加。

**剩余碱** 可反映全身组织酸中毒和组织低灌注的程度。负值提示碱缺失，分三度：轻度为 $-5 \sim -2$mmol/L，中度为 $-15 \sim -5$mmol/L，重度为 $< -15$mmol/L。碱缺失的水平与预后密切相关，重度者病死率高，复苏时应动态监测。

**胃黏膜内 pH（pHi）和胃黏膜内 $CO_2$ 分压（$PgCO_2$）** pHi 反映内脏或局部组织的灌流状态，对休克有早期预警意义，与休克患者预后有相关性。pHi 复苏到 >7.30 作为终点，并且达到这一终点的时间 <24 小时与超正常氧输送为终点的复苏效果类似，但比氧输送能更早、更精确预测患者的死亡和多器官功能障碍综合征的发生。胃黏膜缺血时，

$PgCO_2 > PaCO_2$，胃黏膜内与动脉血二氧化碳分压差 $[P(g\text{-}a)CO_2]$ 大小与缺血程度有关。$PgCO_2$ 正常值 < 49mmHg，$P(g\text{-}a)CO_2$ 正常值 <11mmHg，$PgCO_2$ 或 $P(g\text{-}a)CO_2$ 值越大，表示缺血越严重。

在容量复苏过程中，一旦容量补充已可以维持前负荷，就应立即进行循环容量结构的调整。由于液体的大量补充，机体的容量构成难免发生变化，应首先根据丢失液体的种类或部位进行补充，同时进行血液成分检测，如血红蛋白、白蛋白、电解质、血浆渗透压等，在此过程中需注意心脏前负荷的变化，注意组织灌注改善与否，若心脏前负荷正常后仍不能维持循环灌注，应及时应用血管活性药物。容量复苏过程中水电解质紊乱和渗透压改变会有大量液体漏出血管外，在休克纠正后这部分液体会回流入血管内，从而导致一过性容量过多，应注意及时利尿和脱水治疗。

**小容量液体复苏** 顽固性休克常见于严重创伤（贯通伤、血管伤、实质性脏器损伤、长骨和骨盆骨折、胸部创伤、腹膜后血肿等）、消化道出血、妇产科出血等。常表现为对治疗无反应，休克持续存在，或者治疗开始有反应，随后再次出现休克或者加重。应尽快找出出血原因，采取有效止血方法。这些患者早期积极复苏可引起稀释性凝血功能障碍；血压升高后，血管内已形成的凝血块脱落，造成再出血；血液过度稀释，血红蛋白降低，减少组织氧供；并发症和病死率增加。因此，提出了控制性液体复苏，即在活动性出血控制前应给予小容量液体复苏，在短期允许的低血压范围内维持重要脏器的灌注和氧供，避免早期积极复苏带来

的副作用，收缩压维持在 $80 \sim 90$mmHg，以保证重要脏器的基本灌注，并尽快止血；出血控制后再进行积极容量复苏。

（陈旭岩 宋琳琳）

guòmǐnxìng xiūkè

## 过敏性休克（anaphylactic shock）

变应原作用于超敏体质患者导致以急性周围循环灌注不足为主要表现的临床综合征。表现与程度依机体反应性、抗原进入量及途径等不同而有很大差别。起病急，病情危重，若不及时处理常可危及生命。

**病因及发病机制** 引起过敏体质的过敏原（抗原）很多，如药物、生物制品、动物皮屑、昆虫毒液、食品（如牛奶、鱼虾、贝类、鸡蛋）及其他物品（如油漆、甲醛）。此类抗原对机体的作用，轻者产生过敏性炎症，重者出现过敏性休克。其中最常见的是青霉素过敏，无论静脉、肌内、皮下注射还是皮肤划痕试验均可发生。

临床上所说的过敏反应的实质，是免疫学上的超敏反应，又称变态反应，过敏原（抗原）专业上称变应原。抗原进入后，机体呈反应性增高（致敏）状态，产生特异性抗体。若同种抗原再次进入机体，即产生抗原抗体反应及致敏淋巴细胞反应，导致组织损伤，并根据机体的反应强度及损伤强度产生不同后果。

**临床表现** ①喉头或支气管水肿：最常见，也是最重要的死因。由于气道水肿痉挛，分泌物增多，患者可出现喉头阻塞感、胸闷、气短、呼吸困难、窒息感和发绀等，重则窒息死亡。②循环衰竭：可表现为心悸、苍白、出汗、脉速而弱、四肢厥冷、血压下降等。有冠心病基础的患者

有可能由于血液浓缩和血压降低导致急性心肌梗死。③神经系统症状：可出现头晕、乏力、视物模糊、神志淡漠或烦躁不安，随着脑缺氧和脑水肿的加重，患者甚至出现尿便失禁，抽搐，肢体强直和昏迷。④消化系统症状：恶心、呕吐、食管梗阻感、腹胀、腹泻、腹痛等。⑤皮肤黏膜：出现最早，可表现为一过性潮红、皮肤瘙痒或口唇、舌及四肢末梢麻木感，继而出现各种皮疹，重者可发生血管神经性水肿。还可出现喷嚏、水样鼻涕、声音嘶哑等。

**临床分型**　按照症状出现距离变应原进入的时间长短，分为两型。①速发型过敏性休克：多见。出现在变应原接触后半小时内，多见于药物注射、昆虫咬伤或抗原吸入等途径。青霉素过敏、血清反应和支气管哮喘最常见。病情急，症状重，预后差。②迟发型过敏性休克：少见。出现在变应原接触后半小时以上，甚至可达24小时以上。多见于服药过敏、食物或接触物过敏。病情较轻，预后较好。

**诊断与鉴别诊断**　患者有接触变应原的病史。根据接触史和临床表现，诊断不难，必要时可做超敏反应试验。

主要与以下疾病鉴别。①迷走血管性昏厥：多发生在注射后，尤其在患者有发热、失水或低血糖时。可表现为面色苍白、恶心、出冷汗，甚至出现昏厥。但患者无瘙痒或皮疹，昏厥经平卧后可好转，血压低但脉搏缓慢，使用阿托品类药物有效。②遗传性血管性水肿：一种常染色体遗传的缺乏补体C1酯酶抑制物的疾病。患者在一些非特异性的因素（感染、创伤等）刺激下发病，表现为皮肤和呼吸道黏膜的血管性水肿，患者临床可表现为喘憋和呼吸困难，这与过敏性休克相似。但多有家族史或既往史，起病慢，无血压下降，无荨麻疹等。③失血性休克、心源性休克、神经源性休克、感染性休克和梗阻性休克（见休克）。

**急诊处理**　①一般处理：当机立断，不失时机地积极处理。立即去除可疑的过敏原或致敏药物，结扎注射或虫咬部位以上的肢体以减缓吸收。平卧、吸氧，保持呼吸道畅通。②肾上腺素：肾上腺素能通过β受体效应使支气管痉挛快速舒张，通过α受体效应使外周小血管收缩。还能对抗部分速发型超敏反应的介质释放，是救治此症的首选药物，可重复应用。多数患者休克症状在半小时内均可逐渐恢复。若不见好转属严重病例。③糖皮质激素：扩张痉挛收缩的血管和加强心脏收缩，降低血管对某些缩血管活性物质的敏感性，使微循环血流动力学恢复正常，改善休克状态。还有抗炎作用，在炎症早期可减轻渗出、水肿、毛细血管扩张、白细胞浸润及吞噬反应，改善红、肿、热、痛等症状，但对于速发反应无明显治疗效果。④血管活性药物：对顽固性低血压者可酌情使用血管活性药，如去甲肾上腺素或多巴胺等。⑤补充血容量：及时补充血容量，维持有效循环。⑥抗过敏药物：常用的是氯苯那敏或异丙嗪。患者处于过敏性休克期间，其过敏阈值甚低，可能使一些原来不过敏的药物转为过敏原。故治疗此症用药切忌过多过滥。

**预后**　通常接受抗原后出现过敏症状越迟者，预后越好。某些高度致敏而发生"闪电样"过敏性休克者，预后较差。有冠心病基础病者在发生过敏性休克时由于血浆浓缩和血压下降，易伴发心肌梗死。神经系症状明显者恢复后易残留脑缺氧后并发症。

**预防**　此症绝大多数是特异性 IgE 介导的超敏反应。此类抗原接触量越大，次数越多，发病越强烈，最根本的办法是明确并避开引发患者发病的过敏原，但临床上经常难以做出特异性过敏原诊断。防止药物过敏应注意：①用药前详细询问过敏史，阳性患者应在病史首页做醒目而详细的记录。②尽量减少不必要的注射用药，提倡口服制剂。③对过敏体质患者在注射用药后观察 15～20 分钟，在必须接受有诱发本症可能的药品（如含碘对比剂）前，宜先使用抗组胺药或糖皮质激素类药进行预防。④皮内试验、皮肤划痕试验尽量不用出现阳性的药物，若必须使用，则可试行"减敏试验"或"脱敏试验"。其原则是在抗组胺等药物的保护下，对患者从极小剂量逐渐增加被减敏药物的用量，直到患者产生耐受性为止。在减敏过程中，必须有医务人员密切观察，并准备好水剂肾上腺素、氧气、气管插管和可静脉注射的糖皮质激素等一切应急抢救措施。

（陈旭岩　李晓晶）

xīnyuánxìng xiūkè

## 心源性休克（cardiogenic shock）

心脏功能极度减退导致心输出量显著减少并引起严重急性周围循环衰竭的临床综合征。死亡率极高，及时、有效的综合抢救可望增加患者生存的机会。

**病因**　①心肌收缩力极度降低：包括大面积心肌梗死、急性心肌炎、心肌病、严重心律失常，以及各种心脏病的终末期。②心室射血障碍：包括大面积肺栓塞、乳头肌或腱索断裂、瓣膜穿孔所致严重心瓣膜关闭不全、严重主动脉狭窄等。③心室充盈障碍：包括急性心脏压塞、严重左心房室瓣和（或）右心房室瓣、心房肿瘤或球形血栓嵌顿在房室口、心室内占位性病、限制型心肌病。④混合性因素：同一患者存在以上两种或两种以上的病因，如急性心肌梗死并发室间隔穿孔或乳头肌断裂，其心源性休克的原因既有心肌收缩力下降因素，又有室间隔穿孔或乳头肌断裂所致的血流动力学紊乱，又如严重风湿性二尖瓣狭窄并主动脉瓣关闭不全患者风湿活动时引起的休克，既有风湿性心肌炎所致心肌收缩力下降因素，又有心室射血障碍和充盈障碍所致的血流动力学紊乱。⑤心脏直视手术后低排综合征：多为手术后心脏不能适应前负荷增加所致，主要原因包括心功能差、手术造成对心肌的损伤、心内膜下出血，或术前已有心肌变性坏死、心脏手术纠正不完善、心律失常手术造成的某些解剖学改变，如人造球形主动脉瓣置换术后引起左心室流出道梗阻，以及低血容量等导致心输出量锐减而休克。

**发病机制** ①泵衰竭致心输出量急剧减少，血压降低；微循环变化的发展过程基本上和低血容量性休克相同，但常在早期因缺血缺氧死亡。②多数患者由于应激反应和动脉充盈不足，交感神经兴奋和儿茶酚胺增多，小动脉、微动脉收缩，外周阻力增加，致使心脏后负荷加重；但少数患者外周阻力降低，可能是由于心室容量增加，刺激心室壁压力感受器，反射性引起心血管运动中枢的抑制。③交感神经兴奋，静

脉收缩，回心血量增加而心脏不能将血液充分泵入动脉，中心静脉压和心室舒张期末容积和压力升高。④常较早出现严重的肺淤血和肺水肿，这些变化又进一步加重心脏的负担和缺氧，促使心泵衰竭。

**临床表现** 按休克严重程度大致分为轻、中、重和极重度休克。①轻度休克：表现为患者神志尚清，但烦躁不安，面色苍白、口干、出汗，心率>100次/分，脉速有力，四肢尚温暖，但肢体末梢发绀、发凉，收缩压≥80mmHg，脉压<30mmHg，尿量略减少。②中度休克：面色苍白、表情淡漠、四肢发冷、肢端发绀，收缩压60～80mmHg，脉压<20mmHg，尿量明显减少（<17ml/h）。③重度休克：神志欠清、意识模糊、反应迟钝、面色苍白发绀、四肢厥冷发绀、皮肤出现花斑样改变，心率>120次/分，心音低钝，脉细弱无力或稍加压后即消失。收缩压40～60mmHg，少尿或无尿。④极重度休克：神志不清、昏迷、呼吸浅而不规则、口唇发绀、四肢厥冷、脉搏极弱或触不到、心音低钝或呈单音心律、收缩压<40mmHg、无尿，可有广泛皮下黏膜及内脏出血，并有多器官功能障碍综合征征象。

心源性休克病因不同，除上述休克的临床表现外，还有相应的病史、症状和体征。以急性心肌梗死为例，多发生在中老年人群，常有心前区剧痛可持续数小时伴恶心、呕吐、大汗、严重心律失常和心功能不全，甚至因脑急性供血不足产生脑卒中征象。体征包括心浊音界轻至中度扩大，第一心音低钝，可有第三或第四心音奔马律；若并发乳头肌功能

不全或腱索断裂，心尖区可出现粗糙的收缩期反流性杂音；并发室间隔穿孔者在胸骨左缘第3～4肋间出现响亮的收缩期杂音，双肺底可闻湿啰音。

**诊断** ①有急性心肌梗死、急性心肌炎、心肌病、严重恶性心律失常、药物中毒、急性心脏压塞及心脏手术等病史。②早期患者烦躁不安、面色苍白、诉口干、出汗，但神志尚清，后逐渐表情淡漠、意识模糊、神志不清直至昏迷。③体检：心率>120次/分；收缩压<80mmHg，脉压<20mmHg，严重时血压测不出；脉搏细弱、四肢厥冷、肢端发绀、皮肤出现花斑样改变；心音低钝，严重者呈单音律；尿量<17ml/h甚至无尿；休克晚期出现广泛性皮肤、黏膜及内脏出血，即弥散性血管内凝血以及多器官功能障碍综合征的表现。④血流动力学监测：心脏指数降低、左心室舒张末压升高等相应的血流动力学异常，主动脉平均压<65mmHg，肺毛细血管楔压（PCWP）>18mmHg，左心室舒张末压>10mmHg，心脏指数<1.8～2.0L/（min·m$^2$），中心静脉压>14cmH$_2$O。

**鉴别诊断** ①失血性休克、神经源性休克、感染性休克、过敏性休克和梗阻性休克（见休克）。②急性心肌梗死表现相似的疾病（如主动脉夹层等）。根据病史、体检及化验检查结果鉴别。

**急诊处理** 此征病死率颇高，约半数患者死于休克后10小时之内。临床应尽早识别和处理。

**病因治疗** 经皮冠脉介入治疗、急性冠状动脉旁路移植、急性心瓣膜置换术、急性室间隔穿孔修补术等。若暂时无病因治疗条件，应采取紧急维持生命体征

的对症治疗。

**对症治疗** 要求达到以下指标：平均动脉压维持在 $70 \sim 80mmHg$，心率 $90 \sim 100$ 次/分，左心室充盈压 $20mmHg$，心脏做功降低。最好的指标是心输出量提高，动脉血氧分压和血压、尿量可作为病情转归的判定指标。

**一般治疗** ①绝对卧床休息，有效镇痛，对急性心肌梗死患者可应用吗啡，同时可予镇静剂。②建立有效的静脉通道，必要时行中心静脉置管，留置导尿管监测尿量，持续心电监测。③持续吸氧，必要时气管插管呼吸机辅助通气。

**补充血容量** 建议在血流动力学监护下进行补液治疗，直到休克改善。无血流动力学监护条件者可参照以下指标进行判断：诉口渴，外周静脉充盈不良，尿量 $<30ml/h$，尿比重 $>1.02$，中心静脉压 $<7cmH_2O$，则表明血容量不足。

**应用血管活性药物** 根据血流动力学水平选择血管扩张药。①肺充血而心输出量正常，$PCWP > 18mmHg$ 而心脏指数 $>2.0L/(min \cdot m^2)$ 时宜选用静脉扩张药，如硝酸甘油，并可适当利尿。②心输出量低且周围灌注不足但无肺充血，即心脏指数 $<2.0L/(min \cdot m^2)$，$PCWP <18mmHg$ 而肢端湿冷时宜选用动脉扩张药如酚妥拉明。③心输出量低且有肺淤血及外周血管痉挛，即心脏指数 $<2.0L/(min \cdot m^2)$，$PCWP<18mmHg$ 而肢端湿冷时宜选用硝普钠。

**应用正性肌力药物** ①洋地黄制剂：一般在急性心肌梗死 24 小时，尤其是 6 小时内应尽量避免使用洋地黄制剂，在经上述处理休克无改善时可酌情使用小剂量毛花苷丙静注。②拟交感胺类药物：对心输出量低，PCWP 不高，体循环阻力正常或低下，合并低血压时选用多巴胺，用量同前；而心输出量低，PCWP 高，体循环血管阻力和动脉压在正常范围者，宜选用多巴酚丁胺。③二氢吡啶类药物：常用药物有氨力农和米力农。

**其他治疗** ①纠正酸中毒：根据血气分析结果计算补碱量。②纳洛酮。③机械性辅助循环：经上述处理后休克无法纠正者，可考虑主动脉内球囊反搏、体外反搏、左心室辅助泵等机械性辅助循环。④原发疾病治疗：如急性心肌梗死患者应尽早进行再灌注治疗，溶栓失败或有禁忌证者应在主动脉内球囊反搏支持下进行急诊冠状动脉成形术；急性心脏压塞者应立即心包穿刺减压；乳头肌断裂或室间隔穿孔者应尽早进行外科修补等。⑤心肌保护：可酌情使用血管紧张素转换酶抑制剂等。

**防治并发症** ①呼吸衰竭：包括持续氧疗，必要时呼气末正压给氧，适当应用呼吸兴奋剂，保持呼吸道通畅，定期吸痰，加强抗感染等。②急性肾衰竭：注意纠正水电解质紊乱及酸碱平衡失调，及时补充血容量，酌情使用利尿药，必要时可进行血液透析、血液滤过或腹膜透析。③保护脑功能：酌情使用脱水剂及糖皮质激素，酌情使用兴奋剂及镇静剂，适当补充促进脑细胞代谢药。④防治弥散性血管内凝血：休克早期应积极应用低分子右旋糖酐、阿司匹林等抗血小板及改善微循环药物，有弥散性血管内凝血早期指征时应尽早使用肝素抗凝。

**预后及预防** 心源性休克多为急性心肌梗死严重泵衰竭所致，也是急性心肌梗死住院患者目前的主要死亡原因。心源性休克住院病死率大多在 80% 以上。各种早期冠状动脉再灌注和维持血压的措施，使病死率有所下降。在急性心肌梗死的治疗中，由于及时发现致命性心律失常，并给予有效治疗，死于心律失常者明显减少，泵衰竭已成为最重要的死亡原因。急性心肌梗死是心源性休克的最常见病因，及早进行冠心病二级预防对于阻止心源性休克的发生有一定临床意义。

（陈旭岩 李颖利）

shīxuèxìng xiūkè
## 失血性休克 （hemorrhagic shock）

大量失血引起的以循环障碍为主要特征的临床综合征。微循环障碍导致维持生命的主要器官、组织血液灌注不足，在临床上出现的一系列症状和体征。

**病因** ①消化道出血：胃、十二直肠溃疡出血、肝硬化食管-胃底静脉破裂出血、应激性溃疡、急性糜烂性胃炎、胆道出血、急性缺血坏死性肠炎、血管畸形和肿瘤等。②脾破裂出血：外伤、自发性脾破裂等。③肝破裂出血：肝外伤、肝癌破裂等。④大血管破裂出血：腹主动脉及胸主动脉瘤破裂、主动脉夹层动脉瘤破裂，手术及外伤所致大血管破裂等。⑤支气管肺大出血：如支气管扩张、空洞型肺结核等。⑥泌尿生殖系统出血：肾损伤、肿瘤、卵巢囊肿破裂、宫外孕及产后大出血等。⑦各种严重外伤或者手术损伤大血管。

**发病机制** 大量失血导致血容量下降，有效循环血量下降，交感神经兴奋，外周血管阻力增加，皮肤、内脏和肌肉血管收缩，保证心脑重要器官的供血。休克加重，毛细血管前括约肌张力下降，毛细血管内流入量增加，体液血浆外渗，血容量和血压下降，血液浓缩，细胞缺氧，无氧酵解增加，乳酸生成增多，代谢性酸中毒。ATP 生成减少，细胞膜上钠泵活性下降，细胞内钠离子增多，细胞外钾离子增多，细胞水肿死亡。同时，细胞内线粒体和溶酶体结构和功能发生改变，能量供给减少，大量溶酶体释放，细胞自溶，进而造成组织细胞和重要生命器官发生不可逆性损伤，直至发生多器官功能障碍综合征。

**临床表现** 取决于失血的部位、持续时间、失血量以及原发病和伴随疾病的表现。分为两个阶段。①代偿期：在失血性休克中，如果血容量丢失<20%，机体的交感神经兴奋，表现为精神紧张或烦躁、面色苍白、手足湿冷、心率加快（≤90 次/分）、轻度口渴，血压正常或者稍高，尿量轻度减少（40~50ml/h）。②失代偿期：患者神志淡漠、反应迟钝，甚至昏迷，冷汗，口唇肢端发绀，脉搏细速，血压下降，严重时血压、脉搏测不到，无尿，出现弥散性血管内凝血、多器官功能障碍综合征。

**失血分级** 以体重 70kg 为例。①Ⅰ级：失去 10%~15% 血容量（500~750ml），心动过速，血压和呼吸正常，快速输入 2L 平衡溶液即可有效恢复循环血量和心输出量，肾血流灌注、末梢血管阻力基本正常。②Ⅱ级：失去 15%~30% 血容量（750~1500ml），心动过速、收缩压下降、脉压减小、肾血管阻力增加，同时肾小球滤过率、尿量减少，早期复苏时快速输入 3~4L 平衡溶液并控制出血，尿量可恢复正常，24 小时内肾脏灌注和肾小球滤过率可

恢复正常。③Ⅲ级：严重失血，失去 30%~40% 血容量（1500~2000ml），出现心动过速，气促、低血压、少尿、末梢血液灌注减少、代谢性酸中毒、全身和肾血管阻力显著增加、肾脏灌注和肾小球滤过率。需快速输入 4~6L 平衡溶液，并准备输血，肾脏灌注和肾小球滤过率可以在24 小时内恢复正常，但肾血管阻力增加可持续 48~96 小时。④Ⅳ级：致命性失血，失血量>40% 血容量（>2000ml），可造成心脏骤停，末梢血管和肾血管阻力显著增加，皮肤湿冷、无尿，需要立即止血，快速补充血容量，肾小球滤过率需 48~72 小时恢复正常，肾血管阻力需 4~7 天恢复正常。

**诊断与鉴别诊断** 早期诊断对预后至关重要。传统的诊断主要依据病史、症状、体征，包括精神状态改变、皮肤湿冷、收缩压下降（<90mmHg 或较基础血压下降>40mmHg）或脉压减小（<20mmHg）、尿量<30ml/h、心率>100 次/分、中心静脉压<5mmHg 或肺动脉楔压<8mmHg等。研究发现氧代谢与组织灌注指标对低血容量休克早期诊断有更重要参考价值。此征应与心源性休克、神经源性休克、感染性休克、过敏性休克、梗阻性休克鉴别。

**急诊处理** 包括治疗原发病和纠正休克。对出血原因要积极纠正，尽快止血。所有失血性休克患者的恢复过程，要经过三个不同的阶段。第一阶段是活动性出血的阶段，从受伤开始经手术而完成止血。第二阶段是强制性血管外液体潴留，从出血停止开始至患者体重增加到最大时为止，反映液体在血管外间隙的大量堆积。第三阶段是血管内再充盈和利尿期，从患者获得最大的体重

时开始，直到随之而来的最大的体重丧失时为止。早期快速足量补液扩容是抢救成功的关键。输液的原则是先快后慢，根据血压和心率情况调整输液速度和输液量。输液时要建立必要的多静脉通路。

**疗效观察和监测** 休克纠正包括：①血压趋于正常水平，脉压增大。②尿比重正常。③微循环得到改善，面色红润，肢端温度近于正常。④颈部静脉开始充盈。⑤神志转清。治疗过程中需要监测生命体征、中心静脉压、尿量、血红蛋白、血细胞比容、血气分析、电解质、肾功能等，但在机体应激反应和药物作用下，这些指标通常不能真实地反映休克时组织灌注的有效改善。混合静脉血氧饱和度、血乳酸、碱剩余、胃黏膜内 pH 和胃黏膜内 $CO_2$ 分压等指标可更好反应全身的缺氧、酸中毒及器官组织的灌注情况。

（陈旭岩　孙程程）

gǎnrǎnxìng xiūkè

## 感染性休克（septic shock）

感染引起的以急性循环障碍为主要特征的临床综合征。又称脓毒性休克。微生物及其毒素所引起的全身炎症反应综合征的基础上，出现经充分液体复苏仍无法纠正的持续低血压，常伴组织低灌注和器官功能障碍。

**发病机制** 由于感染灶中的微生物及其毒素、胞壁产物等侵入血循环，激活宿主的各种细胞和体液免疫系统，产生大量细胞因子和内源性介质，作用于机体各种器官、系统，影响其灌注，导致组织细胞缺血缺氧、代谢紊乱、功能障碍，甚至多器官功能衰竭。感染性休克的血流动力学特点与其他休克明显不同，属高排低阻型休克，主要表现为体循

环阻力下降，心输出量正常或增多，肺循环阻力增加，组织血流灌注减少。

**临床表现**　休克早期，表现为血压尚正常或偏低、脉压小、心率增快、呼吸深大、神志尚清，但烦躁、焦虑、精神紧张、面色和皮肤潮红或发白、口唇和甲床轻度发绀，肢端湿冷，可有恶心、呕吐，尿量减少。随着休克的进展，患者烦躁或意识不清、呼吸浅速、心音低钝、脉搏细速、按压稍重即消失、脉压小、皮肤湿冷、发绀、常有明显花斑，尿量更少，甚至无尿。休克晚期可出现弥散性血管内凝血和多器官功能障碍综合征。

**弥散性血管内凝血**　常有顽固性低血压和广泛出血，包括皮肤、黏膜和（或）内脏出血，血小板下降和凝血功能异常。

**多器官功能障碍综合征**　通过马歇尔（Marshall）评分和感染相关脏器功能衰竭评分对脏器功能进行动态评价。①急性肾衰竭：血尿素氮和肌酐升高、出血、酸中毒和高钾血症。②急性心功能不全：气促、皮肤黏膜发绀、心音低钝，可有奔马律和心律失常。若患者心率不快或相对缓脉，但出现面色灰暗、肢端发绀，亦可能为心功能不全的先兆。心电图和心肌酶谱检测可发现心肌缺血坏死表现。③急性呼吸窘迫综合征：表现为进行性呼吸困难和发绀，吸氧不能纠正的低氧血症，氧合指数≤200mmHg。④脑功能障碍：昏迷、一过性抽搐、肢体瘫痪以及瞳孔、呼吸的改变。⑤消化系统：肝衰竭、黄疸、肠麻痹、应激性溃疡所致消化道出血等。

**诊断**　①有明确感染灶或高度可疑的感染灶。②存在全身炎症反应综合征，即具备以下两项或两项以上体征：体温＞38℃或＜36℃，心率＞90次/分，呼吸频率＞20次/分，或动脉血二氧化碳分压＜32mmHg，外周血白细胞＞$12×10^9$/L，或＜$4×10^9$/L，或未成熟粒细胞＞10%。③收缩压降至90mmHg以下或在无明确造成低血压原因（如心源性休克、失血性休克等）情况下血压下降超过40mmHg。经过充分的液体复苏后1小时不能恢复或需要血管活性药物来维持。④伴组织器官的低灌注，如尿量＜30ml/h或有急性意识障碍等。⑤血培养可能有致病微生物生长。

**鉴别诊断**　需与失血性休克、心源性休克、神经源性休克、过敏性休克、梗阻性休克鉴别。

**急诊处理**　包括以下内容。

*初步病情评估与稳定生命体征*　包括呼吸、循环支持、吸氧、心电监护、建立静脉通道、置入中心静脉导管和动脉导管，监测中心静脉压和动脉血压，必要时留置尿管，方便计量尿量。完善相关检查，如血气分析、乳酸测定，胸部X线片、B超等，必要时进行机械通气。

*早期目标治疗*　临床治疗中提倡早期目标治疗（Early goal directed-therapy，EGDT），一旦临床诊断严重脓毒症，特别是感染性休克，应尽快实行积极的液体复苏，6小时内完成以下复苏目标：①中心静脉压8～12mmHg。②平均动脉压≥65mmHg。③尿量≥0.5ml/（kg·h）。④中心静脉（上腔静脉）血氧饱和度（ScvO₂）≥70%，或混合静脉血氧饱和度（SvO₂）≥65%。EGDT是由拯救脓毒症行动国际共识指南首次提出，大量文献研究证实EGDT能明显降低严重脓毒症和感染性休

克患者的病死率。研究表明，若能在严重感染发生6小时内实现复苏目标，严重脓毒症患者的28天病死率能从49.2%降低到33.3%，60天病死率能从56.9%下降到44.3%，充分显示出EGDT在严重脓毒症和感染性休克中重要的治疗意义。

临床上实现EGDT治疗目标的步骤，首先给予积极的液体复苏，使中心静脉压达到8～12mmHg；监测ScvO₂或SvO₂，若未达到70%或65%，则根据血红蛋白浓度，输注浓缩红细胞使血细胞比容达到30%以上；若ScvO₂或SvO₂仍未达标，应给予多巴酚丁胺输注，目的通过纠正贫血、增加心肌收缩力，改善心输出量以达到复苏目标。

*集束化治疗*　《2004年严重脓毒症和感染性休克诊治指南》提出感染的集束化治疗的概念，即除了血流动力学支持外，还需要同时联合一系列其他有效的手段，组成一个联合治疗的套餐，而且发现这个治疗组合可发挥较分别实施其中任何一项单一治疗更好的治疗效果。集束化治疗的目的一方面是为了促进临床医师联合应用重症感染和感染性休克的各项治疗措施，规范临床医师的治疗行为；另一方面也是为了提高各项治疗措施的可行性和依从性，最终达到改善预后的目的（见多器官功能障碍综合征）。

*急诊抗生素的应用*　在不耽误抗生素应用的前提下，应用抗生素前进行微生物培养；至少要做2次血培养；至少有1次血培养经皮肤取标本；超过48小时的静脉输液导管部位取1次血培养；临床提示可能存在感染的其他部位留取标本进行培养，如伤口分泌物、尿液、粪便、痰等。

在诊断脓毒症休克的 1 小时以内，尽早开始静脉应用抗生素。①抗菌谱要广：选择一种或多种对可能的细菌/真菌有效且能够渗透到感染部位的抗生素。②每天评估抗生素治疗效果，以达到理想的抗菌效果，防止耐药、减少毒性反应和降低费用。对假单胞菌属的感染考虑联合用药。中性粒细胞减少的患者经验性选择联合用药。联合治疗不超过 3～5 天，然后根据细菌敏感情况降阶梯使用抗生素。③抗生素使用时间一般为 7～10 天，如临床效果不佳、感染灶未清除或免疫缺陷患者可适当延长。④如确定是非感染性病因，应停止使用抗生素。

控制感染源 ①尽早确定特异性的感染解剖部位。②进行临床评价，寻找感染部位，控制感染源（如脓肿或局部感染灶的引流、感染坏死组织的清除）。③如发现介入性血管内器械（如尿管、中心静脉置管等）是潜在的感染源，应尽早去除这些器械。

(陈旭岩 冯莉莉)

gěngzǔxìng xiūkè

# 梗阻性休克（obstructive shock）

血液循环严重受阻致有效循环血量显著减少，血压迅速下降而出现的缺血综合征。

**病因及发病机制** 包括起源或继发的右心或大血管的急性血流受阻。如急性大块肺动脉栓塞、张力性气胸、急性心脏压塞、主动脉夹层、心房黏液瘤、腔静脉阻塞、人工瓣膜血栓形成和（或）功能障碍，以及羊水栓塞等。以前三种为常见。①急性大块肺栓塞：栓子阻塞肺动脉及其分支后，通过机械阻塞、神经体液因素和低氧作用，引起肺动脉收缩，导致肺循环阻力增加、肺动脉高压；

左心室后负荷增高、右心室壁张力增加，右心室扩大，引起右心功能不全，导致心输出量下降，出现体循环低血压或休克。②张力性气胸：气管、支气管或肺损伤处形成活瓣，吸进的气体在胸腔内积蓄，导致胸腔压力增高，严重时会影响循环血液回流，导致回心血量减少和心输出量下降，出现低血压或休克。③急性心脏压塞：心包腔内积液较快（几分钟或 1～2 小时内）增加而压迫心脏，引起心脏舒张充盈障碍、舒张顺应性下降，心输出量及全身有效循环明显减少，多见于急性渗出性心包炎、主动脉夹层分离破入心包、肿瘤性心包炎等。

**临床表现** 除有冷休克的共同症状与体征（烦躁、嗜睡或意识不清，皮肤湿冷、苍白或发绀，心输出量减少，血压降低，脉细而速，器官组织灌注不足缺血缺氧）外，病因不同还有其相应临床表现。

急性大块肺栓塞 主要表现为胸痛、晕厥、呼吸窘迫和低血压，并有右心负荷过重等心功能不全。

张力性气胸 主要表现为炎症或极度呼吸困难、烦躁、意识障碍、大汗淋漓、发绀。气管明显向健侧移位。伤侧胸部饱满。叩诊鼓音，呼吸音消失，可伴皮下气肿。

急性心脏压塞 患者有心包积液征象而突然面色苍白、气促、血压下降或休克、脉搏细数、脉压减少、奇脉、颈静脉怒张、肝大、腹水、心浊音界迅速增大。

**诊断与鉴别诊断** 主要列举三种病因所致梗阻性休克的诊断。

急性大块肺栓塞 有易栓的病史或家族史，加之肺栓塞的临床表现和深静脉血栓形成的症状

体征及相应的实验室检查。①心电图：电轴右偏，$S_I Q_{III} T_{III}$，右束支传导阻滞。②超声心动图、胸部 X 线片、CT、MRI、放射性核素显像等做出定性、定位诊断。③D-二聚体 < 500μg/L 是排除性诊断，若 > 500μg/L 需做增强 CT 或肺通气/灌注扫描加以确诊。主要与冠心病、主动脉夹层鉴别。

张力性气胸 症状体征加之 X 线胸片显示胸腔严重积气，肺完全萎陷、纵隔移位等可确诊。主要与肺栓塞、其他类型气胸鉴别。

急性心脏压塞 可能产生心包积液的相关病史，心包积液症状体征，超声心电图发现心包积液，即可诊断。主要是急性心脏压塞病因的鉴别。

梗阻性休克还应与失血性休克、心源性休克、神经源性休克、感染性休克、过敏性休克鉴别。

**急诊处理** 主要列举三种病因所致梗阻性休克的处理方法。

急性大块肺栓塞 补液可能会加重右心衰竭，应谨慎应用。应使用血管加压药物保持一定血压，如去甲肾上腺素维持泵入。若无禁忌证，溶栓治疗是可行方法。

张力性气胸 需迅速使用粗针头穿刺胸膜腔减压，并外接单向活瓣装置，紧急时可在针柄部位外接剪有小口的塑料袋、气球或避孕套，使胸腔内气体易排出。有条件或情况不十分危急时可予以闭式引流，仍难以使得肺复张时可考虑外科手术治疗。

急性心脏压塞 对未分类的休克也应尽早考虑急性心脏压塞，并迅速进行心包穿刺或外科手术排出心包积液解除心脏压塞。

**预后** 若未及时处理阻塞性因素，其预后较差，死亡率较高。

(陈旭岩 孙晶雪)

## 神经源性休克（neurogenic shock）

shénjīngyuánxìng xiūkè

自主神经系统对血管收缩的控制发生紊乱或破坏导致循环功能衰竭的临床综合征。又称血管源性休克。

**病因及发病机制** 多种因素可诱发此征。①各种穿刺：胸腔穿刺、腹腔穿刺、心包穿刺、脊髓穿刺、腰椎穿刺、血管穿刺等。②药物应用：过快静注巴比妥类药物，过量使用神经节阻滞剂降压药物。③麻醉意外、腔镜检查等。④颅脑或脊柱创伤。⑤剧烈的精神刺激，如恐惧、害怕等。正常情况下，自主神经系统控制使动静脉平滑肌保持部分收缩状态。在各种形式的休克的起始阶段，自主神经系统传达信号使血管平滑肌进一步收缩，但血管平滑肌不能无限期的保持这种收缩状态。很多因素，包括继续增加的容量丢失、中枢神经系统创伤及精神打击等刺激下，血管活性物质释放或自主神经控制受抑制、神经反射及血管阻力丧失，使动静脉扩张，血液大量蓄积在微循环，相应的出现血压下降等休克表现。

**临床表现** ①暖休克：患者出现低血压，但皮肤干燥而温暖。这是由于交感神经张力下降，其收缩外周血管减少外周血供及热量过分丧失，血液重新分配至重要脏器的作用也降低，血液大量积蓄在外周，增加了热量的丢失，因此皮肤温暖，不会出现低体温。②心动过缓：是此征的特征性表现，但不是普遍表现，取决于脊髓自主通路的破坏程度。以上症状可持续存在 1～3 周。③中枢神经系统创伤所致神经源性休克：脊柱损伤的解剖学水平影响了症状的相似性和临床表现的严重性。T1 以上水平的损伤会可致整个交感神经脊髓束功能破坏。T1～L3 水平之间损伤，可能只阻断部分交感神经传出。损伤平面越高症状可能越严重。④脊髓损伤：最初的表现反映了脊髓的急性创伤性损伤。继发性脊髓损伤可能在原始损伤后数天或数周以后表现出来。目前认为，继发性的损伤是脊髓缺血所致，并且会导致更高水平的脊髓损害，或由不完全性损害发展为完全性损害。⑤单纯晕厥：是此征的一种变化形式。它通常是患者突然站立，血流受重力因素导致暂时性的脑缺血，发生晕厥。患者倒下时，血液再次灌注到脑部，缺血症状即可缓解。⑥贝壳休克和炸弹休克：这是此征的另外两种变化形式，也应引起重视。这些表现是战争时期部分患者对极度紧张的战时经历的一种精神心理适应性反应，切勿误认为是心血管系统的衰竭所致。症状可表现为从害怕到完全性痴呆及神经失控。

**诊断与鉴别诊断** 其诊断是排除性诊断，尤其需要与其他类型的休克鉴别。处理受创伤患者时，首先假设其低血容量是进行性失血所致。患者可能伴外伤，这些外伤也可能导致血流动力学不稳定。低血压、心动过缓、神经功能紊乱的表现及皮肤温暖、干燥等临床线索应考虑神经源性休克。只有当其他损伤已确定并处理时，神经源性休克的诊断才能明确。主要与失血性休克、心源性休克、感染性休克、过敏性休克、梗阻性休克鉴别。

**急诊处理** 疑诊神经源性休克的患者的初始评估和护理与所有创伤患者相似，都要迅速做出鉴别并稳定威胁生命的外伤。①在固定及保护脊柱的同时确保气道的管理。②输注晶体液保持平均动脉压在 70mmHg 以上，为避免过多液体输注，可留置肺动脉导管检测血流动力学变化。若液体复苏不足以保证器官灌注，可加用多巴胺或多巴酚丁胺收缩血管或增加心输出量和灌注压。③严重心动过缓可予阿托品静脉推注或植入起搏器。④出现神经系统功能障碍时，应在损伤后 8 小时内给予大剂量糖皮质激素。⑤病情需要时可安排创伤外科、神经外科专家会诊。

**预后** 若不能准确诊断和处理，可能伴严重并发症，导致多器官功能障碍综合征甚至死亡。

（陈旭岩 孙晶雪）

## 急性呼吸窘迫综合征（acute respiratory distress syndrome, ARDS）

jíxìng hūxī jiǒngpò zōnghézhēng

由于重症感染、严重外伤及多种肺内外原因引起的肺顺应性减低、肺泡萎陷不张、肺水肿、肺通气/血流比值失调所导致的综合征。ARDS 不是一个独立的疾病，而是一个连续的病理过程，其早期阶段为急性肺损伤（acute lung injury，ALI）。ARDS 与婴儿呼吸窘迫综合征颇为相似，但二者病因和发病机制不同。1972 年阿什博（Ashbaugh）提出成人呼吸窘迫综合征的命名，由于本病亦发生于儿童，现已达成共识，以"急性"代替"成人"，称为急性呼吸窘迫综合征，缩写仍是 ARDS。

**病因及发病机制** 病因尚未阐明，已知有 40 多种疾病与 ARDS 的发病有关，将其称为 ARDS 相关疾病或高危因素。根据其与 ALI 的关系和发病机制，分为直接肺损伤和间接肺损伤（表1）。

ARDS 的病因各异，但是病理

**表 1　ARDS 的相关疾病**

| 直接肺损伤 | 间接肺损伤 |
| --- | --- |
| 胃内容物吸入 | 脓毒症 |
| 肺挫伤 | 创伤 |
| 肺部感染 | 休克 |
| 呼吸机相关性肺损伤 | 大量补液 |
| 吸入性损伤（烟，毒气） | 大量输血 |
| 溺水 | 重症急性胰腺炎 |
| 移植后再灌注肺损伤 | 药物过量 |
| 肺栓塞（脂肪栓塞，羊水栓塞） | 体外循环 |

生理和临床过程基本上并不依赖于特定病因，共同基础是肺泡-毛细血管的急性损伤。肺损伤是直接的，如胃酸或毒气的吸入、胸部创伤等导致内皮或上皮细胞物理化学性损伤，而更多见的则是间接肺损伤。

虽然肺损伤的机制尚未完全阐明，通常认为它是系统性炎症反应综合征的一部分。研究显示炎症反应在 ARDS 形成、发展中起着非常重要作用，认为多种效应细胞和炎症介质参与了其损伤过程。如作为 ARDS 急性炎症最重要的效应细胞之一的中性粒细胞，在趋化因子、黏附因子等作用下在肺内聚集、活化，通过释放氧自由基、溶酶体酶和花生四烯酸代谢产物等机制损伤肺泡-毛细血管膜。另外，肺巨噬细胞除作为吞噬细胞和免疫反应的抗原提呈细胞外，也是炎症反应的重要效应细胞，参与 ARDS 的发病，经刺激而激活的肺巨噬细胞释放白介素-1 和肿瘤坏死因子-α 等促使中性粒细胞在肺趋化和聚集很可能是 ALI 的启动因子。肺泡上皮细胞损伤，肺表面活性物质减少，补体系统激活，凝血-纤溶系统失衡等均参与其中，并可形成恶性循环，短期内使炎症反应放大。

**临床表现**　除相应的原发病征象外，在肺刚受损的数小时内，患者可无呼吸系统症状。随后呼吸频率加快，气促逐渐加重，肺部体征无异常发现，或吸气时闻及细小湿啰音。随着病情进展，患者呼吸窘迫，呼吸频率进行性加快，可达 30～50 次/分，甚至 60 次/分以上，患者感胸部紧束、吸气困难、发绀，常伴烦躁、焦虑不安，双肺广泛间质浸润，可伴奇静脉扩张，胸膜反应或有少量积液。由于明显低氧血症引起过度通气，动脉血二氧化碳分压降低，出现呼吸性碱中毒、呼吸窘迫不能用通常的氧疗使之改善。随着缺氧的出现和加重，临床可表现心率增快、焦虑、烦躁不安，甚至意识障碍。若上述病情继续恶化，呼吸肌疲劳导致通气不足，二氧化碳潴留，产生混合性酸中毒，部分患者出现多器官功能衰竭。

**诊断**　由于特异性检测指标的缺乏给早期诊断带来困难，凡有可能引起 ALI/ARDS 的各种基础疾病或诱因，一旦出现呼吸改变或血气异常，均应警惕有 ARDS 发生的可能。2006 年中华医学会提出的 ALI/ARDS 诊断标准如下。①急性起病。②氧合指数：动脉血氧分压（$PaO_2$）/吸入氧浓度（$FiO_2$）<200mmHg。③正位胸部 X 线片显示双肺斑片状阴影。④肺动脉楔压≤18mmHg，或无左心房压力增高的临床证据。如 $PaO_2/FiO_2$≤300mmHg 且满足上述其他标准，则诊断为 ALI。ALI 和 ARDS 的诊断既有联系，又有区别，其主要差别是氧合指数不同。这不仅体现了从 ALI 到 ARDS 是从轻到重的连续病理过程，也体现了 ARDS 不过是一种严重的 ALI，而且避免了因标准过松而将非 ALI 误诊为 ARDS，这对于规范 ALI 和 ARDS 的诊断起了重要作用。2011 年欧洲重症医学学会柏林会议在 ARDS 流行病学、病理生理学和临床研究基础上，提出了 ARDS 新定义。该定义将 ARDS 患者分为轻、中、重度，并根据病情危重程度提出已有循证医学证据支持的治疗方案，但其临床有效性和准确性有待进一步证实（表 2）。

**鉴别诊断**　需与以下疾病相鉴别。

**心源性肺水肿**　见于各种原因引起的急性左心功能不全，其病理基础是由于左心功能衰竭导致肺循环流体静压升高，液体漏出肺毛细血管，故水肿液蛋白含量不高，不易形成透明膜。

**急性肺栓塞**　常见的临床症状有呼吸困难、胸痛、咯血、晕厥等，可单独出现或共同表现。血气分析可有 $PaO_2$ 和动脉血二氧化碳分压（$PaCO_2$）偏低，与 ARDS 颇为相似。但急性肺栓塞多有深静脉血栓形成、肿瘤等病史，胸部 X 线片结合肺核素扫描及选择性肺动脉造影有助诊断。

**张力性自发性气胸**　起病急，有呼吸困难、气促、烦躁不安、发绀甚至休克表现，应与 ARDS 鉴别，体征及 X 线特征有助诊断。

表2　2011年欧洲重症医学会柏林会议提出的 ARDS 新定义

| | 轻度 | 中度 | 重度 |
|---|---|---|---|
| 时间 | 有已知危险因素或新发、加重呼吸道症状，1周内急性发作 | | |
| 低氧血症 | 氧合指数 201～300mmHg 且 PEEP/CPAP≥5 | 氧合指数 ≤200mmHg 且 PEEP/CPAP≥5 | 氧合指数≤100mmHg 且 PEEP/CPAP≥10 |
| 肺水肿原因 | 无法以心力衰竭或液体超负荷解释的呼吸衰竭（若无危险因素，则需客观指标如心脏超声排除静水压升高导致的肺水肿） | | |
| 影像学改变 | 双肺浸润影 | 双肺浸润影 | 累及三个象限浸润影 |
| 生理改变 | N/A | N/A | $V_{Ecorr}$>10L/min 或 $C_{RS}$<40ml/cmH_2O |

注：CPAP：连续气道正压通气；$V_{Ecorr}$：校正的分钟通气量；$C_{RS}$：静息时呼吸系统顺应性；PEEP：呼气末正压；N/A：不适用

**特发性肺间质纤维化**　原因不明的肺间质疾病，部分患者呈急性或亚急性起病，表现为刺激性干咳、进行性呼吸困难、发绀等。但肺部可闻及特征性的爆裂性湿啰音，胸部 X 线片可见网状、结节状阴影，肺功能表现为限制性通气功能障碍和弥散功能减退。

**急诊处理**　治疗的关键在于纠正原发病及其病因，如处理好创伤，尽早找到感染灶，针对病原菌应用敏感的抗生素，防止炎症反应对肺的进一步损伤，更紧迫的是要及时纠正患者严重缺氧，赢得治疗基础疾病的宝贵时间。在呼吸支持治疗中，要防止气压伤，呼吸道继发感染和氧中毒等并发症的发生。根据 ALI 的发病机制，探索新的药理治疗也是研究的重要方向。

**早期急救**　包括生命体征监测；抢救休克、创伤、控制感染；尽快纠正缺氧，但避免长时间高浓度吸氧；合理补液，避免大量输入库血等。

**呼吸支持治疗**　纠正缺氧刻不容缓，可根据低氧血症改善的程度调整氧疗方式，首先使用鼻导管，当需要较高的吸氧浓度时，可采用可调节吸氧浓度的面罩或带贮氧袋的非重吸式氧气面罩。出现严重低氧血症时，行机械通气。

**无创机械通气**　无创机械通气（non-invasive ventilation，NIV）可避免气管插管和气管切开，已得到了广泛的推广和应用，但尚无足够的证据表明，NIV 可作为 ALI/ARDS 导致的急性低氧性呼吸衰竭的常规治疗措施。2006 年中华医学会拟定的 ALI/ARDS 诊断和治疗指南中指出：NIV 可明显降低气管插管率，并有减少重症监护治疗病房住院时间及降低住院病死率的趋势；在治疗全身性感染引起的 ALI/ARDS 时，如预计患者的病情能够在 48～72 小时内缓解，可以考虑应用 NIV。如 NIV 治疗 1～2 小时后，低氧血症和全身情况得到改善，可继续使用 NIV；若低氧血症不能改善或全身情况恶化，提示 NIV 治疗失败，应及时改为有创机械通气。

**有创机械通气**　机械通气需及早应用人工呼吸机进行，气道压力过高（>40cmH_2O）可能致气压伤，长时间吸入高浓度氧（$FiO_2$>60%），可能致肺泡损伤。应予合理的呼气末正压通气或持续气道正压，在极重的病例可用反比通气。对每一例 ARDS 必须进行呼吸监测，包括气道压力、肺有效顺应性、潮气量、肺泡气-动脉血氧分压差、血气分析监测与持续氧饱和度监测。

**维持适当的液体平衡**　ARDS 的液体疗法应量入为出，以晶体液为主。在保证血容量、稳定血压前提下，要求出入液量轻度负平衡（−500～−1000ml/d）。为促进水肿液的消退可使用呋塞米。由于 ARDS 肺毛细血管通透性增加，可致大量胶体渗出至肺间质，故一般认为在 ARDS 的早期，除非伴有低蛋白血症，否则不宜输胶体液。

**应用糖皮质激素**　糖皮质激素可稳定毛细血管，减轻渗出，稳定溶酶体膜，降低补体活性，抑制细胞膜上磷脂代谢，减少花生四烯酸的合成等，减轻炎症反应，保护肺泡 II 型细胞分泌表面活性物质以及抑制后期肺纤维化作用。糖皮质激素的使用目前仍存有争议。对于某些原因引起的 ARDS，如创伤、脂肪栓塞综合征、刺激性气体吸入等，糖皮质激素的应用对控制 ARDS 病情有一定帮助，主张短程、大剂量、静脉应用（地塞米松或甲泼尼龙）。ARDS 伴有败血症或严重呼吸道感染忌用糖皮质激素。

**纠正电解质紊乱和酸碱平衡失调**　重在预防。

**营养支持**　ARDS 患者处于高代谢状态，应及时补充热量和高蛋白、高脂肪营养物质。应尽早给予强有力的营养支持，鼻饲或静脉补给，保持每天总热量摄取 83.7～167.4kJ（20～40kcal/kg）。

**其他治疗探索**　①肺表面活性物质替代疗法：目前有自然提取和人工制剂的表面活性物质，治疗婴儿呼吸窘迫综合征有较好效果，外源性表面活性物质在 ARDS 仅暂时使 $PaO_2$ 升高。②吸入一氧化氮（NO）：NO 即血管内皮细胞衍生舒张因子，具有广泛生理学活性，参与许多疾病的病理生理过程。在 ARDS 中的生理学作用和可能的临床应用前景已有广泛研究。研究发现 NO 可进入通气较好的肺组织，扩张该区肺血管，使通气/血流比值低的血流向扩张的血管，改善通气/血流比值，降低肺内分流，以降低吸氧浓度。另外 NO 能降低肺动脉压和肺血管阻力，而不影响体循环血管扩张和心输出量。目前 NO 应用于临床尚待深入研究，并有许多具体操作问题需要解决。③抗氧化剂：根据 ARDS 发病机制，针对发病主要环节，研究相应的药物给予干预，减轻肺和其他脏器损害，是目前研究热点之一。过氧化物歧化酶、过氧化氢酶，可防止 $O_2$ 和 $H_2O_2$ 氧化作用所引起的 ALI；尿酸可抑制 $O_2^-$、$OH^-$ 的产生和中性粒细胞呼吸暴发；维生素 E 具有一定抗氧化剂效能，但会增加医院内感染的危险；脂氧化酶和环氧化酶途径抑制剂，如布洛芬等可使血栓素 $A_2$ 和前列腺素减少，抑制补体与中性粒细胞结合，防止中性粒细胞在肺内聚集。④免疫治疗：免疫治疗是通过中和致病因子，对抗炎症介质和抑制效应细胞来治疗 ARDS。目前研究较多的有抗内毒素抗体，抗肿瘤坏死因子、白介素 - 1、白介素 - 6、白介素 -8，以及抗细胞黏附分子的抗体或药物。

**预后**　除与抢救措施是否得当有关外，常与患者的原发病、并发症及对治疗的反应有关。骨髓移植并发 ARDS 死亡率几乎为 100%。若并发多器官功能障碍综合征，则预后极差，且与受累器官的数目和速度有关，若 3 个脏器功能衰竭持续 1 周以上，病死率可高达 98%。经积极治疗后，若肺血管阻力持续增加，提示预后不良。脂肪栓塞引起的 ARDS，经积极治疗生存率可达 90%。刺激性气体所致的 ARDS，一般脱离现场，治疗及时，亦能取得较好的疗效。

（何 建）

chuāngshāng

**创伤**（trauma）　机械因素作用于人体所造成的组织或器官的破坏。现代社会中，创伤有不断增多之势，每年因创伤致伤者数百万人，其中致死者 20 余万人，已成为第四位死亡原因。

**病因**　①交通伤：占各类创伤发生率的首位。现代创伤中交通伤以高能创伤（高速行驶中所发生的创伤）为特点，常造成多发伤、多发骨折、脊柱脊髓损伤、脏器损伤、开放伤等严重损伤。②坠落伤：随着高层建筑增多，坠落伤的比重逐渐加大。坠落伤通过着地部位直接摔伤和力的传导致伤，以脊柱和脊髓损伤、骨盆骨折为主，也可造成多发骨折、颅脑损伤、肝脾破裂。③机械伤：机械暴力作用于机体导致的损伤，常导致单肢体开放性损伤或断肢、断指，组织挫伤、血管、神经、肌腱损伤和骨折。④火器伤：各种枪弹、弹片、弹珠等投射物所致的损伤。⑤烧伤：热力作用而引起的损伤，多为火灾、接触炽热物体、化学制品所致。战时可因凝固汽油弹、火焰喷射器等纵火武器引起。⑥复合伤：两种或两种以上致伤因子同时或相继作用于机体所造成的损伤，如射线与热力作用造成的放烧复合伤，热力和冲击波作用造成的烧冲复合伤。

**临床表现**　据体表结构的完整性是否受到破坏，分为闭合性创伤和开放性创伤两大类。

**闭合性创伤**　皮肤保持完整，有时虽有伤痕，但不伴皮肤破裂及外出血，可有皮肤青紫（皮下出血，又称淤斑或皮下淤血），若损伤部位较深，则伤后数日方见青紫。常见的有以下几种。①挤压伤：见挤压综合征。②挫伤：钝性暴力造成的皮肤或皮下软组织损伤。主要表现为伤部肿胀、皮下淤血，有压痛，严重者可有肌纤维撕裂和深部血肿。如致伤力为螺旋方向，形成的挫伤称为捻挫，其损伤更为严重。③扭伤：关节部位在一个方向受暴力所造成的韧带、肌肉、肌腱损伤。一般情况下扭伤并不造成关节的脱位，但却可引起关节附近骨骼的骨片撕脱。④闭合性骨折：外来暴力造成骨骼的连续性中断，但皮肤无破裂。在骨折发生的同时，伴有附近肌肉、血管及神经的损伤。⑤关节脱位和半脱位：关节部位受直接或间接外来暴力，使构成关节的骨端丧失其解剖关系，可同时有关节囊破裂，也可有骨片撕脱。

**开放性创伤**　伴皮肤、黏膜破裂及外出血的损伤，常见的有以下几种。①擦伤：致伤物与皮肤表面发生切线方向摩擦所致，即皮肤同粗糙致伤物摩擦而造成的表浅损伤。受伤部位仅有表皮剥脱，少量出血及渗出，一般伤情都较轻。②撕裂伤：钝性暴力作用于体表造成挫伤的同时可引起皮肤和软组织撕开和断裂等损伤，创口边缘不整齐、周围组织破坏较广泛，依牵拉方式和方向不同而成瓣状、线状或星状，伤口污染较严重。③刺伤：细长、尖锐致伤物插入软组织所致的损伤。伤口虽不大，但深部组织、器官可受破坏且不易被察觉。刺伤易引起深部感染，尤其是厌氧菌感染。④切砍伤：由锋利的致伤物（如刀刃、斧头）所造成的损伤。伤口边缘较整齐，损伤深度随外力大小而异，严重者可伴深部肌腱、血管、神经断裂。

**急诊处理**　包括院前急救与院内处理。

**院前急救**　从受伤现场至到达医院这段时间内的救治通常起关键性作用。据统计，75%~95%的致死性创伤伤员死于院前（表）。

若能及时有效地救治这些伤员，约1/3的伤员可免于死亡。院前急救包括现场急救和转运途中的急救，院前救治的质量对患者的最终结局有重要影响。其主要任务是维持呼吸道通畅、心肺复苏、创伤现场急救、镇痛、抗休克，以维持患者的生命体征，稳定病情。

**院内急救及监护**　伤员转运至医院后，需结合必要的辅助检查（X线、超声、CT、MRI、内镜等）再次进行伤情评估，发现并处理威胁生命的急症，如脑疝、心脏压塞、活动性出血、呼吸道阻塞等。严重创伤的患者往往多个系统受累、伴多种并发症（休克、弥散性血管内凝血、急性呼吸窘迫综合征、脓毒症、多器官功能障碍综合征），经急诊救治后需要进行监护和综合性治疗（见表）。

高级创伤生命支持）。

（何　建）

gāojí chuāngshāng shēngmìng zhīchí

## 高级创伤生命支持（advanced trauma life support，ATLS）

为创伤患者救治提供快速准确的评估、复苏和稳定病情、合理的转科转院决策等规范合理的救护措施。ATLS强调黄金时间的概念。狭义的ATLS指美国外科医师学会开设的一门如何快速安全有效的救治创伤患者的课程。通过学习ATLS，急救人员可准确评估伤员病情并进行适当处理，能在"黄金时间"内发现最需紧急处理的患者，并给予抢救。

**目标**　迅速、正确评估病情，及时抢救，提高创伤生存率：①迅速、准确地评估伤员状况。②按照一定优先顺序处理伤情，如复苏、止血、固定等。③根据伤情选择合适的医疗机构。④对群体伤亡事件能够选择适当的时机、方式、按照优先顺序转送。⑤为患者提供合理的救护措施。

**基本原则**　①群体伤时优先处理有生命危险的伤员，多发伤时优先处理威胁生命的伤情。②严密观察未明确创伤部位或程度伤员的病情变化，予以对症治疗，不因诊断不明而延误有效治疗。③综合分析伤情，不过分依赖病史。

**抢救技术**　①对伤病员能够正确地评估病情。②畅通呼吸道的操作方法及人工通气。③经口或鼻气管插管术。④血氧及二氧化碳监测技术。⑤紧急气管切开术。⑥迅速发现休克、威胁生命的大出血并进行紧急处理。⑦静脉切开术。⑧气胸排气相关技术。⑨X线、CT相关诊断技术。⑩骨骼肌肉系统损伤的诊断及处理。

**基本程序**　可按照下列顺序进行救护，避免遗漏重要伤情：①在确保不加重颈部伤情的前提下开放气道保持气道通畅。②通气支持，必要时予以人工呼吸。③循环支持，如突发意识丧失和大动脉搏动消失，立即胸外心脏按压，及时控制大出血等。④判断患者意识状况。⑤脱离危险环境。具体步骤如下。

**准备**　创伤的救护准备分为两个阶段：院前阶段与院内阶段。院前阶段的准备重点是维持气道开放和通气，控制外出血，纠正休克及固定骨折，做好转送医院的准备。院内阶段准备如下。①人员准备：急诊科在接到有关创伤的报告后应立刻通知创伤抢救相关科室和人员，做好抢救准备。②抢救器械：对可能需要的抢救器械如胸部固定带、胸腔穿刺包、吸氧管、吸痰器、气管切开包、静脉切开包、输血器、输液器及各种抢救药品、监护仪等准备就绪。③手术室准备。

患者到达医院后，为了及早进行专科治疗，在抢救室应根据患者情况做好下列工作：①维持气道通畅，必要时建立人工气道并行机械通气。②及时纠正休克，

**表　创伤后不同时间段死亡分析**

| 阶段 | 时间段 | 死亡构成比（%） | 死因 |
| --- | --- | --- | --- |
| 第一阶段 | 创伤后1小时内 | >50 | 颅脑损伤、高位脊髓伤、心脏大血管伤、呼吸道梗阻等 |
| 第二阶段 | 创伤后2~4小时 | >30 | 脑、胸、腹部血管或实质脏器破裂、严重骨折等引起的大出血 |
| 第二阶段 | 创伤后1~4周 | ≈20 | 严重感染、脓毒性休克、多器官功能障碍综合征、急性呼吸窘迫综合征等 |

严重创伤由于疼痛、失血等原因常导致休克，因此，针对患者情况要及时止血、补液。③严密观察病情变化，根据病情，每15~30分钟测脉搏、呼吸和血压一次，并详细记录。④密切观察尿量、尿色。

分诊　根据患者的伤情，合理的利用抢救资源，使所有的伤员都能够得到及时正确的治疗。分诊也适用于现场救护，根据患者伤情选择适当的救护医院。不管是院内还是现场，创伤评分系统有助于客观地评估伤情，指导分诊。根据创伤的伤情及受伤人数，一般存在两种情况：①群体伤：受伤人数众多，伤情不一。在此种情况下，要优先处理和转送那些有生命危险的患者，同时在转送伤员时要考虑到医院的承受能力，为了使所有的伤员都能够得到及时救治，可以根据患者伤情分送不同的医院。②多发伤：同一患者，多处部位受伤。相对群体伤来说处理要简单，优先处理威胁生命的大出血、呼吸心跳停止，及时转送有条件的医院。

首次评估　目的是为了正确的判断伤情与生命体征情况，确立抢救的优先顺序。在重伤患者，要优先处理威胁生命的因素，如心跳呼吸停止、大出血等。首次评估必须迅速有效，不可浪费时间，可按照 ABCDE 的顺序进行：A（airway）：在保护颈部的情况下检查气道是否通畅、有无异物等；B（breathing）：呼吸状况；C（circulation）：循环情况以及大出血是否有效控制；D（disability）：失能，意识状况；E（exposure）：暴露受伤部位，但避免冻伤。以上程序是为了迅速发现威胁生命的因素，避免遗漏。实际上以上的检查步骤往往是同时进

行的，如在开放气道的同时即可有效的判断是否有自主呼吸。这些首次评估步骤同样也适合儿童和孕妇。

畅通呼吸道（A）　在进行首次病情评估时，必须优先检查呼吸道情况，但在操作时不管颈部是否受到了外力的直接冲击，都要注意保护颈部，以免引起或加重颈部损伤，造成严重后果，最好对所有创伤患者都放置颈托。在确实对颈部有效保护的情况下，清除患者的口腔及其道异物，使呼吸道保持通畅。

呼吸状况（B）　创伤多累及呼吸系统，引起呼吸障碍。由于连枷胸、血气胸、出血、气道异物以及昏迷导致的舌后坠等情况，可致患者呼吸停止。判断呼吸是否存在，主要通过以下方法：在维持气道开放位置的情况下，抢救者将自己的耳贴近患者口鼻，面部侧向患者胸部，眼睛观察患者胸部有无起伏；面部感觉患者呼吸道有无气体排出；耳听患者呼吸道有无气流通过的声音。如面部感觉不到患者呼吸道有气体呼出，耳朵听不到气流出入患者呼吸道的声音，眼睛也看不到患者的胸廓起伏，则说明患者呼吸已经停止。

循环及出血控制情况（C）①血容量及心输出量：未能控制的出血是导致创伤后死亡的主要原因之一。在判断伤情时必须考虑到创伤后由于失血引起的低灌注所致的进一步损伤。所以判断循环的一项任务就是正确地判断患者的血流动力学状态。血流动力学的有关情况可初步通过以下检查获得：意识状态、皮肤颜色及温度、脉搏等。②出血：在进行初次评估时要明确外出血的部位、速度并及时采取措施止血。

止血的方法包括：加压包扎法、填塞止血法、指压止血法、屈曲加垫止血法、止血带止血等。

失能（D）　首次评估结束前可迅速判断患者神经系统状况。具体方法可参考 AVPU 法（见急诊危重指数）：A——觉醒，V——对语言刺激反应，P——对疼痛刺激反映，U——对所有刺激无反应。

暴露受伤部位（E）　在进行初次评估时可将患者的衣服去掉，暴露受伤部位，但要注意保暖，不要冻伤。在进行救护过程中，随时注意患者的体温变化。

复苏与急救　对呼吸心跳停止的患者，要及时采取紧急复苏，除畅通呼吸道、人工呼吸、循环支持（包括心脏按压及控制出血）外，还需要辅以下技术。

心电监护　所有创伤患者都需要心电监护，出现不能解释的心电图失常（如心动过速、心房颤动、室性早搏、ST 段改变等）提示可能存在心脏损伤。心脏电机械分离则提示可能有心脏压塞、张力性气胸、缺氧及血容量不足等因素。

留置导尿与持续胃肠引流对需要复苏的患者都应考虑放置胃管和导尿管，所有创伤患者都要常规进行尿常规检查。①导尿：尿量的变化可以准确地反映血容量及肾灌注情况。监测尿量的最好方法就是留置导尿。在下列情况下应开考虑泌尿系损伤：尿道出血；会阴淤斑；阴囊出血；阴囊骑跨伤；骨盆骨折。需要注意的是，放置尿管应在行直肠及生殖器检查之后进行。如果怀疑尿道损伤，应通过尿道逆行造影进行确诊。②持续胃肠引流：持续胃肠引流可有效地降低胃张力，防止误吸。但放置胃管不能完全

防止误吸，因为很多胃内容物不能通过胃管，另一方面，放置胃管本身可以引起呕吐。所以，胃管的深度必须合适，并予以负压吸引。

功能监测　复苏是否有效需要通过一些生理参数的改变来判断，如心率、血压、通气频率、动脉血气、体温、尿量等。以上监测内容应尽早进行。

X线及其他诊断性检查　X线检查应选择合适时机，不能影响复苏。X线检查对创伤的部位、创伤的程度等具有确定性的诊断价值。其他检查包括超声等，对内脏器官破裂、出血等可提供准确的诊断报告。

二次评估　二次评估应在首次评估完成、复苏成功，生命体征相对平稳的情况下进行。二次评估包括对患者进行从头到脚的全身检查、病史采集、生命体征、神经系统功能、格拉斯哥昏迷评分评分等内容。在二次评估阶段，根据需要可以进行X线、实验室等辅助检查。

病史　临床实际工作中往往不能从创伤患者那儿直接获得完整的病史。不管是院前还是院内，医务人员都应通过询问在场的其他人员获得尽可能详细病史。为了避免遗漏，可按照AMPLE的顺序进行。A（allergies）：过敏史；M（medication）：用药史；P（past illness/pregnancy）：既往史/是否怀孕；L（last meal）：最后用餐情况；E（events）：创伤相关事件和周边情况。

患者的状况与受伤的类型、部位、程度密切相关。院前救护人员常可提供受伤过程有价值的资料，院内医务人员要注意采集。另外根据外力的方向、力量大小、患者的受伤部位也能预测患者的受伤类型及程度。

查体　①头部：二次评估体检从头部查起，要检查有无头皮的撕裂伤、挫伤、颅骨骨折等。要注意下列问题：视觉清晰度、瞳孔大小、结膜/角膜出血情况、眼睛贯通伤、隐形眼镜问题、晶状体脱位、眼球内陷。②颌面部：在不伴有气道阻塞、大出血等情况下，颌面伤的处理可以推迟到威胁生命的因素处理完毕后，由于涉及美容问题，在情况许可的情况下最好由专科医师进行处理。③颈部：对所有颌面部损伤和头部外伤的患者都应该假设存在颈部损伤（颈椎骨折、韧带损伤等），并对颈部进行固定，除非经详细检查排除了颈部损伤。颈部外伤可伤及颈部的动脉、静脉、胸导管、喉、气管、咽和食管、颈部神经。颈部外伤伤及颈部大动脉时可引起短时间内大量出血，很快导致患者死亡。如伤道狭窄，血液在受伤局部形成血肿，严重时可以压迫气管，引起呼吸困难，最后可因窒息而死亡。如损伤颈部大静脉（颈内静脉、颈外静脉、锁骨下静脉），除大出血之外还可以发生空气栓塞而死亡。④胸部：胸部损伤以直接暴力撞击胸部多见，可以为开放伤或闭合伤，视撞击的力量及方向而定，易导致肋骨骨折和气胸、血胸。如为刀伤、钝器、火器伤和车祸造成心脏区外伤，要注意检查有无心包出血及心脏压塞。胸部外伤常合并腹腔脏器等身体其他部位的损伤。⑤腹部：腹部外伤的主要危险是内脏破裂出血，尤其是交通事故中腹部外伤。内脏出血患者可表现为面色苍白、血压低、脉细弱、神志烦躁、主诉口渴；或有胃肠穿孔引起腹膜炎，伤员主诉全腹持续性疼痛，不敢深呼吸

或翻身，腹部拒按，因均可加剧腹痛程度。⑥会阴部：是身体的一个重要区域，此部位受到打击时可引起直肠、尿道及阴道的损伤。所以，在放置导尿管之前，对可疑会阴部损伤患者应行直肠指检。⑦骨骼肌肉系统：创伤后多有骨骼肌肉的损伤，轻者为肌肉拉伤、韧带损伤等，重者可发生骨折，当不能确切判断时，可通过X线检查帮助诊断。⑧神经系统：神经系统检查不单指四肢的感觉及运动功能检查，同时也要检查意识状态，进行格拉斯哥昏迷评分。

辅助检查　在二次评估阶段为了对特殊的伤情作出判断可以做一些特异的检查，这些检查包括：四肢与脊柱的X线检查，头、胸、腹、脊柱的CT检查，逆行尿道造影、经食管超声、支气管镜检查等。以上检查通常需要到特定的地点方能进行，所以一定要等病情相对稳定后方可进行。

复苏后处理　①复苏成功后维持循环功能：继续给予心电监护，及时处理各种突发情况。根据患者情况，选用强心、抗心律失常及血管活性药物，适当输血补液，对血液动力学不稳定的心动过缓患者，应使用临时心脏起搏器，尽最大努力确保循环功能的相对稳定。以维持心、肾、脑等重要器官的血液灌注。②维持呼吸功能：监测动脉血气变化情况，根据血气分析结果，调整有效通气指标及吸氧浓度，以保证组织的供氧。对疑有吸入性肺炎、气胸、肺水肿或急性呼吸窘迫综合征的患者应进行胸部X线或CT检查，并采取相应治疗措施。③维持水电解质及酸碱平衡：复苏成功后继续监测体内水电解质及酸碱平衡变化情况，纠正可能

出现的水电解质紊乱及酸碱平衡失调。④监测肾功能：监测尿量及肾功能变化，以防发生创伤后急性肾衰竭，根据肾功能需要调整相关药物的剂量。⑤监测颅压：对有头颅外伤的患者，应随时监测颅压变化，必要时可静脉滴甘露醇，呋塞米以降低颅压。⑥恢复胃肠营养：病情允许时应尽早恢复胃肠营养，必要时插管予以鼻饲。在不能进食时应通过胃肠外营养保证患者的营养。

**专科治疗** 经采取以上措施患者病情相对稳定后，应及早对患者进行专科治疗，以便早日恢复健康，避免遗留各种功能障碍后遗症。

（何　建）

chuāngshāng xiànchǎng jíjiù

# 创伤现场急救 （first aid of trauma at scene） 维持呼吸道通畅、心肺复苏、现场急救、镇痛、抗休克等，以期维持创伤患者生命体征、稳定病情的现场急救。

**伤情估计** 引起创伤的因素较多，大部分因素伤后可自动解除，如车祸伤、坠落伤、冲击伤、火器伤等；部分需急救者能解除，如挤压伤、冻伤等。因此，急救人员到达现场时要及时解除致伤因素，同时对伤情进行初步的评估，发现威胁患者生命的重要部位的创伤。现场伤情估计必须迅速果断、相对全面，不能进行系统查体工作。

**现场伤情评估** 急救人员到达现场时要及时去除致伤因素，同时对伤情进行初步评估，以发现威胁患者生命的重要部位的创伤。评估必须迅速果断、相对全面，但不要求进行系统查体，旨在及时发现对生命威胁最大的创伤，以便第一时间给予妥善的处理。

主要根据创伤对生命的威胁程度进行评估。①按照 ABCDEF 程序检查。A（airway）：气道，主要检查气道是否通畅；B（breathing）：呼吸，检查有无呼吸困难、缺氧等及其可能的原因；C（circulation）：循环，判断血容量和心泵功能，检查有无大出血；D（disability）：失能，判断有无脑和脊髓损伤；E（exposure）：暴露受伤部位；F（fracture）：骨折，判断四肢有无骨折。②按照弗兰里（Freeland）提出的 CRASH PLAN 程序进行检查。C（cardiac）：心脏；R（respiration）：呼吸；A（abdomen）：腹部；S（spine）：脊柱；H（head）：头部；P（pelvis）：骨盆；L（limb）：肢体；A（artery）：动脉；N（nerve）：神经。

**院前创伤评分** 主要用于评定伤员伤情的严重程度，评分系统必须简单，易实施，所涉及的评估参数必须是直观的定量指标，能反映伤情的严重程度。评分指标主要用呼吸如呼吸频率、呼吸状态等，循环如血压、脉率、毛细血管充盈时间等和神志。评分方法是创伤记分、CRAMS 评分和院前指数等。

**急救措施** 应依据各部位创伤对生命的威胁程度，采取有效的救治措施，以挽救患者的生命为目的。

**通气** 开放气道、清除气道内的异物和分泌物并进行有效的通气是现场急救的首要措施。很多因素都可致气道不通畅，如血液、呕吐物、脱落的义齿、舌后坠、颌骨骨折、气道受压、气管痉挛。应先解除引起气道不通畅的原因，采用头后仰、托下颌或使用口咽通气管或实施环甲膜穿刺术等方法保持气道通畅，同时

予以吸氧或人工呼吸。

**止血** 出血是创伤后的主要症状之一，出血的量、速度和出血部位对患者的生命有重要影响，出血量达到机体的 1/4 或 1/3 时可危及患者生命。血液从皮肤创口流向体外者称为外出血，如体表开放性创伤；血液流入组织间隙或体腔者（如腹腔、胸腔、颅腔等），称为内出血。常需手术止血，外出血的止血方法简单易行，便于掌握。常用的止血方法有以下几种。

**直接压迫止血法** 局部用生理盐水冲洗，用消毒纱布直接压迫出血部位。

**指压血管止血法** 用手指将近心端的动脉压向骨头上，阻断受伤区的血液供应，达到止血的目的。这是一种简单、有效的止血方法，但需熟悉受伤区的血液供应和血管的压迫点，常用的方法如下。①头顶、额部和颞部出血：用手指在耳前对着下颌关节压迫颞浅动脉。②面部出血：用手指压迫下颌角前约 3cm 凹陷处的面动脉，由于双侧面动脉有吻合支，因此需压迫双侧面动脉。③耳后出血：压迫耳后动脉。④枕部出血：压迫枕动脉。⑤上肢出血：压迫腋窝部的腋动脉。⑥前臂出血：压迫上臂的肱动脉。⑦手出血：压迫手腕处的尺动脉和桡动脉。⑧指或趾出血：压迫指或趾两侧动脉。⑨下肢出血：压迫股动脉。⑩足部出血：压迫胫前动脉和胫后动脉。

**加压包扎止血法** 将无菌纱布塞入伤口内，再用绷带或三角巾加压包扎达到止血的目的，但不能包扎过紧以免影响远端的血液供应。

**屈曲关节止血法** 在肘窝、腘窝或腹股沟处加棉垫或纱布垫，

将肢体屈曲，用绷带或三角巾环形包扎。适用于加压包扎止血无效或无骨折的四肢出血。

止血带止血法　主要用于四肢较大血管的出血。止血带有气袖带、橡皮管和布条等，以气袖带较好。止血带止血时应注意止血带应尽量靠近伤口，前臂和小腿处不能使用止血带，止血带应绑于上臂1/2处和股上2/3处；上止血带的部位应加衬垫以免局部压伤；松紧度以控制出血、远端摸不到动脉搏动为准，过松起不到止血的目的反而可使出血增加，过紧易损伤神经甚至肢体坏死；止血带上应有明显标记，标明上止血带的时间和部位，同时记住放松止血带的时间；通常每小时放松一次止血带，使用止血带的时间越短越好。松解止血带的同时，仍应用指压血管止血法，以防再度出血。止血带松解1~3分钟后，在比原来结扎部位稍低平面重新结扎。松解时，如仍有大出血或远端肢体已无保留可能，在转运途中可不必再松解止血带；可在输血、输液和采取其他有效止血方法后解除止血带，如组织已发生明显广泛坏死，截肢前不宜松解止血带。

抗休克裤　抗休克裤由3个互不相通的囊组成，3个囊为一个腹囊和两个下肢囊，每个囊上设有充气阀门及气压表，并配有脚踏式充气泵。通过对3个囊的充气加压可人为地增加外周血管的阻力，腹部和下肢的静脉收缩使血液转移至中枢循环，从而升高血压以保证重要脏器如心、脑的血液供应，起到抗休克的作用。抗休克裤可降低血管内外压力梯度，对出血部位有压迫作用。充气后的抗休克裤形成气性硬板，对两下肢骨折和骨盆骨折有临时

固定作用。主要适用于腹部或腹部以下的活动性出血需加压止血的患者或骨盆骨折和双下肢骨折需固定者或骨折出血明显且伴有低血压者。但是在使用过程中必须及时纠正休克的原因，补充循环血量，防治酸中毒等。

包扎　现场包扎伤口的目的在于保护伤口、避免污染、止血镇痛等。包扎伤口要遵守无菌操作原则，选用相对干净的包扎材料，包扎范围应超出创面边缘5~10cm，动作轻柔，松紧度适宜。常用的包扎材料有无菌的急救包、绷带、三角巾、四头带、胸带、腹带等。若急救现场缺乏上述材料就地取材。下面介绍几种特殊部位、特殊伤的包扎方法。

颅脑伤伴脑组织膨出　颅脑伤伴脑组织膨出时，用凹形物如碗扣住伤口，凹形物不能接触外露的脑组织，然后再包扎固定，不要人为还纳脑组织。

颌面部　先将移位组织复位再加压包扎，口鼻必须外露，特别注意保持气道通畅。

颈部大血管出血　不宜直接加压包扎，需用对侧上肢做支架行横行加压包扎，特别注意避免气道受压。

开放性气胸　立即封闭伤口，阻止空气继续进入胸腔，用厚敷料盖住伤口，再包扎，也可就地取材。

腹部内脏脱出　对已脱出的内脏用干净的敷料盖上，四周用胶布固定，也可用干净的碗扣在其上，然后进行包扎。不能把脱出的内脏回纳腹腔。

异物插入体内　先用大块敷料支撑异物再用绷带固定敷料，然后送医院处理。不能给予拔出异物，以免引起大出血。

固定　骨折应予以固定以防

止骨折端移位、减轻伤员疼痛，防止断端刺伤血管、神经。固定方法有内固定和外固定，现场急救时以简单的外固定为主。

固定方法　①颈椎骨折：怀疑颈椎骨折者进行颈部固定。现场急救中用颈托较好，颈托由高分子塑料制成，有不同规格，适用于不同年龄的伤员。若无颈托，可将伤员平卧于木板或担架上，头颈两侧垫枕头或沙袋并用绷带将头固定于木板上。②胸腰椎骨折：仰卧或俯卧于木板或担架上并用绷带将伤员固定于木板上，仰卧位时腰部垫以软枕。③骨盆骨折：平卧于木板或担架上，用布带或三角巾围绕骨盆或用骨盆兜、抗休克裤固定骨盆。④锁骨骨折："8"字绷带固定或用两条带状三角巾分别环绕两个肩关节，于背后打结固定。⑤上肢骨折：用2~4块木板夹住上臂或前臂，绷带或布带缠绕固定，前臂屈肘悬吊于胸前或贴胸固定。⑥下肢骨折：用两块木制或塑料夹板，长短不同，长夹板置于外侧，由腰到踝，短夹板置于内侧，绷带或布带分段缠绕腰、腿和踝部。也可用自体固定法，将伤肢与健肢捆扎在一起即可固定。

注意事项　①密切注意伤员的全身情况如有无休克、活动性出血等，应优先处理。②闭合性骨折有严重畸形时应先行牵引，大致复位后再固定。开放性骨折断端外露时不应将其送回伤口内，也不必复位。③固定范围必须超过骨折的上、下两个关节。④固定牢靠，松紧度适宜，固定物与皮肤之间尤其是骨突出处应垫适量的衣服、毛巾或棉垫，以防局部受压引起坏死。⑤四肢固定时应将指或趾端外露，以便观察血液循环，若伤员诉伤肢剧痛、麻

木，肢端苍白或青紫，应及时解开固定物，查找原因后再行固定。⑥伤口有感染或肢体存在挤压伤时不宜固定过紧，必要时应注意引流和减压。

**液体复苏**　创伤尤其是严重创伤和多发伤后主要的病理生理变化是有效血容量不足，创伤后血液或血浆的丢失、呕吐或不能进食等所致的脱水均可导致容量不足或低血容量性休克，创伤后必须维持有效循环血量，保证重要脏器的供血、供氧。

**液体复苏原则**　①早期：创伤尤其是严重创伤均存在着不同程度的血容量不足，早期补充血容量。②快速：大出血时应快速恢复血容量，防止循环衰竭。③足量：需多少补多少。但在活动性出血未控制之前，可进行限制性液体复苏。④种类：失什么补什么，血液或血浆供应不足时可暂时输代血浆或平衡盐液、乳酸钠林格液。一般先输晶体液再输胶体液。

**建立静脉通道**　有外周静脉通道和深静脉通道两种，外周静脉包括上肢、下肢和颈外静脉，深静脉主要包括股静脉、颈内脉和锁骨下静脉。最好建立深静脉通道以保证输液、输血的速度。临床上使用的静脉穿刺装置主要有空心针、外置空心塑料套管，内含有一空心穿刺针、内置空心塑料套管，其外是一空心穿刺针或内含引导用的金属导丝。建立的静脉通道不在于多少而在于有效，选择好所穿刺或置管的静脉，选择内径粗的针或导管才能满足创伤救治的需要。

**伤员搬运和后送**　伤员经现场急救后均需后送至有关的医院继续救治，搬运和后送伤员应注意伤情的轻重和受伤的部位，伤情重者优先搬运和后送，怀疑有脊柱损伤者应按脊柱损伤的原则搬运，高位截瘫的伤员必须保持呼吸道通畅，有呼吸困难者应先行气管切开，有尿潴留者应留置导尿管。

**搬运方法**　①徒手搬运：如搀扶、单人背法、单人抱法、两人或多人平抬或平搬法等，此法不需任何器材，可使伤员迅速脱离致伤环境，也适用于搬运工具无法通过的地方，但此法比较劳累，不能持久。②器材搬运：常用的搬运工具有担架类如帆布担架、浮力担架、救护车担架等，硬板类如长板担架等，以及急救毯、折叠椅等。③特殊伤员搬运：脊柱/脊髓伤者，顺伤员躯干轴线保持头与躯干呈直线，采用平托法，即一人扶头、一人托胸背、一人托臀部、一人托两下肢在统一口令下托起并将伤员搬上硬担架或木板上。颅脑外伤者，在担架上去枕平卧，头偏向一侧或侧俯卧位，防止呕吐物误吸。开放性气胸者，密闭伤口并包扎，以坐椅式搬运。

**伤员后送**　伤员经现场急救后伤情稳定，生命体征平稳，估计无生命危险者应及时后送到有关的医疗机构，应根据伤情的轻重缓急确定后送的先后顺序。目前伤员后送的方式主要有车辆、飞机、汽艇等，后送途中应严密观察病情变化并备好抢救设备，以便在运送途中随时抢救伤员。

（何 建）

chuāngshāng kòngzhì

## 创伤控制（trauma control）

对严重创伤患者实施简化手术、休克复苏和确定性手术的分段急救措施。又称损伤控制（damage control surgery，DCS）。此类患者伤情严重，不能即刻耐受大手术，需要先做伤情控制，再做确定性手术。原是美国海军作战舰船遭到重创时的处理程序，1993年美国腹部外科医师罗通多（Rotondo）制定了创伤控制的全面规范化的分阶段操作程序，经过不断的实践与发展，已在创伤外科得到广泛应用。随着对这一理论认识的不断深化和技术方法的不断完善，逐渐将其确定为一项规范化的操作程序。早期主要用于严重腹部创伤患者的救治，现在严重骨关节创伤、胸部创伤及多发伤患者也用此技术。现代武器向高能高爆高速发展，对人体的杀伤力大大增强，显著增加了组织器官损害的严重程度，加大了创伤救治的难度，应用创伤控制外科技术可降低伤员早期死亡，并为后续抢救和治疗提供机会和条件。

**内容**　由三阶段组成。第一阶段是用最简捷的方法控制实质脏器或血管损伤出血和空腔脏器破裂造成的污染。第二阶段是在重症监护治疗病房对患者继续进行休克复苏，最大限度地维持循环功能的稳定，恢复正常体温，纠正酸中毒和凝血功能障碍，进行机械通气支持，对患者进行再次评估以防遗漏次要或隐蔽部位的损伤。第三阶段是在患者的生理功能紊乱得到纠正，生命体征恢复正常后进行再次手术，取出填塞物，对损伤的脏器进行确定性修复手术。

**原则**　①腹部创伤：早期简化手术，控制活动性出血，控制污染，暂时关闭腹腔，进行复苏及生命支持。术后24~48小时行确定性手术，修复损伤脏器，再次探查首次手术遗漏的损伤。②骨、关节创伤：急诊对不稳定骨折早期外固定，控制出血，复苏及生命支持，伤后2周进行延期骨折确定性手术。③胸部创伤：紧急手术解除心脏压塞、胸部血管损伤引起的出血，结扎或修复损伤的血管，严重的肺及支气管损伤可行紧急肺部分切除，膈肌损伤行修补。复苏及生命支持，患者情况改善后行确定性手术，如肋骨骨折的内固定，食管损伤修补，血管损伤行暂时分流者行确定性修补或血管重建等。④多发伤DCS：多发伤伤及多部位多脏器，伤情严重，应及早确定采用DCS，即优先手术解决危及生命的损伤如巨大颅内血肿伴颅内高压，严重肺及支气管损伤，胸腹联合伤，肝脾等实质脏器损伤伴大出血等，术后复苏待全身情况稳定后，再对其他部位损伤行确定性手术处理。

**方法** 此类患者因病情危重，特别强调时间观念，尽量缩短院前和急救部分的时间，所有不影响伤员紧急处理的不必要的检查暂不做，手术前容量复苏将加重低温、凝血功能障碍，胶体液也影响凝血，因此不要作为主要措施，更不能因进行容量复苏而耽误手术时间，患者应立即送手术室，在手术控制出血的基础上行强有力的复苏。包括第一阶段的简化手术、第二阶段的休克复苏和第三阶段的确定性手术。

简化手术 控制出血和控制污染。

控制出血 这是创伤控制外科的首要任务。腹部创伤紧急剖腹手术进腹后立即开始填塞，先右上腹，再左上腹，然后左、右下腹。控制主动脉：在横膈裂孔用手指钝性分离并压迫，然后用无损伤血管钳夹。然后确定出血的主要来源，仔细检查腹部的四个象限，及时用手或敷料直接压迫迅速控制出血。用几个大的

敷料压迫可控制肝、脾、肾脏出血。腹部检查必须彻底，采用内脏的旋转松解腹膜后结构。所有腹内及大部分腹膜后血肿需要探查并清除，钝性伤或贯通伤引起的搏动性、膨胀性或稳定性血肿均应探查。非搏动性肾周的血肿、肝后血肿或钝性盆腔血肿不应探查，可用腹腔填塞处理，随后采用血管造影栓塞术。填塞可用于所有的腹腔内脏及腹膜后组织，如肝脏、胰腺、肾脏、脾、胃肠道（胃、十二指肠、小肠、结肠、直肠）、胆道系统、膀胱及输尿管、骨盆、腹膜后血管等器官，组织创伤引起的各种出血，包括动脉、静脉出血及创面渗血。实质性组织、器官如肝脏，骨盆贯通伤弹道出血或其他难以接近的部位可以采用球囊导管或三腔双囊管止血，将带球囊的导管插入上述部位，向球囊内充气或液体，使其膨胀从而达到止血目的。肝脏贯通伤弹道出血时将三腔双囊管插入弹道，先充盈胃囊，将导管固定于肝脏后面，防止脱落，再充盈食管囊以压迫弹道止血。导管可经皮肤引出腹腔外面，48～72小时后打开阀门，拔除导管，无需再次手术。复杂的血管重建应尽可能避免，可采用简单且安全有效措施如破口修补、结扎、暂时性腔内插管分流。大血管非离断伤，且血管壁未坏死时可暂时行侧面修补，重要动脉离断伤可暂时分流。严重的肺及支气管损伤用切割闭合器快速行肺部分切除。

控制污染 一旦出血得到控制，重点应转向肠内容物溢出引起的污染。肠管单个穿孔可单层连续缝合修补。复杂肠管损伤如结肠损伤或广泛小肠损伤时，切除失活的肠管，闭合器关闭远、

近端，留于腹腔待三期吻合，不行回肠造口术或结肠造口术，更不做常规切除吻合。十二指肠、胆道、胰腺损伤可置管外引流，并加填塞。幽门、胰腺颈、近端空肠可用闭合器缝合，胆总管可以结扎，胆道可经胆囊造口引流。乳头部创伤并严重出血，填塞不能止血时，可行胰十二指肠切除，但不重建。输尿管和膀胱损伤不宜直接缝合，应插管引流。胰远端损伤且有广泛的组织破坏，包括胰管破坏，可行快速远端胰切除术。严重的胰十二指肠损伤几乎都合并周围结构受累，患者将不能承受复杂手术如胰十二指肠切除术，应仅行清创术清除。小的十二指肠损伤可行单层缝合修补，但大的十二指肠损伤应当行清创术清除，缝合暂时关闭断面，待二期处理。

腹腔的出血和污染得到控制后，为了防止体液、体热丢失，腹腔应暂时关闭。方法有：①塑料单覆盖，负压吸引法。②敷料填塞覆盖法。③单纯皮肤缝合法。④修复材料缝合法。⑤单纯筋膜缝合法。以单纯皮肤缝合及修复材料缝合常用，如无明显张力，皮肤可以巾钳钳夹或单层连续缝合；组织严重水肿，张力明显，应以修复材料填补切口缺损。关腹前应尽量以网膜或以对肠管无侵袭作用的薄膜覆盖肠管表面，防止肠瘘。若担心实质脏器持续出血，在转入重症监护治疗病房之前应采用血管造影及血管栓塞术。对所有肝或盆腔的明显出血都应尽量栓塞。

休克复苏 简化手术完成后，患者送回重症监护治疗病房继续进行复苏，机体氧运输和氧消耗的依赖状态及血浆乳酸正常水平为复苏终点。机体复温可用复温

毯，增加室内温度，加温输液输血、机械通气加温湿化，放置胸腔引流管行热生理盐水胸腔灌洗，必要时建立动脉-静脉或静脉-静脉体外通路复温等方法。复温应持续到体温正常，没有凝血功能异常的临床表现，各项凝血指标恢复正常。积极输入新鲜冷冻血浆和血小板是纠正凝血功能障碍的关键。患者常需要通气支持，如有必要，可让患者短暂恢复意识以便进行神经系统检查后给予镇静剂和肌松药。复苏的同时还需对伤情进行评估及必要的辅助检查，找出可能在初期评估和手术中漏诊的隐匿性损伤并计划好下一阶段的手术方案。

此类伤员因大量失血，可造成血细胞及凝血因子大量丢失，导致凝血功能障碍。因此，在容量复苏过程中应注重补充红细胞及凝血因子，第 1 个 24 小时输浓缩红细胞、新鲜冷冻血浆及血小板各 10 个单位，目标是：凝血酶原时间 < 15 秒，血小板计数 >$100×10^9$/L，纤维蛋白原 < 1g/L 时输冷沉淀，要求达到 >1g/L。

确定性手术　如果患者的代谢性酸中毒、低温、凝血功能障碍得到纠正，生命体征平稳，治疗进入第三阶段，进行确定性手术，手术在 24～48 小时内进行。先取出填塞止血敷料，彻底冲洗腹腔并进行彻底探查以防遗漏损伤，检查初期手术时处理的损伤脏器的情况，对仍然存在的活动性出血进行彻底止血，然后对损伤的器官组织进行确定性处理，包括实质脏器的修补、切除或部分切除，空腔器官损伤修补或切除吻合，以及血管损伤的修复等。术中应注意继续补充液体，若患者出现生命体征不稳定或内环境紊乱，则需重复创伤控制的分期治疗程序。

（何　建）

**duōfāshāng**

**多发伤**（multiple trauma）　同一致伤因子打击下人体同时或相继有两处或两处以上解剖部位的组织或器官遭受损伤。至少有一处损伤可危及生命。

**临床特点**　有创伤的共性表现，但病情严重、发展迅速，且具有自身特点。

伤情变化快、死亡率高　机体处于全面应激状态，其数个部位创伤的相互影响很容易导致伤情迅速恶化，出现严重的病理生理紊乱而危及生命。有三个死亡高峰：第一高峰出现在伤后数分钟内，为即时死亡，主要是脑、脑干、高位颈髓的严重创伤或心脏、主动脉等大血管撕裂，往往来不及抢救。第二高峰出现在伤后 6～8 小时，称为抢救的"黄金时间"，死亡原因主要是脑内、硬膜下及硬膜外血肿、血气胸、肝脾破裂、骨盆及股骨骨折致大出血。抢救及时、措施得当大部分患者可免于死亡，这类患者是抢救的主要对象。第三高峰出现在伤后数天或数周，死亡原因是严重感染或多器官功能障碍综合征。

伤情严重、休克发生率高　多发伤伤情严重、损伤范围广泛、出血量大，休克发生率高。主要是失血性休克或胸部创伤、心脏压塞、心肌损伤引起心源性休克。

易漏诊及误诊　多发伤的共同特点是受伤部位多、伤情复杂、明显外伤和隐匿性外伤同时存在、开放伤和闭合伤同时存在，而且大多数患者不能自述伤情，加上各专科医师比较注重本专科的损伤情况、忽略他科诊断而容易发生漏诊与误诊。易发生漏诊的创伤常为颅脑外伤漏诊胸部损伤，胸部创伤忽视腹部体征而漏诊肝、脾损伤，腹部空腔脏器损伤症状明显掩盖胸部伤的表现等。

处理矛盾多　多发伤由于伤及多处，通常需手术治疗，但手术顺序上还存在矛盾。如果没有经验，就不知从何下手。此时医务人员要根据各个部位伤情、影响生命程度、累及脏器不同和组织深浅来决定手术部位的先后顺序，以免错过抢救时机。

并发症多　严重多发伤并发症发生率高，常可导致患者死亡。常见的并发症为休克、急性呼吸窘迫综合征、多器官功能障碍综合征等。同时因伤情重，机体防御功能下降和广泛软组织损伤、坏死、严重污染、内脏破裂等均可引起严重感染，甚至脓毒症。

**诊断**　尚无统一标准，但有下列两项或两项以上者临床上可判定为多发伤。①头颅伤：颅骨骨折合并颅脑损伤（如颅内血肿、脑干挫裂伤等）。②颈部伤：颈椎部如颈椎损伤、大血管损伤等。③胸部伤：可危及生命的损伤如多发性多段肋骨骨折、心包损伤、血气胸、肺挫裂伤、大血管损伤、气管损伤、膈肌破裂等。④腹部伤：腹腔大出血或内脏器官破裂（如肝破裂、脾破裂、肾破裂等）。⑤骨盆等多处骨折：由于骨折可能导致大出血而危及生命，如骨盆骨折伴休克、四肢骨折伴休克、椎体骨折伴神经系统损伤等。⑥软组织伤：四肢或全身广泛撕裂伤。⑦泌尿、生殖系损伤。一般来说，对生命不构成严重威胁的伤情如单纯的四肢骨折不伴休克或单纯的椎体压缩性骨折等不属多发伤范畴。

**急诊处理**　包括以下内容。

院前急救　常累及心、肺、肝、肾、胃肠等重要脏器及大血管，直接造成这些重要脏器功能损害；急性大量失血引起组织低灌流状态及缺氧，伴全身应激反应及严重生理紊乱，迅速发生并发症而危及患者生命；伤情发展快。早期诊治不仅可挽救患者生命，而且可减轻创伤后继发性损害，降低脏器并发症的发生率。据统计，院前死亡约占总死亡人数的 2/3 或更多，若能做到及时救治，35% 的死者可救活。院前急救是一项综合性的工作，院前反应时间指从接到呼叫电话至急救车和医务人员到达事故现场所需要的时间，是评价院前急救水平的重要标准，应尽可能缩短。一旦患者情况稳定，就应开始转运。转运中严密监护患者生命体征，尽量保证情况稳定。生命体征不稳定者应由高级医师护送。转运小组必须要有持续心肺支持和补充血容量不足的能力。多发伤早期对机体的主要危害是呼吸障碍和脏器、血管损伤造成大出血。"黄金时间"指伤后至诊断、复苏和确定治疗方案的时间。应尽量缩短，快速完成检诊、伤情评估、诊断及手术前准备等工作。

严重创伤救治应遵循的原则是，将患者送到条件好的大型综合性医院或创伤救治中心，尽量送到就近医院。直升机转运可缩短院前时间。目前，中国相当部分地区的救治半径较大，空中救护还未得到广泛应用，相当数量的严重多发患者需在基层医院完成早期救治，应充分发挥上级医院对基层医院的技术指导帮助作用。可派出相关专业技术较强的急诊医师和创伤外科医师进行现场指导，待病情稳定后再转送条件好的医院。

救治的组织实施 严重多发伤救治的特点为病情发展快，常严重危及患者的生命，需进行紧急处理；常伤及多个重要脏器，需有较高临床水平的各相关专业人员参与救治；需迅速制订并实施严密的救治计划，各相关专业人员在救治工作中密切合作、紧张、有序；既要解决局部伤情，更要注重解决全身性病理损害。应根据优先解决主要矛盾的原则，保证院前急救、院内早期救治、外科手术及重症监护紧密衔接。

VIP 程序 1985 年韦斯特（West）提出多发伤的救治程序在抢救严重创伤患者过程中发挥了显著作用，提高了救治成功率。

通气（ventilation，V） 保证患者气道通畅及保持正常的通气。迅速清除口咽腔凝血块、呕吐物及分泌物。鼻导管给氧，放置口咽通气管、气管切开和辅助呼吸。昏迷患者应及早气管插管，颌面及喉部严重损伤宜行气管切开术。胸腔创伤通气障碍者，应行气管切开、胸腔闭式引流。开放性气胸宜用凡士林纱布填塞胸部伤口，予以包扎，预防纵隔摆动。张力性气胸应行胸腔闭式引流。多根多处的肋骨骨折可引起反常呼吸运动，不但减少通气和换气，而且引起纵隔左右摆动，造成明显的呼吸、循环障碍。现场急救时先用加垫包扎法限制部分胸壁的浮动，继而用肋骨外固定或者内固定，以保障呼吸和骨折愈合。

输注（infusion，I） 迅速输液、输血扩充血容量，防止休克发生或恶化。扩充血容量一般宜先输入等渗盐水或平衡液，继以浓缩红细胞。先输入晶体液，对微循环可能比首先输入全血有利，因为创伤、休克时微循环流态改变，有红细胞聚集和血流滞缓。若失血超过 1000ml，可同时从两条静脉通路分别输入晶体液和血制品。监测中心静脉压和尿量等以估计失血量，并可供估计心脏功能。对严重休克患者，应适当补充碳酸氢钠。大血管或心脏创伤及脏器破裂大出血等非控制出血性休克患者，现主张早期限制性容量复苏或延迟容量复苏，即少量输液或不输液将血压维持在低于正常但能保证脏器及组织灌流的水平，在紧急手术控制出血的基础上，加强容量复苏。

搏动（pulsation，P） 监测心脏搏动，维护心泵功能。在保持正常通气，迅速扩容的情况下，如患者血压不断下降，脉搏弱而不规则，颈静脉怒张，中心静脉压逐渐上升，心音遥远或消失，应考虑心脏压塞，立即行心包穿刺，必要时紧急手术，切开心包，以手指堵住心肌伤口，缝合伤口或接上体外循环机后修补伤口。心脏骤停者立即行胸外心脏按压，心室颤动者应在心电图监测下行电除颤；同时行气管插管接呼吸机辅助呼吸，根据心室颤动波形选用肾上腺素、利多卡因等药物。有开胸指征者可行开胸心脏按压。

优先手术解决危及生命的损伤 多发伤几个部位的创伤都很严重时，应尽早手术，及时解除危及生命的损伤。例如，颅内血肿应尽早清除；伴胸腹腔大量出血者，颅脑与胸腹腔手术同时进行；对胸部伤合并腹部伤或胸腹联合伤者，应遵循胸部伤重腹部伤轻者先开胸，腹部伤重胸部伤轻者先放置胸腔闭式引流后开腹手术。若胸部伤和腹部伤均严重，应分两组分别开胸开腹。下述患者应优先救治。

颅脑损伤 CT 检查颅内血肿较大（幕上者 > 40ml，幕下者 >10ml）；血肿不大但中线结构移位>1cm、脑室脑池受压明显；意识障碍逐渐加深；颅内压进行性升高等情况下应行颅内血肿清除术，术前已有明显脑疝或 CT 检查中线结构明显移位者应将硬脑膜敞开并去骨瓣减压。

**心脏及肺损伤**　凡在心脏损伤危险区的胸部开放伤如伴大出血、休克或疑有心脏压塞者应立即送手术室或于急诊室行开胸术。急诊剖胸对危重及濒死的胸部创伤尤其是贯通伤的救治效果已得到公认，现一般主张进行性或不能控制的血胸，怀疑有大血管损伤、心脏压塞均应行紧急剖胸。对严重的胸部钝性伤，应高度警惕心脏破裂的可能性，床旁进行二维超声心动图检查确诊并及时手术。手术对心脏裂口行修补，心脏压塞者行心包切开，严重肺及支气管损伤行肺部分切除。

**胸腹联合伤**　该部位损伤通常累及胸腔和腹腔多个脏器，诊断和治疗比较复杂，因膈肌破裂，膈肌的运动功能丧失，腹腔脏器如胃、脾结肠等进入胸腔造成肺受压萎陷和纵隔移位，可引起严重呼吸和循环功能障碍。一旦确诊或高度怀疑应积极行抢救手术。胸部 X 线片、CT、MRI 等检查均对诊断有帮助，CT 诊断准确性高，是目前诊断膈肌损伤的重要手段。胸部伤一般只需行胸腔闭式引流，如有肺支气管及血管损伤需要手术处理。同时剖腹探查处理腹内脏器伤，并修补膈肌。

**连枷胸**　连枷胸引起反常呼吸运动，导致呼吸功能障碍和严重低氧血症，必须及早治疗。1956 年埃弗里（Avery）提出"呼吸内固定法"，即控制性机械通气治疗连枷胸，20 世纪 70 年代曾风行一时，但由于机械通气易发生院内感染、张力性气胸、肺损伤等并发症，主张行手术内固定，对于未合并肺挫伤的连枷胸患者，一般主张行手术固定，合并肺挫伤的则意见不一致，但撤离呼吸机有进行性胸壁凹陷者仍主张手术内固定。早期使用克氏针固定肋骨，但容易松动滑脱。常用重建钢板和多孔螺丝钉、朱代（Judet）夹等固定技术。固定方法趋向于操作简便、微创化，符合人体生物力学要求。

**腹腔实质脏器损伤及血管损伤**　腹腔脏器如肝、脾等损伤及血管损伤而伴大量出血，由于失血性休克而危及生命，必须紧急手术处理。腹腔穿刺抽出不凝血，结合受伤史及查体即可做出初步诊断，如失血量大、血压很低，直接到手术室紧急剖腹探查。如病情允许，可快速完成创伤患者 B 超筛查或 CT 检查进一步明确诊断。手术的首要任务是控制出血，探明损伤脏器及性质后迅速结扎破损的血管，修复损伤的肝脏，损伤严重者可行清创性肝脏部分切除，裂口较深或肝组织大块缺损手术难以达到满意止血者可用大网膜、止血纱布等填入裂口，再用长纱条按顺序填入裂口达到止血。脾破裂应立即行裂口修补术或脾切除术，其他脏器合并大出血亦应结扎血管或损伤修复达到止血。

**腹膜后血管损伤**　其诊断及治疗仍存在一定困难，而腹膜后较大血管损伤常迅速而严重危及患者的生命。传统方法为除大量搏动性出血需要切开后腹膜探查进行损伤血管修补外，一般采用非手术治疗。但非手术治疗也可能因大量失血使患者丧失抢救时机。一些学者认为大部分腹膜后血肿需要探查并清除，不论是钝性伤还是贯通伤引起的搏动性、膨胀性血肿均应探查，应先阻断腹主动脉再认真探查，在明确损伤血管的基础上能做血管修补者立即行修补、血管吻合或血管移植，对伤情严重不便于行复杂的血管修补或重建者可暂时性腔内插管分流，待患者情况稳定再行确定性手术。非搏动性肾周的血肿、肝后血肿或钝性盆腔血肿不应探查，可用腹腔填塞处理，随后采用血管造影及栓塞术。打开骨盆骨折引起的盆腔腹膜后血肿几乎都是致死性的，即使行了髂内血管结扎。这种情况下不应打开腹膜后腔，而应该用大的腹部敷料填塞盆腔，此前应当使骨盆稳定。

**治疗原则**　包括以下内容。

**颈部伤**　颈部的特点是范围小，器官密集（如食管、气管、颈动脉、颈静脉、甲状腺、臂丛、脊髓等）。在颈部穿刺伤时，上述器官均有可能发生严重损伤，但因被肌肉及深筋膜覆盖，初步检查时极易疏漏。行 X 线检查，观察气管与食管有无移位，有无皮下气肿及异物等可帮助诊断。但多数情况下，术前无法做详细检查而需紧急手术。

**胸部伤**　呼吸功能是否良好，取决于呼吸系统和大脑的功能。呼吸系统功能包括呼吸道有无阻塞、肺实质弹性如何、膈肌和胸廓是否完整，任何部位损伤都可影响呼吸功能。大脑功能受到抑制时，呼吸功能也必然会受影响。多部位伤时的呼吸功能紊乱，应明确哪些伤对呼吸功能影响最大。严重的胸部伤，呼吸功能紊乱十分明显，除非其他部位大出血需立即止血外，均应予优先处理。

**颅脑伤**　颅脑患者神志变化是伤情严重程度的重要指标。颅脑损伤伴其他脏器损伤：①双重型，见于颅脑损伤如广泛的脑挫裂伤、颅内血肿,其他伤如胸腹腔大量出血,三者均需同时紧急手术。②颅脑伤重、合并伤轻时,手术重点应放在颅脑伤,轻伤可放在后面处理。③合并伤重、颅脑伤轻时,因颅脑伤轻,不急于手术或不需手术,而应先处理肝脾破裂等严重合并伤。

**腹部伤** 在多发伤中,任何部位创伤都要考虑合并有腹部伤的可能。腹部创伤因肝脾破裂及大血管损伤致严重大出血时,应先进行剖腹探查,并迅速控制出血。空腔脏器破裂可待其他危及生命的创伤处理后再行处理。

**多发性骨折** 处理的观点是:应积极争取时间,尽早施行骨折复位内固定。多发性骨折早期内固定有以下优点:易保持正常呼吸功能及肢体早期活动,可明显降低急性呼吸窘迫综合征和脂肪栓塞综合征的发生及方便手术后护理。手术应在良好的麻醉及监护管理下分组同时进行,手术方式要尽可能简单,手术时间尽可能缩短。手术过程中必须有效地维持各重要脏器血流灌注。

(何 建)

*jǐyā zōnghézhēng*

# 挤压综合征(crush syndrome,CS)

肢体受到重物长时间挤压致肌肉发生缺血改变,继而引起以肌红蛋白血症、肌红蛋白尿、高钾血症和急性肾功能障碍为特点的临床综合征。其本质是横纹肌溶解。多见于重大自然或人为灾害,如地震或战争轰炸使大面积建筑物倒塌,众多伤员被压埋于重物之下。也见于工业、交通事故,甚至昏迷或沉醉者压迫自身肢体。病情危重,常合并多器官功能障碍综合征。

**病因** 伤员压埋于重物之下,短时间无法全部救出,长时间的挤压可使肌肉内血液循环受阻或完全断绝,发生缺血坏死,而一旦压力解除,即可发生 CS。此外,昏迷或醉酒昏睡,大面积烧伤后,不合理使用止血带、抗休克裤以及石膏固定,手术时间过长等,因体位长时间固定,肌肉受压也可致肌组织缺血,发生变性、坏死。

**发病机制** 受压肌组织缺血坏死,释放出大量的肌红蛋白、钾、肌酸和肌酐等分解产物。一旦解压后,这些分解产物可进入血循环,进而引发一系列的全身反应,突出表现为肾损害,严重者可发生急性肾衰竭。

**代谢性酸中毒** 挤压伤组织广泛破坏,释放大量乳酸、磷酸。全身循环障碍,基础代谢紊乱与分解代谢,产生大量硫酸盐、磷酸盐和其他有机体阴离子。同时由于肾功能障碍,酸性代谢物排出受阻,体内缓冲机制不能代偿时,血液 pH 下降,出现代谢性酸中毒,引发或加重高钾血症。

**水电解质紊乱** ①水潴留:CS 时肾小球滤过率降低,原尿产生减少;肾小管上皮细胞脱落、坏死、基膜裸露及小管内管型梗阻导致原尿回漏,尿量减少,是水潴留的主要原因。机体的高分解代谢加重水潴留。②高钾血症:机体 80% 的 $K^+$ 存在于肌细胞内,细胞外液 $K^+$ 仅占 2%。肌肉组织破坏可释放大量 $K^+$ 入血。肾功能障碍时,$K^+$ 排出受阻,出现高钾血症。代谢性酸中毒时血中 $H^+$ 渗入细胞,$K^+$ 外逸及输入大量库存陈旧血,应用含钾抗生素等药物也是高钾血症的原因。③高磷低钙血症:正常时 80% 血清无机磷从肾小球滤过。挤压伤机体组织受到破坏,尤其是骨骼肌损伤,释放大量磷入血;高分解状态和代谢性酸中毒使血磷进一步升高;肾脏排磷障碍加重了高磷血症的临床症状。高血磷通常并发低血钙。

**细胞代谢障碍** 发生挤压综合征时,维持细胞膜电位的"钠泵"功能障碍,影响细胞内外离子转运,细胞内水、$Na^+$、$Cl^-$ 增加,$K^+$ 由细胞内渗出。细胞膜电位的变化与肾损害程度和血循环中有害性产物的浓度有关。内生肌酐清除率降低到 6.3ml/min,细胞膜电位开始受到影响。血浆尿素浓度达到 16.65mmol/L,细胞增殖过程障碍,分裂减少,其中包括红细胞、成纤维细胞、上皮细胞等,直接影响创伤组织、器官的修复和愈合。

**临床表现** 包括症状、体征及生理指标改变。

**全身表现** 挤压伤解除挤压后,可出现全身代谢及内环境平衡紊乱,主要表现为中毒症状,全身无力、恶心、呕吐;随着病情的发展,发生意识障碍,有的躁动不安、意识模糊或呈现兴奋状态,有的表情淡漠、少语,或呈现嗜睡状态,严重者可致昏迷。早期由于血容量突然减少,可能发生血压下降,收缩压 80~70mmHg,心率快,脉细弱,体温偏低,随后则因水潴留而出现水肿、血压升高等改变。

**肌红蛋白尿** 出现在挤压伤后早期,是挤压综合征发病机制中的关键环节。肌红蛋白尿呈深褐色或者红棕色,尿中肌红蛋白浓度在解除挤压 12 小时达到高峰,一般持续 12~24 小时。部分患者尿中有肌红蛋白管型。尚可见酸性尿、尿渗透压下降。

**少尿及水潴留症状** 尿量 <17ml/h 或 400ml/24h,或低血压经抗休克,补足血容量 3 小时以

上尿量仍无增加。少尿可持续数天甚至数月。因少尿及治疗过程中未能准确控制液体入量，可导致体液潴留及相关并发症，如高血压、肺水肿、脑水肿、心力衰竭等。有相当部分的患者可表现为非少尿性肾衰竭。

氮质血症 酸性代谢产物及细胞分解产物积聚在体内，导致氮质血症或尿毒症，产生中毒症状，但其严重程度等并不直接与血尿素氮水平相关。然而，血尿素氮升高的速度越快，患者死亡率越高。

酸中毒 血 pH<7.35，碱剩余、标准碳酸氢盐下降，二氧化碳分压正常或稍降低。患者意识淡漠，疲乏，嗜睡，呼吸深而快，心率加快，腱反射减弱或消失。

高钾血症 最常见、危害最大的水电解质紊乱。血 $K^+$ 升高引起神经-肌肉系统的兴奋性改变，当肌细胞处于极化或者除极状态时，不能产生动作电位，主要表现为肌无力和肌麻痹，腱反射减弱或消失，通常只累及外周神经和躯干、肢体肌肉，对中枢神经系统主要表现为神志淡漠，肢体感觉异常等。血清 $K^+$ >8mmol/L时，可因呼吸肌麻痹骤然死亡；高血钾对心肌的抑制主要表现为心脏收缩无力、心律失常，来不及测定血清 $K^+$ 时，可根据心电图表现初步推测是否存在高血钾：血 $K^+$ >6mmol/L，QT 间期缩短；接近 8mmol/L 时，心前区导联出现高尖的 T 波；8～9mmol/L 时，P 波电压变低，PR 间期延长；血 $K^+$ >9mmol/L 时，可出现 P 波消失，QRS 波增宽，酷似传导阻滞，也可出现传导阻滞，如继续升高，QRS 波渐变宽和 T 波融合，呈正弦波，出现心室颤动，心肌收缩无力，可停搏于舒张期。

诊断 ①挤压伤的病史和临床表现。②有严重肌红蛋白尿，尿中有蛋白、红细胞、白细胞及管型。③持续少尿（<400ml/24h）或无尿（<50ml/24h）48 小时以上。④血肌酐和血尿素氮每日递增超过 44.2μmol/L 和 3.57mmol/L；血 $K^+$ 每日增加超过 1mmol/L，出现高钾血症。⑤经补液及利尿药激发试验排除肾前性少尿。⑥脱水、创伤性休克、代谢性酸中毒等全身循环衰竭的临床表现。

急诊处理 尽早、积极补液，维持生命体征和内环境稳定，清除对机体有害的物质，维持水电解质酸碱平衡，制订好合理的肾脏替代治疗计划。

预防挤压综合征 积极处理 CS（包括积极补液、甘露醇利尿和减轻受损肌肉肿胀、伤肢早期切开减张、把握好截肢指征等），扩张肾血管、改善肾脏灌注、利尿、碱化尿液促进肌红蛋白排出。

改善肾脏灌注 积极补液，必要时可考虑应用山莨菪碱、小剂量多巴胺、小剂量多巴酚丁胺静脉输注。

利尿 保持足够的尿量，在血液循环充足前提下可考虑呋塞米肌内注射或者静脉输注。

维持内环境平衡 如下所述。

降血钾 血钾>6mmol/L 应紧急处理，可静脉输注氯化钙或葡萄糖酸钙。50%葡萄糖液加胰岛素静脉推注可使钾进入细胞内降低血钾浓度，袢利尿药则促进钾排出。上述处理无效时需血液透析。

低钙血症处理 CS 患者合并低钙血症时，临床上通常无需纠正。若其影响心肌收缩力和心肌传导，可静脉输注氯化钙或葡萄糖酸钙。

纠正酸中毒 CS 时主要为代谢性酸中毒，在积极补液、维持有效循环血量的基础上，如仍存在严重代谢性酸中毒，可考虑应用 5%碳酸氢钠液纠正。

碱化尿液 补碱可纠正代谢性酸中毒，降低血清 $K^+$，并碱化尿液，减少肌红蛋白在肾小管内的沉积和其毒性作用，有助于预防挤压综合征的发生。轻症患者输入平衡盐液（2 份等渗盐水，1 份等渗碱溶液）可使尿液呈碱性和中性。须输入高渗碱性溶液时，成人每日可输入 5%碳酸氢钠 200～800ml，或根据尿 pH、血尿素氮水平及血气监测结果及时调整。

血液透析 适用于急性肺水肿或充血性心力衰竭；血 $K^+$ >6.5mmol/L，或心电图出现明显异位心律，伴 QRS 波增宽；严重血 $Na^+$ 异常，$Na^+$ < 115mmol/L 或 >160mmol/L；中毒性急性肾衰竭，存在可透析毒素；无尿、少尿2天以上；血尿素氮 > 21mmol/L，肌酐 > 442μmol/L；二氧化碳结合力<13mmol/L 以下；非少尿型患者出现体液过多、心脏奔马律或中心静脉压升高，血 $K^+$ >5.5mmol/L，或心电图提示高血钾。

营养支持 给予高糖低蛋白质饮食。每天摄入 0.3～0.4g/kg 的优质蛋白，含有必需氨基酸，同时供给足够的热量 126～146 kJ/kg（30～35kcal/kg），若为高分解型急性肾衰竭，则供给蛋白质 1g/kg，总热量 8000～14644kJ（2000～3500kcal）。注意限制饮食中钾、钠含量，适量补充维生素、微量元素及必需氨基酸。

(何 建)

lúnǎo sǔnshāng

**颅脑损伤**（craniocerebral injury）暴力作用于头颅引起的外伤。又称颅脑外伤、头部外伤。

多见于交通、工矿等事故，自然灾害、爆炸、火器伤、坠落、跌倒以及各种锐器、钝器等对头部的伤害。分为头皮损伤、颅骨损伤和脑损伤。

**头皮损伤** ①头皮血肿：多为钝器伤所致，按血肿出现于头皮内的具体层次可分为皮下血肿、帽状腱膜下血肿和骨膜下血肿。皮下血肿一般体积较小。帽状腱膜下血肿因该层组织疏松可蔓延至全头部，小儿及体弱者可导致休克或贫血。骨膜下血肿局限于某一颅骨范围之内，以骨缝为界，见于颅骨受损之后，如产伤等。较小头皮血肿在 1~2 周可自行吸收，巨大血肿需 4~6 周才吸收。局部适当加压包扎，有利于防止血肿扩大。为避免感染，一般不采用穿刺抽吸。②头皮裂伤：锐器或钝器伤所致。因头皮血管丰富，出血较多，可引起失血性休克。处理时应着重于检查有无颅骨和脑损伤。头皮血供丰富，其一期缝合的时限允许放宽至 24 小时。③头皮撕脱伤：多为发辫受机械力牵扯，大块头皮自帽状腱膜下层或连同颅骨骨膜被撕脱。可导致失血性休克或疼痛性休克。治疗上应在压迫止血、防治休克、清创、抗感染基础上行中厚皮片植皮术。

**颅骨损伤** 颅骨受暴力作用所致颅骨结构改变。提示伤者受暴力较重，合并脑损伤概率较高。按部位分为颅盖骨折与颅底骨折；按骨折形态分为线形骨折与凹陷性骨折；按骨折与外界是否相通，分为开放性骨折与闭合性骨折。

*颅底骨折* 根据发生部位可分为颅前窝骨折、颅中窝骨折和颅后窝骨折。颅底骨折本身无需特别治疗，着重于观察有无脑损伤及处理脑脊液漏、脑神经损伤

等合并症。绝大多数漏口会在伤后 1~2 周内自行愈合。如超过 1 个月仍未停止漏液，可考虑行手术修补硬脑膜，封闭漏口。

*颅盖骨折* 好发于额骨及顶骨，多呈全层凹陷，少数仅为内板凹陷。颅盖骨折常为凹陷性骨折，通常需手术治疗。

**脑损伤** 按伤后脑组织与外界相通与否分为开放性脑损伤和闭合性脑损伤。前者多由锐器或火器直接造成，皆伴有头皮裂伤、颅骨骨折和硬脑膜破裂，有脑脊液漏。根据致伤原因可分为非火器所致开放性脑损伤和火器所致开放性脑损伤；后者为头部接触较钝物体或间接暴力所致，不伴有头皮或颅骨损伤，或虽有头皮、颅骨损伤，但脑膜完整，无脑脊液漏。根据脑损伤的致伤因素和病理改变，临床上又将脑损伤分为原发性脑损伤和继发性脑损伤。原发性脑损伤指暴力作用于头部时立即发生的脑损伤，主要有脑震荡、脑挫裂伤、弥散性轴突损伤、原发性脑干损伤和下丘脑损伤等。继发性脑损伤指受伤一定时间后出现的脑受损病变，主要有脑水肿和颅内血肿。脑水肿继发于脑挫裂伤；颅内血肿因颅骨、硬脑膜或脑的出血而形成，与原发性脑损伤可相伴发生，也可单独发生；继发性脑损伤因产生颅内压增高或脑压迫而造成危害。原发性脑损伤的症状或体征，在受伤当时出现，且不再继续加重。同样的症状或体征，若是在伤后一段时间才出现，且进行性加重；或受伤当时已出现的临床表现，伤后进行性加重，属继发性脑损伤。原发性脑损伤无需开颅手术处理，其预后主要取决于伤势轻重；继发性脑损伤常需开颅手术处理，其预后与处理是否及时、

正确有密切关系。

**脑震荡** 一过性的脑功能障碍，无肉眼可见的神经病理改变，显微镜下可见神经组织结构紊乱。出现意识障碍的原因一般认为与外力所致的神经传导阻滞、脑的血液循环调节障碍、中间神经元受损、脑神经细胞微结构改变、瞬间脑脊液压力冲击和脑干网状结构受累等有关。

临床表现如下。①意识障碍：受伤当时立即出现短暂的意识障碍，可为神志不清或完全昏迷，数秒、几分钟乃至十几分钟，一般不超过半小时。②逆行性遗忘：清醒后大多不能回忆受伤当时乃至伤前一段时间内的情况，称为逆行性遗忘。原发昏迷的时间越长，逆行性遗忘的现象越明显。③其他表现：受伤当时可出现面色苍白、脉搏细速、呼吸浅慢、瞳孔散大、肌张力降低等症状，数日后常出现头痛、头晕、恶心、呕吐、乏力，一般约 1 周此症状可减轻或缓解。部分病例头痛、头晕、失眠的症状维持时间较长，即表现为脑外伤后综合征。④脑脊液及 CT 等检查无异常发现。

急诊处理：本身无需特殊治疗，但应严密观察患者的精神状态、意识状况、生命体征等，根据情况做必要的辅助检查，防止出现迟发性颅内血肿。

**脑挫裂伤** 脑挫伤和脑裂伤的总称，通常二者同时并存。脑挫伤时脑组织损伤较轻，软脑膜完整；脑裂伤则是软脑膜、脑组织、脑血管均有损伤，多伴蛛网膜下腔出血。由于受伤部位、程度不同，脑挫裂伤的临床表现差异较大。轻者和脑震荡相似，重者可致深度昏迷，在伤后很短时间内死亡。

临床表现：①意识障碍是脑

挫裂伤最突出的表现，昏迷时间由数分钟、数小时、数日甚至数月不等。大多数患者原发性昏迷时间较长，部分患者可持续昏迷，呈植物生存状态。长期昏迷者多合并有弥散性轴突损伤、脑干损伤。②头痛、呕吐。③局灶性神经功能缺失症状：偏瘫、失语、感觉障碍、偏盲、癫痫等。④颅内压增高和脑疝。⑤CT、MRI 等影像学检查：典型脑挫裂伤灶在头部 CT 扫描时呈现为点状高密度影或混杂密度影，还能提示挫裂伤灶的部位、程度及有无继发性脑损害如脑水肿、颅内血肿等。头部 MRI 检查对脑干损伤、弥散性轴突损伤及微小挫伤灶的诊断优于 CT。⑥腰椎穿刺：脑脊液呈血性即可确诊，同时放出血性脑脊液可减轻脑膜刺激症状，但对颅内压增高患者腰椎穿刺时应慎重。

急诊处理：单纯脑挫裂伤一般采用非手术治疗，合并颅内血肿或明显的脑水肿造成脑移位需行开颅血肿清除术和（或）去骨瓣减压术。对非手术患者应严密观察神志、瞳孔及生命体征的变化，及时复查 CT 查清病情变化的原因，防止迟发性血肿延误手术时机。

弥散性轴突损伤　头部受到特殊外力的作用后，脑实质发生以神经轴突断裂为特征的系列病理生理改变，是闭合性颅脑损伤中最严重的原发性脑损伤。其发生机制是外伤使颅脑产生旋转加速度和（或）角加速度，使脑组织内部发生剪切力作用，导致神经轴突和小血管损伤。白质和灰质交界处、两大脑半球之间的胼胝体及脑干头端则是剪应力作用下的易损区。交通事故是致伤的主要原因。直接暴力作用于一侧

顶部、枕部、额部，间接暴力作用于颌面部，以及间接暴力所致的头部挥鞭样动作，都可以产生多方向的头部旋转，引起弥散性轴突损伤。其病理改变主要位于脑的中轴部分，即胼胝体、大脑脚、脑干、小脑上脚等处，多属挫伤，伴有出血及水肿。镜下可见轴突断裂、轴浆溢出，稍久则见圆形回缩球及血球溶解含铁血黄素，最后呈囊变及胶质增生。

临床表现和诊断：①头部有加速性损伤病史。②伤后立即出现昏迷，且昏迷时间 6 小时以上，早期出现生命征的紊乱。③无明确定位体征。④CT 或 MRI 检查显示脑组织撕裂、出血或正常。⑤排除颅内占位性病变或其他重要脏器损伤所致的昏迷，且是颅内压正常及无颅脑结构明显异常的创伤后持续昏迷状态。⑥创伤后弥漫性脑萎缩。⑦尸检或手术活检病理发现轴突损伤证据。

急诊处理：一般用非手术的综合治疗措施。对急性期颅内压明显增高或中线移位>0.5cm 或环池不清的患者行去骨瓣减压术。

原发性脑干损伤　外界暴力直接作用下造成中脑、脑桥和延髓损伤，是一种严重的颅脑损伤。

主要临床特点如下。①意识障碍：伤后常立即发生昏迷，轻者对痛刺激可有反应，重者深昏迷，一切反射消失。如昏迷持续时间较长，很少出现中间清醒或中间好转期，应注意合并颅内血肿或其他原因导致的继发性脑干损伤。②瞳孔和眼运动改变：中脑损伤时，初期两侧瞳孔不等大，伤侧瞳孔散大，对光反应消失，眼球向下外倾斜；两侧损伤时，两侧瞳孔散大，眼球固定。脑桥损伤时，可出现两瞳孔极度缩小，光反射消失，两侧眼球内斜，同

向偏斜或两侧眼球分离等征象。③去皮质强直：是中脑损伤的重要表现之一。表现为伸肌张力增高，两上肢过伸并内旋，下肢亦过度伸直，头部后仰呈角弓反张状。损伤较轻者可为阵发性，重者则持续发作。④锥体束征：包括肢体瘫痪、肌张力增高、腱反射亢进和病理反射出现等。⑤生命体征变化：呼吸功能紊乱：脑干损伤常在伤后立即出现呼吸功能紊乱。中脑下端和脑桥上端的呼吸调节中枢受损，出现呼吸节律的紊乱，如潮式呼吸；脑桥中下部的长吸中枢受损，可出现抽泣样呼吸；延髓的吸气和呼气中枢受损，则发生呼吸停止。脑干继发性损害的初期，如小脑幕切迹疝的形成时，先出现呼吸节律紊乱，潮式呼吸，在脑疝的晚期颅内压继续升高，小脑扁桃体疝出现，压迫延髓，呼吸即先停止。心血管功能紊乱：延髓损伤严重，表现为呼吸心脏骤停，患者死亡。较高位脑干损伤出现的呼吸循环紊乱常先有兴奋期，此时脉搏缓慢有力，血压升高，呼吸深快或呈喘息样呼吸，以后转入衰竭，脉搏频速，血压下降，呼吸呈潮式，终于心跳呼吸停止。一般呼吸停止在先，心跳仍可维持数天或数月，最后通常因心力衰竭而死亡。⑥颅脑 CT 与 MRI 检查：能显示颅骨骨折、脑挫裂伤、颅内血肿、蛛网膜下腔出血、脑室出血、气颅、脑水肿或脑肿胀、脑池和脑室受压移位变形、中线结构移位等，病情变化时应及时复查。

急诊处理：治疗主要是对症支持疗法，包括维持水电解质平衡，防治脑水肿，控制感染，高压氧治疗等。重症患者预后差。

下丘脑损伤　最严重的脑损

害之一，损伤机制复杂，常与弥散性脑损伤并存，临床表现常常被其他脑损伤的症状体征掩盖。

临床表现为受伤早期的意识或睡眠障碍、高热或低温、尿崩症、水电解质紊乱、消化道出血或穿孔及急性肺水肿等。这些表现如出现在伤后晚期，则为继发性脑损伤所致。

急诊处理：应采用综合性对症治疗措施，对合并颅内血肿、广泛脑挫裂伤者，常需手术开颅清除血肿和（或）去骨瓣减压。

脑水肿　水分在脑细胞内和（或）脑组织间隙异常积聚所引起的脑体积增大。根据病理形态及发病机制可将脑水肿分为四类。①血管源性脑水肿：最常见的脑水肿，继发于血脑屏障的破坏，脑血管通透性增加，血浆内 $Na^+$、$Cl^-$ 及大分子物质如蛋白质等进入组织间隙，水分在细胞外间隙积聚。②细胞毒性脑水肿：与脑细胞的能量代谢有密切关系。颅脑损伤时脑细胞的能量代谢发生紊乱，导致细胞膜上的 $Na^+$-$K^+$-ATP 酶功能障碍，细胞膜内外正常离子浓度梯度和跨膜电位不能维持，细胞外的钠离子和水顺浓度差进入细胞内，引起脑水肿。其特点：无血管损伤，血脑屏障相对完整；水肿发生在细胞内，细胞外间隙不扩大；水肿液不含蛋白质。CT 脑扫描显示弥漫性占位效应合并双侧脑室受压和两半球弥漫性低密度区。大脑白质和灰质同时受累且伴脑室变小，脑沟、脑池消失则为细胞毒性脑水肿。③间质性脑水肿：多见于梗死性脑积水，由于脑脊液不能通过正常途径吸收，这类水肿主要发生于脑室的周围白质，也称为积水性脑水肿，由于脑室扩大，室管膜扩张，脑室表面结构及通透性改变，部分

脑脊液逸出脑室挤入附近的白质，故脑室内脑脊液压力的高低可直接影响此类脑水肿的程度，CT 脑扫描可见室管膜吸收大量脑脊液，脑室周围白质，尤其额角周围，呈蝴蝶状低密度区。④渗透性脑水肿：部分颅脑损伤的患者由于内分泌功能紊乱，抗利尿激素过度释放或促肾上腺皮质激素-醛固酮分泌减少，引起体内水潴留、低钠血症和血浆渗透压下降。为维持渗透压的平衡，水分向脑细胞内转移，导致脑水肿。特点：灰质、白质均有水肿，以白质更为明显；水肿液主要聚集于胶质细胞；细胞外间隙不扩大，血脑屏障无破坏；水肿液渗透压低，$Na^+$、$K^+$ 浓度均低。上述各类脑水肿混合存在。

急诊处理：除针对病因治疗外，主要是对症治疗。原则是消除脑水肿，缩小脑容量或外科手术增加颅腔容积。主要措施有：①严格控制加重脑水肿的因素，保持呼吸和循环稳定，维持水电解质平衡。②脱水疗法旨在使水分由脑组织转移到血液中或增加钠水排出，减少细胞外积液，从而使脑容积缩小和颅内降压。常用的药物有 20% 甘露醇、10% 甘油和呋塞米注射液等。③大剂量糖皮质激素对血管源性脑水肿、细胞中毒性脑水肿有良好效果，宜短期应用。④亚低温治疗。⑤并发症的治疗。⑥外科手术减压疗法。

颅内血肿　按血肿来源和部位分为硬脑膜外血肿、硬脑膜下血肿、脑内血肿和脑室内出血。血肿常与原发性脑损伤相伴发生，也可在没有明显原发性脑损伤情况下单独发生。按血肿引起颅内压增高或早期脑疝症状所需时间，将其分为 3 型：72 小时以内者为

急性型，3 天至 3 周以内为亚急性型，超过 3 周为慢性型。

硬脑膜外血肿　位于颅骨与硬脑膜之间，与颅骨损伤关系密切。好发于幕上半球凸面，约占外伤性颅内血肿 30%。

发生机制：多因头部受过外力直接打击，产生着力点处的颅骨变形或骨折，伤及血管所致。出血积聚于硬脑膜与颅骨内板分离处，并随着血肿的增大而使硬脑膜进一步分离。脑膜血管撕裂是造成急性硬脑膜外血肿的主要原因，尤以脑膜中动、静脉最为常见。脑膜中动、静脉位于颞部的同名骨沟中。颞部骨质较薄，受外力打击后易引起骨折，刺破血管出血。上矢状窦、横窦和乙状窦均位于同名骨沟中，如发生骑跨静脉窦的颅骨骨折，即可使其受损。此种出血凶猛，与静脉窦没有平滑肌层，破裂后与无收缩能力有关，而血肿范围的扩大则因出血使硬脑膜剥离，剥离的硬脑膜引致再出血。

临床表现：①头部外伤史。着力部位除可见头皮挫伤、局部肿胀，出血经骨折线到骨膜下或经破裂的骨膜至帽状筋膜下形成帽状腱膜下血肿。②意识障碍。患者意识状态的改变取决于原发脑损伤的程度、血肿形成速度和颅内其他损伤的存在，原发性脑损伤较轻者可无昏迷或仅有短暂昏迷，严重者可出现持续昏迷。中间清醒期和继发性昏迷在硬脑膜外血肿多见，但这种意识状态的变化不仅仅是硬脑膜外血肿的典型临床表现，也可以是其他颅内血肿的表现。③神经系统症状。单纯硬脑膜外血肿，仅在血肿压迫脑功能区时才表现出相应症状。④颅内压增高。患者常有头痛、呕吐加剧，出现库欣反应。如颅

内压持续增高，则引起脑疝而出现相应的临床症状。⑤影像学表现。CT 扫描可见在颅骨内板下方有双凸形或梭形边缘清楚的高密度影，骨窗位常可显示颅骨骨折。硬脑膜外血肿 MRI 表现与 CT 相仿，急性期在 $T_1$ 加权像血肿呈等信号，在 $T_2$ 加权像血肿呈现为低信号；在亚急性和慢性期，在 $T_1$ 和 $T_2$ 加权像均呈现为高信号。

急诊处理：对于意识清醒或轻度嗜睡，瞳孔无变化，血肿量幕上<30ml，幕下<10ml，中线结构移位<10mm，且病情稳定者可在严密临床观察的前提下予以非手术保守治疗，主要措施是脱水、糖皮质激素、止血、抗感染及活血化瘀等治疗，脱水剂早期不宜用大剂量，以能缓解症状为度。在保守治疗期间，应密切注意患者意识、瞳孔及生命体征的变化，一旦出现手术指征应急诊施行手术。手术指征：①在非手术治疗过程中意识障碍程度逐渐加深。②颅内压>20mmHg，并呈进行性升高。③有局灶性脑损害体征。④儿童硬脑膜外血肿幕上>20ml，幕下>10ml。⑤尚无明显意识障碍或颅内压增高症状，但 CT 检查血肿较大（幕上>30ml，幕下>10ml，颞部>20ml，或血肿虽不大但中线移位>1cm），脑室或脑池受压明显者。⑥横窦沟微型硬脑膜外血肿如出现排除其他原因进行性颅内压增高，应积极手术。手术方式如下。①骨瓣开颅术：术毕根据颅压或脑损伤情况决定是否回置骨瓣，术前已有脑疝形成者可予去骨瓣减压及硬脑膜扩大修补。颅骨已有粉碎性骨折者，可在清除碎骨片或颅骨整复的同时行血肿清除手术。②钻孔穿刺抽吸术：常用于院前或术前急救。③钻孔置管引流术：其适应证为病情相

对稳定，出血量 20~50ml，经 CT 明确定位，中线移位达 0.5cm 以上，无继续出血者。方法：按照 CT 片所示血肿最厚层面处钻孔，置入引流管，排出部分血肿后再反复多次注入溶栓药物如尿激酶等并持续引流。

**硬脑膜下血肿**　外伤性颅内血肿的最常见类型，约占外伤性颅内血肿的 50%。根据血肿形成的机制和出现症状的时间，分为急性、亚急性及慢性硬脑膜下血肿。硬脑膜下血肿与颅脑外伤有密切关系，特别是急性和亚急性硬脑膜下血肿，多在伤后数小时或数日出现临床症状。慢性硬脑膜下血肿常在伤后 3 周以上出现症状，部分患者无明显外伤史。急性、亚急性硬脑膜下血肿与外伤有密切关系，常不易误诊。慢性硬脑膜下血肿常不能及时诊断，贻误病情。

发生机制：出血来源主要是脑挫裂伤导致皮层动脉或静脉出血和桥静脉损伤。前者血肿多由对冲性伤引起，常合并有脑挫裂伤、脑水肿；后者血肿常广泛覆盖于大脑半球的表面，多不伴有脑挫裂伤。慢性硬脑膜下血肿的出血来源及发生机制尚不完全清楚。

临床表现：急性硬脑膜下血肿早期临床表现和脑挫裂伤相似，随着血肿形成和不断扩大，出现颅内压增高和脑疝的症状，如头痛、呕吐、视盘水肿、意识障碍等。不同年龄患者，其临床表现各有特点。青壮年由于血肿的压迫，使脑静脉回流发生障碍，引起脑水肿，产生颅高压症状。老年患者因脑萎缩颅脑间隙相对增大，颅高压症状较轻。脑挫裂伤较重或血肿形成的速度较快时，脑挫裂伤引起的原发昏迷与血肿

所致的脑疝引起的继发昏迷相互重叠，表现为意识障碍进行性加重，无中间清醒期或意识障碍好转期。慢性硬脑膜下血肿患者常将轻微的头部外伤史遗忘，临床上仅以颅内压增高为主要表现，局灶性脑功能障碍的症状出现较晚，易误诊为脑肿瘤。颅脑 CT 检查急性、亚急性硬脑膜外血肿可见颅骨内板与脑表面之间出现高密度或混杂密度的新月形或半月形影，而慢性硬脑膜下血肿则表现为低密度或等密度影。

急诊处理：主要是消除血肿，摘除囊壁，以利于受压脑组织复位。手术越早脑组织受压越轻，脑功能恢复则越快。早期诊断、治疗至关重要。对无明显脑受压、脑挫裂伤较轻的急性硬脑膜下血肿可采用非手术治疗，但应严密观察病情变化；对脑移位明显、脑挫伤严重的应尽早手术治疗。慢性硬脑膜下血肿的治疗主要是颅骨钻孔行血肿持续闭式引流，骨瓣开颅血肿清除术适用于包膜较厚或已有钙化的慢性硬脑膜下血肿。

**脑内血肿**　有两种类型。①浅部血肿：出血来源均来自脑挫裂伤灶，血肿位于脑挫裂伤灶附近或其裂口内，血肿部位多数与脑挫裂伤的部位一致，少数与凹陷骨折的部位相对应。②深部血肿：多发生于老年人，血肿位于白质深部，脑的表面可无明显脑挫伤灶。

临床表现：脑内血肿的临床表现除具有一般颅内血肿的特点外，还可出现和血肿相应部位的神经功能缺失症状，如偏瘫、失语、癫痫等。意识障碍与急性硬脑膜下血肿甚相似，以进行性意识障碍加重为主，也取决于原发性脑损伤程度和血肿形成的速度。

CT 检查可见在脑挫裂伤灶附近或脑深部白质内见到圆形或不规则高密度血肿影，血肿周围可见低密度的脑水肿区。

急诊处理：脑内血肿体积较小、位置较深、无明显脑受压和脑移位者可用非手术治疗；血肿体积较大、脑受压明显和颅内压增高者应尽早手术治疗。

外伤性脑室内出血 多见于脑室邻近的脑内血肿破入脑室，或外伤时脑室壁出现剪力变形，使室管膜下血管破裂出血。

临床表现：出血量小者因有脑脊液的稀释作用血液常不凝固；出血量大者可形成血肿。因其常合并有广泛的脑挫裂伤或其他类型的脑内血肿，病情常较复杂严重。除了有原发性脑损伤、脑水肿及颅内其他血肿的临床表现外，还可因脑室内血肿堵塞脑脊液循环通路或代谢障碍发生脑积水，引起急性颅内压增高，使意识障碍更加严重；脑室内血液刺激可引起高热等反应，一般缺乏局灶症状或体征。CT 检查可见脑室扩大、脑室内有高密度凝血块影或血液与脑脊液混合的中等密度影，有助于确诊。

急诊处理：如合并脑室扩大，应行脑室引流术。脑室内主要为未凝固的血液，可行颅骨钻孔穿刺脑室置管引流；主要为血凝块，也可行脑室引流术，并向脑室内注入尿激酶，无效时可行开颅术切开脑皮质及脑室壁清除血肿并留置引流管。

迟发性外伤性颅内血肿 伤后首次 CT 检查时无血肿，而在以后的 CT 检查中发现了血肿，或在原无血肿的部位发现了新的血肿。可以是各种类型的颅内血肿，也可在颅脑手术或使用脱水药物后出现。临床表现为伤后经历了一段病情稳定期后，出现进行性意识障碍加重等颅内压增高的表现，确诊依靠多次 CT 检查的对比。处理遵循一般颅内血肿原则，重要的是防止漏诊和早期发现、早期处理。

（张文武 李宏伟）

kǒuqiāng hémiànbù sǔnshāng

## 口腔颌面部损伤 （oral and maxillofacial injury） 口腔颌面部受外力冲击引起的损伤。口腔颌面部血运丰富，上接颅脑，下连颈部，为呼吸道和消化道的起始端。颌面部骨骼和腔窦较多，有牙附着于颌骨上，口内有舌；面部有表情肌和面神经，还有颞下颌关节和唾液腺，它们行使着表情、言语、咀嚼、吞咽和呼吸功能。口腔颌面部复杂的解剖关系决定了口腔颌面部损伤经常会涉及多学科、多系统，容易并发颅脑损伤，如脑震荡、脑挫伤、颅底骨折等；可因组织移位或肿胀、舌后坠、血凝块和分泌物堵塞呼吸道影响呼吸通畅；口腔损伤后常使口腔失去正常功能，发生进食、语言等功能障碍。

**临床表现** 口腔颌面部损伤分为口腔颌面部软组织损伤和口腔颌面部硬组织损伤两大类，前者包括闭合性损伤和开放性损伤，后者包括牙与牙槽骨损伤、颌骨骨折、颧骨和颧弓骨折、鼻骨骨折和眼眶骨折。分类损伤表现不同。

口腔颌面部软组织损伤 ①闭合性损伤：包括擦伤，如颌面部表皮损伤；挫伤，如皮下组织、肌肉、骨膜和血管均可损伤，局部有明显皮下血肿瘀伤，如昆虫刺伤。②开放性损伤：常见于挫裂伤、刺伤、切割伤、撕裂伤、砍伤、咬伤、颜面部烧伤等。

口腔颌面部硬组织损伤 包括骨损伤和骨折。

牙和牙槽骨损伤 ①牙外伤：常见的有三类。有牙挫伤：主要表现为牙齿松动、疼痛、伸长感，多伴有牙龈肿胀、出血；牙脱位：分为不完全性和完全性牙脱位；牙折断：分为冠折、根折和冠根联合折。②牙槽骨骨折：常伴有唇、牙龈软组织肿胀、撕裂和牙损伤。体查时可见骨折片有明显活动，摇动一颗牙时，邻近数牙也随之活动，而且骨折移位可引起咬合错乱。

颌骨骨折 包括上、下颌骨骨折。

上颌骨骨折：发生在上颌骨上的骨折。根据骨折的好发部位将上颌骨骨折分为Ⅰ、Ⅱ、Ⅲ型。Ⅰ型骨折：是低位或水平骨折。典型的骨折线从梨状孔外下缘，根尖下，过颧牙槽嵴，至上颌结节上方，水平地向后延伸至两侧上颌骨翼下颌缝附近。两侧骨折线可以不在同一平面。来自前方的暴力，可使硬腭的中缝裂开。Ⅱ型骨折：又称中位或锥形骨折，骨折线通过鼻骨、泪骨、眶底、颧颌缝区达上颌骨翼下颌缝处。Ⅲ型骨折：是高位骨折。骨折线通过鼻骨、泪骨，但横过眶窝及颧骨上方，向后到上颌骨后壁，使上颌骨、颧骨与颅骨完全分离，因此又称为颅面分离。临床表现主要是骨折端移位、咬合错乱、局部塌陷畸形和眶区淤血（眼镜征）；高位骨折还可因眶底下陷出现复视、脑脊液鼻漏等并发症。

下颌骨骨折：好发于下颌骨的正中联合部、颏孔区、下颌角及髁突颈部。①骨折端移位：单发的正中联合部骨折由于骨折线两侧肌群的牵引力量基本相等，常无明显移位；如为双骨折线，正中骨折段由于可因降颌肌群的牵拉，骨折片向后下方移位；如为粉碎性骨折或有骨质缺损，两侧骨折段由于下颌舌骨肌的牵拉而向中线移位。后两种骨折都可使舌后坠而引起呼吸困难，甚至有窒息的危险。颏孔区骨折：又称下颌骨体部骨折。一侧颏孔区骨折，骨折线多为垂直，将下颌骨分成长短不同的两个骨折段，前骨折段因所附降颌肌群的牵拉而向下方移位，并稍偏向外侧。后骨折段则因升颌肌群（咬肌、翼内肌、颞肌）的牵引，向上、向内移位，且稍偏向内侧。双侧颏孔区骨折时，两侧后骨折段因升颌肌群牵拉而向上前方移位，前骨折段则因降颌肌群的作用而向下后方移位，致颏部后缩、咬合错乱及舌后坠。下颌角部骨折：下颌角部骨折后将下颌骨分为长骨折段和短骨折段。如骨折线位于咬肌和翼内肌附着处之内，骨折片可不发生移位；若骨折线在这些肌附着处之前，则短骨折段骨向上移位，长骨折段因降颌肌群的牵拉而向下、后移位。髁突骨折：一侧髁突骨折时，耳前区有明显的疼痛，局部肿胀、压痛。以手指深入外耳道或在髁突部触诊，如张口时髁突运动消失，可能有骨折段移位。低位骨折时，由于翼外肌的牵拉，髁突向前内移位；严重者髁突可从关节窝内脱位，向上进入颅中窝。双侧低位骨折时，两个髁突均被翼外肌拉向前内方，双侧下颌支被拉向上方，可出现后牙早接触，前牙开合更明显。②出血和血肿：严重者可使舌上抬，并使舌后坠发生呼吸道梗阻。下牙槽神经也可断裂或受压，致使患侧下唇麻木。③功能障碍：咬合紊乱、张口受限、局部出血、血肿、水肿、疼痛等，致使咀嚼、呼吸、吞咽、

语言等功能障碍。严重的颏部粉碎性骨折，可发生呼吸窘迫和呼吸道梗阻。④骨折段的异常活动：绝大多数伤员可出现骨折段的异常活动，但在少数伤员在无明显移位时，可无明显活动。医师可用双手握住可疑骨折处两侧骨折段，轻轻向相反方向用力，可感觉到骨擦音和骨折段活动。

颧骨和颧弓骨折　颧骨和颧弓属于面部较为突出的骨性支架，易遭直接暴力的打击而发生折断。颧弓细长而成弓状，颧骨结实而宽大，二者相比，颧弓骨折尤为多见。奈特（Knight）和诺思（North）把颧骨和颧弓骨折分为六类：Ⅰ类为颧骨颧弓线性骨折，无移位；Ⅱ类为单纯颧弓骨折；Ⅲ类为颧骨体骨折后下移位；Ⅳ类为颧骨体骨折后下移位，伴中线旋转；Ⅴ类为颧骨体骨折后下移位，伴侧方旋转；Ⅵ类为颧骨颧弓粉碎性骨折。其中以Ⅲ、Ⅳ、Ⅴ类骨折临床多见。①骨折移位：颧弓骨折段由于打击力量的方向而向内移动，因咬肌的牵拉而向下移动，局部呈现塌陷畸形。但在受伤数小时后，由于局部反应性肿胀，塌陷畸形变得不明显，此时容易造成漏诊。②张口受限：因内陷的骨折段压迫颞肌并阻碍喙突运动而出现张口受限。内陷不明显的伤员，则可不出现张口受限或轻微受限。③常伴有牙脱位或牙折。④复视：颧骨构成眶外侧壁和眶下缘的大部分，颧骨折移位后，眼球可因失去支持，眼肌撕裂及外侧韧带随着下移，而发生移位性复视。⑤出血和淤血：如果骨折伴有上颌窦黏膜破裂出血，血液可由患侧鼻腔流出。颧骨眶壁损伤后局部出血，可侵入眶周皮下、眼睑和结膜下。因眶周皮下组织疏松，在眶周可形

成明显淤斑。⑥神经症状：若骨折伤及眶下神经，可出现眶下区皮肤麻木感。面神经颧支支配颧肌和眼轮匝肌，如果面神经颧支受损，会引起眼睑闭合不全。

鼻骨骨折　鼻骨为面中部菲薄的骨块，主要由鼻骨和上颌骨额突所构成，易遭受正面来的损伤而发生骨折。①骨折移位和畸形：鼻骨骨折后移位的类型主要由外力的性质、大小及方向决定。②鼻出血及通气障碍：骨折后因骨折块移位造成黏膜撕裂，水肿及血肿形成，出现鼻腔出血及通气障碍。③常伴眼睑淤血。④脑脊液鼻漏：伴颅前窝骨折或筛骨损伤时，常伴随脑脊液鼻瘘，需注意与鼻出血鉴别。

眼眶骨折　眼眶骨性结构复杂，有多个骨骼参与组成，由眶缘及眶腔组成，眶缘骨质强度高，眶腔骨壁薄弱易碎。因常伴发于颌面部邻近部位骨折，处理难度较大，常需多科室协作处理。

骨折移位：眼眶骨折后移位主要由外力的性质、大小及方向决定，常出现眶缘台阶感；内侧壁骨折常造成内眦韧带附着丧失而出现眶距增宽，内眦角下垂；外侧壁骨折常造成外眦韧带移位出现两侧眼裂不一致；伴发其他邻近部位骨折时移位通常更为明显。

眼球突出：在眼眶损伤后短期内，由于眶内出血、软组织肿胀引起，通常在1周后水肿消退或出血吸收后好转。

眼球内陷：是眼眶底部骨折的重要体征，由于眶底骨质薄弱，骨折后，眶内容物连同眼球向下移位，甚至疝入上颌窦内，造成眶腔容积增大，眶内容物不足，或者由于眶内脂肪外伤后变性吸收，造成眶内容积减少所致。

复视及眼球运动障碍：眶底骨折后，造成眶内容物包括眼下直肌、下斜肌及眶壁骨膜均向下移位，使眼外肌出现垂直方向运动受限而产生复视；另外眶上裂损伤导致动眼神经受损后也可出现复视。

软组织损伤：眼眶骨折时常伴发眶周皮肤及结膜下出血，眶内积血较多时常出现眼球突出症状，损伤泪囊常导致泪流不止。

眶下区麻木：眶底及眶下缘骨折常损伤或挤压眶下神经，引起眶下区麻木。

神经症状：严重的眶腔骨折可引起眶上裂损伤，损伤动眼神经、滑车神经、外展神经及三叉神经眼支出现全眼肌麻痹，表现为上睑下垂、眼球固定、各向运动障碍、瞳孔散大、对光和调节反射消失，同侧三叉神经眼支受损，其支配区域出现疼痛、感觉障碍和角膜反射迟钝或消失，也可出现同侧霍纳（Horner）综合征；如骨折累计视神经孔造成视神经损伤时，产生明显的视力下降甚至失明。

**特点**　主要如下。

易愈合　口腔颌面部的血运丰富，组织的再生力和抗感染力均较强，创口容易愈合，清创时尽可能保存组织。初期清创缝合的时间限制比其他部位损伤宽，只要没有明显的化脓性感染，经过清创，伤后 24 ~ 48 小时或更长时间的伤口，仍可做初期缝合。

出血多　口腔颌面部血运丰富，损伤后一般出血较多，易形成血肿，组织水肿出现得快而明显。血肿、水肿、血凝块和分泌物等可堵塞呼吸道，影响呼吸甚至引起窒息。

腔、窦的影响　颌面部有口腔、鼻腔和鼻窦，腔窦内常有病原菌存在，创口与腔或窦相通时，容易引起感染。故在清创处理时，应尽早关闭与腔或窦相通的创口，以减少感染机会。

可伴齿、骨损伤　口腔内有牙齿存在，口腔的功能是咀嚼食物和发音。当受到创伤时，可发生牙齿折断、牙槽骨骨折、颌骨骨折和软组织损伤。在清创时应注意有无破碎异物进入周围软组织，一定要清理干净，否则易引起感染。在治疗骨折时要以恢复正常咬合关系为主要标准。确保其咀嚼和发音功能的恢复。

影响外貌　颌面部是人体的暴露部分，面容的美观十分重要，扩创时如处理不当，对合不齐，将给患者带来巨大的精神创伤和痛苦。故在清创缝合时，要认真负责，缝合皮肤时要用小针细线。

功能障碍　如伤及腮腺、面神经和三叉神经，可并发唾液腺瘘、面瘫和颜面部麻木等相应部位的功能障碍。

合并颅脑损伤　颌面部紧邻颅脑，口腔颌面部损伤可同时合并有颅脑损伤，在抢救时一定要提高警惕，以免延误治疗而产生严重后果。

影响进食　口腔颌面部损伤都有进食障碍，因而选用适当的食物和进食方法，维持伤员的营养，对伤口的愈合和身体的康复非常重要。

**急诊处理**　主要是针对窒息、出血、休克和重症合并症的处理，尤其是呼吸道梗阻，处理不当可在短期内死亡。

窒息　关键在于早期发现、及时处理。查出发生窒息的原因，针对引起窒息的原因进行处理。窒息可分为阻塞性和吸入性窒息两种，阻塞性窒息是异物、舌后坠、口底组织水肿或血肿等堵塞呼吸道所致；吸入性窒息是血液、异物、呕吐物等吸入气管或支气管引起。窒息的临床表现是：窒息初期患者有烦躁不安、出汗、鼻翼扇动、吸气长于呼气或喉鸣音，严重时出现发绀，吸气时出现"三凹征"，呼气浅而快，继而出现脉速、脉弱、血压下降、瞳孔散大甚至死亡。

阻塞性窒息　用手指或吸引器清除堵塞的异物、血凝块或分泌物，改变患者体位，采用头侧位或俯卧位，以解除窒息。对有舌后坠者，可用舌钳夹住舌体或用粗圆针粗线穿过舌中部将舌拉出口外，使呼吸道通畅。对咽部或口底肿胀引起呼吸道梗阻者，可经鼻孔放入鼻咽管以解除窒息，若仍不能解除，可用粗针头行环甲膜穿刺，同时行紧急气管切开术进行抢救。

吸入性窒息　立即行气管切开术，迅速吸出气管或支气管内的异物或分泌物，以解除窒息。

出血　口腔颌面部血供丰富，损伤后一般出血或渗血较多。急救时要针对出血的原因、部位和性质采用相应的方法。

压迫止血　该方法简便易行，见效快。①指压法：适用于动脉远心端的出血，如在耳轮脚前压迫颞浅动脉、嚼肌前缘下颌缘处压迫面动脉、胸锁乳突肌前缘第 6 颈椎水平压迫颈总动脉，均可获得暂时的、明显的止血效果，然后再采用其他进一步的止血措施。②包扎法：适用于毛细血管、小动脉、小静脉的出血。先将软组织复位，在创面上覆盖纱布，用绷带加压包扎，注意不要影响呼吸道通畅。③填塞法：适用于开放性的洞穿性损伤。将纱布填塞到创口内，再用绷带加压包扎。颈部和口底的创伤填塞时要注意保持呼吸道通畅，避免压迫气管，导致窒息。

**结扎止血** 在条件允许的情况下，用止血钳夹住血管断端进行结扎和缝扎。对某些不易找到血管断端的深在伤口，经各种方法处理均不能止血时，应考虑行同侧颈外动脉结扎，以达到控制出血的目的。

**药物止血** 全身可使用止血药物，如酚磺乙胺、卡巴克洛、维生素K、对羧基苄胺等，协助加速血液的凝固。局部可用止血粉，将其散在创面上用干纱布加压包扎，可起到较好的止血效果。

**休克** 休克是多种原因引起的一种急性循环功能不全综合征。其主要临床表现有血压下降（收缩压降至80mmHg以下，脉压<20mmHg）、心率加快、脉搏细弱、全身无力、皮肤湿冷、面色苍白或发绀、静脉萎陷、尿量减少、烦躁不安、反应迟钝、神志模糊、昏迷甚至死亡。口腔颌面外伤所导致的休克主要是创伤性休克或失血性休克。创伤性休克的处理原则是镇静、镇痛、止血和补液，以及使用药物协助恢复和维持血压；失血性休克则应紧急加压输血，补充其血容量，以恢复血压并加以维持。

**重症合并症** ①因口腔颌面部损伤经常伴有颅脑的损伤，如脑挫伤、颅内血肿、脑干损伤及脑脊液鼻漏等，对脑疝、严重意识障碍和生命体征不稳定的患者应及时请神经外科会诊，口腔颌面部损伤退居次要地位，除局部止血保持呼吸道通畅外，首先由神经外科处理颅脑损伤，待病情稳定后再处理颌面部损伤，以免危及患者生命。②下颌骨损伤容易并发颈部伤，颈部为大血管和颈椎所在，因此要注意有无颈部血肿、颈椎损伤或高位截瘫，转运时防止二次损伤。③防治感染：口腔颌面部损伤的创面常被污染，甚至嵌入砂石、金属等异物以及自身软组织碎片。感染对伤员的危害有时比原发损伤更为严重，因此有效而及时的防治感染至关重要。应尽早进行清创，及时包扎伤口，以隔绝感染源。伤后根据伤口污染情况，及早使用抗生素预防感染。对有颅脑损伤的患者，特别是有脑脊液鼻漏时，需按开放性颅脑损伤的处理原则进行处理。对创口污染泥土的伤员，应及时注射破伤风抗毒素。

（张文武　李宏伟）

jǐngbù sǔnshāng
**颈部损伤**（neck injury） 外力作用于颈部所致损伤。颈部有咽喉、气管、食管、甲状腺、脊髓、脊柱等重要器官，颈部大血管即与颈动脉伴行的颈内外静脉、颈部神经等均穿过颈部。受伤后可发生大出血、窒息、瘫痪和昏迷，甚至迅速死亡。所以颈部损伤多为合并伤，伤情复杂，病情急重，一旦发生损伤，常伤势危重，需全面及时处理。主要包括颈部血管损伤、咽喉创伤、气管损伤及食管损伤。

**颈部血管损伤** 颈部包含许多重要的血管，如颈总动脉、颈内动脉、颈外动脉、锁骨下动脉、颈内静脉等及其分支。颈总动脉及颈内静脉有颈动脉鞘膜包绕，并为胸锁乳突肌覆盖，位置相对较深。

**颈部动脉损伤** 颈部受到切、剪、刺等外力的作用，常形成开放性损伤，导致颈总动脉、颈内动脉、颈外动脉或锁骨下动脉等大动脉受损，发生严重的出血。由于多为血管壁损伤，且不利于依靠血管收缩止血，故出血迅猛，抢救不及时可于短时间内致命。火器伤或交通事故中，常造成颈部损伤，创口常不规则，且多有异物存留，容易伤及颈部的大血管。颌面部枪弹伤，由于子弹压力波的作用，有时也合并颈部大血管损伤。若皮肤伤口小，或与血管伤口错开，或创道深而窄，血液不易流出，可流入筋膜间隙形成大血肿，压迫气管引起呼吸困难。若血管损伤伴有咽喉、气管的裂伤，出血后血液可流入呼吸道造成窒息。

**颈部静脉损伤** 外力所致颈部静脉损伤，以锐器切伤最为常见。颈部大静脉破损时，可造成大出血，但主要危险还是空气栓塞。由于静脉管壁较薄，在颈根部的静脉，静脉壁与颈筋膜相连，故伤后静脉不易收缩，常使断端呈开放状，颈静脉腔内压力低，加上吸气时胸廓扩张，胸腔负压作用，空气可由颈静脉破裂口进入血循环。若大量空气从破裂静脉的向心端进入心脏，将导致右心腔及肺动脉空气填塞，严重妨碍静脉血回流及向肺动脉输入，伤者出现发绀、呼吸困难、胸痛等症状，多突然死亡。颈部钝器损伤有时也能导致其静脉破裂出血，血肿压迫气管致窒息死亡。

**椎动脉损伤** 可分为开放性和闭合性损伤。①开放性损伤主要由火器造成，刺伤、外科手术、医源性针刺也可造成。②闭合性损伤常由于钝性暴力直接作用于颈部，如交通事故、钝器打击、机械性窒息和高处坠落时。颈部由于过度伸展和旋转、颈部牵引等间接暴力也可造成闭合性椎动脉损伤。钝性直接暴力引起椎动脉损伤，可在一侧耳后和下方发现挫伤和挫裂伤，以及寰椎（C1）横突骨折，椎动脉内膜撕裂，形成夹层，破裂后造成椎管内出血，有时向上进入颅内形成脑基底部及侧裂池、纵裂池的蛛网膜下腔积血，也可引起脑血管痉挛或继发血栓形成引起供血区的脑组织缺血。椎动脉损伤可发生在椎动脉的任何部位，不仅局限于分支处。

**咽喉创伤** 颈部外伤所累常合并颈段气管、食管伤。咽喉与甲状腺、颈部大血管、神经、颈椎等重要器官邻近，如同时受伤，可以出现大出血、休克、窒息等危象，而使抢救不及导致死亡。喉外伤在急性期可能累及颈部其他器官，如伴气管损伤、食管损伤、血管损伤等。咽喉创伤根据颈部皮肤有无伤口，可分为闭合性喉外伤和开放性喉外伤。

**闭合性喉外伤** 钝器所致，颈前皮肤软组织无伤口，可伴喉软骨脱位、骨折等。包括喉挫伤、挤压伤和扼伤等，有时通称喉挫伤。

**病因** ①交通事故，尤其汽车车祸已成为首要原因。车祸时，方向盘和仪表板及坐椅靠背等撞击颈部而致喉部损伤，有人称这种喉外伤为仪表板综合征（dashboard syndrome）。②工伤，如机器扎伤、轮带打伤。农村中的辘轳把打伤是常见原因之一，另有牲畜踢伤及牛角抵伤等。③运动场上的相互撞击、球类击伤及打架斗殴的拳击伤等。④悬吊自缢或被扼伤。

**临床表现** 主要如下。

局部疼痛与压痛：吞咽时疼痛加重，唾液增多，疼痛可放射至耳部。

喉及颈部肿胀：伴有喉部软骨骨折、喉软骨膜破裂的严重喉挫伤，可发生皮下气肿，咳嗽时空气更易进入喉部周围组织。如裂缝呈瓣膜状，气肿可迅速扩展

到全颈，并至颏下、面颊部、耳后、胸、腰部等，甚至沿颈深筋膜进入纵隔，出现严重呼吸困难。常见颈部皮下淤斑，亦可发生血肿。软骨周围的局限性血肿，因不易从外部查出，故易被忽视。

声音嘶哑：为声带、喉室及室带黏膜出血所引起。喉水肿或声带固定亦可引起，喉软骨脱位可致声带固定。

咯血：喉黏膜破裂所致。

呼吸困难和喘鸣：喉水肿、血肿、喉软骨骨折等所引起，呈吸入性呼吸困难。若发生气肿、软骨碎片或舌骨嵌顿于喉内时，则多较严重。环状软骨骨折尤为重要，伤后迅速发生声门下区水肿和浸润，致呼吸困难严重，此种骨折多致死亡。

进食进水呛咳或误吸：声门上区组织损伤或伴有喉上神经麻痹所致。

**诊断** 根据外伤史、伤后出现的症状及检查所见，不难诊断。但受伤时，喉部外伤常与头颅及颈椎等其他严重外伤同时发生而被忽略。因此，任何一个颈部外伤的患者如出现下列情况：①呼吸困难及喘鸣。②声音改变或失音。③咳嗽、咯血或呕血。④颈部疼痛。⑤吞咽困难或吞咽痛。⑥检查发现有颈部畸形，包括外形改变和肿胀，皮下气肿、骨摩擦音等，提示有喉结构的紊乱，应行间接喉镜、纤维喉镜或直接喉镜检查，以发现喉腔内受损情况。间接喉镜检查可见喉内黏膜充血水肿，声门下狭窄变形，声带活动受限。颈部、胸部X线检查以发现有无喉软骨骨折、气管损伤及气胸等。喉部X线断层摄片对明确喉软骨骨折情况有帮助。喉CT检查不仅可了解喉软骨的损伤部位和程度，还可看出软组织

的损伤情况，准确地估计出喉梗阻的程度。

**急诊处理** 喉部轻度单纯挫伤或喉软骨骨折而无移位者，无需特殊治疗，但应严密观察呼吸及皮下气肿情况。手术治疗措施如下。①气管切开术：如出现吸气性呼吸困难，应做气管切开术。喉内插管术可加重喉损伤，一般不用。经喉插管术解除呼吸困难之后，应随即进行常规气管切开术，拔除喉插管。②喉关节脱位复位术：环甲关节脱位，可用手指在喉外将甲状软骨向后推移，另一手将环状软骨向前牵拉，使其复位，声带麻痹可在3~4个月自愈；不恢复者也可及早考虑行甲状软骨下角切除喉返神经减压术。环杓关节脱位，可在直接喉镜下用喉钳或其他器械行杓状软骨拨动复位术，将杓状软骨抬起，向外后方推移使其复位。还可在黏膜表面麻醉下，深插前连合镜，将镜之远端向前抬起，拨动杓状软骨，使其复位。也可在纤维喉镜下行杓状软骨拨动复位术。偶尔可见患者高声喊叫时因声带拉紧而自动复位。不能复位者，由于声门闭合不全而出现明显发音障碍及吞咽呛咳时可行反向King手术，或杓状软骨内收术。③喉软骨骨折整复术：喉软骨如仅有轻度骨折而无移位，可不必处理。有移位时必须进行复位术。仅有少数患者可在直接喉镜下行喉内整复术。多数病例应行喉裂开软骨整复术。手术最好在受伤后尽早进行。

**开放性喉外伤** 包括喉切伤、刺伤、裂伤等，颈前开放性外伤累及喉软骨、软骨间筋膜，穿通喉内的创伤。通常称为"喉切伤"。锐器切伤喉部可伤及颈动脉或颈内静脉，发生大出血。弹片、

枪弹等如由前向后进入，可伤及颈椎。

**病因** ①枪、炮、弹片及刺刀等战伤：炮弹伤多为爆炸伤，一般伤情严重，伤处多，喉软骨常遭破坏，甚至整个喉头被击碎。颈部大血管及其他器官和组织也常受到损伤，可因大出血或窒息抢救不及而死亡。刺刀等锐器及子弹可造成喉贯通伤，损伤范围一般较局限，有时为盲管，但若伤及大血管或颈椎也可致命。②工矿爆破时不慎为碎片击中，或车间工作时为砂轮爆裂的碎片所击伤。③交通事故伤：颈前部撞到破碎的玻璃挡风板或铁器上。④殴打中的锐器伤：多为刀切伤或剪刀、匕首等刺伤。

**临床表现** 主要如下所述。

出血：伤口出血多来源于面动脉的舌下支、喉动脉、甲状腺组织或甲状腺动脉。出血不仅可导致失血性休克，血液流入呼吸道还可发生窒息，甚至死亡。颈动脉或静脉大血管破裂或切断，多立即死亡，来不及到医院抢救，故很少见到。

呼吸道梗阻：表现为呼吸困难，除血液流入呼吸道和气肿外，喉软骨骨折碎片的移位、喉黏膜水肿及黏膜下血肿、破碎组织片突入喉腔等均可引起早期呼吸困难，伤后不久或1~2天发生。喉部继发感染，发生软骨膜炎，使喉腔变小出现晚期呼吸困难，伤后数日或数周发生。伴声带麻痹时加重梗阻症状。

皮下气肿及纵隔气肿：颈部皮下气肿常见。咳嗽时，因胸腔内压增高，空气由喉或咽黏膜破损处沿喉周围软组织间隙进入皮下形成皮下气肿。外伤深者空气还可沿颈深筋膜进入纵隔，形成纵隔气肿。肺尖部胸膜壁层破损，可发生气胸。

发音困难及呛咳：甲状软骨的切割伤直接损伤声带并不多见，但声带上下组织受损，组织肿胀也可出现声嘶和失音。喉软骨移位及喉返神经受损而导致声带麻痹可引起发音困难，并可出现吞咽时呛咳。

气栓：如伤及颈部大静脉，因胸腔负压作用，可将空气吸入而发生气栓。

体征：可见颈部有伤口，由于受伤原因及程度不同，出现伤口大小、深浅、形态及数目不一。凡以穿透喉腔者，呼吸时自颈前伤口漏气，出现血性泡沫。爆炸所致颈部伤口常为多处损伤，伤口不整齐，组织破碎，喉软骨受累，重者可被击碎，喉内结构破坏，伤口内可有弹片或矿石碎片等异物存留。利刀切伤多为单一切口，皮肤裂伤大，切口边缘整齐，切断喉软骨深及喉腔可见喉腔内受损部位。切断甲状舌骨膜时可见暴露的声门，发音时可见声带运动，伤及喉返神经则患侧声带不动。伤口若与咽腔、食管上端相通，吞咽时有唾液自伤口溢出。

**诊断** 根据外伤史、症状及检查颈部有伤口，并贯通喉部，即可做出诊断。喉镜检查见喉腔黏膜肿胀、破溃、出血、声带固定等。X线摄片及CT扫描有助于对损伤范围的进一步判断。

**急诊处理** 开放性喉外伤患者多需立即进行抢救，采取紧急措施以保生命安全，然后转入有条件的医院进一步处理。窒息、出血、休克是开放性喉外伤危及生命的主要原因，故应急救处理。

呼吸困难的处理：呼吸道梗阻是呼吸困难的主要原因。患者平卧，及时取出伤口内的异物，用吸引器吸出喉气管内的血液或唾液，保持呼吸道通畅。给予氧气吸入。伤口与喉或气管相通时，如软骨碎片嵌入喉部而使气道梗阻，可暂从切口处插入气管套管，保证呼吸道通畅，但一般不应超过6小时，否则易引起软骨膜炎和软骨炎，以至发生软骨坏死，导致喉狭窄确定。如颈部切口与喉腔不通，出现呼吸困难时，紧急情况下可行环甲膜切开，待稍好转后行常规气管切开。纵隔气肿、气胸等引起的呼吸困难应请胸外科协助处理。

止血：确定出血点，用止血钳夹住、结扎或电凝。出血剧烈者可先用手指压迫止血，再找寻出血处。一时不易查清时，可用纱布堵塞在喉和气管的两侧，压迫止血。堵塞后颈部包扎可将健侧上肢高举过头作为支架，再用绷带将健侧上肢连同伤侧颈部敷料一起包扎，以免压迫气管造成呼吸困难。

休克的处理：密切观察患者脉搏、血压变化，注意保暖。发现脉搏快而弱，血压下降，皮肤湿冷等休克征象，应尽快给予静脉输液，补充血容量并改善微循环，必要时输血。

伤口检查：止血后仔细检查伤口，已穿通喉腔的伤口一般以暴露为宜，可暂时用单层湿纱布覆盖以防灰尘落入伤口，切忌用敷料覆盖并外加绷带环形包扎，以免加重呼吸困难，引起窒息。伤口小而内部损伤估计不清时，可行喉镜检查。

异物处理：一般可在清创时取出异物。颈部非贯通伤（俗称盲管伤），出血量多，或颈部迅速肿胀，疑有血肿，或透视见异物随血管搏动者，多伴大血管损伤，切勿轻易试图取出异物。应认真做好异物定位，自伤口沿血管走行由上向下扩大伤口，分离颈总动脉，用橡皮条牵引血管或用无损伤血管夹暂时阻断血流后再取出异物，以免突然大出血。异物取出后根据情况修补血管。

气管切开：一般均在伤口缝合前施行低位气管切开术。未穿通喉腔的软组织切伤则不须作气管切开术。气管切开术的适应证：喉切伤穿通喉腔，特别是伤口在声带附近者；对单一的切伤口，未及喉或气管腔的半周者，也可考虑不做气管切开术；有感染和（或）软骨缺损的伤口；就诊时已并发气肿者。

其他：患者情况允许时，应尽快行清创缝合术。依病情给予适当镇静剂、止血药、抗生素等。

**气管损伤** 直接作用于颈部或气管的外力所引起的气管损伤。

病因 常见于颈部穿透性创伤、锐器伤和钝性创伤，亦可由胸部闭合性创伤所致的间接外力引起，见于交通事故胸部撞击伤，因常合并其他较严重创伤，导致气管创伤诊断被延误，通常造成患者即刻和早期死亡。气管贯通伤伤口一般在颈部，受枪击或其他原因引起的贯通伤及各种钝性创伤均可以损伤气管。

临床表现 胸部创伤后的支气管断裂主要表现为呼吸困难、颈部皮下或纵隔气肿、气胸或张力性气胸、血气胸、发绀。根据损伤部位分为损伤的支气管近端开放于胸膜腔内（Ⅰ型）和近端不与胸膜腔相连（Ⅱ型）。Ⅰ型支气管断裂易出现气胸、血胸等，而Ⅱ型支气管断裂则以纵隔气肿为主。

辅助检查 ①X线检查：主支气管断裂早期的主要X线改变是大量气胸、皮下及纵隔、颈深部气肿、胸上部肋骨骨折、主支

气管截断或不连续、萎陷肺坠落征象与肺浮动征等。②气管CT三维重建检查可发现气管断裂的直接征象，气管透亮带的变形及不连续甚至有错位的征象。③纤维支气管镜检查可以明确气管支气管断裂及狭窄的部位、程度等。

诊断 严重胸部钝性创伤的患者来急诊时即有严重呼吸困难和发绀，查体发现张力性气胸、纵隔气肿和下颈部气肿对诊断气管、支气管损伤有重要意义，诊断气管破裂最可靠的方法是纤维支气管镜检查。所有临床上怀疑有气管损伤的患者如情况允许，均应立即行纤维支气管镜检查来确立诊断。张力性气胸和气胸安置胸腔闭式引流后，发现大量气体持续外漏，随吸气动作而加重，根据上述体征也可确诊，病情平稳后立即做X线胸片证实诊断。

急诊处理 气管、支气管撕裂后并发大咯血血块易引起气管梗阻，需采取急救措施。为清除积存在气管内的血液，争取做急诊气管切开术。为明确诊断，应做支气管镜检，以进一步决定是否需早期修补，一般情况下小的撕裂口均能自愈。修补手术适用于气管、支气管创伤撕裂口大、边缘不整和气管支气管完全离断的病例。若创伤裂口占气管、支气管周径的1/3以下并经胸腔闭式引流后肺能复张，可继续观察，暂行保守治疗。一般1cm以下的气管裂伤，可经气管插管用低压气囊堵塞裂口或将气管插管放至裂口远端旷置裂口，7~10天后拔管观察，多可自行愈合且无狭窄并发症。气管、支气管创伤因时间稍长合并感染者，一般不主张即刻行外科修补手术。如远端无感染，则不论创伤后多久应尽可能做支气管重建术。

**食管损伤** 食管损伤不多见，颈部横断伤致气管完全断裂时可合并食管部分或完全断裂，常见原因为颈部外伤和异物刺破食管。颈部食管穿孔临床最多见。食管损伤时出现颈部疼痛、胀感和吞咽困难。检查见局部肿胀及皮下气肿，气促、发热、呼吸困难或休克，呕吐物带有血性。

（张文武 李宏伟）

xiōngbù chuāngshāng
## 胸部创伤（thoracic trauma）

外力导致胸壁、气管和支气管、肺、心脏大血管、食管等部位的创伤。胸部创伤后易发生呼吸和循环功能障碍，威胁患者生命。胸部创伤可分为两大类。①钝性伤：主要有交通事故、坠落、挤压、直接打击等伤。常见的病理类型有肋骨骨折、肺挫裂伤、心肌挫伤、气管支气管断裂、大血管破裂等。②贯通伤：包括刃器伤、枪弹伤和弹片伤。战时多见，平时也可见于刀刺伤等。外部伤口范围局限，根据伤道方向可估计可能受伤脏器。

创伤机制 包括以下内容。

胸廓稳定性破坏 胸壁损伤，肋骨和胸骨骨折等，除引起疼痛、造成神经刺激和限制呼吸动度以外，还使胸廓运动的对称性和协调性破坏，导致通气功能障碍。

失血 胸壁和胸内脏器富于血管，又有心脏和大血管。损伤后大量快速出血可使血容量急剧减少，心输出量降低，导致创伤性休克。

肺与纵隔受压 胸腔体积大，且肺富有弹性回缩能力，胸腔内发生积血和积气时量可以非常大（1500~2000ml），造成压迫性肺不张和纵隔向对侧移位。

胸腔负压受损 胸腔内为负压且两侧相等使纵隔保持中位。

创伤使一侧胸腔负压减小，压力升高（血胸或气胸），不但伤侧肺受压萎陷，且纵隔受压移向对侧，使对侧肺受压，心脏大血管亦受压和扭曲。胸腔负压消失，压力大于0（张力性气胸），情况更为严重。胸壁缺损使胸腔与外界交通（开放性气胸），大气压可使伤侧肺萎陷和纵隔向健侧移位。同时，因对侧胸腔内仍为负压且仍随呼吸而周期性增减，致使纵隔随呼吸而左右来回移位，称为纵隔摆动。心脏大血管也受压和来回扭曲，静脉回流受限，心输出量减少，加上纵隔和肺门神经丛受刺激，可迅速导致休克，称为胸膜肺休克。

**肺损伤** 肺挫裂伤使肺组织完整性破坏，可引起气胸、血胸和血容量减少，肺毛细血管通透性和表面活性物质的改变，通气和换气功能障碍，通气/血流比值失调等。

**气道阻塞** 创伤后呼吸道和肺出血或有误吸，可致气道阻塞。

**膈肌损伤与破裂** 胸廓下口为穹隆状膈肌所封闭。膈肌也是主要的呼吸肌，提供2/3的肺活量。下胸部钝性或贯通伤可致膈肌破裂，形成胸腹联合伤。

**纵隔和心脏压塞** 空间狭小，器官组织密集，伤情通常严重，死亡率高。心包腔内快速积血50ml可使心脏舒缩功能受限，回心血量和心输出量锐减，引起急性心脏压塞，积血150~200ml就引起严重休克。中心静脉压20cmH$_2$O为危险临界水平，此时，心包内再增加10~20ml积血则可引起死亡。若迅速抽出30ml积血即可明显改善症状，挽救生命。

**临床表现** ①疼痛：是胸部创伤最常见的临床表现，胸壁软组织、肋骨、胸膜等损伤均可导致明显的疼痛，疼痛部位多与损伤部位一致。②呼吸困难：严重的胸部创伤多有不同程度的呼吸困难，患者表现有呼吸加速、胸闷、呼吸费力等。呼吸困难的原因包括疼痛、肺挫伤、气道损伤、气胸血胸压迫、通气/血流比值失调等。③胸壁变形：肋骨骨折可致局部凹陷或隆起，张力性气胸可致胸壁饱满、肋间变宽，多根多处肋骨骨折可致胸廓塌陷和反常呼吸。④咯血：支气管或肺损伤患者可表现咯血。

**诊断** 根据受伤史、临床表现和必要的辅助检查。①初次评估：必须明确有无立即危及生命的紧急情况，如气道阻塞、张力性气胸、心脏压塞等，并立即予以处理。②受伤史：胸部创伤患者应详细了解受伤史。交通事故需了解相撞车辆的性质、速度、撞击部位、患者的位置，患者有无自车辆抛出，患者撞击的部位与性质，伤后的症状和症状的变化。贯通伤需了解武器或凶器的性质、速度，患者受伤时的姿势，伤后的症状等。③全面体检：是诊断基础，可初步判断损伤的部位、性质和严重程度。钝性伤应重点检查胸廓完整性和运动，呼吸音强度和对称性。贯通伤重点检查伤口和伤道，包括创口的位置、外观、大小、方向，出口有无和形状。④诊断性穿刺：怀疑胸腔积血积气时应先进行穿刺，可方便准确的诊断血胸气胸。⑤放射检查：在胸部创伤的评估中占有重要地位。X线检查对骨折、血气胸、肺实质损伤等有重要判断价值。CT可明确肺实质和纵隔的损伤。心脏和大血管损伤的诊断较困难（见心脏创伤）。

**急诊处理** 有些胸部创伤需紧急处理：①呼吸道阻塞。②张力性气胸。③连枷胸。④开放性气胸。⑤大出血。⑥急性心脏压塞。救治原则是及早纠正呼吸和循环功能紊乱。

**恢复胸壁的完整性和呼吸运动功能** 包括创口封闭、胸腔穿刺减压及控制反常呼吸运动。胸部创口必须尽快封闭，以恢复胸腔负压状态。对张力性气胸患者，必须立即行粗针穿刺、活瓣放气以降低胸腔压力，减轻纵隔受压移位，恢复呼吸功能。对连枷胸患者，应立即控制反常呼吸，轻度者可用加压包扎，较重者应以肋骨牵引或固定，或采用正压通气。

**保持呼吸道通畅** 消除各种原因引起的呼吸道阻塞，维持氧供，必要时行气管内插管及人工呼吸。

**补充血容量和止血** 胸部创伤容易发生大出血导致休克，应予以迅速止血和血容量补充。建立静脉通道，输注林格液、平衡盐液、血液代用品、血液等。

**解除胸腔和心包腔内的压力** 可先行心包穿刺减压，并尽快手术治疗。

**适时进行开胸手术** 对血胸患者应行胸腔闭式引流，根据引流量决定手术指征（见开胸探查术）。归纳为VIPCO程序：即V（ventilation）：保持呼吸道通畅、通气和给氧；I（infusion）：输血、补液扩容以防治休克；P（pulsation）：监护心脏搏动，维护心泵功能以及进行心肺复苏；C（control）：控制出血；O（operation）：开胸手术。

（孙海晨）

zhānglìxìng qìxiōng

**张力性气胸**（tension pneumothorax） 胸膜腔与外界相通且形成单向活瓣，吸气时活瓣开放空气进入胸膜腔，呼气时活瓣闭合空气不能排出，致胸膜腔压力逐渐升高的气胸。气胸一般分为闭合性、开放性和张力性气胸，以张力性气胸最危险。

**病因及发病机制**　在肺裂伤、支气管损伤或穿透伤时，有裂口与胸腔相通，且形成单向活瓣，空气随着呼吸运动不断进入胸膜腔，伤侧胸腔内压力不断增高，超过大气压。伤侧肺组织高度压缩并将纵隔推向健测，使健侧肺亦压缩，通气面积减少并产生肺内分流，引起严重呼吸功能不全和低氧血症。同时，纵隔移位使心脏大血管扭曲，再加上胸腔压力增高以及常伴有的纵隔气肿压迫心脏、大静脉和肺血管，造成静脉回心血流受阻，心输出量减少，引起严重的循环功能障碍甚至休克。如不及时诊治，可迅速导致死亡。

**临床表现**　表现为极度呼吸困难、发绀，伤侧胸部膨胀、活动度减低，叩诊为高度鼓音，听诊呼吸音消失。检查可发现脉搏细弱，血压下降，气管显著偏向健侧。患者胸部和颈部可有皮下气肿，严重者可扩展至面部、腹部及阴囊。胸部 X 线片显示胸腔大量积气，肺萎缩成小团，纵隔明显向健侧移位，纵隔内、胸大肌内和皮下有气肿表现。胸腔穿刺抽气后，短时间内又出现进行性呼吸困难和大量气胸。

**诊断**　根据病史、临床表现、体格检查和辅助检查，诊断不难。任何呼吸困难严重的胸部创伤伤员都要想到张力性气胸，认真进行胸部检查，胸腔穿刺既有诊断意义，又有急救作用。

**鉴别诊断**　主要是区分气胸的性质，张力性气胸危害较大，及时识别、处理张力性气胸对挽

救伤员生命具有重要意义。

**开放性气胸**　为锐器伤或火器伤穿通胸壁，胸腔经胸壁缺损处与外界相交通，空气随呼吸运动出入胸腔。伤侧负压完全消失，肺受压萎陷，呼吸功能丧失。纵隔向健侧移位，使健侧肺亦有一定程度的萎陷。由于健侧胸腔压力仍可随呼吸周期而增减，引起纵隔摆动，导致严重的通气受损、肺内分流加大和低氧血症。低氧血症又反过来迫使患者加深和加快呼吸，加剧肺萎陷和纵隔摆动，加重呼吸和循环功能障碍，形成恶性循环。患者常在伤后迅速出现严重呼吸困难、烦躁不安、脉搏细弱、发绀和休克。检查时可见胸壁有创口通胸腔，并可听到空气随呼吸进出胸腔发出的声响。

**闭合性气胸**　为空气进入胸腔但胸壁及皮肤完整，胸腔不与外界交通。表现取决于肺压缩面积。根据胸腔积气量及肺萎陷程度可分为少量、中量和大量气胸。①少量气胸：指肺萎陷在 30% 以下，患者可无明显呼吸与循环功能紊乱。②中量气胸：肺萎陷在 30%～50%。③大量气胸：肺萎陷在 50% 以上，患者除出现胸闷、气急等低氧血症的表现外，查体可见气管向对侧移动，叩诊呈鼓音，听诊呼吸音减弱。

**急诊处理**　张力性气胸是危及伤员生命的紧急情况，必须迅速行胸腔排气减压。可用大号针头（或其他锐器）在锁骨中线稍外方第 2 或第 3 肋间刺入胸腔，立即见高压气体向外逸出。将针头用止血钳固定后，在其尾端接上乳胶管，连于水封瓶，若未备有水封瓶，可将乳胶管末端置入留有约 100～200ml 盐水的输液瓶内底部，做成临时胸腔闭式引流。亦可将数个大孔径穿刺针头同时

刺入上胸部胸腔并让伤员咳嗽以加快排气，待症状改善后尽快换用其他方法。患者经急救处理后，应进一步行正规胸腔闭式引流，然后行 X 线检查，依据病情进行后续处理。

（孙海晨）

liánjiāxiōng

**连枷胸**（flail chest）　胸部创伤时多根多处肋骨骨折，前后端均失去骨性连接，胸壁稳定性破坏。又称浮动胸壁。多为交通事故和工伤事故所致。多发生在前胸壁和侧胸壁。

**发病机制**　自由浮动的胸壁部分随自主呼吸发生反向运动。吸气时胸腔内负压加大，软化部分胸壁向内凹陷；呼气时胸腔内压力增高，损伤的胸壁向外凸出。这与正常呼吸的胸壁运动方向相反，故称"反常呼吸运动"。可引起"纵隔摆动"，造成循环功能紊乱，是导致和加重休克的重要因素之一。连枷胸时胸痛剧烈、胸廓稳定性破坏严重，反常呼吸运动使呼吸运动严重紊乱，导致低通气和二氧化碳潴留。但研究认为反常呼吸并不是患者发生呼吸衰竭或急性呼吸窘迫综合征的主要原因。而这类患者多合并有肺挫伤，引起动静脉分流和低氧血症，进而导致呼吸功能障碍。肺挫伤导致肺实质损害，肺泡内和肺间质出血、水肿，导致功能残气量减少，气体交换障碍。肺顺应性进一步降低，加重反常呼吸。

**临床表现**　剧烈胸痛和反常呼吸运动。伤后早期，胸痛剧烈，伤处肌肉处于痉挛状态使反常呼吸运动不太明显。胸痛导致呼吸变浅，咳嗽无力，呼吸道分泌物增多、潴留、肺不张。数小时后，痉挛的肌肉因疲劳而松弛，呼吸道分泌物贮积使呼吸幅度增大，

反常呼吸运动逐渐明显。

**诊断** 胸部外伤史结合临床表现和胸部 X 线片即可诊断。

**急诊处理** 尽快进行胸壁固定、纠正反常呼吸、保持呼吸道通畅、充分供氧、治疗肺挫伤、纠正呼吸与循环功能紊乱和防治休克。反常呼吸明显、肺挫伤严重，或原有呼吸功能不全、痰不易咳出的老年患者应尽早使用气管插管机械通气。正压机械通气能有效纠正低氧血症，减少 $CO_2$ 潴留，还能控制反常呼吸。

胸壁固定方法如下。①包扎固定法：在胸壁软化区施加外部压力，或用厚敷料覆盖，外加胶布固定。仅适用于现场急救处理或较小范围的胸壁软化。应用多头胸带或弹力束胸带固定有稳定骨折和缓解疼痛的作用。尤其对多根多段肋骨骨折、反常呼吸明显者，效果明显。②牵引固定法：适用于大块胸壁软化。患者局麻下消毒后用无菌布巾钳夹住软化胸壁中央处的肋骨，再用绳带吊起，通过滑轮作重力牵引，使浮动胸壁复位。③手术固定法：用于有开胸探查指征患者，以钢丝贯穿缝合，固定骨折断端。也可用骨髓腔内置克氏针或应用朱代（Judet）固定夹。

(孙海晨)

xiōngfù liánhéshāng

# 胸腹联合伤 （combined thoracoabdominal injury）

贯通伤或钝性伤所致膈肌破裂，并伴胸腔和（或）腹腔脏器损伤。若膈肌破裂口较大，腹内脏器可疝入胸腔，形成创伤性膈疝。若创伤导致胸部和腹部脏器同时受损但不伴膈肌破裂则称合并伤。

**病因及创伤机制** 贯通伤：下胸部与上腹部比邻。低于第 4 前肋、侧胸第 6 肋和背部第 8 肋的胸部损伤都有可能伤及膈肌和腹腔器官。火器、交通事故、高处坠落、塌方挤压都是胸腹联合伤的致伤因素。绝大多数病例的致伤物经胸部进入腹部，少数由腹部进入胸部。两侧膈肌损伤的发生率相等或左侧稍多于右侧。84% 的膈肌破裂口小于 2cm，但常大于皮肤伤口。在胸部，常有肺损伤、胸壁血管损伤和肋骨骨折等，引起血气胸。在腹部，肝、脾和肾等实质性脏器损伤，造成出血，甚至引起休克，其中肝损伤占 61%，左右侧贯通伤均可引起。胃肠等空腔脏器损伤，导致穿孔，造成腹腔或胸腔的污染。

钝性伤：膈肌破裂是间接损伤，发生机制不完全清楚，有人认为是下胸部受挤压而变形、扭曲，形成对膈肌的局部牵扯和剪力，使之破裂或沿止点处撕脱。也有人认为是胸腹腔压力差急剧增大所致。平静呼吸时胸腔内为负压，腹腔内为正压，压差 7 ~ 20cmH$_2$O，深吸气时可达 100cmH$_2$O 以上。强大的钝性暴力作用于胸腹部，使二者间压差骤增，腹腔内压力向上冲动，作用于膈肌薄弱部位而引起破裂。膈肌破裂大多发生在左侧，少数为右侧或双侧。破裂口多较大，呈放射形，也可呈横形破入心包腔，称为膈肌心包破裂。少数为膈肌附着处撕脱。伴随膈肌破裂而进入胸腔的脏器以胃最多见，其后依次为脾、结肠、网膜、小肠和肝脏等。

**临床表现** 以胸部伤表现为主，如胸痛、呼吸困难、血胸和气胸等，也可以腹部伤表现为主，如内出血或腹膜炎的表现。破裂膈肌的运动功能丧失、肺受压萎陷和纵隔移位，可引起严重呼吸和循环功能障碍，甚至呼吸衰竭和休克。进入胸腔的胃或肠管遭受膈肌破口的压迫，可出现胃肠道梗阻症状，甚至发生绞窄。并发胃肠破裂时可引起胸腹腔污染。

**诊断** 主要根据受伤史、体格检查和放射检查。贯通伤的方向和出入口位置，或对非贯通伤（盲管伤）戴无菌手套以手指探查，对诊断很有帮助。查体时可发现一侧胸廓膨隆、活动受限、叩之浊音或鼓音，听诊呼吸音减弱或消失或可听到肠鸣音，腹部常明显凹陷，有时肠鸣音亢进。X 线或 CT 检查多可确诊。可发现血胸、气胸、气腹或金属异物存留等。若胸腔内发现胃泡和肠袢影，则可提示有创伤性膈疝。诊断性腹腔或胸腔穿刺可抽出血液、气体或混有胃肠内容物的脓性液体。诊断时很容易漏诊胸部伤或腹部伤，尤其容易漏诊膈肌伤，约 1/3 病例的膈肌裂口是在术中发现。

**急诊处理** 均需手术治疗。若有进行性血胸或持续性大量漏气，必须紧急开胸探查处理胸内脏器损伤，剖腹探查处理腹内脏器伤。右侧胸腹联合伤伴肝破裂，以经胸切口和扩大膈肌裂口修复较容易。

若已排除腹腔内脏器破裂，则经胸切口，显露较佳，且探查发现有脾或肾等破裂时，亦可经膈肌裂口予以修复或切除。若确诊有腹内脏器破裂，则经腹切口，迅速修复和还纳腹内脏器，修补膈肌，多数不需再开胸。膈肌破裂的临床表现复杂，常不典型且合并伤多，1/3 ~ 1/2 病例是在开胸或开腹探查手术中才发现。医师应对其提高警惕，术中注意探查。治疗中注意补充血容量，维持水电解质平衡，纠正酸中毒。膈肌破裂的总死亡率为 18% ~ 26%。

(孙海晨)

## 食管创伤

shíguǎn chuāngshāng

**食管创伤**（esophageal trauma） 创伤造成的食管部分或全层的撕裂或穿孔。后果严重，死亡率高。早期诊断和处理很重要。

**病因** 异物（如鱼刺、骨块、义齿等）和医源性因素（如内镜检查和治疗）所致。贯通伤如枪弹、弹片及刀器可直接造成食管穿孔。胸段食管伤常合并心脏、大血管和气管损伤，患者常死于现场。到达医院的食管贯通伤以颈部食管伤为主。钝性伤致食管穿孔较少见。

**创伤机制** 高压冲击波可经口腔传入食管，食管内压力突然增高而致食管破裂。食管穿孔后，患者胃内容物和带有口腔细菌的唾液经破口进入纵隔，引起严重感染。纵隔内组织疏松，感染迅速扩散，并可穿破胸膜进入胸腔，形成脓胸。纵隔和胸腔的广泛感染，大量液体丧失，毒素吸收，患者可很快发生感染性休克。

**临床表现** 颈部食管穿孔表现为颈部疼痛和肿胀，吞咽和颈部活动时加剧。可有吞咽困难及呼吸困难。颈部胸锁乳突肌前缘有压痛，局部可由肿胀或皮下气肿。体温可升高，白细胞可增多。胸部食管穿孔者表现为胸骨后或上腹部剧烈疼痛。如已破入胸腔刺激胸膜可出现患侧胸痛。食管下段穿孔常出现上腹部肌紧张，易误诊为胃十二指肠穿孔。感染波及下肺韧带或膈上胸膜时可出现肩部疼痛。也可出现呼吸困难、心跳加快、体温升高等症状。

**诊断** 胸部创伤，特别是食管附近有损伤的患者，应常规检查是否有食管损伤。有麦克勒（Mackler）三联征（呕吐、下胸痛、下颈部皮下气肿）时更应高度怀疑食管穿孔的可能。重视食管创伤的可能，结合有关病史、症状、体征及必要的辅助检查多可做出及时、正确诊断。X线检查如见颈部或纵隔积气，且排除气管损伤，则应考虑食管穿孔。少数病例早期未能及时诊断，直至后期出现脓胸，甚至在胸穿或胸腔引流液中发现食物方做出诊断。

**急诊处理** 可用手术治疗或非手术治疗。原则是防止从破口进一步污染周围的组织，清除已存在的感染，恢复食管的完整性和连续性，恢复和维持营养。要达到这 4 个目的，需根据损伤食管的情况、原发疾病是良性还是恶性、是否伴有穿孔远端梗阻、纵隔及胸腔及污染情况、食管损伤后到治疗的时间等选择不同方法。对诊断早、胸腔污染较轻、穿孔较大、患者年龄较轻、全身情况较好、穿孔伴气胸、胸腔积液、气腹、纵隔气肿或脓肿、有异物存留、伴食管恶性疾病和食管远端狭窄及非医源性疾病和食管损伤，首选手术治疗。对食管损伤很轻、临床上又不能肯定是否有全层食管贯穿者首先采用非手术的治疗。

**手术治疗** 原则：清除炎症和坏死的组织，闭合穿孔，矫正并除去食管穿孔远侧梗阻。若损伤远端有梗阻、诊断超过 24 小时，禁止直接修补损伤食管。入路：依穿孔的部位而不同，选择颈部、胸部或腹部入路。方法：①不管使用何种方法，引流都必不可少，尤其是存在广泛炎症和全身情况不佳时。有效引流可使肺早期膨胀，加快损伤修复。②一期缝合。③加固缝合。④同时处理食管其他疾病或并发症。例如食管的肿瘤、狭窄、梗阻。

**非手术治疗** 穿孔较小、污染轻、治疗时机早者可用非手术的治疗。①禁食：最重要的非手术治疗。怀疑或确定食管损伤时，立即停止经口进食、饮水。②胃肠减压：旨在减少胃液潴留，防止外渗。还需经鼻吸引口咽部分泌物。③维持营养：建立胃肠外营养通道。④维持水电解质平衡。⑤经食管灌洗。⑥抗感染：早期使用广谱抗生素。

（孙海晨）

## 膈肌破裂

géjī pòliè

**膈肌破裂**（diaphragmatic rupture） 胸腹部创伤造成的膈肌破裂。常形成胸腹联合伤。

**病因及发病机制** 钝性贯通伤或钝性伤均可造成膈肌破裂。多数发生在左侧，在中心腱或中心腱与肌部交界处，形成较长的放射状线形破口。右侧膈肌因有肝脏撑托，较少发生破裂。有时胸部钝性暴力造成膈肌边缘的肌部从肋骨附着处撕脱。

膈肌破裂时覆盖膈肌的胸膜和腹膜也同时破裂，腹腔与胸腔直接沟通。由于腹腔压力高，胸腔压力为负压，腹腔内活动度大的脏器即经膈肌裂口进入胸腔，左侧膈肌破裂后进入胸腔的脏器常为胃、左侧横结肠、脾、大网膜和小肠。右侧膈肌破裂则进入胸腔的脏器以肝最为常见。进入胸腔的腹腔脏器压迫肺造成通气功能降低，并影响循环系统功能。

**临床表现** 取决于创伤的性质、破口的大小、合并伤的严重程度以及是否发生疝入胸腔的肠道梗阻和绞窄。呼吸困难是膈肌破裂的早期症状，原因是破裂的膈肌活动丧失，导致通气下降。腹内脏器疝入胸腔进一步造成胸腔内容积和呼吸面积减少。若疝入胸腔的脏器发生梗阻和绞窄，则出现呕吐、心率加快、血压下降等表现。

膈肌破裂常伴有多根肋骨骨折、血胸、肝和脾破裂等，还可能合并上肢、骨盆骨折等其他部位损伤，而膈肌破裂的临床表现常被这些合并存在的创伤所掩盖，致使早期诊断困难。膈肌破裂常引起左侧胸痛并放射到左肩部，胸壁可有挫伤的痕迹。由于肺受压，常有不同程度的呼吸困难。纵隔被迫移位者呼吸困难更显著，可呈现发绀。膈肌裂口较大者在早期极少产生胃肠道梗阻或绞窄的症状。有的患者受伤后经历一定时间才出现胃肠道症状。

**诊断** 主要根据受伤史和体格检查。一般伤侧胸部叩诊呈浊音，但如胃肠进入胸腔即可鼓音区和浊音区交错存在。受伤早期呼吸音常减弱，数日后胃肠功能恢复时则可在胸部闻及肠鸣音。这是腹腔含气脏器进入胸腔的特殊体征，具有诊断意义。

胸部 X 线检查按病变情况可显示下述征象：膈顶位置升高，边界不清楚；伤侧膈肌运动幅度减小或呈现反常呼吸运动；胸腔下部可显示边界清晰密度均匀的阴影，卧位时阴影虽可能移位但不扩散，可与血胸相区别；胸腔内呈现大小不等的气泡或液气平面和纵隔及心脏向对侧移位。

**鉴别诊断** 膈肌破裂，腹腔脏器进入胸腔，需与血胸、气胸、张力性气胸、胃扩张和肺不张相鉴别。膈肌破裂的可能性不能排除的病例，禁忌做胸腔诊断性穿刺，以免刺破胃肠道。

**急诊处理** 膈肌破裂应手术治疗。左侧膈肌破裂，为了便于探查腹腔脏器，以采用腹部切口为多。右侧膈肌破裂则经右胸切口途径显露较好。若为心脏、大血管创伤，则需先做剖胸术，必要时分别做胸部和腹部切口。创伤后晚期病例由于腹腔器官已在胸腔内产生粘连，则采用剖胸切口可安全地分离粘连。术中回纳腹腔脏器后，膈肌裂口一般可直接缝合，但如膈肌损伤严重则需用自身组织修补。术前需放置胃管供胃肠道排气减压，术毕引流胸腔。

（孙海晨）

kāixiōng tàncháshù

**开胸探查术**（exploratory thoracotomy） 切开胸腔、检查胸腔内部组织和脏器损伤和病变情况的手术方法。又称剖胸探查术。是抢救严重胸部创伤的重要救命措施。

**适应证** 包括以下内容。

严重血胸 血胸患者首先放置胸腔闭式引流管，根据引流量和速度决定是否开胸探查。下述各项是开胸探查指征：初次引流量达 1000ml 以上或排出积血后仍持续引流量达 150～200ml/h，且持续 2 小时以上；患者出现进行性加重的休克表现，且不能被输血、输液等措施所逆转；血红蛋白等指标进行性下降或胸部 X 线、CT 提示胸部阴影进行性增大。

急性心脏压塞 多发生于心脏壁破裂、心包内大血管破裂及心肌挫裂伤出血等情况。心包内积血超过 250ml 时心包内压力急剧升高，心脏舒张受限，导致心源性休克甚至心脏骤停，需紧急手术。心包穿刺仅为术前暂时性措施，不能实现确定性治疗。

气管、支气管损伤 胸腔闭式引流后引流管内持续大量气体溢出，或出现颈部皮下气肿、纵隔气肿。患者呼吸困难。提示气管、支气管破裂或大而深的肺挫伤。

其他 怀疑食管破裂；胸部火器伤或其他贯通伤；胸壁缺损。

**禁忌证** 无明确禁忌证，即使心脏骤停者，开胸心脏按压也有挽救生命的可能。

**操作方法** 紧急开胸探查一般在手术室内进行，需要尽可能缩短术前时间。对濒死的特重型患者，任何转运都将导致心脏骤停，在急诊科紧急开胸是可能挽救患者生命的措施。

术前准备 时间应尽量缩短。应密切监测生命体征，尽可能纠正休克，收缩压>80mmHg 能增加手术的安全性，但对于胸腔内进行性出血的开胸探查术，即使输血输液等措施不能纠正休克，也应立即手术。手术止血本身即是抗休克的核心措施。休克状态下手术止血也能挽救生命。

麻醉 开胸探查术都应选择气管内插管全身麻醉。要求快速达到麻醉状态，尽量减少对脏器生理功能的干扰。

切口选择 应根据受伤部位和类型选择不同切口。前外侧切口适合处理心脏、肺、气管支气管、胸腔内血管等损伤；暴露较好，避免纵隔移位，对呼吸循环影响小，不需翻动体位，进胸速度较快；一般选择第 4 或第 5 肋间切口。后外侧切口适合处理肺、气管、食管等损伤，也可处理后纵隔、肺门、主动脉等损伤。胸骨正中切口主要适用于心脏手术。

（孙海晨）

xīnzàng chuāngshāng

**心脏创伤**（cardiac trauma） 外力所致心脏结构性损伤。占胸部创伤的 2%～4%。包括心脏钝性伤及贯通伤。平时以钝性伤为主，战时多为贯通伤。心脏贯通伤患者多数在入院前已死亡。

**病因** 钝性伤：包括心包积血和心脏压塞、心肌挫伤、心脏破裂，常为交通事故、坠落等胸部遭受直接暴力或减速性损伤所致，包括贯通伤：主要是火器、锐器直接损伤，医源性诊断、治疗措施不当也可引起，包括单纯心包伤、心壁表浅裂伤、贯通心腔，以及罕见的心内结构、传导束和冠状动脉损伤。

**创伤机制**　①直接作用：一定强度的单向力量直接作用于心前区造成损伤，或伴胸骨和肋骨骨折的刺伤。②间接作用：腹部遭受突然挤压，大量血液骤然涌入心脏和大血管，腔内压力剧增，引起破裂性损伤。③减速作用：高速运动的人体突受减速，因惯性作用，心脏可冲撞于前胸壁或脊柱，或因不等同的减速而使心脏发生扭转，引起损伤。④挤压作用：心脏被挤压于坚硬的胸骨与脊柱之间而受伤。⑤爆震作用：冲击波直接作用于心脏所致损伤。临床上，心脏闭合伤常为几种因素联合作用所致。

**临床表现**　取决于损伤机制和受伤部位。轻度心肌挫伤者可无明确临床症状，稍重者可出现心悸、胸闷、呼吸困难。火器伤者80%以上现场死亡，刀刺伤约半数仍可存活到达医院。是否出现心脏压塞与心包破口大小有关。心包裂口大时，心脏的出血可流出至胸腔、纵隔或腹腔，主要表现为失血性休克，甚至迅速死亡。心包裂口小或被周围组织（如心包外脂肪、肺等）或血块所堵塞者，可引起急性心脏压塞，使心脏舒张受限，腔静脉回心血流受阻和心输出量减少。心脏压塞虽可减少心脏出血，但如不及时减压，将很快导致循环衰竭。左心室壁伤口容易自行封闭。心脏压塞的发生率较右心室为低。偶有伤后数天或数周发生迟发性心包

填塞的可能性。心房壁较薄，伤口不易自然止血，可能比心室损伤更严重。

**诊断**　主要根据受伤史、体检和辅助检查。伤及胸部的高能量钝性伤和贯通伤都应想到心脏伤的可能。心肌挫伤患者大多数表现为心绞痛和心律失常。心绞痛可伴呼吸困难或休克，常不为扩冠药物所缓解。心律失常多为心动过速、期前收缩和阵发性心房颤动。单纯心肌挫伤很少阳性体征，心电图检查诊断价值较大，表现为 ST 段抬高和 T 波倒置低平。心肌酶谱变化，如血清肌酸激酶同工酶（CK-MB）、心肌肌钙蛋白 I 和乳酸脱氢酶同工酶（LDH1 和 LDH2）有诊断价值。

胸部贯通伤应疑及心脏创伤。上界自锁骨，下界至肋弓，两侧为锁骨中线的区域是心脏损伤危险区。凡在此危险区内和剑突下的贯通伤均可能伤及心脏。休克可为大量失血和（或）心脏压塞所致，或者二者兼有，不易鉴别。一般来说，失血性休克出现较早且逐渐加重，心脏压塞所致心源性休克出现稍迟，伤道无明显出血，胸腔积血量不大，难用失血性休克解释。迅速诊断出心脏压塞至关重要。贝克三体征（Beck triad）即心音遥远、血压下降、静脉压升高>15cmH$_2$O，心包穿刺阳性具有确诊价值。心包穿刺为重要诊断手段，还是心包腔减压的急救措施，但可出现假阳性或假阴性结果。休克程度与估计失血量不符或经足量输血而无迅速反应或低血压经扩容后迅速改善但不久再度出现甚至发生心脏骤停者，均应高度怀疑心脏压塞。

X 线检查对心脏伤的诊断帮助不大，但胸片能显示有无血胸、气胸、金属异物或其他脏器合并

伤。胸片上有心包气液平面有诊断意义。对急性心脏压塞，不能依靠床旁胸部 X 线片上有无心影扩大、纵隔增宽、心腰平直及透视下搏动减弱诊断。超声心动图对心脏压塞和心脏异物的诊断帮助较大，且能估计心包积血量。

**急诊处理**　心脏创伤伤员伤情危重，严重者多现场死亡。能到达医院的心脏贯通伤都应积极手术，即使已经濒死状态或心脏骤停，立即开胸抢救仍有部分患者可能获救。

**开胸前急救和复苏**　①迅速气管内插管，机械通气。②建立大口径静脉快速扩容通道，可用套管针穿刺几处大静脉，快速静脉输血补液 1000～3000ml。③同时建立中心静脉压测量装置。④如有血气胸，予以闭式引流。⑤疑有心脏压塞者立即行心包穿刺，诊断并减压，即使抽出 30ml 积血就能显著使心包腔减压，病情也可立即改善。⑥若心包穿刺未抽出血液又高度怀疑心脏压塞，可紧急在局麻下进行心包开窗探查。⑦心脏骤停者需行开胸心脏复苏。

**手术方式**　心脏贯通伤均应手术修补。左前外侧经第 4 肋间开胸较常用，必要时可横断胸骨。如伤道在右侧，则可经右前外侧切口开胸。如疑有大血管损伤或心内结构损伤，准备建立体外循环者，可采用前胸正中切口。如为胸腹联合伤，可先经胸正中切口修复心脏后再向下延长切口开腹，处理腹腔内合并伤。于膈神经前切开心包后迅速清除心包内积血，找到出血的心脏裂口，立即用手指按住，加快输血。对心壁的裂口，采用间断缝合或带小垫片的褥式缝合在冠状动脉附近的裂口，以手指按住裂口，再以

缝针穿过指尖处裂口的两侧，单线缝合结扎裂口邻近冠状血管，采用褥式缝合。冠状动脉小分支损伤可予以结扎。各大主干损伤应做冠状动脉旁路移植术。若已经或术中发生心脏骤停则迅速用宽的"8"字或褥式缝合心壁裂口，手法挤压心脏，心内注射肾上腺素。

**术后处理** 术后加强心电和血流动力学监护，以及复苏后治疗。注意观察有无继发性出血、残余症和并发症。急诊室内开胸是降低死亡率的主要方法。现代急救医学要求急诊室必须备好急诊开胸和心肺复苏设备，包括自体输血、胸骨锯和轻便体外循环装置。

**其他** 心肌挫伤主要是对症处理，严密监测病情，卧床，吸氧，控制心律失常和防治心力衰竭。

(孙海晨)

fùbù chuāngshāng

# 腹部创伤 （abdominal trauma）

各种致伤因素作用于腹部而导致的腹壁、腹腔内脏器和组织（血管、神经等）的损伤。又称腹部外伤。包括钝性伤与贯通伤。出血和感染是腹部创伤患者死亡的主要原因。

**创伤机制** ①钝性伤：直接性打击造成腹部脏器的压迫性、剪切性或挤压性损伤，外力可致实质性或空腔脏器发生变形、破裂，特别是对于扩张的器官（例如饱餐后的胃、孕妇的子宫），继而造成继发性出血及腹膜炎。接受剖腹探查手术的腹部钝性创伤患者中，最常见损伤器官或部位是脾（40%～55%），其次是肝（35%～45%）和腹膜后血肿形成（15%）。②贯通伤：刺伤及低速枪弹伤可造成组织撕裂性或切割

性损伤。高速枪弹伤则可同时可造成一过性空洞效应，使组织损毁、破碎，造成进一步损伤。腹部贯通伤最常见的损伤器官：肝（40%）、小肠（30%）、膈肌（20%）及结肠（15%）。枪弹伤最常见的损伤部位：小肠（50%）、结肠（40%）及腹腔内大血管（25%）。

**临床表现** 多样，可从不明显到休克、昏迷。①腹痛：脾损伤疼痛常在左上腹，肠穿孔可致弥漫性腹痛。②恶性呕吐：伴发于腹膜受刺激或低血压。③腹胀：可发生于气腹、胃扩张或腹膜受刺激导致的肠梗阻。④呼吸困难：源于膈肌受刺激或腹内脏器疝入胸腔。⑤低血压、休克。

**诊断** 根据受伤史、临床表现和必要的辅助检查。一旦患者生命体征平稳，立即根据腹部损伤机制对患者进行全面、系统评估。①钝性伤：对于多发性钝性损伤、血流动力学不稳定者，应通过查体、床旁超声筛查、诊断性腹腔穿刺、诊断性腹腔灌洗等评估腹腔内出血、胃肠道损伤情况。对于血流动力学稳定、无腹膜炎体征者可通过腹部增强CT等进行评估。②贯通伤：各型临床表现大体相似，低血压、腹膜炎和（或）内脏脱出，均应行急诊剖腹探查术。

**病史** 钝性伤采集相关病史要点：机动车速度、碰撞类型、乘客车厢状况、安全带类型、气囊是否展开、患者在车中位置、碰撞时患者状态、碰撞后车内同伴状况等。贯通伤采集相关病史要点：受伤时间、武器类型、凶手行凶距离、刺伤或枪伤伤口数目及患者在现场的出血量等。

**体格检查** 如下所述。

**视诊** 患者充分暴露，仔细

观察前腹部、后腹部、下胸部、会阴部等，安全带所致擦伤及钝挫伤、撕裂伤、贯通伤、异物刺入伤及网膜、小肠脱出情况，妊娠状态等。

**听诊** 常用于确定肠鸣音是否存在或消失。腹腔内游离血液或胃肠道内容物可导致麻痹性肠梗阻，肠鸣音消失。

**叩诊** 通过对腹膜造成轻微刺激，以期尽早发现腹膜炎征象。通过左上腹部叩诊，间接判断是否有急性胃扩张（呈鼓音）。

**触诊** 明确表浅（腹壁）或深部腹痛及反跳痛的部位。反跳痛常发生在触诊医师手从腹部突然移开时，提示腹腔内游离血或胃肠道内容物相关性腹膜炎。

**贯通伤或刺伤局部检查** 有助于明确贯通伤深度、损伤范围，探查最好在专科医师帮助下进行。患者有肥胖、不能配合检查、软组织出血或伤道扭曲等因素时，最好留观或收入院后再做进一步评估。

**骨盆稳定性评估** 髂前上棘或髂嵴挤压试验可引发异常运动或骨痛，对于躯干部钝性伤者，出现上述体征提示骨盆骨折。

**阴茎、会阴部及直肠检查** 尿道口出血高度提示尿道撕裂伤可能。阴囊及会阴部视诊时应注意有无皮下淤血及血肿，若存在提示可能有尿道撕裂伤。直肠指检有助于评估患者括约肌张力、前列腺位置、是否有骨盆骨折及肠道出血等。

**臀部损伤** 包括髂嵴至臀部皱褶之间的区域，该区域贯通伤时有超过半数合并盆腔内损伤，如直肠损伤。

**实验室检查** 血流动力学稳定者常规检查：血型及相关术前检查。血流动力学不稳定者常规

检查：血型及交叉配型，根据具体情况选择全血细胞计数、肝肾功能、电解质、血糖、淀粉酶、酒精浓度或人绒毛膜促性腺激素等。

**影像学检查** 如下所述。

**钝性伤 X 线筛查** 对于多钝性伤患者应行脊柱侧位、前后位胸部平片及盆腔 X 线筛查。血流动力学稳定者行站立位腹部平片（应在脊柱支具保护下），明确有无膈下游离气体。

**贯通伤 X 线筛查** 血流动力学不稳定者不宜过多依赖腹部影像学检查，应紧急评估是否剖腹探查。血流动力学稳定且贯通伤位于脐上或可疑胸腹联合伤者，应立即行立位胸片和腹平片，明确是否有血胸或气胸、是否有腹腔内游离气体。

**造影检查** 怀疑尿道撕裂者，在插入尿管前应行尿道造影；腹膜内或腹膜外膀胱破裂可通过膀胱造影明确；高度怀疑膀胱损伤者，应行膀胱造影；静脉肾盂造影证实单侧肾脏无功能，提示可能为孤立肾、肾动脉栓塞或断裂、严重肾实质破裂，需行增强 CT 或肾动脉造影进一步评估；对血流动力学稳定且可疑腹腔内和（或）后腹膜损伤者，推荐行腹部增强 CT。

**诊断性超声** 有助于明确是否存在腹腔内出血。超声检查可在急诊抢救室床旁进行。在不影响临床干预前提下，最好能行两次腹部超声评估，两次扫描间隔最好在 30 分钟以上。

**腹部 CT** 有重要价值，主要应用于血流动力学稳定且无明显急诊剖腹探查指征者的诊断评估。需要注意的是，CT 可能漏诊胃肠道、膈肌及胰腺损伤。CT 检查无肝、脾损伤证据，但腹腔内存在

游离液者，提示胃肠道和（或）其系膜损伤或病变可能，是早期外科介入的指征。

**诊断性腹腔灌洗** 对腹腔内出血诊断敏感性可达 98%，应在外科医师指导下进行，主要用于血流动力学不稳定腹部钝性伤患者，尤其是有下列情况时：①急性意识状态改变（头部损伤、酒精中毒、使用违禁药物）。②感觉异常（脊髓损伤）。③邻近结构（低位肋骨、骨盆、腰椎）损伤。

**急诊处理** 处理原则包括：①恢复重要脏器的生理功能，使组织灌流及氧合达到最佳状态。②明确损伤机制。③初次查体应细致，一定时间间隔后应重复评估。④选择恰当的诊断评估方法，并在最短时间内完成。⑤损伤机制提示存在隐蔽的血管及腹膜后脏器损伤可能时，应尽力予以证实或排除。⑥早期外科介入，尽早明确有无剖腹探查指征。

（徐腾达 康维明）

mìniào shēngzhí xìtǒng chuāngshāng

**泌尿生殖系统创伤**（urogenital trauma） 外力导致泌尿生殖系统器官结构性损伤。最常见的是男性尿道损伤。

**病因及创伤机制** 大多是胸、腹、腰部或骨盆严重损伤的合并伤。

**尿道损伤** 在泌尿系统损伤中最常见。多见于男性。男性尿道以尿生殖膈为界分为前尿道及后尿道。前尿道包括阴茎头部、阴茎和球部，后尿道包括膜部及前列腺部，容易受伤，处理困难，且常可发生严重的并发症及后遗症。

**膀胱损伤** 膀胱空虚时位于骨盆深处受到周围组织保护，不易受外界暴力损伤。充盈时，因膀胱扩张且高出耻骨联合，下腹

部受到暴力时，如踢伤、击伤和跌伤等可造成膀胱损伤。骨盆骨折时骨折断端也可以刺破膀胱。

**输尿管损伤** 输尿管位于腹膜后间隙，位置隐蔽，细长而有弹性，一般由外伤直接引起单纯输尿管损伤少见，但可因利器刺伤或枪弹贯通伤引起输尿管损伤，医源性因素也是导致输尿管损伤的常见原因。

**肾损伤** 肾位于腹膜后，在解剖关系上受周围组织的保护：前面有腹壁和腹腔脏器，后面有脊柱、肋骨和厚层肌肉。此外，肾可随呼吸而活动，对于暴力具有一定的缓冲作用，因此不易受伤。然而肾脏本身质地脆，包膜薄，周围有骨质结构，一旦腰部或上腹部直接受暴力打击或激烈震荡发生肾损伤也不少见。

**其他** 包括阴茎、阴囊及其内容物的损伤等。

**临床表现** 主要介绍尿道、膀胱与肾损伤的表现。

**尿道损伤** ①疼痛与肿胀：受伤部位疼痛，特别在排尿时加重；肿胀部分如会阴、阴囊表面皮肤可有淤血。②尿道出血：可在排尿开始和终末出现，从尿道口滴出，但大量出血并不多见。③排尿困难：大多数尿道损伤患者都有排尿困难；若尿道损伤严重造成尿道断裂，可完全不能排尿。④尿外渗：组织受尿液浸润可继发感染，严重时造成蜂窝织炎甚至脓毒症。

**膀胱损伤** ①膀胱挫伤：因范围仅限于黏膜或肌层，故患者仅有下腹不适，少量终末血尿等，一般在短期内症状可逐渐消失。②膀胱破裂：有严重表现，临床症状依裂口大小、位置及其他器官有无损伤而不同。③腹腔外破裂：主要表现有下腹痛、血尿及

排尿困难或不排尿；伴有骨盆骨折时，耻骨支处有明显压痛；尿外渗和感染引起盆腔蜂窝织炎时，患者可有全身中毒表现。④腹腔内破裂：引起弥漫性腹膜刺激症状；膀胱与附近器官相通形成尿瘘时，尿液可从直肠、阴道或腹部伤口流出，往往同时合并泌尿系感染。

**肾损伤** ①休克：较严重的肾损伤多有程度不同的休克。②血尿：肾损伤最常见的症状，包括肉眼或镜下血尿。血尿量与损伤的严重程度相一致，但也有仅镜下血尿而肾脏严重损伤者。③疼痛：疼痛可局限于腰部、上腹，也可散布到全腹，或放射至肩部、髋区及腰骶部。④肿块：肾破裂时由于血和尿外渗，在腰部可出现不规则的弥漫性肿块。⑤腹肌紧张：伤侧腰腹部有明显的肌痉挛和压痛，有尿外渗时这些病象更为显著。⑥发热：由于血肿、尿外渗易继发感染，甚至导致肾周脓肿或化脓性腹膜炎，伴有全身中毒症状。

**诊断与鉴别诊断** 介绍尿道损伤、膀胱损伤及肾损伤。

**尿道损伤** 根据损伤机制，典型症状和检查所见一般可做出诊断。要特别注意尿道损伤与膀胱损伤的鉴别。如导尿管不能插入膀胱或刚插入尿道即有血流出，则为尿道损伤。根据导尿管受阻的部位可估计尿道损伤的部位。直肠指检查时对尿道损伤诊断有重要帮助。怀疑骨盆骨折可以摄取 X 线平片，尿道造影可使尿外渗加重故应慎用。

**膀胱损伤** 根据外伤史及临床体征诊断并不困难。凡下腹部受伤或骨盆骨折下腹出现疼痛、压痛、肌紧张等征象，除考虑腹腔内脏器损伤外，还要考虑膀胱损伤的可能性。出现尿外渗、尿性腹膜炎或尿瘘，诊断更明确。怀疑膀胱损伤时，应做进一步检查，包括导尿术、膀胱造影、膀胱镜检查；排泄性尿路造影等。

**肾损伤** 根据创伤机制、临床症状与体征，结合尿化验及造影检查即可确定。多数病例根据受伤部位和血尿就可做出诊断。当有腹腔脏器合并损伤，一定要警惕肾损伤可能。在肾损伤的病例中不仅需确定有无损伤，还需要了解损伤程度，对侧肾的情况及伤肾的发展趋势等。若诊断确有困难，则考虑行泌尿系统特殊检查，包括 B 超、CT、排泄性尿路造影、动脉造影等。

**急诊处理** 包括以下内容。

**尿道损伤** 主要是解决尿潴留和防止尿道狭窄。轻微损伤和尿道挫伤无排尿困难者，可用非手术治疗，密切观察患者，应用抗菌药，根据情况进行尿道扩张。有排尿困难或出血者，留置导尿管。试插导尿管失败者，可行单纯膀胱造瘘。前尿道挫伤和轻度裂伤者，可试插导尿管，预防感染。前尿道裂伤严重或完全断裂插管失败者，应实施耻骨上膀胱造瘘和经会阴尿道修补吻合术。后尿道断裂，可行尿道会师术、腹会阴后尿道修补吻合术。

**膀胱损伤** 根据情况处理。

**膀胱挫伤** 无需手术，通过支持疗法、适当休息、充分饮水、给予抗菌药和镇静剂在短期内即可痊愈。

**腹腔外破裂** 应在耻骨上腹膜外探查膀胱，找出破裂部位，必要时切开膀胱前壁寻找裂口，用羊肠线将裂口缝合，然后缝好膀胱前壁，最好放置耻骨上膀胱造瘘管。2 周左右待伤口愈合后拔除尿管。腹膜外被血液、尿液浸润的组织，必须做充分的引流。外渗尿液感染严重，波及腹壁、腰部、坐骨直肠窝、会阴、阴囊及腹部，从耻骨上手术切口不能充分引流时，尚需在腹壁、阴囊或会阴切开引流。

**腹腔内破裂** 同腹膜外破裂一样，可先探查膀胱，找出破裂伤口，以羊肠线进行修补，然后在膀胱前壁做一高位造口并引流膀胱前间隙。要打开腹膜，吸出腹腔内液体，若发现其他脏器损伤则一并处理。膀胱瘘，应切除瘘口周围不健康组织，将瘘口分层缝合。膀胱结肠瘘，应考虑暂时性结肠造口术，使粪便不经修补处，以利愈合。

**输尿管损伤** 先抗休克，处理其他严重的合并损伤，再处理输尿管损伤。只要病情允许，输尿管损伤应尽早修复，以利尿液通畅，保护肾功能。尿外渗应彻底引流，避免继发感染。及时明确诊断并做正确处理，后果多良好。

**肾损伤** 最大限度地保存肾组织及其功能。①保守疗法：包括休克的抢救；绝对卧床休息，至少在 2~3 周，下床活动后 2~3 月内避免体育活动及体力劳动，以防继发性出血；抗菌治疗控制感染。在施行支持疗法过程中，必须密切观察血压、脉搏、血尿、血红蛋白等有无变化。②手术疗法：在保守治疗过程中病情逐渐加重，如腰部血肿逐渐增大，反复发生大量血尿，严重休克经补液、输血后无改善，明显尿外渗，严重局部感染或合并腹腔脏器损伤时，需采用手术治疗。

**阴茎、阴囊及其内容物损伤**

**阴茎损伤** 注意有无合并尿道损伤。阴茎外伤手术应尽量保护阴茎长度，不要轻易切除组织。若阴茎完全离断也应积极进行处理，与泌尿外科专家讨论阴茎再植手术可能。

**阴囊皮肤撕脱伤** 尽早清创缝合。若缺损过大可行植皮术。

**睾丸挫伤** 闭合性损伤无明显血肿时无需手术治疗，静卧休息，悬吊阴囊，早期冷敷以后局部热敷。

**睾丸破裂** 除急性外伤外，伤处均有剧烈疼痛，或伴恶心、呕吐及下腹痛，阴囊肿大，皮肤有淤斑，局部压痛明显，睾丸界限不清。应注意与睾丸扭转、挫伤和阴囊血肿等鉴别。以后有发生继发感染及睾丸坏死萎缩潜在危险，故应早期手术，切开引流，结扎出血点，缝合睾丸白膜。如睾丸严重破坏不能缝合，可予以切除，但应避免切除双侧睾丸。

**睾丸或精索扭转** 是一种比较少见的阴囊急症，睾丸下降不全或睾丸系带过长时容易发生扭转。主要症状是突然发作的局部疼痛，可以向腹股沟及下腹部放射，可伴恶心及呕吐。主要体征是阴囊皮肤局部水肿，患侧睾丸上缩至阴囊根部，睾丸轻度肿大并有触痛，附睾摸不清，体温轻度上升。

睾丸扭转应特别注意和附睾炎进行鉴别。主要应注意如下几点：①睾丸扭转多发生在青少年，附睾炎则多发生于成人。②睾丸扭转大多起病急，局部症状较重，全身症状轻，而急性附睾炎起病较缓，常伴有发热。③附睾炎能比较清楚地触及肿大的附睾轮廓，睾丸扭转则附睾轮廓通常摸不清。④睾丸扭转者通常睾丸上缩，附睾炎患者睾丸常下垂。睾丸扭转的早期，阴囊内无渗液，皮肤无水肿时可通过手法复位治愈。手

法复位失败应尽早手术复位。睾丸已坏死者应手术摘除。

*（李小刚 杨转移）*

gǔgé sǔnshāng
**骨骼损伤**（skeletal injury） 骨的完整性和连续性中断。包括四肢骨折、关节脱位、脊柱骨折以及骨盆骨折。

**病因及损伤机制** 创伤和骨骼疾病所致。骨髓炎、骨肿瘤所致骨质破坏，受轻微外力即发生的骨折，称为病理性骨折。创伤性骨折原因主要有三种。①直接暴力：暴力直接作用于骨骼某一部位所致，常伴不同程度软组织破坏。②间接暴力：暴力通过纵向传导、杠杆作用或扭转作用使远处骨骨折。③积累性劳损：长期、反复、轻微的直接或间接损伤可致使肢体某一特定部位骨折。

**分类** ①根据骨折处皮肤、黏膜的完整性分为闭合性骨折和开放性骨折。②根据骨折的程度和形态分为不完全骨折、裂纹骨折、青枝骨折和完全骨折。③根据骨折端稳定程度分为稳定性骨折和不稳定性骨折。④按骨折线的方向以及形态可分为横形、嵌插骨折、压缩骨折、骨骺分离（稳定性骨折）和斜形、螺旋形、粉碎性骨折、凹陷性骨折（不稳定性骨折）。

**临床表现** 大多数骨折只出现局部症状，严重骨折和多发性骨折可致全身反应。

**全身表现** ①休克：常为出血所致。②发热：骨折后体温一般正常，出血量大、血肿吸收时可出现低热，但通常不超过38℃。

**局部表现** ①一般表现：局部疼痛、肿胀和功能障碍。②特有体征：畸形、异常活动和骨擦音或骨擦感。三项体征之一即可确诊，但裂纹骨折、嵌插骨折、

青枝骨折、凹陷性骨折、骨骺分离时不出现上述特有体征，应行X线检查以确诊。

**并发症** 在一些复杂的损伤中，有时骨折本身并不重要，重要的是骨折伴或所致重要组织或重要器官损伤，常引起严重全身反应，甚至危及患者生命。

早期可出现休克等并发症。①休克：严重损伤，骨折引起大出血或重要器官损伤所致。②脂肪栓塞综合征：发生于成人，因骨折处髓腔内血肿张力过大，骨髓被破坏，脂肪滴进入破裂的静脉窦内，引起肺、脑、心脂肪栓塞。③重要内脏器官损伤：肝、脾破裂，肺损伤，膀胱、尿道损伤，直肠损伤等。④重要周围组织损伤：重要血管损伤，周围神经损伤，脊髓损伤。⑤骨筋膜室综合征：多见于前臂内侧和小腿，常因创伤骨折或外包扎过紧，迫使骨筋膜室容积减小，骨筋膜室内压力增高。

晚期可出现坠积性肺炎等并发症。①坠积性肺炎：多发生于骨折长期卧床的患者，特别是老年、体弱和慢性病者。②压疮：严重骨折后患者长期卧床，身体骨骼突起处受压，局部血液循环障碍所致。③下肢静脉血栓：多见于骨盆骨折或下肢骨折患者，长期缺乏运动使血液处于高凝状态。④感染：开放性骨折，特别是污染较重或伴较严重的软组织损伤者，若清创不彻底，可致化脓性骨髓炎。⑤损伤性骨化：多因关节扭伤、脱位或关节附近骨折，骨膜剥离形成骨膜下血肿，处理不当使关节附近软组织内广泛骨化。⑥创伤性关节炎：骨折未能准确复位，关节面不平整，长期磨损易引起关节炎。⑦关节僵硬：是骨折和关节损伤最为常

见的并发症。⑧急性骨萎缩：即损伤所致关节附近的痛性骨质疏松，又称反射性交感神经性骨营养不良。⑨缺血性骨坏死：骨折段血液供应被破坏所致。⑩缺血性肌痉挛：较严重的并发症，是骨筋膜室综合征处理不当的结果。

**X线检查** 对骨折的诊断和治疗有重要价值。凡疑为骨折者应常规进行X线检查，可显示临床上难以发现的不完全性骨折、深部的骨折、关节内骨折和小的撕脱性骨折等。即使临床上已表现为明显骨折者，X线检查也是必要的，可帮助了解骨折的类型和具体情况，对治疗有指导意义。

一般拍摄应包括邻近一个关节在内的正、侧位片。特殊部位的X线片：掌骨、跖骨拍正、斜位片；跟骨拍侧位、轴心位；腕舟状骨拍正位和蝶位。不易确定损伤情况时，需拍对侧肢体相应部位的X线片。仔细阅读X线片后应辨明以下几点：①骨折是创伤性或病理性。②骨折是否移位，如何移位。③骨折对位对线是否满意，是否需要整复。④骨折是新鲜的还是陈旧的。⑤有否邻近关节或骨伤损伤。

**诊断** 依据其临床表现和X线检查，可明确诊断，无需鉴别。但需注意是创伤性骨折还是病理性骨折。

**急诊处理** 包括院前急救与院内处理。

院前急救 如下所述。

抢救休克 首先检查患者全身情况，如处于休克状态，应注意保温，尽量减少搬动，有条件时应立即输液、输血。合并颅脑损伤处于昏迷状态者，应注意保持呼吸道通畅。

包扎伤口 开放性骨折，伤口出血绝大多数可用加压包扎止血。大血管出血，加压包扎不能止血时，可用止血带止血。最好使用充气止血带，并记录所用压力和时间。创口用无菌敷料或清洁布类予以包扎，以减少再污染。若骨折端已戳出伤口并已污染，但未压迫重要血管、神经者，不应将其复位，以免将污物带到伤口深处。送至医院清创后再行复位。若在包扎时，骨折端自行滑入伤口内，应做好记录，以便在清创时进一步处理。

妥善固定 固定是骨折急救的重要措施。凡疑有骨折者，均应按骨折处理。闭合性骨折者，急救时不必脱去患肢的衣裤鞋袜，以免过多地搬动患肢，增加疼痛。若患肢肿胀严重，可用剪刀将患肢衣袖和裤脚剪开，减轻压迫。骨折有明显畸形并有穿破软组织或损伤附近重要血管、神经的危险时，可适当牵引患肢，使之变直后再行固定。

迅速转运 患者经初步处理，妥善固定后，应尽快地转运至就近的医院进行治疗。

院内骨折处理 复位、固定和功能锻炼是治疗骨折的三大原则。

骨折复位 包括手法复位和切开复位。①解剖复位：对位、对线完全良好。②功能复位：骨折虽未恢复至正常的解剖关系，但在骨折愈合后对肢体功能无明显影响。旋转移位、分离移位必须完全矫正；缩短移位在成人下肢骨折不超过1cm；儿童若无骨骺损伤，下肢缩短在2cm以内，在生长过程中可自行矫正；成角移位，下肢骨折轻微的向前向后成角，与关节活动方向一致，日后可自行矫正；向侧方成角移位，与关节活动方向垂直，日后不能矫正，必须完全复位；长骨干横形骨折，骨折端对位至少达1/3左右，干骺端骨折至少应对位3/4左右。

骨折固定 ①外固定：主要用于骨折经手法复位后的患者，也有些骨折经切开复位内固定术后，需加用外固定者。常用的外固定方法有小夹板、石膏绷带、外展架、持续牵引和外固定器等。②内固定：用于切开复位后，采用金属内固定物，如接骨板、螺丝钉、髓内钉和加压钢板等将骨折段于解剖复位的位置予以固定。有些骨折，如股骨颈骨折，可于手法复位后，在X线监视下，从股骨大转子下方，向股骨颈穿入三刃钉或钢针做内固定。

功能锻炼 是骨折治疗的重要阶段，防止并发症和及早恢复功能的重要保证。应在医护人员指导下，充分发挥患者的积极性，遵循动静结合、主动运动与被动运动相结合、循序渐进的原则，鼓励患者早期进行功能锻炼，促进骨折愈合和功能恢复，防止一些并发症发生。

开放性骨折处理 处理原则是及时处理创口，尽可能地防止感染，力争将开放性骨折转化为闭合性骨折。清创越早，感染机会越少，治疗效果越好。一般认为在伤后6~8小时内清创，绝大多数创口能一期愈合。若受伤时气温较低，伤口污染较轻，周围组织损伤也较轻，其清创时间可适当延长。少数病例在伤后12~24小时，甚至个别病例超过24小时还可进行清创。但绝不可有意拖延清创时间，以免增加感染的机会，造成不良后果。

(李小刚 杨转移)

jǐzhù sǔnshāng

**脊柱损伤**（spinal injury） 暴力导致的附着于脊柱的肌肉、韧带、关节囊和骨骼内结构性破损或移位。约 55% 位于颈椎，胸椎占 15%，胸腰椎连接处占 15%，腰骶部占 15%。约 5% 的头部创伤伴脊柱损伤，而 25% 的脊柱损伤伴头部创伤。在脊柱损伤患者中，虽然合并脊髓损伤者不足 10%，但后者预后差，常遗留终身残疾、丧失劳动力，甚至危及生命，故临床上脊柱损伤或疑似脊柱损伤者须高度重视，尤其是转运、诊治过程中应保护好受损脊柱，切忌造成二次损伤。在急诊科，约 5% 的脊柱损伤患者出现新的神经系统症状体征或先前的神经系统症状加重，可能相关因素：①脊髓缺血或脊髓水肿的进展。②未对患者采取可靠的保护措施。

**损伤机制**　上颈段损伤时，即从枕骨大孔到枢椎（C2）的下缘椎管膨大，近 1/3 患者在事发地点即死于颈髓高位损伤。第三颈椎（C3）或以下部位损伤时，脊髓损伤概率高，但临床上在颈部椎体小关节间隙近乎水平位，故易向前后或左右脱位，又易在脱位后自然复位，所以部分创伤性高位截瘫病例，X 线检查未能发现颈椎的解剖结构异常。胸椎可活动性明显降低，脊柱也受到胸廓的良好保护，因此胸椎骨折发生率低，多数胸椎骨折为楔形压缩性骨折，很少损及脊髓；但一旦出现骨折移位，因胸椎椎管相对狭窄，几乎导致完全性截瘫。胸腰椎连接处是胸椎和腰椎的力学支点，易受到伤害。

众多的脊髓传导束中只有 3 对传导束损伤可通过临床查体发现，且每一对传导束均可能单侧或双侧受伤。①皮质脊髓束位于脊髓的侧后方，控制同侧躯体的运动，可通过随意肌的收缩或对疼痛的反应判断皮质脊髓束是否受损。②脊髓丘脑束位于脊髓的侧前方，传导对侧躯体的痛觉和温度觉，一般通过针刺和轻触检测其功能。③后索传导来自同侧躯体的位置觉（本体感觉）、震动觉和一些精细触觉，通过对指趾位置的辨别及音叉的震动判断后索功能。若在某一水平以下感觉和运动功能完全丧失，称为脊髓完全横断性损伤；若有部分感觉和运动功能存在，称为脊髓部分横断性损伤，后者预后明显好于前者。肛周感知觉及直肠括约肌的收缩功能反映骶髓的完整性。

**分类**　①脊髓损伤水平：即身体两侧均有完整感觉和运动功能的最末段脊髓水平。"感觉平面"指两侧感觉功能均完好的末段脊髓的水平；"运动平面"在描述运动功能时被定义为具有至少 3 级肌力的肌肉所能代表的最低脊髓节段。脊髓完全横断性损伤中，若在最低的正常脊髓节段以下仍有一些减弱的感觉和（或）运动功能存在，则称为功能部分保留区。首先大致区分损伤为寰椎（C1）水平以上或以下；脊髓第 8 颈段的损伤导致四肢瘫，而 C1 水平以下的损伤导致下肢瘫。损伤的骨平面是引起脊髓损伤的受损椎体所在的水平，最初通过临床查体确定脊髓损伤的神经学意义上的损伤平面。脊髓节段发出相应的脊神经在椎管中上行或下行一段距离后才从椎间孔发出，因此骨损伤平面与神经学损伤平面通常并不相同。这种差异越向下便越明显。②神经损害的严重性：脊髓损伤被分为不完全截瘫、完全截瘫、不完全四肢瘫和完全四肢瘫。任何脊髓传导束功能保留的征象均非常重要，损伤平面以下存在任何运动或感觉功能都支持损伤为不完全损伤。

不完全损伤的表现如下：①下肢任何感觉和随意运动。②肛周感觉、肛周括约肌收缩或伸趾动作。仅有骶反射，即球海绵体肌或肛门反射不能除外完全横断性损伤。在完全横断性损伤中深反射仍可保留。③形态学：脊柱损伤常被描述为骨折、骨折错位、不伴 X 线异常的脊髓损伤或贯通伤等。其中每一种损伤均可进一步分为稳定骨折和不稳定骨折。在急诊科所有 X 线已证实的损伤和所有伴神经功能障碍的损伤均被视为不稳定骨折。

**特殊类型**　从颅骨至尾椎按解剖学顺序分述如下。

**枕寰错位**　颅颈分离性外伤并不常见，常源于严重的创伤性扭曲和内脱位。大多数患者死于脑干损伤或重度的神经系统损害，通常在低位的脑神经水平。若事发现场能够得到有效的抢救，偶有患者存活。尸检材料证实，致死性颈椎损伤中枕寰错位至少占 19%。

**寰椎（C1）骨折**　C1 是一薄的环状骨片，有比较宽的关节面。C1 骨折约占急性颈椎骨折的 5%，约 40% 的 C1 骨折伴枢椎（C2）骨折。最常见的 C1 损伤是寰椎裂开骨折，损伤机制通常是轴向的垂直暴力导致 C1 的前弓和后弓裂开，侧块被推向两边。C1 和 C2 的张口位 X 线检查可清楚显示骨折，CT 检查可进一步明确。生还且能够抵达医院的 C1 骨折患者通常无脊髓损伤，但骨折仍然不稳定，应先用颈托固定。单环或侧块骨折并非罕见，多属稳定型，但在神经外科或骨科医师会诊之前应当按不稳定骨折处理。

**C1 屈曲半脱位**　最常见于儿童。在大或小的创伤、上呼吸道感染、类风湿关节炎后，患者可出现自发性 C1 半脱位，表现为颈部僵直，头部呈固定的旋转位。虽然 X 线检查有时不能明确，但是此损伤的最佳诊断方法仍为齿突的张口位 X 线检查，表现为齿突与两个侧块之间不再对称。患儿的头部应制动并寻求进一步的专科治疗，而不应强制克服头部的旋转位。

枢椎（C2）骨折　枢椎是最大的颈椎，形状最不规则，故随冲击力的大小和方向不同，易出现各种骨折。急性枢椎骨折占所有颈椎骨折的 18%。①齿突骨折：齿突是椎体向上伸出的钉形骨性突起，正常情况下与寰椎前弓的齿突凹相关节，为横韧带所固定。约 60% 的枢椎骨折累及齿突。颈椎侧位相和齿突张口位相可明确齿突骨折，但 CT 通常可提供更详尽资料。典型的齿突骨折 I 型累及齿突的尖端，不常见。II 型骨折线通过齿突的基底部，最常见；6 岁以下儿童，骨骺可能会被误为骨折线。III 型骨折线由基底部一直延伸至枢椎椎体。②C2 后部骨折："绞刑者（Hangman）"骨折累及枢椎后部，即关节间部分。这些骨折约占枢椎骨折的 20%，通常由于过伸性损伤所致。患者在专科处理前应该进行外固定。Hangman 骨折变异型为双侧侧块或横突的骨折。约 20% 的枢椎骨折为非齿突非 Hangman 骨折，包括椎体、横突、侧块、椎弓板和棘突等部位的骨折。

骨折与错位　C5、C6 是颈椎伸屈变化最明显的地方，相当于颈椎活动的支点，枢椎易受损，可能因 C3 位于这两者之间，因此 C3 的骨折非常少见。C5 为最常见的颈椎骨折部位，C5 相对于 C6 的脱位最易发生。颈椎损伤的常见类型包括：伴或不伴脱位的椎体骨折，单侧或双侧关节的脱位，椎板、棘突、横突或侧块骨折。单纯的颈椎韧带撕裂非常少见。关节脱位时神经损伤明显增加，约 80% 单侧关节脱位患者伴神经损伤（其中 30% 神经根损伤，40% 脊髓不完全横断性损伤，40% 脊髓完全横断性损伤）；双侧关节脱位患者神经损伤更为严重，16% 的患者脊髓不完全横断性损伤，84% 的患者会出现脊髓完全横断性损伤。

胸椎（T1～T10）骨折　胸椎骨折可分为：①前屈性压缩性骨折。②粉碎性骨折。③骨折错位。④其他。屈曲位轴向负荷过重导致前屈性压缩性骨折，一般骨折压缩量很小，通常椎体前缘较后缘缩短很少超过 25%。由于胸廓的固定作用，此类骨折大多稳定。胸椎骨折第二种类型是垂直的轴向暴力产生的粉碎性骨折。在 T1～T10 区域，骨折错位较罕见。胸椎椎管相对较窄，因此胸椎骨折脱位常导致脊髓完全横断性损伤。

胸腰椎连接部（T11～L1）骨折　由屈曲旋转暴力所致不稳定性骨折，临床表现不及颈椎骨折丰富，认识不足或处理延误会使此类骨折损伤发病率明显增加。胸腰椎活动程度不同导致该部位易受伤，高处坠落者及司机是此类骨折的高危人群。由于在胸腰椎连接部水平脊髓结束（约为 L1），而组成马尾的众多神经根开始发出，故胸腰椎连接处骨折的常见表现包括膀胱和直肠功能障碍，伴下肢感觉和运动功能减低。任何有神志障碍、多系统损伤或在胸腰椎连接部位触及压痛或凹陷者，均应行脊柱正侧位 X 线检查以排除此类骨折。该部位骨折特别易产生旋转，故应将患者脊柱作为整体小心进行滚动式搬动。

腰椎骨折　腰椎骨折的放射学及神经病学特点类似于胸腰椎联接部骨折，但因仅累及马尾，故完全脊髓横断性损伤相对少见。这类损伤见于椎体或椎间盘受到来自后方和前方的剪切力，如系安全带。腰椎骨折可能伴发腹膜后或腹腔内脏器损伤。

贯通伤　最常见于枪击或刀刺伤。一般综合病史、查体（损伤的入口和出口）、X 线和 CT 等检查，可明确枪弹或刺刀的路径。若创伤路径直接经过椎管，通常会出现脊髓完全横断性损伤；枪弹在脊髓附近高速穿过时，其所携带的巨大能量也会引起脊髓完全横断性损伤。若脊柱未遭到严重破坏，通常这类损伤是稳定的，必须优先处理可能合并的血气胸、急腹症和大血管损伤等。

**急诊处理**　包括脊柱固定、静脉补液、药物治疗与转运。对清醒且情绪稳定者，可通过神经系统检查、脊柱检查（疼痛或压痛）等排除严重的脊髓损伤。对急性意识状态改变或情绪极度低落者，急诊医师最好借助影像学判断有无脊柱、脊髓损伤。若影像学检查仍不能排除或无条件行影像学检查，则应假定可能存在脊柱损伤，搬动过程中应保护好患者脊柱。

脊柱固定　在 X 线检查排除骨折前，任何可疑脊柱损伤者都应在可疑损伤部位的上下进行固定。保护脊柱的工作应一直维持到脊柱损伤被排除为止。患者仰卧，保证脊柱无任何旋转或屈曲。不要试图改变已存在的畸形，使患者保持自然的姿势。若存在神经系统损害，应使患者尽快脱离硬板床，减少压疮发生。压疮的常见部位是枕部和骶部，可使用合适的压疮垫防止其发生。

使用中等硬度的颈托固定颈部并不能完全保证颈椎稳定，带有专业设计的支撑设备的脊柱专用硬板在限制某些颈部活动方面更有效。在转运到医疗机构之前及转运期间，颈椎损伤的患者作为一个整体需要持续使用中等硬度的颈托、硬板及束缚带固定。应防止颈部过伸和屈曲。脊髓损伤患者气道管理尤其重要，若有呼吸抑制，应及早气管插管。气管插管在颈部呈自然体位时进行，开放气道法见双手托颌法。

对焦虑不安和狂躁者应注意维持有效的脊柱固定。患者情绪改变可能与疼痛、低氧血症、低血压、酒精、药物等引起的代谢紊乱有关，有时也可能是单纯的人格障碍。医师应尽可能寻找并纠正上述原因，必要时给予短效、有可逆性的镇静剂或肌松药，但应保证足够的通气。

**静脉补液**　除非进行休克时容量复苏，否则静脉输液量应限制在维持液的水平。由于心脏丧失交感神经支配，四肢瘫的患者可能会失去反应性心动过速的能力，有时甚至会出现心动过缓。低血容量休克者通常心动过速，而神经源性休克者则心动过缓。若短期的快速补液仍不能改善血压，则有指征使用血管收缩药。脊髓损伤患者过度积极补液会引起肺水肿，必要时进行有创血流动力学监测。置入尿管可监测尿量，并可防止膀胱过度膨胀。置入鼻胃管有利于胃排空，减少误吸危险。

**药物治疗**　针对非贯通脊髓损伤，损伤后的前8个小时给予大剂量甲泼尼龙治疗可能使患者获益。

**转运**　不稳定骨折或证实有神经系统损害者应转运到有条件的医疗机构。最安全的步骤是在电话咨询专业人员后再行转运。应尽量减少不必要的延误，使用夹板、硬板和（或）中等硬度的颈托固定，途中维持患者的气道通畅和进行必要的通气支持。高位颈椎损伤者可能部分或完全丧失呼吸功能，因此在转运之前建立高级气道，并予通气支持。

（徐腾达）

sìzhī gǔzhé

# 四肢骨折（limb fracture）　外

力导致四肢骨骼及其附属组织因连续性和完整性中断、折裂或碎裂及周围软组织损伤。病情严重程度差别很大，有的必须立即手术治疗，有的仅需就地复位固定和镇痛。处理不当可造成严重的功能障碍。

根据肢体稳定性分为稳定骨折与不稳定骨折。①稳定骨折：无移位的不全或完全骨折，桡骨下端骨折，股骨颈及肱骨外科颈嵌插骨折，单纯椎体压缩骨折等。如无移位或嵌插骨折，通常仅需简单外固定。部分有移位的骨折也可采用手法整复，夹板或石膏外固定。②不稳定骨折：一般骨干为斜面、螺旋、多段、粉碎或缺损性骨折。股骨干骨折亦属该类，不稳定骨折处理复杂，需牵引或手术整复内固定等方法才能愈合。

又可根据骨折处周围皮肤、黏膜的完整性分为闭合性和开放性两类。①闭合性骨折：骨折端皮肤黏膜完整，不与外界相通为闭合性骨折。如合并神经、重要血管、肌腱损伤时称复杂闭合性骨折。有时合并的软组织损伤比骨折本身的情况更为严重，多需与骨折同时进行处理，还需密切

观察处理后的恢复情况。②开放性骨折：骨折附近皮肤和软组织完整性破坏，断端与外界相通。单纯开放性骨折必须在6～8小时内清创，转为闭合性骨折，然后根据稳定程度在骨折整复后，施行内固定或外固定。复杂开放性骨折处理比较麻烦，首先应做到早期清创控制感染，再行骨折整复以及修复损伤的软组织。

**锁骨骨折**　常见骨折之一，多见青壮年与儿童。直接与间接暴力均可致骨折，后者更多见，如跌倒时手掌着地。

**诊断**　①外伤史。②临床表现：患者头偏向伤侧以缓解胸锁乳突肌的牵拉作用，健侧手托在伤侧前臂及肘部，以减少骨折端移位的疼痛，锁骨局部有肿胀及明显压痛。③X线检查：可进一步确定，在检查时应注意锁骨下神经和血管的损伤。

**处理**　①急诊处理：体检和明确诊断后可选择适当的镇痛方案；锁骨骨折一般行"8"字绷带或双圈固定1～2周即可；需要时用抗生素及破伤风免疫球蛋白。②会诊：有喙锁韧带断裂的锁骨外端或外1/3移位骨折、开放性骨折或合并有神经血管损伤时请专科会诊处理，行切开整复内固定。③愈合时间：成人多在5～7周愈合。

**肱骨骨折**　好发于各个年龄阶段。肱骨干多见于成人，好发于中部、下部。桡神经绕肱骨中段后侧，沿桡神经沟，贴肱骨干自内后向前外斜行，中下1/3交界处骨折易合并桡神经损伤。肱骨骨折后，由于骨折部位肌肉附着点的不同，以及多为直接或传导暴力所致，可有移位。

**诊断**　①临床表现：肱骨干骨折均有明确的外伤史，局部组

织明显肿胀，疼痛及压痛剧烈，有上臂成角畸形，触摸有骨擦音和异常活动；需要急诊评估是否合并桡神经和桡动脉受损。②X线检查：肱骨前后位和侧位检查是必需的，肩关节穿胸位和轴位有重要诊断价值，并可明确骨折部位、类型及移位情况，简单、易行。

处理 ①院前处理：骨折部位进行固定，减少移动患侧肢体。②镇痛：尤其对老年患者。③急诊治疗：急诊复位和固定请专科医师指导或由专科直接处理。

**前臂骨折** 最常见的四肢骨折之一。

桡骨小头或桡骨颈骨折 该型发生率高。常源于跌倒时肘伸位，前臂旋前位手掌触地，暴力沿桡骨下端向上传导。骨折可为裂纹、塌陷、嵌入、粉碎及颈部横断骨折。有时合并内上髁、肱骨小头或孟氏（Monteggia）骨折。其中桡骨小头骨折的发生率较高，临床检查易被忽略，若不及时治疗，后期会造成前臂旋转功能障碍，或引起创伤性关节。凡肘部受伤时，桡骨小头部位有肿胀、压痛，前臂旋转功能受限，应考虑到桡骨小头或桡骨颈骨折的可能性。

诊断 ①肘外侧轻度肿胀及疼痛，旋转前臂时疼痛加重，活动受限。②可能触到骨擦音。③骨折程度轻微仅有伸肘轻度受限。④X线检查证实。

处理 ①院前处理：现场固定患肢，避免血管神经损伤；减低疼痛。②急诊处理：镇痛；骨科医师会诊；急诊复位固定；根据病情需要应用破伤风免疫球蛋白及抗生素。

尺桡骨干双骨折 最常见骨折，多发生于青少年，直接暴力所致的骨折多在同一水平上，多为横断、粉碎骨折。间接暴力时，骨折的部位常不在同一平面，多呈斜形或螺旋形。在儿童患者多见青枝骨折，成人的骨折断端常有移位或旋转畸形等。

诊断 ①临床表现：局部肿胀、疼痛、肢体畸形，旋转功能障碍，完全骨折可有骨擦音。②X线检查：可明确骨折类型及移位程度，摄片应包括上、下桡尺关节，注意有无脱位。

处理 ①院前处理：固定、镇痛，转送医院。②急诊处理：闭合性尺桡骨干双骨折均可采用闭合整复。应根据桡骨近端的旋转位置，将前臂远端置于相应的旋转位置，然后采用牵引、分骨手法纠正重叠及侧方移位，使骨折端变为单一的掌背方向的移位。如为横断骨折，可行折顶手法，有时亦可采用提按或回旋手法复位；如双骨折不能同时整复，一般可先使桡骨复位，再整复尺骨；外固定器材可选用小夹板或石膏夹固定，固定时要注意及时调整压力及骨垫松紧度；外固定持续时间为6~10周，并根据临床X线显示骨愈合情况，决定去除固定的适宜时间；必要时应用破伤风免疫球蛋白及抗生素。③手术指征：开放性骨折；多段骨折或不稳定骨折，不能得到满意的整复或不能持续复位者；多发骨折，尤其同一肢体的多发骨折。

柯莱斯（Colles）骨折与史密斯（Smith）骨折 桡骨远端Colles骨折最常见，老年患者尤多，向前扑倒时手掌着地，骨折后手腕呈"叉子"畸形。常常合并尺骨茎突骨折，以横断骨折多见，少数粉碎骨折。骨折线可通达关节面，还可伴有下尺桡关节半脱位。如桡骨远端所受暴力与前者相反，远侧断骨向掌侧移位者，情况恰恰与Colles骨折相反，称Smith骨折。

诊断 Colles骨折：①多为跌倒时手掌着地引起。②局部肿痛、活动受限，典型畸形为手与腕部偏向桡侧背侧，呈餐叉样或枪刺样。③X线检查证实。Smith骨折：与Colles骨折部位相同，外伤机制不同，故骨折的移位方向相反。

处理 ①固定患肢，适当镇痛，注意神经及血管情况。②专科会诊指导治疗。③急诊复位：无移位骨折用短臂石膏夹板或小夹板限制腕关节活动，持续3~4周；有移位的骨折Colles骨折多采用闭合整复；Smith骨折亦可行闭合整复，整复手法与Colles骨折相反。④手法整复困难时经皮将骨圆针插入骨折间隙，将其撬开复位。⑤畸形愈合影响前臂功能者，可考虑手术治疗。

**手部损伤** 外伤急诊就诊率高，处理复杂，容易影响功能，早期处理尤为重要。包括关节韧带损伤、关节脱位、骨折等。急诊医师处理要小心谨慎，请骨科和整形外科医师会诊与处理很重要。

手部开放性损伤 处理原则：①尽早清创，预防感染，只有尽早地彻底清创后闭合伤后，手部感染的概率才可减少，一般时限为12小时。②尽量恢复解剖连续性。③术后适时、适当制动与功能锻炼相结合。④应用破伤风免疫球蛋白及抗生素。⑤注意伤指血运及神经支配的情况。

指关节扭伤 指关节过度伸直或侧弯，可使关节韧带受过度牵拉，超过它的弹性程度，称为扭伤。伤侧关节肿胀、疼痛，局部有压痛，如用力侧弯手指，疼痛剧烈。大多发生于拇指掌指关节及其他手指的近侧关节。治疗时，将手指固定于功能位1~3周，外敷中药、消肿药物。

**掌骨骨折** ①掌骨骨干骨折：较多见，可为单一多发骨折，直接暴力如挤压、打击易造成横断或粉碎骨折；扭转或传达暴力可造成螺旋或斜形骨折；屈肌和其他肌肉的牵拉作用，骨折多向背侧成角，掌骨的两端可发生头部及基底骨折。掌骨干骨折可在牵引下于手背部按压骨折近端，在掌部按骨折远端即可复位，复位后可行背侧石膏托固定或小夹板固定，如有必要可行克氏针骨内固定。②掌骨颈骨折：多发生于第5掌骨，整复时在掌侧按压头部，在背侧按压掌骨近端即可复位。复位后用掌背侧无垫石膏固定4~6周。

**指骨骨折** 最常见的手部骨折，多由直接暴力所引起，如轧伤、压伤或撞击伤，多为横断、粉碎骨折，移位少，可有成角畸形。末节指骨过度屈曲，伸肌腱的牵引而引起末节指骨基底背侧小骨片的撕裂称为锤指。近侧指骨骨折多由传达暴力所引起，骨折端向掌侧成角畸形。急诊处理要点：尽量解剖复位；固定在功能位后在不影响伤指时，其他手指应尽可能活动；不稳定的斜形骨折或手法整复失败者，可采用切开复位内固定。

**甲部损伤** 急诊多见，甲下血肿多经冷敷等一般处理可自行吸收，张力大时可钻孔，合并感染时拔甲治疗。甲根翘出常伴有末节指骨折，要慎重诊疗，作必要的X线检查后才可决定拔甲、修补等处理。

**股骨骨折** 股骨骨折包括三部分：股骨近端（头、颈、转子骨折）、股骨干骨折和股骨远端骨折。老年人因骨质疏松、股骨颈脆弱，轻微的外伤都可致骨折。股骨血供丰富，常出现休克表现。虽然股骨骨折多由巨大暴力引起，但病理性骨折不少见。处理包括院前处理、急诊处理和切开复位内固定的指征。①院前处理：现场立即固定患肢；镇痛；严密观察生命体征；建立静脉通路；转送附近专科医院或综合医院。②急诊处理：尽快完成血常规、血型以及配血、凝血功能等实验室常规检查。清创处理开放性骨折，上覆敷料待下一步处理。请整形外科和（或）骨科急诊指导抢救。尽快完善X线片检查。股骨颈骨折患者，因股骨头缺血、不易愈合，要求准确复位、固定稳固，以利于血供恢复。股骨干骨折要注意患者血流动力学是否稳定。股骨髁骨折如有膝关节韧带损伤应尽早手术。③切开复位内固定指征：闭合复位不成功者。骨折不愈合或股骨头缺血坏死的高龄、一般情况尚好者。其他不稳定骨折、无手术禁忌证者。陈旧性股骨颈骨折者。大、小粗隆骨折移位大者。

**股骨颈骨折** 常见于老人。股骨颈骨折常为传递的暴力所致，如使股骨处于内收、外展或扭转状态下滑倒，或大粗隆触地等均可引起骨折。青年人股骨颈骨折常发生于严重损伤如坠楼、翻车。股骨头和颈部的血供来自关节囊附近血管和圆韧带血管，较细小，易受外伤而中断，骨折愈合缓慢，易并发股骨头缺血坏死，老人更不易愈合。

常并发其他部位骨折与脏器损伤。骨折部位可为头下部、中央部和基底部，根据骨折后股骨所处位置可分为内收型和外展型。

股骨颈骨折时为了明确移位关系，需拍X线片，坏死后股骨头密度趋向增白，成斑片状不均匀分布。后期可见股骨头变形，关节间隙狭窄以及囊性改变。

**股骨粗隆间骨折** 常见于老年人，骨折线通过大小粗隆间，常因直接暴力所致，亦有为使股骨过度内收或外展的间接暴力引起。骨折线的形态多数自大粗隆斜行向下至小粗隆，少数可成横断或自小粗隆向外下斜行的骨折。骨折常为粉碎型，因粗隆间大部是骨松质，血供较丰富，骨折容易愈合。

**股骨干骨折** 可发生在任何年龄，少年儿童更多见。主要是强烈的直接外力（如撞车、重物打击、火器伤等）所致。亦可因间接外力如自高处坠下，扭转性作用而引起。因强大暴力致骨折断端明显移位，软组织损伤也较严重。股骨干中部为其好发部位，可为横断、斜面、螺旋、粉碎和青枝骨折。下1/3股骨干骨折的远端因受腓肠肌牵引而向后屈曲移位，可能损伤后方的神经和血管。

**股骨下端骨折** 包括股骨髁上骨折、髁部骨折或骨骺分离等，均较少见。股骨髁部骨折多为8~14岁的男孩。髁间骨折较单纯髁骨折多，多为壮年男性。股骨髁间骨折可能是直接或间接暴力所致，如自高处坠下足先着地。骨折线若影响关节面，常有严重的损伤性关节炎或关节功能丧失等后遗症，也可损伤腘窝部的神经和血管。

**胫腓骨骨折** 胫腓骨骨干骨折：在全身骨折中最多见，尤以胫骨骨折最多，胫腓骨骨干双骨折次之。多为直接暴力（如重物打击、踢伤、撞伤或车轮轧伤）

作用于小腿外前侧所致。间接暴力（如由高处跌伤、扭伤或滑倒）亦能引起。直接暴力所致的骨折，以横断或短斜面为多，亦可为粉碎型。扭转伤所致多为螺旋或长斜面型。胫腓骨干双骨折以中下 1/3 交界处最多。直接暴力所致之骨折，两骨的骨折线多在同一水平，间接暴力所致之骨折，腓骨的骨折线常较胫骨骨折线为高。骨折后常有成角和旋转畸形。在胫骨下 1/3 骨折，因局部血循环不良，易发生迟缓愈合或不愈合的情况。

胫腓骨下端（踝部）骨折：也常见，一般都在踝部强烈的外转、外翻和内翻暴力作用下发生内踝或外踝关节，部分亦可见垂直暴力（高处跌下）作用下发生胫骨下端前缘与后缘骨折。骨折形态常为斜形或撕脱骨折，强大暴力亦可引起粉碎骨折，骨折线可通过关节面或并发踝关节半脱位。如不及时处理将会严重影响踝关节功能。

应注意小腿严重肿胀时，尤其是被轧压者，软组织损伤通常可能较之骨折更严重，容易出现挤压综合征或骨筋膜室综合征、脂肪栓塞等，还常合并神经血管损伤和严重的感染。胫骨骨折是全身长骨骨折中最常见的不愈合部位。

诊断：①明确外伤史。②局部肿胀，有压痛，可触及骨摩擦。③肢体短缩、成角、足外旋畸形。④单纯腓骨骨折时可以行走，胫骨骨折时则不能走。⑤常为开放性骨折，严重时假关节形成，注意局部伤口是否有水肿、皮下捻发音。⑥X 线摄片。

院前处理：固定患肢；镇痛；简单地冲洗覆盖开放性伤口；监测生命体征及神经血管功能状态；

建立静脉通道。

急诊一般处理：①尽快完善常规各项检查，包括血型、血常规等。②请骨科或整形外科医师会诊。

开放性骨折处理：①彻底清创，不要为了闭合伤口而保留一些失活的和明显污染的组织，造成创口坏死和感染。②骨折断端根据不同类型选用固定方法。③闭合创口时皮肤应无张力，可做两侧减张切口或后正中减张切口，然后缝合创口，局部转移皮瓣，远处带血管的皮瓣转移等处理。④复杂的开放骨折，常伴软组织缺损，可请显微外科进行带血管蒂的皮瓣或复合组织瓣移植，施行一期修复。⑤预防破伤风和感染。

**踝部软组织损伤**　主要损伤踝关节韧带，大多数是踝关节跖屈内翻损伤累及外侧副韧带，其中近 2/3 仅损伤距腓前韧带，少部分伴跟腓韧带损伤。

诊断　根据病史、临床表现等诊断。①病史：有踝关节外伤史，对损伤机制以及既往损伤、疼痛或功能障碍的情况应尽量详细记录。②临床表现：局部疼痛伴有跛行；局部肿胀、畸形或有淤斑；压痛点：外侧副韧带损伤时在外踝尖下或前下方，内侧副韧带损伤时在内踝炎处或其前部；关节主动及被动活动时疼痛加重，负重能力减低。③X 线检查：常规应摄踝部 X 线片（包括 10°~15°外展正侧位像、标准侧位像和 45°背屈位斜位像）。④损伤分级：Ⅰ度损伤，韧带损伤无肉眼撕裂，稍有肿胀，功能几乎无影响，关节稳定；Ⅱ度损伤，韧带部分撕裂，中重度肿胀伴出血，功能中度受损，关节不稳定性轻至中度；Ⅲ度损伤，韧带完全损

伤，严重的肿胀伴出血，不能负重运动，中重度关节不稳定。

处理　院前处理：现场进行患侧夹板固定转送医院，尽量避免不必要的活动。

急诊处理：①Ⅰ度损伤和轻Ⅱ度损伤者采取 RICE 治疗。R（rest）：制动休息；I（ice）：冷敷，并在 24 小时后改用热敷及理疗；C（compression）：用绷带或蹬形夹板加压包扎；E（elevation）：抬高患肢。②单纯的韧带损伤经休息多在 2~3 周即可恢复，期间适时适当的功能锻炼可以减少复发。③应用非甾体抗炎镇痛药物。④重Ⅱ度及Ⅲ度损伤或怀疑合并骨折者，应请骨科或整形外科医师会诊，部分患者需手术修复韧带及术后小腿石膏托固定。

（于学忠　徐腾达）

guānjié sǔnshāng
**关节损伤**（joint injury）　外力导致关节脱位和（或）关节扭伤。关节脱位是直接或间接暴力作用于关节，或关节有病理性改变，使骨与骨之间相对关节面正常关系破坏，发生移位。关节扭伤是外力作用下关节骤然向一侧活动而超过其正常活动度，引起关节周围软组织（关节囊、韧带、肌腱）发生撕裂伤。

**肩关节脱位**　发生率仅次于肘关节，是急诊常见的脱位之一。肩关节囊较松弛，肩关节韧带少而弱，关节稳定性很大程度上取决于周围骨骼肌，关节前下部是缺少韧带和肌腱加强的薄弱区，故前脱位几乎占全部脱位病例的 90%以上，后脱位及下方脱位等其他脱位少见。

诊断　①病史：明确外伤史。②症状：患者诉患处疼痛，多取坐位以健侧手托住患侧前臂，活

动度减少。③体征：局部肿胀、肩部凸出，肩部呈方肩畸形，上臂处于轻度外展和外旋位，伤侧上臂弹性固定、关节盂空虚，可在腋窝、喙突、锁骨下或肩峰下可触及肱骨头，患者内收和内旋时有抵抗。④X线检查证实。

处理　院前处理：制动，必要时上颈托；患肢与躯干间放置枕头。

急诊处理：①镇静镇痛可缓解疼痛，松弛肌肉（有助于复位）。②密切观察周围神经、血管损伤情况。③请专科医师会诊，在X线辅助下进行复位，镇痛效果有时是复位成功的关键因素。④复位成功后应行X线复查验证，然后用三角巾悬吊将患侧关节固定3周。⑤手法复位失败或伴肱骨头骨折、解剖颈骨折、肩袖断裂、肱骨外科颈骨折、关节囊内有游离小骨折碎块者，应收入骨科专科处理。

**肘关节脱位**　肘关节是一个复合关节，由肱骨下端和尺、桡骨上端构成。一个关节囊由三个关节包绕（肱桡部、肱尺部、桡尺部）。肘关节囊前后壁薄弱，受到暴力时常造成脱位，特别是后脱位。肘关节脱位在各种大关节脱位中最常见，且常合并关节的骨折，应细致检查。分为前脱位和后脱位，后脱位多见，多为跌倒时上肢伸直，手掌着地所致。关节囊可被撕裂形成血肿，尺骨出现不同部位的骨折，肱动脉及尺神经也可能受损伤。

诊断　①病史：明确外伤史，尽可能获得受伤机制和疼痛部位，全身情况以及既往史等详细信息。②临床表现：患侧肘部疼痛、肿胀，关节活动障碍；肘部明显畸形，后脱位时多呈半伸直屈曲状；肘后三角失去正常关系，后脱位

时肘前可摸到肱骨下端；肱动脉受压时则桡动脉搏动减弱，手部皮肤苍白；正中神经及尺神经损伤时手部相应区有感觉或运动障碍。③X线检查：复位前后均需摄片。④关节穿刺：对怀疑关节内出血、创伤后关节内骨折及滑膜炎的诊断有重要的价值。

处理　院前处理：患肢原位固定，减少活动时神经及血管损伤的可能性，就近入院争取尽早复位。

急诊处理：①适当镇痛镇静。②尽早复位：骨科医师会诊，实施或指导复位操作。③手法复位：坚持无痛操作原则，局麻或臂丛麻醉下进行，复位成功时可闻及复位声，疼痛缓解，关节活动正常，肘后三角关系恢复。④复位后处理：必须复查X线，同时评估神经功能及血供情况。

**腕关节脱位**　对手的功能影响很大，早期正确处理对手的功能恢复有重要意义。包括月骨周围脱位、经舟骨-月骨周围脱位、月骨脱位及腕骨不稳定。月骨是维护腕骨稳定性的中心环节。

诊断　①病史：患者多因在手腕处于外伸的位置时受重压、摔伤，手腕背屈着地。②临床表现：主要是腕关节局部疼痛。③体格检查：月骨脱位时可摸到桡骨远端隆起且压痛明显；正中神经所支配的皮肤区域麻木，手指呈半屈位，腕关节功能障碍。④辅助检查：前后位X线摄片上正常的月骨应呈四方形，脱位时变为三角形。位于桡腕关节处的第一条弧线中断提示月骨脱位，位于中间一排腕骨处的第二弧线的连续性中断提示月骨周围脱位；应注意桡骨、月骨和头状骨的相对位置，位置改变常提示月骨或月骨周围脱位。

处理　院前处理：固定患侧肢体可用小夹板等。需要注意的是不要凭经验在未经X线证实及辅助下盲目进行复位操作。

急诊处理：①继续用石膏或夹板固定患肢，X线检查后立即请手外科或骨科医师会诊。②镇痛。③急诊手法复位外固定。④复位后将腕关节制动功能位1周，然后将腕关节再放在中立位制动2～3周。⑤请专科医师会诊确定是否有手术指征。

**指关节脱位**　末节或中节指骨可向背侧、掌侧或侧方脱位，畸形明显。治疗时可在局麻下经牵拉复位，须经X线复查是否完全整复，术后固定手指于功能位2周。拇指基底关节脱位时，近节指骨多向掌骨头背侧脱位。若单纯牵拉不能整复，可在局麻下将拇指过伸，然后直接压指骨基底的同时弯曲拇指，感到或听到回纳声即为复位。

**髋关节脱位**　髋关节由髋臼与股骨头构成。髋臼为髋骨外侧中半球陷窝，中央骨壁较薄，外伤时可被股骨穿破，髋臼窝的周围为半月形的盂缘，有加深髋臼深度和缩小髋臼口径作用，使髋臼紧抱股骨头。髋臼下部盂缘有一宽而深的髋臼切迹，其上横跨髋臼横韧带，两者之间围成一孔，有血管和神经通过。股骨头呈球形，表面有光滑的关节面。头下方为股骨颈，向下移行于大、小转子。髋关节的动脉主要来自旋股内、外侧动脉、闭孔动脉和臀上、下动脉的分支。髋关节的神经由来自股神经和闭孔神经，以及坐骨神经臀上神经分支支配。

分类　多为严重暴力引起，需全面体格检查，评估其他脏器损伤情况。按股骨头脱位后与髋臼的位置关系，髋关节脱位可分

为前、后和中心脱位三种类型，以后脱位最常见。

髋关节后脱位 ①损伤机制：多由间接暴力引起，常见于车祸及坠落伤患者，在经股骨干传来的暴力作用下，股骨头可穿破关节囊后下壁，脱出髋臼，形成后脱位，或者先造成髋臼后缘骨折后，再形成后脱位。②临床表现：痛苦面容，髋部疼痛严重，活动功能障碍；患肢呈缩短畸形、髋关节呈屈曲、内收、内旋畸形，并有弹性固定，被动活动时疼痛加重，臀部出现异常膨隆，其下可触及上移的股骨头。③X线检查可诊断。

髋关节前脱位 ①损伤机制：多为间接暴力引起股骨头从撕裂的关节囊前方脱出。②临床表现：痛苦面容，髋部疼痛严重；检查可发现患侧髋部处于外展、外旋和屈曲畸形位，并有弹性固定，患肢增长，腹股沟三角区肿胀，其深面可触及股骨头。③X线检查可诊断。

髋关节中心脱位 ①损伤机制：多为间接暴力使股骨头撞击髋臼骨折，并连同骨折片向盆腔移位，严重时髋臼底可发生粉碎骨折，股骨头全部进入盆腔内。②临床表现：若股骨头移位不明显，可仅有局部疼痛、肿胀，活动髋部时疼痛加重；体检时捶跟试验阳性，而无畸形等特殊体征；如股骨头移位明显，除上述表现外，患肢呈缩短畸形，髋关节功能活动严重受限，大转子向内上移位。③X线检查：正位片一般可明显显示髋臼底骨折及股骨头移位情况。④其他辅助检查：腹部B超、血常规、血型等，评估其他脏器功能损伤情况。

处理 院前处理：制动、固定患侧肢体；硬板搬运；立即建立静脉通道；就近转送医院；安抚患者情绪，密切监测生命体征。

急诊处理：①尽快完善常规检查（X线检查）。②全面评估系统脏器功能，做好术前准备，如腹部B超、CT、胸部X线片、腰椎片、血常规、凝血功能、血型、交叉配血等，处理关节脱位时切不可忽视其他脏器情况。③骨科医师会诊指导后续治疗。④镇痛镇静。⑤手法复位和切开复位。

**膝关节损伤** 膝关节是全身最大和结构最复杂的持重关节，除一般关节所具有关节囊及关节面软骨外，还有半月板及韧带等以加强关节的稳定并保持功能。膝关节囊薄而且松弛，周围有许多黏液囊，主要血供由股动脉、腘动脉、胫前动脉及股深动脉的分支组成动脉网。神经分布来自股神经、闭孔神经、腓总神经、胫神经分支。

诊断 ①病史。②临床表现。③辅助检查。X线检查：常摄正位片、斜位片以及应力位等，对膝关节损伤时的骨折、脱位或畸形具有确诊价值；膝关节穿刺：前、后交叉韧带损伤时可抽吸出血性液体；膝关节造影：疑有半月板损伤以及关节软骨、韧带和滑膜的损伤可进行造影检查，前、后交叉韧带损伤及半月板损伤病变在造影时可清晰显示；膝关节镜检查：是诊断的重要工具，但在急诊尚未常规开展；根据病情需要选用MRI、CT、肌电图、B超等检查以提高确诊率。

处理 ①在现场可进行关节固定后转运。②镇痛。③请专科医师会诊指导后续诊疗方案。

**踝关节损伤和脱位** 踝关节由胫骨、腓骨下端关节与距骨滑车构成的距骨小腿关节。内外侧韧带与胫骨、腓骨维持关节的稳定性，关节囊前后较薄而松弛。血供由胫前动脉、胫后动脉、腓动脉穿支以及踝后动脉供应。神经支配主要是胫神经、腓深神经、隐神经和腓肠神经。

踝关节的功能是负重与运动，日常活动特别是体育活动时，踝关节损伤常见。其中韧带损伤占全身各关节的韧带损伤之首，且常伴踝骨骨折和关节脱位。

距骨受较强大间接或直接暴力，可造成踝关节脱位，多伴骨折及关节囊和韧带撕裂。脱位后易发生继发性骨关节炎及缺血性骨坏死。

诊断 ①病史。②临床表现：不能行走；踝关节局部剧烈疼痛，关节畸形，距骨脱出处皮肤有撕裂或皮肤紧张，胫骨、腓骨下端在皮下明显突出；踝关节主动及被动活动均丧失；向后脱位时，内、外踝至足跟的距离增大，基恩（Keen）征阳性。③X线检查：正位、侧位X线片可明确显示距骨脱位的情况。以上3点可确诊踝关节脱位。

处理 踝关节脱位后：①固定：就地固定患肢，制动并转送医院。②骨科医师会诊。③复位：及时在麻醉下复位，可选用硬膜外麻醉、腰麻或全麻。④X线复查：若对合良好，用石膏固定踝关节于中立位5~6周，膝关节于屈曲30°。

（于学忠 徐腾达）

gǔpén gǔzhé

**骨盆骨折**（pelvic fracture） 外力所致骶骨、尾骨、髋骨、耻骨、坐骨骨折。骨盆由两侧髋骨（髂骨、耻骨、坐骨）、骶骨、尾骨及骨连结构成。骨盆腔是一个前壁短，侧壁及后壁较长的弯曲的骨性管道。前面为耻骨联合连接的耻骨支和坐骨支环，两侧坐骨支与耻骨下支连成耻骨弓，纤维软骨盘分开两耻骨体。后面的骶骨和两个髂骨经骶髂关节连接，骶髂关节由骨间骶髂韧带、前后骶髂韧带、骶结节韧带、骶棘韧带和相关的髂腰韧带组成，提供了后方骶髂复合体的稳定性，骶髂关节本身无内在的骨性稳定性。不同平面骨盆的稳定性依赖于不同的韧带。这些结构对骨折的分型、治疗和预后判断都有重要意义。

**病因及发病机制** 骨盆骨折大多为高能量直接暴力所致，如交通事故、地震、塌方、矿难、枪弹、弹片火器伤等，少数为肌肉强力收缩所致肌肉附着点撕脱骨折，如髂前上棘、髂前下棘撕脱骨折，坐骨结节撕脱骨折等。直接暴力作用方向不同可造成不同的骨折类型。

前后暴力损伤 又称外旋暴力损伤。可造成耻骨联合分离，骨盆和骶髂前韧带撕裂，直到髂骨和骶骨后面相碰撞，此时如暴力停止，骨盆因骶髂骨间韧带完整而处于部分稳定状态；如暴力较大，髂骨继续外旋，造成骶棘韧带和骶髂前韧带撕裂，骨盆呈翻书状分离；如暴力持续，则耻骨联合继续分离，髋骨继续外旋，造成骶髂后韧带全部撕裂，骨盆不稳定。

侧方挤压暴力或内旋暴力损伤 可造成前方耻骨支骨折，后方骶骨嵌插骨折，骨盆后环部分结构撕裂，但由于骨盆底完整和骶骨压缩骨折，骨盆仍维持部分稳定状态；如暴力继续增大，将发生同侧或对侧的髂骨翼骨折或耻骨支骨折或耻骨联合分离；如暴力使髋骨内旋加剧，可使骨盆后韧带完全撕裂，形成不稳定骨折。

纵向剪切暴力损伤 可造成耻骨联合分离，后方结构完全撕裂分离和骨盆底肌肉、韧带损伤，引起骨盆处于完全不稳定状态（旋转和纵向不稳定）。

复合暴力损伤 骨盆受到前后、侧方和纵向剪切暴力联合损伤，骨折和移位的程度决定于外力作用的大小、方位及骨质疏松的程度。

**临床表现** 局部疼痛、肿胀，会阴部、腹股沟区或腰部出现皮下淤斑，下肢活动和翻身困难，患侧下肢可有短缩畸形。

**并发症** ①腹膜后血肿：骨盆各骨主要为松质骨，盆壁肌肉多，邻近又有许多动脉丛和静脉丛，血液供应丰富。盆腔与后腹膜有巨大空隙可容纳出血，骨折后可引起广泛出血。巨大腹膜后血肿可蔓延到肾区、膈下或肠系膜，还可向前至侧腹壁。患者常有休克，并可有腹痛、腹胀、肠鸣音减弱及腹肌紧张等腹膜刺激征。②后尿道或膀胱损伤：对骨盆骨折者应考虑下尿路损伤的可能，尿道损伤远较膀胱损伤多见。排尿困难、尿潴留、尿道口溢血。双侧耻骨支骨折时，尿道膜部损伤的发生率较高。③直肠损伤：常是骨折断端刺破直肠所致，如发生在腹膜返折以上，可引起弥漫性腹膜炎；如发生在返折以下，则可发生直肠周围感染。④神经损伤：多在骶骨骨折时发生，组成腰骶神经干的 S1 及 S2 最易受累，可出现臀肌、腘绳肌和小腿腓肠肌群的肌力减弱，小腿后方及足外侧部分感觉丧失。骶神经损伤严重时可出现肛门括约肌功能障碍。

**诊断与鉴别诊断** ①有严重外伤史，尤其是骨盆受挤压史。②疼痛广泛，活动下肢或坐位时加重。局部肿胀，在会阴部、耻骨联合处可见皮下淤斑，压痛明显。从两侧髂嵴部位向内挤压或向外分离骨盆环，骨盆分离试验与挤压试验阳性。③肢体长度不对称，从脐至内踝长度患侧缩短。骶髂关节有脱位时，患侧髂后上棘较健侧明显凸起，与棘突间距离也较健侧缩短，表示髂后上棘向后、向上、向中线移位。④结合 X 线和 CT 检查可判明骨折类型和骨折的移位情况。骨盆骨折需与股骨颈或股骨粗隆间骨折鉴别，股骨颈或股骨粗隆间骨折多见于老年人，患肢常有缩短外旋畸形，X 线和 CT 可帮助诊断。

**急诊处理** 包括骨折处理和并发症处理。

骨盆骨折处理 ①骨盆边缘性骨折：无移位者不必特殊处理。髂前上、下棘骨折患者置于髋、膝屈曲位卧床休息 3~4 周；坐骨结节骨折置于伸髋位，卧床休息 3~4 周即可。②骨盆单环骨折分离：用骨盆兜带悬吊牵引固定。该兜带用厚帆布制成，其宽度上抵髂骨翼，下达股骨大转子，悬吊重量以将臀部抬离床面为宜。5~6 周后换用石膏短裤固定。③骨盆双环骨折有纵向错位：可在麻醉下行手法复位。④骶尾骨骨折：均采用非手术治疗，以卧床休息为主，骶部垫气圈或软垫。3~4 周疼痛症状逐渐消失，有移位的骶骨骨折可将手指插入肛门内，将骨折片向后推挤复位。⑤髋关节中心性脱位：除患肢做骨牵引外，于大粗隆处宜再做一侧方牵引，予以复位。⑥累及髋臼的错位性骨折：手法不能整复时，应予以开放复位内固定，恢复髋臼的解剖关节面。

并发症处理 ①休克：应严密观察，输血输液，但不要求血压纠正至正常。若大量输血后血压仍下降，可结扎一侧或两侧髂内动脉或经导管行髂内动脉栓塞。②膀胱破裂：修补并做耻骨上膀胱造瘘。尿道断裂，宜先放置导尿管，防止尿外渗及感染，并留置导尿管直至尿道愈合；若导尿管插入有困难，可做耻骨上膀胱造瘘及尿道会师。③直肠损伤：剖腹探查，做结肠造口使粪便暂时改道，缝合直肠裂口，直肠内放置肛管引流。

(李小刚 戴峰)

gǔjīnmóshì zōnghézhēng

## 骨筋膜室综合征（osteofascial compartment syndrome）

骨、骨间膜、肌间隔和深筋膜形成的骨筋膜室内肌肉和神经因急性缺血、缺氧而产生的一系列症状与体征。多见于前臂掌侧和小腿。

**病因** 筋膜间隙内容物体积增加、压力增高或筋膜间隔区容积缩小使其内容物增加的因素，均可导致此征。常见的有以下几种。

**肢体挤压性损伤** 肢体长时间被重物压迫造成的肢体严重软组织损伤及多发骨折，使受挤压的肢体肌肉组织不断渗血和渗液，肌肉及软组织的肿胀，损伤血管的持续出血均可使间隙内容物体积增加，使室内压力增高而发病。常见于建筑物倒塌使肢体长时间被压迫、酒精及麻醉药物中毒致昏迷者肢体长时间被压于自身躯干下。

**外固定及手法复位不当** 石膏及夹板固定过紧，使筋膜间隙减小，损伤组织肿胀、出血使室内压力增高所致。手法复位不当可使骨折近侧断端刺破血管，造成血管损伤使受损肢体缺血加重。

**肢体血管损伤** 肢体主要血管损伤，受其供养的肌肉等组织缺血4小时以上，修复的血管恢复血流后，肌肉等组织发生反应性肿胀，使间隙内容物增加，压力增高。使用止血带时间过长也可造成血管损伤。

**小腿激烈运动** 激烈的体育运动或超疲劳的长途步行，肌肉代谢产物的聚积，毛细血管的通透性增加，引起组织水肿发生小腿骨筋膜室综合征。

**截石位手术时损伤** 两小腿置于托架，小腿三头肌（腓肠肌和比目鱼肌）受压超过5小时，可致术后出现小腿后筋膜间隙综合征。

**其他损伤** 前臂及手部输液渗出。严重蛇咬伤、冻伤、电击伤均可使毛细血管通透性增加、渗出增加，使肢体严重肿胀而发病。

**发病机制** 在病因作用下，筋膜间隙内肌肉出血肿胀，间隙内容物体积增加，因空间受限而不能向周围扩张，间隙内压力增高。压力增高使间隙内淋巴与静脉回流受阻而使静脉压增高，毛细血管内压力增高，渗出增加，更增加了间隔区内容物的体积，使间隙内压进一步升高，形成恶性循环，即内容物增加→内压升高→静脉压升高→毛细血管压升高→渗出增加→内容物增加。间隙内压增高可使区内组织毛细血管压闭，微循环受阻，毛细血管因缺氧而增加通透性，加剧渗出，形成恶性循环。

筋膜室内肌、神经组织缺血有三个发展阶段。①濒临缺血性肌挛缩：在严重缺血的早期，经积极抢救，及时恢复血液供应后，可避免发生或仅有极小量的肌坏死，不影响患肢的功能或影响极小。②缺血性肌挛缩：时间较短的完全缺血，或程度较重的不完全缺血，在积极恢复其血液供应后，有部分肌组织坏死，尚能有纤维组织修复，但因纤维化挛缩而形成特有的畸形——缺血性挛缩，将严重影响患肢功能。③时间久的完全缺血：其结果为大量肌坏死和神经功能丧失，无法修复，常需截肢。

**临床表现** 早期表现以局部为主，只在肌肉缺血时间较长，已发生广泛坏死时，才出现全身症状，如体温升高、脉率增快、血压下降。

**疼痛** 创伤后肢体持续性剧烈疼痛，且进行性加重，为此征最早期的症状。

**活动障碍** 缺血的肌肉肌力减退或瘫痪，表现为相关的肢体活动障碍。

**感觉障碍** 因受压的神经缺血，相应的神经分布区域感觉减退或消失。

**肿胀** 患肢肿胀明显，皮肤发亮，温度稍高，有严重压痛，触诊时局部张力增高。

**辅助检查** 早期远侧脉搏和毛细血管充盈时间正常，但需注意，骨筋膜室内组织压上升到一定程度（前臂65mmHg、小腿55mmHg）就能使供应肌组织血运的小动脉关闭，但此压力远远低于患者的收缩血压，还不足以影响肢体主要动脉的血流。此时，远侧动脉搏动虽然存在，指、趾毛细血管充盈时间仍属正常，但已发生肌组织缺血，因此肢体远侧动脉搏动存在并不是安全的指标，应结合其他临床表现进行观察分析，协助诊断。已发生广泛坏死时，可出现白细胞计数增多，红细胞沉降率加快，尿中出现肌红蛋白等。

**诊断** 早期诊断很重要，可根据病史、临床表现和被动牵拉试验综合判断。局部疼痛是早期且唯一主诉，但易被误认为是原发性损伤。神经对缺血最为敏感，且感觉纤维功能异常出现最早，对早期定性最具有意义。被动牵拉试验即可诊断，又可定位。间隙压测定是诊断骨筋膜室综合征的确切依据，当其>30mmHg，可以明确诊断。

**鉴别诊断** ①四肢软组织损伤：有明确的挤压、挫伤史，受伤局部疼痛、肿胀，但张力不大，多数无运动和感觉障碍，间隙压力测定可辅助鉴别。②动脉损伤：两者的结果都是缺血，所导致的临床表现也有许多相似之处，故有时在判断上会出现混淆。动脉损伤有几种情况：破裂、血栓、痉挛及受到周围组织的压迫阻断（不完全性）等使血流量减少。骨筋膜室综合征可使动脉搏动减弱或触及不明显，若合并有周围神经损伤则疼痛表现不明显。③周围神经损伤：伤后除局部损伤处疼痛外，其神经支配区域感觉减退或消失，肌肉松弛、运动障碍。单纯神经损伤多无明显肿胀。

**急诊处理** 包括非手术治疗和手术治疗。

**非手术治疗** 治疗方法：①早期常规预防性应用甘露醇，配合冷敷等治疗，可预防或减轻骨筋膜室的高压力。对已发生骨筋膜室综合征者，入院后甘露醇的使用可使症状及肢体继续肿胀的趋势得以控制。筋膜室切开减压后，血管受压解除，肢体组织出现再灌注，继发再灌注损伤，肌肉、神经反应性水肿，此时甘露醇的应用可有效地减轻水肿，保护肌肉、神经细胞，为伤肢功能恢复创造良好条件。②合并骨折者及时予以手术复位内固定或石膏托外固定，可缓解疼痛、避免再损伤。但应慎用局麻和镇痛药物，以免掩盖疼痛症状，延误骨筋膜室综合征的早期诊断。③合并神经损伤予以营养神经治疗。

**手术治疗** 手术治疗同时应严密监测间隙内压。后者是防止肌肉和神经缺血性坏死的唯一有效方法。切开的皮肤一般多因张力过大而不能缝合。可用凡士林纱布松松填塞，外用无菌敷料包好，待消肿后行延期缝合，或应用游离皮片移植闭合伤口。切忌勉强缝合，失去切开减压的作用。局部切开减压后血循环获得改善，大量坏死组织的毒素进入血液循环，应积极防治脱水、酸中毒、高钾血症、肾衰竭、心律失常、休克等严重并发症，必要时行截肢术以抢救生命。

**预防** ①严重肢体多发骨折、脱位、肿胀早期不宜手术内固定，外伤加手术很容易并发术后肢体骨筋膜室综合征。在早期可先予以石膏托固定，待肿胀消退后再手术。②外固定后要密切观察患肢有无缺血表现，若发现应立即解开外固定物。③使用止血带注意及时松解。④肢体手术后注意功能锻炼。

（李小刚 戴峰）

rènshēnqī chuāngshāng

**妊娠期创伤**（trauma in pregnancy） 妊娠期特殊的解剖结构和病理生理变化，决定妊娠期妇女发生创伤事件时急诊临床决策的独特性。妊娠期创伤的发生率为6%～7%，是除妊娠合并症和并发症外导致孕妇死亡的主要原因，约占母体死亡的20%。妊娠期妇女由于每一个器官系统均在较大程度上发生解剖学或生理学上的一系列变化，一旦遭受创伤，这些解剖学和病理生理学改变，可能掩盖创伤相关症状。另外，

在抢救受创伤的孕妇同时，还应考虑胎儿安危，需创伤急救医师、产科医师、儿科医师密切配合，做出正确判断及处置对妊娠期创伤患者的救治起重要作用。

**病因** 多属于钝挫伤，包括交通事故、自杀、烧伤、枪杀、刀伤、坠落伤、虐待伤和性侵犯等。交通事故约占70%，坠落伤和虐待伤占10%～30%。

**分型** 按创伤部位分为颅脑伤、胸部伤、腹部伤、肢体伤等；按皮肤的完整性分为闭合性创伤和开放性创伤。由于妊娠期腹部的特点又可分为腹部直接创伤、腹部间接创伤（跌伤、扭伤、挫伤等）。

**临床特点** ①创伤后出血量与血压变化不一致：妊娠期因心输出量及血容量增加，急性失血20%或慢性失血35%时，孕妇生命体征仍可"平稳"，血压变化不典型。创伤后低血压、缺氧及酸中毒等，通过兴奋子宫血管壁的α受体，促使子宫血管收缩，减少流入子宫的血液，以保证维持生命支持系统，掩盖了临床失血征象。妊娠期创伤一般急性失血量为30%～35%时才出现休克症状。②腹部以下创伤出血量增加：妊娠期盆腔静脉压高，下肢静脉压可超过正常值的2倍，故腹部以下创伤（如骨盆骨折、下肢损伤）时出血量明显增加，且难以控制。③创伤后腹膜反应差：因妊娠后腹壁松弛，弹性差，腹部损伤后腹膜刺激征及腹部体征不明显；继发腹腔感染时，炎症也不易局限。④胎死宫内发生率高：妊娠期子宫血流量增加，但创伤所致子宫血流分流可严重影响胎儿的血供。创伤后母体血容量减少30%～50%时，平均动脉压可在正常范围，但子宫血流已明显

减少，造成胎儿缺氧，不及时补充足够血容量，可导致胎死宫内。⑤发生弥散性血管内凝血危险性增加：妊娠中晚期，孕妇血液呈高凝状态，创伤、骨折后长期卧床时易发生下肢静脉血栓及下肢深静脉炎，若发生创伤性胎盘剥离或胎儿宫内死亡，易出现弥散性血管内凝血。孕妇创伤病史既可能是明显的，也可能是隐匿的。大多数妊娠期创伤死亡并非子宫损伤所致，主要原因有严重颅脑外伤、肝脾破裂大出血或大血管损伤等。孕妇腹部发生贯通伤或钝性伤时对胎儿的损害尤为严重，但常是隐匿性的。最严重的损伤主要是子宫破裂、胎盘剥离和产前胎-母大出血。

**创伤评估** 孕妇查体必须迅速、全面、细致、轻微。除判定明显的损伤外，还必须注意一些易被忽略，但可危及孕妇和（或）胎儿的隐匿性损伤，注意观察可引起严重并发症的症状和体征，如出现高张力反射、痉挛等有可能进一步出现子痫。检查时应注意有无阴道出血，羊水漏出，子宫是否出现痉挛、易激惹或收缩等，注意孕妇的腹痛情况，动态检查宫底高度及轮廓改变，确定是否有子宫隐匿性出血或子宫破裂。对妊娠末期创伤性出血的孕妇应请妇产科医师进行双合诊检查。

做动脉血气分析，及时了解氧合、通气和组织灌流等情况。大量液体复苏或输血后，以及出现凝血功能障碍时立即检查凝血功能和纤维蛋白降解产物。对创伤孕妇进行 X 线检查时应注意适当遮挡骨盆区，尽可能减少 X 线对胎儿的损伤。超声检查应作为创伤孕妇腹部检查的首选方法。对有明显损伤的孕妇常规行骨盆区超声检查，确定胎心、胎儿月龄及是否有胎盘损伤或剥离。CT 和 MRI 虽可及时确定腹部脏器损伤，但对孕妇尽可能少用或不用。腹腔内出血可通过腹腔灌洗确定。

随时监测胎心变化，可用多普勒对胎儿心率持续监测，正常胎儿心率在 120~160 次/分。创伤孕妇出现酸中毒、低氧血症、低灌流或胎儿直接受到损伤时，可出现心动过缓或心动过速。其他表明胎儿窘迫的情况还包括：胎动次数逐渐减少、减慢、迟发性胎动减慢及心律异常。对胎儿实施监测也有利于观察母体胎儿窘迫以较早提示孕妇可能出现伤害。在妊娠末期通过羊膜腔穿刺术可确定胎儿肺的成熟情况，并可判断急诊剖宫术后胎儿成活的可能性。此外，羊水中含有血液说明胎儿有损伤，需手术治疗，羊水若含胎粪，则表明胎儿出现窘迫，必须尽快生产。孕妇需剖腹探查，而胎儿情况不明确时，可在术中及时行羊膜腔穿刺术。

**急诊处理** 无论创伤发生在妊娠何期，基本原则是对母体复苏、建立有效通气，对于低血容量者，止血的同时输入晶体液和血制品。紧急复苏后继续检查出血部位、骨折、闭合性损伤及子宫和胎儿损伤情况。

*初步处理* 如下所述。

*保持呼吸道通畅* 首先是维持受伤孕妇呼吸道通畅，有条件者立即给予面罩持续吸氧。

*保持有效体位* 妊娠超过 20 周者应左侧卧位，或用手将子宫推向左侧，以避免由于下腔静脉压迫所致低血压。6~8 个月的孕妇，不能轻易用缩血管药物稳定创伤后低血压。

*容量复苏* 及早建立静脉通道，最好使用静脉留置导管，双静脉通道，快速输血、输液，迅速补充晶体液，对创伤孕妇需增加输液量，保持有效循环血量。

*妥善固定* 立即用简易的方法使受伤脊柱、四肢固定，以减少进一步损伤。

*留置导尿管* 对腹部损伤孕妇，采取及时导尿。根据尿量、性质、颜色判断泌尿系统是否受伤，根据尿量初步判断休克和容量状况。

*保护伤口、防治感染* 对有开放性伤口或贯通伤者，早期给予抗生素，若需行急诊剖宫术，必须立即给予抗生素，宜选用对胎儿相对安全的抗生素，如青霉素或头孢菌素类药物。

*注意胎儿情况* 疼痛可刺激子宫收缩，引起早产、胎膜早破、胎盘早期剥离。应密切观察胎儿情况，在产科医师指导下必要时使用抑制子宫平滑肌收缩的药物，如硫酸镁静脉输注，防止早产。

*进一步处理* 轻微创伤的孕妇必须监测胎儿至少 3 小时，确认胎儿无危险征象后再允许出院，出院后需再静卧休息 48 小时。严重创伤的孕妇必须留院观察治疗。胎儿出现危险征象，如阴道出血、羊水减少、子宫激惹或紧张、腹痛或胎心异常等，必须留院观察，对胎儿进行 24~48 小时监测。

*孕妇伤情监护* 妊娠期无论创伤类型和严重与否，均应观察母体的生命体征及胎儿变化。密切观察患者上腹部疼痛性质，有无恶心、呕吐、外周血白细胞增多、阴道出血等，及早发现问题。

*胎儿监护* 孕妇外伤可造成胎盘早剥危及胎儿。及时行胎心监护，连续观察并记录胎心的动态变化。胎心监护仪在妊娠期创伤急救中有重要价值，观察胎动及胎心与宫缩的相互关系，及时

了解胎儿供血及有无宫内窘迫，发现异常及时请妇产科协助处理，确保孕妇及胎儿安全。

**伤口处理** 妊娠期创伤与非妊娠期创伤局部处理原则基本相似，有伤口者严格清创缝合，注意无菌操作，注射破伤风免疫球蛋白。

**产科并发症处理** 根据不同孕周采取相应处理。早期、中期妊娠者，若出现先兆流产可行保胎，难免流产者应及时清宫或引产，以防失血过多加重病情。晚期妊娠者，应注意胎盘早剥、胎死宫内及子宫破裂。发生胎盘早剥者应及时行剖宫产术。子宫破裂一经确诊，应剖腹探查，视子宫破裂程度、有无感染、裂口是否整齐决定子宫修补术或子宫切除术。

**骨科处理** 对四肢骨折患者，可行简便的固定，待病情平稳后再做进一步处治。骨盆骨折者，由于妊娠期骨盆腔的静脉压明显升高，血流量增加，故孕妇失血较多。骨盆骨折对胎儿的主要危险是母体的低血容量状态，同时也可能直接引起胎儿颅脑损伤。骨盆骨折继发盆腔血肿、血栓形成或血栓性静脉炎均可减少子宫的血流量，进而危及胎儿发育。严重的骨盆骨折也会直接影响正常分娩。因盆腔静脉压高，出血量大，应禁止搬动，待病情平稳后再做进一步处理。

**胸部创伤处理** 由于胎儿对母体的低氧血症非常敏感，因此，妊娠期胸部创伤若有指征应早期开胸探查或行胸腔闭式引流术，手术指征也应适当放宽。手术过程中应注意不要阻断胸腔内大动脉而阻断子宫的血供。

**腹部创伤处理** 妊娠期子宫最易受到刀伤、枪击伤等损伤。

子宫壁肌层、羊水及胎儿可部分吸收暴力能量，起到保护邻近脏器的作用。但在上腹部，由于子宫将肠袢上顶和推挤，故贯通伤时易造成多个肠穿孔，因此上腹部贯通伤均有剖腹探查指征。下腹部贯通伤后，孕妇无明显的腹膜炎体征，胎儿无损害征象，根据情况决定是否行剖腹探查术。子宫贯通伤很少引起孕妇死亡，但胎儿的死亡率为55%～75%，因此是否剖宫应根据孕妇情况、子宫损伤程度和胎儿情况决定。

妊娠期腹部钝挫伤的早期诊断难度较大，妊娠期脾暴露于肋缘下，因此易受到损伤。妊娠期膀胱也易受到外界暴力的作用而损伤。腹部钝挫伤剖腹探查术的指征包括生命体征不平稳、腹腔诊断性穿刺结果阳性或超声等检查有明确的腹腔内脏器损伤征象等。

**脊髓损伤处理** 脊髓急性损伤后可引起孕妇低血压，在急救中应及时输液，慎用缩血管药物。多数缩血管药物可引起子宫血管痉挛和胎儿危象。

（李小刚 何青春）

értóng chuāngshāng

# 儿童创伤（trauma in children）

儿童期生理、心理特点，决定儿童发生创伤事件时急诊临床诊断和处理的独特性。是儿童最常见的致死或致残原因。儿童不懂如何自我保护，活动范围大，极易接触致伤环境。多见于男孩，男女比例为（3~4）：1。

**病因** 坠落伤和交通事故占全部儿童创伤病因的90%，尤以坠落伤常见，但很少直接导致死亡。其他常见儿童死亡原因有溺水、火灾、刑事犯罪等。

**临床特点** ①易发生失血性

休克：婴幼儿全身血容量绝对值小，少量出血也可引起失血性休克。②易发生多系统损伤：儿童身体体积小，受到外力作用时单位体表面积所受作用力较成人大，且儿童体内脂肪组织、弹性结缔组织相对少，器官排列距离较近。③表面无骨折，内脏可能明显受损：源于儿童骨骼尚未完全钙化，包含较多骨骼生发中心，柔韧度高。如创伤患儿无肋骨骨折，却发生严重的肺挫伤或心脏损伤。④腹部实质性脏器损伤：意外事故致婴幼儿腹部创伤的可能性明显高于成人，儿童腹肌发育差，腹壁薄，腹内脏器组织柔软，极易损伤。腹内脏器受损伤的频度与成人有较大差别，儿童肾损伤占43.1%，肝损伤占40%，脾损伤占16%；而成人则是胃肠道损伤占第一位。⑤颅脑损伤特点：婴幼儿颅骨较软弱，似乒乓球样，若遭受挤压暴力，会产生颅骨凹陷性骨折。婴幼儿颅脑损伤后，脑激惹症状常比成人重，表现为恶心、呕吐、烦躁、嗜睡等，但CT检查通常无阳性发现。⑥儿童特有的骨折类型：包括青枝骨折、创伤性骨弯曲、隆突骨折、骨骺损伤等，骨折诊断比成人复杂；儿童骨折愈合能力强、愈合速度快、具有高度塑形能力，但局部过度生长，可能出现进行性畸形。⑦儿童创伤部位特点：以头部及上肢损伤发生率最高，其次是下肢，年龄越小，头部及上肢创伤越多。

**诊断** 受伤儿童不能确切诉说病史，或因疼痛、恐惧等不配合检查，难以从主诉中得到正确诊断。

**病史** 详细准确地询问病史，对诊断损伤的种类、程度及治疗均很重要。但在多数情况下由于家长不在现场，肇事者为减轻责任故意隐瞒或歪曲事实，或因昏迷、疼痛、恐惧等，患儿不能自述受伤经过和伤后症状，病史采集困难。病史询问应注意以下情况。①受伤当时情况：外力种类，如交通事故、坠落伤或打击伤，外力的大小、方向、速度及作用部位，以及患儿受伤时的姿势和伤后状态，如车轮碾压或被撞倒等。②伤前健康状况：伤前如有肝脾大，可增加损伤机会。

**体格检查** 儿童的体格检查比主诉更为客观和准确。患儿伤情判断根据以下内容可确定。

**意识状态** 判断神经系统损伤最可靠的征象之一，现场人员应观察小儿是否清醒，能否自主睁眼，能否正确回答问题。若患儿伤后即哭叫不止，能正确回答姓名或年龄等简单问题，则为意识清醒；若患儿呼唤不醒，不哭不叫，抱起无反应，则处于昏迷状态。

**运动能力** 判断有无颅脑损伤、脊髓损伤及骨骼损伤的征象。拒动是儿童受伤后的突出表现，可依据此征象判断损伤的程度及部位。儿童受伤后的拒动表现为肢体制动、不能站立、惧怕震动、拒绝碰撞、固定体位等。若患儿一侧肢体不能活动伴剧烈疼痛，则考虑为患肢骨折，应予以制动后再搬动。

**疼痛部位** 疼痛是儿童创伤后的首发和主要症状，儿童对疼痛的表达是判断组织或器官损伤的重要信号，疼痛点常作为重点部位加以检查。值得注意的是，对于多发伤的疼痛，儿童常诉说最显著的疼痛部位，而忽视其他部位的疼痛，因此对受伤儿童进行耐心的询问和全面细致的体检尤其重要。急救人员可轻触疼痛部位，观察患儿对疼痛的躲避反应，疼痛肢体有无畸形及异常。

**全身情况** 对儿童全身状况的判断主要项目有：观察面色有无苍白，查看呼吸是否平稳，触摸手足是否湿冷，触摸脉搏是否细弱。

呼吸的评估：儿童的呼吸生理与成人明显不同，随着生长发育，其呼吸频率逐渐下降。新生儿呼吸频率为 40~60 次/分，而大龄儿童为 20 次/分，潮气量也由婴幼儿的 7ml/kg 增长到儿童的 10ml/kg。由于儿童的支气管和肺泡发育尚不成熟，相对较为脆弱，为避免急救复苏过程中带来的医源性气压伤损害，用于儿童的简易呼吸器均设计有压力控制装置。肺有效通气不足是导致儿童心脏骤停的最常见原因。心脏骤停发生前，先会出现低通气导致的呼吸性酸中毒，通过进行有效的通气支持和循环支持，呼吸性酸中毒会有所改善。

循环休克的评估：儿童创伤患者常合并明显失血。由于儿童患者有较高的生理储备，只有在有效循环血量下降超过 25% 时，才表现出轻微的临床休克状态，而一般的低血容量需进行容量复苏者，其早期表现可能仅有心动过速，应注意鉴别同样可导致心率增快的情况，如疼痛、恐惧、精神紧张等。其他血容量减少的表现有脉压<20mmHg、皮肤花斑、四肢厥冷、对疼痛刺激反应减弱及意识障碍等。血压下降、尿量减少发生比以上体征晚，应严密监测。

1 分钟查体：对患儿局部伤情的快速检查方法，适用于创伤现场。第一步先注视患儿眼睛，同时双手插入头发摸头皮，并轻轻转动头颈看口腔、鼻腔、双耳，注意有无活动限制与疼痛及五官出血。第二步注意呼吸动作双侧是否对称，轻压双肋缘若出现疼痛，应注意有无肋骨骨折，一般肋骨无损伤不致伤及心肺。第三步轻按腹部，是否有腹胀、压痛。第四步查四肢，牵拉或敲动肢体末端，注意压痛与传导痛，并检查各关节活动范围。最后轴线翻身观察背部、脊柱、臀部及会阴。

**急诊处理** 儿童创伤初检要求在 1~2 分钟了解大体情况及受伤部位。首先处理大出血与张力性气胸。无论有无头颈伤，必须保护颈椎稳定。

**基础生命支持** ①开放气道：迅速清除上呼吸道异物、呕吐物，将患儿平放，用手托起下颌并使头轻度后仰，防止舌后坠。②心肺复苏：口对口人工呼吸最简单、最有效，有条件可使用简易呼吸器或建立人工气道通气（见儿童与新生儿复苏）。③休克复苏：以失血性休克及创伤性休克常见，儿童休克特点是进展迅速、程度严重、复苏成功率高。治疗休克的关键是早期、快速、足量的液体复苏。迅速建立静脉通道，保证快速输液，小儿多选用周围静脉通道，腹部以下部位的创伤应开放上腔静脉通道。小儿液体复苏首选等张晶体液，推荐选用等张生理盐水扩容。对于尚未完全控制出血的创伤性休克，宜采用限制性液体复苏措施。

**各部位创伤救治** ①胸部创伤：必要时行开胸手术。②头部创伤：检查中有意识改变、有意识丧失史、颅骨骨折（枕骨，凹陷性，跨越脑膜中动脉）、局灶性或弥散性神经系统体征，应留院观察。儿童格拉斯哥（Glasgow）昏迷评分<8 分，不论头颅 CT 检查有无脑水肿或出血征象，应采取以下措施使颅内压保持

≤15mmHg；防止动脉血二氧化碳分压高于正常，控制疼痛，维持正常体温（或略低于36℃），必要时用肌松药。维持动脉压以保持脑灌流压在50～70mmHg。床头抬高30°并使头部保持中线位置以提高脑静脉回流。抽搐者最初可用劳拉西泮，后用苯妥英钠。对头颅创伤的儿童应动态观察。若情况恶化，需再次CT检查以确定手术部位和恶化原因。对硬膜外出血，应紧急穿刺，以防神经系统症状的恶化。对硬膜下出血，应尽快明确是否需急诊手术，并采取措施控制颅内压升高。

（李小刚 何青春）

chuāngshāng yìwù

## 创伤异物（traumatic foreign body）

意外事件或人为因素造成异物进入并停留体内。可造成身体损伤和心理创伤。异物可侵入并停留各个部位，有的可存留数十年。

**病因及损伤机制** 意外事件和人为因素均可使异物进入并停留体内。前者源于暴力或医源性事件，后者多为心理障碍所致。

暴力性异物 ①枪弹、爆炸伤：战时多为枪弹、爆炸后弹头、金属破片异物致伤。平时野外爆破时，可造成石片、木片、泥沙等异物致伤。②刺伤或戳伤：主要为利器刺伤并残留；铁条、锋利木条、竹条等戳伤；或人坠落或车祸时被锋利木条、竹条等戳伤并残留体内。③高速飞溅伤：多见于铁锤砸成碎片，高速飞溅致伤并残留体内；高速砂轮运转蹦出金属边角致伤。

人为性异物 ①心理障碍：好奇或自慰，自行或由他人将异物插入尿道、阴道或肛门直肠中。②误吸误服：主要见于儿童尤其是幼儿，误将异物吸入或吞入体内。

医源性异物 ①操作不当：常见异物有橡皮条、纱布条、棉球、根管棉捻、中药捻（腐蚀性药捻）、失活剂等。②术后遗留：胸、腹腔术后残留纱布、器械等，鼻腔术后换药等操作而残留棉球、棉片、凡士林纱条、海绵等。

内源性异物 一般均有原发病，多见于呼吸道，如破溃的支气管黏膜、淋巴结和各种炎症所致的肉芽、分泌物、干痂和坏死脱落组织块等。寄生虫虫体或虫卵停留体内所致损伤则是外源性异物通过内源性因素而产生作用。

**临床表现** 异物损伤后出现各种局部、全身和精神症状。如局部疼痛和（或）局部肿块，局部感染经久不愈；发热、头痛等；异物心理障碍者，除有局部和全身症状外，同时伴精神症状。

异物伤出现的体征与异物损伤部位、严重程度有关。少数情况下，患者仅偶感局部不适，甚至无任何症状而与异物"长期共存"；而异物损伤重要组织、血管时，可伴大出血、血压下降、休克、呼吸困难甚至窒息等。①四肢异物伤：一般伤后局部有创口、流血、陈旧创口流脓等。②泌尿系异物伤：可出现血尿等并发症。③颅内异物伤：可出现意识模糊、昏睡甚至昏迷等。④胸部异物伤：可出现血气胸、呼吸急促、休克甚至心脏骤停等。⑤腹腔脏器伤后：可出现大出血、组织坏死、穿孔、腹膜炎等表现。

**诊断与鉴别诊断** 异物伤病史是诊断异物伤的重要依据，病史主要是异物接触、损伤史。有的异物损伤当时就很明确，但有的异物损伤是长期地、不知不觉地受到损害，如微粒异物损伤；异物心理障碍者病史不易获得；

除病史采集外，还应注意患者的临床症状及相关体征，如伤后疼痛、休克、昏迷、抽搐、局部隆起、特殊体位、新鲜伤道流血、陈旧性伤道流脓性分泌物等。辅助检查对异物的定性和定位均很重要，金属异物可用X线、CT、MRI、B超等；非金属异物主要依靠B超、X线、MRI、CT、钼靶、造影等方法。

**急诊处理** 创伤异物一旦确诊，必须确定是否需要治疗、病情紧急程度和治疗方法。出现大出血、休克、窒息或昏迷，立即进行心肺脑复苏等各种急救措施；非紧急患者根据轻重缓急按序处理；急诊处理后进行伤情评估，决定进一步处理措施。

异物处理时机 ①及时取出异物：对体内重要组织、器官（呼吸道、咽喉、眼内及心血管内等）异物或合并大出血、呼吸道堵塞、窒息等威胁生命者，应立即进行急救，尽快取出异物，采取相应复苏措施，以挽救患者生命。②择期取出异物：对必须取出异物，但未能准确定位、情况不稳定、取出手术条件不充分或不立即取出亦未威胁生命者，可择期取出异物。③暂不取出异物：对异物十分微小、无毒、不影响器官功能或勉强取出异物有危险者，暂不取出异物，可保留观察。

异物处理方法 ①直接钳出异物：对表浅异物，一般可在局麻下清创同时用血管钳沿原创口探查并取异物。深部异物必须在X线下定位后切开取出。②内镜取出异物：对呼吸道、消化道异物通过纤维支气管镜和腔镜（食管镜、胃镜）取出异物。尿道、膀胱内异物可通过膀胱镜取出。③电磁铁吸出异物：对眼球内、肝内或深部组织内磁性异物，可通过电磁铁吸出。④手术切开取出异物：凡不能通过以上方法取出的异物，一般需手术切开取出，如心血管内异物、眼内非磁性异物、消化道巨型异物等。⑤其他治疗方法：包括支持疗法、抗感染、后期复苏、功能恢复等治疗。

(李小刚 李 洁)

yānhóu yìwù

## 咽喉异物 ( foreign body in throat )

意外事件造成致伤性异物侵入并留在咽喉。儿童多见，尤其是学龄前儿童。轻者产生局部症状，重者呼吸困难甚至窒息。

**病因** ①异物种类：凡可通过咽部的物体，都可造成咽喉异物，如干果、豆类、果冻、钱币、图钉、纽扣、铁钉、别针、骨刺，种类繁多。②进入原因：误吞、嬉闹不慎吞入，进食意外吞入。

**临床表现** 依据异物大小和所在部位不同，各有不同表现。异物在咽部常有异物样感觉，吞咽时多伴疼痛。较大异物卡在咽喉，由于压迫和刺激，唾液不能咽下，可引起口水增多、呛咳、哽咽及呕吐，甚至影响呼吸造成面部、口唇青紫；异物在喉部常立即出现剧烈呛咳和声音嘶哑，如堵塞声门则出现面色发绀，甚至在几分钟内窒息；异物吸入气管，主要表现呛咳、憋气、呕吐，异物大者可出现严重呼吸困难或窒息。异物小而轻者以阵咳为主，呼气时异物随气流上升撞击声门可闻及类似拉风箱的拍击声。

**诊断与鉴别诊断** 诊断依靠病史和检查，一般无困难。部分患者在检查时易出现恶心，常使用黏膜表面麻醉药。喉部异物性呼吸困难应与支气管哮喘区别。虽然二者都有呼吸困难，但表现不同，哮喘发作时主要是呼气困难，异物所致呼吸困难则是吸气困难，吸气时可能发出"吼"的喘鸣音，可见三凹征，并可出现口唇发绀。

**急诊处理** 咽喉异物一经诊断，应及时取出。大部分用细长镊子或止血钳可顺利地取出，小部分咽喉异物需要在间接喉镜下，用专用的弯曲异物钳取出。间接喉镜下钳取有困难儿童患者可在直接喉镜下取出异物。异物已经咽下，切忌用手掏取或用力外拉，更不可再吃硬的食物试图将异物压进食管，防止异物刺入深部组织，引起肿胀、出血，甚至合并感染或异物向下移动，形成食管异物。咽喉部异物若位置深，邻近大血管，还需全麻手术取出。

(李小刚 李 洁)

ěrdào yìwù

## 耳道异物 ( foreign body in external auditory canal )

异物进入存留耳道。耳分为外耳、中耳、内耳，一般异物停留在外耳道，称外耳道异物。整个外耳道全长3cm，有两个狭窄，分别为外耳道峡部及软骨与骨交界处，异物最易在此两处停留。外耳道异物多见于少年儿童，尤其是学龄前儿童。可引起炎症、疼痛、听力下降等，一般预后较好，很少造成严重不良后果。

**病因** ①异物种类：动物性（如昆虫、水蛭等），植物性（如豆类、谷类等），非生物类（如小玩具、铁屑、石子、纱条等），种类繁多。②进入病因：儿童玩耍时将小玩具置入，成人挖耳时小棒折于外耳，医源性异物遗留，异物意外入侵，自身耵聍存留。

**临床表现** 外耳道异物的症状与异物的种类、大小有关。小而无刺激性的非生物性异物一般不引起症状。异物越大、越接近鼓膜，症状越明显。坚硬较大的异物，可使患者耳内发胀、耳痛、听力下降，甚至会出现刺激性咳嗽（反射引起）。活昆虫等动物性异物可爬行搔动，引起剧烈耳痛、噪声，甚至惊恐不安，严重者可损伤鼓膜，造成鼓膜穿孔，此时疼痛更剧烈，听力显著下降，处理不当甚至可引起化脓性中耳炎。豆类等植物性异物如遇水膨胀，阻塞外耳道，可引起耳闷胀感、耳痛加剧及听力减退，并可继发外耳道炎。锐利坚硬的异物可损伤鼓膜。异物刺激外耳道、鼓膜可引起反射性咳嗽或眩晕。体积较大耵聍存留可致耳道不适或耳鸣。

**诊断与鉴别诊断** 患者一般有明确的外耳道异物停留病史，易于诊断。学龄前儿童可能病史提供不清，需通过仔细询问并进行耳部检查明确。此病需与外伤、细菌感染所致的鼓膜损伤及炎症鉴别。

**急诊处理** 确诊后尽早取出异物。异物种类大小不同，治疗方法也不同，较小的片状异物，可用湿的棉签将其蘸出来，也可用冲洗器将其冲出。牙签、火柴棍、植物茎类等异物用镊子直接夹取即可。圆形异物（如豆类、花生米）可用异物钩勾取。对昆虫类异物，可先用酒精或油类滴入耳内，待其死后再取出。被水泡胀的豆类异物，先用95%酒精滴耳，使其脱水收缩后再取。外耳道有继发感染者先抗感染，炎症消退后再取异物，或取出异物后积极治疗外耳道炎。取外耳道异物一般不需麻醉药，但少数或嵌得较紧的深部异物，或儿童不能与医师配合，可局部或全身麻醉，行耳内或耳后切开取出。个别较大异物，有时需要手术方能取出。

(李小刚 李 洁)

wèichángdào yìwù

## 胃肠道异物 （foreign body in gastrointestinal tract） 异物进入留存胃肠道。是常见急腹症。好发于婴幼儿、精神病患者或企图自杀者。

**病因** ①异物种类：最常见的是别针、缝针、发夹、钱币、纽扣、圆钉、螺丝钉、小玩具、义齿、鱼刺、鸡骨、骨片等。②进入原因：婴幼儿无知误吞，婴幼儿进食时误咽，异癖（如咬食头发在胃内形成毛结石团），大量进食柿子、黑枣造成胃柿石症以及其他原因。

**临床表现** 因异物停留在消化道的不同部位而有不同的症状。①食管异物可引起吞咽疼痛或困难、呕吐、异物感、咳嗽、流涎，合并炎症或穿孔者可有发热，颈部皮下气肿或纵隔气肿、呼吸急促。②胃内异物多无明显症状，或有上腹不适、食欲缺乏或引起幽门梗阻，出现痉挛性疼痛、呕吐。③穿孔后有腹膜炎征象，持续性腹痛、腹胀、压痛、肌紧张、反跳痛等。④异物长期嵌顿在某部位可引起溃疡出血，尖形异物则可直接刺破黏膜引起明显出血，出现便血或呕血。⑤肠内异物少数可嵌顿于回盲部，表现为低位肠梗阻症状，出现腹胀、腹痛、呕吐、肛门停止排便排气。⑥直肠异物可为医源性，如肛表、扩肛器、肛管等滑脱入直肠或外伤刺入，一般无症状，黏膜刺破有便血，异物过大久压直肠，晚期可致肠壁坏死、感染，直肠周围炎症或脓肿等。⑦腹部体征如小的异物局部无体征，大的异物（如汤匙、牙刷）在腹部触诊时可触到异物，局部有压痛；胃肠穿孔时可有腹膜刺激征。

**诊断** ①吞入异物史。②胃肠道症状。③辅助检查如影像学或内镜检查。

**急诊处理** 胃肠道异物不急于手术，绝大多数可自行排出，若异物在X线下显影，可动态观察移动情况。对估计排出有困难的异物应尽早用内镜或手术取出。异物停留于某一部位过久而出现临床症状及腹膜炎体征时，也应及时取出异物。关于多长时间界定为"不能排出"，业内意见尚未一致。

内镜取异物注意事项如下。①术前X线检查：确定异物的性质、大小和部位。②平卧时胃内异物多位于胃底及胃体上部黏液内，影响操作，术中应尽量吸尽胃液。③长棒形异物抓取近端套取或钳取玻璃物时避免用力过大。④对尖锐有刺异物，钳取时使其尖端朝下避免退镜时损伤黏膜。⑤喉咽与口咽有一定角度，取长棒形异物时助手帮助患者固定于后仰位，使喉咽与口咽成一直线，便于异物取出。

手术指征：①经保守或内镜取异物失败，自觉症状严重，排出有困难者。②有腹膜炎体征者。③X线表现异物嵌插在某一部位，经过1周无移动而有刺破重要脏器危险者。④合并有消化道出血或梗阻者。⑤异物形成内瘘或脓肿者。

（李小刚 李 洁）

niǔkòu diànchí shèrù

## 纽扣电池摄入 （button battery ingestion） 纽扣意外吞入体内。对机体有潜在损伤风险。主要见于儿童。

**病因及发病机制** 主要原因是儿童误吞，少数情况是成人将纽扣电池当药片误服。纽扣电池有完整外壳，内容物显碱性。被吞入胃后，外壳被胃酸分解，内容物逸出，产生如下作用：①强碱性电解液有强烈腐蚀作用，造成胃肠道损伤。②氧化汞可增强腐蚀作用。③外壳碎片可致胃肠损伤。

**临床表现** 纽扣电池短时间停留胃肠道一般无症状体征。若被胃液溶解可产生刺激或损伤症状，如呕吐、腹痛、腹泻、发热、皮疹、吞咽困难、吞咽疼痛、拒食、烦躁、黑便。若纽扣电池被卡在食管，可出现食管穿孔、出血、食管气管瘘、食管主动脉瘘、食管狭窄、声带麻痹等并发症，甚至死亡。若在食管以下部位可导致组织损伤，但大多数呈良性经过，停留在麦克尔（Meckel）憩室并引起穿孔是主要并发症。

**诊断与鉴别诊断** 吞食纽扣电池短时间内一般无症状，诊断主要根据吞食史，结合X线腹部平片检查。对吞食史不明确又出现症状与体征者，应认真检查并注意与吞食其他异物鉴别。

**急诊处理** 立即行X线检查，确定电池位置。如电池滞留于食管，急诊内镜下取出，防止食管穿孔、食管气管瘘等严重并发症。进入胃内的电池，应避免催吐，以防电池卡于食管。大多数胃内电池能很快进入肠道，不需要特殊处理，但因胃酸能溶解电池壳，释放出电解液，可能导致严重后果，若患者有症状，则建议尽快胃镜下取出，或请外科医师会诊。进入肠道内的纽扣电池大都能随肠道蠕动与粪便一起排出体外。无任何临床症状和体征者，患者可继续密切观察粪便情况，直至异物排出（期间可重复X线检查1~2次）。若电池已破裂或无移动的迹象，应立即会诊，确定是否外科干预，对电池已破裂或已出现症状的患者应同时进行重金属水平测定（主要是汞）。有汞中毒者，行驱汞治疗。

(李小刚 王爱民)

**māozhuāshāng**

## 猫抓伤（cat scratch）

皮肤黏膜被猫爪挠抓导致软组织损伤。猫爪带多种致病微生物，故抓伤后不可小视，处理不当可能会带来严重的后果。轻者诱发局部伤口感染，重者可能出现破伤风、猫抓病、狂犬病等严重并发症。

猫抓伤引发先天性弓形虫病问题颇受关注。猫是弓形虫常见中间宿主，是弓形虫病的传染源之一。孕妇被携带弓形虫的猫抓伤，易造成胎儿宫内弓形虫感染，导致早产、流产、死产或胎儿畸形。因此，妊娠妇女应远离宠物猫，防止可能发生弓形虫感染。

急诊处理：①如伤口表浅未破损或仅有划痕，可局部给予肥皂水清洗并清水冲洗15分钟以上，酒精、碘酒等消毒，并尽快注射狂犬疫苗（24小时内）。②如伤口较深、出血或位于头面部，尽早到医院就诊。除上述措施外，应开放清创，并且不能缝合，同时伤口局部和肌内注射破伤风抗毒素或人破伤风免疫球蛋白、抗狂犬病毒血清、狂犬疫苗等。破伤风抗毒素（临床优先考虑用破伤风免疫球蛋白）、抗狂犬病毒血清注射前需做过敏试验，抗狂犬病毒血清、狂犬疫苗具体注射方法见狂犬病。③如明确是病猫抓、咬伤，不论伤口如何，皆应按出血伤口处理，除局部清洗和处置外，均注射破伤风抗毒素或破伤风免疫球蛋白、抗狂犬病毒血清或免疫球蛋白，肌内注射狂犬疫苗等。④定期观察病情，如被猫抓咬后，抓咬处局部皮肤出现红斑、丘疹、疱疹、脓疱、结痂，或小脓肿形成、淋巴结肿

大、低热、头痛、寒战、全身乏力、不适、咳嗽、食欲缺乏、恶心或呕吐等应高度怀疑出现猫抓病，及时到医院就诊。

(赵晓东 秦宇红)

**māozhuābìng**

## 猫抓病（cat scratch disease, CSD）

被猫抓或猫咬致巴通体感染的疾病。属于自限性良性疾病。人畜共患，80%与猫抓、咬伤有关，狗、兔、猴抓咬伤也可引起。随着养猫及流浪猫的增多，猫抓病患者也呈上升趋势。由帕里诺（Parinaud）于1889年首次报道。1913年凡尔霍夫（Verhoeff）从猫抓病患者的结膜切片中发现一种丝样微生物，认为是立克次体。韦尔（Wear）等于1983年从患者病变淋巴结、皮肤组织或结膜组织中分离到病原体，并命名为罗卡利马体（Rochalimaea），后又重新命名为巴通体（Bartonella）。已发现导致猫抓病的巴通体有3种亚型：汉赛巴通体、五日热巴通体和杆菌状巴通体。汉赛巴通体为纤细、多形态的棒杆状小体，革兰阴性、氧化酶阴性，是一种营养条件要求苛刻的需氧微生物，存在于猫的口咽。

**病因及发病机制** 人通过猫的抓伤、咬伤或与猫密切接触而感染汉赛巴通体。病原体进入人体后，可通过淋巴系统或血源播散，引起全身多器官损害。其致病机制尚不清楚，可能与汉赛巴通体随猫蚤的粪便侵入人体破损的皮肤，继而感染淋巴结，汉赛巴通体的某些成分使机体产生迟发型超敏反应有关。其主要病理生理改变是淋巴结的肉芽肿、被膜增厚、淋巴结纤维细胞增生、脓肿。若人体免疫功能低下，则出现血管增生。感染早期可通过

电镜检查在血管内皮细胞内发现多形性病原体。

**临床表现** 潜伏期一般3～10天，此后皮疹、局部淋巴结肿大（约2周后）相继出现。病程多在4个月以内。

**局部症状** 大多数患者自抓伤后3～10天出现原发性皮肤损害，主要表现为斑丘疹、结节性红斑、环形红斑、疱疹、淤斑、脓疱、结痂、荨麻疹等。多见于手足、前臂、小腿及颜面，一般持续1～3周，个别可在1～2个月后才愈合。皮肤上仅可见纤细的、白色的纤维性瘢痕或结痂。在1～2个月中陆续会发生血管瘤病变，表现为0.5～2.0cm大小的皮肤小结节，可持续数月。

**淋巴结症状** 皮肤伤口愈合后继而出现淋巴结肿大，先是近端皮肤淋巴结肿大，依次见于颌下、颈部、腋下、腹股沟及耳部。大小1～8cm，质中等硬度，边缘不整，与周围组织粘连，有压痛，少数化脓，有自限性。

**全身症状** 主要表现有低热、头痛、寒战、全身乏力、不适、食欲缺乏、恶心或呕吐等。

**眼部症状** 少见，多发生于儿童。以结膜炎、脉络膜炎、葡萄膜炎为主。常见的有：帕里诺眼-腺综合征，典型猫抓病的最常见形式，眼肉芽肿或耳前淋巴病引起腮腺区域肿胀伴结膜炎，出现结膜红肿、充血和有分泌物；勒伯尔星状视网膜病，出现视网膜血管炎、视力减退、视盘肿胀、星状斑形成，1～3个月内视力恢复。

**其他** 神经系统症状：发生率仅约2%。表现为脑炎、脑膜炎、脊神经根炎、视神经网膜炎、多发性神经炎、脊髓炎等；肝、脾症状：肉芽肿，腹部超声或CT

扫描肝和（或）脾可见多个低回声、低密度区。

**诊断** 根据猫狗接触、抓咬史，皮肤试验，病原体检查和血清试验，检测出汉赛巴通体感染即可确诊。

**病原体培养及分离** 从患者血液、淋巴结脓液和原发皮肤损害处分离培养出汉赛巴通体确定诊断。但该病原体大多为营养缺陷型，培养条件要求较高，只有在含鲜血或巧克力培养基，在35℃二氧化碳孵箱中培养6周才可生长，因而不能作为早期诊断方法。

**免疫学检查** ①间接免疫荧光抗体试验：用荧光素标记的抗原，测定患者血清中的汉赛巴通体特异性抗体，效价≥1∶64为阳性。方法简便、快速、灵敏、特异。②酶联免疫吸附试验：检测抗汉赛巴通体IgM抗体，敏感性强，特异性较好，有临床诊断价值。对IgG抗体敏感性较低，不能作为实验室诊断标准。③皮肤试验：是皮肤迟发型超敏反应试验，淋巴结穿刺液加热杀菌后注入前臂掌侧皮内，48小时出现直径≥5mm的硬结者为阳性，周围有30~40mm水肿红晕，红晕一般存在48小时，硬结可持续5~6天或4周。较灵敏与特异，假阳性约5%。间隔4周两次试验阴性可排除猫抓病诊断。感染后皮肤试验阳性反应可保持10年以上。

**其他检查** ①分子生物学检测：用聚合酶链反应（polymerase chain reaction，PCR）、巢式PCR或PCR原位杂交，从淋巴结活检标本、脓液中检出汉赛巴通体DNA，阳性率可达96%，但条件要求苛刻，难作常规方法。②病理组织学检查：活检组织做沃辛-斯塔里（Warthin-Starry）和布

朗-霍普斯（Brown-Hopps）组织染色或组织电镜检查，在组织细胞中发现多形性革兰阴性病原体有助诊断，但不能区别巴通体类型或其他病原体。③血常规：病程早期白细胞总数减少，淋巴结化脓时轻度升高，中性粒细胞增多，红细胞沉降率加快。

**鉴别诊断** 此病应与淋巴瘤、结核病、兔热病、性病性淋巴肉芽肿及获得性免疫缺陷综合征等鉴别。猫抓病与上述疾病都比较容易区别。根据病史、临床表现，尤其是病原学检查，鉴别不难。

**急诊处理** 尚无特效治疗方法。一旦出现症状，应尽早就医，进行对症处理。疾病处于急性期或患者出现全身症状可应用抗生素。①对症及局部治疗：清洗及消毒皮肤，解热、镇痛。②抗病原体治疗：病情严重时可应用抗生素治疗。猫抓病巴通体对多种抗菌药敏感。常用的有庆大霉素及磺胺甲噁唑/甲氧苄啶（复方磺胺甲噁唑）。其他药物如阿米卡星、妥布霉素、氨苄西林、头孢菌素类、环丙沙星、利福平、红霉素、多西环素等均对猫抓病有治疗作用。联合用药对并发脑炎等重症患者或有免疫缺陷基础疾病患者效果更好。③手术治疗：如果淋巴结明显肿大、疼痛、化脓，可进行切开引流。药物治疗结合切除肿大淋巴结，可缩短疗程。

**预后** 此病一般经2~3个月可自愈。有严重并发症时应用抗菌药治疗及结合手术治疗多能治愈。免疫功能障碍者预后较差，但病死率约在1%以下。

**预防** 定期给宠物猫体检、修剪爪甲、灭虱、灭蚤。猫、犬排泄物要妥善处理。接触宠物后要及时洗手，被猫等动物抓伤后

立即用清水冲洗，可用碘酒或莫匹罗星软膏外用消毒处理，并定期观察局部淋巴结。出现较明显的症状时应及时就医。

（赵晓东　秦宇红）

quǎnyǎoshāng

**犬咬伤**（canine bite） 犬类撕咬所致人体皮肤及软组织损伤。广义概念包括犬所致抓伤或裂伤，以及源于其他因素的伤口被犬舔及。人被狂犬咬伤、抓伤后狂犬病发生率为30%~70%，全世界每年有约5.5万人死于狂犬病，其中亚洲占56%，中国每年为2000~3000例，仅次于印度。狂犬病的病死率几乎100%，被犬咬伤后，预防狂犬病是重中之重。

**伤口特点：**犬咬伤后通常伤口深而开口小，或因撕咬力量大而呈块状撕裂，导致神经血管损伤。动物口腔内菌种多，细菌含量高，伤口污染严重，容易发生创口感染。

**急诊处理：**犬咬伤的创口应该立即清创，清除创口内残留异物及坏死组织。根据北京市疾病预防控制中心的指导原则，推荐的局部伤口处理为以下流程：20%肥皂水冲洗伤口→大量水冲洗→双氧水冲洗→生理盐水（以上步骤时间至少15分钟）→根据情况选择酒精、碘酊、碘伏消毒。犬咬伤创口一般不缝合、包扎、不用外用药，但也要根据具体情况，如头面部、颈部的创口可在严格清创的条件下缝合，较大的创口应当进行疏松缝合并视情况置引流条。

**预防感染：**以3%双氧水、生理盐水及稀释的碘伏交替反复清洗。创口深的应置引流，除面颈部创口外，一般不做一期缝合。注射人破伤风免疫球蛋白预防破伤风、注射狂犬病疫苗预防狂犬

病。犬咬伤后细菌感染的风险为5%，通常为混合型感染，没有证据显示预防性使用抗生素能明显获益。

（赵晓东　张建波）

kuángquǎnbìng

## 狂犬病（rabies）

狂犬病毒侵犯神经系统引起的人畜共患急性传染病。中国规定为法定报告的乙类传染病。发现患者及可疑患者时，城镇6小时内、农村12小时内需做疫情报告。人对狂犬病毒无自然免疫力，无隐性感染，人群普遍易感。

**病因**　源于狂犬病毒感染。在亚洲，犬是主要传染源，猫占4.4%。欧美国家则主要是蝙蝠等野生动物。猪、牛、马也能传播此病。

狂犬病的传播主要通过病兽咬伤、抓伤人体皮肤黏膜，或病兽舔及人体破损的皮肤或黏膜传播；从事屠宰、加工的过程中，宰杀病犬、剥皮、切割等导致皮肤黏膜破损也会感染；狂犬病病毒含量、浓度高的区域则可发生气溶胶传播，如蝙蝠所携带的狂犬病毒可在栖息洞穴内形成相对高浓度的气溶胶引起感染；健康人与狂犬病患者之间也可因皮肤黏膜破损引起感染。

**发病机制**　人体通过各种途径感染狂犬病毒后，病毒起初在伤口周围肌肉细胞中复制，通过周围神经末梢进入神经系统，最终进入大脑细胞引起全脑炎，可通过神经进入分泌腺体，从唾液中排出病毒。

**临床表现**　临床过程主要分为四个分期。

**潜伏期**　暴露后数天到数年，差别较大，但一般为20～60天。影响潜伏期长短的因素有感染的病毒量、病毒毒力强弱、暴露严重程度以及暴露部位。

**前驱期**　可持续数天。要注意一些非特异性症状如不适、乏力、头痛、发热等，及一些警示性主诉，如暴露部位疼痛或感觉异常，出现蚁走感。

**急性期**　即兴奋期或痉挛期。可持续数天，该期主要有两种类型：脑炎型及麻痹型。脑炎型，又称狂躁型，占急性发作期病例总数的80%，其主要表现为情绪波动、恐水、恐光、恐风及自主功能障碍，如瞳孔散大，渐进展为瘫痪。麻痹型，又称哑型，占急性发作期病例总数的20%，主要表现为吉兰-巴雷（Guillain-Barré）综合征，伴发热，渐进展为完全瘫痪。

**昏迷和死亡期**　即麻痹期。几乎所有狂犬病临床症状均会进展为昏迷和死亡，通常发病后数天开始出现昏迷，最终因呼吸循环衰竭死亡。

**诊断**　分为临床诊断病例和确诊病例两种（表1）。①临床诊断病例：具备流行病学史和临床症状特点。②确诊病例：在临床诊断基础上，满足实验室检查任一项阳性。

**急诊处理**　尚无特效治疗药物，主要是对症处理，减轻痛苦，防止其他人员感染。若能正确处理伤口，及时、正确使用疫苗和抗血清，发病率可降到1%以下（见犬咬伤）。

**预防**　预防是重点措施。包括：①暴露前预防。②暴露后预防。③再次暴露后处理。④特殊情况下的免疫处理。

**暴露前预防**　旨在保护高暴露风险的人群。狂犬病高发地区人群，狂犬病诊疗、研究人员，疫苗生产者，相关实验室工作人员，宠物主人，动物管理员，旅行者，兽医，儿童均应接种狂犬病疫苗。

**暴露后预防**　按原卫生部推荐的暴露后处理的指导原则处理（表2）。

**主动免疫**　狂犬病疫苗的使用原则：世界卫生组织标准5针肌内接种方案：分别于第0（注

**表1　狂犬病的诊断**

| 项目 | 诊断要点 |
| --- | --- |
| 流行病学史 | 被犬、猫或其他宿主动物舔、咬史 |
| 临床症状 | 愈合的咬伤伤口或周围感觉异常、麻木发痒、刺痛或蚁走感，出现兴奋、烦躁、恐惧，对外界刺激如风、水、光、声等异常敏感；恐水症状，伴交感神经兴奋性增强（流涎、多汗、心率增快、血压增高），继而肌肉瘫痪或脑神经瘫痪（失音、失语、心律失常） |
| 实验室检查 | 病原检测：患者的脑脊液或唾液直接涂片、患者的角膜印片或咬伤部位皮肤组织或脑组织印片或冷冻切片，免疫荧光法检测狂犬病毒抗原<br>核酸检测：唾液、脑脊液、皮肤或脑组织标本以及感染病毒后的细胞培养物可用于病毒核酸的检测<br>病毒分离：将唾液、脑脊液、皮肤或脑组织标本研磨后，用抗狂犬病毒单克隆抗体观察特异性荧光包涵体判断结果<br>抗体检测：①特异性抗体检测：在自然感染情况下，狂犬病毒通常由动物咬伤时通过其带有病毒的唾液进入机体伤口内，在入侵部位狂犬病毒基本上不增殖，一般也不侵入血流，故不能形成病毒血症。因此，许多狂犬病患者在发病早期血清中查不到抗体或抗体效价很低，狂犬病特异性抗体只在临床疾病的晚期出现。②中和抗体检测：狂犬病疫苗免疫后血清中和抗体水平是测定疫苗免疫力程度的评判指标，世界卫生组织狂犬病专家委员会认为血清中和抗体水平≥0.5U/ml，表示能得到有效的保护 |

表2 原卫生部对狂犬病暴露后处理的指导原则

| 级别 | 接触类型 | 推荐处理方法 |
|---|---|---|
| Ⅰ级 | 接触或喂养动物，或完好的皮肤被舔 | 确认接触方式可靠，则无需处置 |
| Ⅱ级 | 裸露的皮肤被轻咬，或无出血的轻微抓伤、擦伤 | 立即处理伤口并接种狂犬病疫苗。确认为Ⅱ级暴露者且免疫功能低下的，或Ⅱ级暴露位于头面部且致伤动物不能确定健康时，按照Ⅲ级暴露处置 |
| Ⅲ级 | 单处或多处贯穿性皮肤咬伤或抓伤，或破损皮肤被舔，或开放性伤口、黏膜被污染 | 立即处理伤口并注射狂犬病被动免疫制剂，随后接种狂犬病疫苗 |
| 其他特殊情况 | ①暴露于蝙蝠者按Ⅲ级暴露处理。②如果非流行区明显健康的猫和狗被隔离观察或实验室检验后证实未感染狂犬病毒，则可以终止治疗。本条款不提倡在中国国内使用。③暴露于啮齿动物（包括鼠、兔等），也需要暴露后免疫治疗 | |

射当天）、3、7、14、28 天注射。注射部位为三角肌肌内注射，2 岁以下婴幼儿则为大腿前外侧肌肌内注射。禁止臀部注射。

被动免疫 抗狂犬病血清使用原则：对于Ⅲ级暴露、免疫功能低下以及野生动物咬伤的Ⅱ级暴露，在接种疫苗的同时，要在伤口周围浸润注射抗狂犬病血清（或抗狂犬病免疫球蛋白）。抗狂犬病血清应当在局部伤口内部和周围尽可能多地浸润注射，伤口多时可全部用于局部，伤口面积大，血清可稀释后进行各处伤口注射。头面部无法浸润注射的，可稀释后冲洗伤口。除非臀部伤口，抗狂犬病血清禁止臀部注射。局部注射完毕后，剩余的血清应当在远离疫苗接种部位肌内注射。如暴露部位为胸部以上包括头面部位置的伤口，于伤口同侧背部肌肉群（如斜方肌）注射；如为腹部以下包括双下肢的伤口，则于同侧大腿外侧肌群注射。应用抗狂犬病血清前应当进行过敏试验，如血清皮试阳性则按照说明书进行脱敏注射。需要特别说明的是，血清皮试阴性及进行脱敏注射的患者也有发生迟发型超敏

反应的情况，应向患者交代。注射血清不可和疫苗用同一支注射器，注射首针疫苗 7 天内，仍应注射抗血清或免疫球蛋白。

再次暴露后的处理 ①伤口处理：任何一次暴露后均应当首先、及时、彻底地进行伤口处理。②疫苗接种：再次暴露发生于免疫接种过程中，则继续按照原有程序完成全程接种，不需加大剂量。既往曾进行过 5 针全程免疫，再次暴露后，按上次接种首剂的日期计算，半年内：无需再次注射；半年至 1 年：分别于第 0、3 天各接种一剂疫苗；1～3 年：分别于第 0、3、7 天各接种一剂疫苗；3 年以上：需要进行全程接种；如果没有接种记录、疫苗效价不够、伤者免疫水平低下、最后一次加强超过 3 年等情况：仍需要全程接种疫苗。

特殊情况下的免疫处理 疫苗的安全性是公众关注的问题，目前已基本肯定：疫苗无胎儿致畸作用；灭活疫苗内不存在活病毒；疫苗中不含目前已知的 100 多种致畸、致癌、致突变药物；尚无疫苗引起胎儿致畸、异常的报告。

若咬伤后当时未处理及接种疫苗，世界卫生组织推荐按新伤者的方法处理伤口和注射疫苗，已愈合的伤口则不进行处理。如伤后未及时注射抗狂犬病血清，7 天内应注射，超过 7 天已无必要注射。疫苗接种前 3 针延误 2 天之内，其余各针按原来方案顺延，如前 3 针延误超过 2 天，需要立即重新开始新的 5 针方案注射；后 2 针延误影响不大，但需要向患者交代尽量按期接种以保证疗效。疫苗接种罕有过敏者，如有过敏按一般抗过敏治疗处理，但需按方案继续接种疫苗；如抗狂犬病血清皮试阳性，需要进行脱敏注射；如血清注射后过敏，也按一般抗过敏治疗处理。除非特殊情况，尽量不混用不同品牌的产品，疫苗接种过程中忌酒、浓茶、剧烈运动。需要强调的是，被注射过兽用狂犬病疫苗的动物咬伤，仍要注射疫苗。

（赵晓东 张建波）

fēngshìshāng

**蜂螫伤**（bee sting） 人被蜂螫导致中毒。蜂为膜刺目昆虫，常见螫人毒蜂为蜜蜂、黄蜂、胡蜂等，其腹部末端生有螫刺，与体内毒腺相通。蜂一般不主动攻击人，只有受惊或感到威胁时才螫人。

**病因及发病机制** 毒刺刺入皮肤将毒液注入人体。蜂类的毒力不一，蜜蜂毒力较弱（群蜂螫伤时亦可致死），其毒液呈酸性，含有甲酸、透明质酸、磷脂酶 A、组胺等。黄蜂的毒液毒性较强，含有 5-羟色胺、胆碱酯酶和缓激肽等。蜂毒进入血液，造成血管通透性增加，导致组织水肿、溶血和坏死，可引起中毒性肝病、中枢神经系统损害，溶血严重者可导致急性肾衰竭。对蜂毒超敏

者，轻微刺伤即可发生过敏性休克，甚至死亡。

**临床表现** 局部症状：局部感灼痛或刺痛，很快出现红斑、风团，被螫部常有一个小淤点，以后可出现水疱，12～36小时后局部反应扩大，水肿和红斑常于48小时达到高峰，能持续1周，可以扩展到整个受伤肢体，这种局部的化学性蜂窝织炎常与继发性细菌性蜂窝织炎相混淆。严重疼痛反应不常见。

全身性反应：被群蜂或黄蜂螫伤后，可有头晕、视物模糊、胸闷、恶心、呕吐、腹胀、腹泻、烦躁不安等症状，若大量毒素进入血液，侵犯神经，可导致昏迷、低血压休克、肺水肿、呼吸肌麻痹、多器官功能障碍综合征等，可于数小时内死亡。若属过敏体质，少量毒素吸收即可迅速发生荨麻疹、喉头水肿等，甚至很快出现过敏性休克而死亡。

**诊断与鉴别诊断** 诊断主要依靠蜂螫伤病史，蜜蜂螫伤要检查毒刺。继发性感染性蜂窝织炎较少见，但当水肿和红斑持续2天后疼痛加重，应当考虑在内。

**急诊处理** 局部处理：螫后应立即检查有无遗留螫刺，如有应小心拔出，吸出毒液，再用清水、肥皂水或高锰酸钾溶液冲洗；肿胀可外用5%碳酸氢钠等冷湿敷或放置冰袋，以消肿镇痛，外涂糖皮质激素软膏；局部疼痛明显者可用利多卡因在螫伤处皮下注射。

全身治疗：应用抗组胺药，如苯海拉明或氯苯那敏；重症患者应早期足量使用糖皮质激素，可静脉给予氢化可的松或地塞米松，亦可泼尼松口服；过敏性休克患者按过敏性休克治疗原则立即进行抢救。

**预后** 除少数超敏反应的人外，预后良好。遭毒蜂群攻击易致死亡。

**预防** ①防螫伤的方法：避开蜂巢集中区，不要惊扰巢中蜂群，避免繁殖季节在户外喝含糖饮料、穿花衣服和使用香水，避开有蜂飞的区域，穿长衣袖服装，野餐时避开蜂巢和有垃圾的地方。②若有超敏反应史，自带肾上腺素针盒或肾上腺素笔是自救的重要手段。③过敏体质者再次螫伤存在巨大风险。脱敏治疗应考虑在内，毒液免疫治疗高度有效，2年内能减少50%过敏发生率。儿童接受毒液免疫治疗后在10～20年内能降低再过敏的风险，毒液免疫治疗对孕妇是安全的。

(赵晓东 苏琴)

**mǎnyǎoshāng**

**螨咬伤**（mite bite） 人体被螨咬伤所致皮肤超敏反应及其他疾病。螨属蛛形纲动物，有17个科约5万种。螨的体积小，数量多，分布广，凡有人群之处，几乎都有螨存在。主要种类有粉螨、尘螨、疥螨、蒲螨、蠕螨、恙螨。螨可使人致病。

**病因及发病机制** 螨致病的物质基础是排泄物、分泌物和皮壳。属于变应原。①以粉螨、尘螨为常见的螨咬伤可致超敏反应性皮炎。②疥螨导致疥疮。③恙螨是恙虫病立克次体的中间宿主，可传播恙虫病（恙虫热）。

**临床表现** ①皮炎可有瘙痒、皮疹，一般持续数日，夜间加重。②疥疮除与皮炎相同症状外，继发细菌感染还有脓疱。③恙虫病有其特定临床表现。④伤口继发感染轻者局部红、肿、热、痛，重者发热。

**诊断与鉴别诊断** 根据工作、生活和娱乐的场所，病史，皮肤特征性皮疹和物理学检查等进行诊断。因为皮肤对螨虫咬伤的反应滞后，所以大多数患者都是在发病数日后就诊，而螨虫咬后会自然脱落，故很少发现螨虫。诊断性治疗无效者可行皮肤活检。各种螨虫咬伤后的皮肤损害类似于其他皮炎发病，如昆虫咬伤、接触性皮炎和毛囊炎，需加以鉴别。此外，还应与湿疹、银屑病鉴别。

**急诊处理** ①局部用糖皮质激素和抗组胺类药物，直到超敏反应消失。②指导患者避免感染螨虫。对动物携带的蠕螨，咨询兽医是必要的。疥螨的治疗用合成除虫菊酯，丙体六氯苯外用。③成人全身外用合成除虫菊酯8～14小时/天，持续1周。对婴儿和儿童，合成除虫菊酯应用应避开眼眶和口周，密切关注糜烂的部位和指甲部位。丙体六氯苯不推荐给小于2岁的幼儿，因为其有神经毒性可导致癫痫。④6%～10%的凡士林硫黄膏连续应用24小时，持续3天，安全、有效。⑤双氢拟除虫菊酯适用于局部用药无效的患者。⑥瘙痒症可糖皮质激素膏外用或口服抗组胺药（盐酸羟嗪）。⑦继发性感染具有渗出，生黄痂，可局部或全身应用抗链球菌感染抗生素。

**预防** 密切接触者也应当治疗。患者的用品如毛巾、衣服、床被单也应当消毒。杜绝不洁性交。出差住店要勤洗澡，注意换床单。保持环境特别是起居生活场所的卫生。

(赵晓东 门宝忠)

**xiēshìshāng**

**蝎螫伤**（scorpion sting） 人被蝎螫伤后所致中毒。蝎子属蛛形纲、蝎目，有800余种，中国有15种。体部多为黄褐色，亦有赤色、暗绿色。头特征包括瘦长的身体、弯曲分段且带有毒刺的尾巴。毒性大小不一。东北毒蝎的毒力相当于眼镜蛇毒，可致命。蝎昼匿夜出，栖息于室内外阴湿缝隙处，偶藏于衣、鞋内。高毒种类分布在美洲、印度和非洲。

**病因及发病机制** 蝎有一尾刺和毒腺，毒液通过尾刺进入人体，迅速引起一系列中毒反应。蝎的毒液为一种透明无色的毒蛋白，酸性，能溶于水、乙醇及醚中；其主要有毒成分为神经毒素，有胆碱能和肾上腺素能作用，并能打开钠离子通道而干扰神经轴索去极化过程的离子转运。尚有溶血性毒素、出血性毒素、心血管收缩毒素、凝血素、类高血糖素和致胰腺炎的毒素。蝎毒液能引起严重的损伤和疾病。

**临床表现** ①局部症状：一般的蝎螫伤仅引起局部灼痛、红肿、麻木或感觉过敏、水疱等。被剧毒蝎类螫伤后，可出现淋巴结炎、淋巴腺病、皮温升高、疼痛严重，可延及整个肢体，并有组织出血、坏死。②全身症状：被剧毒蝎类螫伤1~2小时后，可发生头痛、头晕、畏光、流涕、流涎、恶心、呕吐，严重者有气促、心动过速或过缓、心音低钝、肌肉震颤、惊厥、昏迷，直至呼吸衰竭和循环衰竭。

**诊断** 主要依据蝎螫伤的病史和临床表现。

**急诊处理** ①若有毒刺存留皮肤，应立刻拔除。②局部冷敷，以减少局部疼痛和毒素吸收。伤处用肥皂水、苏打碱水涂敷。③利多卡因、糜蛋白酶和地塞米松环形封闭。④有条件可注射抗蝎毒血清。⑤对症处理包括10%葡萄糖酸钙静注，非甾体抗炎药、抗组胺药应用。⑥可用地西泮缓解肌肉痉挛。支持性护理。⑦抗生素治疗。

**预后** 大多数螫伤经处理后预后良好，少数出现全身性超敏反应和心动过速等，死亡少见。

**预防** 了解蝎的活动规律，野营时避开阴暗、潮湿地方，室内喷洒驱虫剂。

（赵晓东 苏琴）

zhīzhū yǎoshāng
## 蜘蛛咬伤（spider bite）

人被蜘蛛咬伤所致中毒。蜘蛛属于蜘蛛纲、真蜘目，约有15万种之多，大多有毒腺。一般对人类无重大危害，只有热带和亚热带的黑寡妇蜘蛛、狼蛛及致命红蜘蛛能伤人。黑寡妇蜘蛛的毒性最剧烈。常栖居于石板下、地窖下、柴草堆等各种隐蔽场所。

**病因及发病机制** 毒蜘蛛的毒液，含有神经性毒蛋白、细胞毒、溶血毒和透明质酸酶等，神经毒素可使运动神经中枢麻痹，引起死亡，坏死毒素有水解酶活性，引起局部组织坏死，并产生全身毒性反应。雌蜘蛛毒性大于雄蜘蛛。中毒机制未明。

**临床表现** ①局部症状：局部咬伤处可见单个红色咬痕，如针尖大小，轻则局部疼痛、肿胀或坏死，重者局部苍白，触痛剧烈，肌肉痉挛。②全身症状：被剧毒蜘蛛螫伤后多见全身症状，可有软弱无力、发热、头痛、流泪、流涎、恶心、呕吐、大汗、视物模糊、发音困难、双足麻木伴刺痛感，以及腹、腿、胸、背等处肌肉痉挛，重症患者血压先升高后降低，呈休克状态，可有瞳孔缩小、意识不清、脉搏缓慢、呼吸困难、谵妄；严重者发生溶血，可致急性肾衰竭、急性呼吸窘迫综合征和弥散性血管内凝血。

**急诊处理** 局部处理：①立即用肥皂水清洗伤口局部，并局部冷敷。位于四肢的伤口，抬高患肢以利回流，可用止血带做近心端绑扎，每隔15分钟放松1分钟。②伤口周围可用糜蛋白酶、利多卡因、地塞米松进行环形封闭，破伤风抗毒素或人破伤风免疫球蛋白预防性治疗。大多数局部反应如此处理有效。

全身处理：①中毒症状重者尽可能用特殊抗毒素，必要时应用氢化可的松或地塞米松解毒。②出现肌肉痉挛者，可应用10%葡萄糖酸钙缓慢静脉推注，有血红蛋白尿时要碱化尿液，大量补液，利尿，防止肾衰竭。③抗毒蛛马血清对严重中毒的患者是必要的。如果症状严重可考虑早期应用血清，药效可持续36小时，疗效显著。抗毒蛛血清加入盐水中15分钟内静脉注射，用前皮试。

**预后** 大多数预后良好。黑寡妇蜘蛛咬伤症状在1~3天内逐渐减弱，但后遗的肌痉挛，感觉异常，激惹症状和无力会持续数周至数月。

**预防** 不养毒蛛宠物，在毒蛛分布区旅游时注意观察，防止咬伤。穿衣服前进行检查抖动。检查床铺，床铺离墙摆放；防止蜘蛛从房外进入。去除进入室内的蜘蛛。化学杀虫剂室内喷洒。

（赵晓东 苏琴）

píyǎoshāng
## 蜱咬伤（tick bite）

人被蜱咬伤所致中毒。蜱又称"壁虱"，属蛛形纲、蜱螨目。有硬蜱科、软蜱科和纳蜱科。全世界已发现硬蜱约700种，中国有100余种；软蜱100多种，中国有10余种；那蜱科仅在非洲发现1种。蜱生活史分为卵、幼虫、若虫、成虫四个时期，在生活过程中需要更换1个或数个宿主，不仅吸血损害皮肤，而且是森林脑炎、Q 热、野兔热、鼠疫、布氏杆菌病及蜱媒出血热、蜱媒斑疹伤寒、非洲蜱咬热等疾病的传播媒介。常叮咬狗、猫、牛、马、鸡等动物，吸吮血液，偶尔叮咬人。常栖居于墙壁、石缝、草地、树林及动物的巢穴处。蜱侵入人体后用喙器刺入皮肤，在体表停留数日，轻者局部出现红斑，重者出现丘疹、水疱等。蜱将唾液中的毒素注入宿主体内，可引起全身症状。

**病因及发病机制** ①蜱唾液含麻痹神经的毒素，毒素进入宿主体内，可引起上行性肌肉麻痹、瘫痪，称之为"蜱麻痹"。如毒素注入颈背、脑、脊髓等附近处，可发生发热、肌肉呈弛缓性瘫痪、不能吞食、呼吸困难直至死亡。②蜱是多种立克次体、细菌、病毒和原虫的携带者。人被咬伤可感染多种疾病。主要有莱姆病、Q 热、科罗拉多蜱热、野兔热、回归热、巴贝虫病、埃里希体病、蜱源性脑炎病毒、克里木-刚果出血热、牛边虫病等。③蜱体内有 α-1,3-半乳糖，人被咬伤可引起超敏反应，肥大细胞增多。

**临床表现** ①局部症状：蜱咬伤常发生在春夏季，被咬后无痛感。叮咬处可出现充血、出血、皮疹、局部发痒、肿痛，日久呈角质化增厚，偶见溃烂不愈，一般不会发生严重后果，大多数病例并不复杂，不传播疾病。但它们附着于皮肤吸血时间越长，传播疾病的机会越大。②全身症状：轻者表现全身无力、步态不稳、共济失调、易激惹、腹泻，重者24 小时后出现上行性弛缓性麻痹，可累及躯干、上肢、颈，出

现言语不清、吞咽困难、反应迟钝或消失，易发生吸入性肺炎。如累及延髓，则可发生呼吸麻痹而引起严重后果。蜱咬性瘫痪为急性进行性弛缓性麻痹或延髓麻痹，随着蜱虫去除，瘫痪可逐渐恢复。有的人可发生高热、毒血症等，一般经过 2~3 周可逐渐恢复。

**诊断与鉴别诊断** 依靠蜱咬伤史和蜱虫鉴定不难做出临床诊断。蜱咬性瘫痪应与吉兰-巴雷（Guillain-Barré）综合征、肉毒素中毒、重症肌无力、低钾血症和脊髓肿瘤鉴别。

**急诊处理** ①发现蜱叮咬皮肤时不可强行拔除，以免撕伤皮肤及防止口器折断在皮内。可用乙醚、氯仿、煤油、松节油、旱烟油涂在蜱的头部或在蜱旁点燃蚊香，数分钟后蜱自行松口，或用凡士林、液体石蜡、甘油厚涂蜱的头部，使其窒息，然后用镊子轻轻把蜱拉出。如取出困难，可外科切除。②去除蜱后伤口要进行消毒处理，如发现蜱的口器断在皮内要手术取出。③在伤口周围以 2%盐酸利多卡因作局部封闭，亦可用胰蛋白酶加生理盐水湿敷伤口，能加速伤口的愈合。④有神经症状者应禁食，静脉补液，以防发生吸入性肺炎，同时静脉滴注糖皮质激素，以减轻中毒症状。呼吸困难时，可给氧气，必要时予呼吸机辅助呼吸。⑤对症治疗，有感染时应用抗生素。

**预后** 大多数蜱咬伤预后良好，感染疾病的概率很低。蜱咬性瘫痪可随着蜱去除而逐渐恢复。

**预防** 不养宠物，牧区和野生动物出没地区旅行时不穿短衣裤，野营时远离畜牧场，帐篷内喷洒驱虫剂。夏秋出行时皮肤涂

擦无毒驱虫剂。

（赵晓东 苏琴）

wúgōng shìshāng

## 蜈蚣螫伤 （centipede sting）

人被蜈蚣螫伤所致中毒。蜈蚣俗称百足虫。属唇足纲，体扁而长，每一体节有一对足，第一对足呈钩状，锐利，称腭足，其末端有爪，内有毒腺，能排出毒液。足刺入皮肤，注入毒液。蜈蚣越大，注进的毒素越多，中毒症状也越重。白天蛰伏在暗处，晚间活动，以蚯蚓、昆虫为食。

**病因及发病机制** 蜈蚣毒液呈酸性，主要含有组胺、5-羟色胺和溶血蛋白，此外还含有酪氨酸、甲酸、游离脂肪酸、胆固醇和角鲨烯等。所含酶主要有蛋白酶、酯酶、羧肽酶、碱性磷酸酶、磷酸二酯酶等。毒液进入人体后，首先使局部细胞肿胀、充血，血管通透性增强、组织水肿甚至坏死。组胺类物质可致全身性超敏反应。

**临床表现** ①局部症状：小蜈蚣螫伤，仅见局部出现红肿、刺痛，皮肤上出现两个淤点，大多数症状 2~3 天内消失。大蜈蚣螫伤局部可出现明显的红、肿、热、痛等炎症反应，可有淋巴管炎和局部组织坏死，中心变黑。②全身症状：①多为大蜈蚣螫伤引起全身中毒，潜伏期为 0.5~1小时，有发热、头痛、头晕、恶心、呕吐、腹痛、腹泻等症状。②循环系统症状：少量毒素能兴奋心肌，大量能使心肌麻痹，出现心悸、胸闷、气促、心电图ST-T 改变、频发室性期前收缩、心率缓慢、体温下降、血压下降等，严重者抑制呼吸中枢。③泌尿系症状：血尿、少尿、无尿、氮质血症、呈现急性肾衰竭的临床表现。平衡障碍、呼吸加快、

呼吸麻痹、出汗、痉挛、谵语等，甚至昏迷，偶有过敏性休克。④消化道症状：早期即有恶心、呕吐，严重时可出现急性肝功能损害。⑤超敏反应：全身瘙痒、皮疹，严重者出现喉头水肿、过敏性休克。

**诊断与鉴别诊断** 蜈蚣螫伤史是诊断的主要依据。很多虫螫伤的早期皮肤病变和感觉相似，故蜈蚣螫伤应与蝎螫伤、蜂螫伤鉴别。

**急诊处理** 局部治疗：①立即选用肥皂水、5%～10%碳酸氢钠溶液、3%氨水等清洗伤口。②冰块外敷可缓解螫伤处疼痛。③严重者于螫伤处皮下注射利多卡因+糜蛋白酶+地塞米松局部环形封闭。④伤口周围消肿、镇痛。

全身治疗：①有超敏反应甚至休克患者，可选用肾上腺素、氢化可的松或地塞米松等治疗。②在急性症状控制后，可酌情给予口服或肌内注射抗组胺类药物，如苯海拉明、氯苯那敏等。③10%葡萄糖酸钙注射液，加入25%～50%葡萄糖注射液内，缓慢静脉注射，对控制肌肉痉挛有效。④其他对症及支持治疗，如镇痛、镇静等，防止筋膜间隙综合征，并适当补液，急性肾衰竭者可给予透析治疗。

**预后** 良好。少数出现过敏性休克，极少死亡。

**预防** 杀死已发现的蜈蚣，室内防潮，驱除其他昆虫，室内保持密封，使用驱虫剂。

(赵晓东 苏 琴)

dúshé yǎoshāng

# 毒蛇咬伤 ( poisonous snake bite ) 人被毒蛇咬伤所致中毒。无毒蛇咬伤后果不严重。

中国已知毒蛇有近50种，剧毒10余种，主要是眼镜蛇科（眼镜蛇、眼镜王蛇、金环蛇、银环蛇），蝰蛇科［分为蝰亚蛇科（蝰蛇）、蝮亚蛇科（五步蛇即尖吻蝮、竹叶青、蝮蛇、烙铁头）］，海蛇科（海蛇）。常见且危害较大的有金环蛇、银环蛇、眼镜蛇和眼镜王蛇，主要分布在长江以南；青环海蛇和长吻海蛇分布在东南沿海；蝰蛇、五步蛇、烙铁头、竹叶青和蝮蛇，主要分布在长江流域和东南、西南各省。

毒蛇的毒液器官在头部，有毒腺、排毒导管和毒牙。咬人时其腭肌收缩，挤压毒腺，毒液经排毒导管输送到毒牙，注入咬伤的创口，经淋巴和血液循环扩散，引起局部和全身中毒。即使蛇毒仅接触黏膜，吸收后也有可能引起中毒。毒蛇咬伤中毒以夏、秋两季多见。毒蛇咬伤诊断并不困难，多数被咬患者因惊恐未看清蛇的外形，多数人也无力判断种类，兼之检查方法不甚健全，确诊并不总是顺利。

**病因及发病机制** 蛇毒属于生物毒素。一种蛇可含有多种有毒成分，但常以一种成分为主。进入人体的毒液，经淋巴和血液循环分布到全身各组织，主要在肝脏代谢分解，以肾排泄为主。蛇毒可对机体神经系统、血液系统、肌肉组织、循环系统、泌尿系统、内分泌系统、消化系统等器官产生广泛作用。

与临床密切相关的蛇毒有神经毒素、血循毒素和细胞毒素。神经毒素主要为β神经毒素和α神经毒素，均可阻滞神经传导引起神经肌肉弛缓性麻痹症状。血循毒素种类很多，分别作用于血液系统的各个部分。蛇毒促凝因子（如蝰亚科蛇毒的第X、V因子激活剂）使血液凝血块和微循环血栓形成，引起弥散性血管内

凝血。细胞毒素（又称心脏毒素、膜毒素、肌肉毒素、眼镜蛇胺等）的作用机制尚不完全明了。蛇毒导致机体中毒的其他机制还包括蛇毒透明质酸酶使伤口局部组织透明质酸解聚、细胞间质溶解和组织通透性增大，除引起局部肿胀、疼痛等症状外，还可使蛇毒毒素更易于经淋巴管和毛细血管吸收而进入血液循环，产生全身中毒症状；蛇毒蛋白水解酶可损害血管和组织，同时释放组胺、5-羟色胺、肾上腺素等多种血管活性物质；蛇毒作为异种异体蛋白进入人体后可引起超敏反应。

**临床表现** 症状轻重与毒蛇种类、排毒量、毒力、毒液吸收量、被咬伤部位、中毒途径、就诊时间等密切相关。毒液由注入体内到出现全身中毒症状约需30分钟。个别情况毒液直接注入血管则极快出现。

**局部症状** 咬伤局部可见两颗较大呈".."形或"::"形的咬痕，毒蛇体形越大，牙距越宽。神经毒局部症状可不明显，无红肿痛或起初有轻微痛和肿胀，不久就会出现麻木，牙痕小且不渗液。血液毒局部肿胀疼痛，轻者血自牙痕或伤口处流出难以凝固，重者伤口流血不止。细胞毒作用的局部表现有剧痛、红肿、水疱、坏死及溃烂。

**全身症状** 神经毒素中毒的表现包括四肢无力、吞咽困难、言语不清、复视、上睑下垂、呼吸浅慢、窒息感、瞳孔对光反射与集合反射消失、昏迷、呼吸麻痹、自主呼吸停止、心脏骤停。血液毒素中毒为机体凝血功能障碍，累及全身多系统，甚至脑出血。合并弥散性血管内凝血时除全身出血外甚至休克，血管内溶血时出现黄疸、酱油样尿，严重

者急性肾衰竭。凝血功能检查是血液毒素中毒的可靠指标。竹叶青、烙铁头、五步蛇以及红脖游蛇咬伤可出现弥散性血管内凝血样综合征。蝰蛇、蝮蛇咬伤常合并弥散性血管内凝血，甚至多器官功能障碍综合征。细胞毒素中毒为局部肿胀，可延及患肢甚至躯干，坏死溃烂可使患者肢残；全身疼痛并出现全身炎症反应综合征，心肌损害出现心功能不全，如眼镜蛇咬伤。横纹肌破坏可出现肌红蛋白尿合并肾功能不全，如海蛇咬伤。

**诊断与鉴别诊断**　毒蛇一般头大颈细，头部呈三角形，尾短而突然变细，身上花纹色彩鲜艳，上颌长有成对毒牙。无毒蛇一般头呈钝圆形，颈细，尾部细长，体表花纹不很明显。毒蛇咬伤后伤口局部常留有一对大而深的牙痕，牙痕可呈紫黑色（银环蛇和海蛇除外），局部及全身症状也较明显。

按区域毒蛇咬伤流行病学特点结合临床表现对判断蛇种和治疗有一定指导意义。一般从局部伤口的特点，可初步区别神经毒的蛇伤和血液毒的蛇伤。按牙距及牙痕形态可进一步判断毒蛇的种类。临床表现类型是鉴别诊断的重要依据，如呼吸肌麻痹常见于银环蛇、金环蛇、眼镜蛇、眼镜王蛇、海蛇咬伤；循环衰竭常见于蝰蛇、五步蛇、蝮蛇、烙铁头咬伤致凝血功能障碍，或眼镜蛇、眼镜王蛇等咬伤致心脏毒；急性肾衰竭常见于蝰蛇、五步蛇、蝮蛇、海蛇咬伤。有些毒蛇咬伤后症状出现有一定的特点，如眼镜蛇咬伤后瞳孔缩小、伤口很快闭合变黑，蝰蛇咬伤后较早即出现血尿，蝮蛇咬伤后出现上睑下垂、复视、血红蛋白尿。

诊断和鉴别诊断的难点是，城市尤其在大中城市，除了南方城市和治疗蛇伤专业医院，毒蛇咬伤并不多见，人群（包括临床医师）并不熟悉蛇的种类，迅速、准确判断蛇伤类型并不容易。

**处理**　包括以下内容。

**现场急救**　保持安静和镇定。要初步判断是否毒蛇咬伤，如一时鉴别不清是否毒蛇咬伤，即应先按毒蛇咬伤进行初步处理和密切观察。局部绑扎：被毒蛇咬伤的肢体应限制活动，在伤口上方的近心端肢体，伤口肿胀部位上方用绷带压迫，阻断淋巴回流，可延迟蛇毒扩散。避免用止血带，以免影响结扎远端肢体的血液供应，引起组织缺血性坏死。

**局部急诊处理**　及时冲洗伤口：可用高锰酸钾溶液、3％双氧水、生理盐水、肥皂水或呋喃西林溶液，冲洗后可行伤口局部湿敷。也可用50％硫酸镁湿敷肿胀部位。冲洗时可用负压吸引。局部解毒用药：①胰蛋白酶，为蛋白水解酶，能直接破坏多种蛇毒中的蛋白质，是一个广谱解毒剂。用法：胰蛋白酶以普鲁卡因（皮试不过敏者）稀释，在伤口及周围皮下进行浸润注射或环形封闭。注射后严密观察病情，以防止超敏发生。宜早用，并可酌情重复使用。可用糜蛋白酶代替胰蛋白酶使用。②依地酸钙钠，能与蛇毒蛋白水解酶中的金属离子螯合，形成无毒性金属螯合物自尿中排出，清除蛋白水解酶的毒性。可尽早用依地酸二钠注射液冲洗伤口，或加普鲁卡因做伤口及周围皮下浸润注射。③用相应的抗蛇毒血清、地塞米松、利多卡因加入生理盐水中，于结扎上方做环形浸润封闭。④蛇药局敷。

早期足量应用抗蛇毒血清抗蛇毒血清是中和蛇毒的特效解毒药，应尽早静脉使用。对已确认何种毒蛇咬伤，应选用单价抗蛇毒血清；不能确定毒蛇的种类，可选用多价抗蛇毒血清（中国尚无）；对无特异性抗蛇毒血清的毒蛇咬伤，可选用同科属的抗蛇毒血清。目前，中国正式生产的抗蛇毒血清有抗眼镜蛇毒血、抗银环蛇毒血清、抗五步蛇毒血清、抗蝮蛇毒血清四种。

**中医蛇药**　南通蛇药（即季德胜蛇药）、上海蛇药、广东蛇药、广西蛇药、湛江蛇药、云南蛇药、福建蛇药等，可及时选用。

**对症治疗和防治并发症**　包括注射呋塞米或甘露醇利尿，必要时应用血液净化疗法加速蛇毒排出；及时行气管插管或气管切开，正确应用呼吸机抢救呼吸衰竭；常规注射破伤风抗毒素酌情应用抗生素防治感染；糖皮质激素大剂量及短疗程应用，对抗毒血症、组织损伤、炎性反应、超敏反应和溶血；救治重要器官出血；纠正低血压，抗休克；输液、输血，补充血容量；纠正酸中毒和高钾血症；抗心律失常；防治急性肾衰竭、心力衰竭、肝衰竭；防止弥散性血管内凝血；心脏骤停时的心肺脑复苏等综合措施。

**预后**　毒蛇咬伤严重的威胁居民身心健康，中国全年被蛇咬伤者达10万人次，病死率为5％～10％。

**预防**　应在毒蛇危害大的地区，采取积极的预防措施，尽量减少蛇咬伤的发病率，降低病死率。首先要建立健全的蛇伤防治网，从组织上及人力上予以落实，做到任务明确，专人负责。其次要发动群众搞好住宅周围的环境卫生，消灭毒蛇的隐蔽场所，经常开展灭蛇及捕蛇工作。要普及预防蛇伤的基本知识。野外从业人员，进入草丛前，应先用棍棒驱赶毒蛇，在深山丛林中作业与执勤时，要随时注意观察周围情况，及时排除隐患，应穿好长袖上衣、长裤及鞋袜，必要时戴好草帽。遇到毒蛇时不要惊慌失措，应采用左、右拐弯的走动来躲避追赶的毒蛇，或是站在原处，面向毒蛇，注意来势左右避开，寻找机会拾起树枝自卫。四肢涂擦防蛇药液及口服蛇伤解毒片也能起到预防蛇伤的作用。

（赵晓东　刘红升）

**yǎnjìngshé yǎoshāng**

**眼镜蛇咬伤**（cobra bite）　人被眼镜蛇咬伤所致中毒。一般多见于四肢，并在伤口中注入毒液。眼镜蛇又称吹风蛇、蝙蝠蛇、饭铲头。头部椭圆形如匙状，状如眼镜，颈部扁平扩展时更加明显。栖于平原、丘陵等地带，白天活动。中国的眼镜蛇大多是指眼镜王蛇，中大体型毒蛇，长者可达2m，黄褐色至深灰黑色，头部椭圆形，兴奋或发怒时头昂起且颈部扩张呈扁平状，状似饭匙，颈部背面有白色眼镜架状斑纹，体背黑褐色，间有黄白色横斑，同时发出"呼呼"声。被咬者若不及时、正确救治，通常很快死亡。

**发病机制**　眼镜蛇是腺管牙类毒蛇，其毒液是神经和血液混合毒。神经毒素：以神经毒素为主的是突触后神经毒素，可与运动终板的乙酰胆碱受体结合，使运动神经末梢释放的乙酰胆碱对该受体不发挥作用（箭毒样作用），导致骨骼肌松弛。通过磷脂酶$A_2$作用于前突触，阻断神经肌肉传导，引起骨骼肌和心肌损伤。血循毒素：多种成分精氨酸酯酶、蛋白水解酶、卵磷脂酶$A_2$等能破

坏血管壁及肌肉组织，影响机体血管舒缩运动，锌金属蛋白激活凝血酶原形成凝血酶，促进血液凝固，在毛细血管内形成血栓，致血流缓慢，各器官组织缺氧。其综合作用使血液内的红细胞溶解及毛细血管内皮细胞破坏，引起广泛溶血和出血。

**临床表现**　眼镜蛇毒素分子量小，咬伤后迅速进入血液循环，发病很快。少见情况是眼镜蛇毒接触眼，通过角膜吸收后引起全身症状。①局部表现：毒牙痕间距较大，为1.5~3.5cm，伤口很快闭合变黑。咬伤处有麻痒感及轻度的灼痛和肿胀，麻木感沿同侧肢体呈红丝线样向心扩散；严重时波及对侧，亦可出现瘫痪。患肢明显肿胀常伴淋巴结肿大，并有水疱和血疱，甚至皮下淤血、淤斑。局部常呈湿性坏疽，伴继发感染。②全身症状：一般在咬伤后0.5~7小时出现，发展迅速。可有头痛、眩晕、流涎、恶心、呕吐、胸闷、复视、视物模糊、上睑下垂、烦躁或嗜睡，视、听、嗅、味等感觉异常或消失，声音嘶哑、咽腭麻痹、言语不清、牙关紧闭、吞咽困难、共济失调等，多因呼吸衰竭、循环衰竭及急性肾衰竭而死亡。

**诊断**　根据蛇外形识别、流行病学特点及临床表现可以判断。

**处理**　现场处理及急诊处理，见毒蛇咬伤。①应用抗蛇毒血清：早期应用抗眼镜蛇毒血清是治疗眼镜蛇咬伤的关键。用药前需做血清过敏试验，如有超敏反应可先静注地塞米松；若病情危重（如已行气管插管人工呼吸）可不做皮试，准备两条静脉通道，一条应用抗蛇毒血清加入生理盐水中静滴，并在2小时内滴完，另一条应用地塞米松加入生理盐水

中静滴，以防发生超敏反应。此法为边脱敏边治疗，可达到早治疗早获效的目的。②重症患者给予血浆置换、大剂量糖皮质激素联合山莨菪碱有防治全身炎症反应综合征和多器官功能障碍综合征的效果。③局部组织坏死是眼镜蛇咬伤后的严重并发症，重者多造成肢体残疾或功能障碍，后期局部护理也十分重要。对于不可存活的坏死组织宜早期清创，全身或局部抗感染治疗。

（赵晓东　刘红升）

**shānhúshé yǎoshāng**

**珊瑚蛇咬伤**（coral snake bite）　人被珊瑚蛇咬伤所致中毒。珊瑚蛇是眼镜蛇属，中小体型，最长也只有15cm。分布于北美南部、中、南美洲。有亮丽体纹，以黑色为基调色，表面配有鲜艳的红色、黄色、白色斑纹，错落交替，十分醒目。栖息于阴暗处或洞穴中，行动隐秘，夜间活动，不具主动攻击性，遇到骚扰多选择逃匿。

**发病机制**　在美国，珊瑚蛇毒素对人类的危害仅次于眼镜蛇，其蛇毒主要含强烈的神经毒成分，可引起神经肌肉传导阻滞，麻痹生物的呼吸器官。其毒液缺乏蛋白溶解酶活性，故咬伤部位的症状轻微。

**临床表现**　局部症状：疼痛和肿胀轻微或缺如且常短暂，附近肌肉无力，随后出现共济失调和全身虚弱无力。全身症状：可延迟到8~24小时出现，包括恶心、呕吐、出汗、发热、全身乏力虚弱、感觉异常、肌肉自发性收缩、精神状态改变、低血压和休克。创口周围常有感觉异常，数小时内肢体乏力明显。可有明显虚弱和嗜睡，感觉可有变化，包括欣快感和倦睡。脑神经麻痹

可出现上睑下垂、复视、视物模糊、发音障碍和吞咽困难及多涎，随后出现呼吸窘迫和肌肉搐搦。一旦神经中毒效应出现，抗蛇毒素很难使之逆转。

**诊断** 依据蛇外形识别、流行病学特点及临床表现。

**急诊处理** 见毒蛇咬伤。抗眼镜蛇毒血清可中和毒性，用于大多数患者。注射破伤风抗毒素，有时需要用抗生素。珊瑚蛇咬伤的一般治疗与其他毒蛇咬伤相同。如果出现呼吸困难，需要提供辅助呼吸。可使用珊瑚蛇咬伤特效的抗蛇毒药。

（赵晓东 刘红升）

**fùshé yǎoshāng**

**蝮蛇咬伤**（viper bite） 人被蝮蛇咬伤所致中毒。蝮蛇又名土蛇、大公蛇、地皮蛇，因其色泽似土而得名。头呈三角形，吻端圆，背面为灰褐或深褐色，腹面灰白，头背有一深色的"八"形斑，尾圆而钝，全长 40～60cm，生活在平原、丘陵、山区等地带中，多在早、晚活动。在中国，除西藏、青海、云南省外均有发现，为剧毒蛇中分布最广的一种。蝮蛇咬伤多见于夏秋季节。

**发病机制** 其毒液是以血液毒素为主的血液、神经毒素。毒液里的酶能破坏血管壁及肌肉组织，影响机体血管舒缩运动，以及其他毒性物质的综合作用，使血红细胞溶解及毛细血管内皮细胞破坏，引起广泛溶血和出血，可致心肝肾肺功能衰竭。

**临床表现** ①局部表现：肿胀疼痛、皮下淤血、组织坏死。②全身症状：呼吸肌麻痹、缺氧、二氧化碳潴留、酸中毒、严重感染、全身肌肉酸痛、四肢麻木无力，甚至瘫痪及上睑下垂、视物模糊或复视，张口、吞咽及发音

困难、呕吐、腹胀、腹泻。蛇毒可直接或间接损害心肌，导致心肌炎，使血液循环障碍、血压下降、休克、心力衰竭；蛇毒还可促进纤维蛋白原转化为纤维蛋白，形成凝血沉积于毛细血管，加之溶血毒素出现溶血，直接损伤肾小球及肾小管，引起急性肾衰竭。

**诊断** 根据蛇种类识别、蛇咬伤史、临床表现，特别是特征性体征复视，可诊断。实验室检查可见白细胞增多伴中性粒细胞中毒颗粒，血钾增高，血清丙氨酸转氨酶活性增高，尿蛋白、红细胞和白细胞颗粒管型。心电图检查可见有 ST 段下降，T 波平坦或倒置等。

**处理** 包括现场处理和急诊处理：见蛇咬伤。①抗蝮蛇毒血清静脉滴注：及时使用抗蝮蛇毒血清是治疗首选药物，需做过敏试验。②呼吸衰竭治疗：早期给氧，及时清除痰液，保持呼吸道通畅，维持通气功能。若有呼吸肌麻痹应及时气管插管或气管切开，行辅助呼吸。③急性肾衰竭的治疗：给予碳酸氢钠碱化尿液，维持尿 pH 7.10～7.15。利尿药促毒素及代谢产物排泄，急性肾衰竭时可进行血液透析。④急性心肌损害的治疗：早期保护心肌，积极对症治疗。⑤出凝血系统损害治疗：蝮蛇咬伤除肿胀、皮下淤血、淤斑等表现外，部分患者有血凝指标异常等，最短在伤后 4 小时出现。输注血浆，严重者可血浆置换改善预后。⑥抗组胺药治疗：用抗组胺药对抗炎症介质，不仅可减轻中毒症状，而且有消除局部肿胀作用。⑦糖皮质激素治疗：常规及早大剂量应用。⑧抗生素治疗：一般用广谱抗生素。若体温不能控制或有败血症，应做细菌培养及药物敏感试验，

选用针对性抗生素。

（赵晓东）

**hǎishé yǎoshāng**

**海蛇咬伤**（sea serpent bite） 人被海蛇咬伤所致中毒。海蛇与陆地蛇类相似，颜色及表面花纹不同，尾部略扁平，受到惊扰有攻击行为。喜欢游动于冷流之中，有地域防御性。引起的损伤的主要是骨骼肌，而不是神经系统。

**发病机制** 海蛇都是毒蛇，且蛇毒毒力很强。海蛇毒液中的主要成分是 α 神经毒素，此外还含有磷酸二酯酶、磷脂酶、透明质酸等。α 神经毒素主要作用于骨骼肌突触后膜上的烟碱型乙酰胆碱受体，阻断突触后神经传递。

**临床表现** 海蛇咬人后不是每次都放出毒液，受伤者可能只有被咬伤的症状而无中毒症状。如果中毒，在数分钟至数小时出现疼痛、僵直或运动时有疼痛的症状。严重时脊髓与运动神经的麻痹状态呈全身发作，表现为全身软弱无力。上睑下垂为早期主要症状，易被误认为是昏睡，但神志仍清醒，直到呼吸系统麻痹。口渴，咽喉烧灼感，全身发软，出汗，瞳孔散大，呕吐。眼球运动肌麻痹，牙关紧闭，甚至不能伸舌。

**诊断** 根据被蛇咬伤病史及临床表现。一般可见 2 个牙痕，伤口浅小，无流血或少量流血，多数不红、不肿、不痛或轻微疼痛；可有头晕、视物模糊、全身肌肉酸痛乏力、上睑下垂、视物模糊、流涎、张口、吞咽和发音困难，呼吸浅促、发绀，甚至呼吸停止。尿呈深褐色，或少尿、无尿；蛇咬伤后出现急性呼吸衰竭和肾衰竭。

**急诊处理** 患者应保持冷静，呼喊求救。不要随意挤压伤口或

随意吸吮、切割伤口。缓步返回营地。用清水、肥皂水、冷盐水、1:1000高锰酸钾液或1:4000呋喃西林液等反复冲洗伤口，若条件限制，也可用海水冲洗伤口。若发现毒牙及时拔除，用拔火罐等方法促进毒液排出。用胰蛋白酶进行局部封闭水解局部蛇毒。必要时可应用抗蛇毒血清，并根据病情对症处理。

**预防** ①避免骚扰、接触有毒海洋生物。②加强个人防护。海滩采集海物时穿胶鞋、长裤并扎裤腿，戴胶皮手套；对辨认不清的海生物不要随便拣拾，更不要误食。③受伤后应辨明致伤生物种类，及时处置。

（赵晓东　果应菲）

kàngshédú xuèqīng

**抗蛇毒血清**（antivenom） 蛇毒免疫动物所获、能特异性结合蛇毒的免疫球蛋白。血清是特异性抗体的载体，抗体能与相应蛇种的蛇毒毒素结合，形成无毒性的抗原抗体复合物，发挥解毒作用。

**适应证** 抗蛇毒血清作为中和蛇毒特效解毒药，用药后起效迅速，已成为治疗毒蛇咬伤的首选特效药物。中国大陆已生产的抗蛇毒血清产品有：抗蝮蛇毒血清、抗五步蛇毒血清、抗银环蛇毒血清、抗眼镜蛇毒血清、抗金环蛇毒血清、抗蝰蛇毒血清。对无特异性抗毒血清的毒蛇咬伤，可选同科属蛇毒抗毒血清或多种联用，如眼镜王蛇咬伤联用抗银环蛇毒血清与抗眼镜蛇毒血清，竹叶青、烙铁头咬伤可用抗蝮蛇毒血清、海蛇咬伤可用抗银环蛇毒血清、抗眼镜蛇毒血清与抗蝰蛇毒血清联合。

**禁忌证** 无绝对禁忌证。过敏皮试阳性为相对禁忌。皮内试验可有假阳性或假阴性。有学者主张对危重病例，为争取抢救时机，可在加用较大剂量糖皮质激素的基础上注射抗蛇毒血清，取消皮试。

**治疗方法** 抗蛇毒血清一般用静脉注射，也可用5%葡萄糖溶液稀释后静脉滴注。应用抗蛇毒血清前应先做皮内试验，反应阴性者方可使用。少数患者在注射抗蛇毒血清过程中或注射后可出现超敏反应，因此，应用抗蛇毒血清前必须准备好肾上腺素、人工呼吸气囊等抢救物品。应用抗蛇毒血清前及注射过程中予抗组胺药、糖皮质激素，可能有助于防止或减轻超敏反应。皮内试验阳性者若必须应用，可常规脱敏，用小剂量抗蛇毒血清开始缓慢滴注，观察15~20分钟，若无超敏反应，再将全剂量抗毒血清加入滴注；如有反应，可调节滴速进行脱敏。此法具有过敏试验、治疗、脱敏的三重作用。抗蛇毒血清一般应在毒蛇咬伤后6~8小时内应用，早用药、首次足量疗效更显著。若患者病情进行性加重，应重复应用或重新评估毒蛇种类，必要时联用多价抗蛇毒血清。

**不良反应** ①过敏性休克：可在注射中或注射后数分钟至数十分钟内突然发生。患者突然表现沉郁或烦躁、脸色苍白或潮红、胸闷或气促、出冷汗、恶心或腹痛、脉搏细速、血压下降、重者神志昏迷虚脱，如不及时抢救可以迅速死亡。轻者注射肾上腺素后即可缓解；重者需输液输氧，使用升压药维持血压，并使用抗过敏药物及糖皮质激素等进行抢救。②血清病：超敏反应所致，主要症状为荨麻疹、发热、淋巴结肿大、局部水肿，偶有蛋白尿、呕吐、关节痛，注射部位可出现红斑、瘙痒及水肿。可在注射后7~14天发病。亦有在注射后2~4天发病。应对症治疗，可使用钙剂或抗组胺药物，一般数日至10余日即可痊愈。

（赵晓东　刘红升）

hǎiyáng dòngwù yǎoshìshāng

**海洋动物咬螫伤**（marine animal bite or sting） 人被海洋动物咬伤或螫伤所致中毒。海洋动物门类繁多，形态结构和生理特点各不相同。某些海洋动物如鲸鱼、鲨鱼有可怕的进攻性，可给人类带来巨大伤害甚至于死亡，但可避免。目前，有些海洋动物伤人主要是餐饮机构和家养宠物鱼类。

**病因及发病机制** 在近岸海域、浅海中经常遇到的损伤和致伤因素包括：①咬伤，如鲨鱼、海蛇、海鳗、竹梭鱼、章鱼和带鱼等。②螫伤中毒，如蹼鱼、石头鱼、狮子鱼、鳗鲶、臭肚鱼、粗皮鲷、刺河豚、水母、海胆等。③被带有硬壳的贝类造成的夹伤、刮伤、切割伤等。人体被有毒生物攻击后，毒液经过破损皮肤进入人体，引起机体一系列病理生理反应，如蛋白质变性、神经传递功能阻滞、溶血和各种血管活性物质释放等。

**临床表现** 不同生物致伤后临床表现不尽相同。被鲨鱼、海蛇、海鳗、竹梭鱼等有锋利牙齿、攻击性强的大型鱼类咬伤后主要临床表现可能为皮肤软组织挫裂伤，可伴大出血，如伤口大、出血多可能需急诊手术治疗，同时可能出现感染等。水母、海胆等虽无利牙，但其毒素可造成局部红肿、瘙痒、疼痛、水肿、红斑、脱皮、水疱及脓疱，重者可能引起肌肉或关节疼痛、肌肉坏死、呼吸困难、发热、畏寒、腹泻、意识障碍、腹痛、腹泻、四肢麻木和剧痛、休克、肺水肿，甚至死亡。

**急诊处理** 首先清洁伤口，紧急时可用嘴吸出毒液，但注意不能误咽毒液。肢体近心端绑扎可防止毒素上行，扎止血带时注意定时放松。应用盐水冲洗，清除伤口中的棘皮碎片。保持伤口清洁，避免感染造成伤势加重。使用药物中和毒性和缓解症状，如稀氨水、醋、双氧水等。疼痛严重者可局部封闭或镇痛，注射破伤风抗毒素。中毒严重出现休克和呼吸困难应予吸氧、抗休克。若伤口过大需做缝合，对损伤的肌腱和神经、血管，按手术原则加以标识，留待后期处理。

(赵晓东　姚亚宾)

ruǎntǐ dòngwù shìshāng

# 软体动物螫伤 (mollusk sting)

人软体动物螫伤所致中毒。软体动物在海洋、陆地中分布广泛，体外大多覆盖贝壳（俗称"贝类"），日常生活中人们所熟悉的腹足类（如蜗牛、田螺、蛞蝓）、双壳类（如河蚌、毛蚶）、头足类（如乌贼、章鱼）等都属软体动物。

**病因及发病机制** 已发现的有毒软体动物达数十种，但大多数是因食用后中毒，仅少数是接触后中毒。导致后一种中毒的是弓舌族类，有复杂的鱼叉状箭型毒器。弓舌族分为三科：芋螺科、塔螺科和笋螺科，仅芋螺科可通过螫刺伤使人类中毒，主要分布在热带和亚热带海洋中。有毒芋螺科主要通过鱼叉状毒箭（小齿）刺向被攻击体。毒箭在一特有的囊袋中产生和贮存。当遇到危险时，毒箭便通过咽喉到达吻部末端，中途装入毒腺产生的毒素，最后从吻端向被袭击机体射击。该毒素是一种不耐热的肌肉毒素。

**临床表现** 人体被软体动物刺伤后，产生点状伤口，局部剧痛和灼热感，继而伤口周围肿胀、红斑，严重者痛觉逐渐过渡到麻痹，并播散到全身（最常见是口唇部）。少数被软体动物刺伤的患者出现全身症状，包括肌肉麻痹、视觉障碍、吞咽困难、感觉异常、呕吐、心力衰竭，甚至死亡。

**急诊处理** 局部伤口处理和一般对症、支持治疗，尚无特效治疗方法。对伤口进行清洁，将受伤局部浸泡于 $43\sim46℃$ 的热水，破坏毒素。出现呼吸肌麻痹时应行气管插管和呼吸机辅助正压通气。

**预防** 因软体动物螫刺伤而中毒者极罕见，但因其潜在致命性，在海边居民、工作或旅游人员应警惕此类损伤。收集美丽的贝类时应特别谨慎，最好戴皮手套作业。

(赵晓东　姚亚宾)

qiāngcháng dòngwù shìshāng

# 腔肠动物螫伤 (coelenterate sting)

人被腔肠动物螫伤所致中毒。伤人器官是触手。伤人时触手末端带毒的细线从刺丝囊中伸出，刺入人体。珊瑚虫、海葵、海蜇等很多腔肠动物触须上的刺丝囊都相当发达，一根触须能发射出上千个能刺透皮肤的刺丝囊，内含毒液。

被腔肠动物螫伤后临床表现因人而异，有的人被螫伤后症状轻微，有的人则出现严重症状、甚至死亡。中毒症状一般于接触后立即产生，局部红肿、瘙痒、疼痛、水肿、红斑、脱皮、水疱及脓疱，可能引起肌肉或关节疼痛、肌肉坏死、呼吸困难、发热、畏寒、腹泻、意识障碍、腹痛、腹泻、四肢麻木和剧痛、休克、肺水肿乃至死亡。海蜇螫伤后局部可出现红肿、片状红斑或风团，严重者会有大片红斑或鞭打样条斑，中间可夹杂散在丘疹，可有散在溃疡，约10%的患者存在伤侧肢体淋巴结肿大、压痛，严重者可出现过敏性休克或暴发性肺水肿。

急诊处理包括局部处理和全身症状处理。大部分腔肠动物中毒以皮炎或超敏反应为主，只需进行清洗。有的地方用氨水或醋涂敷伤口。也可使用肉食软化剂、小苏打、硼酸、柠檬汁或无花果汁、酒精和很多其他物质来减轻疼痛。一般采取下列治疗措施：①在伤口处浇海水（不要用淡水或冷水）。②用镊子等取出残留的触手或用剃须刀剃除触手和小刺。③受伤部位浸泡在一半水、一半醋的溶液中30分钟。④用小苏打粉撒在伤口，再用锋利的刀小心刮掉粉末。⑤再次在醋中浸泡伤口。⑥涂上含抗组胺、镇痛药和糖皮质激素软膏。更严重的反应需要输氧辅助呼吸治疗。严重的疼痛和肌肉痉挛需静脉给药。发生喉头水肿、呼吸困难的患者，必要时可行气管插管或气管切开术。

(赵晓东　姚亚宾)

shuǐmǔ shìshāng

# 水母螫伤 (jellyfish sting)

人被水母螫伤所致中毒。水母分布于世界大多数海洋，全世界约有1万种不同品种，通体透明或半透明，伞盖下有无数触须，其上有密集的刺丝束囊，内含毒液，毒性因水母种类而异。

**发病机制** 毒液成分包括类蛋白、肽类、强麻醉药、5-羟色胺和四氨铬物等。水母螫人时，其刺丝囊内刺细胞刺破皮肤并释放毒液，引起皮炎，严重者出现全身反应，可能导致死亡。

**临床表现** 人被水母螫伤后，因水母的种类和个人的敏感性不同，反应有较大差别。多数人立即感到触电样刺痛、麻木、瘙痒及烧灼感，但不甚严重。经过数小时至12小时内，局部产生线状排列的红斑、丘疹，甚至出现大疱、糜烂、坏死甚至出血性皮疹，通常皮疹局部显著灼痛、刺痒。少数人群可出现荨麻疹样皮疹，大量新皮疹可出现于受伤后72小时，持续10~14天。个别严重者可伴有全身症状，如倦怠、肌肉疼痛、胸闷、气促、心悸、低热、口渴、出冷汗等。极少数对毒素敏感或被强毒性水母螫伤可出现心悸、呕吐、腹痛、腹泻、呼吸困难、烦躁不安、血压下降、咳血性泡沫痰等。若抢救不及时，甚至会因肺水肿、过敏性休克而死亡。

加工水母时，接触部位也可发病，如手指、前臂，皮疹多由水肿性红斑、丘疹、丘疱疹组成。澳大利亚的海黄蜂（钟型水母）、箱水母、灯水母带有对人类最毒的动物毒素，被它们螫伤，会在数分钟因为呼吸停止、心律失常、血压极度降低（休克）而死亡。箱水母螫伤几乎无生存病例。

**诊断**　海水浴者、潜海者、渔民、水母加工工人有疑似水母接触史，出现上述临床表现即可诊断。

**急诊处理**　①清除毒物：尽快用毛巾、衣服、泥沙擦去黏附在皮肤上的触手或毒液，清除刺丝囊，亦可用海水冲洗。②碱性溶液冷敷螫伤处：可用5%~10%碳酸氢钠溶液、明矾水或1%氨水。不要用淡水或酒精，以免刺激刺丝囊排出毒液。对皮疹可用收敛剂消炎止痒。肢体近端结扎。③医院诊治：情况允许后尽快到当地医院治疗。应用抗组胺类药物如氯苯那敏等有一定作用。重

症者病情发展迅速，救治是否及时是成功与否的关键因素。若有呼吸困难、过敏性休克，可用糖皮质激素及抗组胺药，保持呼吸道通畅、给氧、建立静脉通道，必要时行心肺复苏。

**预后**　一般无生命危险。若被螫面积较大，可出现严重的呼吸困难、麻木、表情淡漠、脉搏细数、血压下降、腹肌痉挛、肌肉疼痛等全身反应，预后不良。

**预防**　加强安全防护宣传。在安全水域游泳，若遇水母尽量避开，切勿触摸。穿好防护服。水母加工者注意个人保护。

（赵晓东　陈春鸣）

hǎikuí shìshāng

## 海葵螫伤（sea anemone sting）

人被海葵螫伤所致中毒。海葵目属腔肠动物门六放珊瑚亚纲，有1000种以上。广布于全世界多数海洋中。一般为单体，无骨骼，富肉质，因外形似葵花而得名。

**发病机制**　海葵的体壁与触手均有刺细胞，含有刺腺囊，可分泌多种毒液，接触海葵后刺腺囊刺入皮肤释放毒液而引起损害。海葵毒液含多种毒素，如类似神经毒的物质、龙虾肌碱和蛇毒的催眠毒素。有的作用于离子通道受体，如ATX Ⅰ、ATX Ⅱ、ATX Ⅲ、ShK、BgK；有的具有溶细胞功能，如Eqt Ⅰ、Eqt Ⅱ、Eqt Ⅲ等；有的还是蛋白酶抑制剂。

**临床表现**　各种海葵螫伤的严重程度、症状轻重不一，即使被同一种海葵螫伤，皮炎症状轻重也因人而异。工人在养护海产、下海捕捞若遇上海葵，在皮肤接触部位常突然感到刺痛和烧灼感，很快出现米粒大红色风团或融合成片，风团约1小时消退，留有丘疹，4~8小时后出现痒感，丘

疹增大成为丘疱疹或水疱，抓破后有渗液，经2~3周脱痂留有色素沉着或形成苔藓样变。

**诊断**　有潜海接触海葵史或养护海产、下海捕捞史，皮肤突感刺痛和烧灼感，很快出现米粒大红色风团或融合成片的皮疹，应考虑海葵螫伤。

**急诊处理**　重视局部的处理。①清除毒物：用毛巾、衣服、泥沙擦去黏附在皮肤上的海葵刺。若能看见嵌在皮肤里的刺，将其拔出，若不能拔出，则要尽快请医师处理。②用热水清洗局部：使用热水袋或浸入热水中30分钟驱出毒素。经早期处理后，局部创面应保持干燥、无菌。海葵刺非常细小，几乎看不见，刺伤后也许会很痛，但通常会消失，若数小时后疼痛或肿胀仍持续存在，则去急诊就医。患者应保持安静，疼痛明显者用盐酸依米替丁或利多卡因局部封闭。皮损面积大、全身反应严重者（一般在螫伤后2~4小时内反应达高峰），及时给予抗组胺药和糖皮质激素，输液加快毒素排泄，并严密监测伤者的病情防止过敏性休克。

**预后**　海葵螫伤后皮炎经2~3周脱痂留有色素沉着或形成苔藓样变。

**预防**　①做好宣传，加强防护：不能用手直接抓取或捕捞海产物；不能随便捡拾或用手触摸海滩上不明种类海生物；海水浴者要选择洁净水区，并在浴场架设严密的网具以防海葵进入，并备有急救设施。②一旦被螫尽快去除粘在皮肤上的触手。

（赵晓东　陈春鸣）

hǎidǎn shìshāng

## 海胆螫伤（sea urchin sting）

人被海胆螫伤所致中毒。海胆广泛分布在世界各海洋，以印度洋

和西太平洋海域的种类最多，从浅水区到7000米深水中都有。有850多种，中国沿海有150多种，属棘皮动物类。海胆有背光和昼伏夜出习性，靠棘刺防御敌害。刺长短、锐钝、结构各不相同，伤后表现也不相同。

**发病机制** 海胆棘刺是表皮下结缔组织的一种钙化的柱状突起，有些种类具有毒腺，有些热带种类的毒液尚含有神经毒素。许多种类的海胆均可借其棘刺刺进皮肤，释出毒液，引起剧痛及炎性损害。棘刺脆弱易折，刺入皮肤后其尖部常残留皮内，数月后局部可出现异物肉芽肿反应，一些敏感者可诱发肉样瘤样肉芽肿，也可由于表皮碎片植入伤口深处引起皮样包涵体。人和动物被海胆棘刺螫伤后可引起中毒，出现呼吸困难、肌肉麻痹、抽搐等症状，甚至死亡。

**临床表现** 取决于海胆的种类、刺伤的部位、时间、严重程度和机体敏感状态。

皮炎 刺伤后立即感到灼热、剧痛，持续数小时，并见有皮肤出血，不久在伤口周围出现水肿性红斑，偶有水疱，经1~2周皮疹逐渐消退，属速发型超敏反应。

肉芽肿性结节 是一种迟发型反应，刺伤后1年内于局部出现圆形、0.2~0.5cm大小的坚硬结节，单发或多发。结节表面呈疣状，质地坚硬，呈淡红色或青色，以后变黄褐色，表面角化，有的结节表面呈火山口状，一般不痛或仅轻度压痛，棘刺尖端残留皮肤异物肉芽肿。

浸润性斑块 可与肉芽肿同时出现或单独发生。在刺伤皮肤后数月内，在局部出现弥漫性暗红色浸润块，多发生于手指，以后手指可出现梭状畸形，并有局限性骨破坏及邻近指关节滑膜炎症状，经久不愈，少数可自然吸收。

**中毒症状** 有时可出现不同程度的全身中毒症状，如头晕、头痛、心悸、血压下降、呼吸困难、面瘫，甚至因全身瘫痪而死亡。

**诊断** 有海胆螫伤史或赤足足底被刺伤，迅即引起局部剧痛、灼热感，常伴出血，可以考虑为海胆螫伤。有条件的可做组织病理检查。

**急诊处理** 细致检查皮损内有无残留棘刺突，必要时用手术方法取出。外涂消炎、止痒、镇痛药水，预防继发感染。出现中毒要及时抢救，迅速给予抗组胺药或糖皮质激素。有结节性肉芽肿者用醋酸曲安西龙或泼尼松龙、曲安奈德皮损内注射，每周1~2次可逐渐消退，必要时可采用手术切除。

**预后** 偶尔因全身瘫痪致死，迟发性损害偶可自发吸收，但常常经久不愈。

**预防** 下海作业时应加强个人防护，戴手套，勿用手直接接触海水内动物。

（赵晓东 陈丽萍）

yúlèi yǎoshìshāng
# 鱼类咬螫伤 （fishes bite and sting） 人被鱼咬伤或螫伤所致中毒。

**病因** 鱼类多有背鳍、尾刺、利牙，人冲浪或涉水时，遭遇或不慎踩踏鱼类，可被其螫伤或咬伤。①刺虹：其毒液储存在它尾背上的一根或多根背脊中。刺虹受伤。刺虹的尾向前上方伸出背脊刺入受伤者的足或腿。背脊外鞘破裂，释放出毒液，立即引起剧痛。②石头鱼：又称石狗公，外形似鲈鱼，胸、背、鳍棘均有

毒，即使鱼体已经死亡，其毒性依然存在，是温带近沿岸的肉食性动物，栖息在礁石中。③蹼鱼：没有背及尾鳍，体形扁平而宽，似一圆盘，称之为体盘，其左右径和前后径相等或略长，尾部纤细，比圆盘的左右径长，上面有棘，有毒性。多栖息于珊瑚礁沿岸四周的泥沙或碎贝壳底的海床上。当人在此类地区活动时极易受到上述鱼类螫伤。④其他：部分大型鱼类牙齿锐利，性情凶狠，常对人类造成严重咬伤，如海鳗常在沿岸及浅水地带出现，喜欢游弋或隐匿在海底峰壁崖穴间。人在水底伸手入穴孔捕捉蟹虾时，易被其咬伤。

**临床表现** 容易造成刺伤的海洋生物多含有神经毒素，会产生中毒症状。

刺虹刺伤 疼痛通常发生在受伤局部，但也可能迅速扩散，在90分钟内达到高峰。不经治疗疼痛持续6~48小时后逐渐减弱。常见晕厥、虚弱、恶心和焦躁不安。刺伤的伤口常呈锯齿状并出血不止。背脊鞘皮碎片留在伤口内，增加了感染的危险。伤口边缘常常变色，局部组织坏死，伤口周围肿胀。

石头鱼刺伤 伤后会疼痛，严重者可有高热、畏寒、抽搐，直至呼吸困难、休克。

蹼鱼尾刺伤 伤后局部有剧痛，伤口深大且流血不止。部分患者可出现超敏反应，如皮疹、胸闷、憋气等，重者可出现心率快、低血压、四肢湿冷等过敏性休克等临床表现。

其他鱼类咬伤 可见皮肤不规则裂伤，深可及皮下组织、肌肉，若咬伤四肢，可造成肌腱撕裂和血管断裂。

**诊断** 根据病史和临床表现，

诊断并不困难。

**急诊处理** 首先清洁伤口，紧急时可用嘴将毒液吸出，但注意不能误咽毒液。肢体近心端绑扎可防止毒素上行，扎止血带时注意定时放松。应用盐水冲洗，清除伤口中的棘皮碎片。受伤的肢体用热水浸泡 30~90 分钟，水温以患者能忍受为限，保持伤口清洁以避免感染造成伤势加重。使用药物中和毒性和缓解症状，如用稀氨水、醋、双氧水等。疼痛严重，可用局部封闭或镇痛药。注射破伤风抗毒素或人破伤风免疫球蛋白。伤口过大者需缝合，对损伤的肌腱和神经、血管，按手术原则加以标识，留待后期处理。

（赵晓东　果应菲）

**pòshāngfēng**

**破伤风**（tetanus） 破伤风杆菌经伤口侵入人体所致急性严重感染。破伤风杆菌在自然界分布极广，存在于人畜肠道，随粪便而进入土壤和尘埃，随尘土飞扬而散播。破伤风杆菌经皮肤、黏膜侵入人体而导致感染。人群普遍易感。发病无季节性。

**病因及发病机制** 破伤风杆菌为革兰阳性厌氧芽胞杆菌，长 $2~5\mu m$，宽 $0.3~0.5\mu m$。有繁殖体和芽胞两种形态。繁殖体易被杀灭，芽胞则抵抗力甚强，存在于土壤中数年仍有传染性。破伤风杆菌芽胞不致病，在厌氧条件下变为繁殖体，侵入伤口，导致破伤风。其外毒素主要有两种。痉挛毒素：对神经有特殊亲和力，作用于脊髓前角细胞或神经肌肉终板，引起特征性的全身骨骼肌持续性收缩或阵发性痉挛；溶血毒素：引起局部组织坏死和心肌损害。

**临床表现** 包括以下内容。

**分期** ①潜伏期：长短不一，通常与是否接受过预防注射、创伤的性质和部位及伤口的处理等因素有关。通常 7~8 天，但也有短至 24 小时或长达数月或数年者。②前驱期：乏力、头晕、头痛、咀嚼无力、反射亢进、烦躁不安、局部疼痛、肌肉牵拉、抽搐及强直、下颌紧张、张口不便。③发作期：可出现强烈的肌肉收缩，最初是咀嚼肌，以后顺序是颜面、颈项、背、腹、四肢、最后是膈肌、肋间肌。面部肌肉痉挛，张口困难、牙关紧闭；表情肌痉挛，出现苦笑面容；背部肌肉痉挛，头后仰出现所谓的角弓反张；如发生呼吸肌痉挛，可造成呼吸停止。肌肉痉挛呈间歇性发作，任何轻微的刺激如光线、声响、说话、吹风均可诱发。神志清楚，感觉无异常。一般无高热。

**分型** 根据临床特点将破伤风分为轻、中、重三型。①轻型：潜伏期超过 10 天，全身肌强直程度较轻。可在起病后 4~7 天出现肌肉痉挛性收缩，但持续时间很短，数秒钟即停止。②中型：潜伏期 7~10 天，初痉期 2~4 天。肌肉强直显著，有典型的牙关紧闭及角弓反张。阵发性痉挛持续时间持续 10 秒以上，且发作频率增加，但尚无呼吸困难和喉痉挛。③重型：潜伏期短于 7 天，初痉期多短于 48 小时。全身肌肉强直明显，频繁发生痉挛性肌肉收缩，持续时间长，常致患者发绀，并易致喉痉挛窒息。常有高热及肺部感染，或因频繁抽搐缺氧而发生脑水肿。严重者昏迷，最终死于呼吸衰竭和全身衰竭。

**诊断** 根据皮肤、黏膜外伤史、临床表现，结合体格检查与辅助检查可做出诊断。早期诊断：早期症状是肌肉痉挛，俗称"抽筋"。多数患者最早的症状是面部肌肉痉挛，张口困难甚至牙关紧闭。咀嚼食物时双耳前方的肌肉痉挛疼痛。不少患者误以为是牙病而去口腔科就诊。此时若能警惕破伤风，及时诊治，多数可痊愈。若错过时机，一旦出现全身肌肉痉挛抽动，则预后非常恶劣。

常用的诊断方法是压舌试验法：将压舌板或其他干净光滑小木板，甚至筷子、汤勺等，放入患者舌中部，用力下压。患者立即出现牙关紧闭，并将压舌板咬住，不易拔出为阳性，可判断为破伤风早期表现。

**鉴别诊断** 需与以下疾病相鉴别。

**化脓性脑膜炎** 虽有角弓反张状和颈项强直等症状，但无阵发性痉挛，患者有剧烈头痛、高热、喷射性呕吐等，神志有时不清，脑脊液检查有压力增高，白细胞计数增多等。

**狂犬病** 有被疯狗猫咬伤史，以吞咽肌抽搐为主，咽肌应激性增强，听见水声或看见水后，咽肌立即痉挛，剧痛，喝水不能下咽，并大量流涎。

**颞颌关节炎** 颞颌关节功能紊乱或结构损伤所致疼痛、活动障碍综合征。咀嚼、说话、咬牙等活动可诱发和加重疼痛。

**癫痫** 发作时全身抽搐、口吐白沫，可伴尿便失禁，一般持续数分钟，患者对发作过程不能回忆，失神发作时有短暂意识丧失。

**癔症** 又称歇斯底里。有四个要点：①精神刺激突然发病。②症状有特异性，如躯体障碍表现出的体征，意识障碍表现出过多的表情和夸张性。③症状可因暗示而消失。④不属于器质性躯体疾病。

低钙抽搐 无不洁断脐或护理不当史，无苦笑面容、牙关紧闭，两次抽搐之间肌张力正常，血钙降低 2mmol/L 以下。

脑损伤 其母有难产史，虽有抽搐但无牙关紧闭和苦笑面容，常呈抑制或兴奋状态，前囟隆起。

婴儿痉挛症 是婴幼儿时期所特有的一种严重的癫痫发作形式，以痉挛发作、智能障碍、脑电图高峰节律紊乱为特点。

**急诊处理** 一旦确诊，应立即抢救。隔离患者，保持环境安静，保证呼吸道通畅。应用大剂量破伤风抗毒素。

中和游离毒素 ①破伤风抗毒素：破伤风抗毒素和人体破伤风免疫球蛋白不能中和已与神经组织结合的毒素，故尽早使用。用前先做过敏试验。②人体破伤风免疫球蛋白：可深部肌内注射。因其发生超敏反应率低、半衰期长（单剂即可）、安全，现已逐渐替代破伤风抗毒素。二者均不能中和已经进入神经肌肉接头的破伤风痉挛毒素，故对缓解患者已经出现的痉挛症状效果不显著。

控制和解除痉挛 ①患者应住隔离单间暗室，避免光、声刺激。防止压疮的发生。②病情较轻者，可用地西泮、巴比妥钠或 10% 水合氯醛。③病情较重者，用氯丙嗪。④抽搐严重者，可用硫喷妥钠（应警惕发生喉头痉挛，用于已做气管切开的患者比较安全）、副醛（有刺激呼吸道的副作用，有肺部感染者不宜使用）或肌松药，如维库溴铵等（在气管切开及控制呼吸的条件下使用）。

防治并发症 对病情严重者，防治并发症的关键是早期做气管切开术，保持呼吸道通畅，以免呼吸道并发症发生。纠正水电解质紊乱、酸碱平衡失调及全身支持疗法等。

应用抗生素 大剂量青霉素是经典抗破伤风杆菌药物，但有研究认为青霉素对破伤风痉挛毒素有协同作用，故其抗菌疗效与带来的负面影响相抵消，临床上不易取得显著疗效。而甲硝唑在抗破伤风杆菌治疗中的地位越来越突出，甚至不少文献中将甲硝唑列为破伤风时抗菌治疗首选抗生素。

手术疗法 ①清创术：有伤口者均需在控制痉挛下及时进行彻底清创，清除坏死组织和异物，敞开伤口，并用 3% 过氧化氢溶液或 1：1000 高锰酸钾溶液冲洗和经常湿敷。若原发伤口在发病时已愈合，则一般不需清创。②气管切开：对抽搐频繁而又不易用药物控制者，应早期做气管切开术，以保持呼吸道通畅床边还应备有抽吸器、人工呼吸机和氧气等，以便急救。

**预后** 及早诊断、积极治疗多数可痊愈，但在一些老年重症患者中病死率较高。免疫功能低下、营养不良也是影响预后的重要因素。

**预防** 包括以下几种方式。

正确处理伤口 一般小的伤口，可先用自来水或井水将伤口外面的泥、灰冲洗干净。有条件时，可在伤口涂上碘酒等消毒药水，伤口盖上洁布，轻轻包扎再到医院进一步治疗。对于一些大的伤口，可先用干净的布压住伤口，迅速去医院治疗。

清创 通过无菌术清创，并去除缺血坏死和已被污染的组织异物，以及有效止血和缝合伤口等，可使伤口或者创面形成有氧无菌环境，杜绝破伤风杆菌侵入与繁殖，对大面积烧伤、冻伤、复杂创伤及动物咬伤者尤为重要。

推广科学方法接生 结扎断脐时严密消毒，是预防新生儿破伤风的重要措施。

预防破伤风感染 经验性使用对厌氧菌尤其是对破伤风杆菌有效的抗菌药，伤口污染严重或伤口较深者，可有效控制破伤风杆菌的繁殖。

免疫接种 这是最重要的预防措施。主动免疫：注射破伤风类毒素可使机体产生破伤风抗毒素，预防破伤风发病。被动免疫：受伤后 24 小时内注射破伤风抗毒素或破伤风免疫球蛋白，对抗破伤风毒素，安全有效。

（赵晓东 张 宪）

huánjìng lǐhuà sǔnshāng

# 环境理化损伤 （environmental physical and chemical injury）

环境中理化因素对人类机体造成的伤害。环境是人类与动物、植物等生命体赖以生存、发展空间。自然环境受到污染和破坏将严重影响人类生活、工作、健康、生存与繁衍。人类自然生活环境存在大量对机体有害的理化、生物物质、社会学及心理学等因素。改善及保护环境、协调人类与环境的关系、识别环境因素对健康的影响，是世界性课题，对疾病防治也有重要意义。

**环境物理因素对健康的影响** 主要指气温、气压、噪声、辐射和意外电流等对人体健康的影响。

气温异常 虽然机体对体内温度和环境温度有一定耐受空间，但其适应性有限。环境温度达到或超过 38℃ 时，机体的体温调节功能可发生障碍，处理不及时或处理不当体温将随气温而升高，出现中暑症状，主要是中枢神经系统和（或）心血管功能障碍。中暑多发生在持续高温气候或无防护条件的高温作业环境，是夏季最常见急症。中暑严重程度不同，其临床表现也不尽相同。严重病例若救治不及时或并发多器官功能障碍综合征常可导致休克或死亡。机体局部或全身较长时间停留在寒冷的低温环境中，则可发生冻伤或冻僵。

气压异常　气压高于或低于人体适应范围产生一系列生理或病理反应。例如，乘坐航空器在高空下降速度过快，或在深水下作业（超过10m），若返回地面速度过快或幅度过大（减压不当），可使残留在身体组织和各关节中的惰性气体不能保持其物理溶解状态而以气泡形式存在于体内，即可引起气体栓塞性疾病，严重者可发生休克甚至死亡（见减压病）。虽然空气中氧气所占比例一般不受海拔高度的影响，但随着海拔升高空气变得稀薄，也造成了大气压和氧分压降低，若生活在低海拔地区的人短时间进入超过3km的高原或攀登高山，机体可由于不能进行有效代偿引发机体缺氧，发生高原反应，又称高原病。

噪声　噪声污染是世界范围三个主要环境问题之一。虽然对噪声定义物理学与生理学认识不同，但长期接触噪声不但可导致神经性耳聋，而且还严重影响人类生活、工作、情绪变化，是无可辩驳的事实。

辐射　环境辐射无处不在。其对健康的影响主要分为两大类。①电离辐射：放射性物质所释放的射线，包括电磁辐射（$\gamma$、X射线）和粒子辐射（$\alpha$粒子、$\beta$粒子、中子、质子、正电子等）。其特点是波长短、频率高、辐射能量高、有电离作用。大功率高频电磁场和微波电器广泛应用，给生活环境造成了电磁辐射污染，已被世界卫生组织列为第四大环境污染源，长期过量接触电离辐射可引起人体的生殖、神经、免疫系统及骨髓造血功能受损，严重者可引起再生障碍性贫血。②非电离辐射：主要指高频、微波、红外线、可见光及紫外线等所形成的辐射，比电离辐射能量低，不具有电离物质的作用，其波长长、频率低，一般情况下比较安全，但若应用不当也可能对人体组织会产生损害，如紫外线可引起电光性眼炎、皮炎等。

意外电流　人体是一种良好的导电体，一定电流通过人体可引起组织损伤、功能障碍，甚至死亡。直流电和交流电都可能导致电击伤，不同强度电流可引起不同临床表现。遭遇雷击也是电击伤的一种形式。

其他　主要包括淹溺、地震、山体滑坡、雪崩、海啸等灾难因素；与现代生活密切相关的交通意外、坠机、沉船等交通因素；晕车、晕船和晕机等生理因素都可能会对人体健康造成损害。

### 环境化学因素对健康的影响

从18世纪工业革命开始人类物质生活就发生了极大变革，特别是现代科学技术发展更使人类社会进入到一个崭新阶段，但随着社会发展带来的大量化合物也广泛进入到人类赖以生存的空气、土壤、水、植物、动物和自身体内。各种有机化合物、重金属、有毒产品集中存在于整个食物链，威胁人类、动植物的健康，引发各种疾病。20世纪60年代初，美国生物学家蕾切尔·卡逊（Rachel Carson）首先阐述了农药杀虫剂二氯二苯三氯乙烷（DDT）对环境的污染、破坏以及对机体的伤害，并由此引起了美国政府对剧毒杀虫剂的调查和出台了相应的法律条文；20世纪70年代联合国发起并提出了著名的《人类环境宣言》，开创了人类对环境保护的新纪元。

现代科学证实，机体构成的主要物质是来源于天然存在的无机化学物质。虽然有些元素在体内的含量极其微少，但却是机体不可缺少的必需物质，这些物质被称为微量元素。一般正常情况下日常生活接触和使用的很多化学元素或物质（包括微量元素）对机体并不产生危害，但有些化学物质的对机体健康的作用却是相对的。特别是过量或长期低剂量接触（产生蓄积）某些化学物质并在机体相应部位蓄积，则可能会对机体产生有害作用或全身性疾病，这些物质即被称为毒物。工业生产常接触到的毒物有：有机溶剂、刺激性气体、窒息性毒物、农药等。有毒化学物质污染空气或水源，意外事故造成大量有毒化学物质或军用毒剂泄漏都可引起急性中毒。农业生产中使用的大多数化学农药也可因意外接触或过量摄入引起急性中毒，甚至死亡。长期接触某些重金属则可导致慢性中毒。人类生存环境中广泛存在的有害化学物质大多源自废水、废气和废渣污染，但也可环境中自然生成。

### 理化因素所致疾病防治研究进展

很早以前就已认识到，某些物质大量进入人体并吸收入血可引起全身中毒。多数知识来自日常生活、临床病例报告、流行病学研究和动物实验。20世纪初，由于缺乏毒理学知识，中毒抢救仅是采用排泄清除或对症疗法。此后，逐渐发现了有针对性的特异解毒方法，如用亚硝酸盐-硫代硫酸钠治疗氰化物中毒，二巯丙醇治疗砷中毒，碘解磷定用于有机磷杀虫剂中毒，螯合剂依地酸钙钠治疗铅中毒，二巯丁二钠治疗锑、铅、汞和砷等金属及其化合物中毒，特别是对中毒的发病机制研究取得了重大进展，为探索中毒的治疗方法开拓了更多的新思路。随着科学技术的进步，临床救治手段也在不断提高，目前用血液净化技术清除血中毒物已取得一定疗效。

随着对周围环境中的自然条件、生产环境中有害的物理因素（如高温、低温、高气压、噪声和振动、高频、微波、激光等）对人体生理影响，以及人体对环境的适应性和适应不全危害等方面的深入研究，这方面也取得了一定成就。相信随着医学的不断进步，现代医疗技术和医疗设备广泛临床应用，理化因素所致疾病救治和预防将提升到一个新的阶段。

**诊断**　理化因素所致疾病与其他疾病有不同之处，大多数发病者有明确的病因及特殊的临床表现，并与环境、人文密切相关。详细追问病史和搜集致病因素都将对诊断、治疗、预防起到重要作用。①明确病因：此类疾病的特点是在一定环境或条件下发病，有明确的环境理化损伤病因，仔细询问相关病史，可对大部分环境理化损伤疾病做出初步判断。②受损靶器官或靶部位引起的表现：各种理化因子和毒物大多都有其特异作用的靶器官和部位，关注这些受损伤的器官和部位引发的症状、体征以及实验室检查，有助于对原发性损伤的认识或推断。③理化危害因素剂量与效应关系：毒物或化学品的量效关系对评估理化因素致病作用有一定的规律性，接触剂量、毒性大小、

暴露时间等都与病情严重程度密切相关，定量分析或大体估算也可作为病因诊断、疗程估计及判断预后的依据。④理化因素所致疾病的流行病学调查分析：大多数理化因素所致疾病通常具有时间、环境的一致性和疾病的群发性，调查研究环境中的致病因素、流行特点、人群发病状况及分布规律，不但有助于对疾病诊断和鉴别诊断，还有利于制订群体预防、疾病控制的措施。

**防治原则**　理化因素所致损伤或疾病的防治是一个复杂的问题，涉及环境、生活、生产及个体因素诸多方面，对社会整体而言关系到环境治理、劳动防护、生活知识宣传教育等诸多方面；对个体受教育程度、常识知识积累、个人习惯、人文理念、工作性质等均有重要影响。以急性临床表现为主的理化因素所致损伤或疾病防治，应把握以下原则。①迅速脱离有害环境和清除危害因素。②维持患者生命体征稳定：既是抢救生命的重要措施，也是进一步治疗的基础。③实施特异性措施：某些化学性毒物或损害因子可用针对性特异性解毒制剂处理，迅速消除或控制损害进展。物理因素所致疾病主要是针对病因、发病机制处理。④对症治疗：针对性治疗手段有限，对症治疗仍是重要方法。

（王育珊　刘忠民）

dòngshāng

**冻伤**（frostbite）　超过人体耐受程度的低温所致局部或全身损伤。影响因素包括寒冷环境的强度、风速、湿度以及受冻时间，还与人体局部血液循环不良和抗寒能力下降有关。冻伤分为冻结性损伤与非冻结性损伤。①冻结性损伤：身体局部或全部短时间暴露

于极低的气温，或长时间暴露于0℃以下低温而引起组织发生冻结性病理改变，包括局部冻伤和冻僵。②非冻结性损伤：身体的局部或全部长时间处于0~10℃的低温潮湿环境下造成的冻伤，组织不发生冻结性病理改变。常指冻疮、战壕足、浸泡足（手）等。人体中心体温低于35℃被称为低温状态。

**病因**　①气候性因素：寒冷空气的湿度、冷风的流速以及天气骤变等都可加速身体的散热。②局部性因素：如鞋袜过紧、长时间站立在寒冷环境中或浸在冷水中均可使局部血液循环发生障碍，导致冻伤。③全身性因素：如疲劳、虚弱、紧张、饥饿、失血及创伤等均可减弱人体对外界温度变化调节和适应能力，使局部热量减少导致冻伤。④长时间在自然或人工寒冷环境中作业，保护措施不当，或由于意外长时间暴露在此种环境中。

**发病机制**　人体热量散失主要通过辐射、传导、对流、蒸发和呼吸五条途径。皮肤是散热的重要器官，辐射散热，速度快，散热量占身体全部热量丧失的50%以上；传导散热源于直接接触，主要见于皮肤浸湿的情况；对流散热发生于风或液体的快速流动时带走身体的热量。为维持机体体温的平衡，人体脑部的体温调节中枢可通过收缩外周血管减少散热，或通过寒战及提高甲状腺素、肾上腺素水平来增加产热。在寒冷的环境中，这种动态平衡可被破坏，尤其是在疲劳和饥饿状态下机体产热远远小于散热，结果导致中心体温下降而发生冻伤。另外，人体局部接触0℃以下低温，可发生强烈的血管收缩，若接触时间过长或温度过低，

则在组织细胞内或细胞间形成冰晶，致使细胞外液渗透压增高或直接破坏组织细胞结构；如若血管内皮细胞损伤、红细胞和血小板凝集阻塞毛细血管，形成血栓可造成缺血性损害，同时释放炎症介质引起炎症反应。

**临床表现** 包括局部冻伤、冻僵与冻疮。

**局部冻伤** 多发生于身体暴露部位，如足、手、耳和颜面等，以足部多见，占冻伤的半数以上。分为三期。

**反应前期** 冻伤后至复温融化前的阶段，可有受冻部位冰凉、苍白、坚硬、感觉麻木或丧失。由于局部处于冻结状态，其损伤范围和程度通常难以判定。

**反应期** 包括复温融化和融化后的阶段。冻伤的损伤范围和程度随复温后逐渐明显，临床可表现为：Ⅰ度冻伤受损在表皮层，受冻部位皮肤红肿充血，自觉热、痒、灼痛，症状在数日后消失，愈后除有表皮脱落外，不留瘢痕。Ⅱ度冻伤伤及真皮浅层，除红肿外，伴水疱，泡内可为血性液，深部可出现水肿，剧痛，皮肤感觉迟钝。Ⅲ度冻伤伤及皮肤全层，出现黑色或紫褐色，痛温觉丧失，伤后不易愈合，除遗有瘢痕外，可有长期感觉过敏或疼痛。Ⅳ度冻伤累及皮肤、皮下组织、肌肉甚至骨头，可出现坏死，感觉丧失，愈后可有瘢痕形成。

**反应后期** Ⅰ度、Ⅱ度冻伤愈合后和Ⅲ度、Ⅳ度冻伤坏死组织脱落后肉芽创面形成的阶段。此期可出现冻伤皮肤局部发冷，感觉减退或敏感；遇寒冷皮肤可出现苍白或青紫；痛觉敏感，肢体不能持重等，均为交感神经或周围神经损伤后功能紊乱所致。有时轻微局部冻伤与冻疮不易区别。两者主要不同是受损伤时环境温度是否达到人体组织冰点以下和局部组织有无冻结史。

**冻僵** 又称全身冻伤。

**冻疮** 湿冷因素引起的非冻结性冷损伤，常反复发病，好发于指、手背、趾、足跟、耳郭。局部出现红斑、弥漫性水肿及结节，常伴感觉异常、灼痒、胀痛，有时出现水疱。水疱破溃后形成表浅溃疡，渗出浆液，并可感染化脓或结痂。战壕足是战争期间长时间的潮湿寒冷作用于足部所致的损伤。浸泡足（手）是足（手）长时间浸渍于0℃以上的冷水所引起的局部损伤。二者临床表现类似。①反应前期：由于血管收缩和痉挛，血管的搏动减弱或消失，足部开始潮红后转为苍白，受冻者足部沉重不适，继之麻木疼痛，尤以足弓部及足底部较著。②反应期：症状更明显，首先是血管的极度扩张，充血和水肿，局部发热和动脉明显搏动，间或产生水疱及渗血现象；其次感觉神经紊乱，足部疼痛，活动或低垂位置时加剧。③反应后期：足部水肿消退，但对寒冷异常敏感，且易出汗，活动时水肿又可出现，疼痛影响持久站立，严重者有时可遗留足部肌肉萎缩，骨质疏松。

**诊断** 首要根据冻伤的损伤范围和程度确定冻伤严重程度。影像学检查对临床早期精确判断冻伤程度非常必要。动脉造影、放射性核素扫描、MRI 等检查能早期确定血管阻塞、软组织缺血界限；X 线片可以显示软组织肿胀、骨质疏松、骨膜炎等。冻伤后组织的病理改变与冻伤程度及冻伤后时间也有着密切关系，随着冻伤程度的加重和时间延长，其组织病理改变也加重。重度冻伤时表皮和肌肉损伤严重，表皮及附属器结构模糊，血管壁有坏死改变，横纹肌横纹消失，肌质凝固，肌间细胞呈条带状增生，有大量炎症细胞浸润等。

**急诊处理** 主要包括局部冻伤、冻僵与冻疮的处理。

**局部冻伤** 根据冻伤的损伤范围和程度来处理。

**轻度冻伤（Ⅰ度和Ⅱ度冻伤）** ①用温水（38～42℃）浸泡患处，浸泡后用毛巾或柔软的干布进行局部按摩，促进血液循环，切忌用火烤或用雪水摩擦。②用花椒或辣椒秸煮水浸泡患处或用生姜涂擦局部，也有治疗作用。③Ⅱ度冻伤的水疱可消毒后刺破，吸出疱内液体再包扎。若患处破溃感染，应在局部用65%～75%酒精消毒，外涂冻疮膏、樟脑软膏等，保暖包扎。必要时应用抗生素及破伤风抗毒素。

**严重冻伤（Ⅲ度和Ⅳ度冻伤）** ①冻伤的肢体迅速置于温水中，水温护理人员的手能忍受（不超过40.5℃）为度，小心避免烫伤失去知觉的组织。②若下肢受累不可行走或解冻。行走可进一步加重解冻组织的损害。若受冻部分不立即解冻，则应保持清洁和干燥，用无菌绷带保护，直至温暖解冻。患者可口服布洛芬，并给予全身保暖。住院检查期间，应迅速将肢体置于温暖容器内，水温保持在38～43℃。回暖后可通过微波测温、激光多普勒流量测定、血管造影或 MRI 检查明确周围循环状况，以指导治疗。③若伴湿性坏疽，浸泡可能造成感染，应使用抗生素和破伤风抗毒素。④复温后的肢体应保持干燥，暴露于温暖环境中，尽可能做到无菌。⑤大多数患者有脱水和血液浓缩，应口服或静脉滴注补液，并恢复电解质到正常水平。⑥手术应尽可能推迟，以使黑色硬壳自行脱落而留下活的组织。

**冻僵** 全身冻伤患者的治疗（见复温）。

**冻疮** 同严重冻伤（Ⅲ度和Ⅳ度冻伤）的处理。

**非冻结性损伤** 同Ⅰ度和Ⅱ度冻伤的处理。

**预防** ①注意经常锻炼身体，特别是抗寒锻炼，用冷水洗脸、洗手，以提高皮肤对寒冷的适应力。②冬季注意保暖，保护好易冻部位，如手、足、耳等处，要注意戴好手套、穿厚袜、棉鞋等。鞋袜潮湿后，要及时更换。③不要用含碱性太大的肥皂洗脸、洗手，以免刺激皮肤。洗后可适当擦一些润肤脂类护肤品。④患慢性疾病者，如贫血、营养不良等，要增加营养、保证机体足够的热量供应，增强抵抗力。

(王育珊 张 东)

dòngjiāng

**冻僵**（frozen rigor） 寒冷环境使人体中心体温降至36℃以下所致损伤。又称全身冻伤、意外低温。全身新陈代谢功能降低，热量大量丧失，是以神经和心血管系统损害为主要表现的全身性疾病。

**病因** ①冷水淹溺：水比空气热传导速度快20～30倍，寒冷时节或深冷水所致淹溺引发的冻僵更容易死亡。②长时间暴露于寒冷环境：见于寒冷环境中的工作人员或登山运动员，保暖措施不当或热能供应不足时更容易发生。③突然降温或遭遇暴风雪：衣着单薄、饥饿、疲劳、迷路和醉酒等意外情况下容易发生。

**发病机制** 依据冻僵患者的中心体温高低将其分为轻、中、重度三类。

**轻度冻僵** 直肠温度34～

36℃，寒冷导致交感神经兴奋引起皮肤血管收缩、心动过速、心输出量增加，尿量增加。机体对寒冷发生适应性反应，主要通过减少皮肤血流和散热、增加基础代谢和内分泌产热以保持体温，也可发生肌张力增加和寒战，以利体温恢复。

**中度冻僵** 直肠温度30.1～33.9℃，机体体温调节机制衰竭，寒战终止、代谢明显减慢，并引发多器官功能障碍综合征。低于30℃时触觉和痛觉先丧失，随后意识丧失；窦房结起搏频率下降引起心动过缓、平均动脉压降低；肾血流减少50%，肾脏浓缩功能丧失，导致尿液极度稀释和血渗透压升高。

**重度冻僵** 直肠温度≤30℃，内分泌和自主神经系统热储备机制丧失。机体基础代谢率下降50%，心输出量减少，可发生心室颤动。呼吸抑制可加重缺氧、酸中毒及循环衰竭。体温低于23℃时呼吸心脏骤停，直至无脑电活动。

**临床表现** 冻僵患者在受冻初期表现为头痛、不安、四肢肌肉和关节僵硬、全身皮肤苍白、周身冰冷、体温降低、寒战、心跳和呼吸加快、心音增强、血压升高等表现。直肠温度低于35℃时，中枢神经系统功能由兴奋转入抑制，表现为嗜睡、记忆力丧失、心跳和呼吸减慢、脉搏细弱、寒战停止、感觉和反应迟钝、四肢关节肌肉僵硬。直肠温度降至30℃，进入麻痹期，出现意识模糊、幻觉、血压下降、肌张力下降、脉缓而弱。直肠温度低于25℃，呈昏迷状态，心输出量减少、血压进一步下降甚至测不到、心律失常，甚至发生心室颤动，呼吸微弱且不规律，瞳孔散大且

对光反射消失；肝细胞缺氧影响葡萄糖代谢，使血糖降低和血钾增高；寒冷影响肾小管水和钠的重吸收，使尿量增多血容量减少。直肠温度降至23℃，则呼吸心脏骤停。

中心温度在25～27℃为低温致死极限，通常难于复苏。低温还可引起胃黏膜糜烂发生应激性溃疡出血及胰腺炎症；冻僵恢复后四肢可出现血栓形成和组织缺血性坏死。

**诊断** ①有暴露于寒冷环境病史。②测量深部体温，直肠温度<36℃。③判断受冻的程度：根据受冻速度快慢、时间长短、意识、呼吸、血压、神经感觉反射出现的相应变化进行判断。④心电图检查在QRS波群与ST段连接处可见特殊的J波，有特异性。可出现心动过缓，广泛T波变化，严重者可见心房颤动、心室颤动乃至心室停搏。

**急诊处理** 为防止机体热量进一步丢失，应采用正确、安全的复温措施升高中心体温，预防并发症。

**院前现场救治** 应迅速将患者移至温暖环境，脱去潮湿衣物，用毛毯或棉被包裹身体，积极复苏。轻度冻僵患者复温速度为每小时0.5～1℃，高龄和心脏病患者复温时应慎重，老年人因寒战增加氧耗，血中儿茶酚胺明显升高，容易合并心肌梗死。中、重度冻僵者应及时转运至有条件的医院救治，转运过程中要避免骨折。

**院内处理** 主要包括一般治疗复温、支持措施和并发症处理。

**一般治疗** 常规补液时应静脉输注40℃生理盐水和葡萄糖溶液300～500ml，因肝不能有效代谢乳酸，避免输注乳酸溶液。反

应迟钝或昏迷患者应注意保持气道通畅。

支持措施 ①开放气道，昏迷患者（格拉斯哥昏迷评分≤8分）应酌情气管插管或气管切开。②监测心功能，预防和治疗心律失常。③复温过程和复温后易发生低血容量性休克，复温早期可静滴等渗液体。复温后继续保暖保温。④留置尿管，监测肾功能。⑤留置鼻胃管，视情况给予胃肠减压，防止胃内容物反流误吸。⑥监测动脉血气和血糖，注意纠正水电解质紊乱和酸碱平衡失调。

并发症处理 ①长时间严重低体温可引起非心源性肺水肿、应激性溃疡、胰腺坏死、心肌梗死、脑血管意外、深部静脉血栓形成等并发症，应给予相应治疗。②复温中或复温后局部剧烈疼痛，应给予镇痛。③冻僵患者保护性咳嗽反射丧失，可并发误吸，导致肺不张、吸入性肺炎和复温后肺水肿，应抗感染、化痰和利尿。④低体温所致心律失常，应先行复温，再酌情给予抗心律失常药物或电复律治疗，否则无效。通常室上性或非致命性心律失常在复温期间或24小时后能自行恢复。

（王育珊 张 东）

fùwēn

**复温**（rewarming） 使遭受寒冷刺激的机体体温逐渐恢复的方法。包括被动复温和主动复温，后者又包括体外复温和体内复温。复温过程中要注意肺水肿、急性肾衰竭、抽搐以及脑缺血等合并症。

适应证 临床主要用于治疗冻伤和低体温患者。根据冻僵程度选择复温技术，但不管何种程度冻僵，急诊救治中都包括无创性被动体外复温。

禁忌证 无绝对禁忌证。复温过程中禁忌火烤、雪搓、挤压冻伤部位。

治疗方法 被动复温：中心温度>34℃的冻僵患者，一方面是通过机体产热，另一方面将患者用棉被或毛毯裹好放置温暖环境以减少热量丢失。复温速度取决于患者临床状态，以每小时升高0.3~2℃为宜。

主动复温：包括体外复温与体内复温。中心温度在30~34℃的冻僵患者，若未发生心脏骤停者，应考虑积极体外复温。主要措施包括采用加热装置或加热方法，如辐射热、强制性热空气、温热的静脉输液和温水浴等。①热水袋或复温毯温暖全身：注意用毛巾或床单隔开，不要直接放在皮肤上以防烫伤。②43℃的温暖的静脉液体（生理盐水）。③加温加湿给氧（42~46℃）。④全身浸泡法：首先将受冻者置于34~35℃温水中，以防复温过快引起剧烈疼痛和心室颤动发生；5分钟后可将水温提高至42℃，待中心温度升至34℃，使冻僵者呼吸、心跳和知觉恢复；出现寒战，待肢体软化，皮肤较红润并有热感后，停止复温，以避免发生复温后休克、代谢性酸中毒和心室颤动。应密切监测血流动力学变化和因外部复温装置而引发的组织损伤。

体外复温可能导致"体温后降"，外周寒冷的血液流通后导致核心体温继续降低所致。心脏骤停、中心温度<30℃者，积极的体内复温技术（侵入性）是必要的。无论有无自主循环的恢复，患者都能从延长的心肺复苏和体内复温（腹腔灌洗、食管复温导管、心肺分流术和体外循环等）中获益。①温热透析液进行腹腔或血液透析，通过胸导管行热盐水胸膜腔灌洗，使内脏和血管温度能在短时间内上升。②鼻饲给予加温饮料，如热糖水、热牛奶等均有利于复温。③重症者可采用部分旁路分流和心肺分流术行体外血液加温。

（王育珊 张 东）

nìshuǐ

**溺水**（drowning） 人淹没于水中所致伤害。又称淹溺。人浸没于液体中，呼吸道以及肺泡被水、污泥、杂草等异物阻塞或喉头、气管反射性痉挛引起原发性呼吸损害。可伴窒息、缺氧、意识障碍、低体温、呼吸心脏骤停，严重导致死亡，称为溺死。分为淡水淹溺和海水淹溺。溺水多发生在夏季，游泳场所及江河湖海等处，常见于儿童及青少年，是意外死亡的主要原因。

发生机制 人体淹没水中，本能地屏气，引起呼吸暂停、心动过缓和外周血管剧烈收缩，以保证心脏和大脑血液供应。继而出现高碳酸血症和低氧血症，刺激呼吸中枢，进入非自发性吸气期，液体随着吸气进入呼吸道和肺泡，充塞气道导致严重缺氧、高碳酸血症和代谢性酸中毒。

淡水淹溺 江、河、湖、池中的水一般属于低渗，称淡水。吸入呼吸道后影响通气和气体交换，肺泡表面活性物质灭活、肺顺应性下降、肺泡塌陷萎缩、呼吸膜破坏、通气/血流比值失调，进一步阻滞气体交换，造成全身严重缺氧。即使迅速复苏，仍不能终止急性肺损伤过程，出现广泛肺水肿或微小肺不张。进入体内的淡水迅速吸收到血液循环，稀释血液，引起低钠、低氯和低蛋白血症。严重病例引起溶血，出现高钾血症，导致心室颤动而心脏骤停；溶血后过量的游离血红蛋白堵塞肾小管，引起急性肾衰竭。

**海水淹溺** 海水含钠量是血浆的 3 倍以上，且含大量钙盐和镁盐。海水对呼吸道和肺泡有化学性刺激作用，更易诱发肺水肿。肺泡上皮细胞和肺毛细血管内皮细胞受海水损伤后，大量蛋白质及水分向肺间质和肺泡腔内渗出，引起肺水肿、肺内分流，减少气体交换，发生低氧血症。高钙血症可致心律失常，甚至心脏骤停。高镁血症可抑制中枢和周围神经，导致骨骼肌无力、扩张血管和降低血压。据发病机制溺水可分为干性溺水和湿性溺水。前者因喉痉挛而窒息，肺内无或仅有少量积水；后者因喉被水堵塞而窒息，肺内大量积水。

**临床表现** 与溺水持续时间长短、吸入液体量多少、吸入液体的性质及器官损伤程度有关，轻者可表现为头痛、头晕、视觉障碍、咳嗽、胸闷、呼吸困难；严重时可表现全身发绀、意识丧失、心脏骤停。血气分析可提示低氧血症，胸部 X 线检查常提示斑片状浸润或典型的肺水肿表现。

**诊断与鉴别诊断** 根据溺水病史、鼻中有污泥、杂草及临床表现诊断容易。需注意鉴别是否存在合并疾病，如骨折、外伤及因心脑血管意外造成溺水等情况。

**急诊处理** 包括现场急救与急诊抢救。

**现场急救** ①水中急救：溺水者应保持镇静实施自救，尽量平衡身体，避免挣扎，节省体力。除呼救外，应屏住呼吸，放松肢体，尽可能保持仰面体位，使口鼻露出水面呼吸。会游泳者发生肢体痉挛时，采取仰泳位，尽量拉伸痉挛肌肉可消除。听从救助者的指挥，切忌抓抱救助者的手、腿、腰。救护者应从溺水者背后

接近，从背后抱住溺水者头颈部，抓住溺水者手臂，游向岸边。②岸上急救：立即清除溺水者口、鼻中的杂草、污泥，保持呼吸道通畅。对呼吸心脏骤停者应迅速进行心肺复苏，即尽快口对口人工呼吸和胸外按压。有条件时及时予以心脏电除颤，并尽早行气管插管，吸入高浓度氧。在患者转运过程中，不应停止心肺复苏。

**急诊抢救** 继续心肺复苏，防治脏器功能衰竭。

**高级生命支持** 入院初重点在心肺监护，通过气管插管、高浓度供氧及辅助呼吸等一系列措施来维持适当的动脉血气和酸碱平衡。间断正压通气或呼气末正压通气可使肺不张肺泡扩张，改善供氧和气体交换。积极处理心力衰竭、心律失常、休克和急性肺水肿。

**防治脑水肿** 早期应用脱水剂、利尿药，糖皮质激素对防治肺水肿、脑水肿等有益处，有条件可行高压氧治疗。

**维持水电解质平衡** 淡水溺水时适当限制水入量，可积极补充高浓度氯化钠液；海水溺水时不宜过分限制液体补充，可予 5% 葡萄糖液。静脉滴注碳酸氢钠纠正代谢性酸中毒，溶血明显时可适量输血以增加血液携氧能力。

**复温** 体温过低者，可采用体外或体内复温措施（见复温）。

**并发症处理** 及时防治肺部感染；合并颅脑等部位外伤者亦应及时处理；尤其应预防急性呼吸窘迫综合征、急性肾衰竭、弥散性血管内凝血等并发症。

（卢中秋）

gānxìng nìshuǐ
**干性溺水** （dry drowning） 落水后患者因受强烈刺激导致喉部痉挛窒息和反射性心脏骤停。溺

水者中 10%～15% 为干性溺水，肺内无或仅有少量水。机体入水后，因惊恐及骤然寒冷刺激引起喉痉挛，呼吸道完全梗阻，造成窒息、反射性心脏骤停，甚至死亡，因此呼吸道和肺泡很少或无水吸入。需要注意的是，从法医学角度看，肺部无水的疑似溺水死亡者，其中部分是入水前已经死亡，因此诊断干性溺水应十分谨慎。临床表现与急诊处理见溺水。根据有溺水病史（尤其是有目击证人）、血气分析以低氧血症及代谢性酸中毒为主，多不伴严重的呼吸性酸中毒，胸部 X 线片提示肺水肿不明显，诊断不困难。干性溺水需与湿性溺水鉴别。

（卢中秋）

shīxìng nìshuǐ
**湿性溺水** （wet drowning） 发生溺水时，患者喉部肌肉松弛吸入大量水分堵塞呼吸道和肺泡而发生窒息。湿性溺水占溺水者的 80%～90%。水大量进入呼吸道数秒钟后患者神志丧失，发生呼吸骤停和心室颤动。因为大量水分堵塞呼吸道和肺泡，阻滞气体交换，引起全身缺氧和二氧化碳潴留，继发脏器功能损伤。呼吸道内的水可刺激迷走神经导致肺血管收缩和张力过高，液体迅速经肺泡进入微循环；肺泡表面活性物质受到破坏，引起肺不张及通气/血流比值失调；吸入的污物可造成肺组织炎性损伤，导致肺水肿和感染。临床表现及处理原则见溺水。根据溺水病史，海水溺水者肺水肿加重、血液浓缩、血清钠、钾等电解质均增高；淡水溺水者血容量增加、出现溶血，血清钾增高，血清钙、钠、氯降低，结合临床表现可确诊。需与干性溺水鉴别。

（卢中秋）

diànjīshāng
# 电击伤 (electrical injury)

一定量的电流或电能量（静电）通过人体致组织损伤。俗称触电。可致多器官功能障碍综合征或猝死。

**病因** 常见原因有身体意外接触电源，如缺乏电学知识、违反用电操作规程或电器漏电；风暴、雷击或火灾时意外触电或电击。约60%触电致死者发生在工作场所，30%在家中。

**发病机制** 电击伤确切的发病机制尚不完全清楚，通常认为人体作为导电体，在接触电流时即成为电路中的一部分，其直接组织损伤、热损伤和电击损伤与发病有关，电击时热能和电化学作用损伤组织（如皮肤烧伤、肌肉凝固性坏死、肌腱断裂及骨折等）导致器官功能障碍（如惊厥、心室颤动、呼吸心脏骤停）。电击入口和出口损伤不能反映电击伤的真正范围，组织损伤也可远离入口处。电击伤的严重程度与电流（直流和交流电）类型、电压高低、电流强度及频率、组织电阻、电流途径及方向、触电时间和电击环境关系密切，其中电压因素最为重要。

**临床表现** 包括局部表现和全身表现。

**局部表现** 于接触电源及电流穿出部位可见"入电口"与"出电口"造成的组织损害。电源接触端可见皮肤被电火花烧灼呈焦黄色或灰褐色，甚至出现局部炭化，若损伤部位较深，可见到肌肉或骨骼。若电击伤同时伴高温电弧闪光或电火花烧伤，周围皮肤可伴较广泛的热烧伤；经2~3周损伤部焦痂开始脱落，可继发出血或感染。吸吮电话分机线造成电击伤的幼儿可有口唇灼伤，不仅可引起面容变形，还可造成牙、下颌骨和上颌骨损伤或唇动脉出血，后者多发生于电击伤后7~10天。

**全身表现** 可因电压高低和接触时间长短不同。电流通过人体引起肌肉强烈收缩，此时或可将身体弹开摔倒而脱离电源，但也可能使身体更紧贴电源。若仅为瞬间接触电压低、强度小的电流，脱离电源后伤者可出现短暂的头晕、心悸、惊恐、面色苍白；接触电源部位肌肉可有抽搐、疼痛；大多出现呼吸和脉搏加快，敏感者可出现晕厥但一般可自行恢复。若系受高电压、强电流电击大多出现心律失常、血压下降、昏迷。若仍不能立即脱离电源，身体呈现为持续痉挛，甚至可发生肢体骨折，呼吸不规则乃至呼吸停止、心室颤动或心脏骤停，直至死亡。另外，"浴缸意外"时（典型的为潮湿的人体着地接触到110V电路，如吹风机或收音机等），可无灼伤而发生心脏骤停。

**并发症及后遗症** 肢体灼伤引起远端供血不足和发生组织坏死，大量组织的损伤和坏死可引起高钾血症；肌肉强烈收缩和抽搐可使四肢关节脱位和骨折，脊柱旁肌肉强烈收缩甚至引起脊柱压缩性骨折；神经系统后遗症有失明、聋、周围神经病变、上升性或横断性脊髓病变和脊髓侧索硬化，亦可发生肢体瘫痪；少数受高压电损伤患者可发生胃肠道功能紊乱、肠穿孔、胆囊局部坏死、胰腺灶性坏死、肝损害伴凝血功能障碍、白内障和性格改变。

**诊断** 对所有电击伤的基本检查都应包括心电图、心肌酶学、心肌损伤标志物、全血细胞计数、肝肾功能测定和尿液分析，特别是肌球蛋白测定。若有任何心肌受损的征象、心律失常或胸痛则应予心电监护。有条件时应行相关的影像学检查。诊断依据：①触电的病史。②查体可见呼吸、脉搏增快，心律失常，血压下降，甚至昏迷，局部可见黄色或灰褐色皮肤灼伤，甚则出现局部炭化，若损伤部位较深，可见到肌肉或骨骼，如果电击伤同时伴有高温电弧闪光或电火花烧伤，周围皮肤可伴较广泛的热烧伤。③心电图可呈心室颤动。符合以上诊断即可成立。

**急诊处理** ①脱离电源：尽快使触电者脱离电源，用手边方便的不导电物（如干燥木棍、竹竿等）挑开电线或将触电者拨离开电源或关闭电闸等。切忌用手或其他湿物、导电物直接推或拉。②对呼吸心脏骤停的抢救：触电者脱离电源后，应立即检查其神志、呼吸、心跳和瞳孔。对呼吸骤停者应即刻进行口对口人工呼吸（12~20次/分）。若心跳也停止（触不到脉搏及动脉搏动，听不到心音），则在人工呼吸的同时进行胸外按压，最好两人分别进行呼吸和心脏抢救。在不停上述抢救措施的情况下，可将患者转送就近医疗单位进行抢救。③复苏后期的处理：呼吸心跳恢复后要严密观察病情变化，警惕再度发生心律失常，维持血压，纠正酸中毒。应用脱水药和头部降温，预防和治疗脑水肿。注意尿量，预防肾衰竭。④处理局部电灼伤及其他并发症：局部灼伤的处理与一般烧伤处理原则相同；但切痂植皮应待坏死组织与正常组织明确分界时，过早植皮不易成活。如有其他并发症，如摔伤、骨折、内脏出血、颅脑损伤等，亦应同时治疗。

**预防** 普及电学常识，积极

宣传安全用电知识，掌握日常电器的安全使用方法。经常检查各种电器安装是否合乎标准，电线、电器是否漏电，对易发生触电的隐患应及时检修。教育儿童不要玩弄灯头、插销、电线和电器等，室内插销应安装在儿童摸不到的地方，在没有断开电路前，不能用湿手或湿抹布擦电器。不要在大树下、电线杆旁避雷雨。

（王育珊 王爽骥）

shǎndiàn jīshāng
## 闪电击伤（lightning injury）
自然界云层之间、云层与大地之间或云层内不同部位之间强烈放电（即闪电）接触人体所致损伤。俗称雷击。是电击伤的一种特殊表现形式。易发生在夏季雷雨天气或气压较低。可造成人、动物或其他物体损害。

**病因及发病机制** 致伤因素包括电流本身转换为电能后的热效应及冲击波。以闪电方式释放的电压可达 1 亿~10 亿伏，电流强度更可达到 2 万安以上。闪电击伤系短时间遭受位能差过大的电流突击性损伤，发生迅速，破坏力极强。被闪电直接击中者极少能存活。

闪电烧伤在临床上介于电弧烧伤与电接触烧伤之间，可有出入口，但一般入口分散，出口损伤较轻，无电击伤"口小底大"的特点。遭受闪电袭击时高压电流通过人体组织，由于组织、器官有电阻效应而产生较高热能，同时闪电时大气层中雷电弧亦可产生高热气体（温度可达 3000~30 000℃），可致机体严重烧伤，涉及组织深浅各层，甚至皮肤、肌肉及骨骼发生碳化。虽然闪电是直流电，击伤电流时间短、实际传递的能量比高压电击伤小，但是即使有少量电流通过

人体，也可致呼吸心脏骤停、神经系统损伤等。

闪电时局部空气可突然受热膨胀而产生强烈的冲击波，造成肺、腹腔脏器等人体组织和器官的损伤甚至破裂，特别是颅骨较薄，接受气浪冲击的缓冲能力差，易压缩变形而造成颅顶和颅底骨折。强大的冲击波不但对人体造成直接冲击伤，还可以对人体形成间接损伤，如人体位移、飞石击伤等。冲击波致伤机制是多方面的，各组织器官对暴力的耐受性也不同，应高度警惕冲击波引起的多脏器闭合性损伤。

**临床表现** 闪电击伤的临床表现复杂，其严重程度受众多因素影响。有时尽管伤者体表完好无损，但体内器官却发生了严重损伤；有的早期虽无明显的症状和体征，但却有严重的脏器功能损伤。因此，雷电击伤时仅凭体表损伤很难全面判断伤情，要防止漏诊或误诊。

局部表现 闪电击伤时因受闪电的弧光作用，皮下静脉血管常发生麻痹、扩张、充血，呈现为一种皮肤网络现象，称为闪电花纹（又称雷电击纹），是闪电击伤的典型特征。查体可见受伤皮肤出现树枝样分布的暗蓝色斑点，或呈线状红色、暗红色花纹。若闪电引燃衣物还可引起皮肤烧伤。肺冲击伤、爆震聋和闪电击后眼损伤的发生率亦较高，其他还有颅骨骨折、消化道穿孔和出血、癫痫样抽搐等。

全身表现 意识丧失及呼吸心脏骤停最常见，也是闪电击伤引起伤者死亡的主要原因。电流通过脑部可使生命中枢直接受到抑制，出现意识丧失、瞳孔散大、反射消失；呼吸中枢受抑制则出现呼吸肌麻痹，甚至呼吸停止；

血管运动中枢麻痹可导致心脏活动深度抑制、心脏骤停。电流通过心脏可直接损伤心脏的传导系统以及引起心肌组织坏死，易出现心室颤动或心脏骤停。个别伤者可表现为"假死状态"，即呼吸、心跳极微弱，外表看来似乎已死亡的状态。

**辅助检查** 包括心电图、心肌酶学、心肌损伤标志物、全血细胞计数、肝肾功能测定、尿液分析和肌球蛋白测定等。若有任何心肌受损征象，心律失常或胸痛则应予心电监护。有条件时应行相关的影像学检查。

**诊断** 根据闪电击伤病史及临床表现，诊断容易。

**急诊处理** ①立即就地心肺复苏。②闪电击伤初期可出现"假死状态"，故不论自主呼吸已停多久都要立即实施持续心肺复苏，直到脑功能损伤程度能充分做出死亡的判断。③心肺复苏的同时，应注意脑保护。④严密监测，警惕冲击波所致的多器官闭合性损伤。

**预后** 极差，被闪电直接击中者极少能存活。

**预防** 避免在未安装避雷针的建筑物、高大树木下避雨，尤其是在雷电交加时。不要在雷雨闪电环境下拨打或接听电话。

（王育珊 王爽骥）

zhòngshǔ
## 中暑（heat illness）
人体持续暴露在高温或高温湿热环境引起体温调节功能障碍所致临床综合征。主要临床特征是高热，体温常在 41~42℃甚至更高，可伴严重水电解质紊乱或中枢神经系统损害。

**病因** 多发生在夏季持续高温、高湿度天气或环境，以及防护条件不良的高温作业或严重通

风不良的居住环境。适应气候能力差、老年、肥胖、疲劳、衣着过多、感染、发热、甲状腺功能亢进症、糖尿病、酒精中毒、皮肤或汗腺疾病、慢性阻塞性肺病等慢性疾患者群易发生中暑。炎热季节不适当应用抗胆碱药、抗组胺药、β 受体阻断药、利尿药等药物，亦可诱发中暑。

**发病机制** 正常情况下机体的产热与散热维持着相对平衡，在体温调节中枢的调整下，机体经皮肤、汗腺、呼吸器官等以辐射、传导、对流、蒸发的方式维持着产热与散热的相对平衡，使人体温度保持恒定。当人体处于高温环境，环境温度达到甚至超过人体皮肤温度时，辐射、传导、对流散热受阻，仅能依靠蒸发散热。此时，交感神经兴奋性下降致皮肤小动脉舒张、血流量增加，深部组织热量可以通过循环血流至皮下组织，再经扩张的皮肤血管散发。机体还可通过加快呼吸频率和显性发汗散热。若外界环境严重影响机体的代偿性散热，且劳动或活动致使产热明显增加，大量的热蓄积体内，引起组织器官功能受损，发生中暑。同样的热应激环境，机体中暑的易感性与调节热休克蛋白表达的基因相关。特别是高热不断攻击机体，对机体组织细胞膜及细胞内结构的直接作用，可引起全身细胞损伤和衰竭，同时由于体液缺失、代谢产物蓄积、休克进而引起各重要器官、系统代谢障碍，加之炎症介质的释放，可诱发全身炎症反应综合征、脓毒症，发生多器官功能障碍综合征。

**临床表现** 早期出现头晕、头痛、恶心、心悸、虚弱、乏力、口渴、大汗、坐立不安，体温一般在 37.5℃ 以下。此时若能迅速脱离高温环境，经充分休息、补充水盐，短时期内可好转。还可出现发热，体温常超过 38℃，皮肤灼热、面色潮红并伴胸闷；严重者表现为血压下降、脉细而快、面色苍白、皮肤湿冷、恶心、呕吐等，此时若经积极治疗，数小时内也可恢复正常。若治疗不及时，病情发展，可出现晕厥、昏迷、痉挛或高热等重症中暑的表现，临床分为热痉挛、热强直、热失神、热衰竭、热射病等多种类型。

**诊断与鉴别诊断** 对有在高温环境下劳动或运动史并有头晕、头痛、恶心、心悸、虚弱、乏力、口渴、大汗或肌肉痉挛、意识障碍者应注意中暑发生的可能。实验室检查、动脉血气分析可显示为低钠、低氯血症，尿肌酸增高，血 pH 降低，白细胞增多，可有尿蛋白及管型，必要时应检测肝肾功能和心电图。如怀疑颅内病变时应行头颅 CT 及脑脊液检查。首先需排除急腹症、消化道出血、低血糖、创伤性休克、脑血管意外、脑炎、脑膜炎、脓毒症、甲状腺危象、有机磷中毒等其他疾病。

**急诊处理** 对存在循环功能障碍及中枢神经系统损害者应请专业医务人员救护。治疗过程中应严密监测患者体温、尿量。

**降温治疗** ①迅速将患者转移到阴凉、通风的低温环境，脱去衣服，并按摩皮肤、肌肉促进散热。②也可使用冷水擦浴或以凉水浸泡的床单包裹全身。③如无效可采用冰盐水进行胃或直肠灌洗，无菌生理盐水行腹腔灌洗或血液透析，有条件者可将自体血液体外冷却后回输体内降温。④氯丙嗪有调节体温中枢的功能，可致血管扩张、肌肉松弛，并降

低氧耗。监测血压。患者寒战时也可应用氯丙嗪。

**对症支持治疗** ①饮用含盐低温饮料补充水电解质，纠正电解质紊乱和酸碱平衡失调。②低血压者可静脉给予生理盐水、葡萄糖溶液和氯化钾，必要时给予异丙肾上腺素提高血压，但忌用其他血管收缩药，以免影响皮肤散热。③昏迷患者应保持气道通畅，避免误吸，并加强护理。④有高颅压表现者可给予甘露醇。⑤癫痫发作者可应用地西泮。⑥在有效降温及积极解除微循环障碍的基础上，对血小板进行性减少、凝血酶原时间明显延长、纤维蛋白原含量明显下降者，给予低分子肝素抗凝。⑦并发急性肾衰竭者予血液透析或血液滤过。⑧并发急性呼吸衰竭者给予呼吸支持治疗。

重症中暑患者并发多器官功能障碍或衰竭，病死率高，但只要及时采取"早期快速降温、早期快速扩容、早期抗凝、积极支持脏器功能等"集束化治疗策略，可有效降低死亡率，提高抢救的成功率。

**预后** 影响预后的因素主要与神经系统、肝、肾和肌肉损伤程度及血乳酸浓度有关。昏迷超过 8 小时或出现弥散性血管内凝血者预后不良。体温升高的程度及持续时间与病死率直接相关。体温恢复正常后，神经功能通常也很快恢复，但有些患者也可遗留有轻度神经功能紊乱。轻或中度肝肾衰竭病例可以完全恢复。严重肌肉损伤者，中度肌无力可持续数月。

**预防** 只要认识正确，思想重视，措施得当，中枢可以预防。出行避免烈日暴晒，及时补充水盐，注意饮食预防，注意劳逸结

合，合理安排作息制度，注意环境通风；出现早期症状时要及时离开高温环境；避免在高温、通风不良的环境中进行强体力劳动；高温条件作业人员，避免穿不透气的紧身衣服，大量出汗时应及时补充含盐饮料，以避免水电解质紊乱；无法避免高温作业时要注意改善劳动条件；老年、肥胖、疲乏、虚弱者应避免从事高温作业；中暑患者痊愈后可能会处于热过敏状态，1～3个月应避免进入高温环境。

（王育珊　卢　应）

## rèjìngluán

## 热痉挛（heat cramp）

干热环境中机体大量出汗造成体液过量丢失出现以大肌群痉挛为主要表现的综合征。又称热性痉挛、发烧性抽搐。是重症中暑的一个临床类型。

**病因及发病机制**　在高温干热为主的环境中机体常以蒸发散热，出汗是最主要的形式。特别是当在此环境中进行强体力劳动或过度运动，机体大量出汗，造成体内无机盐离子和水分大量丢失。若补充不足可致血钠含量下降，仅补充水分而未补盐，血钠、血氯进一步降低，造成骨骼肌为主的肌群电活动异常，出现包括腓肠肌、腹直肌、膈肌乃至肠道平滑肌兴奋性增高，四肢肌肉疼痛、抽搐，甚至类似急腹症样的腹痛。$Ca^{2+}$、$Mg^{2+}$及水溶性维生素大量丢失也与热痉挛有关。

**临床表现**　此种类型中暑多见于青壮年，常发生在高温环境下强体力劳动或激烈运动。典型临床特征为大量出汗后出现以活动量较多的四肢肌肉、腹壁肌肉、背部肌肉肌痉挛或收缩性疼痛，阵发性发作，频繁时可出现肌肉剧烈抽搐，尤以腓肠肌为明显，

常呈对称性；也可出现剧烈的腹痛、肠绞痛；常伴头痛、恶心、头晕等症状。此型中暑患者体温一般无明显变化，但严重患者可引起横纹肌溶解乃至发生肾衰竭；生化检查表现为血钠、血氯降低。

**诊断与鉴别诊断**　有发生中暑的环境，如夏季持续高温、高湿度天气，或长期在防护条件不良的高温条件下作业，青壮年多发，出现中暑症状伴大肌群疼痛或抽搐表现应考虑热痉挛。需除外急性有机磷中毒、热性惊厥。

**急诊处理**　①立即脱离高温环境，将患者转移至阴凉通风处或有空调房间。②纠正水电解质紊乱，轻者口服凉盐水是最简单有效的方法。重症患者应静脉输入生理盐水，输液需注意防止过快，以免发生心力衰竭、肺水肿及脑水肿。③维持良好的呼吸和循环功能如患者意识丧失、痉挛剧烈，应保持呼吸道通畅并给氧。④禁用镇静催眠药，避免让患者站立及行走。

**预防**　见中暑。

（王育珊　杨艺敏）

## rèqiángzhí

## 热强直（heat tetany）

机体在过热环境中散热能力下降、代谢增加，引发过度换气所致以呼吸性碱中毒为主要表现的综合征。又称热搐搦症，是重症中暑的临床类型之一。

**发病机制**　基本机制与热痉挛相似。机体暴露于过热空气环境，皮肤散热能力明显下降，呼吸频率增加，基础代谢率增加，需氧量增多，呼吸中枢兴奋性增强，导致过度换气。肺通气量增加排除过量 $CO_2$ 时，血浆碳酸（$H_2CO_3$）浓度降低，pH 升高，诱发碱中毒。机体血中 pH 升高时

游离钙向结合钙转移，致使游离钙减少。血浆游离钙浓度下降至一定程度可直接使神经肌肉兴奋性增高，发生肌肉抽搐；碱中毒还可产生口周感觉异常；$CO_2$ 排出增多所致低碳酸血症还可引起脑血管收缩，脑血流量减少，动脉血二氧化碳分压（$PaCO_2$）下降 20mmHg，脑血流可减少 35%～40%。

**临床表现**　病情轻者可有眩晕，四肢及口唇麻木、刺痛，肌肉颤动；病情严重者多出现大肌肉群强直性抽搐、谵妄甚至昏迷。若因碱性环境中血红蛋白氧离曲线左移而导致组织供氧不足，轻者可有头晕、头痛，严重者可表现为口唇、甲床发绀。代谢障碍导致血乳酸水平升高则可合并代谢性酸中毒，脱水表现为眼窝略凹陷、皮肤干燥等。

**诊断**　有发生中暑的环境，中暑症状伴无其他原因可解释的呼吸性碱中毒应疑及此病。检查常表现为血钠、血氯水平降低，可有肝功能异常或血乳酸浓度升高。应除外其他原发性疾病。

**急诊处理**　①迅速脱离高温环境，去除引起通气过度的原因。②意识清醒者应嘱患者自主减慢呼吸频率，或用纸袋、毛巾等物罩于患者口鼻，减少患者呼出气体量，并使呼出的气体部分重新再被吸入，减少 $CO_2$ 排出，对危重患者若有条件可吸含 5%$CO_2$ 的混合气体。③乙酰唑胺在 $HCO_3^-$ 浓度增高的情况下能在数小时内通过利尿将 $HCO_3^-$ 排出。④对呼吸过快又不能自行控制的特别危重患者，可行气管插管后再使用镇静剂或肌松药阻断自主呼吸，给予人工机械辅助通气。

**预防**　见中暑。

（王育珊　杨艺敏）

## rèshīshén

**热失神**（heat syncope） 机体长时间处于高温环境大量出汗导致机体血容量不足、脑血管灌注下降，出现以短暂意识丧失为特征的临床综合征。又称热晕厥、热昏厥。是重症中暑的临床类型之一。

**发病机制** 与热痉挛、热强直相似，不同之处主要是大量汗液蒸发导致机体水分过量丢失、血液浓缩，引起有效循环血容量明显不足；加上周围环境温度过高时体表动静脉处于扩张状态，加剧血容量的减少，导致全身主要器官血流灌注下降。而机体的脑组织是一个高耗氧量器官，虽然其重量仅占自身体重的 2%，但需血量却约占全身血量的 25%、消耗的能量约占 20%、耗氧量占 20%～30%，脑细胞对缺血、缺氧最敏感，大脑血供不足即可引起意识障碍。

**临床表现** 患者大多有短暂的前驱症状，主要以明显乏力、头晕、视物模糊、烦躁不安、恶心、出冷汗、面色苍白等症状为主。之后常突然出现意识丧失、跌倒，一般不伴抽搐，意识多可自行恢复。个别严重病例也可出现四肢阵挛性抽搐、意识障碍不能自行恢复、瞳孔散大等。此型患者体温常高达 39℃以上，多有血压下降、脉搏增快、呼吸浅快的表现。非典型患者可能同时存在热痉挛或热强直的临床改变。

**诊断与鉴别诊断** 有发生中暑的环境及过量失汗史，特征性表现为中暑症状伴高热、意识障碍。需与感染性疾病所致脑改变或脑血管意外鉴别。

**急诊处理** ①首先应将患者移离高温环境，平卧双足抬高位以增加脑的血液灌注。②保持呼吸道通畅，吸氧。③迅速建立静脉输液通道，给予生理盐水或 5%葡萄糖盐水静脉点滴以补充血容量，若患者意识已恢复正常可同时给予口服补液治疗。④对高热者需行降温治疗。⑤意识在短时间内不能自行恢复或发生休克的部分严重病例，需行抗休克及针对性治疗。

**预防** 见中暑。

（王育珊 杨艺敏）

## rèshuāijié

**热衰竭**（heat exhaustion） 在高温或强热辐射环境下失液过多及外周血管过度扩张，出现以循环衰竭为主要特征的临床综合征。又称热虚脱。是重症中暑的一种临床类型。

**发病机制** 基本机制与热失神类似，热应激状态下机体大量出汗造成严重失水、失盐、血液浓缩，血容量明显减少；周围血管明显扩张致使回心血量进一步减少。两种因素共同作用使心排出量下降，周围组织微循环灌注不良。

**临床表现** 多发生于体质虚弱、过度疲劳、老年人或伴慢性疾病患者，也见于从事高温作业补液不足者。主要表现为眩晕、头痛、多汗、恶心、呕吐，继之常有口渴、乏力、焦虑、胸闷；较重者多有面色苍白、皮肤湿冷、大汗淋漓、呼吸增快、脱水、脉搏细数、血压下降、心律失常等休克表现，一般不伴高热。

**诊断与鉴别诊断** 有发生中暑的环境，年老、体弱和有慢性疾病史者为易患人群，特征性表现是中暑症状伴休克或虚脱。应与其他原因导致的休克、消化道出血、异位妊娠、低血糖等鉴别。

**急诊处理** 基本原则同热失神，关键是及时快速补足血容量，防止或控制血压继续下降。对血压已明显下降者，可适当补充羟乙基淀粉、血浆等胶体液迅速扩充血容量，必要时监测中心静脉压指导补液。

**预防** 见中暑。

（王育珊 杨艺敏）

## rèshèbìng

**热射病**（heat stroke） 机体持续较长时间处于高温环境情况下，出现以高热、无汗、昏迷为主要临床表现的综合征。又称中暑高热。属重症中暑中最严重的临床类型。根据流行病学特征和临床表现，热射病分两类。①劳力性热射病：多发生于高温、高湿和无风天气进行重体力劳动、活动或剧烈体育运动时，多见于平素健康的年轻人、运动员、军事人员。严重者可发生横纹肌溶解、急性肾衰竭、急性肝衰竭、多器官功能障碍综合征、弥散性血管内凝血，甚至死亡。②非劳力性热射病：常发生于居住拥挤和通风不良环境中的人群，尤其是老年人、儿童及有潜在疾病的患者。若救治不及时，病死率可达 30%，老年人患者病死率明显增高，75 岁以上的患者病死率可达 70%。

**发病机制** 尚不明确，此类患者多在高温环境中持续时间较长，无论是否进行体力活动或非体力活动都可能发病，除可直接引起体温调节中枢功能障碍外，红外线还可穿透皮肤直达肌肉深层致使产热过多，同时由于环境使人皮肤散热功能降低，体内热量发生蓄积，聚集在脏器及肌肉组织，进一步引发高热及多器官功能受损。高热能直接造成组织损伤，足够的热暴露可以使蛋白变性、改变细胞脂膜的流动性而引起细胞膜完整性、细胞骨架、细胞核及线粒体等损伤或细胞死亡。长时间的剧烈运动可能使人体的免疫功能受到抑制，增加感染机会，导致急性炎症性反应，引起组织、器官细胞坏死，突出表现在肌酸激酶、乳酸脱氢酶、天冬氨酸转氨酶、丙氨酸转氨酶等活性显著升高，严重者可出现弥散性血管内凝血、急性呼吸窘迫综合征、急性肾衰竭，可能与直接热损害及内毒素血症等密切相关。

**临床表现**　体温可达 40～42℃，颜面灼热潮红、皮肤干燥无汗、呼吸快而弱、脉速；早期症状表现为剧烈头痛、恶心、呕吐、视物模糊、耳鸣、谵妄、烦躁不安、惊厥；逐渐发展可出现嗜睡、意识模糊、昏迷；重者出现弥散性血管内凝血、呼吸困难、肺水肿甚至呼吸衰竭、心功能不全、肝肾损害，以及脑水肿等并发症。

**诊断**　①在易发生中暑环境中持续时间较长。②劳力性热射病以年轻健康人发生率较高，非劳力性热射病以老年人、儿童及有潜在疾病者发生率较高。③高热：体温可达 40℃ 以上，皮肤干燥无汗，意识模糊甚至昏迷，伴有多器官功能障碍表现。符合上述可以诊断。

**鉴别诊断**　应与日射病鉴别，日射病仅与阳光直接照射有关，由于在阳光下暴晒过久，头部缺少防护，突然发生高热、耳鸣、恶心、头痛、呕吐、昏睡、畏光等现象。热射病还应与脑膜炎、有机磷中毒、中毒性肺炎等疾病鉴别。

**急诊处理**　包括以下内容。

降温　①体表物理降温：有条件的可将患者迅速转移至有空调的房间或用电风扇吹风，也可使用降温毯对体温进行调整，或头部戴冰帽，颈两侧、腋下、腹股沟大动脉附近放冰袋；无条件者可采取持续全身性酒精擦浴或在皮肤表面泼洒大量自来水或井水，同时采用手动扇子或电动风扇加速空气对流以及水蒸发速度，达到降温的目的。也可以将患者浸泡在 4℃ 冷水中，同时按摩四肢及躯干，促进血液循环，待皮肤发红、体温降至正常时暂停。此间需注意体温、血压、心率变化，若体温再次回升可反复进行上述处置。②体内降温：用冰盐水经胃管注入胃肠道、膀胱冲洗，冷盐水腹腔灌洗等方法。③药物降温：可与物理降温同时进行，常用药物有：氯丙嗪，主要是抑制体温调节中枢、扩张血管、加速散热；同时松弛肌肉、减少震颤，使机体产热减少并降低耗氧量。使用过程中应密切测量体温、血压、心率、呼吸的变化；地塞米松，稳定肥大细胞和溶酶体膜，减轻炎症早期的渗出、水肿，抑制细胞因子的合成和释放，减少内生致热源的生成。

血液净化治疗　高热及剧烈运动导致横纹肌溶解，大量肌红蛋白释放入血，多数患者可能会并发急性肾衰竭，出现少尿、无尿，采用血液净化治疗目前受到临床关注，此种疗法不但能有效清除肌红蛋白，更能有效地清除毒性介质。

支持疗法　治疗期间应始终保持呼吸道通畅，及时有效供氧，纠正脱水、低血容量及电解质紊乱，维持酸碱平衡。对失水为主者给予 5% 葡萄糖液静脉滴注；对低钠血症为主者，给予生理盐水静脉滴注。

对症处理　若患者发生抽搐，静脉注射地西泮或肌内注射苯巴比妥钠；心力衰竭者可用毛花苷丙等强心苷；脑水肿者可用甘露醇；肝细胞损害者应积极给予保肝治疗；积极治疗休克和控制感染等合并症，同时加强护理。

（王育珊　陈颖）

jiàngtǐwēn jìshù

**降体温技术**（cooling technique）

改变机体散热方式降低体温的急救方法。常用方法有物理降温法和药物降温法，前者是主要方法。

**物理降温**　为高热患者降温；局部消肿，减轻充血和出血，限制炎症扩散，减轻疼痛；头部局部降温可防止脑水肿，降低脑细胞的代谢，减少耗氧量，提高脑细胞对缺氧的耐受性。包括局部治疗和全身冷疗两种方法。

局部冷疗　多将冰袋、冷毛巾、衣物等置于患者前额、腋窝等血流丰富处，以达到降温目的。

冰袋降温法　多用于体温 39℃ 以上高热者，采用冰袋作为降温工具，以前额、颈部、腋窝、腹股沟及腘窝等血流丰富处作为冰袋的放置部位。放置时间一般不超过 30 分钟，以免局部冻伤或产生继发效应。若需重复使用，应在两次使用之间至少间隔 60 分钟，并在使用过程中每 10 分钟查看一次局部皮肤颜色，有无发绀及自觉麻木等。应注意检查冰块是否融化，及时给予更换或添加；注意观察冰袋是否完整、有无漏水。若需经腋下观察体温变化，则应在腋下冰袋撤离至少 50 分钟以后进行。

冷敷降温法　用冷水浸过后的毛巾、衣物敷在头部、腋下、腹股沟等部位，一般水温应控制在 18～25℃。

人工冰帽降温法　对脑损伤、脑水肿者可选用此法。其优点是可直接降低脑局部温度，减少脑细胞耗氧量，保护脑功能。但使用过程中要观察头部皮肤情况，尤其注意耳郭部位有无青紫、麻木及冻伤发生。注意心律变化，有无心房颤动、心室颤动及房室传导阻滞的发生。

**全身冷疗** 如下所述。

**温水擦浴** 若用某些降温方法效果不满意或体温上升至40℃以上，可予温水。在腋窝、肘窝、手心、腹股沟、腘窝处稍用力擦拭，以促进散热。擦浴时间不要超过20分钟，避免患者受寒。要注意观察患者的耐受性，查看皮肤表面有无发红、苍白、出血点，以及询问有无感觉异常。每次擦浴半小时后测量患者体温。

**酒精擦浴** 多用于40℃以上高热者。一般应将酒精用温水调配至30%~50%稀释液，温度以30℃为宜。可在腋窝、肘窝、手心、腹股沟、腘窝等处反复擦拭，但不宜采用前胸、腹部、后颈、足心作为擦浴部位。此种方法不适用于凝血机制不好的血液病患者、年老体弱者、小儿尤其是新生儿。应特别指出的是，正在使用头孢菌素的患者慎用酒精擦浴降温，皮肤吸入酒精可能诱发双硫仑样反应。

**灌肠降温法** 温水擦浴和乙醇擦浴都不能降温者可选用灌肠降温法。一般可选用28~32℃等渗盐水或用4℃等渗盐水，保留30分钟后排出，间隔半个小时再测量体温。

**降温毯降温法** 通过调节控温毯中循环水的温度降低皮温，增加皮肤散热，达到降低体温的作用。其优点是接触患者面积大，控温效果稳定，不易反弹，仪器采用计算机自动控制，操作方便。

**输液降温法** 下丘脑功能紊乱所致的中枢性高热，体温升高快，降温效果差。有临床研究显示将患者常规输入的液体置于冰箱，待液体温度降为0~10℃时取出，用棉套保温，按"静脉输注法"将液体输入患者体内，其降温疗效显著。

**药物降温** 常用药物有对乙酰氨基酚、阿司匹林、布洛芬、吲哚美辛等。存在肝功能损害及血液系统疾病者慎用非甾体抗炎药退热。

**其他降温方法** 血管内降温技术已经应用于临床，通过一种新型的血管内热交换系统对重症患者进行亚低温治疗，主要用于重度颅脑外伤、心肺复苏时脑功能保护等。与传统亚低温治疗仪（降温毯、控温毯等）相比控制温度效果相近，但血管内降温治疗可减少肌松药和镇静剂的使用，且无需打断患者自主呼吸。

**辅助方法** ①开窗通风：患者体温在39℃以下，可将病室的门窗打开，通风换气或打开电风扇或空调机使室温下降，加快空气流动，加速汗液蒸发，使患者体温自行调节，达到降温的目的。②食物降温：绿豆汤、茶盐水、西瓜、菊花茶、降火凉茶等。

（王育珊 陈颖）

gāoyuánbìng

**高原病**（high altitude disease，HAD） 人体对高原低气压低氧环境不习服或失适应所致以缺氧为突出表现的全身性疾病。又称高山病、高原适应不全症。海拔3000m以上称为高原。患者回到低海拔地区病情可迅速缓解或痊愈，多不遗留后遗症。

**病因** 低气压低氧环境引起机体缺氧是HAD发生的根本病因。空气稀薄是高原环境的特点，随着海拔增高，大气压和氧分压逐渐降低。从低海拔地区快速（如乘飞机）进入高海拔地区时，机体未及代偿或代偿不足常呈缺氧状态，此时若运动量或活动量过大、遭遇寒冷、精神紧张、上呼吸道感染、饥饿等诱因影响，可能导致高原病。海平面标准大气压为760mmHg，大气氧分压为160mmHg，正常人肺泡气氧分压为105mmHg，动脉血氧分压（$PaO_2$）为100mmHg；海拔增加至3000m时，大气压可降至526mmHg，氧分压降至110mmHg，肺泡氧分压降至62mmHg，机体可发生缺氧现象。一般低氧状态时正常机体可通过外周化学感受器（主要是颈动脉体）间接刺激呼吸中枢兴奋，促进通气，代偿缺氧。长时间缺氧缺血又可刺激机体红细胞代偿性增多，各重要生命器官也发生相应代偿，经过1~3个月才能逐渐过渡到稳定适应阶段。人体对高原低氧环境适应过程被称为高原习服。人体对高原缺氧反应迟钝者可发生适应不全。其速度和程度决定高原病发生的急缓和临床表现。

**发病机制** 涉及机体各系统。

**神经系统** 大脑代谢旺盛、耗氧量大，对缺氧的耐受性最低，急性缺氧早期发生脑血管扩张、血流量增加、颅内压升高，可出现大脑皮质兴奋性增强，有头痛、多言、失眠、步态不稳；缺氧持续或加重时，ATP依赖性钠泵功能障碍，诱发脑水肿，出现嗜睡、昏迷、惊厥，甚至呼吸中枢麻痹。

**呼吸系统** 吸入低氧空气后$PaO_2$降低，可刺激颈动脉体和主动脉体的化学感受器，出现呼吸反射性加深、加快，增加通气量，过度换气则使二氧化碳呼出过多，导致呼吸性碱中毒。缺氧又可致肺小动脉痉挛，肺循环阻力增高，流体静压明显提高，毛细血管通透性增加，血浆渗出而产生肺水肿。

**心血管系统**　急性缺氧时心率加快以保证增加心输出量，体内血液进行重新分布，心、脑血管扩张，血流量增加；皮肤、腹腔器官，特别是肾血管收缩，血流减少。血液重新分布有代偿性意义。缺氧导致肺动脉高压，长时间可致右心负担过重而发生肺源性心脏病。缺氧还可使血中儿茶酚胺增多，血管升压素和促肾上腺皮质激素分泌增加，并通过肾素-血管紧张素-醛固酮系统活性增强导致血压升高；肾上腺皮质功能因长期受缺氧刺激而功能低下，亦可出现收缩压降低，脉压变小。

**血液系统**　急性缺氧主要刺激外周化学感受器，反射性引起交感神经兴奋，肾脏缺血、缺氧使促红细胞生成素生成和释放增多。促红细胞生成素虽有正性作用，但红细胞过度增生特别是血细胞比容>60%可能引起血液黏稠度增高、血流缓慢导致微循环功能障碍。

**临床表现**　主要有头痛、头晕、心悸、气促、胸闷、唇指（趾）发绀，食欲缺乏、恶心、呕吐、腹胀、腹泻、疲乏、烦躁、失眠、视物模糊、耳鸣、鼻出血、嗜睡、手足麻木、手抽搐等。

**急性高原病**　分为三种类型，但三者间互有关联，常可合并存在。①急性高原反应：进入高原数小时后出现上述症状，一般在运动、活动、淋浴、桑拿等增加氧耗的因素影响下发生，第1～2天症状明显，如能耐受或进入高原前进行过适应训练症状可逐渐减轻，1周左右消失，但也有少数人症状急剧加重，发展为高原肺水肿或高原脑水肿。②高原性肺水肿。③高原性脑水肿。

**亚急性高原病**　临床症状与急性高原病相似，主要有呼吸困难、肺水肿和心功能不全，无慢性高原病的明显发绀和通气不足表现。

**慢性高原病**　又称蒙盖病（Monge disease），急性高原反应患者症状迁延不愈；移居高原长期生活正常者以及少数世居者，由于某种原因失去对缺氧的适应能力，均可发生慢性高原病。

**慢性高原反应**　高原反应症状持续时间超过3个月者属于此症。部分患者可伴肝大，或出现蛋白尿。

**高原性血压改变**　包括高原性高血压、高原性低血压和低脉压。高原高血压起病缓慢，症状与一般高血压病相似；血压低于90/60mmHg伴低血压症状称为高原性低血压。部分患者可表现为脉压减少，多与低血压同时存在，症状类似高原反应。高原性血压异常的类型常发生转换，但一般回到低海拔地区后血压也逐渐恢复。

**高原红细胞增多症**　这是生理性代偿反应，随海拔增高而增多。一般在海拔4000m以下地区，根据红细胞>$65\times10^{12}$/L，血红蛋白>200g/L，血细胞比容>62%，可诊断此症。临床上常有高原反应症状，多有发绀和面颊部、结膜毛细血管网扩张和增生，可有杵状指。血液黏滞度增大，可形成脑内微血栓而引起一过性脑缺氧发作。

**高原心脏病**　是慢性缺氧环境中肺循环阻力增加产生肺动脉高压、心肌缺氧导致右心肥大和心力衰竭的心脏病。起病隐袭，症状逐渐加重，心悸、胸闷、气促，劳动时加重。有时咳嗽，少数患者咯血；严重者可发生右心衰竭。体格检查可见发绀，肺动脉高压和右心室增大体征。可有期前收缩和房室传导阻滞。胸部X线表现肺动脉段凸出，右肺下动脉干扩张，右心室增大。心电图示右心室肥厚、劳损或右束支传导阻滞。

**混合型慢性高原病**　心脏病与红细胞增多症同时存在。

**诊断**　①进入高原，或由低海拔地区进入高海拔地区后发病。②临床症状与高度、进入速度及有无高原习服密切相关。③进入海拔较低地区可缓解，氧疗有效。④排除外有类似症状的其他疾病。

**鉴别诊断**　①晕车：既往晕车史，无缺氧症状。由高原返回低海拔地区症状并不减轻，停止乘车后症状好转。②心源性肺水肿：无高原反应的前驱症状，有心脏病史、体征以及心力衰竭的诱因，氧疗效果差。③其他可致昏迷的疾病：体检发现偏瘫等神经系统定位体征时应高度警惕脑血管意外；有头部受伤者考虑颅脑外伤；发热者考虑感染性疾病；病前有毒物接触史者考虑中毒；既往有肺肝肾疾病、糖尿病、高血压、癫痫病史者考虑基础疾病。④真性红细胞增多症：常有脾大和白细胞、血小板增多。⑤其他器质性心脏病：需与动脉粥样硬化性心脏病（心电图和血清心肌酶测定有特异变化）、风湿性心脏病、肺源性心脏病（有慢性支气管炎合并阻塞性肺气肿病史）等相鉴别。

**急诊处理**　包括急性高原病与慢性高原病的处理。

**急性高原病**　发病高峰期是进入高原后24～48小时，通常1～2周自愈。①急性高原反应：

轻症患者可自愈。重症患者给予对症治疗，如镇痛、吸氧或利尿。反应重者可间断吸氧，对症治疗或撤回到低海拔地区。②高原性肺水肿、高原性脑水肿分别见高原性肺水肿、高原性脑水肿。

**慢性高原病** ①高原性血压异常：高血压治疗同原发性高血压。高原低血压和低脉压者应加强体力锻炼，提高机体对高原低氧环境的适应能力，以改善心血管功能状态，提高心输血量。②高原心脏病：出现心力衰竭时，吸氧，加服硝苯地平降低肺动脉压，高原心脏病心肌显著缺氧，易发生洋地黄中毒而出现心律失常，可选用作用快、排泄快的强心药，如毛花苷丙，心力衰竭控制后改口服地高辛。③高原红细胞增多症：吸氧和低分子量右旋糖酐静脉滴注可暂时缓解症状，对有高血压和心力衰竭的危重患者，如有血液黏滞度过高，静脉放血 300 ~ 500ml 降低红细胞数、放血后输入等量液体（生理盐水、右旋糖酐等）以促进血液流动，改进循环，使病情暂时好转。最有效的方法是转低海拔地，一般经 1~2 个月可自愈。

**预后** 高原反应症状消退后，迅速登上更高地区可能再发。高原肺水肿及时治疗预后良好。高原脑水肿治愈后，少数患者短期内可有头痛、记忆力减退。高原心脏病伴肺细小动脉硬化者即使转到平原，也难完全恢复正常。高原红细胞增多症患者转到平原后，一般在 1~2 个月逐渐恢复。

**预防** 进入高原人员应了解和适应高原环境特点，登山时按计划进行阶段性适应性锻炼，注意防寒和防治上呼吸道感染，久居平原重返高原者也应重建适应能力，明显心、肺、血液系统疾病患者不宜进入高原。预防急性高原反应，可从进入高原前 1~2 天起用利尿药预防液体潴留。紧急条件下登山可用糖皮质激素。

（王育珊　王　广）

gāoyuánxìng fèishuǐzhǒng

## 高原性肺水肿（high-altitude pulmonary edema，HAPE）

由低海拔地区急速进入高原不能耐受急性严重缺氧所致非心源性肺水肿。海拔 3000m 以上称高原。HAPE 是急性重型高原病的一种类型，寒冷、劳累、剧烈运动等可为诱发因素，若救治不及时可能会危及生命。

**病因及发病机制** 尚不完全清楚。高原低压性缺氧是 HAPE 发病的始动因素，也是直接病因。在高原环境下虽然空气中的氧含量与海平面同为 21%，但随着海拔的升高空气逐渐变得稀薄，氧气的绝对含量逐渐变少，氧气压力也不断降低，高原的大气压和氧分压不足海平面水平的 70%。长期生活在高原低氧条件下，机体可通过红细胞过度生成、酸碱平衡、血管变化等方式介导形成高原低氧习服。然而由低海拔地区短时间进入高原，外周环境处于相对乏氧的状态，机体尚不能进行有效代偿，若伴运动、劳累，加剧缺氧，导致肺血管不均一收缩，引起肺血流速度增加及毛细血管机械剪切性损伤，血浆中蛋白质和液体渗入肺间质和肺泡腔，形成肺水肿，HAPE 水肿液的主要特点是蛋白含量较高。炎症反应致内皮细胞通透性增加是肺水肿的另一重要原因。有研究发现在患者支气管肺泡灌洗液中细胞因子含量显著增高，推测 HAPE 的发病机制与炎症反应有关，甚至认为炎症反应是 HAPE 的主要致病因素，此种炎症可能是继发于肺毛细血管压升高引起血管损伤所致。进入高原的速度、到达的高度、个人的敏感程度、寒冷、劳累等多种因素也与 HAPE 的发生密切相关。

**临床表现** 进入高原地区 3 天内，特别是 48 小时内出现静息状态下呼吸困难，胸闷、胸部压塞感或胸痛、气促、咳嗽、无力性干咳或咳白色或粉红色泡沫样痰等症状；颜面及口唇发绀，呼吸、心跳频率加快，双肺可闻及喘鸣音或湿啰音。血氧饱和度明显下降，动脉血氧分压明显降低；X 线检查典型病例可见双肺斑片状或云雾状阴影。

**诊断** ①近期初次由低海拔地区短时间内进入高原地区，发病前多有活动过量或耗氧增加（如热水洗浴）诱因。②静息时呼吸困难，胸部压塞感，咳白色或粉红色泡沫样痰。③查体见中央型发绀，肺部闻及湿啰音。④胸部 X 线检查是诊断的主要依据，可见以肺门为中心向单侧或两侧肺野呈点片状或云絮状浸润阴影，常呈弥漫性、不规则性分布，亦可融合成大片状阴影；心影多正常，但亦可见肺动脉高压及右心增大征象。⑤需除外其他疾病相关肺水肿。

**鉴别诊断** 主要应与原有心血管病所致的急性肺水肿鉴别，尤其是中老年患者的急性心肌梗死。

**急诊处理** 包括非药物与药物治疗。

**非药物治疗** ①一般治疗：一旦发病，迅速返回低海拔地区是治疗 HAPE 的最有效手段；但如果条件不允许，应就地治疗或边治疗边转移。患者应绝对卧床休息，取半卧位，严禁大量饮水。同时给予心电、血压、血氧饱和度监测，必要时监测中心静脉压，以便准确监控病情，及时指导用药。②氧疗：是 HAPE 治疗的关键，强调早期、充分。一般采用持续中流量（4~6 L/min）吸氧，对严重乏氧者可给予高流量吸氧（10 L/min），有条件者可行高压氧舱治疗，对于危重患者应果断应用机械通气。

**药物治疗** ①糖皮质激素：具有抗炎、稳定细胞膜和溶酶体膜、降低毛细血管通透性等作用。②氨茶碱：可减轻支气管痉挛，降低肺动脉压，并有一定强心和清除肺部黏液作用。③利尿药：利尿期间需注意补钾并观察脱水情况。④血管扩张药：常用硝酸酯类和硝普钠。⑤钙通道阻滞药：对肺血管和气道平滑肌有松弛作用。⑥一氧化氮（NO）：有调节肺血管张力作用。⑦其他：L-精氨酸是 NO 合成的前体，静脉滴注能降低 HAPE 患者的肺动脉压和肺血管阻力，提高动脉氧分压及血氧饱和度；轻中型 HAPE 患者口服血管紧张素转换酶抑制剂治疗效果较好；HAPE 伴烦躁不安时，可静脉推注吗啡；合并感染时可使用抗生素；有心力衰竭表现者可静脉应用洋地黄制剂；有呼吸衰竭者可使用呼吸兴奋剂。病情稳定后最好尽快转至低海拔处。

**预后** 诊断及时，治疗得当，本病预后良好，抢救成功率高。

**预防** ①进入高原前：严格健康筛查，凡有明显心、肺、肝、肾等疾病，高血压、癫痫、严重神经衰弱，消化性溃疡活动期，严重贫血者及孕妇均应告诫不宜进入高原地区；曾经患过 HAPE 者不宜再进入高原。适应性锻炼可增强心、肺功能，改善机体对氧的摄取、运输和利用，提高机

体最大携氧能力，是公认的预防急性高原病、促进高原习服的有效措施。②进驻高原时：用阶梯上升方式是预防急性高原病的最好方法，在一定时间渐进性进入高原的高度，使机体产生习服。③进入高原后：注意休息，防止劳累，保证睡眠。有轻度高原反应症状者，睡眠时最好采取半卧位，以减少静脉回流和肺毛细血管充血；注意保暖，防止感冒，合理饮食。初入高原应多食高糖类食物和易消化食物，多食富含维生素和抗氧化物质的食物，忌暴饮暴食，禁止饮酒。

（王育珊　刘心刚）

gāoyuánxìng nǎoshuǐzhǒng

# 高原性脑水肿（high-altitude cerebral edema，HACE）

人进入高原后脑缺氧引起脑代谢、功能和形态结构变化所致弥散性脑水肿。是急性重型高原病的一种临床类型，若不及时救治可能因出现脑疝、昏迷导致死亡。

**病因及发病机制** 高原低压性缺氧是 HACE 的主要致病因素，其发生率与进入高原的速度、到达的高度、个人的敏感程度、寒冷、劳累等多种因素有关。发病机制尚不清楚，有学者认为，高原低压性缺氧导致低氧血症，机体通过自身调节，使脑血流增加，导致颅内毛细血管压增高和（或）脑血量增加，可能伴血脑屏障渗透性增加，加之脑脊液缓冲不充分，最终出现脑水肿。此认识基于高原病是一种血管性水肿，但也有学者认为，高原性脑水肿不仅仅是一种血管性水肿，可能伴细胞性水肿，即缺氧使脑组织能量代谢发生紊乱，ATP 生成减少，细胞膜上钠-钾泵受抑制，不能维持细胞内外离子浓度差，细胞内钠增多，水随之进入细胞形成脑

细胞水肿。

**临床表现** ①症状：早期可表现为剧烈头痛、呕吐、表情淡漠、精神抑郁或欣快多语、烦躁不安、步态蹒跚，随之神志恍惚、意识模糊、嗜睡、昏睡甚至昏迷，肢体功能障碍，也有直接发生昏迷者。②体征：共济失调（闭目难立征阳性）；脑膜刺激征和（或）锥体束征；视盘水肿和（或）视网膜出血、渗出。

**诊断与鉴别诊断** 主要依靠病史、临床表现及查体。脑脊液检查可见压力增高，细胞及蛋白无变化，偶有血性脑脊液。鉴别诊断需排除急性脑血管病、急性药物或一氧化碳中毒、癫痫、脑膜炎、脑炎。

**急诊处理** 包括非药物治疗与药物治疗。

**非药物治疗** ①一般治疗：见高原性肺水肿，但对昏迷时间超过 2 天者可给予鼻饲流食，以维持水电解质平衡并补充热量。②氧疗：一般用低浓度、低流量（2~4L/min）鼻管持续给氧。长期高浓度、高流量持续给氧可能抑制呼吸中枢，加重病情。高压氧对急性脑缺氧、颅内压升高引起的脑水肿有显著疗效。必要时进行气管插管、机械通气。高压氧与脱水药、亚低温疗法合用是治疗高原脑水肿的有效措施。③亚低温治疗：可用局部亚低温（冰帽）和（或）全身亚低温（冰毯），降低细胞代谢率，减少脑组织乳酸堆积，减轻脑水肿，降低颅内压。

**药物治疗** ①脱水药：常用甘露醇、甘油果糖、呋塞米。②糖皮质激素：可有效降低大脑毛细血管通透性，减轻脑间质水肿，改善症状。③其他：对症支持治疗，防治并发症。

**预后** 若诊断及时，治疗得当，预后良好。部分昏迷患者清醒后有头痛、头晕、反应迟钝、沉默寡言、软弱无力、嗜睡、尿失禁、记忆力减退等。恢复时间短者数天，长者1~2个月。一般无后遗症，但是部分患者有短期内有遗忘症表现。

**预防** 见高原性肺水肿。

（王育珊 刘心刚）

qìyāshāng

**气压伤**（barotrauma） 机体含气器官腔隙气压与外界压力严重不平衡所致组织损伤。易发生在飞机快速升降、潜水、爆炸、机械通气及高压氧治疗等过程。中耳、鼻窦、肺、胃肠等含气器官是最易发生气压伤的部位。以受损部位不同可分别称作耳气压伤、鼻窦气压伤、肺气压伤、胃肠气压伤、牙齿气压伤等。其中，肺气压伤虽发生率低，但发病急，病情重，致残、致死率高。

（王育珊 李洪祥）

ěr qìyāshāng

**耳气压伤**（otic barotrauma） 耳道压力不能随外界气压的急剧变化而产生压力差所致损伤。

**病因及发病机制** 包括外耳道、中耳和内耳道损伤。

**外耳道气压伤** 较少见，大多是乘坐航空器或潜水时不恰当使用耳塞或配戴足以使外耳道局限性堵塞的潜水帽所致，可造成被堵塞内侧的外耳道与鼓膜之间形成一个与大气阻隔的含气腔隙，在飞行器下降或潜水下沉时，外界环境压力短时间内由低变高，而外耳道内此间隙的气压仍处在原来状态，形成一定内外压力差而发生气压伤。

**中耳气压伤** 最常见类型。中耳是一个包括鼓室（鼓膜内侧腔隙）、咽鼓管等在内的不规则含气小腔隙。咽鼓管为沟通鼓室与鼻咽部的通道，通常处于关闭状态，吞咽、打呵欠等动作时开放以调节鼓室气压。鼓室内气体易通过咽鼓管流出，当外界气压降低时，如飞机上升时鼓室内相对高压气体即可冲开咽鼓管流出，不易发生气压伤；但当外界气压急剧增加（如飞机下降），鼓室呈负压状态，若此时咽鼓管外口受到周围较高气压影响不易开放，导致中耳道内负压增加，致使黏膜血管扩张即可造成血清外漏，以致发生黏膜水肿、鼓室内积液，严重者可发生黏膜下出血或鼓室内积血，或引起鼓膜充血、内陷，甚至破裂。

**内耳道气压伤** 少见。内耳道指始于内耳门，终于内耳道底之间的腔隙。内耳道底上有很多小孔，前庭蜗神经和面神经由此通过。某些特定条件下（飞机下降或潜水下沉过程中）外界压力增高，咽鼓管又受某种原因影响以致鼓室内压调节失控，鼓室内便形成相对负压引起鼓膜内陷；在此前提下若突然做某些特殊动作（如深吸气后屏气，再用力做呼气动作），可使咽鼓管突然被打开，高压气体迅速冲入鼓室，内陷鼓膜受到强烈刺激并急剧向外突出，内耳环状韧带由此受到过分牵拉，引起圆窗（蜗窗）膜或卵圆窗（前庭窗）膜撕裂，外淋巴液便可流入鼓室导致前庭或耳蜗功能受损。

**临床表现** ①外耳道气压伤：主要表现为外耳道内皮肤血管因低压扩张引起的限局性血清外漏或出血，黏膜水肿。②中耳气压伤：轻者症状不明显，重者可突感耳闷、耳鸣、聋；耳道内刺痛，耳痛可放射至颞部及面颊；部分患者可因负压通过鼓室内壁圆窗及卵圆窗刺激迷路而出现眩晕、恶心、呕吐。检查见鼓膜内陷充血，尤以松弛部及锤骨柄等处充血明显，有时鼓膜表面有血疱、淤斑，或有裂隙状鼓膜穿孔。若鼓室积液，透过鼓膜可见液平面或气泡，如鼓室积血，鼓膜可呈蓝色。听力检查常为传导性聋。③内耳道气压伤：通常在潜水出水后1~3小时才出现临床症状，常有耳鸣、眩晕、恶心，通常会遗留听力减弱或丧失。查体可见圆窗膜或环状韧带破裂，外淋巴液流入鼓室。

**诊断** 诊断要点：①有身处外界气压急剧变化的环境，如航空、潜水、沉箱及高压氧治疗等。②临床出现耳痛、耳鸣、听力减退、眩晕等，以及耳道或鼻出血的表现。③检查发现鼓膜充血或穿孔可诊断为中耳气压伤；圆窗膜或环状韧带撕裂，则合并内耳气压伤。

**急诊处理** 大多数耳气压伤可自行愈合。损伤重者应积极采取恢复鼓室内外气压平衡的措施，如进行吞咽、咀嚼、打呵欠等动作，施行咽鼓管吹张术。一般情况下不推荐常规应用抗生素及黏膜减充血剂，局部可进行红外线或超短波等物理治疗。有鼓室积液或积血者，可行鼓膜穿刺或鼓膜切开排液。鼓膜破裂者应保持外耳道清洁、干燥，待其自愈。内耳损伤通常需要绝对卧床休息7~10天，有窗膜破裂者应行鼓室探查及窗膜修补术。

**预防** 加强有关卫生宣教工作，平时应进行咽鼓管开放运动训练，如吞咽、提喉、软腭运动及下颌运动等。飞机下降时不可入睡，不断做吞咽动作，促使咽鼓管不断开放。严格选拔飞行员和潜水员，定期体检，发现有鼻腔、鼻咽部疾病或中耳感染者应暂停飞行或潜水，并积极治疗。

（王育珊 李洪祥）

## bídòu qìyāshāng

## 鼻窦气压伤（sinus barotrauma） 外界气压急剧变化所致鼻窦损伤。多易发生于额窦，其次为上颌窦。一般多见于飞行员和高气压作业人员（如潜水员和隧道作业工人）。

**病因及发病机制** 正常人的鼻腔、鼻窦经常保持着通畅，若窦口受某些病变影响（如急慢性鼻炎、鼻息肉、鼻中隔偏曲等），通气受到障碍可形成单向活瓣；当外界气压迅速增高时，窦口附近的病变组织受到外界气压影响致使窦口关闭，窦内形成负压引起黏膜充血、肿胀，甚至血肿、出血。在某些病理情况下（如鼻息肉），鼻窦内压力可高于窦口压力，当外界气压迅速降低时，气流会冲开息肉，使窦腔内压力与外界气压保持平衡。若病变存在于窦腔，可引起病变组织由内向外膨出，甚至造成窦口关闭，窦内相对高压气体不能及时排出，造成窦口周围组织损伤。

**临床表现** 额部疼痛或面颊及磨牙麻木，间或有鼻出血，鼻内分泌物呈黏液性，常带血丝。鼻腔检查常为原有病变所掩盖，部分患者中鼻道内可见血性分泌物。X线片见窦内黏膜增厚，窦腔混浊，常有液平面，有黏膜下血肿时则可见半圆形影。

**诊断** ①有机体暴露于气压急剧变化环境中的病史。②出现鼻窦部疼痛、鼻出血等症状，鼻窦部位有按压痛，鼻道内见血性分泌物。③X线影像改变。

**急诊处理** 尽快排除窦口堵塞的原因，恢复其通气功能。根据病因不同，感染用抗菌药，过敏性鼻炎可应用抗过敏药。黏膜充血肿胀可用血管收缩药，局部热敷、理疗。对气压损伤性上颌窦炎可行穿刺注气以缓解症状。病变严重难以立即消除堵塞原因者，可将患者置于低压舱内，缓慢调整气压，使鼻内外气压再平衡。窦腔黏膜下有血肿，尤其是在窦口附近，经观察短期不消者，应做鼻窦手术清除。

（王育珊 李洪祥）

## fèi qìyāshāng

## 肺气压伤（pulmonary barotrauma） 受外界气压影响肺组织内压明显增高或降低所致肺损伤。虽发生率低，但致残、致死率高。

**病因及发病机制** 肺气压伤发生的机制与其他气压伤发生的机制基本是相似的，主要源于肺组织内压与周围环境中的压关系严重失衡，除以往已知的潜水或爆破的冲击波等因素外，一些特殊的治疗设备所引起的副作用也引起了临床广泛关注，如高压氧治疗中患者不适当的屏气、咳嗽、抽搐发作均可能使声带关闭，造成气管和肺内压力高于外界压力，在不能有效释放时即可发生肺气压伤；机械通气时参数设置不当引起肺内压力过高也是常见原因。由于肺组织菲薄、脆弱，承压能力较差，肺内压力过高可使肺组织过度膨胀，甚至发生肺泡壁、血管、间质撕裂，气体可由肺泡溢入其他不含气部位，引起气胸、纵隔气肿、皮下气肿、肺间质气肿；若气体进入破裂的血管，可直接进入体循环系统造成气体栓塞；肺内压力增高、肺气肿引起肺动脉高压、静脉回流受阻，还可致右心衰竭。

**临床表现** 起病急，多在减压后10分钟内发病，部分情况在减压过程发病。肺血管损伤出现咳泡沫状血痰，肺部有湿啰音；严重者可出现大量咯血并持续数日，是此病的特征表现之一；胸痛、咳嗽、呼吸困难是此病常有的症状；可出现皮下气肿、纵隔气肿、气胸等，常伴呼吸困难、发绀、胸痛；若发生脑部气体栓塞则出现突然意识丧失伴全身或局灶性癫痫发作等。

**诊断** 有周围环境压力变化或机械通气史，若在此过程中突然出现口鼻或呼吸道内泡沫状血液，突发意识不清应考虑出现肺气压伤的可能。查体及X线可见皮下气肿、纵隔气肿、气胸及右心衰竭的表现。脑CT见脑部斑片状或大片状低密度改变。

**急诊处理** 肺气压伤起病急，病情重，一经诊断应立即进行抢救治疗。①加压治疗：是最有效方法，可用加压舱进行加压治疗，高压氧除可替换部分惰性气体，缩短整个治疗过程，修补体内缺氧受损的组织，还可改善毛细血管渗漏。出现气胸时需要将胸膜腔内气体抽出。如出现呼吸骤停，在保持气道通畅同时立即行人工呼吸，用提肩式人工呼吸法，尽量避免用口或机械方式将空气吹入肺内，以免加重肺部损伤；喉痉挛者应紧急行环甲膜穿刺或气管切开；大脑气体栓塞可应用苯二氮䓬类药物和苯巴比妥，降低脑耗氧。②对症治疗：绝对卧床休息，尽量避免搬动，注意根据循环灌注情况，酌情补液治疗。

**预防** 加强相关知识教育，潜水或飞机驾驶人员应严格体检，注意安全操作。对机械通气的患者应根据病情选择模式及参数。

（王育珊 李洪祥）

## jiǎnyābìng

## 减压病（decompression sickness） 机体所处周围环境压力发生迅速降低或下降幅度过大，致

机体内以溶解态存在的气体迅速分离成气泡，并随血液循环造成机体伤害的疾病。又称潜水病。

**病因** ①飞机座舱封闭不良或上升速度过快或过高。②密闭飞行器座舱在高空突然猛烈泄漏。③潜水者通过潜水装置呼吸压缩气体在相当深度逗留较长时间后，上升距离过大且过快。④隧道、沉箱或加压舱人员吸入高气压的气体时间较长，脱离所处环境的速度过快。

**发病机制** 机体处于一定气压下时，体内的某些生理学惰性气体（主要是氮气）以溶解状态存在于组织中，对人体无害。若环境压力突然降低，惰性气体会快速从组织中分离，造成气体原位逸出并聚集形成气泡，继而对机体组织和器官等产生刺激、压迫或血流阻塞。机体组织内气泡形成是减压病的直接原因。从生理学角度分析，正常情况下动脉血来自于肺泡气体交换后的血流，惰性气体张力低，动脉内很少会形成气泡；静脉血来自于组织，惰性气体压力相对较高，且由于静脉内压力低，微循环中的小气泡可逐渐在静脉系统内聚集，并随着血液由右心进入肺循环，不断从肺毛细血管处随气体交换排出；一般情况下气泡不会进入体动脉循环系统，但气泡形成过多超过肺排出速度时，这些微小气泡就会随动脉血流进入动脉系统，随着积聚导致动脉气体栓塞。肺组织将气泡排出之前，静脉内聚集过多也会形成气体栓塞，并引发血管痉挛、加重组织缺氧。特别是当大量气泡涌入心室，严重干扰心室泵血功能，引起肺循环、体循环功能衰竭。气泡还可刺激内皮细胞引起血管通透性增高，血管内液体外渗入组织间隙，引起血容量相对不足，导致休克。血-气界面甚至可造成蛋白变性，激活凝血系统及补体系统，引起全身炎症反应综合征，最终致多器官功能障碍综合征。正常气体中含有一定量的氮气，其在脂肪组织的溶解度为血中的5倍，大部分氮气聚集于含脂质较多皮下脂肪、神经组织、关节囊，在一定条件下可对组织产生压迫作用。

**临床表现** 分为Ⅰ型减压病与Ⅱ型减压病。

**Ⅰ型减压病** 主要特征表现为气泡刺激或压迫组织引起的皮肤、肌肉、关节疼痛等。骨质内气泡损伤通常是迟发的，易造成后期减压性骨坏死。

**Ⅱ型减压病** 主要特征表现是呼吸系统、循环系统、神经系统受累的症状和体征。中枢神经内气泡形成部位大多在脊髓，引起截瘫、感觉功能障碍及尿潴留，脑部因含脂质相对较少，且血流丰富，气泡形成较少。大量气泡进入右心室会出现发绀、脉搏细速、四肢发凉等低血容量性休克的表现；若由右心室进入肺循环可以引起肺栓塞或肺部毛细血管痉挛，出现胸骨后疼痛、阵发性咳嗽，严重者出现肺水肿、呼吸窘迫，甚至在短时间致死。凝血功能紊乱还可能诱发弥散性血管内凝血。

**分度** 中国将减压病分为轻、中、重度三度。①轻度：表现为皮肤症状，如瘙痒、丘疹、大理石样斑纹、皮下出血、水肿等。②中度：主要发生于四肢大关节及其附近的肌肉关节痛。③重度：出现神经系统、循环系统、呼吸系统或消化系统功能障碍之一者。

**诊断与鉴别诊断** 有潜水作业、沉箱作业、特殊的高空飞行史及导致减压病发生得相关因素，临床出现气泡压迫或血管栓塞症状和体征应考虑为减压病的可能。此病主要需与相同环境下引起的肺气压伤、急性缺氧、氧中毒及氮麻醉等情况所致疾病鉴别。

**急诊处理** 高压氧舱内给予再加压治疗是唯一有效的措施。但同时应给予氧疗、补充血容量、抗凝等对症支持治疗。

**预后** 若能及时诊断，尽早给予高压氧舱内再加压治疗，预后一般良好。

**预防** 主要是加强飞行、潜水的相关知识教育，采取正确的减压措施。有研究认为，暴露于低压环境前吸纯氧，可降低减压病风险。

（王育珊 李洪祥）

dòngmài qìtǐ shuānsè

**动脉气体栓塞**（arterial gas embolism） 大量气体意外进入动脉血管所致以血流梗阻为主要表现的疾病。是空气栓塞的一个临床类型，较少见。此种栓塞对机体的危害程度决定于进入动脉内气体的量、速度及受累器官，动脉少量气体栓塞可致器官功能受损，大量气体栓塞可致死亡。

**病因及发病机制** 动脉血液循环压力较高，正常情况罕见气体进入。动脉循环内的气泡主要有三个来源。

**大量气体进入静脉系统** 此种情况多为创伤或医源性因素所致，如胸部外伤、静脉注射或深静脉置放导管、心肺手术或体外循环、人工气腹或气胸、流产等，可因血管中断或操作不慎致使大量气体进入。

**先天性心脏病卵圆孔未闭或动静脉分流** 正常情况下人体内循环路径是体静脉→右心房→右心室→肺动脉→肺静脉→左心房

→左心室→主动脉→心、脑等，此时体静脉内产生的气泡会经过肺循环的过滤作用，气泡经肺泡排出体外。先天性心脏病卵圆孔未闭时，左心压力高于右心，一般也不会发生右向左分流（右心内血流不经过肺而直接进入左心），但潜水屏气或疾病状态使用控制性正压机械通气或应用呼气末正压时，左心压力下降，发生右向左分流，静脉端产生的气体直接进入动脉系统形成栓塞。

**肺内遭受相对高压气体** 高压气体会撕裂肺组织，气体直接进入肺毛细血管，之后汇集入肺静脉，进入体循环动脉系统后可造成动脉栓塞。气体进入动脉循环系统后，气泡可阻塞直径30~60μm 的小动脉，刺激血管，引起痉挛收缩，造成组织缺血、缺氧，阻塞冠状动脉可能致心肌梗死、心律失常，阻塞脑动脉，则发生脑梗死。气泡还产生间接性病理损害，气泡的表面效应可引起血管痉挛，血管通透性增加，血液内容物外渗，局部水肿，局灶性出血；血液气泡平面可刺激凝血反应，引起血栓形成。

**临床表现** ①大多起病急骤，面色苍白，大汗。②肺动脉气体栓塞主要表现为突发性胸痛、胸闷、咳嗽、咳痰带血或咯血。③冠状动脉气体栓塞表现为心前区剧烈疼痛，呼吸困难，心电图提示心肌缺血、心肌梗死，心肌酶可能升高2倍以上。④脑动脉气体栓塞常表现为眩晕、定向障碍、全身或局灶性癫痫发作，患者可有不同程度的意识障碍或昏迷，头部CT检查可见血管内气体，斑片状低密度影。⑤肢体末端气体栓塞可引起局部皮肤温度下降，色泽改变乃至坏死样改变，并伴疼痛。

**诊断与鉴别诊断** 诊断依据：①有发生气体进入动脉的因素或自身条件。②突发性类似休克的表现，同时伴头痛、胸痛、呼吸困难或意识障碍。③胸部X线和肺CT检查可能发现气胸、纵隔气肿，肺间质气肿等肺气压伤的表现；超声多普勒及经食管超声可能探测到心腔内和血管内气体，是较敏感的检查方法。超声探测到心腔内和血管内气体则是确诊的标准。此病需与脂肪栓塞、羊水栓塞鉴别。

**急诊处理** ①紧急处理，维持生命体征平稳。②高浓度吸氧以纠正缺氧，再加压治疗。③糖皮质激素治疗。④高压氧治疗。

**预后** 取决于栓塞气体的量及栓塞部位，发病后若能度过循环衰竭和呼吸障碍，预后良好。

（王育珊 李洪祥）

jíxìng zhòngdú

## 急性中毒 （acute poisoning）

毒物短时间内经皮肤、黏膜、呼吸道、消化道等途径进入人体引起组织和器官功能损害的全身性疾病。急性中毒具有发病急、症状严重、变化迅速特点，如不积极治疗，可危及生命。

**中毒原因** 均为接触毒物。①职业性中毒：在生产过程中，有些原料、中间产物、成品是有毒的。如果不注意劳动保护，在生产过程中与有毒物质密切接触可发生中毒。在保管、使用、运输方面，如不遵守安全防护措施，也可以发生中毒。②生活性中毒：在误食、意外接触毒物、用药过量、自杀或谋害等情况下，过量毒物进入人体都可引起中毒。

**中毒机制** 有毒物质种类繁多，其中毒机制不一。毒物进入机体后，通过转运或经代谢转化到靶器官，与一定的受体或细胞成分结合，产生生物化学或生物物理作用，破坏正常生理功能，引起病理变化，称为毒物的毒理作用。

**干扰酶系统** 酶是多数毒物（药物）作用的靶分子，毒物作用用于酶系统的各个环节，抑制或破坏酶的活性，破坏机体正常的生理功能。

与酶活性中心的原子或功能基团结合 功能基团即巯基、羟基、羧基和氨基等。如有机磷化合物的磷原子与胆碱酯酶酶解部位的丝氨酸上的氧原子结合，形成磷酰化酶，失去水解乙酰胆碱的活性。又如汞、砷等与酶的巯基结合，抑制含巯基酶的活性。

与酶结构中的金属原子结合 如氰化物的氰原子与氧化型细胞色素氧化酶的三价铁原子结合，成为氰化色素氧化酶，三价铁不能再获得电子，失去传递电子的作用，使细胞氧化还原反应终止，产生"内窒息"。

与酶的辅基发生反应 如偏二甲基肼与体内的吡哆醛（维生素 $B_6$）生成腙，耗尽体内的吡哆醛，且生成的腙又具有抑制磷酸吡哆醛激酶的作用，两者均阻碍5-磷酸吡哆醛的合成，影响谷氨酸脱羧酶与 γ-氨基丁酸转移酶的活性，抑制 γ-氨基丁酸的生成，中枢神经系统兴奋性增高而发生惊厥。

与酶的底物（基质）作用 如氟乙酰胺进入体内生成氟乙酸，与草酰乙酸结合成氟柠檬酸（乌头酸酶的底物），抑制乌头酸酶的活性，使三羧酸循环中断，影响基团的氧化磷酸化过程，造成神经系统和心肌损害。

与酶的激活剂结合 如氟化物的氟离子与磷酸葡萄糖变位酶的激活剂镁离子结合，抑制了磷酸葡萄糖变位酶的活性。

**与底物竞争酶** 如有机磷化合物与胆碱酯酶的底物乙酰胆碱竞争胆碱酯酶，与胆碱酯酶结合形成磷酰化酶，是胆碱能神经传导介质（递质）不能被水解破坏，导致胆碱酯酶能神经系统功能亢进。

**阻断血红蛋白输氧功能** 如亚硝酸钠的亚硝酸基将血红蛋白的二价铁氧化成为三价铁，形成高铁血红蛋白；一氧化碳与血红蛋白结合形成碳氧血红蛋白；两者均使血红蛋白失去携氧的功能。

**与生物大分子结合** 如烷化剂芥子气与正在复制的 DNA 及 RNA 结合，干扰 DNA 和 RNA 的合成，造成染色体的损伤，破坏细胞的功能与结构。

**对组织的直接作用** ①化学性损伤：如强酸、强碱等腐蚀性化学物质直接与接触部位的组织发生化学反应，引起组织损伤、坏死而产生刺激和腐蚀作用，如硫酸夺取皮肤组织中的水分，使组织炭化。②毒性作用：包括对生物脂质的过氧化作用、对膜蛋白的作用及使膜结构及通透性改变等直接作用，如百草枯的脂质过氧化作用可导致肺纤维化及多器官功能障碍综合征。

**对受体的作用** 如箭毒与 $N_2$-乙酰胆碱受体结合，导致骨骼肌神经肌肉接头传导功能阻断，产生骨骼肌麻痹。酚妥拉明（α 受体阻断药）与普萘洛尔（β 受体阻断药）等可阻断肾上腺素能受体，适量时可起治疗作用，过量则引起中毒。

**其他** 如干扰细胞钙、钠、钾离子的调节机制，诱发免疫性损害等。

**临床表现** 急性中毒患者常于数分钟或 1 小时内出现症状和体征，数小时内病情发展至高峰，急救处理数天后逐渐缓解。有毒物接触史者，要分析症状特点、出现时间顺序是否符合某种毒物中毒发生规律。根据主要症状重点查体，检查意识状态、呼吸、脉搏、血压、瞳孔、皮肤和黏膜情况。急性中毒常可累及多个器官和系统。不同毒物中毒也可有相似临床表现。如发绀、昏迷、惊厥、呼吸困难、休克、少尿等可见于各种化学毒物严重中毒。

**皮肤黏膜表现** ①皮肤及口腔黏膜灼伤：见于强酸、强碱、甲醛、苯酚、甲酚皂溶液（来苏儿）等腐蚀性毒物灼伤。硝酸可使皮肤黏膜痂皮呈黄色，硫酸痂皮呈黑色。②发绀：引起氧合血红蛋白不足的毒物可产生发绀。麻醉药、有机溶剂抑制呼吸中枢，刺激性气体引起肺水肿等可产生发绀。亚硝酸盐和苯胺、硝基苯等中毒能产生高铁血红蛋白血症而出现发绀。③黄疸：四氯化碳、毒蕈、鱼胆中毒损害肝可致皮肤、黏膜黄染。

**眼球表现** ①瞳孔散大：见于阿托品、莨菪碱类中毒。②瞳孔缩小：见于阿片类物质、有机磷类农药、氨基甲酸酯类杀虫剂中毒。③视神经炎：见于甲醇中毒。

**神经系统表现** ①昏迷：见于麻醉剂、催眠药、镇静剂等中毒；有机溶剂中毒；窒息性毒物中毒，如一氧化碳、硫化氢、氰化物等中毒；高铁血红蛋白生成性毒物中毒；农药中毒，如有机磷农药、有机汞杀虫剂、拟除虫菊酯类杀虫剂、溴甲烷等中毒。②谵妄：见于阿托品、乙醇、抗组胺药等中毒。③肌纤维颤动：见于有机磷农药、氨基甲酸酯杀虫剂中毒。④惊厥：见于窒息性毒物中毒，有机氯杀虫剂、拟除虫菊酯类杀虫剂以及异烟肼中毒。⑤瘫痪：见于可溶性钡盐、三氯化二砷、磷酸三邻甲苯酯、正己烷、蛇毒等中毒。⑥精神失常：见于四乙铅、二氧化碳、一氧化碳、有机溶剂、乙醇、阿托品、抗组胺药等中毒，成瘾药物的戒断综合征等。

**呼吸系统表现** ①呼吸气味：有机溶剂挥发性强，且有特殊气味，如酒味；氰化物有苦杏仁味；有机磷农药、黄磷等有蒜味；苯酚、甲酚皂溶液有苯酚味。②呼吸加快：引起酸中毒的毒物如水杨酸类、甲醇等可兴奋呼吸中枢，使呼吸加快；刺激性气体引起脑水肿时，呼吸加快。③呼吸减慢：见于催眠药、吗啡中毒，也见于中毒性脑水肿，呼吸中枢过度抑制可导致呼吸麻痹。④肺水肿：刺激性气体、安妥、磷化锌、有机磷杀虫剂、百草枯等中毒可引起肺水肿。

**循环系统表现** ①心律失常：洋地黄、夹竹桃、乌头、蟾蜍等兴奋迷走神经，拟肾上腺素药、三环类抗抑郁药等兴奋交感神经，以及氨茶碱等中毒可引起心律失常。②心脏骤停：毒物直接作用于心肌，见于洋地黄、奎尼丁、氨茶碱、依米丁等中毒；缺氧，见于窒息性毒物中毒；低钾血症，见于可溶性钡盐、棉酚、排钾性利尿药等中毒。③休克：剧烈的吐泻导致血容量减少，见于三氧化二砷中毒；严重化学灼伤，血浆渗出导致血容量减少，见于强酸、强碱等中毒；毒物抑制血管舒缩中枢，引起周围血管扩张，有效血容量不足，见于三氧化二砷、巴比妥类等中毒；心肌损害，见于依米丁、砷、锑等中毒。

**泌尿系统表现** ①肾小管坏

死：见于四氯化碳、头孢菌素类、氨基糖苷类抗生素、毒蕈、蛇毒、生鱼胆、斑蝥等中毒。②肾缺血：产生休克的毒物可导致肾缺血。③肾小管堵塞：砷化氢中毒可引起血管内溶血，游离血红蛋白由尿排出时可堵塞肾小管；磺胺结晶可堵塞肾小管。最终导致急性肾衰竭，出现少尿甚至无尿。

血液系统表现 ①溶血性贫血：中毒后红细胞破坏增速，量多时发生贫血和黄疸。急性血管内溶血，如砷化氢中毒，严重者可发生血红蛋白尿和急性肾衰竭。中毒性溶血见于砷化氢、苯胺、硝基苯等中毒。②白细胞减少和再生障碍性贫血：见于氯霉素、抗肿瘤药、苯等中毒以及放射病。③出血：见于血小板量或质的异常，阿司匹林、氯霉素、氢氯噻嗪、抗肿瘤药等所致。④凝血功能障碍：肝素、双香豆素、水杨酸类、敌鼠、蛇毒等引起。

发热 见于抗胆碱药（阿托品等）、二硝基酚、棉酚等中毒、金属烟热的中毒。

**辅助检查** 如下。

尿常规 疑有中毒者，留取尿液进行肉眼和显微镜检查。红色尿液提示摄入利福平；血尿提示摄入引起止凝血功能障碍的毒物；亚甲蓝常使尿液呈蓝绿色；酚或甲酚中毒时尿液呈灰色。显微镜血尿或蛋白尿提示损害肾脏毒物中毒。扑痫酮和磺胺药中毒时可出现结晶尿。

血液生化 低钾血见于钡剂、$\beta_2$受体激动药、利尿药、泻药、茶碱类、甲基黄嘌呤或甲苯中毒；高钾血见于$\alpha$受体激动药、$\beta$受体阻断药、地高辛或氟化物中毒；低血糖提示降糖药、乙醇、$\beta$受体阻断药、奎尼丁或水杨酸类中毒；高血糖见于丙酮、$\beta$受体激

动药、钙通道阻滞药和茶碱类中毒。为迅速处理重症中毒患者，应获取三个毒理学参数：阴离子间隙、渗透间隙和氧饱和度间隙。水杨酸类、乙二醇和甲醇中毒时阴离子间隙增大；乙醇、乙烯乙二醇、碘、异丙醇、甘露醇、甲醇和山梨醇中毒渗透间隙增加 > 10mOsm；溴化物、碘、锂和亚硝酸盐中毒时阴离子间隙明显降低。一氧化碳、氰化物和硫化氢中毒可引起氧饱和度间隙 > 5%。血转氨酶、胆红素升高见于对乙酰氨基酚、乙醇、卤代烃、重金属和毒蕈碱中毒；血肌酐和尿素氮升高见于乙二醇、砷化物、萘和甲苯等中毒。

动脉血气分析 昏迷患者常规检测动脉血气。刺激性气体或窒息性毒物中毒出现低氧血症；水杨酸类中毒出现呼吸性碱中毒。乙醇、乙二醇和阿司匹林中毒发生代谢性酸中毒。

心电图 Ⅰ类或Ⅲ类抗心律失常药、金刚烷胺、氟化物、重金属、钾镁盐、去甲哌替啶、抗精神病药和抗疟疾药中毒引起折返性心动过速；$\beta$受体阻断药、钙通道阻滞药、地高辛、有机磷中毒和$\alpha$受体激动药过量发生房室传导阻滞或缓慢性心律失常。

X线检查 摄入钙或其他含砷、铁、铅、汞、铊元素和碘化物时，腹部X线检查有助于诊断。吸入含氨气、氯气、硫化氢、一氧化氮、光气、二氧化硫等有毒性气体和铍、金属氧化物和多聚体化合物烟雾及含浓酸、醛、烃、异氰酸盐、汞蒸气时，胸部X线片出现弥漫性或斑片状影像。昏迷或惊厥患者常见吸入性肺炎影像。

特殊检查 毒理学分析特异性强，敏感性低。应获取血、尿、

胃液和剩余毒物标本进行毒理学检查。可用血液标本直接或间接测定的毒物有：对乙酰氨基酚、水杨酸类、甲醇、乙二醇、锂或铁元素、百草枯、地高辛、茶碱类、氰化物、亚硝酸盐、一氧化碳和有机磷中毒；巴比妥类、苯二氮䓬类、镇静催眠药、三环类抗抑郁药、抗组胺药和吩噻嗪等中毒时，其血浓度低，应进行尿液毒物测定。毒理学检查不能替代医师的临床思维和判断。

**诊断** 主要依据毒物接触史、临床表现、毒物鉴定，以及毒物对机体影响，可通过环境调查了解毒物存在，最后通过鉴别诊断可做出病因诊断。同时应尽早掌握中毒的时间、毒物的种类、中毒的途径，初步估计毒物的剂量以及患者中毒前后的情况。

毒物接触史：由于目前许多毒物的检验和分析所限，毒物接触史成为诊断中毒的重要依据。中毒通常缺乏特异临床表现，毒物接触史不明确时了解患者的平时健康状况；经常服用的药物种类；精神生活状态；患者的职业、工种，生产过程中有无接触毒物、防护条件，毒物种类、量及可能入侵途径，与患者症状的关系；身边有无药瓶，缺失多少，有无遗书遗物等；起病急、缓，症状出现顺序、严重程度，进展情况等；相同接触者的健康状况，有无人群中同时或先后发生同类疾病，了解周围环境污染情况，有无公害中毒。群体性发病时应注意有无共同接触史。大批患者中毒时，应注意排除非中毒者。

**急诊处理** 治疗原则：复苏、终止毒物接触、应用解毒药、胃肠道去污染、支持治疗和预防并发症。

紧急复苏 ①呼吸支持：急

性中毒患者常因气道梗阻致死。应保证气道通畅，清除口腔内呕吐物或气道分泌物。对昏迷者进行气管内插管和呼吸支持。严重低氧血症者辅助通气和氧疗（5~10L/min）。中毒伴呼吸衰竭者，毒物排出前不宜应用呼吸兴奋药（如尼可刹米或多沙普仑），因易诱发惊厥或心律失常。②循环支持：中毒患者出现低血压或循环衰竭的原因：血管运动中枢和心脏受抑制；毛细血管通透性增加，循环血容量减少；心输出量降低。低血压者静脉输注晶体液、血浆或其代用品。无效时，静脉应用多巴胺或多巴酚丁胺。

终止毒物接触 ①撤离污染环境：将中毒患者尽快撤离污染环境，终止继续接触毒物。一氧化碳或其他有毒气体中毒者，迅速转移到空气流通环境。②口腔清洁：清除口腔内毒物和呕吐物。③皮肤清洁：立即脱去毒物污染的衣服，用清水、盐水或稀释肥皂水反复冲洗皮肤。④眼部清洁：用生理盐水或清水冲洗角膜。

解毒药 仅极少数毒物或药物过量有相应解毒药。

胃肠道去污染 患者生命体征平稳后，给予催吐、洗胃、活性炭、导泻或全肠灌洗法，以清除未吸收毒物。

促进已吸收毒物排出 主要方法有强化利尿、透析和血液灌流等。仅能移除血液循环中的毒物，主要适用于表观分布容积小的毒物中毒。

对症支持治疗和预防并发症 绝大多数毒物中毒无特殊解毒药，严密观察、监测和对症支持治疗很重要。急性中毒患者应卧床休息、保暖，放置导尿管；静脉输液或鼻饲营养，提供热量；维持循环容量、纠正电解质紊乱和酸碱平衡失调；出现感染或其他并发症（如心力衰竭或肾衰竭）时，积极采取相应有效措施。

**预防** 如下所述。

加强防毒宣传 在厂矿、农村、城市居民中结合实际情况，向群众介绍有关中毒的预防和急救知识，可因时、因地制宜地进行防毒宣传，如在初冬宣传预防煤气中毒、农村喷洒农药季节宣传防止农药中毒。

加强毒物管理 严格遵守有关毒物的防护和管理制度。加强毒物保管；生产设备密闭化；防止化学物质跑、冒、滴、漏；厂矿中有毒物的车间和岗位加强局部通风和全面通风，以排出毒物；遵守车间空气中毒物最高允许浓度的规定，加强防护措施；注意废水、废气、废渣的治理，化害为利，物尽其用，既可避免污染环境，减少公害，又可为国家创造财富。

预防化学性食物中毒 食用特殊的食物前，要注意了解有无毒性。不要吃有毒或变质的动植物。有些植物如蕈类，若辨不清有无毒性，不可进食。有些动植物如河豚、木薯、附子等经过适当处理后，可消除毒性。但要切实做好这些处理，如无把握不要进食。镀锌器皿不宜存放食品，特别是酸性食品，如清凉饮料、果汁等。

防止误食毒物或用药过量 盛装药物或化学品的容器要加标签。外用药不可内服。医院、家庭、托儿所的剧毒药物如消毒液、杀虫剂要严格管理。医院用药和发药要进行严格查对制度，以免误服或用药过量。家庭用药应加锁保管，以免小儿误食；服药前要核实。精神病患者的药物更要妥善管理。

预防地方性中毒病 有的地方饮水中氟含量过高，可引起地方性氟骨症，经过打深井、换水的方法改善水源可以预防。有的地方井盐中钡含量过高，可引起地方性麻痹病。井盐提出氯化钡后，此病随之消除。棉籽油中含有棉酚，食用后可引起中毒，棉籽油加碱处理，是棉酚形成棉酚钠盐，即可消除毒性。

（刘志 裴培）

wú qǐshǐ zhèngzhuàngxíng zhòngdú

## 无起始症状型中毒（asymptomatic presentation poisoning）

摄入过量化学品却无起始症状的中毒。包括非中毒性摄入、延迟性中毒与致命性延迟性中毒。延迟性中毒则是患者摄入了一种有毒物质，但是在急诊医师接诊时其尚处在潜伏期内并未表现出中毒相关的临床症状。这易使急诊医师产生一种错误的安全感，使患者未能得到及时准确的处理，使患者病情加重甚至危及生命。

**病因及中毒机制** 以各种方式（口服、吸入、皮肤接触）摄入无毒物质或可危及生命的有毒物质。中毒机制见急性中毒。

**临床表现** 可引起无起始症状型中毒的毒物很多。以下为临床常见的，且潜在致命的无起始症状型中毒物质。

毒蕈中毒 毒蕈又称毒蘑菇，中国有80余种。毒蕈中毒急诊科常见。临床分为四型。①胃肠型：表现为无力、恶心、呕吐、腹痛、腹泻等。②神经精神型：表现为除出现胃肠型表现外，尚有瞳孔缩小、多汗、唾液增多、流泪、兴奋、幻觉、步态蹒跚、心率缓慢等。少数病例可有谵妄、呼吸抑制等表现，严重者因呼吸抑制而死亡。③溶血型：表现为腰、腹部疼痛，无力，苍白，尿深褐色，贫血，肝脾大等。④多脏器损伤型：可有一过性肝、肾、心损害，表现为肝功能与尿常规检查异常、心电图有 ST-T 改变等。重症者肝损害突出，可有黄疸、转氨酶急剧升高、肝大、全身出血倾向等。少数暴发型病例迅速出现多器官功能障碍综合征导致死亡。

**百草枯中毒**　百草枯又名克芜踪、对草快，是目前使用最广泛的除草剂之一。中毒无特效解毒药及有效的治疗措施，预后不佳，病死率极高。中毒表现初始较轻，尤其是摄入量少的情况下初期数小时甚至 1~2 天可能无明显症状，但毒性发作后症状较重，是导致无起始症状型中毒的几种高毒性物质之一。临床表现见百草枯中毒。

**缓释剂型药品中毒**　缓释剂型药品的吸收方式特殊，中毒症状延迟出现。常见的缓释剂型药品有降压药（如硝苯地平缓释片）、镇痛药（如吗啡控释片）、降糖药（如格列齐特缓释片）等。此类药物的中毒表现多为药理作用的扩大和延伸，如降压药导致头晕、乏力、持续低血压、休克等，降糖药导致乏力、嗜睡、持续低血糖甚至低血糖性昏迷，镇痛药多数导致呼吸循环功能的抑制及昏迷。

**抗凝药中毒**　主要以华法林过量和敌鼠钠盐类多见，摄入这类药物后早期可无明显症状，但随着药物的吸收和发挥作用，可出现出血倾向，严重者可以导致死亡。常见表现有牙龈出血、鼻出血、皮下淤血、内脏出血、脑出血等，实验室检查可见凝血时间明显延长。

**诊断与鉴别诊断**　结合病史及相应的临床症状即可诊断。应及时行血尿药物浓度检测以明确摄入物种类及剂量。①毒蕈中毒：有食用野生菌类病史，尤其是夏秋季节出现群体性发病时，应想到有无进食野蘑菇病史。②百草枯中毒：有口服百草枯病史，结合典型多脏器功能损伤的临床表现，以及洗胃为绿色液体，必要时可行洗胃液、尿液、呕吐物毒物分析。③缓释剂型药品中毒：服药史、临床表现及实验室检查即可诊断。④抗凝药中毒：结合服药史及临床表现及凝血时间延长，但敌鼠钠盐不易分解，可在生物体死后仍进行传递，所以有些敌鼠钠盐中毒患者并无明确服用史，只是在进食一些非正规渠道加工的肉类食品后出现症状。

**急诊处理**　此类患者就诊时症状虽轻微，但仍应按急性中毒救治黄金规则积极采取干预措施。可采用催吐、洗胃、导泻、医用活性炭等相关处理，可予适当补液及利尿促进毒物的排泄，重症患者可采用血液灌流或血浆置换等方法治疗。对症支持疗法及重要脏器的保护十分重要。

**预后**　良好，许多病例为无毒物质摄入，但要警惕致命性延迟性中毒病例，一旦漏诊，可产生严重不良结局。

**预防**　①加强宣传，普及中毒知识。②忌食可能有毒食物。③严格医嘱使用药物。④控制临床医师，增加对无起始症状型中毒的认识。训练临床医师，尤其是急诊医师临床中毒学亚专业培训，加强对无起始症状型中毒的研究和临床救治，熟悉各种毒物理化性质，能较好地识别无毒物质摄入和致命性延迟性中毒病例，避免急诊医疗资源的不合理利用和过度干预。

（刘　志　杨宏达）

fēi zhōngdúxìng shèrù

**非中毒性摄入**（nontoxic ingestion）　摄入的物质本身或其代谢产物及分解产物无毒，或者摄入的物质可能存在毒性但摄入量未达到中毒剂量。人们平日摄入的各种粮食、食用油、调味品、蔬菜、水果、水及各种饮品、酒类等均可被认为是无毒物质。按医嘱以正常剂量服用的大多数药品亦被认为是非中毒性摄入。还有一些物质，虽非食物或药物，但本身并无毒性，摄入后也没有毒副作用，如一些玻璃、塑料制品、纸张等，也归为非中毒性摄入。

**摄入可能有毒物质**　急诊就诊的无症状患者单次摄入下列物质被认为是非中毒性摄入，包括：灰烬、蜡烛、婴儿用品、宠物食品、粉笔、橡皮、铅笔铅、泡沫浴、洗手液、口红、洗发液、剃须乳膏、肥皂、花露水、体温表中的汞、照片、扑克牌、鞋油、凡士林、糨糊、染料、炉甘石洗剂、糖皮质激素（单次）、水溶性维生素、汽油（除非误吸）等。遇到摄入上述物质的病例时，急诊医师要客观辩证分析，既不过度医疗，也不遗漏潜在病例，始终牢记"是毒非毒，只是剂量不同"的法则。

**摄入无毒物质**　需要指出的是，即使摄入的一些物质本身并不具有毒性，亦可能对机体造成损伤，甚至危及生命。

**摄入可致机械损伤物质**　例如吞入一些金属锐器，即使组成这些物品的金属本身并无毒性，亦可能因其锐利的尖端而造成对机体的损伤，可能刺伤消化道，导致消化道黏膜损伤、出血、溃疡、穿孔等情况的发生，甚至曾有患者吞针后，针刺穿胃壁而进一步刺伤肝、脾、胰腺等腹腔脏器的报道。还有一些小儿误吞玻璃球或硬币等导致消化道梗阻的报道。因此，医师在接诊此类患者时不能因暂时无症状就疏忽大意，应结合各种化验检查密切监控患者病情变化。此外，吞入一些较大块的固体物质，或较硬的难以消化的食物，虽然可能其本身并无毒性，但可能导致消化道的压迫、刮擦、出血、梗阻等情况。

**摄入单药药物过量** 一些药物，如蒙脱石散及活性炭等，使用过多可能会造成便秘甚至肠梗阻。

**混合摄入** 一些单独摄入并无毒性的物质混合摄入时就会产生中毒现象，经典的例子是红汞和碘酒的混合摄入。

**中药** 中国对中草药的研究已有几千年时间，早在 800 多年前就总结出了中草药应用中配伍禁忌的十八反，即甘草反甘遂、大戟、海藻、芫花；乌头反贝母、瓜蒌、半夏、白蔹、白及；藜芦反人参、沙参、丹参、玄参、细辛、芍药。这提示一些原本并无毒性或低毒性的药物合用会产生较大的毒副作用。

**西药** 也存在着同样的问题。例如，几种降压药同时服用会相互加强效果而导致低血压甚至休克。又如，华法林与阿司匹林、保泰松、磺胺类药物、别嘌醇、甲硝唑、单胺氧化酶抑制剂、苯海拉明、氯丙嗪、奎尼丁、西咪替丁、链激酶、尿激酶和部分抗生素等药物合用后会增强抗凝作用从而导致出血症状。还如，氨基糖苷类抗生素（如庆大霉素、链霉素、卡那霉素、阿米卡星、依替米星等）和糖肽类抗生素（如万古霉素、去甲万古霉素、替考拉宁等）合用可能使耳毒性及

肾毒性大大增加。其他还有，一些药物如硝基咪唑类和喹诺酮类抗菌药在与很多药物合用时都会产生沉淀。

此外，使用头孢类抗生素如头孢哌酮、头孢曲松、头孢拉定、头孢美唑、头孢米诺、头孢孟多、头孢甲肟等，咪唑类衍生物如甲硝唑、奥硝唑、替硝唑、呋喃唑酮、酮康唑、氯霉素等，以及双胍类和磺脲类的口服降糖药等药物后短期内饮酒可产生双硫仑样反应，又称戒酒硫样反应。双硫仑是一种戒酒药物，服用该药后即使饮用少量的酒，身体也会产生严重不适，达到戒酒目的，一些药物也会产生和双硫仑一样的效果。双硫仑样反应产生的原因是上述药品在体内会抑制肝脏内的乙醛脱氢酶的活性，使乙醇在体内转化为乙醛后无法继续氧化分解为水及二氧化碳，使体内乙醛大量堆积造成不良反应。主要表现为面部潮红、眼结膜充血、视物模糊、头颈部血管剧烈搏动或搏动性头痛、头晕、恶心、呕吐、出汗、口干、胸痛、呼吸困难、血压下降、心率加快，严重者可能出现心肌梗死、急性心力衰竭、急性肝损伤、惊厥及死亡，其严重程度与用药剂量和饮酒量成正比关系。

**食物** 一些食物同时食用也会产生中毒症状。在日常生活中，有些食物是不能搭配在一起吃的，如不注意则会导致不良反应，轻则腹痛、呕吐、腹泻，重则可能导致脏器功能损伤甚至死亡。

在临床工作中，医师应该充分了解哪些是有毒物质，哪些是无毒物质。不能因患者摄入的是无毒物质就疏忽大意、疏于观察治疗，也不应过度医疗干预导致医疗资源的浪费，应全面分析，

密切观察，妥善解决非中毒性摄入病例的诊治。

（刘　志　杨宏达）

zhìmìngxìng yánchíxìng zhòngdú
**致命性延迟性中毒**（lethal delayed poisoning） 摄入致命性毒物但就诊时尚无临床表现的中毒。常见致命性延迟性中毒物有：三环类抗抑郁药、β 受体阻断药、重金属（如汞、铊中毒）、缓释药、腐蚀剂、纽扣电池、阿片类物质、水杨酸盐、甲醇、乙二醇、卡马西平、丙戊酸钠、铁、砷化合物、蛇毒、口服降糖药、抗凝药、毒蕈、钙通道阻滞药、对乙酰氨基酚、萘、单胺氧化酶抑制剂、体藏包装毒品、奎宁等。

**病因及中毒机制** 以口服、吸入、皮肤接触等方式摄入可危及生命的有毒物质，但因其毒性有潜伏期或其他原因，短期内无或仅有轻微症状，误导患者或临床医师，未能及时就诊或诊治，错过最佳处理时机，导致病情加重，甚至危及生命。

中毒机制因药物性质而异，多为药物的药理作用的加强和延伸。其他如重金属中毒是因重金属会使体内蛋白质的结构功能发生不可逆改变；蛇毒中毒是因蛇毒会产生血液循环系统毒性导致溶血、出凝血功能障碍、心肌损伤和中枢神经系统毒性导致昏迷、肌肉强直、抽搐、呼吸肌麻痹而窒息；毒蕈中毒会导致体内重要脏器如心脏及肝肾功能等的损伤和衰竭，导致死亡。

**临床表现** 依摄入物的药理、毒理作用而不同。

**三环类抗抑郁药** 大多数学者认为幼儿摄入约 15mg/kg 即可致死，而 5mg/kg 或以下的摄入量一般只会有轻微的症状甚至没有

任何症状。主要毒害作用是对心血管系统和中枢神经系统的作用，但早期可表现为抗胆碱作用的中毒症状。对中枢神经系统和周围胆碱能受体的作用主要表现为精神错乱、谵妄、瞳孔散大、口干、尿失禁、胃肠动力减弱和心动过速等。致死主要原因是心血管功能衰竭和中枢神经系统毒性（癫痫发作和昏迷）。心电图可表现出窦性心动过速、室性心律失常、传导阻滞、宽大的 QRS 波群、QT 间期延长以及在 aVR 导联出现>3mm 的 R 波，但心电图不能提示药物过量的严重性和预后。

**钙通道阻滞药** 分为二氢吡啶类、苯烷胺类、苯噻氮䓬类。阻断钙离子进入细胞，使心血管平滑肌舒张，导致低血压、心动过缓或反射性心动过速等，低血压导致的组织低灌注可出现乳酸酸中毒、恶心、呕吐、肠道缺血、肠梗阻。此药还会抑制胰岛细胞释放胰岛素而产生高血糖。幼儿过量可导致中毒甚至死亡，若摄入缓释剂型，症状可能延至 24 小时后出现。幼儿可能出现步态蹒跚、眩晕甚至意识不清等。

**磺脲类** 包括格列齐特、格列美脲、格列本脲、格列吡嗪等。过量摄入最直接后果就是低血糖。幼儿可能在摄入 1~2 粒药就出现严重低血糖，严重时甚至有致命危险。低血糖可以带来一系列相关症状，依据摄入剂量从无症状到深度昏迷甚至死亡。其他还有头晕、视物模糊、食欲缺乏、乏力、嗜睡，大量摄入可引发癫痫发作。

**水杨酸类** 可引起多脏器系统改变。①中枢神经系统：定向力障碍、易激惹或焦虑、幻觉、昏迷、抽搐。②消化系统：恶心、呕吐，上腹不适。③心血管系统：窦性心动过速、室性心律失常、低血压、休克、心脏骤停。④呼吸系统：肺水肿、过度通气、呼吸性碱中毒。⑤肾：肾衰竭、代谢性酸中毒。⑥水及电解质：脱水、低钾血症、低钠血症或高钠血症、低血糖或高血糖、低钙血症或高钙血症。⑦其他：耳鸣、耳聋、出汗、高热、白细胞增多、横纹肌溶解等。

**诊断与鉴别诊断** 患者的病史是诊断的重要依据，大多数患者都会有接触或摄入药物、毒物病史，结合相应药物的药理作用所能产生的临床症状，有条件应及时行血和尿药物浓度检测。

**急诊处理** 首先应及时快速、积极采取各项措施去除毒物对机体的影响。可催吐、洗胃、导泻、活性炭吸附，予补液及利尿药促进毒物排泄，重症患者可采用血液灌流或血浆置换。对症支持疗法及重要脏器保护十分重要。

**预后** 与摄入物的剂量、毒性、开始救治时间、治疗的方式方法等综合因素相关。及早救治、加快药物的代谢及排泄、适当使用特效解毒剂、早期全面脏器保护支持治疗等是改善预后的有效手段。

**预防** 主要应重视防止小儿误服上述药物及其他物质，应将药物放置在幼儿接触不到的位置，服药时应依照医嘱或药物说明进行使用，不可自行调整药物剂量。

（刘 志 杨宏达）

tūnrù bùmíngwù

# 吞入不明物（unknown ingestion）

服用某种不确定的有毒物质所致中毒。

**临床表现** 某些毒物所致急性中毒可出现特征性临床表现（表），此特殊性可为诊断提供线索，缩小筛选范围，推断吞入物种类，实施相应毒物检验，快速诊断和早期处理。

**诊断与鉴别诊断** 诊断依据毒物接触史、中毒临床表现、毒物鉴定和实验室检查。大多数急性药物中毒与临床表现并不存在唯一对应关系，不少急性中毒表现与许多内科急症类似，对吞入不明物的诊断还需依赖相关的化验检查及毒物鉴定的结果。可做毒物检测的物质，包括食余样品、装食入物的器皿、胃内容物、呕吐物、洗胃液、血液、尿液及排泄物。有时甚至可检测唾液、毛发及指甲。检测步骤和方法：①预试验。②毒物鉴定，具体方法有化学分析法、比色法、薄层色谱法、极普法、酶抑制法、免疫检测法、紫外光谱法、红外光谱法、气相色谱法、高效液相色谱法、质谱法等。③代谢产物和病理产物的测定，一是测定毒物经体内生物转化后的代谢产物、结合产物及它们的含量，例如对硫磷（1605）中毒可在尿中查到酚类物质，急性二硝基甲苯中毒可在尿中查到 2,4-二硝基-4-氨基甲苯等；二是测定毒物的病理产物，如氰化物中毒血中出现氰化血红蛋白，苯的硝基氨基化合物中毒均可出现高铁血红蛋白、红细胞中海因茨（Heinz）小体，有机磷或氨基甲酸酯类毒物中毒胆碱酯酶活性降低等。④其他常规实验室化验及辅助检查，检测受损害的脏器及损害程度。⑤动物实验，可初步断定吞入物是否有毒。根据各种检测结果进行综合分析，做好诊断和鉴别诊断。

**急诊处理** ①催吐：对神志清楚无禁忌证者可考虑催吐，催吐方法包括探咽催吐和药物催吐。

表　常见特殊性临床表现可能对应的毒物

| 主要表现 | 可能毒物 |
| --- | --- |
| 皮肤黏膜发绀 | 苯的硝基氨基化合物、硝酸盐、亚硝酸类盐、萘磺胺类、亚甲蓝、伯胺喹、甲脒类杀虫剂 |
| 颜面潮红 | 阿托品、颠茄、曼陀罗、河豚毒素、亚硝酸异戊酯、硝酸甘油、烟酸、硼酸盐、抗胆碱药、乙醇 |
| 樱桃红色 | 氰化物 |
| 皮肤湿润 | 有机磷、水杨酸类、拟胆碱药（毛果云香碱、毒扁豆碱）、吗啡类、乙醇、五氯酚钠 |
| 淤点淤斑 | 双香豆素类、阿司匹林 |
| 皮肤黏膜黄染 | 磷、四氯化碳、蛇毒、毒蕈、苯胺衍生物、硝基苯、蚕豆黄、氯丙嗪、对乙酰氨基酚等 |
| 特殊气味 | 醚味：乙醚及其他醚类<br>酒味：甲醇、乙醇及其他醇类<br>甲醛味：甲醛、水合氯醛、副醛<br>来苏味：酚类化合物<br>氯味：氯气及含氯化合物<br>氨味：氨液、硝氨、硫酸铵、乙二胺<br>硫臭味：硫化氢、二氧化硫、三氧化硫、其他含硫化合物<br>芳香味：芳香族有机化合物<br>蒜臭味：各种有机磷、黄磷、砷剂<br>苦杏仁味：苦杏仁、氰化物 |
| 流涎 | 有机磷农药、毒蕈、乌头类、拟胆碱药、铅、汞、砷、锑、氰化物、氟乙酰胺、三氯乙烯 |
| 口干 | 阿托品类、颠茄、麻黄碱 |
| 闪电样晕厥 | 氰化物、氯化苦（硝基三氯甲烷）、溴甲烷、氯丙烯、苯、甲苯、二甲苯、氯苯、苯酚、香蕉水、丙酮、二硫化碳、汽油 |
| 中毒性脑病（脑水肿、中毒性精神病） | 氮氧化物、有机锡、有机氯、有机氟、有机汞、有机磷、汞、铅、四乙基铅、铊、碘甲烷、溴甲烷、氯甲烷、苯、氯仿、汽油、甲醇、四氯化碳、二硫化碳、伯胺喹磷、异丙嗪、巴比妥类、苯妥英钠、颠茄类、乌头、樟脑、毒蕈、肉毒 |
| 癔病样发作 | 有机磷、二硫化碳、氯苯、甲苯、汽油、氯化苦、硫酸二甲酯、四乙基铅 |
| 谵妄 | 有机汞、抗胆碱药、醇、苯、苯胺衍生物、铅 |
| 昏迷 | 镇静催眠药、乙醇、有机磷、有机锡、有机氯、有机氮、拟除虫菊酯类、百草枯、阿片类、氰化物、亚硝酸盐、阿托品类、四氯化碳、磷化锌、砷、苯 |
| 昏睡 | 乙醇、甲醇、碘甲烷、溴甲烷、氯甲烷、苯、甲苯、二甲苯、汽油、麻醉药、催眠药、抗组胺药、过氯乙烯、香蕉水 |
| 抽搐 | 中枢神经兴奋药（士的宁、戊四氮、二甲弗林、印防己毒素等）、毒鼠强、氰化物、有机磷农药、有机氯农药、氟乙酰胺、氯丙嗪、硫化氢、马钱子、樟脑、异烟肼 |
| 麻痹瘫痪 | 汞、铅、钡、河豚毒素、箭毒 |
| 瞳孔散大 | 卤代烃、甲醇、乙醇、氰化物、苯、甲苯、二异戊胺、颠茄类、乌头碱、肉毒、醚、氯仿、抗组胺药、拟肾上腺素药、大麻、钩吻、奎宁、强酸、氢溴酸樟柳碱、阿托品、山莨菪碱（人工合成）、新福林、普鲁苯辛、溴苯辛、麻黄碱、抗组胺药 |
| 瞳孔缩小 | 有机磷、氨基甲酸酯类、阿片类、毛果云香碱、毒扁豆碱、烟碱、新斯的明、苯肼、水合氯醛、麦角、镇静催眠药、氯丙嗪、吗啡类、拟胆碱药、毒蕈、咖啡因、交感神经抑制剂、苯胺 |
| 震颤 | 有机磷、有机氯、有机汞汽油、汞、乙醇、乙基汽油、丙烯酰胺、钒、钡 |
| 痉挛 | 有机磷、氟乙酰胺、氰化物、苯酚、苯胺、有机锡、樟脑、一氧化碳、咖啡因、异烟肼、印防己毒素、阿托品、氨茶碱、尼可刹米、戊四氮 |
| 视神经变性 | 甲醇、二硫化碳、三氯乙烯、铊、钒 |
| 呼吸道刺激（包括喉头水肿和肺水肿） | 氮氧化物、硫酸二甲酯、氯化苦、三氧化硫、溴、碘、溴甲烷、氨、五氧化锑、三氯氧磷、二氯亚砜、环氧氯丙烷、氯丙烯、四氯化碳、铍、安妥、强酸、强碱、漂白粉 |
| 中毒性哮喘 | 对苯二胺二氯乙烯、异氰酸酯、二羟基二苯胺、乙二胺、马拉硫磷、敌敌畏、蓖麻子、苯二甲酸、氯亚明、二氯乙醚、氯化苦、醋酸、硫酸、钒、铬、溴、碘、氯化亚砜 |
| 呼吸过速或过深 | 呼吸兴奋药、水杨酸类、抗胆碱药 |
| 呼吸抑制麻痹 | 阿片类、全身麻醉药、镇静催眠药、蛇毒 |
| 变性血红蛋白症 | 氰化物、苯的硝基氨基化合物、硫化物、氮氧化物、亚硝酸盐类、伯胺喹啉、非那西汀、发芽马铃薯 |

**续 表**

| 主要表现 | 可能毒物 |
|---|---|
| 溶血 | 砷化氢、氧化偶氮苯、苯的硝基氨基化合物、苯肼、铅 |
| 中毒性胃肠炎与腹绞痛 | 铅、锑、砷、强酸、强碱、安妥、磷化锌、氟乙酰胺、磷、有机磷、食物中毒 |
| 中毒性肾病 | 汞、砷、砷化氢、四氯化碳、铊、铋、碘、环氧乙烷、环氧丙烷、三氯乙烯、重铬酸盐、蓖麻子、草酸、磺胺类药、新霉素 |
| 尿色异常 | 蓝色：亚甲蓝 |
| | 棕色黑色：苯胺、酚、萘、亚硝酸盐 |
| | 樱红色棕红色：辛可芬、汞盐、安替比林 |
| | 绿色：麝香草酚 |
| | 黄色：重金属、四氯化碳、氯仿、砜类、氯苯乙烷 |
| 血尿 | 毒蕈、斑蝥、酚、磺胺药、松节油、钒 |

②洗胃：若无禁忌证，应尽早，在1~3小时效果较好。一般用生理盐水，成人也可用清水。③可口服或经胃管注入活性炭：对大多数毒物有吸附作用。肠梗阻或肠穿孔及离子紊乱者不适用。④导泻及灌洗肠道：使进入肠道的毒物尽快排出。已有明显腹泻、极度衰弱及吞入物有腐蚀性者不适用。⑤探明毒物性质：确定是否进行血液净化治疗及具体方案，找寻可能的特效解毒药物。⑥对症支持治疗。

（刘 志 孙艳飞）

jíxìng zhòngdú jiùzhì

**急性中毒救治**（acute poisoning therapy） 旨在维持急性中毒患者正常生命活动的救治措施。分为四个阶段。①复苏和稳定生命体征：迅速缓解威胁生命的中毒反应，维持呼吸和循环功能。根据具体情况采取不同措施。②中止毒物对机体的侵入：切断毒源，清除毒物。包括脱离中毒环境，脱去染毒衣服，清除存在于肠道内、皮肤表面、眼睛等处的毒物。③及时使用特效解毒药物：部分毒物中毒有特异性解毒药物，早期使用可有效解毒，用药时间晚和使用方法不当则效果降低甚至无效。④对症和支持治疗：急性中毒作用迅速，患者到达医院时通常已有机体损害。应及时处理、消除和减轻症状，保护重要器官，防止可能发生的并发症和迟发效应。上述救治措施顺序应根据中毒毒物性质、侵入途径、中毒时间和病情发展等灵活掌握。

**切断毒源** 这是急性中毒现场急救的首要措施。缩短与毒物接触时间可明显减小毒物造成的损害。依毒物进入途径不同迅速采取相应措施，如吸入性中毒者立即撤离中毒现场，置于通风良好处呼吸新鲜空气或吸氧；接触性中毒者立即脱除污染衣物，尽快用大量微温清水冲洗体表所有污染区，并根据毒物性质选择适当中和液或解毒液冲洗；动物螫伤者应立即拔出毒刺，挑出毒囊。

**清除未吸收毒物** 越早、越彻底越好。经口中毒者可采取催吐、洗胃、导泻或灌肠；动物性咬伤中毒者如蛇咬伤、毒蜘蛛螫伤等可就地尽快实施现场伤口局部处理，包括在近心端绑扎伤肢、切开伤口、负压吸引排毒、局部冲洗等，然后迅速送医院做进一步处理。

**催吐** 目前已不再是急性中毒患者常规治疗措施，主要适用于神志清醒、生命体征平稳、口服大量食物或固体毒物时间短且能够配合患者。

**洗胃** 尽管无研究证据表明洗胃可缩短急性中毒患者病程或改善预后，但经口中毒的大多数患者只要在有效时间内均应尽早洗胃。洗胃的有效时间取决于摄入毒物排空时间和吸收速度，通常在服毒物后1~3小时内洗胃最有效，但如遇下列情况即使超过有效洗胃时间仍应进行洗胃：①摄入毒物量多、胃内排空时间迟缓。②所服毒物吸收后由胃再分泌，如易嵌入胃黏膜皱襞中的小颗粒毒物。对一些危重患者可先行气管插管，再行洗胃，以避免误吸和发生缺氧的危险。

**导泻或灌肠** 多数毒物可经小肠及大肠吸收，并引起肠道刺激性腹泻。腹泻次数不多或中毒时间不到48小时者，考虑有毒物滞留肠道内时可行导泻；服食毒物已数小时，导泻未发生作用者，尤其是抑制肠蠕动毒物及重金属等可行高位灌肠术；全肠灌洗是一种较新的胃肠毒物清除方法，主要为经口快速注入大量聚乙二醇溶液直至直肠流出物变清亮为止，尤其对不被活性炭吸附及肠内滞留时间长的毒物有效。

**阻止或延缓毒物吸收** 对毒物明确的患者可早期采用沉淀、

氧化、吸附、中和、保护等方法，降低尚未吸收毒物的毒性。重金属、生物碱中毒可使用沉淀剂；多数生物碱和有机毒物可使用氧化剂；短时间（几小时）内吞服过量药物或有机、无机毒物者，可立即给予活性炭等吸附剂；使用蛋清、牛奶、米汤及思密达、凝胶等对刺激性或腐蚀性毒物损伤后有保护作用；针对毒物酸碱度可使用中和剂。对毒物不明者可先使用一般解毒剂。

**促进毒物排泄** 利尿、氧疗、血液净化和药物解毒。

利尿 可加速多数毒物由肾脏排泄并减少从肾重吸收，常用方法包括快速补液、利尿药。但从临床实践来看，绝大多数毒物中毒时，强化利尿治疗效果不佳。适应证：①患者的肾功能良好或损害不严重。②毒物可经肾排泄，且可随尿量的增加而加速排泄。方法：最简单的是足量补液。

足量补液加利尿药称强化利尿，通常用于排出分布于细胞外液、与蛋白质结合少、主要经肾排出的活性物质。利尿与控制尿的 pH 相结合，可增加某些药物的离子化，减少肾小管重吸收，加速排出。①碱化尿液：对磺胺类、水杨酸盐、苯巴比妥等效果好。常用方法是碳酸氢钠静脉滴注，尿液 pH 可达 7.5~9.0。②酸化尿液：对苯环利定、苯丙胺类、奎尼丁有促进排出作用。方法是维生素 C 口服或静脉滴注，或氯化铵口服，尿液 pH 可达 4.5~6.8。

氧疗 除个别毒物如百草枯中毒，氧疗无禁忌，部分中毒病例，特别是有害气体中毒病例，吸氧是最重要的治疗手段之一。一氧化碳半排出期平均为320分钟，若早期给予吸氧或高压氧治疗可有效使碳氧血红蛋白分离，

明显缩短一氧化碳半排出期。例如，吸入 1 个大气压纯氧，一氧化碳半排出期缩短为 80 分钟；吸入 3 个大气压纯氧，一氧化碳半排出期将缩短为 23 分钟。一氧化碳急性中毒有高压氧治疗指征者应在中毒 4 小时内进入高压氧舱治疗，减少并发症。无高压氧设备或有高压氧治疗禁忌证时可用紫外线照射充氧疗法。

血液净化 主要适应证：①血药浓度大于或等于致死量。②两种以上药物中毒。③血液净化清除率高于机体内源性清除率。④毒物对内环境有严重影响，病情进行性恶化。⑤对症及解毒治疗效果不理想。注意事项：毒物作用迅速或不可逆、机体清除率高于血液净化清除率、有特效解毒剂、毒性不大、毒物不能有效地被血液净化方法清除者，使用血液净化意义不大。

血液净化包括血液透析、血液滤过、血液灌流、血浆（液）置换，技术方法选用及应用时机应结合毒物理化性质和动力学特点考虑，如毒物分子量、清除率、半衰期、分布容积、蛋白结合率。一般要求毒物分布容积<1L/kg，蛋白结合率<60%。血液透析适用于分子量<500D、水溶性、蛋白结合率低和（或）伴酸中毒的毒物中毒，单纯血液滤过很少用于急性中毒的治疗，其可以清除截留分子量为40 000~60 000D的物质；血液灌流可吸附清除分子量为113~40 000D的水溶性及脂溶性物质；血浆置换主要用于清除分子量大、蛋白结合率高、分布容积小的毒物。血液净化强调早期进行，一般在 24 小时内实施，对存在"二次分布"和"二次中毒"现象及有明显延迟效应的急性中毒者不一定限制在通常时间

范围内，必要时可重复多次或联合应用几种血液净化方法及持续性血液净化治疗。

药物解毒 根据解毒药作用机制，可分为特异性解毒药与非特异性解毒药两类。特异性解毒药专一性高，有特效解毒作用，疗效好，如纳洛酮对抗阿片类药中毒。非特异性解毒药作用广泛，可用于多种毒物中毒，但无特效解毒疗效低，多用作辅助治疗，如常用的吸附剂活性炭（见解毒药）。

特异性解毒药 如下所述。

抗胆碱能药：有机磷、氨基甲酸酯类农药急性中毒的解毒药，常用的有阿托品（外周性）、东莨菪碱（中枢性）及盐酸戊乙奎醚（长托宁，中枢和外周双重作用）等。要求在 3~6 小时实现快速阿托品化，重症患者要求时间更短。起效快，作用时间短，静脉推注 1~4 分钟起效，8 分钟达到高峰，肌内注射后 15 分钟作用最强，1 小时后作用逐渐消失，需反复持续给药。而戊乙奎醚是新型选择性抗胆碱药，肌内注射后约半小时血药浓度达到峰值，半衰期为 10 小时，是阿托品的 2.5 倍，用药量小、作用时间长、使用方便、不良反应少，使用广泛，被认为是替代阿托品治疗的理想药物。

胆碱酯酶复能剂：抗有机磷中毒的特效药，使磷酰化胆碱酯酶复能和直接对抗中毒所致神经肌肉接头阻滞，使用最多的是氯解磷定。中毒早期、足量、重复、联合抗胆碱药使用，减少中毒酶老化，促进其重活化，24 小时内使用，48 小时后作用不明显，超过 72 小时使用不起作用。研究认为，急性有机磷中毒后仍存在农药持续重复循环吸收，不断有新

的胆碱酯酶被抑制，中毒后 50 小时给药仍有明显活化作用，故提出不论中毒时间长短均应给予适量复能剂治疗，至胆碱酯酶活性恢复并稳定在 50%~60% 及以上。

其他：常用的有治疗氟乙酰胺中毒的乙酰胺（解氟灵）；治疗苯二氮䓬类中毒的氟马西尼；治疗阿片类与酒精中毒的纳洛酮；治疗氰化物中毒的亚硝酸钠、维生素 $B_{12}$、硫代硫酸钠、4,2-二甲基氨基酚；治疗亚硝酸钠中毒的亚甲蓝；治疗肼类（含异烟肼）中毒的维生素 $B_6$；治疗蛇咬伤的单价和多价抗蛇毒血清等。二巯丁二酸治疗铅中毒、二巯丙磺酸钠治疗汞中毒、二巯丙醇治疗砷中毒等均是治疗重金属中毒的首选络合剂。

**非特异性解毒药** 无特效性、非专一性解毒，但可给予能与毒物起中和、氧化、沉淀、吸附作用，减少毒物吸收、降低毒性作用的药物。

**对症和支持治疗** 许多毒物尚无有效解毒药，早期进行对症和支持疗法依然是救治急性中毒的重要手段之一。在急性中毒发生后排毒措施和综合性救治和对症支持措施应同时兼顾，尤其是器官功能支持、抗感染、维持内环境稳定、控制炎症反应、抗氧化治疗、营养支持和心理治疗。多数急性中毒患者的痊愈得益于综合性治疗。

（刘志乔良）

dúwù shāichá

# 毒物筛查 （drug screening）

为了明确毒物种类，用物理、化学手段对小剂量进入机体毒物进行逐一排查的检测方法。中毒诊断主要依据毒物接触史和临床表现。但是，医师不能获得准确病史，有的属于无起始症状型中毒，

疑诊者需要毒物检测辅助，这是毒物筛查的意义所在。有费用昂贵、提供信息不全的弊端。

**适应证** ①怀疑无起始症状型中毒者。②疑似中毒但毒物性质不明。③不明原因的意识障碍、出血倾向、休克、代谢性酸中毒、多器官功能障碍综合征等临床表现。④服用大量不明毒物自杀者。

**禁忌证** 无。

**检查方法** 分为定性分析和定量分析。定性分析旨在检验某物质是否存在。定量分析是定性分析之后测定所分析物质的含量。常用方法如下。

**化学分析法** 根据该物质的化学性质，利用该物质所能产生的特殊化学反应进行分析。结果一般为：发生特殊的颜色、产生特定形状的沉淀、产生可以识别的气体、原有颜色或沉淀消失等。例如，试纸法利用毒物与固化在试纸上的试剂产生的变色反应定性或定量分析毒物。血胆碱酯酶试纸已广泛应用于法医的毒理学诊断中。还有用于检测水样品的化学物（如亚硝酸盐、氰化物）、重金属离子（如砷、铅、汞）、有毒气体（如硫化氢、氨气、氰化氢）和生物样品（如玻璃体、尿）中乙醇的检测试纸。化学分析法的敏感性在克量级，操作简便、反应明确，但个别效应反映较少，只能鉴别不同类化合物，且化合物一经与试剂作用，即遭到破坏。毒物含量极少时，使用慎重。

**显微结晶分析法** 根据某些化合物本身在一定条件下，有特殊结晶形态或和某些试剂作用后生成特殊结晶形态，显微镜下观察确定化合物种类。敏感性为微克级。此法对样品的纯度要求较高，不纯或同时有数种毒物存在，

都会干扰反应结果。一般用于药片、粉末等较纯物质的分析。

**微量扩散法** 用于从生物体液或组织浆液中分离挥发性化合物。其优点是不需要复杂装置，操作简单，样品用量少，能直接得出定性结果。

**免疫学方法** 原理是利用毒物与标记毒物竞争性结合抗体的特性检测毒物，有放射免疫分析法、酶免疫分析法和荧光免疫法等。例如，用于有机磷农药、蛇毒、毒蕈测定的酶联免疫法，用于瘦肉精、药物测定的免疫胶体金法，用于黄曲霉毒素检测的免疫乳胶法、无毒免疫法等。优点是特异性和敏感性高，用于中毒初步筛选后的毒物的定性检测。

**薄层色谱法** 其原理是利用混合物中各个组分的物理化学性质的差异，使各组分以不同程度分布在两组中，其中一个为固定的，称为固定相。另一个流过固定相，称为流动相，流动相在流动过程中使各组分以不同速度移动，达到分离目的。多用于药物检测，也用于蘑菇毒素（如毒肽、毒伞肽）检测。

**气相色谱法** 使用气相色谱仪，被分析样品在流速保持一定的惰性气体的带动下进入填充有固定相的色谱柱，在色谱柱中样品被分离成单一组分，并以一定次序从色谱柱流出，进入鉴定器，转变成电讯号，再经放大后得到一组化合物的峰，称为色谱图，根据各组分的保留时间和峰高或峰面积的大小进行定性和定量分析。适合分离分析遇热易挥发化合物，但存在鉴别能力差，定性时需要标准品做对照等缺点。

**高效液相色谱法** 原理与气相色谱法相似，只是流动相为有机溶剂。它和气象色谱法各有所

长、相互补充，特别适合于分离分析沸点高、大分子、强极性和热稳定性差的化合物，但也存在鉴别能力差、定性时需要标准品作对照的缺点。

**气相色谱-质谱联用法** 气相色谱的高分离效能、高敏感性和质谱的高鉴别能力结合的方法。经气相色谱分离后的各组分进入质谱的离子源后，通过物理或化学方法时期电离成许多正电荷的分子碎片，在加速电压的作用下，以一定的动能通过磁场，这些离子的质量和运行速度均不同，收集各个离子，经放大后由记录仪绘成质谱图。通过与质谱库中的质谱图比较，可确定出某一化合物。气相色谱-质谱联用法是毒物分析最可靠、最有效的方法之一，其特点为是适合做多组分混合物中未知组分的定性鉴定；判断化合物的分子结构；准确地测定未知组分的分子量；修正气相色谱分析的错误判断；鉴定部分分离甚至未分离开的色谱峰。缺点是不适合分析极性高、不易气化和热不稳定的化合物。

**液相色谱-质谱联用法** 高选择性、高敏感性。目前可检测出包括地西泮、艾司唑仑、咪达唑仑、对乙酰氨基酚、卡马西平等多种药物，在法医鉴定、临床药物中毒的诊断及海关执法等方面都发挥了巨大作用。

**原子吸收分光光度法** 敏感性高、操作简便、分析速度快、准确度和精密度高，已被广泛用于金属元素的分析。其原理是试样溶液在火焰（或石墨炉）原子化器中，使待测元素原子化，从空心阴极灯辐射出具有待测元素特征谱线的光通过原子蒸气时，特征谱线的光被吸收而强度减弱，光被吸收的程度与原子蒸气中的基态原子数目的关系，在一定条件下符合朗伯-比耳定律。

**紫外吸收光谱法** 较老的但仍广泛用于结构测定、定性定量的方法，特别适于测定含共轭系统的有机化合物。它是根据某些毒物在紫外区某一特定波长下有最大吸收的特性，对其进行定性定量分析。常用于镇静催眠药和生物碱类药物分析。

**快速全自动广谱药物、毒物分析系统** 该系统是基于液相色谱和多波长紫外检测器技术开发的一种快速分离分析系统。其优点是操作简便、快速，可同时对700余种药物、毒物进行分析。高效、高敏感性、速度快，是受欢迎的新型药物、毒物分析系统。缺点是检测成本太高，试剂全部依赖特定公司供应。

**注意事项** ①临床医师需与实验人员随时沟通信息。②毒理学筛查申请单上要仔细说明检查目的。③要知道哪些药物或化学制品不在该实验室筛查范围。④怀疑药物中毒，毒物性质不明确时均可进行毒理学筛查。⑤费用昂贵、不能提供给临床医师所期望的全部信息，对临床治疗的指导意义不大。

（刘志新 妍）

yīyòng huóxìngtàn xīfù

# 医用活性炭吸附 （adsorption on activated charcoal）

通过活性炭吸附毒物解救急性中毒的治疗方法。活性炭是将植物（通常是泥炭、木炭、椰果壳等）制备的炭通过在含氧化气的蒸气中高温热解"活化"，再经过无机酸清洗并烘干所得到的炭，有巨大的空隙结构。摄入胃肠道吸附毒物，减少毒物肠壁吸收，减轻或阻遏全身中毒。

活性炭无嗅、无味、不溶于水，内部有许多小孔，有极大的比表面积，每克活性炭的比表面积高达 $500\sim1500\mathrm{m}^2$，可通过物理和化学双重吸附作用非特异性地吸附气相、液相乃至固相中的多种物质，与毒物物理结合形成炭-药复合物，可稳定 24 小时，吸附过程可逆，但解吸缓慢。

**解毒机制** 其解毒作用源于吸附。①增加毒物胃肠道排泄：毒物被吸附于炭末微细颗粒表面的孔隙，形成复合物，再用洗胃或导泻将其排出。②增加毒物由循环系统向肠腔的转移：毒物被吸附后，其胃肠道的浓度降低，不再向血流扩散，并增加毒物从循环系向肠腔扩散速率，加速毒物的清除。③干扰肝肠循环：毒物经肝脏代谢后，以多种形式分泌于胆汁中，其中结合型可经肠腔或肠胃壁酶水解游离，进而重吸收，即肝肠循环。活性炭通过肠腔内吸附，阻断肝肠循环，加速毒物排泄。

**适应证** 适用于绝大多数经口摄入毒物中毒解救。有"万能解毒剂"之称。与毒物结合是物理作用，而无机酸、无机碱、乙醇、砷、硼酸、溴化物、氟化物、锂盐、钾盐等少数毒物中毒时，活性炭无法与其结合而无效果。

**禁忌证** ①患者意识水平低，无气管插管呼吸道保护时。②有消化道出血、胃肠穿孔、近期手术史者。③炭粒可阻塞内镜视野，需要行内镜检查者不用。

**临床应用** 活性炭通过体内、体外吸附途径发挥作用。体内解毒广泛用于胃肠道毒物中毒的临床解救。它吸附毒物，防止或减少胃肠黏膜吸收，是一种肠道清洁剂，它经咽、食管、胃停留，刺激黏膜，引起反射性呕吐，又是一种催吐剂。体外解毒是用活性炭罐对血液进行过滤、净化。活性炭效果良好，对人体毒副作用小，价格低廉。是一种优质药物。临床应用剂型有片剂活性炭、粉剂活性炭、活性炭混悬液，一般情况下，口服活性炭治疗时间越早，疗效越好。中毒后 0.5～1.0 小时给药效果最好。

活性炭与毒物作用比例范围很宽，1g 活性炭可吸附 100～1000mg 毒物，通常用（5～10）:1 的炭-药比例。由于吸附过程可逆，脱吸附后毒物在肠内可重新被吸收。另外活性炭还有致便秘作用，如果在肠内滞留时间过长，增加了毒物脱吸附的机会，反而使中毒病情加重或反复，因此必须同时导泻，使已吸附药物的活性炭在适当的时间内排出体外。

（刘志乔良）

xǐwèi

**洗胃**（gastric lavage）　用洗胃液将胃内容物冲洗出来的治疗方法。是抢救吞入毒物中毒者生命的关键技术之一。先前认为胃内容物排空时间为 4～6 小时，口服中毒者在无禁忌证情况下应在 4～6 小时内迅速、彻底洗胃。国外文献强调在摄入毒物 1 小时内洗胃。中国急诊医学界主张洗胃越早越好，且不该受时间限制。

**适应证**　①口服毒物且无禁忌证者，应在生命体征稳定、气道得到保护后进行。②催吐不彻底胃内仍留毒物者。③外院转来的口服中毒者，均需立即洗胃。④需取胃内毒物进行毒理学分析者。

**禁忌证**　①口服强酸、强碱及其他腐蚀剂者。②误服石油制品，如汽油、煤油者。③合并食管静脉曲张、重症心肺疾病及上消化道出血者。④抽搐、惊厥未

控制者。

**治疗方法**　包括液体选择和操作方法。

**洗胃液选择**　毒物种类不明时，一般用清水，儿童用生理盐水（以免水过量发生水中毒）。若已知毒物种类，用相应溶液洗胃（表）。

**操作方法**　视情况而定。若患者神志清楚，服药量少且时间不长，应争取患者的主动配合，让其一次饮入 300～500ml 灌洗液，然后用压舌板或令其用自己的手指刺激咽部，胃内容物立即涌吐而出，如此反复多次，直至吐出液清净为止。对病情较重或躁动者，可在压舌板、舌钳、开口器协助下放置口含管，迅速插入胃管。首先抽取胃内容物送检，再接电动洗胃器或洗胃漏斗，注入洗胃液反复冲洗，直到洗出液透明无药味为止。最后注入导泻药，将胃管反折迅速拔出，清理洗胃器械，将患者擦洗干净。洗胃液的灌入及排出有下列方法。

**手工操作法**　从患者口中插入涂有石蜡油的埃瓦尔德（Edwald）式洗胃管，成人一般插入至 50～55cm 即可，如中毒者有剧烈咳嗽、呼吸困难或发绀，应立即拔出重插。然后抬高（至少高出头部 50cm）洗胃管的漏斗部，从漏斗将洗胃液灌入胃内，每次约 500ml 左右。随后放低漏斗部，利用虹吸原理将胃内容物吸出。有条件时应将第一次吸出的胃内容物留送毒物鉴定分析。如此反复灌洗多次，直至洗出液清亮无味。

**电动吸引器洗胃法**　用于昏迷患者、孕妇、器质性心脏病或体质衰弱者。人工从胃管注入洗胃液后，用同一胃管将胃中液体以电动吸引器吸出。

**电动洗胃机洗胃法**　有人工控制和自动控制两种，使用前应检查机器性能是否正常。插管方法和手工操作法相同，但应使用特制胃管。将胃管插入胃内后，由洗胃机自动灌入洗胃液，待达到 300～500ml 时，人工将旋钮拨至吸出部位或由机器自动控制，以负压吸出胃内容物。以后每次如上方法灌洗，直至洗净为止。

**剖腹胃造口洗胃法**　适用于急性口服中毒者因插胃管未能成功的危重病例。禁忌证：①呼吸心脏骤停尚未复苏者。②口服腐蚀剂中毒而无剖腹指征者。该方法具有清除毒物快、抢救成功率高等优点。术中应用一定的药物确保生命体征相对稳定。吸出胃内容物时，要严防毒物污染腹腔。

**注意事项**　①对急性中毒者，洗胃前应评估患者生命体征和气道保护能力。②首选特制洗胃管。洗胃液的温度一般为 30～35℃。洗胃液成人每次 300～500ml，小儿每次按 10～20ml/kg，反复多次进行，直到彻底清除胃内毒物。③有些毒物经胃肠吸收后又从黏膜排出，还有部分毒物以颗粒或粉末的形式，嵌入胃黏膜皱襞，长时间仍未排入肠道，需重复多次洗胃。如口服敌敌畏，首次洗胃 20～30L 后，留置胃管 12～24 小时，每隔 3～4 小时再以 5000ml 液体洗胃，至血液中检测不到敌敌畏或治疗有效。④强腐蚀性毒物中毒，禁止洗胃，并按医嘱给予药物及物理性对抗剂，如牛奶、蛋清、米汤等保护胃黏膜。⑤昏迷患者洗胃时，采用去枕平卧，头偏向一侧，防止误吸。⑥灌入液量应与吸出液量相等，避免只进不出，灌入液量过多可导致胃膨胀甚至穿孔破裂。⑦密切观察病情变化，配合抢救。若

表　常用洗胃液的作用和注意事项

| 洗胃液 | 浓度 | 作用及用途 | 注意事项 |
|---|---|---|---|
| 生理盐水 | 0.9% | 用于硝酸银中毒，可形成难溶的氯化银；毒物不明者亦主张用此液代替清水，起到物理溶解、机械冲洗作用 | 汞中毒忌用 |
| 高锰酸钾溶液 | 1：（2000~5000） | 氧化作用，用于多种生物碱及有机毒物中毒，能有效地破坏阿片类、士的宁、烟碱等，并可使氰化物及有机磷氧化而失去毒性 | 对胃黏膜有刺激性，颗粒应完全溶解，浓度不可过高。忌用于氧化后能增毒者，如硫磷、内吸磷、乐果、硫特普等 |
| 药用炭（活性炭）悬浊液 | 0.2%~0.5% | 吸附作用，用于多种药物及化学物质的急性中毒 | |
| 碳酸氢钠溶液 | 2%~5% | 弱碱液，用于多数有机磷中毒及农药中毒，能沉淀多数生物碱；用于硫酸亚铁中毒，可形成难溶性碳酸亚铁 | 遇碱后增毒的毒物忌用，如敌百虫、安妥等；强酸经口中毒不可用此中和，以免产气穿孔，亦不可一次灌入大量，以免产生大量气体将毒物驱入肠中 |
| 硫酸钠溶液 | 2%~5% | 用于钡盐中毒，使生成不溶性硫酸钡沉淀 | |
| 硫代硫酸钠溶液 | 5% | 用于碘、砷、汞、氰化物中毒，使结合生成无毒的硫化物 | |
| 甲醛次硫酸钠溶液 | 2% | 用于氯化汞中毒，起沉淀作用 | |
| 硫酸铜溶液 | 0.2%~0.5% | 用于无机磷及其化合物中毒，可形成不溶的磷化铜 | 洗后应再用清水或食用盐液将残余硫酸铜洗净 |
| 鞣酸溶液 | 3%~5% | 可使大部分有机及无机物沉淀，包括多数生物碱及重金属等 | 无此液可用浓茶水代替 |
| 氧化镁溶液 | 2%~3% | 用于中和某些酸性毒物，如阿司匹林、硫酸、草酸等 | 中和作用不致产生二氧化碳，对黏膜有刺激，可释出氧气，氧化增毒者忌用 |
| 过氧化氢溶液 | 0.3% | 用于有机物（如阿片类、士的宁等）、高锰酸钾、氰化物及无机磷中毒 | |
| 淀粉液（米汤、面糊） | 7%~8% | 用于碘中毒，使碘灭活 | 用到洗胃液非蓝色为止 |
| 乳类（牛奶等） | | 用于硫酸铜、巴豆油、氯酸盐及汞中毒 | |
| 葡萄糖酸钙及氯化钙溶液 | 1.5%~3% | 用于氟化物、草酸盐中毒分别形成不溶性氟化钙及草酸钙 | |
| 碘化钠或钾溶液 | 1%~4% | 用于铊中毒，形成不溶性碘化铊 | 洗后再用清水或食用盐液再洗 |
| 醋酸铵、碳酸铵溶液或稀氨水 | 0.8%~1.5% | 用于甲醛中毒，可形成低毒的乌洛托品 | 洗后再用清水或食用盐液再洗 |

出现腹痛或吸出血性液体、血压下降等症状，立即停止洗胃。⑧电动吸引器洗胃时，应保持吸引器通畅，不漏气，压力适中。⑨拔出胃管时应将胃内液体完全吸出。

（刘　志　刘志红）

cuītù

**催吐**（emetic）　用药物或机械等方法诱发呕吐的治疗方法。简便易行，快速有效，有利于迅速清除胃肠道内未被吸收的毒物，具有简便易行、易被接受、快速有效的优点，对口服固体毒物或胃内有食物时催吐效果常胜于洗胃。但易引起急性胃扩张、胃穿孔、消化道出血，原有主动脉瘤、食管静脉曲张、消化性溃疡出血，大量低渗液催吐致水中毒，水电解质紊乱，酸碱平衡失调，呕吐物误吸等并发症和延迟活性炭的应用，临床上已不常规应用。

**适应证**　①非腐蚀性毒物经口中毒且神志清楚能配合者。②对服毒量大但服毒时间短、神志尚清楚的合作患者也可在准备插管洗胃前先予催吐，排出胃内较大的毒物颗粒，并可避免较大的毒物颗粒及较多的食物残渣在插管洗胃过程中堵塞胃管，延长洗胃时间、增加毒物吸收、引起相关并发症。③群体性食物中毒者。

**禁忌证**　①昏迷、惊厥、肺水肿、休克者。②服腐蚀性毒物或锐器者。③石油蒸馏物如汽油、煤油、柴油等中毒者。④体弱、高血压、心脏病、妊娠者应慎用。

**治疗方法**　①物理法刺激催吐：对神志清楚的合作患者，嘱其用手用手指或压舌板、筷子刺激咽后壁或舌根诱发呕吐。如因食物过稠不易吐出或空腹服毒者，可根据毒物性质准备拮抗性溶液，毒物性质不明时，可备温开水或等渗盐水，嘱患者自饮催吐液，再用上述方法刺激呕吐，如此反复，直到呕出清亮胃内容物。②药物催吐：催吐药物主要有依米丁（吐根碱）、阿扑吗啡、活性炭等。但因催吐效果不确定，且影响洗胃操作（延迟性呕吐、洗胃过程中剧烈呕吐），目前急诊科已不常规应用。阿扑吗啡用于意外中毒不能洗胃者，但不宜反复应用或用于麻醉物中毒。活性炭也有催吐作用。其他口服催吐药有 $0.2\% \sim 0.5\%$ 硫酸铜、$1\%$ 硫酸锌、$2\%$ 碘酒。

(刘志 靳妍)

## quáncháng guànxǐ

**全肠灌洗**（whole-bowel irrigation, WBI） 经口或鼻胃管快速注入大量等渗聚乙二醇致大量腹泻的治疗方法。目的是清除肠道内的毒物，减少毒物的吸收和对机体的影响。

1973 年，休伊特（Hewitt）等人首先报道经鼻胃管向消化道灌注大容量盐水的 WBI，用于结肠术前准备效果良好。随后，结肠镜和钡灌肠检查前用 WBI 排空肠道作为准备亦获成功。起初使用氯化钠、氯化钾和碳酸氢钠溶液作为灌洗液，但是上述溶液易于被人体吸收，有时甚至会导致严重的并发症。为此，一种特殊灌洗液应运而生，主要是等渗聚乙二醇溶液（PEG-ELS）很难被人体吸收，且使用时安全、有效。

**适应证** WBI 不是处理急性中毒的常规方法。适用于：①大量摄入毒物但不能催吐或洗胃者。②清除肠道内不能被活性炭吸收的毒物（如铁剂、锂剂）。③清除肠道内缓释胶囊或肠溶药物。

④清除摄入的未去除包装的药物。

**禁忌证** ①先前存在腹泻者。②正在腹泻者。③可能存在腹泻者。④血容量不足者。⑤明确胃肠道功能紊乱或病变者如肠梗阻、肠穿孔、结肠炎、中毒性巨结肠、消化道出血。⑥受损呼吸道未做到充分保护时。⑦血流动力学不稳定者。

**治疗方法** 经口或鼻胃管注入肠道灌洗液，持续灌注 $4\sim6$ 小时或灌注直至排泄物清澈，PEG-ELS 灌洗液推荐使用剂量：儿童 $0.5L/h$ 或 $25ml/(kg \cdot h)$，成人 $1.5\sim2L/h$ 或 $20\sim30ml/min$。

**注意事项** ①若患者出现呕吐表明需要降低灌注速度并给予一定的镇吐药。②注意水电解质紊乱等不良反应。

**并发症** 由于在短时间内大量注入洗胃液的 PEG-ELS 灌洗液，灌洗时患者的排泄时间通常持续 $4\sim6$ 小时，会引起很多并发症，包括呕吐、腹胀气、胃肠道痉挛以及皮肤瘙痒。另外，持续注入 PEG-ELS 灌洗液会引起盐溶液的大量吸收（每灌入 $500ml$ PEG-ELS 溶液肠道大约吸收 $1.5g$ 钠），对心力衰竭和肾衰竭的不稳定者，可能会诱发充血性心力衰竭。患有严重肠憩室患者应用 WBI 可能导致肠穿孔。WBI 的其他并发症还包括上消化道出血、食管穿孔、呕吐引起的吸入性肺炎及急性肺损伤等。

(刘志 裴培)

## jiědúyào

**解毒药**（antidote） 阻止毒物吸收、降低毒物毒性、去除附着于体表或胃肠道内毒物、对抗毒物毒作用的药物。根据其作用机制，可分为特异性解毒药与非特异性解毒药两类。急性中毒时应立即使用非特异性解毒药治疗，

诊断明确后应合理地选择解毒药。

**特异性解毒物** 常见特异性解毒药主要用于有机磷、氰化物、金属、高铁血红蛋白血症、肼类、甲醇、有机氟等杀鼠剂和药物过量等的中毒。

**有机磷毒物中毒解毒药** 包括以下内容。

**抗胆碱药** 主要有阿托品、东莨菪碱、山莨菪碱、苯那辛、开马君、盐酸戊乙奎醚（长托宁），首选阿托品。阿托品是选择性 M 受体阻断药，能对抗有机磷毒物中毒引起的外周 M 样症状与中枢症状，但不能对抗 N 样作用，中枢作用弱，故抗惊厥作用及兴奋呼吸中枢作用较差，且不能对抗外周性呼吸肌麻痹。

适应证：①治疗有机磷毒物与氨基甲酸酯类农药中毒。②治疗胃肠型毒蕈中毒。③治疗中药乌头中毒。④治疗锑剂中毒引起的心律失常与钙通道阻滞药过量引起的心动过缓。

治疗方法：见急性有机磷中毒。

注意事项：①青光眼、前列腺肥大及高热者禁用。②治疗有机磷中毒及氨基甲酸酯类农药经口严重中毒时，要求达到阿托品化。③严重的阿托品过量或中毒时，应立即停药观察和补液，以促进毒物的排出。

**胆碱酯酶复能剂** 又称肟类药物，分为单肟类如解磷定、氯解磷定、碘解磷定、酰胺磷定；双肟类如双复磷、双解磷、双吡啶双肟等。中国以应用解磷定为主。其作用是加速磷酰化胆碱酯酶脱磷酰化，是胆碱酯酶重新恢复水解乙酰胆碱的活性，从根本上解除有机磷化合物的毒性作用。

适应证：治疗有机磷毒物中毒，但单独应用效果差，应与抗

胆碱药联用。

治疗方法：①轻度中毒，肌内注射，必要时1小时后重复一次。②中度中毒，首次剂量肌内注射或稀释后缓慢静脉注射，以后每1小时重复。③重度中毒，首次剂量稀释后缓慢静脉注射，以后每0.5~1小时重复。

注意事项：①用药过程中密切观察病情变化并测定血液胆碱酯酶的活性。②不能与碱性药物配伍使用。③老年中毒患者应适当减量和减慢静脉注射速度。

氰化物中毒解毒药 有硫代硫酸钠、亚甲蓝、亚硝酸钠、4-二甲基氨基苯酚（4-DMAP）等。硫代硫酸钠起效慢，只适合于亚急性中毒和急性中毒的调整期。亚甲蓝由于其双重作用，剂量不易控制，应用受到限制。亚硝酸钠则本身也有一定的毒性。4-DMAP尽管效价高、作用快、不良反应少，但剂量过大可导致与亚硝酸钠类似的毒性反应。用羟钴胺治疗氰化物中毒已取得成功。依地酸二钴也是很好的氰化物结合剂。

亚硝酸钠 适应证：治疗氰化物及硫化氢中毒。治疗方法：3%亚硝酸钠溶液缓慢静脉注射（5分钟以上），随后静脉注射25%硫代硫酸钠（治疗硫化氢中毒不需要再注射硫代硫酸钠）。必要时1小时后可重复半量或全量。注意事项：①注射中出现严重不良反应时应立即停药。②注射较大剂量本品因引起高铁血红蛋白血症而发绀，可用亚甲蓝使高铁血红蛋白还原。③必须在中毒早期应用。

硫代硫酸钠 适应证：治疗氰类化合物中毒，与高铁血红蛋白形成剂联合应用。治疗方法：注射高铁血红蛋白形成剂后，立即缓慢静脉注射，每分钟5ml以下。必要时，1小时后与高铁血红蛋白形成剂联合重复使用半量或全量。注意事项：注射速度不宜过快，以免引起血压下降；不宜与亚硝酸钠混合同时静脉注射，以免血压下降；不能与其他药物混合注射。

羟钴胺 适应证：治疗氰化物及硝普钠中毒。治疗方法：首次剂量静脉注射后，采用维持量维持。注意事项：用前先做皮试。

依地酸二钴 适应证：治疗氰化物中毒。治疗方法：缓慢静脉注射（5分钟以上），继而注射50%葡萄糖溶液，必要时重复给药1~2次。注意事项：静脉注射速度勿过快，以免引起严重血压下降、心绞痛、心律失常。

金属中毒解毒药 最常用的解毒药是二巯丙醇、二巯丁酸钠、二巯丙磺酸钠、依地酸钙钠、青霉胺以及谷胱甘肽等金属离子络合剂。

二巯丙醇 汞、锑、铋、铅、铜等金属及类金属进入体内，与组织蛋白质和酶系统中的巯基结合，抑制酶的活性，使细胞代谢障碍而产生一系列中毒症状。分子结构中具有供电子团（如氮、氧、硫）的化合物，能与金属或类金属离子结合成环状络合物，使金属或类金属成为低毒或无毒的可溶性物质从尿排出体外，被抑制的酶恢复活性，从而达到解毒目的。适应证：①砷、汞、锑、铬与路易剂中毒。②与依地酸钙钠联用治疗铅中毒，对铜中毒引起的肝豆状核变性也有效。治疗采用深部肌内注射。注意事项：①肝、肾功能不全者慎用。②老年及高血压患者慎用。③对慢性中毒无明显疗效。

二巯丙磺酸钠 二巯丙磺酸钠与二巯丙醇的药理作用相似，但比其作用强，全身应用疗效比其好，对砷、汞中毒疗效显著。二巯基类药物可与毒蕈毒素如毒肽、毒伞肽结合，阻断其分子中的硫巯键，使其毒性减弱而保护体内含硫基酶的活性，甚至恢复部分已与毒素结合的酶的活性。适应证：①砷、汞、锑、铋、铅等中毒和路易剂中毒。②毒蕈毒素毒肽、毒伞肽中毒。③沙蚕毒素类农药中毒。急性、慢性中毒均采用肌内注射方法治疗。治疗注意事项：①注射液浑浊、变色时不能使用。②静脉注射速度要慢，5分钟以上注射完毕。③一般多采用肌内注射。

高铁血红蛋白血症解毒药主要用亚甲蓝，又称美蓝、次甲蓝、四甲基蓝等，是氧化-还原剂，因剂量不同而对血红蛋白有相反的双重作用。使用小剂量时，可作为高铁血红蛋白的还原剂，将高铁血红蛋白还原成为血红蛋白而起解毒作用。使用大剂量时，可作为血红蛋白的氧化剂，将血红蛋白氧化为高铁血红蛋白。用以治疗氰化物中毒时，其机制与亚硝酸钠相同，但疗效较差，现已少用。适应证：小剂量治疗高铁血红蛋白血症，大剂量治疗氰化物中毒。治疗方法：①治疗高铁血红蛋白血症，1%亚甲蓝加入25%葡萄糖注射液中，缓慢静脉注射。②治疗氰化物中毒，1%亚甲蓝以25%葡萄糖注射液稀释后，缓慢静脉注射，后再注射25%硫代硫酸钠。注意事项：①不能用作皮下，肌内或椎管内注射。②注射速度不可过快。③一次注射剂量不得超过200mg，24小时总量不得超过500mg。④葡萄糖-6-磷酸脱氢酶缺乏者和小儿应用剂量过大可引起溶血。⑤肾功能不全者慎用。

肼类中毒拮抗剂维生素B₆ 其同类物包括吡多醇、吡多醛和吡多胺，三者可相互转化。在体内与ATP作用生成磷酸吡多醛和磷酸吡多胺，是多种酶类（如转氨酶、脱羧酶等）的辅酶，参与许多代谢过程。肼类化合物进入体内后，与吡多醛生成腙类，消耗体内的维生素B₆，阻碍磷酸吡多醛的生成，导致上述酶类失活，发生代谢紊乱。维生素B₆可拮抗肼类中毒引起的惊厥。适应证：肼类化合物中毒，如偏二甲基肼、甲基肼、肼、异烟肼及含有甲基肼的毒蕈中毒。治疗方法：①肼类中毒惊厥，以维生素B₆加入葡萄糖溶液中静脉注射，后静脉滴注至惊厥停止，一天总量不宜超过10g。异烟肼口服中毒时，可按每摄入1g异烟肼给1g维生素B₆计算。②毒蕈中毒，静脉注射，必要时可重复使用，总量不超过10g/d。注意事项：大剂量（多发生在总量>10g/d）可引起外周神经病变，出现感觉异常、肌无力、肢体运动障碍等，剂量越大发病率越高。

甲醇中毒解毒药 包括以下内容。

乙醇 俗称酒精，通过竞争性抑制醇脱氢酶，阻滞甲醇及乙二醇的氧化代谢，使其不能转变为毒性产物甲醛和甲酸或乙二醛和草酸，因而起到减少甲醇及乙二醇毒性的作用。适应证：治疗轻、中度甲醇及乙二醇中毒。治疗方法：以5%葡萄糖溶液稀释乙醇成为10%浓度供静脉注射。维持血浆乙醇浓度为1g/L，首次剂量后，每小时采用维持剂量维持。也可稀释成50%乙醇口服，嗜酒者酌情加大剂量。注意事项：①对严重中毒者应采用血液透析。

②在乙醇治疗同时还采用对症支持疗法，如纠正酸中毒等。

4-甲基吡唑 醇脱氢酶竞争性抑制剂，可抑制脱氢酶的作用，阻止体内甲醇及乙二醇脱氢生成甲醛、甲酸或乙二醛、草酸，从而起解毒作用。作用比乙醇更强、更特异，且作用快、毒性低。适应证：治疗甲醇及乙二醇中毒。治疗方法：首次口服或缓慢静脉注射（15分钟以上），以后每12小时重复应用，至血中检测不到甲醇或乙二醇为止。注意事项：暂无，未发现此药有明显副作用。

有机氟及其他杀鼠剂中毒解毒药 包括以下内容。

乙酰胺 氟乙酰胺等有机氟农药在体内酰胺酶的作用下，可生成氟乙酸，后者阻断三羧酸循环而致中毒。乙酰胺可与氟乙酸钠等竞争争夺酰胺酶，阻断氟乙酸的生产，达到解毒目的。适应证：治疗氟乙酰胺和氟乙酸钠等有机氟化合物中毒。治疗方法：肌内注射，每天2~4次，连用5~7天。注意事项：注射局部疼痛，剂量过大或长期用药可引起血尿。

维生素K₁ 抗凝血杀鼠剂如杀鼠灵、敌鼠钠、溴敌隆等化合物的化学结构与维生素K相似，进入人体后与维生素K竞争生物酶中维生素的地位，引起维生素K缺乏，血液中有活性的凝血酶原浓度显著下降而导致出血，维生素K可拮抗此类出血，只有维生素K₁作用明显。适应证：治疗抗凝血类杀鼠剂中毒及其他维生素K缺乏引起的出血。治疗方法：静脉注射。轻度出血者一般1次即可；中度出血者每天注射2~3次；严重出血者首次加大剂量静脉注射，继以采用常规剂量给药3~5次，根据病情逐渐减量，

并可改用肌内注射，直至凝血酶原时间恢复正常。注意事项：①严重的凝血酶原减少并发严重的出血时，维生素K₁起效延迟，必须合用凝血因子或新鲜血浆以迅速止血。②大剂量注射维生素K₁，可有暂时性抗维生素K₁作用，此时应重新使用抗凝药如肝素等。

药物过量中毒解毒药 包括以下内容。

苯二氮䓬类药物中毒解毒药 最常用的是氟马西尼，又称安易醒。能竞争性置换中枢神经系统的苯二氮䓬受体，对苯二氮䓬类镇静剂产生的镇静、抑郁、肌松、抗惊厥作用，有强大的拮抗作用。适应证：治疗苯二氮䓬类药物中毒，也用于酒精中毒。治疗方法：首次剂量稀释后静脉注射，可重复给药，至患者清醒。注意事项：混合型药物中毒慎用。

阿片类药物中毒解毒药 纳洛酮是最早研制成功的阿片受体阻滞剂，用于吗啡类药物中毒的解救及酒精中毒和成瘾的治疗。纳美芬则是继纳洛酮之后合成的又一纯阿片受体阻滞剂，比纳洛酮的作用时间长、给药途径多、生物利用度高、副作用少。适应证：①阿片类药物及其他合成镇痛药中毒。②镇静催眠药中毒。③急性酒精中毒。治疗方法：治疗阿片类药物、镇静催眠类药物与急性酒精中毒首剂后，无效时可重复1次。以后根据病情，重复用药以巩固疗效。注意事项：①密切观察生命体征的变化。如呼吸、血压、心率。②高血压和心功能不全患者慎用。③阿片类及其他镇痛剂成瘾者，注射本品时立即出现戒断症状，注意掌握剂量。

洋地黄类强心药中毒解毒药 洋地黄中毒的治疗方法有心脏

起搏和免疫治疗。中国仍很少采用免疫治疗，多数中毒患者都接受心脏起搏治疗。研究表明，在预防致命性心律失常中，免疫治疗优于心脏起搏，免疫治疗主要是口服洋地黄抗体片段，地高辛抗体与游离地高辛特异性结合，并能从心肌受体夺取结合的地高辛，逆转地高辛中毒所致的心律失常、传导异常及 $Na^+$-$K^+$-ATP 酶的抑制，拮抗地高辛类药物中毒。不仅安全而且有效，使用方便，可作为洋地黄类药物中毒的一线治疗药物。适应证：治疗地高辛、地高辛衍生物及洋地黄苷中毒。治疗方法：使用剂量为体内地高辛的等克分子量，缓慢静脉注射。剂量可从地高辛血清浓度（血清地高辛 $1\mu g/ml$ 相当于体内 $1mg$ 地高辛）或摄入量来计算。注意事项：①注射前应进行皮试以防超敏反应。②曾有严重洋地黄中毒使用本品发生心源性休克的报道。

对乙酰氨基酚中毒解毒药首选乙酰半胱氨酸，静脉注射给药与口服给药疗效无显著差异。中毒 10 小时内或 24 小时内给药同样有效。进入体内后转变为半胱氨酸，并刺激肝脏谷胱甘肽合成，有效地防止对乙酰氨基酚引起的肝肾损害。适应证：有治疗指征的对乙酰氨基酚中毒。治疗方法：见对乙酰氨基酚中毒。注意事项：①在中毒后 8～10 小时内使用效果最好，超过 15 小时疗效降低，24 小时后可能无效。②本品不宜与青霉素、头孢菌素类混合使用，与铁、铜等金属、橡胶、氧气接触时间较长易失效，口服时不用活性炭。

**非特异性解毒药** 根据毒物的理化性质，选用有关的物质与其发生反应，达到减少毒物吸收、降低毒物毒性及防止毒物对胃肠道黏膜的直接损伤的目的。反应的种类有中和、氧化、沉淀、吸附及保护。相应的化合物为中和剂、氧化剂、沉淀剂、吸附剂及保护剂，可称为非特异性解毒药。适应证：轻度或中度中毒的患者。治疗方法：常用的非特异性解毒药包括：中和剂，弱酸和弱碱溶液；氧化剂，高锰酸钾、过氧化氢；沉淀剂，鞣酸；吸附剂，活性炭；保护剂，鸡蛋清、植物油、牛奶、豆浆等。具体剂量根据患者中毒程度适量应用。注意事项：防止胃穿孔、胃胀气等。

**其他特殊解毒药** 见表。

（刘　志　刘志红）

shāchóngjì zhòngdú

**杀虫剂中毒**（insecticide poisoning） 短时间内大量接触杀虫剂导致机体组织器官损伤的全身性疾病。主要通过两大类途径引起人类中毒：①在生产、运输、分销、贮存、使用过程中通过皮肤、黏膜、呼吸道过量接触。②残留在农作物的量过多、污染食物、意外服用或自杀等因素经消化道摄入杀虫剂。现常用杀虫剂种类有有机磷类（见急性有机磷中毒）、氨基甲酸酯类（见氨基甲酸酯类杀虫剂中毒）、拟除虫菊酯类、沙蚕毒素类、甲脒类、有机氟类（见有机氟中毒）、熏蒸类、无机物类、植物类。中国普遍使用的是有机磷类杀虫剂。

**拟除虫菊酯类农药中毒** 该类农药常用的有溴氰菊酯、氯氰菊酯、氰戊菊酯、氯菊酯等，以前三种最常用。使用或防护不当容易引起中毒。

**中毒机制** 农药经呼吸道、皮肤及消化道吸收。生产性中毒最多为农药喷洒者和农药厂工人，主要由皮肤污染进入，少数由呼

表　其他急性中毒的特殊解毒药

| 解毒药 | 适应证 | 解毒药 | 适应证 |
| --- | --- | --- | --- |
| 抗五步蛇毒血清 | 五步蛇毒中毒 | 新斯的明 | 神经肌肉阻滞（箭毒类型）和外周抗胆碱能毒素中毒 |
| 抗蝮蛇毒血清 | 蝮蛇、烙铁头蛇毒中毒 | 氧 | 一氧化碳、氰化物、硫化氢中毒 |
| 青霉素 | 蝇蕈毒素中毒 | 三胺五乙酸/二亚乙基三胺五乙酸 | 钚等锕系元素中毒 |
| 葡萄糖酸钙 | 氟化氢、氟化物、草酸盐中毒 | 酚妥拉明 | 肾上腺素中毒 |
| 丹曲林 | 恶性高热、恶性抗精神病药综合征 | 毒扁豆碱 | 阿托品和诱导药引起的中枢抗胆碱能综合征 |
| 去铁胺 | 铁、铝中毒 | 植物甲萘醌 | 香豆素和茚满二酮抗凝血药中毒 |
| 地西泮 | 氯喹中毒 | 钾铁氰化物（普鲁士蓝） | 铊中毒 |
| 苯海拉明/乙苯托品 | 药物诱发的肌张力障碍 | 高血糖素/普瑞特罗 | β 受体阻断药中毒 |
| 亚叶酸 | 叶酸拮抗剂中毒 | 硫酸鱼精蛋白 | 肝素中毒 |
| 甲硫氨酸 | 对乙酰氨基酚中毒 | 水飞蓟宾 | 蝇蕈毒素中毒 |
| N-乙酰青霉胺 | 有机汞和无机汞中毒 | 曲恩汀（三乙烯羟化四甲胺） | 铜中毒 |

吸道吸入；生活性中毒大都经口有意摄入，极少数为误将本类杀虫剂制作的安瓿（以氰戊菊酯为多）当作医药针剂而误注射中毒。属神经毒性物质，主要是影响细胞膜的功能，干扰 $Na^+$ 通道，导致神经细胞膜 $Na^+$ 通道的"M"闸门关闭延迟，并阻滞 $Cl^-$ 通道的开放，形成除极后电位及重复除极，持续地重复发放神经冲动，将使膜内离子梯度衰减，最终引起神经传导阻滞。可作用于中枢神经细胞膜的 γ-氨基丁酸受体，使 γ-氨基丁酸丧失对大脑的抑制功能，脑的兴奋性增高。对局部皮肤有明显刺激作用，可致接触性皮炎及迟发型超敏反应。

**临床表现** 与毒物进入人体内的途径和剂量有关，生产性中毒多数为轻度中毒，口服拟除虫菊酯类可致重度中毒。

**生产性中毒** 潜伏期短者1小时，长者达24小时，平均6小时。田间施药中毒多在4~6小时起病，主要表现为皮肤黏膜明显刺激症状，体表污染区感觉异常（颜面、四肢裸露部位及阴囊等处），包括麻木、烧灼感、瘙痒、针刺感和蚁走感等，停止接触数小时或十余小时后即可消失。常有面红、流泪和结膜充血，部分病例局部有红色丘疹样皮损。眼内污染立即引起眼痛、畏光、流泪、眼睑红肿和球结膜充血。呼吸道吸收可刺激鼻黏膜引发喷嚏、流涕，并有咳嗽和咽充血。全身中毒症状较轻，多为头晕、头痛、乏力、肌束震颤及恶心、呕吐等一般神经和消化道症状，严重者也有流涎、肌肉抽动甚至抽搐，伴意识障碍和昏迷。个别病例有超敏反应，包括过敏性皮炎、类花粉症哮喘，甚至类似过敏性休克等。

**口服中毒** 多在接触10~60分钟出现症状，全身中毒症状明显，先为上腹部灼痛、恶心、呕吐，可发生糜烂性胃炎，继而食欲缺乏、精神萎靡或肌束震颤，部分患者口腔分泌物增多，尚可有胸闷、肢端发麻、心悸、视物模糊、多汗等。重症者抽搐比较突出，非含氰类主要为兴奋不安、震颤，抽搐比较轻，含氰类则大量流涎、舞蹈样扭动、肌痉挛和阵发强直性抽搐，类似癫痫大发作，抽搐时上肢屈曲痉挛、下肢挺直、角弓反张，伴意识丧失，持续1~2分钟，抽搐频繁者每天发作可多达10~30次，各种镇静、解痉药常不能明显奏效，可持续多日，反复抽搐后常体温升高，陷入昏迷。也有无抽搐即意识障碍直至昏迷者，瞳孔缩小约占1/3。对心血管的作用一般是先抑制后兴奋，开始心率减慢，血压偏低，其后可转为心率增快和血压升高，部分病例尚伴其他心律失常。

**诊断与鉴别诊断** 有接触史，出现拟除虫菊酯类农药中毒的临床表现即可诊断；血胆碱酯酶活性无明显变化，可与急性有机磷农药中毒鉴别。

**急诊处理** 无特效解毒药，以对症治疗为主。

**清除毒物** 生产性中毒者，应立即脱离现场，将患者移至空气新鲜处，脱去染毒的衣物，未呕吐时立即予以催吐，用肥皂水或2%~4%碳酸氢钠溶液彻底洗胃，然后用50%硫酸钠导泻，忌用油类泻剂。经口中毒洗胃后可通过胃管灌入活性炭50~100g吸附残余毒物。

**控制抽搐** 常用地西泮或巴比妥类肌内注射或静脉注射。抽搐发生前可预防性使用，控制后应维持用药防止再抽搐。抽搐发作时，可用地西泮或异戊巴比妥钠（阿米妥钠）缓慢静脉注射。异戊巴比妥控制此品中毒所致抽搐的疗效明显优于苯巴比妥。

**对症支持治疗** 阿托品：只能用于控制流涎和出汗等症状，肌内或皮下注射，发生肺水肿时可增大剂量，但总量不宜过大，达到控制症状即可。切忌用阿托品解毒治疗，以免加重抽搐甚至死亡。静脉输液加速毒物排泄，酌情选用能量合剂，适当补充碳酸氢钠等碱性溶液，并给葡醛内酯，以利毒物分解、代谢并排出。重症伴有肺水肿、严重心肌损害和有全身超敏反应者（如支气管哮喘）可用糖皮质激素。含氰基毒物者中毒者，可用硫代硫酸钠和细胞色素 C 等药物消除 $CN^-$ 的毒害作用。皮肤局部损害者，清洗后涂维生素 E 或氨基甲酸乙酯霜，有过敏性皮炎尚应加用氟轻松霜等糖皮质激素外用药。维持水电解质和酸碱平衡，选用相应抗菌药防治感染等。

**甲脒类杀虫剂药中毒** 20世纪60年代后发展起来的一类农药，中国使用者主要为杀虫脒、单甲脒和双甲脒，化学上均属甲脒的取代衍生物，分子结构、毒性、毒理、中毒的临床表现和救治方法均类同。

**中毒机制** 抑制单胺氧化酶的活性，并可使脑内血清素和去甲肾上腺素增高，使交感神经活动亢进，但对单胺氧化酶的抑制是可逆的，通常不是致死的因素。对心脏有直接毒作用，可抑制心肌造成心肌损害及心律失常。对大动脉血管有松弛作用，中毒后期血压下降和（或）休克与此有关。

**临床表现** 潜伏期短，经皮中毒平均6小时，最快2小时左右即发病；经口误服0.5~1小时发作。皮肤污染处可有瘙痒、充血、烧灼感、皮疹等皮损。全身中毒症状波及多器官系统，但以嗜睡、青紫和出血性膀胱炎较突出，部分病例有抽搐。心血管系统损害常见，约15%患者中毒初期血压升高，重症及晚期多有血压下降，甚至发生休克。口服中毒心肌损害很常见，包括心电图ST段及T波改变、期前收缩、心动过速及QT间期延长，心源性猝死等。

诊断与鉴别诊断　根据接触史，结合临床表现，特别是嗜睡、青紫和出血性膀胱炎等突出表现，诊断一般困难不大。根据血胆碱酯酶活性下降、呕吐物或洗胃抽出液无特殊蒜臭味、瞳孔一般不缩小而扩大者较多等可与有机磷中毒区别。

急诊处理　清洗排毒宜选择碱性液体，皮肤污染用肥皂水洗后用温水淋洗。经口中毒用2%~4%碳酸氢钠液及早彻底洗胃。所有病例均应予高流量吸氧，尤其对高龄及原患有心脑缺血慢性病者更重要。补液利尿，促使毒物排泄。

解毒治疗　主要为使用1~2mg/kg亚甲蓝加于25%~50%葡萄糖液20~40ml中做缓慢静脉注射，以纠治高铁血红蛋白血症，必要时可于2小时左右重复用药，直至青紫消失、高铁血红蛋白基本正常。一般轻、中度中毒1~2次即可，严重中毒每天3~4次也可明显好转。亚甲蓝不宜超过600mg/d，也不能做皮下注射或肌内注射。维生素C和高渗葡萄糖也有一定还原作用，可增强亚甲蓝的疗效。

对症治疗　出血性膀胱炎除用卡巴克洛等止血剂止血外，可应用抗生素防治继发感染。抽搐者可用少量地西泮或巴比妥等其他止痉药物。损害较明显者可使用糖皮质激素、保护心肌药物、能量合剂、极化液等。心律失常应及时用抗心律失常药物。发生休克者除扩容、纠正酸中毒外，尚可使用多巴胺、间羟胺等血管活性药物。局部皮肤损害，宜于清洗后用抗皮炎霜或油膏包敷，并注意防治继发感染。

**植物类中毒**　烟碱为茄科植物烟草中的主要生物碱，含量占烟草生物碱总量的90%以上。

病因及发病机制　烟碱可由皮肤、呼吸道和消化道吸收，吸收速度快，急性中毒多属意外事故（投毒或误服等）或有意吞服自杀（吞服主要成分为烟碱的烟油或成品农药等），吸收后80%~90%于肝、肺、肾内解毒，以肝内解毒为主，代谢物和未分解者主要由尿道排出，其次为经肺、唾液、汗腺和乳汁排出。烟碱属神经毒，对中枢神经和胆碱能神经的N样作用系统有先短暂兴奋后抑制麻痹的双相作用，数分钟至1小时后因呼吸肌麻痹而死亡。兴奋呕吐中枢，对自主神经节、肾上腺髓质、主动脉体和颈动脉窦中N受体和消化道有刺激作用。

临床表现　急性中毒初始出现恶心、呕吐、腹痛、腹泻、出汗、流涎、心动过速、血压升高、呼吸增快、头晕、眩晕、烦躁不安、畏光、视觉和听觉障碍等，随后逐步恢复；大剂量中毒对中枢神经、胆碱能$N_1$和$N_2$均有双相作用，症状加重，出现肌束震颤、心前区疼痛、呼吸困难、面色苍白、抽搐和神经麻痹等；大剂量严重中毒不但中毒症状重，且发展快，口、鼻有棕色泡沫，抽搐频繁，精神错乱和虚脱，呼吸增

快后转为慢而微弱，甚至出现呼吸衰竭。血压短暂升高后很快下降。瞳孔先缩小后散大。常因呼吸肌麻痹而于5分钟至4小时死亡。孕妇中毒可致流产或早产。

急诊处理　立即停药，轻症者可自行恢复。误服中毒者应立即洗胃，经胃管注入活性炭悬液，并以硫酸镁或20%甘露醇导泻以阻断药物的继续吸收，必要时进行血液透析。对症处理：严密监护心电、血压；加强保暖；心率缓慢、低血压者可静脉应用阿托品、异丙肾上腺素或多巴胺等；低血糖者静脉注射50%葡萄糖液；伴支气管痉挛者，可静脉应用氨茶碱等。对中毒严重者，可予胰高血糖素静脉注射，继之静脉滴注，直至生命体征稳定。

（田英平）

jíxìng yǒujīlín zhòngdú

## 急性有机磷中毒（acute organophosphates poisoning）

有机磷杀虫剂进入人体抑制胆碱酯酶活性，导致先兴奋后衰竭的临床综合征。有机磷杀虫剂大都呈油状或结晶状，色泽由淡黄至棕色，稍有挥发性，且有蒜味。除美曲膦酯（敌百虫）外，一般难溶于水，不易溶于多种有机溶剂，在碱性条件下易分解失效。常用的剂型有乳剂、油剂和粉剂等。由于取代基不同，各种有机磷杀虫剂毒性相差很大。中国生产的有机磷杀虫剂的毒性按大鼠急性经口进入体内的半数致死量（median lethal dose，$LD_{50}$）分为四类（表1）。

中毒机制　生产性中毒主要发生在加工生产、成品包装和使用过程，若自服或误服中毒者病情较重。能抑制许多酶，对人畜的毒性主要是抑制胆碱酯酶。胆碱酯酶主要存在于中枢神经系统灰质、红细胞、自主神经的节前

**表 1　有机磷杀虫剂毒性分类**

| 毒性分类 | LD$_{50}$（mg/kg） | 举例 |
|---|---|---|
| 剧毒类 | <10 | 甲拌磷（3911）、内吸磷（1059、杀虫多）、对硫磷（1605、一扫光）、丙氟磷（DFP）、苏化203（治螟磷）、特普 |
| 高毒类 | 10~100 | 甲基对硫磷、甲胺磷（多灭磷、克满隆）、氧化乐果、敌敌畏、磷胺（大灭虫）、速灭磷（磷君）、马拉氧磷（氧马拉松）、水胺硫磷（羟胺磷）、稻瘟净（EBP）、保棉丰（亚砜）、谷硫磷（保棉磷、谷赛昂）、杀扑磷（麦达西磷）、乙硫磷（益赛昂、蚜螨立丁、1240） |
| 中度毒类 | 100~1000 | 乐果、乙硫磷、敌百虫、久效磷、乙酰甲胺磷（高灭磷）、除草磷、除线磷、二嗪磷（二嗪农、地亚农、大亚仙农）、倍硫磷（百治屠、番硫磷）、杀螟松（速灭虫、杀螟硫磷）、稻丰散（益尔散、甲基乙酰磷）、亚胺硫磷（酞胺硫磷） |
| 低毒类 | 1000~1500 | 马拉硫磷（马拉赛昂、4049）、辛硫磷、氯硫磷、四硫特普、独效磷、矮形磷 |

纤维、节后纤维和运动终板，有机磷进入人体后迅速与胆碱酯酶结合，形成稳定的磷酰化胆碱酯酶，后者比较稳定，且无分解乙酰胆碱的能力，使乙酰胆碱大量蓄积，引起以乙酰胆碱为传导介质的神经包括交感和副交感神经节前纤维、副交感神经节后纤维、少量交感神经节后纤维（如汗腺分泌神经和横纹肌血管舒张神经）和运动神经先兴奋后抑制的症状。

**临床表现**　发病时间与毒物种类、剂量和侵入途径密切相关。经胃肠道和呼吸道进入机体时，吸收完全且迅速，于数分钟到2小时发病，剧毒类数滴入口即可致死。肌肉和静脉途径发病更加迅速凶险，经皮肤吸收缓慢，一般接触后2~6小时发病，潜伏期最长可达12小时。一旦出现症状则快速进展。

*毒蕈碱样症状*　又称M样症状，主要是副交感神经末梢兴奋所致，类似毒蕈碱作用，表现为平滑肌痉挛和腺体分泌增加。恶心、呕吐、腹痛、多汗，尚有流泪、流涕、流涎、腹泻、尿频、尿便失禁、心跳减慢和瞳孔缩小。支气管痉挛和分泌物增加、咳嗽、气促，严重患者出现肺水肿。

*烟碱样表现症状*　又称N样症状，乙酰胆碱在横纹肌神经肌肉接头处过多蓄积和刺激，使面、眼睑、舌、四肢和全身横纹肌发生肌束震颤，甚至全身肌肉强直性痉挛。全身紧缩和压迫感，而后发生肌力减退和瘫痪。呼吸肌麻痹引起周围性呼吸衰竭。交感神经节受乙酰胆碱刺激，其节后交感神经纤维末梢释放儿茶酚胺使血管收缩，引起血压增高、心率加快和心律失常。

*中枢神经系统表现*　中枢神经系统受乙酰胆碱刺激后有头晕、头痛、疲乏、共济失调、烦躁不安、谵妄、抽搐和昏迷。

*反跳*　中毒后经急救临床症状好转，但可在数日至1周后突然急剧恶化，重新出现症状，甚至发生肺水肿或突然死亡，可能是残留在皮肤、毛发和胃肠道的有机磷杀虫剂重新吸收或解毒药停用过早所致。

*迟发性多发性神经病*　急性中毒个别患者在重度中毒症状消失后2~3周可发生迟发性神经损害，出现感觉、运动型多发性神经病变表现，主要累及肢体末端，且可发生下肢瘫痪、四肢肌肉萎缩等。目前认为这种病变不是胆碱酯酶受抑制引起，而是源于有机磷杀虫剂抑制神经靶酯酶并使其老化。

*中间综合征*　少数病例在急性中毒症状缓解后和迟发性神经病变发生前，约在急性中毒后24~96小时发生以肌无力为突出表现的症状和体征，称"中间综合征"，又称"中间期肌无力综合征"。其发病机制与胆碱酯酶受到长期抑制，影响神经-肌肉接头处突触后的功能有关。可先有颈、上肢肌无力，累及脑神经者出现上睑下垂、眼外展障碍和面瘫，呼吸肌受累可表现周围性呼吸衰竭。

*局部损害*　敌敌畏、敌百虫、对硫磷、内吸磷等接触皮肤后可引起过敏性皮炎、水疱和剥脱性皮炎。滴入眼部可引起结膜充血和瞳孔缩小。

**诊断**　可根据有机磷杀虫剂接触史，结合临床呼出气多有蒜味、瞳孔针尖样缩小、大汗淋漓、腺体分泌增多、肌束震颤和意识障碍等中毒表现，一般即可做出诊断。如检测全血胆碱酯酶活性降低，则可确诊。①轻度中毒：以M样症状为主，胆碱酯酶活性50%~70%。②中度中毒：M样症状加重，出现N样症状，胆碱酯酶活性30%~50%。③重度中毒：除M、N样症状外，合并肺水肿、抽搐、昏迷，呼吸肌麻痹和脑水肿，胆碱酯酶活性30%以下。

**鉴别诊断**　除与中暑、急性胃肠炎、脑炎等鉴别外，应与拟除虫菊酯类中毒及杀虫脒中毒鉴别，拟除虫菊酯类中毒口腔和胃液无特殊臭味，胆碱酯酶活性正常；杀虫脒中毒以嗜睡、发绀、出血性膀胱炎为主要表现而无瞳孔缩小、大汗淋漓、流涎等。阿片类、镇静催眠药中毒虽都有瞳孔缩小和昏迷，但无其他临床表现，血与尿药检结果不同，血胆碱酯酶活性正常。全身性疾病致肝性脑病、糖尿病昏迷、尿毒症昏迷者，其相应的临床表现和化验均有不同。毒物接触史不明时，单凭临床症状难者和氨基甲酸酯类农药中毒鉴别。

**急诊处理** 包括清除毒物、药物解毒和对症处理。

**迅速清除毒物** 立即离开现场，脱去污染的衣服，用肥皂水清洗污染的皮肤、毛发和指甲。口服中毒者用清水、2%碳酸氢钠溶液（敌百虫忌用）或1：5000高锰酸钾溶液（对硫磷忌用）反复洗胃，直至洗清。眼部污染可用2%碳酸氢钠溶液或生理盐水冲洗。在迅速清除毒物的同时，应争取时间及早用有机磷解毒药治疗，以挽救生命和缓解中毒症状。

**应用特效解毒药** 早期、适量、联合、重复用药。

**肟类复能剂** 常用药物有碘解磷定（PAM）和氯解磷定（M-CL），还有双复磷（DMO4）和双解磷（TMB4）、甲磺磷定（P4S）等。肟类复能剂不仅能复活磷酰化酶（中毒酶），也直接对抗有机磷所致肌无力、肌麻痹，尚有较弱的阿托品样作用。解磷注射液（每支含阿托品3mg，苯那辛3mg，氯解磷定400mg）为复方制剂，也常应用。常见副作用有头晕、视物模糊、血压升高，剂量过大也可引起神经肌肉传导阻断及抑制胆碱酯酶活性。氯解磷定因其使用简单、安全、高效，应作为复能剂的首选。氯解磷定的有效血药浓度为4mg/L以上，首次静脉注射或肌内注射才能达到有效血药浓度，半衰期为1～1.5小时，日总量不宜超过12g。

常用复能剂的性能及首次剂量各有不同（表2、表3）。

注意事项：①这些药物的半衰期短，经肾排泄快，应重复给药。②复能剂只有达到有效血液浓度才对中毒酶有较好重活化作用，不宜采用静脉滴注方式给药。③此类药物脂溶性低，不易透过血脑屏障，中枢神经系统症状明显时可加大给药剂量。④解磷定水溶性差、副作用大、药理作用弱。⑤根据临床症状和体征及胆碱酯酶活性监测指导用药。⑥不能代替阿托品的快速治"标"作用。

**抗胆碱药** 常用阿托品。阻断乙酰胆碱的M样作用，减轻或消除毒物所致的毒蕈碱样症状，对抗急性有机磷中毒所致的呼吸中枢抑制、肺水肿、循环衰竭，挽救生命，起到治"标"的作用。①使用原则：早期、适量、反复、高度个体化，直至毒蕈碱样症状明显好转或达到阿托品化。②常用药物及用量：中毒程度不同，选用药物的剂量亦不同（表4）。

表2 常用肟类重活化剂性能比较

| 性能 | 解磷定 | 氯解磷定 | 双复磷 | 双解磷 |
|---|---|---|---|---|
| 分子量（D） | 264.1 | 172.6 | 359.2 | 446.2 |
| 含肟量（%） | 51.9 | 79.5 | 80.0 | 64.0 |
| 毒性*（mg/kg） | 179±59 | 116±11 | 129±10 | 72±7 |
| 水中溶解度（%） | 5 | >50 | >25 | >33 |
| 给药方法 | 静脉推注 | 静脉推注、肌内注射 | 静脉推注、肌内注射 | 静脉推注、肌内注射 |
| 透过血脑屏障 | 不易 | 不易 | 部分 | 不易 |
| 血浆半衰期（分钟） | 54.0 | 61.8 | 108.6 | 126.4 |
| 重活化作用 | 弱 | 较强 | 强 | 强 |
| 阿托品样作用 | 弱 | 弱 | 较弱 | 较弱 |
| 副作用 | 中 | 轻 | 中 | 重 |

注：*毒性按小鼠经腹腔注射进入体内的半数致死量（$LD_{50}$）计算

表3 常用胆碱酯酶复能剂首次用量

| 药物名称 | 轻度中毒 | 中度中毒 | 重度中毒 |
|---|---|---|---|
| 解磷定（g） | 0.4～0.8 | 0.8～1.2 | 1.2～1.6 |
| 氯解磷定（g） | 0.5～1.0 | 1.0～1.5 | 1.5～2.5 |
| 双复磷（g） | 0.25～0.5 | 0.5～0.75 | 0.75～1.0 |
| 复方解磷注射液（支） | 1/2～1 | 1～2 | 2～3 |

表4 常用抗胆碱药首次用量

| 药物名称 | 轻度中毒 | 中度中毒 | 重度中毒 |
|---|---|---|---|
| 阿托品（mg） | 2～4 | 5～10 | 10～20 |
| 东莨菪碱（mg） | 0.3～0.5 | 0.5～1.0 | 2～4 |
| 苯那辛（mg） | 2～4 | 4～10 | 10～15 |
| 苯甲托品（mg） | 1.0～2.5 | 2.5～5.0 | 5～10 |
| 长效托宁（mg） | 1～2 | 2～4 | 4～6 |

③使用方法：抢救时多静脉给药，病情恢复维持治疗时可皮下注射或肌内注射。④阿托品化指标：阿托品化是指临床出现皮肤干燥、口干、心率加快达90~100次/分，瞳孔较前散大并不再缩小，颜面潮红，肺部啰音显著减少或消失，意识状态好转。目前临床推荐的判别标准已不将后4项作为必备指标，但仍不失为可参考的早期指标。⑤阿托品中毒的表现：当抢救治疗过程中患者出现下列表现时应考虑阿托品中毒：瞳孔明显散大，颜面绯红，皮肤干燥；原意识清楚的患者出现意识模糊、谵妄、幻觉、狂躁不安、抽搐或昏迷；心动过速，并伴明显尿潴留。⑥注意事项：阿托品用量不足或中毒均影响预后，特别在胆碱能危象开始阶段要重视阿托品应用，尽早达阿托品化可明显降低病死率。阿托品中毒与有机磷中毒并存时阿托品化难以判断，增加有机磷中毒的病死率。盲目大量应用阿托品可使M受体上调，形成阿托品依赖，膈肌功能抑制。严重的阿托品中毒并不出现典型的阿托品过量或早期中毒表现，可直接呈现中枢抑制、皮肤苍白、瞳孔缩小，甚至心率减慢，呈现"阿托品化翻转现象"。儿童对阿托品敏感，正常致死量为11mg。明显发绀、低血钾者应在纠正缺氧和电解质紊乱同时使用阿托品，否则有引起心室颤动的危险；足量胆碱酯酶复能剂的应用明显减少阿托品用量；阿托品停药宜逐渐减量延时，可由静脉注射改肌内注射或皮下注射，再口服，直至全血胆碱酯酶活性达正常60%以上，临床症状和体征消失才可停药，特别对乐果、氧乐果中毒者停药后仍需密切观察一定时间。一般情况下阿托品

静脉注射1~4分钟即可发挥作用，8分钟可达高峰，全身性作用可维持2~3小时。如抢救时给药10分钟未见症状缓解可重复给药，病情特别严重者每5分钟重复给药，重复剂量采用轻中度量，达阿托品化后减量延时。

**对症治疗**　常见的死因是肺水肿、呼吸肌麻痹、呼吸中枢衰竭。休克、急性脑水肿、中毒性心肌炎、心脏骤停等均是重要死因。对症治疗应以维持正常心肺功能为重点，保持呼吸道通畅，正确氧疗及应用机械通气。休克用血管活性药物，脑水肿应用脱水药和糖皮质激素，按心律失常类型及时应用抗心律失常药物。危重患者输血为防止病情复发；重度中毒患者中毒症状缓解后应逐步减少解毒药用量，直至症状消失后停药，一般观察3~5天。

**预后**　随着重用复能剂辅以适量阿托品用药原则的推广，机械通气的普及，周围性呼吸衰竭不再是急性有机磷中毒的主要死因，早期阿托品用量不足可死于中枢性呼吸衰竭，阿托品中毒与有机磷中毒并存显著增加病死率。儿童合并循环衰竭时预后不良。

（田英平）

ānjījiǎsuānzhǐlèi shāchóngjì zhòngdú
## 氨基甲酸酯类杀虫剂中毒
（carbamate insecticide poisoning）　短时间密切接触氨基甲酸酯类杀虫剂，使体内胆碱酯酶活性下降导致毒蕈碱样、烟碱样和中枢神经系统中毒的临床综合征。包括呋喃丹、西维因、叶蝉散、灭多威和涕灭威，除呋喃丹、涕灭威等外，大多属中、低毒性。发生急性中毒以呋喃丹最多，其次为叶蝉散、灭多威和西维因。

**中毒机制**　生产性中毒主要发生在加工生产、成品包装和使

用过程，自服或误服中毒者病情较重。氨基甲酸酯类农药的立体结构式与乙酰胆碱（ACh）相似，可与胆碱酯酶（ChE）活性中心丝氨酸的羟基结合，形成可逆性的复合物氨基甲酰化胆碱酯酶，使其失去水解ACh活性，引起ACh蓄积，刺激胆碱能神经兴奋，出现相应的临床表现。但氨基甲酰化ChE易水解，使ChE活性于4小时左右自动恢复，故临床症状较轻且恢复较快。

**临床表现**　潜伏期短，经皮吸收多在2~6小时发病；口服中毒1~3小时，快者可在10~30分钟内出现中毒症状。中毒后可有毒蕈碱样、烟碱样和中枢神经系统中毒症状，但均较相同程度的有机磷杀虫剂中毒轻。轻度中毒可出现头晕、头痛、乏力、恶心、呕吐、面色苍白、视物模糊、瞳孔缩小、流涎、多汗和胸闷等症状，加剧可出现肌束震颤、呼吸困难和意识障碍等。重度中毒时可发生肺水肿、昏迷、呼吸衰竭、心肌和肝肾功能损害。皮肤污染局部有潮红、瘙痒、皮疹等。

**诊断与鉴别诊断**　有该类农药接触史，临床表现为主要依据，血胆碱酯酶活性测定可作为参考指标，诊断不难。需要注意的是氨基甲酸酯类杀虫剂中毒导致ChE活性抑制是可逆的，酶活性通常在15分钟下降至最低水平，30~40分钟后可恢复到50%~60%，60~120分钟后血ChE活性基本恢复正常，故血ChE活性测定作用有限。此病需与急性有机磷中毒、中暑、急性胃肠炎、食物中毒和心脑血管疾病鉴别。

**急诊处理**　包括清除毒物、药物解毒和对症治疗。

**清除毒物**　迅速离开有毒现场，脱去污染的衣物，用肥皂水

清洗污染的皮肤、头发和指甲，再用流动温水冲洗。清醒者可立即催吐。口服中毒者用2%碳酸氢钠洗胃（忌用高锰酸钾等氧化剂），洗胃后灌服50～100g活性炭。导泻用硫酸镁或硫酸钠等盐类。

**药物解毒** 特效解毒药物为阿托品，但使用剂量比相应的有机磷中毒小。解毒剂应尽早使用，以中毒后3～6小时最重要，不强调阿托品化。经口中毒和经皮肤中毒者均可重复用药。症状明显好转后减量维持。肟类复能剂对此类农药抑制胆碱酯酶无确切复活作用，不主张应用。

**对症治疗** 严重中毒者应加强生命体征的监护，保持呼吸道通畅，必要时气管插管，呼吸机辅助通气。维持水电解质及酸碱平衡。中毒早期适当补充碳酸氢钠等碱性溶液有辅助解毒作用。重症患者可用糖皮质激素，呼吸抑制较重者可用纳洛酮。脑水肿者可用甘露醇、呋塞米。烦躁、惊厥者用地西泮或丙戊酸钠治疗，不宜用巴比妥类药。皮损于清洗后按接触性皮炎处理。

**预后** 绝大部分预后良好，若就诊及时无其他合并症，经积极治疗，很少发生死亡，多数完全恢复健康，但呋喃丹中毒引起死亡并不少见。

（田英平）

lǜhuàtīnglèi shāchóngjì zhòngdú

# 氯化烃类杀虫剂中毒（chlorinated hydrocarbon insecticide poisoning）

氯化烃类杀虫剂进入机体导致中枢神经系统损伤的临床综合征。分为以苯为合成原料的氯化苯类和不以苯为原料的氯化甲撑萘制剂两大类。前者有双对氯苯基三氯乙烷（DDT）、六氯化苯、六氯环己烷（六六六）等；后者有氯丹、七氯化茚、狄氏剂、异狄氏剂、艾氏剂、异艾氏剂、毒杀芬、碳氯特灵等。常用的是六六六和DDT，中毒量分别为30～40mg/kg和10mg/kg，中国已于1983年停止生产和进口此类农药。氯化苯类毒性较低，氯化甲撑萘制剂毒性较高。

**中毒机制** 氯化苯类很少经皮肤吸收引起中毒，氯化甲撑萘制剂则可经皮肤吸收引起急性中毒，经口摄入则两类均可引起急性中毒。毒物进入机体后，随血液分布至全身，血液和脂肪组织中含量较高，而且可于脂肪组织中贮存，故有一定的积累毒性。进入血循环的有机氯分子（氯化烃）与基质中氧活性原子作用而发生去氯的链式反应，产生不稳定的含氧化合物，后者缓慢分解，形成新的活化中心，强烈作用于周围组织，引起严重的病理变化，中枢神经的运动中枢和小脑均受累，使其兴奋性提高，产生震颤和惊厥，伴大脑皮质及自主神经功能紊乱，亦可累及脊髓神经。对肝、肾、心则可促使发生营养不良性病变。提高心肌受体对肾上腺素的敏感性，导致心动过速和心律失常，并诱发心室颤动。对皮肤及黏膜有刺激作用。DDT具有轻度雌激素样反应，并有抗类固醇作用。

**临床表现** 一般在30分钟到数小时内发病。①轻度中毒：出现头痛、头晕、乏力、视物模糊、恶心、呕吐、腹痛、腹泻、易激惹，偶有肌肉不自主抽动等。②中度中毒：除上述症状外尚有多汗、流涎、震颤、抽搐、腱反射亢进、心动过速、发绀、发热、胸闷、心悸、烦躁不安、易兴奋、共济失调和肌肉痉挛等，并发展为全身性大抽搐。③重症中毒：可呈癫痫样发作或出现阵挛性、强直性抽搐，偶有在剧烈和反复发作后陷于昏迷和呼吸衰竭，甚至死亡。反复抽搐后可有精神改变（如健忘、定向障碍）或共济失调等。严重患者可发生血压下降、脉搏频数、心律失常甚至引起心室颤动；或有肝、肾损害。某些制剂如六六六等中毒时，可有血糖升高及血钙减少。吸入性中毒者常见有咳嗽及呼吸困难，由呼吸道吸入中毒患者可合并眼、鼻刺激症状，咽、喉部不适，喉痉挛、气管、支气管炎、肺炎等；重症者发生剧烈咳嗽、咳痰、咯血、呼吸困难、肺部湿啰音等肺水肿征象；或有鼻出血。皮肤接触六六六或DDT等可出现接触性皮炎或过敏性皮炎，有时发生结膜炎或支气管哮喘。

**诊断与鉴别诊断** 依靠接触史和临床表现可诊断，重度中毒的反复抽搐与高热对诊断有一定提示意义，洗胃液或患者呼出气的气味也有提示作用，如DDT乳剂常常有煤油气味，毒杀芬有松节油芳香味。对可疑患者应收集呕吐物或胃内容物、接触物、尿液等做毒物分析。血胆碱酯酶活性无异常，瞳孔无明显缩小，反复抽搐、中枢性高热等可供与有机磷中毒做鉴别。但应注意排除其他有类似抽搐的急性中毒（樟脑、某些神经毒杀鼠剂、马钱子等）。

**急诊处理** 尚无特效解毒药物，主要是积极采取综合措施施救。

**清除毒物** 口服中毒者在催吐后用1%～2%碳酸氢钠溶液或生理盐水洗胃，硫酸钠（镁）导泻（忌用油脂性泻剂）；吸入中毒时立即将患者撤离中毒场所，移至空气新鲜处，呼吸困难时吸氧并做其他综合措施；皮肤沾染时，用肥皂水、2%~5%碳酸氢钠溶液清洗后再用清水彻底清洗；眼睛沾染或出现结膜炎时，用生理盐水、2%碳酸氢钠溶液或清水冲洗。

**防治痉挛抽搐** 烦躁或惊厥者选用镇静剂，如巴比妥类、水合氯醛、副醛、地西泮等；反复抽搐者用地西泮或戊巴比妥钠静脉注射，边注射边观察，痉止即停。如用苯巴比妥钠肌内注射，痉止后尚应给小剂量，防止抽搐再发，用药过程中注意防治对呼吸的抑制作用；严重抽搐病例如有血钙降低，可由静脉缓慢注射10%葡萄糖酸钙。

**对症支持治疗** 高热者，物理降温措施及（或）冬眠药物降温，但用复合冬眠药物时，应去掉其中的吗啡类药物，这类杀虫剂中毒的发热，非致死病例一般会很快下降；重症有肺水肿、脑水肿和中毒性心肌炎者，可短程大量使用糖皮质激素，及时处理心律失常；支气管哮喘者按一般对症治疗，忌用肾上腺素注射。

（田英平）

## bǎicǎokū zhòngdú

# 百草枯中毒 （paraquat poisoning）

不适当暴露于百草枯所致中毒的临床综合征。百草枯是世界范围内广泛使用的高效能除草剂，其对人畜有较强毒性，经消化道、呼吸道、皮肤等途径均可引起急性中毒。轻者仅表现为局部刺激症状，重者导致肺、肝、肾等多脏器功能不全，其中以百草枯肺损伤为其最特征的表现，早期表现为急性肺损伤或急性呼吸窘迫综合征，后期进展为不可逆性肺泡内和肺间质纤维化，称为"百草枯肺"。

**中毒机制** 百草枯的化学名称为1,1'-二甲基-4,4'-联吡啶，阳离子盐，有很强的氧化性，常因皮肤接触、呼吸道吸入、口服或静脉注射等引起急性中毒。肺脏是其主要靶器官。百草枯进入体内，由于其极强的氧化性，可耗竭细胞内还原型辅酶Ⅱ，打破细胞内氧化-抗氧化平衡，形成大量活性氧，直接损伤细胞与组织，诱导Ⅱ型肺泡细胞坏死。启动炎症反应及免疫反应，导致各种炎细胞聚集，并释放多种炎症介质，进一步破坏肺泡结构，成纤维细胞增殖，胶原蛋白沉积，最终导致肺纤维化。

**临床表现** 包括局部刺激表现及全身症状。

局部刺激表现 经消化道是百草枯主要的中毒途径，主要表现为口、咽烧灼感，口、食管糜烂，恶心、呕吐，腹痛、腹泻，甚至呕血、便血、胃穿孔。短期吸入大量百草枯喷雾剂会出现眼、鼻、咽喉的刺激症状，严重者引起鼻出血。眼接触后引起刺激症状、结膜炎，甚至结膜、角膜灼伤，长期不愈可形成永久性角膜混浊。皮肤接触后局部出现干裂、红斑、水肿、溃疡、脱甲等。

全身症状 主要是多器官功能障碍的临床表现。肺损伤最突出，患者可表现为刺激性咳嗽，进行性呼吸困难，大量口服者，24小时内可出现肺水肿、出血，常在1~3天内出现呼吸窘迫综合征、肾衰竭，很快因多器官功能障碍综合征死亡。非大量摄入或经皮吸收者3~5天出现胸闷、憋气，也可出现少尿或无尿、全身水肿，皮肤、巩膜黄染等。2~3周呼吸困难达高峰，通常在此期死于肺、肝、肾衰竭。少数患者可发生气胸、纵隔气肿等并发症。胸部X线表现可随时间的改变而改变。中毒早期（3~7天）主要为肺纹理增多，肺野呈磨玻璃样改变，严重者两肺广泛高密度影，形成"白肺"，出现肺实变。中毒中期（1~2周）肺大片实变，肺泡结节，同时出现部分肺纤维化。中毒后期（2周后）呈局限或弥漫性网状纤维化。

**诊断** 明确有百草枯口服史或接触史，结合患者临床表现（如恶心、呕吐、黏膜烧伤等）可做出临床诊断。血浆或尿液检出百草枯浓度可确诊。百草枯中毒后有相对稳定时期，加之中毒检测方法未普及，接触史不明时诊断较困难。儿童及幼儿漏诊、误诊并不少见。

**急诊处理** 尽早积极采取措施阻止吸收、促进体内的毒物排泄是成功救治的关键。尚无有效治疗方法，一旦确诊，尽早进行综合救治。

阻断毒物吸收 是救治的关键环节。包括清洗、洗胃与导泻等，尽早进行，中毒后1~4小时内完成效果最佳。皮肤接触者，立即应用水和肥皂彻底清洗；眼接触者需用大量温水或生理盐水洗胃15~20分钟。经消化道中毒者，应尽快用清水、肥皂水或2%碳酸氢钠溶液洗胃。洗胃后立即注入吸附剂（15%漂白土溶液或活性炭）。用20%甘露醇或硫酸镁导泻，并辅助以胃动力药，促进肠道毒物的排出，减少吸收。

促进毒物排出 血液灌流对百草枯具有良好的清除作用，尽管临床研究结果疗效不一，但还是主张尽早血液灌流治疗，在毒物摄入4小时内开始进行一个6~8小时的血液灌流治疗有益。出现血肌酐浓度轻度升高时，血液灌流联合血液透析治疗。

药物治疗 无特效解毒药物。免疫抑制剂对急性百草枯中毒的疗效仍不确定。早期联合应用糖皮质激素及环磷酰胺冲击治疗对中、重度中毒者可能有益。早期常规应用肝、肾功能保护或治疗药物。

**支持对症治疗** 频繁呕吐、局部腐蚀疼痛明显者，可用镇吐、镇痛药。使用胃黏膜保护剂、抑酸剂等。急性中毒者避免给氧。血氧分压<40mmHg或出现呼吸窘迫综合征是给予>21%浓度氧气吸入指征。病情一旦进展到需要机械通气，通常提示死亡无可逆转。消化道损伤严重者，应注意营养支持。

**预后** 较差。百草枯经口最低致死量是5~15ml（20%浓度），病死率高达40%~80%，经口摄入20%浓度100ml以上者几无生存病例。即使侥幸存活，绝大多数病例因肺间质纤维化生存质量极差。

**预防** 多部门协作、多环节干预。①做好毒物来源控制，严格监管销售及使用。②用一切可能措施切断中毒途径，规范操作使用过程，监测生产环境毒物浓度，穿戴专门的面具和工作服，使用时尽量将浓度配低做好个人防护。③建立有效的心理干预机制。④尽可能减少高危人群接触毒物。

（卢中秋）

shāshǔjì zhòngdú

## 杀鼠剂中毒（rodenticide poisoning）

摄入杀鼠剂导致急性中毒的临床综合征。杀鼠剂是一类可毒杀啮齿动物（如鼠类）的化学品，已有十余种。杀鼠剂广泛用于农村和城市，绝大多数杀鼠剂在摄入后对人畜产生很强的毒力，因此在中国群体性和散发性杀鼠剂中毒事件屡有发生。

**杀鼠剂分类** 按其起效急缓分为两类。①速效杀鼠剂：又称急性单剂量杀鼠剂，如毒鼠强、氟乙酰胺、磷化锌等。特点是作用快，鼠类取食后即可致死。其毒性高，对人畜不安全，残效期长，并可产生"二次中毒"。中国已严格控制，出台法规禁止生产、销售和使用毒鼠强、氟乙酰胺等剧毒杀鼠剂，但由于市场管理混乱，屡禁不止，故速效杀鼠剂中毒仍是急性中毒的防治重点。②缓效杀鼠剂：又称慢性多剂量杀鼠剂，如杀鼠灵、敌鼠钠等。特点是药剂在鼠体内排泄慢，鼠类连续取食数次，药剂蓄积到一定剂量方可使鼠中毒致死，对人畜危险性较小，但仍有急性中毒事件发生，且起病隐匿。

按杀鼠剂的毒理作用分为三类。①抗凝血类杀鼠剂：第一代包括杀鼠灵、克灭鼠、敌鼠钠、氯敌鼠等；第二代包括溴鼠隆和溴敌隆等。②兴奋中枢神经系统类杀鼠剂：毒鼠强、氟乙酰胺和氟乙酸钠。③其他类杀鼠剂：有增加毛细血管通透性的安妥；抑制烟酰胺代谢的杀鼠优；有机磷酸酯类的毒鼠磷；无机磷类的磷化锌；维生素$B_6$拮抗剂鼠立死。

**中毒原因** ①误食、误用杀鼠剂制成的毒饵。②有意服毒或投毒。③杀鼠剂被动植物摄取后，以原形存留其体内，人食用或使用中毒的动植物造成二次中毒。④皮肤接触或呼吸道吸入发生于生产加工过程中。

**中毒机制** 杀鼠剂品种繁多，中毒机制亦不相同。①作用于细胞酶：影响细胞代谢，使细胞窒息死亡，引起中枢神经系统、心、肝、肾的损害而致死（如磷化锌等）。②作用于血液系统：破坏血液中的凝血酶原，使凝血时间显著延长。③损伤毛细血管：增加毛细血管通透性，引起内脏和皮下出血，导致内脏大出血而致死（如抗凝血类杀鼠剂）。

**预防** 加强杀鼠剂和毒饵的管理，毒饵投放地区应严加防范动物误食；及时清理未被鼠吃食的残剩毒饵和中毒死亡的鼠尸；配制毒饵的场地在进行无毒处理前禁止堆放饲料或饲养动物。

（陆一鸣 陈 影）

dúshǔqiáng zhòngdú

## 毒鼠强中毒（tetramine poisoning）

毒鼠强进入人体致神经系统中毒的临床综合征。毒鼠强为有机氮化合物，化学名四亚甲基二砜四胺，简称424，商品名为没鼠命、神猫灵、三步倒、王中王、一扫光等。白色粉末或结晶，无嗅无味，微溶于水、氯仿和内酮，难溶于乙醇。有剧毒，人口服最低致死剂量为0.1~0.2mg/kg（5~12mg）。可通过口腔、咽部黏膜、胃肠道及呼吸道迅速吸收，不易经完整皮肤吸收，2小时后血中浓度可达到高峰，72小时后才开始下降。

**中毒机制** 尚不清楚。已知它能可逆性拮抗中枢的$\gamma$-氨基丁酸（GABA）受体。遏制GABA对中枢神经系统的兴奋性作用，导致中毒性脑病，引起惊厥，以至死亡。

**临床表现** ①潜伏期：甚短，摄入后5~20分钟发病，长者也仅数小时。②中毒期：主要表现有恶心、呕吐、胃灼热、腹痛、口唇麻木、醉酒态、头痛、头昏、气促、惊恐不安、动作失调、痉挛，甚至角弓反张。突出表现是严重程度不等和发作间歇相异的反复癫痫大发作样抽搐，甚至呈癫痫持续状态，出现意识丧失，呼吸困难。若不及时抢救，可在数十分钟内死于呼吸麻痹。摄入超过致死量者常因呼吸麻痹迅速死亡。若抢救及时，严重症状得到控制，且无缺氧所致特殊并发症，一般24小时后可逐渐恢复。③后继表现：部分患者于首次发病治愈后1个月左右，可再次出现类似抽搐，且仍然表现很严重，1天可发作10余次；亦可出现精神异常的表现，用抗惊厥和抗精神病药物均能控制。

**诊断与鉴别诊断** 诊断主要依靠接触史和临床表现，实验室检查（如血尿常规、肝肾功能、血清电解质）一般无明显异常。剩余食物、呕吐物或首次洗胃液送毒物鉴定。脑电图可显示不同程度异常。此病需与其他神经毒性杀鼠剂中毒鉴别。有机氟杀鼠剂、灭鼠嘧啶等也会引起惊厥，但它们吸收后需要经体内代谢，潜伏期较长。生化检验有助于鉴别。

**急诊处理** 尚无特效解毒药，主要是对症处理。

**及时清除毒物** 立即用清水或1∶5000高锰酸钾液或3%~5%鞣酸液彻底洗胃，总量不少于10L；保留胃管24小时，隔4~6小时再洗1次，重复2~4次，每次可注入活性炭50~100g（儿童1g/kg），短期保留后抽吸干净。如发生惊厥则先予以控制后再洗胃。忌催吐，以免引发惊厥。

**保持呼吸道通畅** 置患者于安静、遮光环境中，减少刺激；保持呼吸道通畅，保证供氧。密切注意呼吸状态，若呼吸抑制或停止，应及时气管插管或气管切开予以机械通气。忌用阿片类或咖啡因等。

**镇静止痉** 应用大剂量抗惊止痉药物，其用量达到不再发生抽搐。①地西泮：首选药物。肌内注射或缓慢静脉推注，必要可重复，或5~10mg/h的速度静脉滴注，特殊情况下（癫痫持续状态和严重频发性癫痫）可超最大限量用量，12小时内用量可达50~150mg。对儿童及老人应注意其呼吸抑制作用，加强观察，控制注射速度。②丙戊酸钠：静脉推注或静脉滴注，也可肌内注射，症状控制后改为口服。③速效巴比妥类药物：如异戊巴比妥，缓慢静脉推注。

**血液灌流** 最有效清除体内毒物的治疗手段，尤其对严重中毒者，必要时可多次灌流。

**辅助治疗** 一些拟GABA的药物有利于抑制中枢的过度兴奋，可较大量使用。γ-氨基酪酸静脉滴注可直接增加脑中GABA含量；维生素$B_6$静脉滴注可增加脑组织中GABA的合成。

**后继治疗** 严重中毒恢复后，可继续服用丙戊酸钠或苯妥英钠等其他抗癫痫药物约2个月预防后继发作。

（陆一鸣 陈影）

yǒujīfú zhòngdú

# 有机氟中毒 （organic fluoride poisoning）

有机氟农药进入人体导致全身中毒的临床综合征。有机氟农药被用作杀虫剂、杀鼠剂和除草剂。常被用于杀鼠的有氟乙酰胺、甘氟和氟乙酸钠，均属国家禁止生产、销售和使用的品种。用作杀鼠剂的有机氟都为高毒，如氟乙酰胺经口半数致死量为2~10mg/kg，纯品为无嗅、无味的白色结晶，挥发性小，易溶于水及有机溶剂，不溶于脂类溶剂，可经消化道、皮肤、呼吸道吸收，在体内代谢排泄缓慢，易致蓄积中毒。

**中毒机制** 有机氟进入机体后脱氨形成氟乙酸，与细胞内线粒体的辅酶A结合，形成氟乙酰辅酶A，再与草酰乙酸作用生成氟柠檬酸，作用于顺乌头酸酶，抑制其功能，阻断三羧酸循环中柠檬酸的氧化，使柠檬酸在体内大量堆积，导致糖代谢异常，能量生成终止，神经系统最先受累；氟乙酸和氟柠檬酸对神经系统有直接刺激作用，可引起抽搐和痉挛；对心脏亦有明显损害，可致心律失常、血压下降、心力衰竭，严重者可死于心室颤动。还可致各重要脏器急性血液循环障碍，如淤血、水肿、出血。

**临床表现** ①潜伏期：一般10~15小时，重者可在数分钟内至数小时内出现症状。②神经系统表现：头晕、头痛、无力、肢体麻木、面部和肢体肌肉小抽动等。随着疾病的进展，患者烦躁不安、肌束震颤、肢体阵发性抽搐、意识障碍、昏迷、肠麻痹、尿便失禁。抽搐可为全身阵发性强直性惊厥，来势凶猛，呈进行性加重，常导致呼吸衰竭而亡。部分患者可出现语无伦次、谵妄等精神障碍。③循环系统表现：可有胸闷、心悸、心律失常、心肌损害、血压下降、心力衰竭等表现。④其他：起病初患者可有体温降低现象。口服中毒可出现口渴、恶心、呕吐、上腹痛与烧灼感，甚至呕吐血性物。可有呼吸道分泌物增多、呼吸困难，甚至肺水肿。

**诊断与鉴别诊断** 诊断主要依靠该农药接触史和临床表现。实验室检查可有血糖降低，血氟、尿氟增高，血柠檬酸含量增多。心电图检查可见QT间期延长，ST段及T波改变，出现U波等。必要时剩余食物、呕吐物或首次洗胃液及血、尿送毒物鉴定。此病需与其他神经毒性杀鼠剂中毒鉴别。

**急诊处理** 对症处理及特效

药解毒。

清除毒物 口服中毒者立即予以催吐。以 1：5000 高锰酸钾溶液或 0.2%~0.5% 氯化钙溶液彻底洗胃。硫酸镁或硫酸钠导泻。注意保护消化道黏膜，洗胃后注入或口服氢氧化铝凝胶，或生鸡蛋清、牛奶、豆浆。其后给予口服钙盐，氯化钙或葡萄糖酸钙或乳酸钙。

解毒治疗 乙酰胺（解氟灵）作为乙基的给予体，是有机氟中毒的特效解毒药。它在体内水解成乙酸，可与氟乙酸争夺活性基团酰胺酶，干扰和阻断氟乙酸、氟柠檬酸的生成，保证糖代谢的正常进行，有延长中毒潜伏期、减轻发病症状或制止发病的作用。应及时足量应用，逐步减少用量，一般应用 5~7 天。可加用 2% 普鲁卡因混合注射（应做皮试）以减少局部疼痛。乙酰胺剂量过大可引起血尿，加用糖皮质激素能使血尿减轻。

对症处理 重点是控制抽搐、保护心脏、解除呼吸抑制、昏迷和防治脑水肿。①葡萄糖注射液静脉滴注：对抢救氟乙酰胺中毒有一定效果，尤其伴低血糖时，及时给予适量高渗葡萄糖注射液可以明显改善中毒症状；可使用较大剂量的维生素 $B_1$ 及硫辛酸。必要时加用糖皮质激素。②肌肉痉挛及抽搐者应及早应用解痉药，可用地西泮或速效巴比妥类药物（见毒鼠强中毒）。③加用钙剂：10% 葡萄糖酸钙或氯化钙 10ml 缓慢静脉注射。必要时可每隔 1~2 小时重复 1 次。④其他：置患者于安静、遮光环境中，减少刺激；保持呼吸道通畅，保证供氧。防治脑水肿，注意水电解质及酸碱平衡。

（陆一鸣 陈 影）

kàngníngxuèlèi shāshǔjì zhòngdú
## 抗凝血类杀鼠剂中毒（anticoagulant rodenticide poisoning）
摄入抗凝血类杀鼠剂导致凝血功能障碍的临床综合征。包括茚满二酮类和 4-羟基香豆素类等，以敌鼠、敌鼠钠盐及杀鼠灵为代表。对鼠类高毒，对人相对低毒，是目前批准生产的缓效杀鼠剂。

中毒机制 此类毒物化学结构与香豆素相似，为抗凝血性杀鼠剂，经口进入体内，竞争性抑制维生素 K，影响凝血因子 Ⅱ、Ⅴ、Ⅶ、Ⅸ、Ⅹ 在肝脏内合成，抑制凝血酶原、凝血酶及凝血因子的合成，使凝血时间和凝血酶原时间延长。还可直接损害毛细血管内壁，增加血管壁的脆性和通透性，导致内脏及皮下出血，重者甚至可致死。

临床表现 可因品种、摄入量的不同而表现不一，并有明显个体差异。中毒症状一般在误食毒物 3 天后出现。部分患者及儿童在误食后就出现头晕、恶心、呕吐、心悸、低热等。轻者数日后可不治而愈；重者则可有出血表现，如鼻出血、牙龈出血、血尿、皮下出血、眼分泌物带血、黑便或大便带血、关节周围出血，并有关节痛、腰痛、腹痛，发生贫血甚至休克，而发生在脑、心包、心肌或咽喉等处的出血则可能危及生命。

诊断与鉴别诊断 诊断依靠相关杀鼠剂的接触史和临床表现。实验室检查可见血红蛋白浓度下降，出凝血时间延长，血小板减少等。注意与内科出血性疾病相鉴别。可将剩余食物、呕吐物或首次洗胃液及血、尿送毒物鉴定。

急诊处理 ①清除毒物：早期发现并诊断可给予催吐、洗胃与导泻。②解毒治疗：维生素 $K_1$ 是特效解毒剂，轻者可口服维生素 $K_1$，并加服维生素 C；亦可维生素 $K_1$ 肌内注射；重者维生素 $K_1$ 静脉滴注，待出血倾向基本停止或凝血酶原时间恢复至正常后改肌内注射，直至停药。需要注意的是第二代高毒抗凝血类杀鼠剂溴敌隆（有"超级华法林"之称）半衰期长、毒理作用持久，部分患者停药后病情易反复，应适当延长维生素 $K_1$ 应用，部分病例治疗需达数月，甚至更久。③支持治疗：失血过多时可输注新鲜血液或静脉滴注凝血酶原复合物。④对症处理：可酌情使用抗过敏药物和糖皮质激素。

（陆一鸣 陈 影）

fēizāitǐ kàngyányào zhòngdú
## 非甾体抗炎药中毒（nonsteroidal antiinflammatory drug poisoning）
过量摄入或误服不含甾体结构抗炎药物所致急性中毒。包括阿司匹林、对乙酰氨基酚、吲哚美辛、萘普生、萘普酮、双氯芬酸、布洛芬、尼美舒利、罗非昔布、塞来昔布等。具有抗炎、抗风湿、镇痛、退热和抗凝血等作用，广泛用于骨关节炎、类风湿关节炎、多种发热和各种疼痛症状的缓解。解热以安乃近、氨基比林、对乙酰氨基酚及阿司匹林（乙酰水杨酸）较好，吲哚美辛（消炎痛）用于一些不易控制的长期发热及癌性发热有效。镇痛以吲哚美辛、氯芬那酸（氯灭酸）及甲芬那酸等效果较好，其次为保泰松、氨基比林、阿司匹林。抗炎、抗风湿以阿司匹林、保泰松、氨基比林及吲哚美辛较强。临床常用的解热镇痛药多配伍成复方制剂，其主要成分多为阿司匹林、非那西丁、氨基比林、安乃近等，以阿司匹林中毒最为常见。阿司匹林是临床上最常用的药物之一。

**中毒机制** 急性中毒多系一次吞服大量或在治疗中剂量过大及频繁使用所致。中毒量 8～10g，致死量 30～40g。中毒机制是多方面的。①中枢神经系统损害：表现为先兴奋，以后逐渐转为抑制，甚至可发生脑水肿。②酸碱平衡失调：呼吸增强、过度换气、可引起呼吸性碱中毒，碱基的排出及通过抑制三羧酸循环有关酶类（如抑制氨基转移酶和脱氢酶、使乙酰辅酶 A 经由三羧酸循环的代谢障碍而致酮体增加）引起代谢改变，致代谢性酸中毒。③心血管系统损害：中毒剂量时，直接作用于血管平滑肌，使其张力减弱，并可抑制血管运动中枢，导致循环衰竭。④消化系统损害：对消化道黏膜有刺激作用，引起糜烂、出血甚至穿孔。⑤凝血功能异常：抑制环加氧酶，对血小板聚集产生强大的、不可逆的抑制作用，并抑制凝血酶原合成，导致全身广泛出血，造成严重的肝肾功能损害。

**临床表现** 主要是中枢神经系统症状、全身性代谢紊乱和多系统功能损害表现。①轻度中毒：咽喉、上腹部灼热感，恶心、呕吐、腹泻、头痛、头晕、耳鸣等。②重度中毒：大量出汗、面色潮红、频繁呕吐、消化道出血、皮肤花白、发绀、呼吸深快、烦躁不安、精神错乱、惊厥，并可出现昏迷、休克、呼吸衰竭等。多伴有电解质紊乱（低钾、低钙血症）以及酸中毒等。

**诊断与鉴别诊断** 服用大量水杨酸类药物史，临床表现及血清水杨酸盐测定；三氯化铁定性试验；血液二氧化碳分压降低，凝血酶原时间延长，尿中可有蛋白、红细胞、管型、酮体等实验

室检查即可明确诊断。应与引起昏迷、休克及酸中毒的其他疾病鉴别。

**急诊处理** ①清除毒物：立即停药，口服中毒者，立即用清水或 2%碳酸氢钠溶液洗胃，硫酸钠导泻，灌服活性炭 50～100g。②加速排泄：水杨酸类自尿中排出的速度取决于尿 pH，pH 7.5 的排出量是 pH 6 时的 20～30 倍，故可用碳酸氢钠碱化尿液。③对症及支持治疗：保持呼吸道通畅、充分供氧，必要时气管插管、人工通气；纠正脱水和低血压；静脉输注平衡盐液，恢复有效循环血量，使尿量保持在 100～200ml/h；纠正电解质紊乱与酸碱平衡失调，防治休克和脑水肿。对抽搐者可用小剂量镇静、抗惊厥药物，禁用巴比妥类、副醛、吗啡等中枢抑制剂；出血者给予维生素 K₁ 静脉注射或输注血小板、新鲜全血；高热者用冰袋、冰毯物理降温（不用酒精擦浴）；对重症患者可考虑使用血液净化疗法。

（田英平）

duìyǐxiān'ānjīfēn zhòngdú

## 对乙酰氨基酚中毒（acetaminophen poisoning）

过量摄入或误服对乙酰氨基酚药物所致的急性中毒。该药属于乙酰苯胺类解热镇痛药，是世界卫生组织推荐的首选退热药物，世界范围销量最大的非处方镇痛药。治疗量为10～15mg/kg。儿童中毒量为150mg/kg，成人经口中毒量约为7.5g，致死量为 5～20g。

**中毒机制** 误服本品及口服过量者可引起中毒。对乙酰氨基酚自胃肠道吸收迅速。90%药物在肝内与葡萄糖醛酸和硫酸物结合，从尿中排出；仅 2%～4%经肝内细胞色素 P450 混合功能氧化

酶系统代谢，成为有毒的中间代谢产物与谷胱甘肽结合，使后者消耗殆尽，未结合的代谢物与肝细胞蛋白质结合而致肝细胞坏死。肝毒性是最主要的不良反应，造成肝坏死的剂量阈值约为250mg/kg。长期摄入肝酶诱导剂如苯妥英钠、苯巴比妥和乙醇可使此药的毒性增强；摄入肝酶抑制剂和西咪替丁使毒性减弱。

**临床表现** 过量服药后 24 小时内患者可有轻度食欲缺乏、恶心、呕吐和出汗，部分患者可痊愈。少部分患者于服药后 24～72 小时，上述症状可减轻，但出现肝区疼痛，并可发现肝功能明显异常，转氨酶显著升高。72～96 小时后，肝损害达高峰，发生肝坏死、明显黄疸、出血倾向、凝血酶原时间显著延长、肝性脑病，严重者死于肝衰竭；也可出现血尿、蛋白尿、肾衰竭、心肌损害、胰腺炎等。随病情继续发展，肝肾功能损害严重，发生弥散性血管内凝血、多器官功能障碍综合征或死亡，部分患者可完全恢复。

**诊断与鉴别诊断** 有服用大量对乙酰氨基酚药物史，少数有葡萄糖-6-磷酸脱氢酶缺乏症病史或家庭史。血液检出该药，有肝功能损伤及凝血酶原时间延长可确诊。主要与引起胃肠道反应的其他药物中毒鉴别。

**急诊处理** 如下所述。

清除毒物 大剂量服用后立即停药，催吐、洗胃，服用活性炭，硫酸钠导泻。

应用解毒剂 主要选用 N-乙酰半胱氨酸。它是目前最有效的特异性解毒剂，口服或静脉滴注均可，中国暂时无静脉制剂，通常用口服药，在摄入过量该药后10 小时内应用能有效预防肝损害

16 小时后效果差，24 小时后肝毒性已发生则效果非常有限。应用 N−乙酰半胱氨酸指征：①摄入量>7.5g 或 140mg/kg 且就诊距摄药<10 小时。②根据血药浓度，血清对乙酰氨基酚血药浓度超过治疗线：摄入过量药物后 4 小时血药浓度>150mg/L 或 12 小时>50mg/L。还应参考患者基础肝功能状况、有无长期饮酒等病史。

对症及支持治疗 早期、短程、足量应用糖皮质激素。对有肝衰竭者，应给予相应处理，并加强支持治疗，有出血者可用维生素 K，有严重肾功能损害时，可考虑行血液净化疗法。

预后 及早发现、足量应用 N−乙酰半胱氨酸预后良好。出现肝衰竭或延迟应用解毒药物预后不良。

（田英平）

kàngdǎnjiǎnyào zhòngdú

**抗胆碱药中毒**（anticholinergics poisoning） 过量摄入或误服抗胆碱药物所致急性中毒。抗胆碱药物分为三类。①M 受体阻断药：抑制腺体分泌、散大瞳孔、加快心率、松弛支气管和胃肠道平滑肌的作用，用于散瞳、抑制分泌和解痉镇痛。②$N_1$ 受体阻断药：阻断神经节内 $N_1$ 受体，降低血压的作用。③$N_2$ 受体阻断药：阻断骨骼肌运动终板的 $N_2$ 受体，松弛骨骼肌作用。常用抗胆碱能药物包括阿托品、颠茄、东莨菪碱和山莨菪碱，有些植物（如洋金花）富含阿托品类生物碱。阿托品从颠茄、洋金花、莨菪等植物中提取，其左旋体为莨菪碱；民间用曼陀罗、洋金花泡酒内服治疗关节痛，往往因过量而中毒，儿童有时误食曼陀罗浆果而致中毒。阿托品剂量超过 16mg 中毒症状明显，最小致死量为 80~130mg，个

别为 50mg。东莨菪碱口服极量每次 5mg，致死量每次 8mg。

**中毒机制** 中毒多为口服或注射过量所致。阿托品可轻度兴奋高级神经中枢、下丘脑和延髓，特别是运动和言语功能。大剂量对中枢神经系统则由兴奋转抑制。阿托品能对抗胆碱药引起的血管扩张和血压骤降。东莨菪碱的治疗剂量具有安定镇静作用，但可兴奋呼吸中枢。阿托品和东莨菪碱强烈抑制汗腺、唾液腺、泪腺、支气管腺等分泌，使虹膜括约肌及睫状肌对胆碱能神经不起作用，引起瞳孔散大和眼压升高。但大剂量对中枢神经则由兴奋转入抑制，出现延髓麻痹而死亡。因抑制汗腺分泌，使体温升高，中毒时出现高热，加重对中枢神经系统的损害。

**临床表现** ①轻度中毒：表现为皮肤干燥发红、口干、吞咽困难、声音嘶哑、头痛、心动过速、心悸、发热、瞳孔散大、视物模糊、排尿困难；对中枢神经系统的作用可致谵妄、狂躁、眩晕、幻觉和共济失调，偶可发生黄视、复视，青光眼加重，中毒症状可持续数小时至数日。②重度中毒：由兴奋转为抑制，心率由快变慢，血压下降，皮肤苍白湿冷、惊厥、昏迷，还可出现超高热、中毒性精神病等，最终因呼吸衰竭而死亡。东莨菪碱中毒时，中枢神经系统兴奋的症状不明显，表现为反应迟钝、精神衰颓、昏迷等抑制症状。曼陀罗中毒多在吞食其果浆后 0.5~3 小时出现与阿托品中毒相似的症状，但不发热，皮肤不发红是其特点，因其含有东莨菪碱，可致安定、镇静作用。中毒症状可持续几小时或几天。

**诊断与鉴别诊断** 有过量应

用抗胆碱能药物史，并出现相关的临床表现。误食可在呕吐或洗胃液中找到曼陀罗及其果实等残渣，有助于诊断。应与一般食物中毒鉴别。

**急诊处理** ①清除毒物：立即停用阿托品类药物，口服中毒者早期用清水、1∶5000 高锰酸钾溶液或 3%~5% 鞣酸溶液洗胃，硫酸镁导泻。②特异性解毒剂：毛果芸香碱，皮下注射，直至瞳孔缩小、口腔黏膜湿润及症状减轻为止；毒扁豆碱（依色林），静脉注射，必要时可重复应用，成人总量可用至 5mg；新斯的明，抗胆碱酯酶时可导致 N 受体和 M 受体同时兴奋，口服或皮下注射，直至口干消失。③对症处理：狂躁不安或惊厥者，可用快速短效镇静剂，如 10% 水合氯醛保留灌肠，或地西泮、氯丙嗪肌内注射等，但禁用吗啡及长效巴比妥类药物；出现中枢抑制症状时，可用中枢兴奋剂；高热时行物理降温，采用冰袋冷敷、酒精擦浴、冷盐水灌肠等，必要时用解热剂，重症者可用糖皮质激素；尿潴留时应导尿；防止休克和呼吸衰竭等，静脉输液促进毒物从肾脏排出。

（田英平）

kàngyìyùyào zhòngdú

**抗抑郁药中毒**（antidepressant poisoning） 过量摄入或误服抗抑郁药所致急性中毒。抗抑郁药是治疗抑郁型精神疾病药物。与兴奋药不同之处为只能消除抑郁，不能提高正常人情绪。临床常用以下几类。①三环类抗抑郁药：丙咪嗪、地昔帕明、氯米帕明、曲米帕明、阿米替林、去甲昔林、普罗替林、多塞平、奥匹哌醇和度硫平等。②四环类抗抑郁药：马普替林、米安色林和米塔扎平

等。③单胺氧化酶抑制剂：吗氯贝胺、异卡波肼和托洛沙酮等。④其他类抗抑郁药：阿莫沙平、氟伏沙明、氟西汀、帕罗西汀、舍曲林和曲唑酮等。三环类药物毒性较大，其急性中毒病死率高低依次为阿米替林、度硫平、地昔帕明、多塞平和曲米帕明。

**中毒机制** 长期服用或过量服用可引起中毒。此类药物进入体内后，能选择性抑制中枢突触去甲肾上腺素的再摄取，发挥抗抑郁效应。具有抗胆碱能作用及抑制中枢神经元突触前端儿茶酚胺的再摄取，导致心动过速和轻度高血压。阻断周围 α 肾上腺素能神经，导致血管舒张，类似奎尼丁的膜抑制作用，引起心肌抑制，通过抑制心肌细胞快钠通道，启动心脏细胞动作电位，引起心脏传导紊乱，通过进一步抑制快钠通道，引起心脏抑制和心脏传导紊乱。中枢神经系统抗胆碱毒性主要为催眠和昏迷；抑制中枢交感神经反射，抑制去甲肾上腺素或 5-羟色胺在中枢交感神经系统的再摄取，引起抽搐；急性中毒早期拟交感作用引起高血压及心律失常，后期因神经递质储备耗竭导致低血压。

**临床表现** 此类药物的毒性较小，但有若干不良反应。大剂量中毒以中枢神经系统和心血管系统症状为主，兼有抗胆碱症状。症状常于吞服后 4 小时内出现，24 小时达高峰，持续 1 周左右。早期死亡多因呼吸抑制、心律失常和反复癫痫发作；晚期死因有循环衰竭及多器官功能障碍综合征。

中枢神经系统症状 可有躁狂状态、锥体外系反应及自主神经失调症状。中毒陷入昏迷前常见兴奋激动、谵妄、体温升高、肌肉抽搐、肌阵挛或癫痫样发作。昏迷可持续 24～48 小时甚至数日。癫痫发作常见，且顽固而持久。患者的肌张力升高，出汗减少，可致严重高热，横纹肌溶解，脑损伤，多系统功能衰竭而死亡。

心血管系统症状 血压先升高后降低、心肌损害、心律失常（期前收缩、心动过速、房室传导阻滞等），突然虚脱或心脏骤停。心电图常见 PR 间期及 QT 间期延长，QRS 波增宽和多形性室性心动过速，QRS 波增宽是此药中毒的特征性表现。可因心室颤动而猝死。缓慢性心律失常提示严重的心脏毒性作用。严重低血压常源于心肌抑制，部分患者可发生进行性不可逆性心源性休克而死亡。

抗胆碱症状 口干、瞳孔散大、视物模糊、皮肤黏膜干燥、发热、心动过速、肠鸣音减少或消失、尿潴留等。

**诊断与鉴别诊断** 有过量服药史。中毒早期常见兴奋激动、体温升高、肌阵挛或癫痫样发作，血压先升高然后降低，心肌损害，心律失常，突然虚脱甚至心脏骤停。呕吐物、胃液、血液测定出三环类抗抑郁药中毒浓度即可做出诊断。应与其他引起癫痫发作、昏迷、心律失常及呼吸抑制的疾病鉴别。

**急诊处理** 尚无特效解毒剂，主要是对症支持治疗。重点是纠正低血压、心律失常及控制癫痫发作。

一般措施 口服中毒者及早催吐、洗胃、导泻。此类药物在胃内排空较延迟、在肠内吸收也缓慢，即使口服超过 4 小时，仍应争取洗胃灌肠，胃管注入活性炭（50～100g）混悬液有利于胃肠道毒物清除，可反复多次应用；

保持呼吸道通畅，高流量供氧，对昏迷、呼吸抑制者可行气管插管，人工通气；维持水电解质和酸碱平衡，保持充足尿量；高热者行物理降温，禁用氯丙嗪、异丙嗪；急性肌张力障碍者可肌内注射东莨菪碱或苯海拉明。

特效解毒药 尚无。水杨酸毒扁豆碱可对抗三环类抗抑郁药的中枢及周围抗胆碱能反应，但易诱发癫痫或严重缓慢性心律失常，甚至心脏骤停。

碱化血液治疗 旨在减轻神经和心脏毒性。可用 5%碳酸氢钠静脉滴注，根据血气分析调整用药，维持动脉血 pH 在 7.45～7.55。

对症治疗 包括心律失常、低血压、癫痫与血液净化治疗。

心律失常 ①心动过缓：严重心动过缓伴血压下降者行紧急临时心脏起搏，准备期间可用异丙肾上腺素。②室上性心动过速：可选用胺碘酮、普罗帕酮等静脉注射；对血流动力学不稳定者可行同步电复律或行食管调搏超速抑制。③室性心律失常：可用利多卡因、胺碘酮等，但不宜用普鲁卡因胺。④对伴血流动力学不稳定的室性心动过速，首选同步电复律治疗；扭转型室性心动过速者，首选硫酸镁治疗，并及时纠正电解质紊乱如低钾血症等。

低血压 首先应积极补充血容量，纠正缺氧、酸中毒及心律失常，对血压仍低者应加用间羟胺、去甲肾上腺素、去氧肾上腺素（新福林）等 α 受体激动药，对具有 β 受体激动作用的异丙肾上腺素、肾上腺素和多巴胺等药物不宜用。

癫痫 可用苯妥英钠、地西泮治疗，巴比妥类药物应慎重，密切观察中枢呼吸抑制作用。

血液净化治疗 三环类抗抑郁药与蛋白质高度结合，而且水溶性差，强力利尿及血液透析的排毒效果都不理想，对严重中毒伴难治性低血压者是否采用血液灌流待权衡利弊后决定。

（田英平）

zhènjìng cuīmiányào zhòngdú

**镇静催眠药中毒**（sedative hypnotic poisoning） 过量摄入或误服镇静催眠药所致急性中毒。镇静催眠药为中枢神经系统抑制剂。服用过量即可导致中枢神经系统抑制性中毒，甚至致死。长期滥用可引起耐受性和依赖性而导致慢性中毒。

镇静催眠药分为巴比妥类、苯二氮䓬类和其他类。中毒程度与药物的种类、所用的剂量、药物作用时间的长短、急救的迟早、个体差异及肝肾功能状况有关。①巴比妥类：临床上常用的镇静、催眠、止惊及基础麻醉药物。常用药物有长效类（苯巴比妥、巴比妥），中效类（异戊巴比妥、戊巴比妥），短效类（司可巴比妥，又称速可眠），超短效类（硫喷妥钠）。肝、肾功能不全时应用可发生蓄积中毒，少数人对此类药物高度敏感。一次服用超过常用量5～10倍，可引起中度的中毒，15～20倍可引起重度中毒。致死量苯巴比妥为5～10g，异戊巴比妥、戊巴比妥为2～3g。②苯二氮䓬类：选择性高、安全范围大、对呼吸抑制小，除了作为镇静催眠药外，还常被用于抗癫痫、抗惊厥和全身麻醉等。常用的有三唑仑、艾司唑仑、阿普唑仑、地西泮、硝西泮、氯硝西泮、氯氮䓬、氟西泮等。

**中毒机制** 包括以下内容。

苯二氮䓬类药物 中枢神经抑制作用，与增强γ-氨基丁酸（GABA）能神经功能有关。苯二氮䓬类受体广泛分布于中枢神经细胞的突触部位（尤其是大脑边缘系统如杏仁核，与人的情绪、记忆密切相关），其次是间脑，对网状结构作用不大。苯二氮䓬类与苯二氮䓬类受体结合后，能增强GABA对氯离子通道的门控作用，使突触前膜过度极化，最终增强GABA介导的中枢神经系统抑制作用。大剂量时除可抑制中枢神经系统外，还可抑制心血管系统。

巴比妥类药物 引起脑内神经元活性普遍抑制，能抑制丙酮酸氧化酶系统，抑制神经细胞的兴奋性，阻断脑干网状结构上行激活系统的传导功能，使大脑皮质发生弥漫性抑制；与巴比妥受体相互作用，使GABA介导的氯电流增强，引起突触抑制，出现催眠和较弱的镇静作用；稍大剂量影响条件反射、非条件反射和共济协调等作用；巴比妥类对中枢神经系统的抑制有剂量-效应关系，随着剂量的增加，由镇静、催眠到麻醉，以至延髓呼吸中枢麻痹，导致呼吸衰竭；抑制血管运动中枢，使周围血管扩张，发生休克；抑制体温调节中枢，引起过低温。

**临床表现** 包括以下内容。

巴比妥类药物中毒 主要表现为中枢神经系统、呼吸和心血管系统抑制。①轻度中毒：吞服常规催眠剂量2～5倍时出现，表现为倦怠或嗜睡、思维迟缓、言语不清、轻度的定向障碍、情绪不稳、记忆力减退、肌张力降低、步态不稳、眼球震颤、瞳孔缩小。②中度中毒：吞服常规催眠剂量10倍时出现，表现为意识受抑制程度较深，可呈浅昏迷、瞳孔缩小，对光反射存在，腱反射减弱，双侧锥体束征阳性。③重度中毒：吞服常规催眠剂量15～20倍时出现，表现为进行性中枢神经系统抑制，重者可致深昏迷，呼吸浅慢到呼吸停止，可有急性肺水肿和发绀；低血压，休克，脉搏细数，体温低于正常；四肢肌张力低下，腱反射消失，出现锥体束征，中毒晚期瞳孔麻痹性散大，严重患者瞳孔对光反射消失，长期昏迷者可并发肺炎、脑水肿、肾衰竭。

苯二氮䓬类药物中毒 中枢抑制作用相对较轻，轻度中毒时头晕、嗜睡、动作不协调、言语模糊；严重者表现昏迷，呼吸抑制，呼吸衰竭，心血管系统受抑制可出现四肢冰冷，脉细速，血压下降等，早期瞳孔缩小，肌张力增高，晚期瞳孔散大，肌张力降低，腱反射消失。

**诊断与鉴别诊断** 误服或应用大量镇静催眠药物史，临床表现，以及患者的胃内容物、血、尿等送检，检测到镇静催眠类药物，受损脏器生化指标异常即可做出诊断。急性中毒应与其他昏迷疾病相鉴别，询问有无高血压病、癫痫、糖尿病、肝病、肾病等既往史及一氧化碳、酒精以及有机溶剂等毒物接触史，检查有无头部外伤、发热、脑膜刺激征、偏瘫、发绀等，再做必要的实验室检查。

**急诊处理** 以对症支持治疗为主，重点在于维持呼吸、循环和泌尿系统功能，并积极防治长时间昏迷所致各类并发症。①洗胃与导泻：用温清水或1：5000高锰酸钾溶液洗胃，硫酸钠导泻。有肠梗阻、液体超负荷或肾功能不全者禁用钠剂和镁剂导泻，有肠麻痹或胃扩张者不可应用活性炭。②碱化利尿、促进毒物排泄：

每天入量可达 3000～4000ml。③特异性解毒剂：巴比妥类中毒无特效解毒药。氟马西尼是苯二氮䓬类受体特异性阻滞剂，有特异性解毒作用，可缓慢静脉注射，直至有反应或总量达 2mg。④对症支持治疗：纳洛酮对苯二氮䓬类药及巴比妥类药物所致呼吸抑制和中枢抑制可能有效，但待验证。可静脉注射，必要时可重复。保持呼吸道通畅，吸氧，必要时可采用辅助呼吸，有意识障碍者可给予呼吸兴奋药及促进意识恢复的药物。及时处理低血压，低体温。⑤血液净化疗法：对有昏迷、呼吸抑制、低血压、尤其是有急性肾衰竭的危重患者，在生命体征基本稳定的基础上及早采用血液灌流、血液透析。

(田英平)

lǐzhòngdú

## 锂中毒 (lithium poisoning)

一次过量摄入或慢性蓄积锂盐制剂所致急性中毒。碳酸锂是临床最常用的抗躁狂药，以锂离子形式发挥作用，能有效地控制躁狂症发作。可改善精神分裂症的情感障碍，治疗量对正常人精神活动无影响。

**中毒机制** 此药口服吸收，0.5～2 小时可达血液浓度高峰。药物吸收后分布至全身各组织，很少与血浆蛋白结合，亦无代谢转化，95%以上以原形经肾排泄，其排泄速度随体内钠离子浓度增加而加快。抑制脑内神经突触部位去甲肾上腺的释放并促进其摄取，使突触部位去甲肾上腺素含量减低；还可促进5-羟色胺合成，使其含量增加，有助于情绪稳定。进入体内的锂离子可使内分泌及代谢发生变化。锂经离子通道进入细胞内，置换细胞内钠离子，降低细胞的兴奋性，导致中毒。

急性中毒可影响中枢神经系统去甲肾上腺素的释放和转送，使相应受体周围的去甲肾上腺素水平减低，导致脑病综合征。高浓度锂可损伤肾小管，使之发生变性坏死，严重者可致肾衰竭。

**临床表现** 急性中毒主要是神经肌肉兴奋性增高及意识改变，并可引起多系统尤其是肾功能损害。主要致死原因是肾衰竭，其次是严重心律失常所致的急性循环衰竭。①神经系统症状：头晕、乏力、肌束震颤，重者出现共济失调、言语不清、精神错乱、肌阵挛、腱反射亢进甚至癫痫发作，昏迷可于 24～48 小时后发生。②心血管系统症状：低血压、心律失常、心肌炎、心包炎、休克等，心电图示 PR 间期及 QT 间期延长，QRS 波增宽，T 波异常等。③消化道症状：恶心、呕吐、腹痛、腹泻、口渴等。④肾损害：肾浓缩功能损害、肾小管性酸中毒、肾性尿崩症和急性肾衰竭，出现多尿、少尿、蛋白尿等。

中毒分级：①轻度：血锂浓度 1.5～2.0mmol/L，表现为频繁呕吐、腹泻、粗大震颤、呆滞、困倦、头晕、共济失调、构音障碍和意识障碍。②中度：血锂浓度 2.1～2.5mmol/L，表现为进一步加重的意识障碍、构音障碍、共济失调和反射亢进。③重度：血锂浓度 >2.5mmol/L，表现为昏迷、血压下降、心律失常和肾衰竭。

**诊断与鉴别诊断** 有过量摄入此药史或长期服药者有引起肾清除锂减少的症状如呕吐、腹泻、脱水等临床表现及血清锂血药浓度测定有助于诊断。注意与其他慢性间质性肾炎和肾性尿崩症引起的多尿和烦渴等疾病，以及脑血管疾病相鉴别。

**急诊处理** ①蓄积中毒者应

立即停药。②一次大量口服中毒者应立即催吐、用生理盐水洗胃，并用硫酸钠导泻。③监护并稳定生命体征，供氧，积极纠正脱水、酸中毒和电解质紊乱（尤其是低钠血症）。④停用噻嗪类利尿药及其他增加锂毒性、减少锂排泄的药物。⑤对由于脱水、低钠等因素致使肾小球滤过率降低者，积极静脉输注等渗盐水维持尿量和肾小球滤过率有效增加锂排泄，但应用时应防止输液过度致肺水肿。⑥血液透析能有效地增加锂排泄，降低血锂浓度，如出现严重毒性反应、意识水平改变、心脏毒性或合并肾功能损害时应尽早采用。

(田英平)

kàngjīngshénbìngyào zhòngdú

## 抗精神病药中毒 (antipsychotics poisoning)

一次过量摄入或慢性蓄积抗精神病药所致急性中毒。抗精神病药可类如下。①第一代抗精神病药：又称传统抗精神病药，其主要药理作用为阻断中枢多巴胺 $D_2$ 受体，治疗中可产生锥体外系反应和催乳素水平升高，最常用的是吩噻嗪类中的氯丙嗪。②第二代抗精神病药：又称非传统抗精神病药，在治疗剂量时，通常较少或不产生锥体外系症状和催乳素水平升高，常用药物有氯氮平、喹硫平、利培酮等。抗精神病药主要用于治疗精神分裂症和其他具有精神病性症状的精神障碍，又称强地西泮剂或神经阻滞剂。抗精神病药无论是在治疗剂量下还是一次超剂量摄入时，均可出现不同程度副作用（表）。吩噻嗪类及丁酰苯类最常发生急性中毒，引起心脏和神经毒性、锥体外系症状和抗胆碱症状，但其性质远不及三环类抗抑郁药严重，较少致死。

表　常用抗精神病药

| 分类及药名 | 镇静作用 | 直立性低血压 | 抗胆碱作用 | 锥体外系反应 | 等效剂量（mg） | 剂量范围（mg/d） |
|---|---|---|---|---|---|---|
| 第一代抗精神病药 | | | | | | |
| 　吩噻嗪类 | | | | | | |
| 　　氯丙嗪 | 高 | 高 | 中 | 中 | 500 | 200～800 |
| 　　硫利达嗪 | 高 | 高 | 高 | 低 | 450 | 200～600 |
| 　　奋乃静 | 低 | 低 | 低 | 中 | 32 | 8～60 |
| 　硫杂蒽类 | | | | | | |
| 　　氯丙噻吨 | 高 | 高 | 中 | 中 | 300 | 50～400 |
| 　丁酰苯类 | | | | | | |
| 　　氟哌啶醇 | 低 | 低 | 低 | 高 | 10 | 6～20 |
| 　苯甲酰胺类 | | | | | | |
| 　　舒必利 | 低 | 低 | 低 | 低 | 800 | 200～1500 |
| 第二代抗精神病药 | | | | | | |
| 　苯异噁唑类 | | | | | | |
| 　　利培酮 | 低 | 中 | 低 | 中 | 5.5 | 2～6 |
| 　苯异硫唑类 | | | | | | |
| 　　齐哌西酮 | 中 | 低 | 低 | 低 | 140 | 80～160 |
| 　二苯二氮䓬类 | | | | | | |
| 　　氯氮平 | 高 | 高 | 高 | 低 | 425 | 200～600 |
| 　　喹硫平 | 高 | 高 | 低 | 低 | 600 | 300～800 |

**中毒机制**　急性中毒多因误服过量所致。本品为中枢神经系统网状结构的多巴胺 $D_2$ 受体阻滞剂，通过阻断与情绪思维有关的边缘系统、基底神经节及下丘脑多巴胺受体，产生抗精神病效应；镇静安定作用与阻断网状结构上行激活系统的 α 受体有关。还作用于其他部位的 $D_2$、$D_1$、$H_1$、5-羟色胺、乙酰胆碱受体。急性过量中毒常引起神经、心血管、抗胆碱毒性和锥体外系反应。

**临床表现**　误服后轻者仅有轻度头晕、困倦、注意力不集中、表情淡漠、共济失调，重者出现神经、心脏及抗胆碱毒性症状。

神经系统症状　①锥体外系反应：震颤麻痹综合征、静坐不能（舞蹈症）和急性肌张力障碍反应（如斜颈、吞咽困难、牙关紧闭等），可在急性过量中毒后 24～72 小时发生。②意识障碍：嗜睡、昏迷，尿便失禁，重者伴瞳孔缩小、呼吸抑制，可出现发作性躁动或肌束震颤、痉挛。③体温调节紊乱：导致过低温，偶见高热。④癫痫发作：多出现于原有癫痫或器质性脑病者。

心血管系统症状　可有四肢发冷、心悸、直立性低血压（由卧位骤然起立时突然晕倒、血压下降），严重者可发生持续性低血压及休克。可出现心律失常（窦性心动过速、房室和室内传导阻滞、室性期前收缩及室性心动过速等）、PR 间期及 QT 间期延长、ST-T 改变。低血压和心律失常是本品中毒的主要心血管系统表现，但其发生率及严重性远低于三环类抗抑郁药中毒。

抗胆碱症状　口干、视物模糊、心动过速、便秘、尿潴留等。

其他症状　恶心、呕吐、腹痛、肝损害。对此药过敏者，即使治疗剂量也可引起剥脱性皮炎、粒细胞缺乏症及胆汁淤积性肝炎而死亡。慢性精神病用此药治疗者可能发展到抗精神病药恶性综合征：高热、强直、昏迷，伴大量出汗、乳酸性酸中毒及横纹肌溶解等。

**诊断与鉴别诊断**　口服过量抗精神病药病史，临床表现，患者呕吐物、洗胃液和尿的毒物分析及血液药物浓度测定，均有助于诊断与判断预后。诊断时要除外其他引起常出现癫痫发作、昏迷、心律失常及呼吸抑制的疾病。

**急诊处理**　尚无特效解毒剂，治疗以对症支持为主。

一般处理　口服中毒者尽早（最好在服药后 6 小时内）洗胃。因本品的抗胆碱作用使胃肠蠕动减弱，胃排空延迟，故 12 小时内来诊者均应洗胃。监测并稳定生命体征，保温，供氧，保持呼吸道通畅，患者应平卧，尽量少搬动头部。呼吸抑制者行气管插管、人工通气。维持水电解质和酸碱平衡、保持充足尿量。

对症支持治疗 ①防治中枢神经系统抑制：抑制较重时可用苯丙胺口服或肌内注射；处于昏迷状态者可用盐酸哌甲酯肌内注射，伴惊厥者忌用，必要时重复应用，直至苏醒。禁用士的宁、印防己毒素等中枢兴奋剂。②防治低血压休克和肺水肿：发生低血压或休克者，积极补充血容量，纠正缺氧、酸中毒和心律失常。血压仍低则加用 α 受体激动药类升压药。避免使用 β 受体激动药。③防治心律失常：室性心律失常首选利多卡因，室性心动过速引起低血压可电复律。④控制癫痫发作：首选地西泮，也可用苯妥英钠、异戊巴比妥。⑤锥体外系反应的治疗：急性肌张力障碍反应可用东莨菪碱或苯海拉明肌内注射；震颤麻痹综合征可用苯海索口服。⑥血液灌流：重症者可考虑应用，但疗效不肯定。

(田英平)

## 阿片类药物中毒 āpiànlèi yàowù zhòngdú（opioids poisoning）

一次摄入过量阿片类药物或长期服用阿片类药物体内慢性蓄积所致急性中毒。阿片类药物是从天然罂粟科植物罂粟的果汁中提出的生物碱，有 20 种，其中含 10% 吗啡、0.5% 可待因、1% 罂粟碱。人工合成的有哌替啶、美沙酮、芬太尼及盐酸二氢埃托啡等。阿片别名"鸦片""大烟""鸦片烟"等，阿片的主要成分为吗啡，中毒量在成人为 0.06g，致死量为 0.25g；干阿片的致死量为吗啡的 10 倍，其口服致死量为 2~5g。可待因毒性为吗啡的 1/4，中毒剂量为 0.2g，致死量为 0.8g。

中毒机制 药物主要在肝代谢，由肾排出，少量经由乳汁、胆汁等途径排出，尚可通过胎盘屏障进入胎儿体内。吗啡对中枢神经系统有先兴奋后抑制的作用，但以抑制为主。吗啡首先抑制大脑皮质的高级中枢，而后涉及延髓，抑制呼吸中枢和兴奋催吐化学感受器产生恶心、呕吐。吗啡使脊髓的兴奋性增强，提高胃肠道平滑肌及其括约肌张力，减慢肠道蠕动，对支气管、胆管及输尿管平滑肌也有类似作用。大剂量吗啡尚可抑制延髓血管运动中枢和释放组胺，使周围血管扩张而导致低血压和心动过缓。

临床表现 阿片类药物中毒"典型三联征"是指昏迷、针尖样瞳孔、呼吸深度抑制。大致可分为四期。①前驱期：头晕、欣快、颜面潮红、脉搏增快。②中毒期：口干、恶心、呕吐、面色苍白、口唇发绀、四肢乏力、感觉迟钝、昏睡、呼吸深慢、瞳孔缩小。③麻痹期：深昏迷、潮式呼吸、呼吸衰竭，瞳孔对光反射及腱反射消失，锥体束征阳性，皮肤冰冷、体温降低、血压下降、脉搏细速，偶尔发生非心源性肺水肿。④恢复期：便秘、尿潴留、疲劳、四肢乏力。严重者可表现脊髓反射增强，常出现肌肉抽搐、惊厥、牙关紧闭、角弓反张和肺水肿等，昏迷时间长者可出现横纹肌溶解及肾衰竭。

诊断与鉴别诊断 有吸毒史或应用此类药物史，有中枢神经抑制、瞳孔缩小等阿片类中毒临床表现，血、尿或胃内容物检测到毒物，有助于确诊。应与镇静催眠药、有机氮农药、毒蕈、有机氯所致中毒鉴别。

急诊处理 包括清除毒物、特效解毒剂和对症支持治疗。

清除毒物 皮下注射过量时，应迅速用橡皮带或布带扎紧注射部位的上方，冷敷注射部位，以延缓毒物吸收。口服者尽快洗胃、导泻，因吗啡引起胃排空延迟，肠蠕动减慢，对所有口服者不论服药时间长短均应进行洗胃，洗胃前和洗胃过程中要随时评估气道和通气情况，注意气道保护和通气支持。

特效解毒剂 应尽早使用。①盐酸纳洛酮：滥用作用时间长的阿片类药物（如美沙酮）或强效阿片类药物（如芬太尼）所致的过量中毒，需较大剂量的纳洛酮，有时需重复连续用药。②烯丙吗啡：有对抗吗啡的作用，并有一定的镇痛作用。

对症支持治疗 快速补液促进药物排泄，维持水电解质及酸碱平衡，保持足够尿量，休克者纠正休克，维护循环功能的稳定，保持呼吸道通畅，吸氧，适当应用呼吸兴奋剂，必要时行气管插管、人工呼吸。东莨菪碱能兴奋呼吸中枢，激动循环系统，并可抑制平滑肌蠕动，制止随意肌抽搐，减少并发症。重度中毒患者可同时予以血液净化治疗，但效果不确切。

重度海洛因戒断综合征治疗 少数海洛因吸食者一时得不到毒品出现昏迷、发绀、瞳孔缩小等严重临床表现，与海洛因重度中毒相似。除给氧和维持呼吸外，用吗啡稀释后缓慢静脉注射，若 20 分钟无明显改善，可重复使用，暂时解除其严重戒断症状，挽救生命。

预后 严重中毒者多于 12 小时内死于呼吸肌麻痹，超过 12 小时或可并发肺部感染；无基础疾病，超过 48 小时存活者，预后良好。

（田英平）

β shòutǐ zǔduànyào zhòngdú

## β 受体阻断药中毒（beta blockers poisoning）

一次摄入过量 β 受体阻断药或药物蓄积所致中毒。β 受体阻断药分为三类。①非选择性 β 受体阻断药：包括普萘洛尔、阿替洛尔、吲哚洛尔等。②选择性 β₁ 受体阻断药：主要有美托洛尔、比索洛尔、阿替洛尔等。③其他：拉贝洛尔、卡维地洛兼有 β 和 α₁ 受体阻断作用；塞利洛尔具有阻断 β₁ 受体、激动 β₂ 受体和扩血管作用。

**中毒机制** 中毒反应可分为两类：一类与其药理作用有关，如因剂量过大，导致心力衰竭、严重心动过缓以及房室传导阻滞等；另一类与 β 受体阻断药药理作用无关，如导致 QT 间期延长、诱发尖端扭转型室速等。此类药物通过对 β 受体的阻断作用，使心率、血压下降，心输出量减少，同时使心肌耗氧量减少。亲脂性药物如普萘洛尔、美托洛尔易从胃肠道吸收和到达体内各脏器，几乎全部经肝脏代谢，故肝硬化，特别是伴低蛋白血症者，血药浓度明显增高，易蓄积中毒；亲水性药物如阿替洛尔、索他洛尔不易通过细胞膜，胃肠吸收较差，脑内分布较少，多数以原药形式经肾排泄，肾功能不全时，其半衰期延长至 50 小时以上，极易导致蓄积中毒。

**临床表现** ①心力衰竭和低血压：β 受体阻断药导致心力衰竭的原因，一是大剂量误服，二是用药前心脏已处于潜在的心力衰竭状态，加用 β 受体阻断药后，使心功能恶化，老年人对此类药物敏感，大剂量口服可导致严重低血压，甚至心源性休克。②窦房结功能障碍和房室传导阻滞：β 受体阻断药可降低窦房结和房室结细胞的自律性，引起窦性心动过缓和房室传导阻滞，表现为胸闷、心前区不适等，有时在十几分钟内死亡，故病态窦房结综合征和二度以上房室传导阻滞的患者禁用 β 受体阻断药，索他洛尔具有 Ⅲ 类抗心律失常药物的特点，使 QT 间期延长，可诱发尖端扭转型室性心动过速而引起猝死。③中枢神经系统症状：大剂量中毒开始时，出现头晕、乏力、视物旋转、步态不稳、注意力不集中及幻觉等，随后可出现嗜睡、昏迷；慢性中毒时，可出现多梦、失眠、抑郁等。脂溶性强的药物如普萘洛尔、阿替洛尔等因易透过血脑屏障，中枢神经系统的中毒症状更为明显。④肢端循环障碍：中毒患者出现四肢湿冷、脉搏消失、间歇性跛行等，严重时出现肢端坏疽。⑤低血糖：糖尿病、禁食和麻醉患者应用 β 受体阻断药易诱发低血糖，并可掩盖低血糖症状。⑥其他：可诱发支气管哮喘，出现呼吸困难，以普萘洛尔最常见，少数患者出现胃肠功能紊乱，如恶心、腹胀、消化不良、便秘或腹泻。

**诊断与鉴别诊断** 有本类药物过量摄入史及中毒后临床表现可临床诊断，β 受体阻断药血药浓度测定可确诊。本类药物与其他一些药物如降压药、洋地黄、钙通道阻滞药等合用时，也可发生低血压、心动过缓等类似症状，应予鉴别。

**急诊处理** 立即停药，轻症者可自行恢复；误服中毒者应立即洗胃，经胃管注入活性炭悬液，并以硫酸镁或 20% 甘露醇导泻以阻断药物的继续吸收，必要时进行血液透析。严密监护心电、血压；加强保暖；心率缓慢、低血压者可静脉应用阿托品、异内肾上腺素或多巴胺等；低血糖者静脉注射 50% 葡萄糖液；伴支气管痉挛者可静脉应用氨茶碱、β₂ 受体激动药雾化吸入等。出现严重低血压和心动过缓者立即予胰高血糖素静脉推注，继之静脉滴注，或予以肾上腺素，完全性房室传导阻滞经药物治疗无效者，应尽早安装临时起搏器。

（田英平）

gàitōngdào zǔzhìyào zhòngdú

## 钙通道阻滞药中毒（calcium channel blocker poisoning）

一次过量摄入钙通道阻滞药或药物慢性蓄积所致急性中毒。钙通道阻滞药（calcium channel blocker, CCB）分为三类。① Ⅰ 类：二氢吡啶类，以硝苯地平为代表，新一代的 CCB 如氨氯地平、非洛地平、拉西地平等均由此类发展而来；硫氮䓬类以地尔硫䓬为代表；苯烷胺类以维拉帕米为代表。② Ⅱ 类：选择性地作用于其他电压依赖性钙通道，这些钙通道包括 T 型、N 型及 P 型钙通道，其阻滞药包括汉防己碱、芋螺毒素及某些蜘蛛毒素等，临床应用少。③ Ⅲ 类：非选择性钙通道调节物，主要为双苯烷胺类，如芬地林、桂利嗪等。普通剂型的 CCB 口服后一般于 2 小时内出现中毒症状，口服控释片、缓释片者中毒症状出现的时间可延迟至 8~12 小时，亦有延长至 48 小时。

**中毒机制** CCB 过量时，导致 L 型钙通道被严重阻滞，钙内流减少到一定程度，产生毒性反应，心肌、平滑肌兴奋-收缩偶联阻碍，心肌收缩力下降，外周血管扩张，使心输出量下降，血压下降；慢反应细胞 4 相自动除极化速度减慢，使自律性降低，传导速度减慢，出现严重窦性心动过缓、窦性停搏、房室传导阻滞等心律失常。

**临床表现** ①循环系统症状：主要表现为低血压、四肢湿冷、严重窦性心动过缓、房室传导阻滞、交界性心律等心律失常。硝苯地平中毒后 30 分钟内表现为心动过速，30 分钟后或大剂量（10mg/kg）中毒时表现为严重心动过缓。②神经系统症状：由于低血压，出现脑灌注不足的症状，如意识模糊、昏睡、抽搐、昏迷等，亦可出现震颤、抑郁及手部肌肉严重痉挛等症状，个别青年人可发生脑梗死。③消化系统症状：食欲缺乏，转氨酶升高伴黄疸。可导致视网膜一过性缺血而短暂失明；亦可使眼内压升高，青光眼加剧。

**诊断与鉴别诊断** 根据过量钙通道阻滞药摄入史及中毒后临床表现即可做出诊断，确诊依赖于血药浓度检测。应注意与有相似中毒表现的其他药物中毒如降压药、抗心律失常药等鉴别诊断。

**急诊处理** ①基本措施：对大剂量误服者，应立即给以洗胃、导泻，以迅速清除消化道内药物，减少吸收。给以吸氧、保暖等，行血压、心电、血氧饱和度监测，并计尿量。严重病例，常需有创血流动力学监测。②心脏电稳定：阿托品对部分心动过缓和房室传导阻滞的患者有效，适用于轻型患者；完全性房室传导阻滞经药物治疗无效者，应尽早安装临时起搏器。③血流动力学稳定：持续性低血压和严重房室传导阻滞者宜选用肾上腺素或异丙肾上腺素、多巴胺，而多巴酚丁胺未显示其有明显效果。严重的 CCB 中毒在应用钙剂、阿托品、多巴胺

等效果不佳的情况下，考虑心脏侵入性支持手段（心脏起搏、主动脉内球囊反搏等）。④特异性解毒剂：钙盐；胰岛素和胰高血糖素是 CCB 的解毒剂，研究显示胰岛素和胰高血糖素可显著改善维拉帕米中毒时血流动力学参数；尚未研究证实血液透析有效，CCB 有极高的蛋白结合率，分布容积>1L/kg，血液净化治疗很难奏效。

（田英平）

xuèguǎn jǐnzhāngsù zhuǎnhuànméi yìzhìjì zhòngdú

## 血管紧张素转换酶抑制剂中毒
（angiotensin converting enzyme inhibitor poisoning） 一次过量摄入血管紧张素转换酶抑制剂所致急性中毒。血管紧张素转换酶抑制剂（angiotensin converting enzyme inhibitor，ACEI）是目前应用最广泛的心血管药物之一。分为三类。①含巯或硫基类：如卡托普利、佐芬普利等。②含羧基类：如依那普利、雷米普利等。③含次磷酸基类：如福辛普利。它们有的属活性药，如卡托普利；有的属前体药，如依那普利。前体药必须在体内转化为活性形式才具有药理活性，一般作用时间较长。此类药物安全范围大，不良反应少见，除非大剂量误服，中毒者极少见。

**中毒机制** ACEI 抑制血液和组织中的血管紧张素转换酶，减少血管紧张素Ⅱ的生成，减少细胞外基质生成，降低血压、逆转左心室肥厚和血管重构；抑制激肽酶，减少缓激肽的降解，并诱导前列腺素 I₂ 的生成，扩张血管，缓激肽等炎症介质还与咳嗽、血管性水肿等副作用相关；抑制交感神经递质释放，降低交感神经张力；抗氧化和清除自由基，具

有抗动脉粥样硬化的作用。在血浆高肾素、高血管紧张素Ⅱ情况下，大剂量口服 ACEI 易导致低血压，因抑制醛固酮分泌而引起血钾升高，严重者可诱发室性心律失常和呼吸肌麻痹。

**临床表现** ①低血压：严重中毒最主要的表现，尤其是在脱水、肾血管病变和充血性心力衰竭患者。持续时间亦较长，与大剂量利尿药合用时更易发生。患者表现为头晕、乏力、表情淡漠、四肢湿冷，严重者可出现意识障碍。②肾功能损害和水电解质紊乱：轻度蛋白尿至不可逆肾功能衰竭；高钾血症（特别是在先前就有肾功能损害、正在服用补钾药物或保钾药物者）。③血管神经性水肿：本身也是 ACEI 药物副作用，总发生率 0.1%~0.2%，水肿主要发生在眶周、口周和咽喉部，可迅速进展至呼吸道梗阻。④支气管哮喘：ACEI 可导致支气管哮喘，或使原来的支气管哮喘加重；口服大剂量卡托普利（≥导致支气管哮喘）时，白细胞减少的发生率增高，有时表现为粒细胞缺乏或全血细胞减少。⑤其他：妊娠妇女服用此类药物后，可引起胎儿低血压而导致宫内发育迟缓，多发性骨畸形的发生率亦增高。

**诊断与鉴别诊断** 依据过量摄入本类药物史及中毒相应的临床表现即可临床诊断，血药浓度检测可确诊。应注意与其他降压药中毒及药物过敏等鉴别。

**急诊处理** 发生毒性反应者立即停药、密切监测心电和血压，并对症处理，如降低血钾、积极补液纠正低血压等，大多预后良好；大剂量误服者，可在洗胃后经胃管注入活性炭，以后每 4~6 小时重服 1 次，可同时服用 20%甘露醇或硫酸镁导泻；中毒

症状严重者，如顽固性休克，用血管加压素和纳洛酮有效。血液透析有助于 ACEI 药物清除，4 小时内可清除药量的 40%。

（田英平）

xiāosuānzhǐlèi yàowù zhòngdú
## 硝酸酯类药物中毒（nitrate esters poisoning）

一次过量摄入或持续应用体内蓄积硝酸酯类药物及其佐剂所致的急性中毒。硝酸酯类药物临床主要用于心绞痛的治疗。常用的有硝酸甘油、硝酸异山梨酯和戊四硝酯，以及 5-单硝酸异山梨酯。硝酸酯类药物用于临床已有一个多世纪之久，临床上最常用的是硝酸甘油，其剂量范围非常大，药物剂量 >7μg/(kg·min) 可能引起毒性。成人致死量为 2~4g（口服）。

**中毒机制** 硝酸酯类药物进入血管内皮和平滑肌细胞，为一氧化氮的产生提供供体。抑制 $Ca^{2+}$ 内流，降低细胞内 $Ca^{2+}$ 释放，增加细胞内 $Ca^{2+}$ 排出；使收缩蛋白对 $Ca^{2+}$ 的敏感性减弱，平滑肌细胞膜上的 $K^+$ 通道活性下降，导致血管平滑肌舒张，有很强的扩血管作用。极大剂量摄入时，血管扩张使血压急剧下降，可致冠状动脉灌注不足而加重心肌缺血。大剂量可引起高铁血红蛋白血症，使血红蛋白失去携氧能力，导致组织缺氧；其静脉制剂中的溶剂丙二醇可引起溶血和乳酸性酸中毒。因扩张血管，可诱发青光眼。

**临床表现** ①严重低血压：患者表现为面色苍白、出汗、虚脱、心率显著加快，但也可出现严重心动过缓；颅内压及眼压升高：表现为严重头痛、恶心、呕吐、惊厥等，并可诱发青光眼。②高铁血红蛋白血症：表现为发绀，脉搏血氧饱和度（$SpO_2$）下降，而动脉血氧分压（$PaO_2$）相对正常。③溶血和乳酸性酸中毒：常为硝酸甘油针剂中丙二醇引起，尤其是肾功能不全时，可使之蓄积，产生高渗、溶血和乳酸性酸中毒等。

**诊断与鉴别诊断** 依据有过量摄入本类药物史及相应中毒的临床表现即可临床诊断，血药浓度检测可确诊。应与其他降压药、亚硝酸盐中毒等鉴别。

**急诊处理** 立即停药，阻断吸收途径。口服中毒者及时洗胃，经胃管注入药用炭混悬液；皮肤吸收中毒者，用肥皂清除皮肤。积极对症处理，针对低血压、缺氧和高铁血红蛋白血症（有症状者给予亚甲蓝），予以吸氧等。颅内压增高和青光眼发作者可适当加用脱水药。丙二醇蓄积者，可加用利尿药，严重代谢性酸中毒者予以血液透析，后者有助于纠正酸中毒和加速清除蓄积物丙二醇。

（田英平）

dìgāoxīn zhòngdú
## 地高辛中毒（digoxin poisoning）

一次过量摄入地高辛或慢性蓄积地高辛所致以心脏损害为特出表现的急性中毒。包括其他洋地黄制剂或含洋地黄中草药。常用强心苷有地高辛、洋地黄毒苷、毛花苷丙和毒毛花苷 K，以地高辛和毛花苷丙最常用。地高辛治疗范围浓度：0.5~2.0ng/ml；洋地黄毒苷治疗范围浓度：10~30ng/ml。洋地黄剂量过大是引起洋地黄中毒的重要原因，奎尼丁、维拉帕米、胺碘酮、普罗帕酮等均能升高地高辛的血药浓度；低血钾、低血镁、高血钙时易引起洋地黄中毒，血钾浓度 3.0~3.5mmol/L 时，对地高辛的敏感性增加 50%。肝、肺、肾功能障碍时易出现洋地黄中毒；老年人及出生低体重的婴儿易出现中毒。

**中毒机制** 心肌细胞膜 $Na^+$-$K^+$-ATP 酶在生理状态下是一个由 2 个 α 和 2 个 β 亚单位构成的 2α2β 四聚体，其中 α 是催化亚单位，β 亚单位是一种糖蛋白，是维持酶的活性所必需的，缺少 β 亚单位，则膜中的 α 亚单位易被酶降解而失活。$Na^+$-$K^+$-ATP 酶活性受抑制 20%~40%，细胞内 $Na^+$ 增加 2~5mmol/L。强心苷抑制膜 $Na^+$-$K^+$-ATP 酶的强度与其增加心肌收缩力的程度相对相应，中毒量的强心苷严重抑制 $Na^+$-$K^+$-ATP 酶活性，除引起细胞内 $Na^+$、$Ca^{2+}$ 浓度增加，导致细胞内 $Ca^{2+}$ 超负荷外，还使胞内严重失钾，导致心肌细胞、蒲肯野纤维自律性增高而传导减慢，诱发各种心律失常。

**临床表现** ①胃肠道反应：较常见，表现为恶心、呕吐、腹泻及食欲缺乏等。地高辛过量时可兴奋延髓呕吐中枢引起上述症状。②心脏毒性反应：各种心律失常，以室性期前收缩最多见，其次为房室传导阻滞、房室结折返性心动过速及室性心动过速。快速性心律失常伴传导阻滞是地高辛中毒心电图的特征性表现，具有诊断价值的特征性心律失常为多源性室性期前收缩呈二联律，特别是发生在心房颤动基础上；心室颤动或心室静止常为致死原因。③中枢性神经系统症状及视觉障碍：包括头痛、牙痛、眩晕、耳鸣、乏力、失眠、关节痛、肌痛、嗜睡、共济失调等，以及定向力丧失、精神错乱、烦躁不安、记忆力减退、失语、幻觉、妄想、谵妄等，甚至可出现惊厥、虚脱、昏迷；视觉障碍可表现为视物模糊、黄视症及绿视症，极少数患者可出现皮质盲。

**诊断与鉴别诊断** 有长期或过量摄入本类药物史，加以相应中毒的临床表现通常可诊断，血药浓度检测可确诊。中毒后胃肠道反应为非特异性，需与胃肠道感染、消化系统疾病等鉴别；无视觉障碍者可能漏诊或误诊，发生心律失常可误诊为心脏病加重，应与各种原发性心律失常或电解质紊乱等所致心律失常进行鉴别；毒物接触史不详者应与其他治疗心律失常的药物中毒等鉴别。

**急诊处理** 包括以下内容。

**一般处理** 立即停用本品并同时停用排钾利尿药。对大剂量误服者，立即以温水、浓茶水或1:2000的高锰酸钾溶液洗胃，口服鞣酸蛋白或药用炭吸附洋地黄，硫酸镁导泻。

**纠正电解质紊乱** 补钾补镁，对无房室传导阻滞者，根据临床生化检验结果补充调整。中度中毒者每日口服氯化钾；中毒严重者静脉补钾、补镁，胞外$K^+$能阻止强心苷与膜$Na^+-K^+-ATP$酶结合，防止毒性反应的发展。

**纠正心律失常** ①阿托品：严重窦性心动过缓或缓慢性心律失常治疗首选阿托品，一般静脉推注，必要时可以重复注射，总量为2mg。避免使用异丙肾上腺素。②苯妥英钠：适用于地高辛中毒导致的严重快速型心律失常和房室传导阻滞患者；利多卡因适用于室性心动过速及频发室性期前收缩。③普鲁卡因胺：适用于氯化钾、苯妥英钠或β受体阻断药无效或有禁忌者。④依地酸二钠：适用于地高辛中毒引起的快速性室性心律失常和房室传导阻滞。⑤起搏治疗：对中毒引起的缓慢性心律失常如严重窦性心动过缓、窦性停搏以及二度、三度房室传导阻滞、用阿托品无效

并出现血流动力学障碍，且不能快速获得地高辛抗体（Fab）片段者，可行紧急临时心脏起搏。⑥电复律：一般不用于强心苷中毒，但若情况紧急而药物对恶性室性心律失常又难以奏效，可从低能量（<30J）开始复律。

**地高辛特异性抗体** 本品是地高辛对绵羊免疫产生的地高辛抗体制得，对地高辛分子有高度亲和力，分子碎片较小，易广泛分布到体内，迅速与地高辛结合，使地高辛分子失去对人体细胞作用部位的结合而迅速排出体外。两者的亲和力远高于地高辛对心肌细胞膜$Na^+-K^+-ATP$酶的亲和力。一般体内每毫克地高辛需用80mg地高辛特异性抗体Fab片段拮抗。禁用于地高辛过量而致休克或心脏骤停、严重室性心律失常、心动过缓和血钾过高的患者。少数病例因用此药后抵消地高辛收缩心肌的作用，可能加剧心输出量降低及充血性心力衰竭。心房颤动者可能由于取消地高辛对房室结作用而产生快速性反应。超敏反应如红斑皮疹少见。

（田英平）

kěkǎyīn zhòngdú

**可卡因中毒**（cocaine poisoning）

过量摄入或滥用可卡因所致急性中毒。可卡因不直接与肾上腺素受体结合，但能促进肾上腺素能神经末梢释放递质，增强受体周围去甲肾上腺素浓度而发挥作用，主要为收缩血管、升高血压、扩大瞳孔、舒张支气管平滑肌、增加心率及增强心肌收缩力等。临床主要用于心肺复苏、严重超敏反应治疗、升压、解痉平喘及鼻黏膜充血治疗等。可卡因化学名苯甲酰甲基芽子碱，是从古柯类植物叶中提取出的生物碱，白色结晶或粉末，可溶于多种有机

溶剂，与酸反应生成盐而溶于水。有中枢兴奋和拟交感神经作用，能迅速通过血脑屏障，是最强的天然中枢兴奋剂。通过黏膜吸收迅速进入血液循环，滥用者可获得3~4分钟的欣快效应。能阻断神经传导，产生局部麻醉作用，对眼、鼻、喉咽黏膜神经的效果尤其明显。急性中毒剂量个体差异很大，20mg即可引起中毒，致死量为1.2g。

**中毒机制** 进入人体后大部分在肝内解毒破坏，仅有小部分以原形从尿中排出。作用迅速，半衰期<30分钟。可通过对多巴胺转运体基因和5-羟色胺转运体起中枢兴奋作用，并继而兴奋延髓和脊髓，但剂量增大可由于脊髓反射强化产生强直性抽搐；延髓过度兴奋后可出现抑制，导致中枢性呼吸循环衰竭；直接作用于体温调节中枢使体温升高，还可使肌肉活动增多增加产热，同时使血管收缩减少散热，导致中毒后高热；可在肾上腺素能神经末梢阻断儿茶酚胺的再摄取，强化了交感能神经所支配器官对去甲肾上腺素作用的反应。抑制突触前膜上的多巴胺转运体，使多巴胺的再摄取受阻而致突触间隙多巴胺含量增加，进而与靶细胞膜上特异性多巴胺受体结合，调控精神和情绪活动，最终产生可卡因成瘾的强化效应。

**临床表现** ①中枢神经系统症状：开始可出现兴奋、欣快、颜面潮红、脉速、情绪高涨、瞳孔散大，并与情绪低沉、头晕交替出现。长期大量服用者以欣快为主，言语增多，可有短暂的幻视、幻触或幻听。重者出现意识模糊、震颤、强直性及阵挛性惊厥。②呼吸循环系统：小剂量可减慢心率，剂量增大后则心率增

快，呼吸急促，面色苍白或发绀、出冷汗、脉搏细速、血压下降、最后可致呼吸循环衰竭。③心血管系统症状：可出现胸痛、高血压急症、心律失常等临床上需要高度警惕的问题。④其他：口干、吞咽困难、恶心、呕吐等，反复鼻吸可造成鼻黏膜损伤。抑制食欲，体重下降，营养不良。静脉注射可引起肝炎，感染性心内膜炎等感染合并症和栓塞。⑤依赖特征：可产生强烈的心理依赖性，长期吸食可导致精神障碍，也称可卡因精神病。没有躯体依赖，停用后不出现戒断症状，但可发生精神性撤药综合征，表现为抑郁、焦虑、失眠、食欲缺乏、失望、疲劳、激动和（或）易激惹。

**诊断与鉴别诊断** 有过量使用或误用史，具有上述中枢兴奋和拟交感样作用症状：高血压、心动过速、皮肤苍白、室性心律失常、偏执状态（长期应用）、癫痫发作（对于癫痫患者小剂量即可发生）和中枢神经系统抑制（大剂量），特别是髓核呼吸抑制。胃内容物、血、尿进行毒物鉴定。应与引起心律失常及抽搐的疾病鉴别。

**急诊处理** 包括以下内容。

*初始评估* 快速测量生命体征，特别是中心体温；排除低氧血症、低血糖症；使用苯二氮䓬类药物镇静；进行心电图监测、尿液分析、血清肌酸激酶及其同工酶检查等。

*促进毒物清除* 药物治疗过程中，应尽早发现相应症状，并立即停药，防止再摄入。误服中毒立即催吐、洗胃。

*对症治疗* ①保持呼吸道通畅，若出现呼吸抑制或昏迷，应尽早气管插管行机械通气。②宽QRS波心动过速时，可经验性应

用碳酸氢钠。③室性心律失常时，可给利多卡因，但后者有诱发癫痫发作和增加死亡风险，目前主要用于可卡因相关心肌梗死并室性心律失常。④若血压升高严重，推荐静脉应用硝酸甘油或硝普钠，也可用酚妥拉明。β受体阻断药在可卡因中毒或可卡因相关胸痛综合征时尽可能避免使用，尤其是与酚妥拉明合用时可导致严重低血压；同样拉贝洛尔效果也令人失望。⑤出现癫痫时，地西泮静脉推注。忌用兴奋剂、肾上腺素及吗啡。

（田英平）

zhìhuànjì zhòngdú

**致幻剂中毒**（hallucinogen poisoning） 因意外、自杀、投毒而过量摄入致幻剂所致中毒反应。致幻剂是指影响人的中枢神经系统、可引起感觉和情绪变化、对时间和空间产生错觉、幻觉直至导致自我歪曲、妄想和思维分裂的天然或人工合成的一类精神药品，又称拟精神病药物。各类致幻剂化学结构差异很大，常见的有麦角酸二乙酰胺（LSD）、二甲基色胺（DMT）、2,5-二甲氧-4-甲基苯丙胺（DOM或STP）、南美仙人掌毒等。LSD是代表，白色无味，其有效剂量为微克水平，常以口服方式摄入，10μg可产生明显欣快。50~200μg可出现幻觉，服药后30~40分钟出现，2~3小时达高峰，12小时内作用强度起伏不定并逐渐趋于缓和。

**中毒机制** LSD在脑内直接作用于5-羟色胺神经元，使其放电减弱或停止。脑部受LSD影响最明显的细胞是缝际核。其他致幻剂对缝际核细胞也有此作用。引起中枢神经系统兴奋状态，如反射亢进、震颤、共济失调、痉挛性瘫痪等，以及自主神经系统

活动亢进包括瞳孔明显散大、高热、高血糖和心动过速等表现，使血压下降和呼吸抑制，异常的心境变化与感知觉改变。

**临床表现** ①急性精神错乱：最常见的是急性惊恐反应，其他急性情绪障碍有抑郁、妄想及暴发性愤怒发作，严重抑郁可致自杀。②冲动性行为：自我控制能力明显减退，变态人格者易出现强烈犯罪行为。③急性精神病反应：最常见的是精神分裂反应，患者可出现幻觉、妄想及活动过多。偶见急性脑器质性反应，表现意识模糊、定向障碍及明显的情绪不稳定。④中枢神经系统兴奋状态：反射亢进、震颤、共济失调、痉挛性瘫痪等，以及自主神经系统活动亢进包括瞳孔明显散大、高热、高血糖和心动过速，使血压下降和呼吸抑制。异常的心境变化（常为欣快，有时是抑郁）与感知觉改变。⑤迟发性不良反应：LSD所导致的精神症状迁延数月不愈，甚至数年不愈。表现为分裂样精神病，紧张型及妄想型较多。其特点是集精神分裂症、情感性精神病及神经症症状于同一患者。幻视、幻听较其他器质性精神障碍更强烈、特殊和易复发。患者情绪的惊恐、抑郁、亢奋，变化迅速。

**诊断与鉴别诊断** 有过量使用或误用史，出现中枢神经系统兴奋，异常的心境变化与感知觉改变等表现。胃内容物、血、尿进行毒物鉴定有助于诊断。应与引起瞳孔明显散大、高热等中枢神经系统兴奋疾病鉴别。

**急诊处理** ①胃肠道脱污染：此病患者常不能配合洗胃，且中毒一般不留并发症、后遗症，无需常规洗胃，可给予单剂活性炭。②停用致幻剂：对于大量服用致

幻剂者，最简单的治疗方法是撤药。③提供安静休息环境。④对症治疗：可用氟哌啶醇口服或静脉途径给药，忌用吩噻嗪类药物；给予抗焦虑药，帮助患者减轻焦虑发作；有些病例因伴其他问题可能需要精神科治疗；建立良好医患关系，保持密切接触，加强心理疏导。

(田英平)

jiǔjīng zhòngdú

**酒精中毒**（alcoholism） 过量饮酒或过多服用醇类，导致中枢神经先兴奋后抑制的中毒。又称急性酒精中毒、急性乙醇中毒。包括乙醇、甲醇、乙二醇等，但通常所称"酒精中毒"是指乙醇中毒。

酒类饮料中含不同比例的酒精，如啤酒为 2%～6%，葡萄酒 10%～20%，烈性酒达 40%～60%。过量饮酒可致急性酒精中毒，长期酗酒致慢性酒精中毒。其他含酒精日用品等也可因误服或大量经皮肤、黏膜吸收而引起急性酒精中毒，如香水中含 40%～60% 的酒精，漱口水中也含有酒精。

酒精主要经胃肠道和呼吸道吸收，健康成人空腹口服后 30～60 分钟吸收量可达 80%～90%，有胃内容物时则延长至 4～6 小时。酒精分布于体内所有含水的组织和体液中，包括脑和肺泡。血中酒精浓度可直接反映全身的浓度。90% 在肝代谢，由醇脱氢酶氧化为乙醛，经醛脱氢酶氧化为乙酸，转化为乙酰辅酶 A 进入三羧酸循环，代谢为 $CO_2$ 和 $H_2O$。酒精代谢是限速反应，酒精清除率为 2.2mmol/（kg·h），成人每小时可清除酒精 7g（100% 酒精 9ml），血中酒精浓度下降速度约 0.43mmol/h。虽然血酒精浓度升高程度受个人耐受性的影响，但血中酒精致死浓度并无差异，一般为 4～7g/L。

成人饮用酒精中毒剂量取决于遗传、吸收、排泄率、摄入量及饮酒者习惯。一般为 70～80g，致死剂量 250～500g。小儿耐受性较低，婴儿致死量 6～10g，儿童约 25g。不酗酒者血中乙醇浓度达到 0.25g/L 会产生判断力下降，工作技能减退；浓度达 0.5g/L 时总体运动控制和定向力可受到严重影响。中国国家《车辆驾驶人员血液、呼气酒精含量阈值与检验》（GB 19522-2004）标准，车辆驾驶人员血液中的酒精含量≥0.2g/L，<0.8g/L 的驾驶行为为饮酒驾车，>0.8g/L 为醉酒驾车。

**中毒机制** 包括以下内容。

急性作用 ①中枢神经系统抑制作用：乙醇可迅速透过脑神经细胞膜，作用于膜上的某些酶而影响细胞功能。小剂量出现兴奋作用，源于乙醇抑制 γ-氨基丁酸对脑的抑制作用。浓度增高，作用于小脑，引起共济失调；作用于网状结构，引起昏睡和昏迷；极高浓度抑制延髓中枢引起呼吸、循环功能衰竭。②干扰代谢：乙醇在肝内代谢生成大量还原型辅酶 I，使细胞内还原/氧化比（NADH/NAD）增高达正常的 2～3 倍。酒精中毒时，依赖于 NADH/NAD 的正常代谢可发生异常，如乳酸增多、酮体蓄积导致代谢性酸中毒，糖异生受阻可出现低血糖。

耐受性、依赖性和酒精戒断综合征 ①耐受性：饮酒后产生轻松、兴奋的欣快感，继续饮酒后，产生耐受性，效力降低，需要增加饮酒量才能达到原有的效果。②依赖性：心理依赖：为了获得饮酒后的特殊快感，渴望饮酒；躯体依赖：反复饮酒使中枢神经系统发生了某种生理变化，需要酒精在体内持续存在。③酒精戒断综合征：长期饮酒后已形成躯体依赖，一旦停止饮酒或减少饮酒量，可出现与酒精中毒相反的症状。

长期酗酒的作用 ①营养缺乏：每克乙醇可供给 29.3kJ（7kcal）热量，但不含维生素、矿物质和氨基酸等必要营养成分，因而酒是高热量而无营养成分的饮料。长期大量饮酒时进食减少，可造成明显的营养缺乏。缺乏维生素 $B_1$ 可引起韦尼克-科萨科夫（Wernicke-Korsakoff）综合征（维生素 $B_1$ 缺乏所致神经精神疾病）、周围神经病，遗传性维生素 $B_1$ 需要量增多也可能是发病的诱因。叶酸缺乏可引起大细胞性贫血。长期饥饿，糖供应不足时，脂肪分解占优势，肝内相当一部分乙酰辅酶 A 被合成酮体。②毒性作用：乙醇对黏膜和腺体分泌有刺激作用，可引起食管炎、胃炎、胰腺炎；乙醇在体内代谢过程中产生自由基，可引起细胞膜脂质过氧化，造成肝损害。

**临床表现** 包括急性中毒、酒精戒断综合征与慢性中毒。

急性中毒 一次大量饮酒中毒可引起中枢神经系统抑制。临床上分为三期。①兴奋期：血乙醇浓度达到 11mmol/L 时即感欣快、兴奋；>16.5mmol/L 时健谈、饶舌、情绪不稳定、自负、易激惹，可有粗鲁行为或攻击行动，也可能沉默、孤僻；达到 22mmol/L 时，驾车易发生车祸。②共济失调期：血乙醇浓度达到 33mmol/L，肌肉运动不协调、行动笨拙、言语含糊不清、眼球震颤、视物模糊、复视、步态不稳、出现明显共济失调；达到44mmol/L时出现恶心、呕吐、困倦。③昏迷期：血乙醇浓度升至55mmol/L，患者进入昏迷期，表现昏睡、瞳孔散大、体温降低；>88mmol/L，患者陷入深昏迷，心率快、血压下降、呼吸慢而有鼾音，可出现呼吸、循环麻痹而有生命危险。酒醒后可有头痛、头晕、无力、恶心、震颤等症状，见于对酒精尚无耐受性者，如已有耐受性，症状可能较轻。重症患者可发生并发症，如轻度酸碱平衡失调、电解质紊乱、低血糖症、肺炎、急性肌病等。急性肌病在酒醒后出现肌肉肿胀、疼痛，可伴肌红蛋白尿，甚至急性肾衰竭，但较少见。

**酒精戒断综合征** 见酒精戒断综合征。

**慢性中毒** 长期酗酒可造成多系统损害。

**神经系统** ①韦尼克（Wernicke）脑病：可见眼球震颤、眼外直肌麻痹，有类似小脑变性的共济失调和步态不稳，精神错乱显示无欲状态，少数有谵妄，维生素B₁治疗效果良好。②科萨科夫（Korsakoff）综合征：记忆力严重丧失，时空定向障碍，对自己的缺陷缺乏自知力，用虚构回答问题，病情不易恢复。③周围神经病：双下肢远端感觉运动减退、跟腱反射消失、脚感异常、烧灼感、无力，恢复较慢。

**消化系统** ①胃肠道疾病：可有反流性食管炎、胃炎、胃溃疡、小肠吸收不良、胰腺炎。②酒精性肝病：由可逆的脂肪肝、酒精性肝炎转化为肝硬化。脂肪肝有肝大、肝功能异常；酒精性肝炎有食欲缺乏、恶心、呕吐、发热、肝大、黄疸、肝功能异常；肝硬化

有门静脉高压和肝功能异常。

**其他系统** ①心血管系统：酒精性心肌病通常易被忽视，表现为逐渐加重的呼吸困难、心脏增大、心律失常及心力衰竭。②造血系统：贫血可为巨幼细胞贫血或缺铁性贫血；出血可由于凝血因子缺乏、血小板减少或血小板凝聚功能受抑制。③呼吸系统：吸入性肺炎多见。④代谢疾病和营养疾病：代谢性酸中毒，低血糖症，维生素B₁缺乏。⑤生殖系统：男性性功能低下，睾酮减少；女性死胎率增加，胎儿酒精中毒可出现畸形、发育迟钝、智力低下。

**辅助检查** ①血清乙醇浓度：急性中毒时呼气中乙醇浓度与血清乙醇浓度相当。②动脉血气分析：急性中毒时可见轻度代谢性酸中毒。③血清电解质浓度：急慢性酒精中毒时可见低血钾、低血镁和低血钙。④血清葡萄糖浓度：急性酒精中毒时可见低血糖症。⑤肝功能检查：慢性肝病时可见肝功能异常。⑥心电图检查：可见心律失常如心肌损害。

**诊断** 依据饮酒史结合临床表现，如急性中毒的中枢神经抑制症状、呼气酒味，酒精戒断综合征的精神症状和癫痫发作，慢性中毒的营养不良和脑病及血清或呼出气中乙醇浓度测定等可做出诊断。

**鉴别诊断** ①急性中毒：主要与引起昏迷的疾病鉴别，如镇静催眠药中毒、一氧化碳中毒、脑血管意外、颅脑外伤等。②戒断综合征：主要与精神病、癫痫、窒息性气体中毒、低血糖症等鉴别。③慢性中毒：智能障碍和人格改变应与其他原因引起的痴呆鉴别；肝病、心肌病、贫血、周围神经病也应与其他原因的有关

疾病鉴别。

**急诊处理** 包括急性中毒、酒精戒断综合征与慢性中毒的处理。

**急性中毒** ①密切观察病情变化：轻症患者无需治疗，兴奋躁动的患者必要时加以约束。②防止意外伤害：共济失调患者应休息，避免活动以免发生外伤。③维持生命体征：昏迷患者注意是否同时服用其他药物，重点是维持生命功能：维持气道通畅，供氧充足，必要时气管插管，人工呼吸；维持循环功能，注意血压、脉搏，静脉输注5%葡萄糖盐水溶液；心电监护，及时发现心律失常和心肌损害；保暖，维持正常体温；维持水电解质和酸碱平衡，血镁低时补镁；可肌内注射维生素B₁。纳洛酮有助于缩短昏迷时间，可缓慢静脉注射，必要时可重复给药1次，但其确切疗效有待于更可靠的证据。

**酒精戒断综合征** 见酒精戒断综合征。

**慢性中毒** 韦尼克脑病注射维生素B₁效果明显，补充血容量和电解质，葡萄糖应在注射维生素B₁后再给，以免在其代谢过程中使病情急剧恶化。科萨科夫综合征治疗同韦尼克脑病，加强营养，治疗贫血、肝功能不全和感染，注意防治癫痫发作、震颤、谵妄。

**预后** 急性中毒经治疗生存超过24小时者多恢复良好；酒精性精神异常戒酒后可好转，但不易完全恢复；长期嗜酒可导致脑、周围神经、肝、心肌等病变及营养不良，预后与脏器损伤程度有关，早期发现、早期治疗可好转，不及时戒酒者难以恢复。

**预防** ①开展反对酗酒的宣传教育。②实行酒类专卖的制度，

以低度酒代替高度酒。③创造替代条件，加强文娱体育活动。④早期发现嗜酒者，早期戒酒，进行治疗及康复治疗。

（刘志乔良）

jiǔjīng jièduàn zōnghézhēng

## 酒精戒断综合征（alcohol withdrawal syndrome，AWS）

长期大量饮酒者，在停止饮酒或减少酒量后，出现的以神经精神异常为主的临床综合征。其症状及程度与患者平时饮酒时间、饮酒速度和饮酒量成正比，也与酒的种类及身体健康情况有关。

**发病机制** 酒精为中枢神经系统抑制剂，长期酗酒者体内神经活动性增高以对抗酒精的抑制效应，表现为对酒精抑制作用的适应。因酒精戒断而产生的综合征可能与酒精刺激的突然解除造成脑内 γ-氨基丁酸（GABA）抑制效应的明显降低，同时去甲肾上腺素和促肾上腺皮质激素释放激素分泌增加，导致交感神经系统被激活有关。重复戒断将导致神经元兴奋阈值下降，使交感神经作用更加活化；大脑的 GABA 受体的亲和力下降，钠、钾离子对细胞膜的通透性增加。

**临床表现** 分为三类。①单纯性戒断反应：长期大量饮酒或减少饮酒量后数小时出现（24~48 小时达高峰），表现为自主性的活动过多，出现震颤（如手、舌或眼睑）、出汗、恶心、呕吐、焦虑、心动过速、血压升高等。少数患者可有短暂性幻觉或错觉。幻觉以幻听为主，也可见幻视、错觉及视物变形，多为被害妄想。②神经兴奋症状：在①的基础上出现，主要是癫痫发作，一般在戒酒 12~48 小时内出现。③震颤谵妄：在①的基础上出现谵妄，是晚期最主要表现，

可在停止饮酒后 24~72 小时出现，也可在 7~10 天后出现。此症状仅在极少数患者中发生，主要表现为全身肌肉粗大震颤，伴发热、大量出汗、心动过速、血压升高等交感神经兴奋症状；恐怖的视听幻觉、思维混乱、定向力障碍、意识模糊、注意力不集中和极度不安等。若不及时治疗，患者将死于呼吸及循环衰竭。

**诊断** 根据《中国精神疾病分类与诊断标准》第 3 版，AWS 的诊断应符合：①有酒依赖病史。②在停饮或减少饮酒后出现各种精神症状或躯体功能紊乱，如肢体震颤、静坐不能、恶心、呕吐、大汗或易激惹等戒断症状。③再次饮酒则可使症状迅速消失。

**鉴别诊断** 需要与下列疾病相鉴别。①肝性脑病：多在严重肝功损害的基础上出现的神经精神症状，与戒酒的时间无明显关系，而与消化道出血、大量放腹水、感染等重要诱因有关，是肝病晚期的一个标志。②韦尼克-科萨科夫（Wernicke-korsakoff）综合征：主要是长期食用低或无维生素 $B_1$ 的食物所致。临床上可出现意识模糊、共济失调、眼球震颤、展神经麻痹等，如不及时治疗会导致不可逆性脑损伤。③精神错乱或精神分裂症：患者往往具有某种性格倾向或素质，在某种精神创伤或刺激下而发病，持续时间较长，经过心理性治疗可恢复。④癫痫：多发生于青少年，尤其是儿童。AWS 患者则多为成人酒精依赖者。但是，AWS 也可伴癫痫。用测定酒精性肝损害的相关指标 γ-谷氨酰转肽酶、谷氨酸转氨酶/丙氨酸转氨酶等予以鉴别。

**急诊处理** 主要是对症处理，患者应安静休息，保证睡眠，加

强营养，纠正酸碱平衡失调及电解质紊乱，同时补充多种维生素，尤其是维生素 $B_1$、维生素 $B_6$ 等，有低血糖时，静脉注射葡萄糖。重症患者常用短程镇静剂控制症状，但应避免嗜睡和共济失调。苯二氮䓬类（BZ）是治疗酒精戒断综合征的一线药物，其与 GABA 形成复合物（BZ/GABA）对中枢神经系统有抑制作用，用以缓解戒断反应的症状，并降低震颤及癫痫的发生率。BZ 与酒精有交叉耐受，安全性大、依赖性差，是治疗 AWS 较为有效的药物。首选地西泮。如有幻觉、妄想者可应用抗精神药物，如氟哌啶醇、氯丙嗪等。出现癫痫持续状态可静脉推注地西泮、肌内注射苯巴比妥等。长期饮酒会导致各种躯体疾病和精神疾病，如酒精性心肌病、酒精性肝炎或肝硬化、维生素缺乏性疾病、酒精中毒性幻觉症、智能损害性痴呆、抑郁症等，应分别给予保肝、促进脑细胞、抗精神病及抗抑郁等治疗。

**预防** 关键是避免滥用酒精，做到对酒精的限制，少饮酒或不饮酒，同时应了解酗酒者的社会-环境-心理因素，开展反对酗酒的宣传教育，对沉溺于酗酒者应劝其戒酒，并接受心理治疗。

（刘志乔良）

jiǎchún zhòngdú

## 甲醇中毒（methanol poisoning）

一次过量摄入甲醇所致急性中毒。甲醇又称木醇、木精。无色透明、略有酒精气味，易挥发，易溶于水及有机溶剂。一般经呼吸道、消化道或皮肤吸收后进入人体，主要危害神经及血管系统，损害视觉。

**中毒机制** 甲醇摄入后在肝代谢为甲醛，进而氧化为甲酸，甲醛和甲酸的毒性都远大于甲醇。

甲醇代谢在细胞线粒体和微粒体进行，产生大量自由基。其机制尚不清楚，被认为是甲醇及其代谢产物破坏了自由基与抗氧化系统以及蛋白水解与蛋白水解抑制系统的平衡，并引起这两个系统之间的相互作用，最终这种平衡的紊乱引起组织细胞功能的改变。

**临床表现** 包括以下内容。

**代谢性酸中毒** 急性甲醇中毒患者体内的甲酸、甲酸盐及乳酸堆积造成阴离子间隙增高的代谢性酸中毒，轻度代谢性酸中毒患者可无明显临床表现，仅出现二氧化碳结合力降低等，重者则可能出现呼吸困难甚至死于呼吸肌麻痹。

**眼部损害** 甲醇进入机体后在眼房水和玻璃体内较其他组织液中的含量高几倍，故对视神经和视网膜有特异性损害作用，造成中毒性视神经及视网膜病变。主要表现如下。①视力障碍：一般为最早出现的症状，在口服1小时或数天后出现，开始感觉为眼球疼痛、畏光、眼前黑影、飞蚊、飞雪或闪光感、视物模糊、幻视等，视力急剧下降，甚至完全失明。②眼底改变：甲醇中毒最早期的眼底表现是视盘充血和视网膜水肿，双眼底改变基本相等。视神经受损严重患者，视网膜片状出血，中毒后1~2个月就可出现原发性视神经萎缩的眼底表现。少数病例可见眼肌麻痹，并出现复视，上睑下垂等。③视野改变：早期为致密斑的旁中心暗点或中心暗点，晚期多见周边视野缩小。④视觉诱发电位改变：表现为P100波潜伏期延长，振幅降低。

**神经系统损害** 甲醇及其代谢产物可以破坏血脑屏障，改变神经细胞代谢，进而产生相应的临床症状。①大脑皮质和海马区损害可出现：认知障碍，定向力及记忆力减退，严重时可出现幻觉、头昏、抽搐、谵妄等精神异常、最终导致中毒性精神病或痴呆。锥体细胞或锥体束受损时出现肢体瘫痪。②基底核区损害后表现齿轮样肌张力、运动异常及不自主震颤等震颤麻痹综合征。③脑干损害造成意识模糊、昏迷、延髓麻痹或交叉瘫痪。严重者常因中枢性呼吸衰竭而死亡。④周围神经损害除表现在眼神经外还可出现持续耳鸣及听力下降、四肢末梢对称性感觉运动障碍等。还可伴自主神经功能紊乱的症状如：心率增快、血压增高、间歇性腹痛、大汗淋漓、皮肤血管扩张充血、皮肤脱落等。

**其他** 急性甲醇中毒除以上症状外，还可能有胃肠道症状、胰腺炎以及肌红蛋白尿引起的肾损害等临床表现。长期经呼吸道吸入低浓度的甲醇，或皮肤常浸泡于甲醇中，可发生慢性中毒，除了皮肤黏膜刺激及视力减退症状外，还有神经衰弱和自主神经功能失调，如倦怠无力、头痛、眩晕、耳鸣、眼球震颤、震颤性麻痹等。

**诊断与鉴别诊断** 根据甲醇接触史，短期内出现中枢神经损害、眼部损害和代谢性酸中毒为主的临床表现，除外其他类似表现的疾病，综合分析后诊断并不难，必要时可做血和尿甲醇测定。中毒早期应与感冒、神经衰弱、急性胃肠炎等鉴别。还应与氯甲烷、乙二醇急性中毒和其他原因引起的脑病、视神经损害等鉴别。

**急诊处理** 吸入中毒者应迅速脱离现场，必要时吸氧，给予2%碳酸氢钠、地塞米松等雾化吸入。早期可予地塞米松静脉推注。出现肺炎或肺水肿时应及早对症处理。口服中毒者尽快以温水或1%碳酸氢钠洗胃，洗胃后可给予3%碳酸铵或15%醋酸铵100ml，使甲醇变为毒性较小的六次甲基铵，并口服牛奶或豆浆，以保护胃黏膜。皮肤和黏膜接触后，先用大量清水冲洗，再用肥皂水或2%碳酸氢钠液冲洗，更换被污染衣服。

**血液透析** 在急性甲醇中毒的治疗中起着十分重要的作用，它不仅能够及时有效地清除患者体内的毒物甲醇和甲酸，还能纠正代谢性酸中毒及电解质紊乱。治疗指征：①严重代谢性酸中毒。②出现视力、眼底和精神异常。③积极支持治疗病情仍然继续恶化者。④肾衰竭。⑤常规治疗无法纠正的电解质紊乱。⑥血液甲醇浓度>15.6mmol/L。

**应用解毒药** ①乙醇：传统的解毒药，其作用机制是通过与患者体内的甲醇竞争结合醇脱氢酶（ADH），阻止甲醇经ADH代谢为甲酸，达到解毒的目的。但是此药需要使血清乙醇浓度维持在22mmol/L以上或者其浓度为血清甲醇浓度的25%才能发挥作用，这为临床治疗带来不便。有效治疗剂量的乙醇将会引起患者中枢神经系统受到不同程度的抑制，并可以产生如肝损伤、胃炎、胰腺炎、静脉炎、低血糖症等的不良反应。②甲吡唑：又称4-甲基吡唑，在欧美许多国家，被作为治疗急性甲醇中毒的一线药物被广泛使用。其作用机制与乙醇相同，但与ADH的亲和力比乙醇高8000倍以上。

**对症支持治疗** 根据病情积极防治脑水肿，对症改善眼底血循环，防止视神经病变。维持呼吸和循环功能，保持电解质平衡。

无论急性或慢性中毒者都要避免眼睛受光线照射，可以给患者戴上有色眼镜或眼罩，或用纱布遮盖双眼。

**预防** 为防止甲醇中毒的发生，应加强对甲醇及酒类的监管力度，并加强宣传教育，使广大人民群众明确认识甲醇的剧毒性。

（刘志新 妍）

zhòngjīnshǔ zhòngdú

# 重金属中毒（heavy metal poisoning）

误服、自杀或投毒摄入过量重金属或慢性蓄积所致中毒。重金属是指密度>4.5g/cm³（或原子量>65）金属，包括铊（Tl）、砷（As）、金（Au）、银（Ag）、铜（Cu）、铅（Pb）、锌（Zn）、镍（Ni）、钴（Co）、铬（Cr）、汞（Hg）、镉（Cd）、钚（Pu）等约45种。重金属广泛应用于人们的生产和生活领域，长期接触或误食某些重金属，可引起中毒。水俣病源于汞中毒，痛痛病源于镉中毒，这是重金属中毒的经典例证。

**中毒机制** 重金属通过职业性接触、误吸、误服、自杀、投毒及环境污染等各种原因，蒸气、气溶胶、烟尘颗粒、化学内含物、脂溶性溶液等多种形式，呼吸道、消化道、皮肤吸收等多种途径进入人体，引起中毒。可作用于一个系统，也可作用于几个系统。其毒性因内在性质而定，也与剂量和侵入的途径有关（表）。大剂量短时间接触毒物可引起急性中毒；小剂量、长时间接触可引起慢性中毒；某些重金属有很强的致癌性，如镍、砷、铬。重金属作为中心离子与生物膜、大分子等结合而影响生物膜、酶的功能。也可与中心离子竞争配体而发生竞争抑制。

对细胞膜的干扰 重金属与细胞膜结合后，引起细胞膜通透性改变，其程度取决于重金属对膜上配体的化学亲和力。例如，$Hg^{2+}$与细胞膜上磷酸的氧原子配位结合，可使细胞膜的通透性发生改变；镉、锌、钴、铜可抑制$Na^+$-$K^+$-ATP酶的能力；汞、镉、钴、镍可干扰神经细胞轴索内的离子流，导致冲动传导阻滞。

与大分子的相互作用 重金属结合到大分子有代谢活性的配体，是很多重金属毒性作用的原因。最常见的配体是氨基酸、多肽和蛋白质。一般累及氨基、巯基和羟基。巯基尤为重要，因为它是酶的结合部位。例如，铅可抵制血红素合成酶和氨基乙酰丙酸脱水酶；三价砷对体内酶蛋白的巯基具有特殊的亲和力，砷与丙酮酸氧化酶蛋白的巯基结合，使酶失去活性。重金属可作为半抗原，在特定的情况下，由于细胞或体液免疫反应机制而产生超敏反应。例如，铂盐引起的哮喘属Ⅰ型超敏反应；铍、锆产生肉芽肿；铬、汞、镍产生过敏性皮炎。一些重金属可与核酸的碱基、戊糖和磷酸结合，产生致癌作用。例如镍、砷、铬就可攻击核酸，有致癌性。

与血液中配体结合 重金属与血液中配体结合成螯合物，可被转运到靶器官。例如，铀酰离子被吸收到血液后，与重碳酸阴离子和血白蛋白的羧基结合，重碳酸盐复合物迅速由肾小球滤过到近端小管液，经过酸化，重碳酸阴离子被消除，释放出铀酰离子，后者可与近端小管细胞的配体作用，蓄积在近端小管。

**临床表现** 重金属进入机体后经血液分布到作用部位，造成损害而产生相应症状。

呼吸系统 ①吸入硒或碲时，呼气有大蒜味。②长期接触铬酸雾或三氧化二砷粉尘可发生鼻炎，严重者可发生鼻中隔穿孔。③五氧化二钒、铬酸酐化钨、三氧化二砷、氧化硒、三氧化二钨、四氧化锇粉尘或烟雾有刺激性，这些金属氧化物都是酸酐，接触黏膜的水分后可以生成酸而具有强烈的刺激性，引起流涕、喷嚏、咽干、咳嗽等症状。④铬酸盐、硫酸盐、钴尘、五氧化二钒、铂盐等化合物具有致敏性，吸入后可引发哮喘性支气管炎。⑤五氧化二钒接触0.5~2小时可发生哮喘和支气管炎症状。⑥吸入氯铂酸铵引起的哮喘往往伴有皮肤过敏现象，称为"铂病"。⑦铸铜、熔炼金属、镀锌、轧钢、电焊等职业若吸入极细小的金属微粒可引起发热、咳嗽、白细胞增多，称为金属烟热。⑧吸入汞蒸气或二氧化锰粉尘可引起急性肺炎，

表　重金属毒性分类

| 毒性 | LD$_{50}$（mg/kg） | 途径 | 元素 |
|---|---|---|---|
| 高度毒性 | 1~10 | 经口 | 砷、钚、碲、铊 |
| | | 静脉推注 | 钚、碲、镉、铬、汞、铅 |
| 中等毒性 | 10~100 | 经口 | 镉、铜、汞、铅、锑 |
| | | 静脉推注 | 金、铈、钴、锰、钼、镍、锑、锡 |
| 低等毒性 | 100~1000 | 经口 | 铟、钼、钽、钍 |
| | | 静脉推注 | 铬、锗、稀土金属（镧等）、锶 |
| 比较无害 | >1000 | 经口 | 铯、铷、锶 |

吸入小量铍或氧化铍即可发生急性化学性肺炎。⑨吸入新生成的氧化镉、硒化氢、五氧化二钒后2~24小时，可出现呼吸困难、双肺湿啰音等肺水肿症状。⑩吸入重金属粉尘还可以引发肺气肿、尘肺、肺肉芽肿。

**血液系统** 直接引起血液功能障碍的重金属较少，损害主要发生在红细胞系统。①铅干扰卟啉代谢引起血红蛋白合成障碍，红细胞生成减少，造成贫血。②砷可以抑制骨髓造血功能，表现为再生障碍性贫血；吸入一定量的砷化氢气体后，血管内红细胞大量被破坏，造成溶血，生成大量血红蛋白。生成的大量血红蛋白可阻塞肾小管而发生急性肾衰竭。③口服大量的钴，还可引起红细胞增多症。

**神经系统** 脑细胞对毒物较敏感，易产生症状。有机金属化合物的脂溶性强，容易通过血脑屏障侵犯神经系统。铅、铊、有机锡化合物、有机汞化合物等可引起精神迟钝、谵妄、惊厥、昏迷等急性中毒性脑病症状，长时间接触可引发慢性中毒性脑病；锰中毒可损伤脑基底核，出现震颤麻痹综合征。

**消化系统** ①吸入大量汞蒸气可出现牙龈肿胀、出血，口腔黏膜糜烂。②长期接触镉化合物，牙齿釉质呈黄色环，称"镉环"。③腹绞痛见于铅中毒，口腔不洁牙龈处还可以出现铅线。④有的金属对胃肠黏膜有刺激和腐蚀作用，可产生急性胃肠炎。⑤接触大剂量砷、锑、锰、铊、钍可能引起急性中毒性肝炎。⑥砷中毒还可引起肝硬化和肝癌。

**其他系统** ①铬酸和重铬酸盐对皮肤、黏膜有腐蚀作用，可形成鸟眼状溃疡，俗称"铬疮"。

②铊中毒可引起严重脱发。③钡中毒可出现严重低钾血症。④饮用含钴啤酒，可发生扩张性心肌病。⑤长期接触汞蒸气可出现汞毒性晶体炎，晶体前囊变性。⑥长期接触铜化合物，眼结膜可染成浅黄绿色。

**诊断与鉴别诊断** 重金属中毒的临床症状涉及较广，并无特异性，单靠临床检查通常又不能肯定疾病原因，需结合环境接触情况全面分析方可确诊。①接触史：询问有毒金属的接触史可得到必要的启示。职业接触情况比较容易了解，但有时只能从生产过程中，凭经验加以分析和推测。②临床表现：可能特异性不大。如先有急性胃肠炎，1~2周内发生脱发和周围神经病变，应考虑铊中毒；电焊工、熔炼工、发生急性肺水肿，应怀疑镉烟中毒。③毒物分析：血液及组织中检测出超常量的金属有助于确诊。另外，测到生物材料或环境中含有有毒金属也可帮助诊断，如检查头发中的铊、砷有助于诊断铊中毒和砷中毒。④生化检查：重金属中毒时，某些生化指标可异常。例如，做尿氨基乙酰丙酸和血锌原卟啉检查可有助于诊断铅中毒。

**急诊处理** 首要处理是减少毒物吸收，如脱离中毒环境，洗胃、催吐、导泻等，并做好如下治疗。

**螯合剂治疗** 一种有效的治疗重金属中毒的方法；根据患者的不同情况，采取不同的对症治疗，稳定患者的生命体征，预防并发症。其主要作用：①兼有化学解毒和金属促排的作用。②有配体，可与体内配体竞争金属，可用做重金属的拮抗剂。③与金属结合成螯合物，是金属与螯合

剂中的配体配位结合。④螯合物中的金属，不再显示金属离子的毒性，可解毒。⑤与金属结合后，血中金属螯合物浓度增高，可由肾排出。

常用的螯合剂有两种。①巯基螯合剂：二巯丙醇、二巯丁二酸钠等。既可保护巯基酶不受金属的毒害，又可解救被金属抑制的巯基酶，但酶被抑制的时间不能过长，否则不易活化。因此，临床上应该尽早使用巯基螯合剂。大量使用会出现神经系统和心血管系统的副作用。②氨羧络合剂：依地酸钙钠。可与多种金属形成稳定而可溶的螯合物，是有效的解毒剂。不能进入细胞，治疗铅中毒时只能络合细胞外液的铅。长时间、大剂量使用可引发络合综合征，患者感觉疲劳、无力，严重者出现肝肾损伤。

**一般治疗及对症治疗** 重金属中毒可以产生严重的急性中毒症状，也可以产生迁延的慢性中毒症状，有效的一般治疗和对症治疗对抑制病情发展、缓解病情十分重要。预防中毒性脑病、肺水肿和急性肾衰竭等并发症对患者的预后意义重大。

**预后** 根据金属种类，中毒严重程度及救治情况，预后不同。轻度中毒患者经治疗后可以痊愈，无后遗症产生；重度中毒患者，根据自身情况会留有不同程度的后遗症。

**预防** 注意生产和使用金属及其化合物的安全问题；防止环境污染，做好污染监测；工人要注意定期体检和健康监护。

（刘 志 杨 旭）

shēnzhòngdú

**砷中毒**（arsenic poisoning）因服药、误服、自杀、投毒、职业性接触而过量摄入或慢性蓄积

三氧化二砷所致中毒。元素砷本身无毒性，但其氧化物却毒性较强，其中三氧化二砷毒性最强。体重为70kg的人口服三氧化二砷5~50mg即可中毒，70~180mg即可致死。气态砷（砷化氢）的毒性也极高，主要以吸入气道并吸收入血引起中毒。砷对机体多器官系统造成损害，一次过量摄入可引起急性中毒，长期接触砷化物可引起慢性中毒。2003年，美国新瑞典缅因州由于教会居民在教堂饮用掺有含砷毒物的咖啡，导致16人中毒，1人死亡。

**中毒机制**　职业性接触引起的急性砷中毒临床上已很少见，大多源于误服或自杀。生产加工过程中吸入其粉末、烟雾或污染皮肤中毒常见。砒霜治疗疾病用药过量引起中毒也有实例。砷进入人体内被吸收后，抑制含巯基酶的活性，破坏细胞的氧化还原能力，影响细胞正常代谢，引起神经系统、心、肝、肾、皮肤等多脏器损害。

**临床表现**　急性砷中毒早期主要表现为消化道症状，如咽喉及胸骨后烧灼感、恶心、呕吐、腹痛和腹泻等。症状酷似霍乱或重症胃肠炎，水样血便，可伴脱水和休克。重症者极度虚弱，可很快发生脱水、酸中毒以至休克，可有头痛、眩晕、烦躁、昏迷等神经症状。严重患者可于中毒后24小时至数日出现多器官功能障碍综合征，少数患者可在中毒后迅速死亡。急性砷化物中毒1~3周上述症状好转后，可出现感觉型和感觉运动型多发性神经病的临床表现，称迟发性神经病。其他表现有中毒1周后逐渐出现的皮肤糠样脱屑和色素沉着，指（趾）甲出现白色横纹。慢性中毒有头痛、头晕、消化不良等症状，

还可有肝硬化、肢体瘫痪、皮肤癌等并发症。

**诊断与鉴别诊断**　诊断急性砷中毒并不困难。根据有明显的砷化物摄入史，以及迅速出现的严重的消化系统和循环系统症状为主的临床表现，结合尿砷、血砷明显增高的实验诊断结果，诊断不难。应与急性胃肠炎、胃肠道传染病、食物中毒等鉴别。周围神经病变还应与吉兰-巴雷（Guillain-Barré）综合征及其他原因所致多发性神经病鉴别。慢性砷中毒必须有时间较长的接触史，结合患者有长期消化道功能紊乱、皮肤黏膜改变、多发性周围神经病、肝肾功能障碍的症状、车间空气中砷化物浓度超过容许范围等进行诊断。

**急诊处理**　急性砷中毒是一种危及生命的疾病，必须积极进行救治。口服毒物中毒后应尽早洗胃、催吐。洗胃要彻底，洗胃后用牛奶或蛋清水解毒，再用硫酸钠导泻。抢救时应密切注意维持基本生命体征，开多条输液通路，维持水电解质平衡，积极纠正酸中毒，纠正休克。抗生素控制感染，合理使用糖皮质激素。发生肾衰竭应及早血液透析。

急性中毒时及早应用特效解毒剂的意义重大。研究表明，在6小时内应用特效解毒剂的患者的生存率明显高于6小时之后应用的患者。特效解毒剂有二巯丙磺酸钠、二巯丁二酸钠等巯醇类金属络合剂。二巯丙醇因副作用大，现已不常用。

**预后**　有报道称长期接触砷作业的人群中呼吸道肿瘤的发病率较高，应定期随访观察。

**预防**　主要是防止误食，科学使用含砷成分的药物。

（刘　志　杨　旭）

**铅中毒**（lead poisoning）　经呼吸道吸入、消化道吸收等途径过量摄入铅或含铅化合物所致中毒。人类很早就认识到了铅的毒性。铅不是人体必需的元素，环境中的铅经食物、呼吸和皮肤等途径进入人体，引起铅中毒。铅对消化、神经、呼吸、血液、泌尿系统造成急性或慢性的毒性影响，通常导致肠绞痛、贫血和肌肉瘫痪等中毒症状，严重时可引发脑病甚至导致死亡。

**中毒机制**　铅与生产和生活密切相关。吸入铅尘、误食含铅涂料、吸入汽车尾气等都可引起中毒。铅是带正电的金属，对带负电的巯基具有高度亲和力，使各个器官中含巯基的酶失活，表现出毒性。

对造血系统作用　血铅浓度增高对血红素合成的影响最明显。骨髓含铅量是血液含铅量的50倍，铅在骨髓合成血红素的过程中抑制含巯基的酶，导致贫血。

对神经系统作用　铅容易通过血脑屏障，未成熟的血脑屏障细胞可以被高浓度的铅损害。铅可以取代钙而干扰许多代谢活动。其中蛋白激酶C对铅取代钙的作用最敏感，蛋白激酶C的反应敏感性下降，限制神经传导。铅还可抑制钙对神经递质的释放，与儿童神经发育有关。

对消化系统作用　铅可抑制肠壁碱性磷酸酶和ATP的活性，或致小动脉壁平滑肌收缩引起肠道缺血，导致肠道平滑肌痉挛，发生腹绞痛（又称铅绞痛）。铅主要蓄积于肝、肾，有试验显示铅对肝损害多见于急性铅中毒，临床观察职业性铅中毒也可引起肝损害。

对肾脏作用　肝肾等软组织

当中的铅含量最高。铅影响线粒体功能，可造成肾小管损害。铅主要结合在线粒体膜的蛋白部分，也可进入线粒体基质与氨基酸的某些反应基团结合，抑制酶的活性，影响线粒体的功能。铅可直接损害肾脏，引起急性和慢性肾脏病。

对生殖系统作用　铅可导致性功能低下和性染色体变异。已有过长期暴露铅作业的熔炉工人睾丸萎缩的报道。

**临床表现**　分为急性中毒和慢性中毒。

**急性铅中毒**　发生较少，多因误服含铅物质所致。潜伏期数小时至 2~3 天，中毒量为 2~3g，致死量约为 50g。起病急，常于服后数小时发病，食欲急剧减退，口内有金属味，常伴恶心、呕吐、腹胀、腹痛。铅绞痛是典型症状，腹部持续性疼痛，阵发性加剧，多位于脐周或下腹部，不放散，常伴面色苍白（又称铅容）、一过性高血压、眼底动脉痉挛。重症铅中毒常有阵发性腹绞痛，并可发生肝大、黄疸、少尿或无尿、循环衰竭等。少数有消化道出血、麻痹性肠梗阻、中毒性脑病等。

**慢性铅中毒**　多源于职业接触或使用偏方药物，儿童发病逐渐增多。主要表现为头痛、头昏、乏力、失眠、多梦、健忘等早期症状。周围神经损害可出现肢体远端手套袜子样感觉障碍，或因伸肌无力而出现垂腕。造血系统损害可出现小细胞低色素性贫血，可有网织红细胞和点彩红细胞增多。由于口腔食物腐败残渣与唾液腺分泌的铅结合，生成积于牙龈黏膜下的蓝灰色线，又称铅线。小儿铅中毒时 X 线检查长骨骺端可见"骨铅线"。

**诊断与鉴别诊断**　根据铅接触史和典型临床症状和体征，结合尿中或血中铅浓度明显升高，并排除消化、血液、神经系统疾病，一般不难诊断。对于调查不出接触史的疑似病例，应该注意消化道进食的可能，如饮食器皿含铅，食物中含铅，服用含铅药物等，还应注意吸入铅尘及含铅尾气的可能。

**急诊处理**　①清除毒物：一次过量摄入的口服中毒者，立即用 1% 硫酸钠溶液洗胃，并予导泻。②去除诱因：调查中毒者环境，降低再次摄入毒物的危险性。③驱铅治疗：中毒患者应根据具体情况，使用金属络合剂驱铅治疗，如依地酸钙钠、二巯丁二酸钠等注射，或二巯丁二酸、D-青霉胺等口服。④对症治疗：腹绞痛剧烈时，可用葡萄糖酸钙静注，也可用阿托品等解痉。⑤营养支持：纠正机体铁和钙缺失。⑥血铅检测：通过监测血铅水平，指导治疗。

**预防**　一些动物实验证实铅是一种致癌物质，但未在人类证实。解决铅中毒的根本措施是积极采取预防措施，使空气中铅浓度达到安全范围，防止过量铅侵入人体。

（刘志 杨旭）

gǒngzhòngdú

# 汞中毒（mercury poisoning）

过量摄入金属汞、无机汞和有机汞中的汞元素引起机体理化损伤。汞俗称水银，是唯一常温下以液态存在的金属，常温即有蒸发。汞在自然界以三种形态存在，即金属汞、无机汞和有机汞。几千年前，人们就认识汞的毒性。汞中毒以慢性多见，主要发生在生产活动中，长期吸入汞蒸气和汞化合物粉尘所致。大剂量汞蒸气吸入或汞化合物摄入即发生急性中毒。在现代社会，汞污染环境引起中毒的事件屡有发生。

**中毒机制**　职业性接触和非职业性接触汞都可引起中毒。职业性接触汞的机会较多，经常由呼吸道进入体内，常见的有冶金、化工、仪表、材料等行业；非职业接触常为误服误用，多经消化道进入体内，如误服无机汞化合物，或用含汞药物过量（如朱砂），以及汞污染食物等。机制主要如下。①汞与大分子物质共价结合：汞进入体内后，皆被氧化为二价汞离子（$Hg^{2+}$），且以此种化学状态发挥其毒性作用。$Hg^{2+}$ 易与蛋白质的巯基结合，使与巯基有关的细胞色素氧化酶、丙酮酸激酶、琥珀酸脱氧酶等失活，阻遏细胞生物活性和正常代谢。②汞致金属内稳态失衡：$Hg^{2+}$ 可导致细胞外液 $Ca^{2+}$ 大量进入细胞内，引起"钙超载"，激活细胞内的磷脂酶 A，分解细胞内磷脂，生成花生四烯酸与氧自由基等损伤细胞功能。③汞的免疫损伤作用：汞与体内蛋白结合，可由半抗原变成完全抗原，引起超敏反应，发生肾病综合征；高浓度汞可直接致肾小球免疫损伤。④汞中毒主要引起中枢神经系统、消化系统、呼吸系统和肾脏的病理学改变。

**临床表现**　汞属剧毒物质，短时间吸入高浓度汞蒸气（>1.0mg/m³）或口服大量无机汞时即可出现急性中毒症状；职业接触汞常引起慢性中毒。急性中毒损伤的器官主要是肾，其次为消化道、肺等；慢性中毒性损伤的器官则主要是脑、消化道和肾。

**急性汞中毒**　口服汞及其化合物后数分钟到数十分钟即引起急性腐蚀性口腔炎，牙龈肿痛、糜烂、出血、流涎，可有汞线。口腔和咽喉灼痛，并伴恶心、呕吐、腹痛、腹泻。呕吐物和粪便常有血性黏液和脱落的坏死组织。可伴周围循环衰竭和胃肠道穿孔。3～4天后（严重的可在24小时内）可发生急性肾衰竭，并伴肝损害。吸入高浓度汞蒸气可引起发热、化学性气管支气管炎和肺炎，出现呼吸衰竭，亦可发生急性肾衰竭。皮肤接触汞及其化合物可引起接触性皮炎，红色斑丘疹，可融合成片或形成水疱，愈后遗有色素沉着。

**慢性汞中毒** 患者主要表现为精神神经症状。有头晕、头痛、失眠、多梦，情绪激动或抑郁、焦虑等神经衰弱症状。自主神经功能紊乱表现为脸红、多汗、皮肤划痕症等。肌肉震颤先见于手指、眼睑和舌，以后累及手臂、下肢和头，甚至全身；肌电图检查可见周围神经损伤。口腔症状主要表现为黏膜充血、溃疡、牙龈肿胀和出血，牙齿松动和脱落。口腔卫生欠佳者可有汞线。

**诊断与鉴别诊断** 根据病史和典型症状，急性汞中毒的诊断多无困难。慢性汞中毒诊断必须具备明确的长期汞接触史。尿汞和血尿测定在一定程度上反映体内汞的吸收量，但常与汞中毒的临床症状和严重程度无平行关系。正常人尿汞 < 0.25μmol/L，血汞 < 0.05μmol/L。血汞超过正常值上限4倍，提示汞中毒。血汞是诊断急性汞中毒的可靠指标。尿汞浓度高滞后，不适于作为急性汞中毒的判定指标。

**急诊处理** ①清除未吸收毒物：意外摄入体温表中金属汞无需特殊处理，回家观察。吸入汞蒸气应立即脱离汞接触。摄入腐蚀性无机汞不应胃肠灌洗，禁止催吐。经消化道摄入者可饮用蛋清牛奶或豆浆保护胃黏膜。②驱汞治疗：预计汞有系统性吸收或有汞中毒相关症状，或血（尿）汞水平超标者考虑驱汞治疗，多用二巯丙磺酸钠肌内注射或二巯丁二酸钠静脉注射，口服制剂有D-青霉胺、二巯丁二酸，应用时间视病情而定；患者出现急性肾衰竭则驱汞应暂缓，以抢救肾衰竭为主；驱汞可加重肾脏负担，加重肾衰，必要时治疗透析。慢性汞中毒治疗多用3天疗法。③对症与支持治疗：化学性肺炎给予吸氧、糖皮质激素、抗生素治疗；口腔炎用过氧化氢漱口；神经系统症状可用镇静安神药；积极补液，纠正休克，维持酸碱平衡。

**预后** 有报道称，甲基汞中毒的母体分娩的婴儿大脑萎缩、发育迟缓；成人汞中毒后神经症状甚至可持续3～10年。

**预防** 减少汞对环境的污染对预防汞中毒有特殊意义。

（刘志 杨旭）

tāzhòngdú

# 铊中毒（thallium poisoning）

意外摄入可溶性铊盐或职业接触含铊烟尘、蒸气所致中毒。铊是一种剧烈的神经毒物，毒性高于铅和汞。急性中毒时表现为胃肠炎、上行性神经麻痹、精神障碍。慢性中毒时主要表现为多发性神经炎和脱发。20世纪初，铊盐曾被用于治疗性病、癣菌病、结核；后来曾用作脱毛剂和灭鼠剂。1934年临床统计，近700例为治疗癣菌病使用含铊盐药物而引起中毒，其中46例死亡。

**中毒机制** 急性铊中毒多数为非职业性中毒，源于误食含铊化合物、饮用含铊水源，少数则是由于误服含铊毒鼠、杀虫剂所致。急性职业中毒主要为吸入大量含铊烟尘、蒸气或可溶性铊盐经皮肤吸收引起。铊的中毒机制复杂，尚未完全阐明，可能的机制有：①干扰依赖钾的生理过程。一价铊离子与钾离子化学性质相似，在生物体内与钾离子发生竞争，影响有钾离子参与的生理活动如神经冲动的传导。②影响 $Na^+$-$K^+$-ATP 酶活性。铊离子能干扰细胞内与钾有关的泵机制。铊浓度明显增加时，可激活膜上的 $Na^+$-$K^+$-ATP 酶而影响细胞正常功能。③与蛋白或酶分子巯基特异性结合，干扰其生物活性。铊离子与蛋白质中的巯基结合，致使其失去生理活性。目前已知铊可与线粒体中相关蛋白结合，导致氧化磷酸化失偶联，干扰机体的能量代谢；铊还可与维生素 $B_2$ 及巯基牢固结合，干扰电子传递机制，造成许多依赖维生素 $B_2$ 和巯基的酶活性改变及相应的生化过程障碍，干扰生物氧化，引起外周神经炎；铊还会与角蛋白中的巯基结合，影响角蛋白的合成，导致脱发和米氏（Mess）纹的产生。

**临床表现** 分为急性中毒和慢性中毒。

**急性铊中毒** 主要表现胃肠道症状、多发性神经病变、脱发三联征。①消化道症状：较早出现，恶心、呕吐、食欲缺乏及腹痛等；个别患者出现便秘、腹泻等；少数患者可见口腔炎、舌炎、牙龈糜烂、消化道出血；严重的还可能发生中毒性肝炎。②神经系统症状：铊能够引起周围神经炎，中毒后3～5天时间内开始出现明显神经系统症状，首先双侧下肢麻木，随即从足端开始产生疼痛感，并随病程进展向上蔓延，明显触痛，随后将产生运动障碍，下肢无力，最终发展成肌肉萎缩；影响视神经，导致球后视神经炎及视神经萎缩。还会造成眼肌麻痹、上眼睑下垂、晶状体浑浊，最终导致完全丧失光感；铊对中枢神经系统也有影响，患者出现头痛、睡眠障碍、焦虑乃至人格改变等症状。③脱发和皮肤损伤：头发成束状脱落是铊中毒的特征性表现，一般发生在铊中毒后 1~3 周，脱发通常可逆；胡须、腋毛和阴毛也会脱落；中毒 3~4 周后指甲可见类似砷中毒的白色横纹（Mess 纹），牙龈色素沉着，皮肤干燥脱屑，并可有各种皮疹。

**慢性铊中毒** 临床表现与急性铊中毒相似。早期可有类神经症的表现，如头痛、头晕、失眠、多梦等。重者可有四肢感觉异常、运动障碍，也会出现脱发和皮肤损伤等表现。

**诊断与鉴别诊断** 急性中毒根据接触史，并具备下列条件可确诊：①脱发。②严重胃肠道症状。③上行性外周神经病变表现。④尿铊明显增高（>10g/L）。慢性中毒早期症状不典型，易误诊，应结合病史和实验室尿铊结果综合分析。此病应与相似临床表现的其他疾病鉴别。

**急诊处理** 包括以下内容。

**紧急处理** 口服中毒者，应立即催吐、洗胃、口服活性炭、导泻。可用 1% 碘化钾溶液洗胃，硫酸镁导泻。

**应用普鲁士蓝** 20 世纪 70 年代以后才受到重视，疗效满意，且无毒性反应。其解毒机制是铊可置换普鲁士蓝上的钾形成普鲁士蓝铊复合物随粪便排出体外。利尿药可增加铊经肾排出，可同普鲁士蓝同用。

**对症及支持治疗** 大量补液、利尿促进铊排出，但应预防肺水肿与心力衰竭，防止水电解质紊乱，适当补钾。肾衰竭时可血液透析，血液灌流较血液透析效果更好，必要时可两者合用。

**慢性铊中毒治疗** 除给予普鲁士蓝外，可给予胱氨酸、半胱氨酸、足够的营养支持和大量 B 族维生素，同时给予对症治疗。

**预后** 铊是一种具有蓄积性的毒物，其预后不很乐观。它能对中毒严重的患者造成永久性损害，包括肌萎缩、肝肾损伤。动物实验还表明铊也影响胚胎的正常生长发育，可造成骨骼发育畸形，但尚未找到对人致畸证据。

（刘 志 杨 旭）

jiāyòng xiāodújì zhòngdú

# 家用消毒剂中毒 （corrosives poisoning）

意外摄入过量家用消毒剂所致中毒。消毒剂是指可在体外杀灭病原微生物，预防和控制感染性疾病的制剂。不注意消毒剂的安全使用，也会对人体健康造成损害。

消毒剂按作用水平分为四类。①灭菌剂：可杀灭一切微生物，包括甲醛、戊二醛、环氧乙烷、过氧乙酸、过氧化氢、二氧化氯等。②高效消毒剂：可杀灭一切细菌繁殖体、病毒、真菌及其孢子等，对细菌芽胞也有一定杀灭作用，包括含氯消毒剂、臭氧等。③中效消毒剂：仅可杀灭分枝杆菌、真菌、病毒及细菌繁殖体等微生物，包括醇类消毒剂、酚类消毒剂等。④低效消毒剂：仅可杀灭细菌繁殖体和亲脂病毒，包括新洁尔灭、氯己定等。按化学结构和作用机制分为十类。①卤素类消毒剂：包括次氯酸钠、漂白粉、漂粉精、氯化磷酸三钠、84 液等无机氯消毒剂，二氯异氰尿酸钠、三氯异氰尿酸、氯胺 T 等有机氯消毒剂以及碘伏、碘酚等含碘消毒剂。②过氧化物类消毒剂：包括过氧化氢、过氧乙酸、臭氧等。③醇类消毒剂：包括乙醇、异丙醇等。④酚类消毒剂：包括来苏水、苯酚等。⑤醛类消毒剂：包括甲醛、戊二醛等。⑥酸类消毒剂：包括乙酸、甲酚磺酸等。⑦杂环类消毒剂：如环氧乙烷、环氧丙烷等。⑧表面活性剂类消毒剂：包括新洁尔灭、氯己定、消毒灵等。⑨重金属类消毒剂：包括红汞、升汞等。⑩其他类：包括硼酸、依沙吖啶（雷佛奴尔）、高锰酸钾等。

**中毒机制** 家用消毒剂多为低毒或中等毒类，且多数消毒剂是稀释后使用，毒性一般不大。大多数消毒剂对皮肤黏膜都有刺激作用，苯酚、甲醛、高锰酸钾等腐蚀作用较强。消毒剂经呼吸道吸入后，可致吸入性肺炎、化学性肺炎甚至化学性肺水肿。环氧乙烷对中枢神经有抑制作用。强氧化性消毒剂如二氧化氯、氯胺、次氯酸钠等还可致高铁血红蛋白血症。少数消毒剂如氯胺、二氧化氯、过氧乙酸、来苏水可发生溶血。

**临床表现** 临床所见中重度消毒剂中毒多数是经消化道误服或是自服引起。

**皮肤黏膜** 接触高浓度溶液后，在接触部位立即出现局部红斑、水肿、丘疹等，继而出现水疱、糜烂、溃疡，自觉有疼痛、烧灼感或瘙痒。接触含碘类、醇类、醛类等消毒剂后可发生过敏性皮炎。

**眼** 消毒剂溅入眼内后，可出现灼痛、畏光、流泪等刺激症状，体检可见眼睑肿胀，角膜浑浊，结膜明显充血、水肿甚至糜烂坏死，累及角膜可引起视物模糊，严重者发生角膜溃疡甚至穿孔。

消化系统　多数消毒剂对消化道黏膜均有腐蚀作用，尤其以高锰酸钾、酚类、醛类、过氧乙酸等腐蚀性为甚。经口摄入可出现恶心、呕吐、腹痛、腹泻，甚至出现呕血、便血。严重者可出现胃穿孔，甚至循环衰竭和急性肾衰竭。

呼吸系统　吸入大量环氧乙烷、臭氧或含氯消毒剂释放的氯气，会出现明显的呼吸道刺激症状，如咳嗽、少量咳痰、胸闷、气促、发绀等，严重者可出现化学性肺炎和肺水肿，甚至发生急性呼吸窘迫综合征。

神经系统　吸入低浓度臭氧（$0.4mg/m^3$），可出现头痛、头晕、注意力不集中、视力下降等。环氧乙烷、醇类、醛类消毒剂可引起共济失调、定向障碍，严重者昏迷。接触环氧乙烷后可发生暂时性精神障碍、共济失调、周围神经病变等。

循环系统　多继发于其他脏器或系统损害。环氧乙烷、酚类、醛类消毒剂可引起心肌损伤，出现心动过缓及期前收缩。臭氧、醇类消毒剂可扩张周围血管，引起血压下降。

血液系统　二氧化氯、氯胺、次氯酸钠等可引起高铁血红蛋白血症，血液中高铁血红蛋白含量达 10%，可出现头晕、头痛、乏力、胸闷等症状及发绀。氯胺、二氧化氯、过氧乙酸、来苏水等可引起溶血、血红蛋白尿，严重者发生肾衰竭。

内分泌系统和代谢　长期大量接触含碘类消毒剂可能会碘中毒。

诊断　①有与上述家用消毒剂的接触病史。②根据接触消毒剂种类的不同，有相应的中毒表现，如有明显的刺激作用和呼吸系统症状，出现肺炎或肺水肿的临床表现，有皮肤黏膜腐蚀症状及体征，有恶心、呕吐、腹痛、腹泻的症状。③相关辅助检查，包括胸部 X 线或肺 CT 征象、血气分析异常，血、尿中特异性代谢产物含量增高。④毒物鉴定。

急诊处理　包括如下内容。

局部皮肤处理　皮肤接触后彻底使用清水或肥皂水清洗，出现红肿、水疱并伴有糜烂渗出者应按皮肤科常规处理。

局部眼处理　溅入眼后立即使用大量流动清水持续冲洗 15 分钟，若有持续疼痛、畏光、流泪，可局部点滴氯霉素眼药水或涂抹红霉素眼膏。若症状不缓解，请眼科医师积极处理。

呼吸道保护和通气支持　立即将患者移离现场至空气通风处，静卧、保温、保持呼吸道通畅，如出现咳嗽、呼吸困难等呼吸道刺激症状，给予吸氧、支气管解痉剂。忌用抑制呼吸中枢的药物，若呼吸困难不缓解，憋气、发绀加重，出现呼吸窘迫者可以考虑机械通气。

胃肠道去污染　口服中毒不主张洗胃、催吐、导泻，尤其腐蚀性较强的消毒剂禁忌洗胃，口服牛奶、蛋清或氢氧化铝凝胶保护消化道黏膜。不主张使用酸碱中和剂。

对症支持　积极全身补液，液体可根据失液的情况给予晶体如生理盐水、林格液、乳酸钠等和胶体如 706 代血浆、低分子右旋糖酐、血浆或全血。注意维持水电解质和酸碱平衡，防止发生循环衰竭和肾衰竭。密切观察患者是否有消化道穿孔的体征。一旦出现，立即禁食，胃肠减压，大量补液。若病情发展，需请外科处理。对于全身反应比较明显者可以给予糖皮质激素。

预防并发症　必要时使用抗生素，预防和治疗感染。

其他　杂环类消毒剂中毒可积极脱水，使用甘露醇或呋塞米利尿，防治脑水肿，同时预防肺水肿发生。

预后　轻度和中度中毒者经及时有效抢救治疗，一般预后良好。重度中毒者，特别是发生呼吸窘迫综合征、昏迷、休克或继发肾衰竭者，预后不佳，严重者可导致死亡。

预防　使用消毒剂进行消毒处理时，应穿戴防护用具（口罩、手套、防护服、眼罩等），用规定的浓度。处理消毒剂泄漏时，必须穿戴好防护服，使用大量清水冲洗干净。消毒剂应保存在密闭容器内，放在阴凉、干燥、通风处，注明成分，防止误服。家庭使用的消毒剂应当保存在小儿不易接触到的地方。

(刘　志　刘志红)

tànqīnghuàhéwù zhòngdú

**碳氢化合物中毒**（hydrocarbon poisoning）　因误服、误吸、职业接触而过量摄入碳氢化合物类化学物所致中毒。碳氢化合物简称烃，指仅由碳和氢两种元素组成的一大类有机化合物，广泛存在于植物、动物脂肪、天然气、石油、汽油、煤油等物质中，主碳链长度最多可达 60 个碳原子（表）。

根据基本碳链结构的不同，烃可分为链烃（又称为脂肪烃）和环烃两大类。链烃又分为饱和脂肪烃（烷烃）和不饱和脂肪烃（烯烃、炔烃等）；环烃又可分为脂环烃（环烷烃、环烯烃、环炔烃等）和芳香烃（苯的同系物、稠环芳烃、联苯等）。在生产生活中，烃类多以混合物的形式存在，故临床上难见到纯品中毒，在说明烃的毒性时，通常是概括讨论这些复杂混合物的共性。一些常见有机原料所含的主要烃类不同，其用途亦有异（表）。在生产、运输及使用这些有机原料及其制品的过程中，人体都有可能通过各种渠道（如误服、接触、吸入等）摄入过量有毒成分，进而引起的中毒。

**中毒机制及临床表现**　临床常见的烃类中毒大多同时存在多器官功能障碍，症状复杂且严重，有些烃类有麻醉作用（丙烷、丁烷、丁烯等），或可反射性抑制呼吸中枢、刺激迷走神经（如汽油、苯、甲苯等），在高浓度吸入时可导致猝死。

**神经系统**　烃类对神经系统的损害可分为直接和间接两类。正己烷、苯、甲苯、二甲苯等在急性中毒时可通过血脑屏障，直接对神经细胞产生毒性作用，脑水肿为最常见的病理特征；尚有一些烃类如甲烷等，吸入后可造成窒息，进而发生缺氧性脑病，一些混合烃类如汽油、煤油等可造成化学性肺炎，也可导致缺氧进而引起相应神经系统状。常见

有：意识障碍、精神障碍、抽搐、自主神经功能紊乱、颅内压增高，重者可导致"脑衰竭"，甚至死亡。

**呼吸系统**　多数烃类具有挥发性，蒸气被吸入后可造成呼吸道刺激症状，甚至化学性肺炎，重者可出现急性呼吸窘迫综合征。损害首先累及气管、支气管黏膜上皮，形成气道炎症，诱发气道高反应性。进而累及肺泡上皮细胞及毛细血管内皮细胞，造成肺泡毛细血管通透性增加，导致肺泡水肿。间质毛细血管内皮细胞也受损，通透性增加，形成肺间质水肿。常见的临床表现有：剧烈咳嗽、呼吸困难、胸骨后疼痛、痰多甚至带血、肺水肿、急性呼吸衰竭、顽固性低氧血症等，甚至进展为急性呼吸窘迫综合征。

**心血管系统**　苯、煤油等烃类常可引起心血管系统损害。可能的机制为与心肌蛋白或心肌细胞的多种酶结合，干扰心肌代谢及能量合成，进而导致心肌炎；增加心肌对儿茶酚胺的敏感性，导致窦房结及心肌细胞的自律性、兴奋性增高，不应期缩短，发生异位心律；引起迷走神经功能亢进，产生心动过缓，甚至房室传导阻滞。主要表现有心悸、胸闷、

气短、心前区疼痛等心肌损伤症状，如出现心律失常（房室传导阻滞、异位心律、心室颤动、阿-斯综合征）并影响到血流动力学，可因供血不足导致头晕、乏力、晕厥等。心肌损伤或伴严重心律失常，可引起心源性休克、心力衰竭，甚至猝死。

**消化系统**　多见于误服，如汽油、煤油、松香水、松节油等混合烃类。可引起口腔溃疡、口咽肿痛、恶心、呕吐、胃灼热、腹痛、腹泻、呕血及便血等。例如，松节油主要成分是蒎烯、茨烯，可因严重消化道损伤而致死。这些混合烃尚可因造成肝细胞脂肪变性和坏死而导致肝损害，临床症状可有肝大、肝功能异常、黄疸，甚至急性肝衰竭，导致肝性脑病、凝血功能障碍等。长期接触较低剂量上述烃类，可有类似慢性肝炎的表现，后期可演变为肝纤维化、肝硬化。

**血液系统**　最常见最重要的烃类是苯。苯及其代谢产物氢醌、苯酚等，因具有细胞毒作用并可影响造血细胞 DNA 合成，干扰微管集合，抑制造血干细胞的增殖、分化、成熟，引起再生障碍性贫血、血小板减少症，甚至白血病。萘等尚可使血液中的珠蛋白变性，在细胞内形成海因茨（Heinz）小体，引起溶血性贫血。主要表现有进行性贫血、出血、感染、发热、腰痛、血红蛋白尿、肝脾大、黄疸、淋巴结肿大等。

**泌尿系统**　常见的有环己烷、甲苯、二甲苯、乙苯、萘、汽油、煤油、松节油等。主要作用机制是：一方面直接造成肾脏细胞内钙超载和自由基损伤，另一方面导致肾脏血流障碍、肾组织缺血缺氧。萘等可诱发血红蛋白尿，生成血红蛋白管型而造成肾小管

表　常见有机原料所含主要烃类及用途

| 常见有机原料 | 所含主要烃类 | 用途 |
|---|---|---|
| 天然气 | 甲烷（97%）、乙烷、丙烷等 | 燃料，合成氨、石油、炭黑等 |
| 液化石油气 | 丙烯、丙烷、丁烯、丁烷、戊烷等 | 燃料，石油化工原料 |
| 石脑油 | $C_4 \sim C_6$烷烃、环烷烃、少量芳香烃 | 制取氢、苯、沥青等的原料 |
| 汽油 | $C_5 \sim C_{12}$脂肪烃、脂环烃、芳香烃等 | 燃料、清洗剂、溶剂 |
| 煤油 | $C_{10} \sim C_{16}$脂肪烃、脂环烃、芳香烃等 | 燃料、溶剂、照明、润滑、清洗剂 |
| 松节油 | 蒎烯、茨烯等 | 涂料稀释剂，合成樟脑、冰片等 |
| 香蕉水、松香水 | 二甲苯、辛烷、壬烷、三甲苯等 | 涂料稀释剂、油漆稀释剂、清洗剂 |
| 煤焦油 | 苯、二甲苯、萘、蒽、苯并芘等 | 提取、合成多种化工产品如塑料等 |
| 重燃油 | $C_{20} \sim C_{45}$多环芳香烃等 | 燃料，主要用于船舶动力、发电等 |

堵塞；汽油等可以诱发以细胞介导为主的免疫反应，导致免疫复合物在肾小球系膜或基膜沉积，引起不同类型的肾小球肾炎。主要症状可有少尿、无尿、血红蛋白尿、肾功能障碍甚至衰竭、肺出血-肾炎综合征等。

**诊断与鉴别诊断**　诊断依据病史、临床表现和辅助检查。主要的实验室检查有：①生物材料中烃类及其代谢物的测定，怀疑苯中毒可检测血苯或尿酚的含量，甲苯中毒可测定尿中马尿酸的含量等。②烃类对机体作用的特殊效应指标检测，怀疑萘中毒时可测定血中的 Heinz 小体。③一般化验指标检测，如血、尿常规，肝、肾功能，血气分析，血电解质等。影像学检查有 X 线、CT、心电图、超声心动图等，甚至可以考虑肌电图、脑电图、肺功能等特殊检查。上述检查可以评价烃类中毒对人体损害的严重程度，有助于临床诊断及指导对症治疗。应综合分析，注意与其他可引起相似症状的中毒及非中毒性疾病鉴别。

**急诊处理**　迅速脱离有毒环境、清除体内毒物是救治烃类中毒的关键。①经口中毒者可通过洗胃、催吐、吸附、导泻、灌肠等方法清除胃肠道内的毒物。②经呼吸道中毒者要保持气道通畅，清除呼吸道分泌物和异物。③经皮肤吸收中毒者应立即彻底脱去衣物，对染毒皮肤进行彻底清洗。④对于已经吸收入血的毒物，在充分补液利尿的同时，如有指征可以考虑行血液净化治疗，包括血液透析（小分子物质）、血液滤过（中分子物质）、血液灌流（与血浆蛋白结合的脂溶性物质）、血浆置换（血浆蛋白结合率高的物质）等。临床上常用血液灌流

联合血液透析的方法治疗急性烃类中毒，既可清除与血浆蛋白结合率高的物质，又可通过超滤脱水、纠正电解质紊乱和酸碱平衡失调来改善脑水肿、肺水肿和肾功能。

烃类中毒大多无特效解毒剂，凡能通过理化作用减少毒物的吸收和生成或改变毒物生物转化，减低毒物毒性或加速毒物排出的药物，都可作为一般解毒剂使用。常用的有葡醛内酯、谷胱甘肽、乙酰半胱氨酸等。急危重期应以支持重要脏器、对症治疗为主，如氧疗（吸氧、高压氧舱）、降温（冰袋、人工冬眠）、镇静、改善细胞代谢（ATP、细胞色素 C）、糖皮质激素（有助于治疗肺水肿、中毒性心肌损害、肝肾功能损害）等。

**预后**　急性重度中毒多预后不良，尤其是混合烃类中毒，出现多器官功能障碍综合征则可能在短时间内死亡。慢性中毒如苯等可能导致白血病，预后亦差。急性轻度中毒经过及时脱离中毒环境、清除体内毒物、对症支持治疗等处理，多可达到满意效果。

**预防**　大部分烃中毒发生在生产劳动过程中，预防的基本原则是严格执行三级预防，要狠抓一级预防（禁止或减少使用有毒有害物质作为生产原料），强化二级预防（加强职业安全管理，开展健康监护），做好三级预防（及时有效处理中毒事故，精心治疗患者，保护劳动力）。

（刘　志　隋欣烔）

yǒudú qìtǐ xīrù zhòngdú

**有毒气体吸入中毒**（poisonous gas inhalation poisoning）　吸入气体、蒸气或气溶胶状态所致中毒。主要包括各种酸类、氮的氧化合物及氨气、氯及其化合物、硫的

化合物、酯类、金属化合物、某些重金属、醛类、氟代烃类、硼烷、氯甲甲醚、四氯化碳、一甲胺及军用毒气等。因生活或生产中的意外、防护不当、工业泄漏等引发，多为群体发病，临床进展迅速，多表现为急性肺、神经系统等损伤，严重者可导致肝、肾等多脏器损伤而危及生命。

**病因**　一些有刺激性气味的气体如硫酸、二氧化硫、氯化氢、氯气、光气、甲醛、硫酸二甲酯、臭氧、氧化镉等对眼、呼吸道黏膜和皮肤有刺激作用，称为刺激性气体中毒。其毒性作用以局部损害为主，对眼、皮肤、黏膜有强烈的刺激作用，其中一些同时具有强烈的腐蚀作用。影响其中毒的主要因素为水溶性、浓度和接触时间。水溶性大的气体，如氯气，易对眼和上呼吸道引起刺激作用，症状出现较早，应警惕喉头水肿。水溶性较小的化学物，如光气，易对下呼吸道及肺泡产生刺激和腐蚀，引起化学性肺炎或肺水肿，症状出现较迟。这些有刺激性气味的气体常可引起机体有所反应或警觉，促使其及时采取措施，预后一般较好。窒息性气体是指造成组织缺氧的气体。分为两种。①单纯性窒息性气体：本身无毒，因在空气中含量增高而使氧含量减少，使肺内氧分压降低，造成缺氧，如甲烷、氮气、二氧化碳和惰性气体等。②化学性窒息性气体：吸收后与血红蛋白或细胞色素氧化酶结合，影响氧在组织细胞内的传递、代谢使氧的运送和组织利用氧的功能发生障碍，引起组织缺氧或内窒息，严重者导致急性中毒性脑病，如一氧化碳、氰化氢等。

**中毒机制**　①有毒物在较高浓度下（如硫化氢 $1000mg/m^3$、

二氧化硫 5240mg/m³、氯气 3000mg/m³、氨 3500mg/m³）接触者可在数秒钟内发生"电击样"死亡，其机制是急性反应性喉痉挛、反应性延髓呼吸中枢麻痹，常来不及抢救。②吸入大量金属化合物烟尘，如氧化铁、氧化铜、锰氧化物等，常可出现乏力、头痛、咽痛、咳嗽、肌肉酸痛、寒战、发热等症状，体温常在 38~39℃，持续数小时，出大汗后逐渐下降，通常在 24~48 小时恢复正常，这种现象称为金属烟热。③某些重金属如汞在常温下具有易挥发的特性，主要以蒸气形态经呼吸道吸入引起中毒，生活中用含金属汞的单方熏蒸吸入治疗皮肤病引起中毒也屡见报道。汞与蛋白质巯基有特殊的亲和力，与酶的巯基结合，抑制含巯基酶的活性，造成机体代谢障碍。④氧是生命必不可少的元素之一，但吸入过多（压力较高、时间较长）氧而导致一系列生理功能紊乱和一些器官功能与结构的病理变化成为氧中毒。临床上分为肺型氧中毒（表现为鼻黏膜充血、口干、咽痛、胸骨后不适、继之发生频繁甚或难以控制的咳嗽，最后吸气时胸骨后剧痛，两肺可闻及啰音，甚至出现呼吸困难）和脑型氧中毒（主要表现为：间歇性癫痫样大发作）。氧中毒的机制复杂，尚不清楚。一些呼吸系统用药如雾化吸入的沙丁胺醇、特布他林、丙卡特罗等药物一次性吸入过量可以引起头晕、持续而严重的头痛、胸痛、严重的高血压、持续恶心、呕吐、震颤及心律失常等心血管不良反应。

**临床表现** 主要是呼吸系统的症状和体征。

眼和上呼吸道刺激症状 眼部损害表现轻者仅出现流泪、眼刺痛、眼结膜充血等，严重者可导致角膜溃疡、虹膜炎、晶状体浑浊等。上呼吸道黏膜刺激症状有咽部刺痒感、咳嗽、胸闷等。两肺无啰音，胸部 X 线检查无异常改变。

中毒性咽喉疾病 最常见的是呛咳、咽痛等咽喉刺激症状，轻者可于脱离接触后逐渐好转，重者可发生喉痉挛、急性喉炎和急性喉水肿。①喉痉挛：喉部黏膜受到刺激后可立即引起喉返神经支配的环杓侧肌收缩，导致呼吸困难等。②急性喉炎：咽喉部干燥、灼热、刺激感，严重者可有声门水肿，出现吸入性喘鸣，吸气困难等。③急性喉水肿：有咳嗽、吸入性呼吸困难、声音嘶哑、失音等。以上三种情况，轻者在脱离接触后逐渐缓解，重者可发生窒息，发绀、三凹征为窒息前兆，提示病情严重。

急性气管-支气管炎 咳嗽、咳痰、胸闷、胸痛、声音嘶哑，两肺可闻及散在干性啰音及哮鸣音，可有少量湿性啰音。胸部 X 线片表现为肺纹理增多，增粗，边缘不清，一般以下肺野较多。

支气管肺炎 咳嗽、咳痰、胸痛、胸闷、发热、气促、发绀，常伴头晕、恶心、乏力。两肺可闻及干湿性啰音。胸部 X 线片可见两肺纹理模糊，呈片状、网状或散在细粒状阴影。

吸入性肺炎 吸入碳氢化合物或其他液态化合物（以汽油、柴油最常见）可引起吸入性肺炎。吸入后立即出现剧烈呛咳、咳痰、痰中带血，少数病例数小时后可有铁锈色痰及剧烈胸痛、气促、发绀，常伴发热、头痛、乏力、全身不适等。胸部 X 线片表现为局部有絮状或小斑片状阴影，少数可伴发渗出性胸膜炎。

肺水肿 最早出现在吸入后 15 分钟，一般在 1~6 小时。分两种类型。①急性间质性肺水肿：呼吸困难明显，伴有胸闷、咳嗽、咳痰等。双肺常无明显湿啰音。胸部 X 线表现为肺纹理增多，肺门阴影增亮，边界不清，肺野透明度减低，常可见水平裂增厚，有时可见支气管袖口征和（或）克氏 B 线。如病变进一步发展可致弥漫性肺水肿。②急性弥漫性肺水肿：严重呼吸困难，咳嗽，咳大量白色或粉红色泡沫痰。明显发绀，两肺满布湿性啰音。胸部 X 线片表现为两肺野有大小不一、边缘模糊的粟粒状、小片状或云雾状阴影，有时融合成大片状阴影或呈蝶状分布。血气分析示动脉血氧分压（$PaO_2$）<60mmHg，氧合指数<300mmHg。

急性呼吸窘迫综合征 肺水肿发展的严重阶段，毒物直接作用于呼吸系统所致，以刺激性气体最常见。临床表现以呼吸窘迫为突出，呼吸频率>28 次/分，发绀明显；胸部 X 线片显示两肺广泛的多数呈融合的大片状阴影；氧合指数<200mmHg；肺动脉楔压（PAWP）<18mmHg 或无左心房压升高临床证据。可因全身缺氧导致脑水肿或诱发多器官功能障碍综合征。

迟发性阻塞性细支气管炎 肺水肿基本恢复后 2 周突然又出现咳嗽、胸闷、进行性呼吸困难、明显发绀，两肺可闻及干啰音或细湿啰音。胸部 X 线片示两肺满布粟状阴影。常见于水溶性低的刺激性气体中毒，如急性氮氧化合物、光气中毒等。

中枢神经系统症状 任何一种窒息气体，中毒都是引起机体缺氧，中枢神经系统缺氧表现为头晕、头痛、烦躁不安、定向障碍、呕吐、嗜睡、昏迷、抽搐等，严重者可导致脑水肿、脑疝危及生命。

**其他系统损害** 一些严重的吸入中毒还可导致肝、肾、血液系统及心血管系统损害，如汞中毒可出现蛋白尿，过量吸入特布他林可出现恶性心律失常。

**诊断** 通过仔细询问患者病史及职业环境结合患者临床表现、呼出气体的特殊气味、实验室检查，诊断不难。

**急诊处理** ①基本措施：立即脱离现场，注意保暖；彻底清洗眼、皮肤污染物；对有特效解毒剂者，及时使用相应解毒剂；没有特效解毒剂者，可酌情使用还原型谷胱甘肽、半胱氨酸或胱氨酸和维生素 C 等非特异性解毒药。②气道保护：支气管解痉、镇咳化痰、雾化吸入，注意防治喉头水肿、窒息，必要时行气管切开。③解痉平喘：东莨菪碱可松弛平滑肌、减少黏液分泌、改善微循环，对肺水肿、急性呼吸窘迫综合征均有一定疗效。④合理进行氧疗：对轻度肺水肿患者给予鼻导管吸氧（5～6L/min）；较严重缺氧患者给予面罩高浓度吸氧［吸入氧浓度（FiO$_2$）>50%］，使动脉血氧饱和度（SaO$_2$）> 90%；当 FiO$_2$ > 60%、PaO$_2$ < 60mmHg、SaO$_2$ < 90% 应考虑应用机械通气。⑤高压氧治疗：常用于窒息性气体特别是一氧化碳中毒治疗，对迟发性脑病有一定的作用。⑥糖皮质激素：早期、适量、短程应用，预防肺水肿，首选地塞米松。⑦对症支持：纠正酸中毒与离子紊乱、控制感染、补充营养及各脏器支持治疗等。

**预防** 吸入毒素中毒多见于职业生产，预防尤为重要，应要求工厂改造生产工艺，减少有害气体的排放，加大对有害气体的监管力度，加强工作人员的防护，配备急救药品，加强宣教，普及紧急抢救常识。

（刘志新 妍）

yīyǎnghuàtàn zhòngdú
## 一氧化碳中毒 （carbon monoxide poisoning） 吸入过量一氧化碳所致急性中毒。俗称煤气中毒。一氧化碳（CO）是含碳物质在不完全燃烧时产生的一种无色、无味的窒息性气体。吸入较高浓度的 CO 后可引起急性脑缺氧，甚至死亡；少数患者亦可有其他脏器的缺氧性改变。部分患者意识障碍恢复数日之后会出现迟发性脑病。CO 能否造成慢性中毒，至今尚有争论。

**病因** 生产性因素：高炉煤气和发生炉含 CO 30%～35%；水煤气含 CO 30%～40%；炼钢、炼焦、烧窑生产过程中若炉门或窑门关闭不严、煤气管道漏气、煤矿瓦斯爆炸等都可以产生大量 CO；火车通过隧道时，空气中 CO 可达到有害浓度；矿井打眼放炮产生的炮烟中 CO 含量也较高。化学工业合成氨、甲醇、草酸等都要接触 CO。生活因素：每日吸烟一包，可使血液碳氧血红蛋白（COHb）浓度升至 5%～6%，连续大量吸烟可致 CO 中毒；煤炉产生的气体中 CO 含量可高达 6%～30%；若室内门窗紧闭，火炉无烟囱或烟囱堵塞、漏气、倒风及在通风不良的浴室内使用燃气加热器等都引起 CO 蓄积；失火现场空气中 CO 浓度可高达 10%。

**中毒机制** CO 中毒主要引起组织缺氧。CO 经呼吸道吸入后，通过肺泡进入血液循环，85% 与血红蛋白结合，形成稳定的 COHb，血红蛋白失去携氧能力。CO 与血红蛋白的亲和力比氧与血红蛋白的亲和力大 240 倍，小量的 CO 即可与氧竞争，所形成的 COHb 和血液中的氧合血红蛋白（HbO）的比例取决于血液中的 CO 和氧分压，CO 接触浓度和时间又与 COHb 水平呈明显的剂量效应关系。CO 与血红蛋白结合为 COHb 后，其解离速度又比 HbO 的解离速度约慢 3600 倍。COHb 不仅本身无携带氧功能，还抑制 HbO 的解离，使血红蛋白氧解离曲线左移，抑制氧的释放和传递，造成机体双重缺氧。高浓度 CO 还能与还原型细胞色素氧化酶中的 Fe$^{2+}$ 相结合，抑制细胞色素氧化酶的活性，影响细胞呼吸和氧化过程，最终导致低氧血症。中枢神经系统对缺氧最敏感。其脑损伤机制主要为：①脑内小血管迅速麻痹、扩张。脑内的 ATP 在无氧情况下迅速耗尽，Na$^+$-K$^+$-ATP 酶运转失常，钠离子蓄积于细胞内而诱发脑细胞内水肿。缺氧使血管内皮细胞发生肿胀而造成脑血管循环障碍。②脑内酸性代谢产物蓄积，使血管通透性增加而产生脑细胞间质水肿。缺氧可激活黄嘌呤氧化酶，生成大量氧自由基及花生四烯酸产物，造成组织损伤及血脑屏障功能障碍。③脑血循环障碍可造成血栓形成、缺血性坏死以及广泛的脱髓鞘病变。致使部分患者发生迟发性脑病。

**临床表现** 与血中 COHb 的浓度密切相关，也与患者的健康状况有关。按中毒程度可分为轻、中、重三级。①轻度中毒：中毒时间短，血中 COHb 占 10%～20%。表现为头痛、眩晕、心悸、恶心、呕吐、四肢无力，甚至出现短暂的昏厥，一般神志尚清醒，吸入新鲜空气，脱离中毒环境后，症状迅速消失，一般不留后遗症。

②中度中毒：中毒时间稍长，血中COHb占30%~40%，在轻型症状的基础上，可出现虚脱或昏迷。皮肤和黏膜呈现煤气中毒特有的樱桃红色。如抢救及时，可数天内完全恢复，一般无后遗症状。③重度中毒：发现时间过晚，血中COHb占40%甚至更高，患者呈现深昏迷，各种反射消失，尿便失禁，四肢厥冷，血压下降，呼吸抑制。患者可呈去皮质综合征状态。部分患者因吸入呕吐物引起吸入性肺炎，甚至发生脑水肿、肺水肿、心肌损害、休克、酸中毒及肾功能不全等严重并发症。

急性CO中毒迟发性脑病是指急性CO中毒意识障碍恢复后，经过2~60天的"假愈期"，又出现下列精神异常及意识障碍之一：①痴呆、谵妄或去皮质强直。②锥体外系神经障碍，出现帕金森综合征的表现。③锥体束损害，如偏瘫、病理反射或尿失禁等。④大脑皮质局灶性功能障碍，如失语、失明，或出现继发性癫痫等。⑤脑神经及周围神经损害，如视神经萎缩、听神经损害及周围神经病变等。

**诊断与鉴别诊断** 根据吸入CO的接触史、突然昏倒、重者皮肤黏膜樱桃红色，以及发生的中枢神经损害的症状和体征，结合血液COHb测定结果，诊断一般无困难。脑电图弥漫性低波慢波和头CT有病理性密度减低对诊断具有辅助意义。血中COHb测定是主要诊断依据。血COHb快速简易测定法（加碱法），如有条件可用CO分光光度检查法。此病应与脑血管意外、脑膜炎、脑震荡、糖尿病酮症酸中毒及其他原因引起昏迷的中毒鉴别。

**急诊处理** 及时正确救治是改善患者预后的关键。高压氧舱是有效工具。

**终止CO吸入和纠正缺氧** 迅速将患者移离中毒现场，转移到空气新鲜的地方，终止CO继续吸入。注意保暖、保持呼吸道通畅并卧床休息。有的轻型患者不经其他治疗，即可痊愈。若发现有CO中毒迹象，应立即开门、开窗通风，加速COHb解离，增加CO的排出。

**防治脑水肿** 严重中毒后，脑水肿可在24~48小时发展到高峰。最常用的是20%甘露醇静脉快速滴注。颅内压增高现象好转，可减量。也可用呋塞米脱水。ATP、糖皮质激素如地塞米松也有助于缓解脑水肿。若抽搐频繁，首选地西泮静脉注射，抽搐停止后再静脉滴注苯妥英钠。

**治疗感染和控制高热** 做咽拭子，血、尿培养，选择广谱抗生素。高热采用物理降温方法，如头部用冰帽，体表用冰袋，使体温保持32℃左右。降温过程中出现寒战或体温下降困难，可用冬眠合剂。

**促进脑细胞代谢** 应用能量合剂，常用药物有ATP、辅酶A、细胞色素C和大量维生素C等。

**防治并发症和后发症** 加强护理工作。保持呼吸道通畅，必要时行气管切开。定时翻身以防发生压疮和肺炎。注意营养，必要时鼻饲。急性CO中毒患者从昏迷中苏醒后，应尽可能休息观察2周，预防神经系统和心脏并发症。

**高压氧疗法** 主要介绍治疗原理、指征及高压氧舱。

**原理** 高压氧舱治疗能增加血液中氧溶解，提高动脉血氧分压，使毛细血管内的氧容易向细胞内弥散，可迅速纠正组织缺氧；

高压氧能加速COHb的解离，促进CO的清除，使血红蛋白恢复正常携氧功能，迅速纠正低氧血症，改善机体缺氧状态；高压氧还能使颅内血管收缩，使其通透性降低，有利于降低颅内压，阻断大脑缺氧与脑水肿的恶性循环；它对CO中毒缩短病程和预防迟发性脑病均有效果。

**适应证** ①急性中、重度CO中毒，昏迷，呼吸循环功能不稳定，或一过性出现呼吸心脏骤停者。②中毒后昏迷时间>4小时或暴露于高浓度CO环境>8小时，经过抢救后苏醒，但不久病情又反复者。③中毒后恢复不良，出现精神、神经症状者。④意识虽有恢复，但血COHb一过性升高，尤其>30%者。⑤脑电图、头部CT检查异常者。⑥轻中度中毒持续头痛、头晕、乏力，或年龄在40岁以上，或脑力劳动者。⑦孕妇和婴儿CO中毒病情较轻也建议给予高压氧治疗。⑧出现CO中毒性脑病，病程在0.5~1年之内者。

**高压氧舱** 高压氧舱口型号主要有大型多人舱和小型单人舱。此两种舱室各有利弊，应根据病情来选舱室。大舱室可同时容纳多人进行治疗，医护人员可同时进入舱室配合救治和护理，便于直接观测生命指征，因此危重或昏迷患者以进大舱为宜。小舱以纯氧加压，仅能容纳一人治疗，不用戴面罩，适于呼吸无力、气管切开及轻中度中毒患者。

**预后** 轻度CO中毒患者，经过治疗可以痊愈，无任何后遗症。重症患者若不及时救治，就可能危及生命或发生严重后遗症，及出现迟发性脑病。

**预防** 广泛宣传室内用煤火的安全知识；煤炉烟囱安装要合

理；不使用淘汰的烟道式热水器；开车时不要让发动机长时间空转，即使是在行驶中，也应经常打开车窗。

（刘志 杨旭）

shíwù zhòngdú

# 食物中毒（food poisoning）

摄入含有毒有害物质食品或将有毒有害物质当食品摄入所致中毒。食物中毒不包括食物源性肠道感染性疾病、食物过敏、暴饮暴食引起的急性胃肠炎，也区别于食物污染引起的慢性、潜在性危害（致畸、致癌、致突变）。

现代食物中毒概念：从 20 世纪 80 年代后，医学界开始逐渐使用"食源性疾病"取代"食物中毒"，并认为以"食源性疾病"表示食物引起的各种疾病更为确切和科学。从词义分析"食源性疾病"一词由"food"加后缀"-borne"组合而成，两者分别含有"食物"和"传播"的意思。因此"食源性疾病"即为通过食物传播引起的一类疾病，也即各种病原物质以食物作为病原媒介传播引发的各种疾病。只要是通过食物传播的方式和途径致使病原物质进入人体内并引起的疾病都被认为是食源性疾病，而不管所引起的疾病是中毒性的，抑或是感染性的。1984 年，世界卫生组织对食源性疾病统一了如下定义："食源性疾病是指通过摄食进入人体内的各种致病因子引起的、通常具有感染性或中毒性质的一类疾病"。食源性疾病是当今世界上分布最广泛、最常见的疾病之一，每年有数以万计的人患有该病，无论在发达国家还是在发展中国家，这都是一项重要的公共卫生问题。

根据现代食源性疾病的概念和定义，食源性疾病可概括为三个基本特征：①食源性疾病暴发或传播流行过程中食物起传播病原物质的媒介作用。②引起食源性疾病的病原物质是食物中所含有的各种致病因子。③摄入食物中所含致病因子可引起以急性病理过程为主要临床特征的中毒性或感染性两类临床综合征。还有一些专家认为广义的食源性疾病除含有食品安全内涵，还应包括由于食物中某种营养成分缺乏或各成分间比例失调而引起人体的健康问题或疾病，如与饮食有关的肿瘤、心血管疾病等。综上所述可以看出，食源性疾病的范围比以往认识的食物中毒广泛得多。我们可以这样认为：食源性疾病包括食物中毒、食源性病毒性感染（如甲型肝炎病毒污染等）、食源性寄生虫（如绦虫、旋毛虫、弓形虫等寄生虫病）等。

**食品污染物分类** 食品本身一般不含有有害物质或含量极少，但是在种植、养殖、生产、加工、贮存、运输、销售、烹调等环节中，许多有害因素可能污染食品，以至降低食品卫生质量或对人体造成危害。食品污染物按其性质可分为三类。①生物性污染：包括微生物、寄生虫、昆虫及病毒污染，其中微生物主要有细菌与细菌毒素、真菌与真菌毒素。②化学性污染：主要包括来自生产、生活环境中的污染物；食品容器、包装材料、运输工具等接触食品时溶入食品中的有害物质；滥用食品添加剂；在食品加工、贮存过程中产生的物质，如酒中有害的醇类、醛类等；掺假、制假过程中加入的物质。③物理性污染：包括食品在生产、加工、贮存、运输等环节混入的杂质、杂物，可明显降低食品质量；还包括矿物开采、冶炼以及国防、生产和生活中应用和排放的放射性物质。

**食物中毒分类** 根据定义，食物中毒按病原物质将分为五类。①细菌性食物中毒：指因被致病菌或其毒素污染的食物引起的急性或亚急性疾病，是食物中毒中最常见的一类。具有明显的季节性，多发生在炎热的夏秋季。常见的致病菌有沙门菌、副溶血性弧菌、肉毒梭状芽胞杆菌、葡萄球菌、致病性大肠埃希菌、变形杆菌、韦氏杆菌、空肠弯曲菌等。②真菌毒素中毒：食用被产毒真菌及其毒素污染的食物而引起的食物中毒，如黄曲霉毒素、赤霉病小麦、霉变甘蔗中毒等。发病率及病死率均较高。③动物毒素中毒：误食有毒动物或摄入因加工、烹调不当未去除有毒成分动物而引起的中毒，如河豚、有毒贝类等。发病率较高，病死率因种类而不同。④植物毒素中毒：指误食有毒植物或摄入因加工、烹调不当未去除有毒成分植物而引起的中毒，如毒蕈、木薯、四季豆、发芽的马铃薯等。发病率较高，病死率因种类而不同。⑤化学性食物中毒：误食有毒化学物质或食用被其污染的食物而引起的中毒，如金属及其化合物、亚硝酸盐、农药等有害化学物质。发病率较高，病死率亦较高。

**流行病学特点** ①食物中毒原因分布特点：微生物引起的食物中毒最常见，其次为化学性食物中毒。②中毒食品种类分布特点：动物性食物中毒引起的食物中毒以肉与肉制品最多，水产品引起的食物中毒次之，以河豚中毒为直接的死亡原因，应予以高度重视。③食物中毒发病季节性和地区性特点：食物中毒的季节性因中毒原因而异，细菌性食物中毒集中在夏、秋季。绝大多数食物中毒的发生有明显的地区性，肉毒杆菌中毒主要发生在新疆、青海等地，副溶血性弧菌食物中毒主要发生在沿海地区，霉变甘蔗中毒多发生在北方。

**临床表现** 多为急性胃肠道症状，如恶心、呕吐、腹痛、腹泻等，病程较短。临床症状相似，但是由于进食的中毒食品各异，每种中毒的症状也不尽相同。所有的食物中毒都有以下发病特点。①发病与食物有关：中毒患者在相近的时间内食用某种同样地有毒食品，发病范围局限在食用该类有毒食物的人群，未食用者不发病。②潜伏期短，发病突然，呈暴发性：短时间内有多数人同时发病，发病曲线呈突然上升趋势，即集体性暴发的食物中毒在短时间内很快形成发病高峰。③中毒患者临床症状相似：多为急性胃肠道症状，如恶心、呕吐、腹痛、腹泻等，病程较短。但由于个体差异，其临床症状可能有些差异。④人与人之间无传染性：停止食用中毒食品后，发病很快停止。发病曲线突然下降，无传染病流行时的余波。

**诊断** 包括医院从治疗角度对个例的初步临床诊断、食品卫生机构根据定义对患者的诊断和食品监督检验机构根据国家标准对群众的诊断。

**临床诊断** 在医院，医师可根据临床症状、流行病学、化验检查等做出食物中毒的初步临床诊断，并上报疾病控制中心，进一步调查，寻找流行病学证据。此病的潜伏期短，可集体发病，表现为起病急骤，伴有腹痛、腹泻、呕吐等急性胃肠炎症状，常有畏寒、发热，严重吐泻可引起脱水、酸中毒和休克。为查找病

原菌，应根据实际情况从多方面采集标本，如排泄物、呕吐物、粪便、剩余食物、用具等。

**诊断标准** 食物中毒诊断标准（《食物中毒诊断标准及处理总则》GB 14938-1994）有 5 条：①中毒患者在相近的时间内均食用过某种共同的中毒食品，未食用者不中毒。停止食用中毒食品后，发病很快停止。②潜伏期较短，发病急骤，病程也较短。③所有中毒患者的临床表现酷似。④一般无人与人之间的直接传染。⑤食物中毒的确定应尽可能有实验室诊断资料，未能取得实验室诊断资料时，可判定为原因不明食物中毒，必要时可由 3 名副主任医师以上的食品卫生专家进行评定。

**诊断权限** 《食物中毒诊断标准及技术处理总则》明确规定食物中毒患者的诊断由食品卫生医师以上（含食品卫生医师）诊断确定；食物中毒事件的确定由食品卫生监督检验机构根据食物中毒诊断标准及技术处理总则确定。

**急诊处理** 包括以下内容。

**临床处理** ①停止进食"有毒"（明确或可疑）食品。②留取标本：留取患者血、尿、呕吐物，残留食物等标本，以备送检。③抢救最危重生命体征：呕吐反射消失不能保护气道者，立即气管插管以保持气道通畅；不明原因昏迷者，常规给予葡萄糖（如低血糖）、纳洛酮、维生素 $B_1$；循环不稳定者，补液 1000～1500ml 以维持循环稳定，不能纠正者进行血流动力学监测，并给予血管活性药；惊厥者，给予地西泮控制癫痫发作，无效给予苯巴比妥；危重病患者常规进行心电监护。④清除未被吸收的消化

道毒物：催吐、洗胃和使用活性炭。⑤根据毒物性质治疗：查找有无特效解毒剂，和缓解症状药物。⑥特殊治疗：危重病患者根据毒物分子大小、蛋白结合率等考虑是否给予血液透析、血液灌流或血液置换等治疗。

**病例报告** 一旦出现食物中毒病例，为及时控制食物中毒的蔓延和事态扩大，确定中毒原因，分析发生的规律，采取防制措施及调查取证和追究肇事者的法律责任，《食品卫生法》和原卫生部颁布的《食物中毒调查报告办法》对食物中毒报告做出明确要求。

**法定食物中毒报告人** 法定报告人是发生食物中毒的单位（包括造成食物中毒的单位和中毒患者发生的单位）和接收患者进行治疗的单位（各级各类医疗卫生机构）。受害者（中毒患者）及其知情人举报，虽然不是法定报告人，但也是报告的一个重要途径。

**报告方式和时间要求** 报告人应在出现疑似食物中毒病例后立即向所在地卫生行政部门报告，最常用的报告方式是电话和电子邮件，要求在 4 小时内报告。对100 人以上集体性食物中毒或有死亡病例的重大食物中毒要求逐级上报，在 48 小时内报至原卫生部。

**报告内容** 包括中毒单位、地址、中毒发生的时间、中毒人数、可疑中毒食品、主要的临床症状和病所在的医疗机构名称、地址等。要求报告的内容尽量详细，为开展调查提供线索。

**控制和处理中毒食品** ①保护现场，封存中毒食品或疑似中毒食品及其原料。②追回已售出或外流的中毒食品或疑似中毒食品及其原料。③对中毒食品进行

无害化处理或销毁。④根据不同的中毒食品,对中毒场所采取相应的消毒处理。

**食物中毒行政处理** 食物中毒事件发生后,除对患者进行必要救治外,还需一定的行政控制措施(强制措施)和行政处罚,甚至刑事处罚。处理对象可包括中毒患者、中毒食品和造成中毒责任人等。食物中毒行政控制措施要求及时、有效。

**预后** 由于不同种类中毒的临床表现不同,以及不同人群对中毒的表现各异,所以食物中毒的预后各不相同。其中细菌性食物中毒一般发病率较高,而病死率较低;非细菌性食物中毒发生较少,但病死率高。

**预防** 包括总体预防原则及预防措施。

**总体预防原则** 防止或减少食物污染,阻断食物污染的传播等。预防食物中毒是食品安全的重心。例如,中国已经启动的食品市场准入制度,政府对企业实行食品生产许可证制度、强制检验制度、合格食品加贴市场准入标志制度,以便更全面地保障食品安全,其中大米、小麦粉、食用植物油、酱油和食醋已经被列入首批实施对象。

**政策层面预防措施** ①充分认识食物中毒对人类健康的危害,提高法制观念,全面贯彻落实《食品卫生法》。《食品卫生法》是中国公共卫生领域内的第一部法律规范,是预防和控制食源性疾病总的纲领。②认真落实生产质量管理规范。生产质量管理规范是国际上普遍采取的用于食品生产的先进管理系统,它要求食品生产企业应具备良好的生产设备、合理的生产过程、完善的质量管理和严格的检测系统,以确保终产品的质量符合标准。③减少食品污染,在生产经营过程中要防止细菌、病毒、寄生虫、真菌及其毒素、有毒有害化学物和农药对食品的污染,控制疾病的发生。在种植业选用高效、低毒、低残留的农药品种,积极推广使用无害的生物制剂农药。使用食品添加剂必须按照食品添加剂使用卫生标准规定的品种和最大使用剂量,在规定的使用范围内使用。④防止从业人员带菌传播疾病。⑤向社会和消费者宣传卫生知识,不断提高公民的卫生意识,减少家庭内食物中毒发生的机会。

**个体层面预防措施** ①保持厨房环境和餐具清洁卫生。②选择新鲜、安全的食品和食品原料。切勿购买和食用腐败变质、过期和来源不明的食品,切勿食用发芽马铃薯、野生蘑菇、河豚等含有或可能含有有毒有害物质的原料加工制作的食品。③蔬菜按一洗二浸三烫四炒的顺序操作处理。④肉及家禽在冷冻之前按食用量分切,烹调前充分解冻。⑤彻底加热食品,特别是肉、奶、蛋及其制品,四季豆、豆浆等应烧熟煮透。⑥烹调后的食品应在 2 小时内食用。⑦妥善贮存食品,食品贮存密封容器内,生、熟食品分开存放,新鲜食物和剩余食物不要混放。提前做好的食品和需要保存的剩余食品存放在高于 60℃或低于 10℃ 的条件下。⑧经冷藏保存的熟食和剩余食品及外购的熟肉制品食用前应彻底加热。食物中心温度须达到 70℃,并至少维持 2 分钟。⑨不光顾无证无照的流动摊档和卫生条件差的饮食店。⑩养成良好的个人卫生习惯。勤洗手、不吃生食、不喝生水。

(刘志 孙宁)

zhíwù dúsù zhòngdú

**植物毒素中毒**(phytotoxin poisoning) 摄入植物有毒成分所致中毒。植物类中毒的主要原因为植物毒素的作用。植物毒素即指某些植物中存在的对人或动物健康有害的非营养性天然物质成分,或因贮存方法不当,在一定条件下产生的某种有毒成分。植物的毒素可能存在于全株或仅某个或数个部位;可能在全部发育阶段有,也可能在某些发育阶段有;有些植物只在新鲜状态下有毒素,经过某种加工处理后可失去毒性;有的植物含微量毒素,因大量食入导致中毒。世界各地分布的有毒植物有数千种,从地域看,多集中分布于亚热带常绿阔叶林区和热带雨林区。

**中毒机制** 以植物毒素的化学成分为基础,主要分为以下几种。

**苷类化合物** 又称配糖体或糖苷。在植物中,糖分子中的半缩醛羟基和非糖类化合物分子中的羟基脱水缩合而成具有环状缩醛结构的化合物,称为苷,都是由糖和非糖物质(称为苷元,配基)两部分组成,大多数为带色晶体,一般味苦,可溶于水和乙醇,极易被酸或共同存在于植物中的酶水解为糖和苷元。有些本身毒性很强,可直接造成中毒,有些则需在相应酶的作用下生成相应有毒苷,引起中毒。它们广泛分布于植物根、茎、叶和果实中。

**生物碱** 有复杂环状结构的含氮有机化合物,其分子中有含氮杂环,如吡啶、吲哚、嘌呤等。生物碱主要存在于植物中,有类似碱的性质,可与酸结合生成盐类,在植物体中多以有机酸(草酸、苹果酸、柠檬酸、琥珀酸等)盐的形式存在。只有少数植物存在游离碱。生物碱种类繁多，已发现的有数千种。有毒的生物碱主要有茄碱（为发芽马铃薯的主要致毒成分）、秋水仙碱（黄花菜致毒的主要物质）、烟碱、吗啡碱、罂粟碱、麻黄碱、黄连碱和颠茄碱类（包括东莨菪碱、阿托品和可卡因）等。它们对人体的生理作用差异很大，既可发挥治疗作用，也可致机体中毒。

**萜类化合物** 分子式为异戊二烯单位倍数的烃类及其含氧衍生物。可以是醇、醛、酮、羧酸、酯等。在植物中多以精油、树脂、苦味素、乳胶、色素、生物碱等多种形式存在。植物中的萜类化学成分近 4000 种，以生物碱、强心苷、皂苷等形式存在的许多混合萜类化合物具有强烈毒性。重要的有毒萜类主要是倍半萜内酯、二萜、三萜毒素。倍半萜内酯主要存在于菊科植物中，可引起接触性皮炎。

**非蛋白氨基酸** 有毒的有 20余种，多具有累积中毒作用，大多分布于毒蕈和豆科植物。可进入中枢神经以"伪神经递质"的身份与其他神经递质结合而产生神经系统毒性。一些含氰、含硫的非蛋白氨基酸则可分解为有毒物质，间接发挥毒性作用。

**蛋白质类化合物** 包括有毒蛋白和酶类。蛋白质是生物体内最复杂的物质之一，部分有过敏体质的人摄食异体蛋白质可引起超敏反应，摄食有毒蛋白可能会产生各种更严重的毒害。植物中的胰蛋白酶抑制剂如红细胞凝集素、蓖麻毒素、巴豆毒素、刺槐毒素等均属有毒蛋白。存在于未煮熟的大豆及豆乳中的胰蛋白酶抑制剂有抑制胰腺分泌胰蛋白酶活性的作用，影响人体对大豆蛋白质的消化吸收，导致胰腺肿大

和抑制食用者的生长发育。大豆和菜豆中的红细胞凝集素有聚集红细胞的作用。有些植物体中含有对人体健康不利的酶类，这些酶类通过分解人体组织必需营养成分或释放出有毒化合物而危害食用者健康，如蕨类植物中的硫胺素酶可破坏动物体内的维生素 $B_1$，引起维生素 $B_1$ 缺乏症；大豆中存在的脂肪氧化酶可破坏胡萝卜素，食入未经有效热处理的大豆制品可使人体的血液和肝内维生素 A 含量降低。

**酚类** 酚是一种中等强度的化学毒物，与细胞质中的蛋白质发生化学反应。低浓度使细胞变性，引起蓄积性慢性中毒；高浓度使蛋白质凝固，引起急性中毒以致昏迷死亡。酚进入人体后，大部分通过机体自身的解毒功能使之转化为无毒物质而排出体外。只有过量摄入才有蓄积而导致慢性中毒，表现为头晕、头痛、精神不安、食欲缺乏、呕吐、腹泻等症状。除上述外，植物毒素还有很多，如毒麦种子中的毒麦碱，相思豆种子中的相思豆毒蛋白，柿子中的柿胶酚和红鞣质，菠菜和茶叶中的草酸及其盐类，荞麦花中的荞麦色素，桐油中的桐酸和异桐酸等。

**临床表现** 可引起急、慢性功能性障碍和器质性损伤，有致突变、致癌、致畸等多种中毒效应。

**精神性中毒作用** 幻听、幻视、欣快、狂躁、精神错乱、谵妄、思维困难、精神抑郁等，产生精神作用的植物有毒成分有氨基酸、生物碱、苷类等多种化合物。

**神经系统中毒作用** 包括感觉功能、运动功能、思维功能的障碍或丧失，甚至因呼吸功能或

心脏功能障碍而导致死亡。具有神经系统作用的有毒植物主要包括毛茛科、马钱科、杜鹃花科、防己科、百合科、罂粟科、夹竹科、卫矛科等。

**呼吸系统中毒作用** 主要是呼吸中枢中毒所致，也有通过直接作用于呼吸系统而发挥中毒作用，如可释放组胺的花粉或种子，可引起支气管痉挛、支气管哮喘、呼吸困难，甚至死亡。

**免疫系统中毒作用** 某些植物的化学成分作用于免疫系统，引起超敏反应，如过敏性休克、过敏性鼻炎、过敏性哮喘、过敏性皮炎等。

**皮肤、黏膜刺激性中毒作用** 有刺激作用的植物有毒成分常表现为对皮肤、口腔、胃肠道和泌尿系统的损伤，如皮肤红肿、炎症、糜烂、黏膜刺激、呕吐、腹泻、血尿等。例如，天南星科的一些植物含大量草酸钙或蛋白水解酶可引起刺激作用，含某些有机酸、酚类化合物的植物也常有刺激作用；一些细胞毒素，如十字花科植物含有的芥子油，菊类植物含有的倍半萜内酯，金丝桃科、蓼科植物所含的光敏毒素等是引起刺激的主要细胞毒素。

**器官损伤性中毒作用** 有的植物具有强细胞毒害作用，可使细胞溶解、坏死，通常表现为普遍性的细胞损伤。细胞毒物也易对肝、肾等组织器官产生伤害效应；有的植物有致癌、致突变、致畸作用。

**诊断** ①病史：有摄入可疑含有植物毒素的物质的病史。②患者的潜伏期和特有的临床表现符合相关的植物毒素中毒特征。③对患者残存的食入物、患者的呕吐物及排泄物行相关的化验检测。

**急诊处理** 包括以下内容。

**一般治疗** ①清洗污染：如果有毒植物是施于皮肤表面或黏膜，可用清水充分清洗，对不溶于水的毒物可选用其他适当溶剂。②洗胃：可选用 1∶5000 的高锰酸钾溶液、0.2%~0.5%的鞣酸溶液、炭末混悬液或热盐水洗胃，反复进行，直到呕吐出的灌洗液澄清，但昏迷患者尽量避免洗胃。③催吐：对不适宜洗胃者可催吐，灌服 1∶2000 的高锰酸钾溶液 100~300ml，或一定浓度的硫酸铜、硫酸锌溶液及碘酊，或皮下注射阿扑吗啡，灌服 3%盐水后用手指机械刺激咽部诱发呕吐等。④导泻：常用硫酸镁或硫酸钠。中枢抑制性中毒时不宜导泻，可用生理盐水或肥皂水 1000ml 高压灌肠；服用沉淀剂，如鞣酸，茶叶水可使生物碱沉淀，再采取洗胃法除去毒物；加速排泄，可以大量饮用浓茶，给予利尿药或输液，适当碱化或酸化尿液。

**应用解毒剂治疗** ①一般解毒剂：不了解中毒植物，可利用氧化、中和等方式进行一般解毒。②特效解毒剂：最有效，但必须确认中毒植物。特效解毒剂的原理包括：解毒剂与毒物络合，使毒物失去作用，如洋地黄中毒用考来烯胺，使其络合成不溶物质而排出体外；又如氰苷类中毒，应用硫代硫酸盐解毒；解毒剂还可与毒物竞争受体，如毒扁豆碱治疗箭毒类中毒，阿托品治疗毒扁豆碱中毒等。

**对症及支持治疗** 保持患者体力，供给营养，预防感染，增强抵抗力，输液保温等。

**预防** 应注意个人饮食卫生，对食物的选择、清洗、储存和处理要得当，发现异常及时就诊。

（刘 志 孙艳飞）

dúxùn zhòngdú

## 毒蕈中毒 (mushroom poisoning)

误采误食毒蕈所致中毒。毒蕈又称毒蘑菇，多野生，种类繁多，外观艳丽，某些品种外观可与野生无毒蘑菇相似，易被误采误食。中国的毒蕈约 180 种，据资料记载可致人死亡的至少有 30 种，常见的有褐鳞小伞、肉褐鳞小伞、白毒伞、鳞柄白毒伞、毒伞、残托斑毒伞和鹿花菌等。

**中毒机制** 毒蕈的有毒成分比较复杂，不同毒蕈可含同种毒素，一种毒蕈也可含多种毒素。

**毒蕈碱** 类似乙酰胆碱的生物碱，易溶于水，有两种毒理效应。①拮抗阿托品效应：毒性极强，兴奋胆碱能节后纤维，主要兴奋副交感神经，引起心跳减慢、减弱，胃肠蠕动加强，平滑肌痉挛，瞳孔缩小等，对交感神经亦有作用，可促进汗腺分泌。②类阿托品作用：表现为阿托品中毒症状，如心动过速、瞳孔散大。

**溶血毒素** 可引起溶血，溶于酒精和乙醚，不耐热，加热到 70℃以上在各种消化酶和弱酸弱碱性条件下可部分丧失活性。

**肝毒素** 主要为毒肽和毒伞肽，毒肽主要作用于肝细胞核，毒性作用快；毒伞肽主要作用于肝细胞内质网，毒性作用慢，但毒性更大。此类毒素毒性极强，可造成肝、肾、心、神经系统等重要脏器严重损害，对肝损害最大，可造成急性重型肝炎，肝体积显著缩小，切面呈槟榔状。神经毒素，主要侵害神经系统，引起幻觉、震颤等神经精神症状。

**临床表现** 病情表现比较复杂，常为混合症状，分为以下四种类型。

**胃肠炎型** 常见的有：江菇属、乳菇属、粉褶蕈属、黑伞蕈属、白蘑属和牛肝蕈属中的一些毒蕈。潜伏期 0.5~6 小时，多在食后 2 小时发病，最快可在 10 分钟内发病。主要表现为恶心、呕吐、腹泻、腹痛、流涎等，轻者经对症治疗多可较快好转；重者呕吐严重，腹痛剧烈，水样便，有时可带血和黏液，体液大量丢失及电解质紊乱可引起血液浓缩，腓肠肌痉挛，甚至休克、谵妄、昏迷，全身症状严重，预后不良。

**溶血出血型** 主要有纹缘鹅膏、鹿花菌、白毒伞、鬼笔鹅膏等。潜伏期 6~12 小时，长者可达 2 天。初期表现为胃肠道症状，发病 3~4 天后出现溶血性黄疸，肝区疼痛，肝大，以及血红蛋白尿，甚至进一步恶化到尿毒症。某些毒蕈毒素可引起血小板减少，导致皮肤紫癜、呕血、便血等出血症状的发生。

**神经精神型** 主要侵害中枢神经和副交感神经，主要毒素包括：①毒蝇碱（生物碱的一种）存在于毒蝇伞蕈、丝盖伞蕈、杯伞蕈、豹斑毒伞蕈等毒蕈中。②蜡子树酸及其衍生物存在于毒伞属的一些毒蕈。③光盖伞素及脱磷光盖伞素存在于干裸盖菇属及花褶伞属蕈类。④幻觉原主要存在于橘黄裸伞蕈。大多进食后 2 小时发病，早期为胃肠道症状，随后有明显的副交感神经兴奋症状，如流涎、流泪、大量出汗、瞳孔缩小、脉缓等。少数病情严重者可有谵妄、幻觉、呼吸抑制等表现，严重者可因呼吸抑制而死亡。部分患者表现为情绪兴奋、行为紊乱及被害妄想等类似精神分裂症的症状。精神症状亦可单独出现。此型严重者预后不良。

**肝损害型** 此型中毒最严重，导致该类型的毒素主要是毒肽类和毒伞肽类、鳞柄白毒肽类、非环状肽及鹅膏菌碱，严重损害肝和肾，对心、胃、脑等器官也有损害。这些肝、肾致毒物主要存在于白毒伞、鳞柄白毒伞、毒鹅蕈、褐鳞小伞、秋生盔包伞等毒蕈。潜伏期6~48小时，以中毒性肝损害为最突出表现，病初多表现为胃肠炎，不严重，1~2天内症状减轻，之后可无症状或仅表现为轻微的乏力、食欲缺乏，似病已愈，即为假愈期，实际上此期肝损害已开始，少数病情轻的病例随即转入恢复期，大多数病例很快进入肝、肾、脑、心等内脏损害，迅速出现肝功能异常，甚至肝性脑病、弥散性血管内凝血等。也有部分患者可因中毒性心肌病变及中毒性脑病而猝死。此型患者病情凶险而复杂，病死率高。

**诊断** 主要依据毒蕈接触史，可结合相应的临床表现，如有毒蘑菇的毒物鉴定结果则可确诊。考虑毒蕈中毒时，一定要明确摄入毒蕈到出现症状时间（潜伏期），如症状在摄入毒蕈后6小时出现，强烈提示环肽类毒蕈（如致死性鹅膏菌）、鹿花菌素类毒蕈等中毒，临床危险性较大，处理更应谨慎。

**急诊处理** 包括以下内容。

**加快毒物排出** 进食后要及时催吐，尽早洗胃，口服活性炭悬液。怀疑鹅膏菌素中毒时（存在肝肠循环），可给予多剂活性炭。也可给予硫酸镁导泻，但腹泻者慎导泻，需用也只用一剂活性炭。

**药物解毒** ①阿托品：用于精神神经型中毒者，阿托品尚可用于缓解腹痛、吐泻等胃肠症状，对因中毒性心肌炎而导致的房室传导阻滞亦有作用。②巯基络合剂：适用于毒伞、白毒伞引起多

器官功能障碍综合征者，也可应用还原型谷胱甘肽。③糖皮质激素：适用于溶血型中毒及其他重症中毒病例，特别是有中毒性心肌炎、中毒性脑炎、严重的肝损害及有出血倾向的病例，但对有精神症状者慎用。

**对症支持治疗** ①气道管理和循环支持：维持生命体征。②纠正脱水、酸中毒及电解质紊乱。③有惊厥或抽搐者，应予镇静或抗惊厥治疗。④有肝损害者给予保肝。⑤严重感知、定位异常者，予抗精神病治疗。

**其他治疗** ①血液净化治疗：血液透析、血液灌流、血浆置换。②毒物鉴定：若有条件，将毒物样品尽早送专业机构鉴定，以期指导治疗。

**专业毒物鉴定** 若有条件尽早到专业机构进行毒物鉴定，以指导治疗。

（刘 志 孙艳飞）

dúbiǎndòu zhòngdú
**毒扁豆中毒**（calabar-bean poisoning） 摄入含毒扁豆碱扁豆所致急性中毒。毒扁豆为非洲西部产的一种豆科植物，其毒性成分是毒扁豆碱。其药用部位为干燥成熟的种子。1864年约布斯特和黑塞从毒扁豆中获得毒扁豆碱。毒扁豆碱，又称依色林，其结构为叔铵类化合物，可进入中枢神经系统。临床上主要用于治疗重症肌无力、手术后腹胀、尿潴留及青光眼。

**中毒机制** 毒扁豆碱易由胃肠道、皮肤及黏膜吸收，在体内大部分被胆碱酯酶分解而失活，少部分经尿排出，能和乙酰胆碱竞争性与胆碱酯酶结合，抑制胆碱酯酶分解乙酰胆碱的活性，使乙酰胆碱破坏减少，突触间隙中乙酰胆碱积聚，表现出毒蕈碱样

症状和烟碱样症状，对心血管、腺体、眼和支气管平滑肌的作用较弱，对胃肠道平滑肌和膀胱平滑肌的作用较强，对骨骼肌的作用最强。因此，中毒时可发生肠绞痛、腹泻、腺体分泌增加、骨骼肌震颤。

**临床表现** 首先出现胃肠道表现，如恶心、呕吐、肠绞痛、里急后重，瞳孔先散大后极度缩小，视物模糊，并有显著出汗、流涎、流泪及各种分泌物增多。全身骨骼肌震颤，面、眼、舌、喉及四肢肌肉更易发生，并可出现眼球震颤及发音困难。咽及支气管收缩和呼吸道分泌物蓄积，引起呼吸困难、肺水肿。剂量较大时，脉搏减慢和血压下降。其加强输尿管蠕动和促进膀胱排空而发生尿急、尿失禁及排尿困难。中枢神经系统先兴奋后抑制，患者有眩晕、不安、共济失调、震颤、惊厥、呼吸困难，而后心跳减慢，血压降低、皮肤灰色、湿冷，最后发生呼吸衰竭。重症中毒患者在症状出现后0.5~2小时内发生肺水肿、中枢性呼吸麻痹及心脏骤停而死亡。

**诊断** ①有毒扁豆摄入史。②患者有上述中毒表现。③实验室检查：对患者的胃内容物及血、尿进行毒物鉴定，结果阳性。

**急诊处理** ①一般处理：催吐，误服者应立即催吐，可用探咽导吐；洗胃（洗胃液可用1:5000高锰酸钾溶液或2%~4%碳酸氢钠溶液），并用盐类导泻剂清除毒物；可应用活性炭以吸附毒物。②补液：输注5%或10%的葡萄糖溶液或生理盐水，同时可给予呋塞米等利尿药以加快毒物排出。③应用特效解毒剂：阿托品消除毒蕈碱样症状，解磷定恢复被抑制的胆碱酯酶活性，早期

应用有利于消除骨骼肌的抽搐。④对症支持：抽搐严重或有惊厥时，可选用地西泮、苯巴比妥类药物，如因抽搐影响呼吸，可采取气管内插管呼吸机辅助通气等对症治疗。

**预后** 一般中毒症状较轻，经停药或治疗后可治愈。出现急性肺水肿、呼吸肌麻痹、呼吸衰竭或昏迷者，则提示病情较重，预后不良。

（刘 志 孙艳飞）

báiguǒ zhòngdú

**白果中毒**（ginkgo seed poisoning） 过量摄入或生食白果所致急性中毒。多发生于儿童。白果，又称银杏、公孙树子、灵眼、佛指甲，为银杏科植物银杏的种子，中国内地及日本常见，在中国以华东和西南地区较多。核内的黄白色肉仁，富有滋养性质，味香甜，可煮食或炒食，可治疗痰喘和妇女白带等症，尚有抗菌作用。

**中毒机制** 种子有毒，以绿色胚毒性最大。有毒成分是白果酸、白果酚、白果醇、银杏毒，还有氰苷。毒素可溶于水，遇热毒性减弱，生食者中毒症状更重。最小中毒量20粒。年龄小者易中毒、病情重、预后差。3~7岁小儿连续食用30~40枚发生严重中毒症状甚至死亡。成人如食用过量，亦可引起严重的高热、抽搐、肢体弛缓性瘫等症状。肉质外种皮的液汁如侵犯皮肤，可产生皮炎。中毒者主要表现中枢神经系统损害及胃肠道症状，偶可发生末梢神经损害症状。

**临床表现** ①潜伏期：1~12小时，最长16小时。②轻症：精神呆滞、反应迟钝、食欲缺乏、口干、头晕、乏力等，1~2天痊愈。③重症：严重者有头晕、呕吐、腹泻、腹痛、发热（最高可达41℃）、极度恐惧、怪叫、反复抽搐或惊厥等。轻微的声音或刺激就能引起抽搐。开始惊厥时，身体强直，以后渐呈疲软。气促、发绀、脉搏微弱、呼吸困难、神志不清、瞳孔散大，对光反射及角膜反射消失。常于1~2天内因心力衰竭、呼吸衰竭、肺水肿及支气管肺炎等危及生命。④其他：少数患者可有末梢神经损害表现，如触觉、痛觉消失，两下肢弛缓性瘫痪，膝跳反射迟钝或消失。

**诊断** ①有大量进食白果史，呕吐物含有白果残渣。②符合上述临床表现。③实验室检查：外周血白细胞和中性粒细胞增多；脑脊液外观清亮，蛋白微量增高，细胞数正常或略增，轻症可无变化，尿中硫氰酸含量增加。

**急诊处理** ①应用医用活性炭、洗胃或应用硫酸镁导泻。②曾主张按氰化物中毒处理，现研究认为白果中毒无特异解毒药。③补液纠正离子紊乱：大剂量输注5%葡萄糖盐水，以利于毒物排出，排尿后酌情补钾。④白果壳煎水或甘草煎服；生蛋清、医用活性炭用温水调服。⑤患者置于安静环境中，避免惊厥发作，如有发作抗惊厥治疗。⑥营养支持，对症处理。

**预防** 一次性进食白果不宜过多，禁止生食。

（刘 志 孙艳飞）

miánfēn zhòngdú

**棉酚中毒**（gossypol poisoning） 过量摄入或慢性蓄积棉籽中有毒成分棉酚所致中毒。棉酚是棉籽中的一种芳香酚，存在于棉花中的根茎叶和种子，棉酚化学式为 $C_{30}H_{30}O_8$，熔点184℃，黄色，通常以游离和结合两种状态存在，食用棉籽、粗制棉籽油或榨油后的棉籽饼可导致棉酚急性或慢性中毒。

**中毒机制** 结合棉酚不溶于油脂，不能被肠道吸收，不能对人体产生毒害作用。游离棉酚有活性醛基和活性羟基，易氧化，并与胺类、蛋白质结合，使之变性、沉淀，对神经、血管、心脏、肝、肾等组织均有毒性，并影响生殖系统。棉籽饼与粗制棉籽油的棉酚含量均较高。生棉籽中的棉酚含量为0.15%~2.8%，榨油后大部分进入油中，油中棉酚含量可达1%~1.3%。棉酚的排泄较慢，在体内有明显的蓄积作用，易导致慢性中毒。

**临床表现** 急性中毒潜伏期2~4天，短者在食下数小时即有胃部不适感，长者可在6~7天后发病。①轻度中毒者有恶心、呕吐（呕吐物多为褐色）、胃灼热、食欲缺乏、便秘、腹胀或腹痛等胃肠不适及乏力、四肢发麻、头晕、精神萎靡等全身毒性反应。②严重者可发生嗜睡、烦躁、昏迷、抽搐等中枢神经系统症状及剧烈腹痛、胃肠道出血；部分患者可有心动过缓、血压下降、肺水肿、黄疸、肝性脑病、尿毒症，最后因呼吸或循环衰竭而危及生命。③若在夏季大量进食此物，可出现高热，乏力，口唇及肢体麻木，皮肤发红，无汗或少汗，难以忍受的烧灼感、针刺感、瘙痒，以及心悸、气促、胸闷；部分患者有视物模糊、流泪、头痛、头晕等，在日光照射下上述症状更加加重，且有烦躁不安和面部水肿。④少数患者肢体麻木感特别严重，并伴食欲缺乏、恶心、呕吐、多饮、多尿、软瘫等。多尿导致排出大量电解质，使血钾、血钠、血镁、血钙降低，若不及时治疗，可因心脏骤停或呼吸肌麻痹而危及生命。⑤棉酚对生殖系统有严重损害，可造成男性睾丸损伤、性欲减退、早泄、精液内无精或精子不活泼，导致不育症；女性出现月经不调、闭经、子宫缩小等症状。

**诊断** ①有食入棉籽或粗制棉籽油或榨油后的棉籽饼的病史。②符合上述临床表现。③残存食入物、呕吐物或排泄物毒物检测。

**急诊处理** 早期可进行催吐、洗胃和导泻。静脉输液促进排毒，并补充失去的水和电解质，尤其注意监测及纠正离子紊乱。可用二硫丙磺钠肌内注射。女性如出现生殖系统损害可通过雌激素、黄体酮及中药治疗；男性出现生殖系统损害可用睾酮、维生素 E、中药及针灸疗法。对症治疗。

**预防** 在产棉区宣传生棉籽粗制油的毒性，正确加工处理棉籽及棉籽油，包括棉籽压榨前的加热处理，对于粗制棉籽油和饼粕进行碱化处理，棉籽饼经暴晒或发酵处理后再用作饲料。出售棉籽饼或粗制棉籽油之前测定棉酚含量，一般应在 0.02% 以下，不可超过 0.05%。粗制棉籽油加碱精炼去毒才能食用。凡棉籽油中游离棉酚超过标准者，不得出售，要加碱精炼。

（刘 志 孙艳飞）

dòngwù dúsù zhòngdú

# 动物毒素中毒 （zootoxin poisoning） 摄入有毒动物的毒液或某些器官成分所致急性中毒。毒液成分中主要是蛋白质、肽类、酶类、化学物质（萜类、甾类、生物胺、生物碱、杂环化合物等）或上述成分组成复杂的混合物。临床中毒学上具有重要意义的动物毒素主要包括蛇毒、蜂毒、蝎毒、蜘蛛毒、蜈蚣毒、蚁毒、沙蚕毒、扇贝毒素、河豚毒、章鱼

毒、石房蛤毒素、海兔毒素等。此外，蝉、螨虫、蜥蜴等动物的某些种属也可释放毒液。动物毒素可通过多种机制引起其他生物体细胞损伤，如调节离子通道、毒素的直接作用、促进炎症介质释放、改变血流动力学等。动物毒素中毒除应鉴别各种不同动物毒素中毒，还应与有机磷农药、除草剂、重金属等非动物毒素所致中毒鉴别。处理原则：①清除未吸收的毒素。②促进已吸收毒素的排除。③特效解毒药物的使用。④对症支持治疗。

（卢中秋）

hétún dúsù zhòngdú

# 河豚毒素中毒 （tetrodotoxin poisoning） 摄入河豚有毒内脏所致急性中毒。河豚毒素是一种氨基过氢喹唑啉，为小分子量（$C_{11}H_{17}N_3O_8$）、非蛋白质的神经毒素，为无色针状晶体，微溶于水，易溶于稀醋酸溶液，对热稳定，煮沸、盐腌、日晒均不能将其破坏。其毒性比剧毒氰化钠强 1000 余倍，致死量约 $7\mu g/kg$。

**中毒机制** 河豚类的脏器、组织、血液及皮肤中均含有河豚毒素，主要集中在肝、卵巢（鱼籽）、睾丸，一些种类河豚的肌肉也含有毒素。常因加工过程中剖剥、洗涤不彻底，烹调处理不当而造成中毒，或因缺乏识别河豚的常识，误食而中毒。

河豚毒素对胃肠黏膜有强烈的刺激作用，能引起急性胃肠炎症状；毒素被吸收后迅速作用于神经末梢及神经中枢，毒素分子中的胍基选择性地阻断细胞膜对 $Na^+$ 的通透性，使神经传导发生障碍而出现神经麻痹状态。首先出现感觉神经麻痹，然后出现运动神经麻痹，严重者可导致脑干神经麻痹，导致呼吸骤停、血压下

降、脉率减慢；并可阻断心脏的快速 $Na^+$ 通道，使心肌细胞失去兴奋性，导致心律失常。

**临床表现** 食入有毒的河豚 10 分钟或数小时后出现口渴、恶心、呕吐、腹痛、腹泻、便血，继之嘴麻、舌木、上睑下垂、肢端乃至全身麻木、四肢无力、运动不协调、步态不稳，甚至肢体瘫痪、言语障碍、呼吸困难、心律失常、血压下降、嗜睡乃至昏迷等严重情况。

**诊断** 依据病史和相应临床表现，必要时做动物实验协助诊断：取中毒者的尿 5ml，注入雄蟾腹腔，若有中毒反应，则可助诊断。

**鉴别诊断** ①呼吸肌麻痹的肌肉病：如重症肌无力、多发性肌炎、重症低钾性周期性麻痹。②周围神经疾病：如吉兰-巴雷（Guillain-Barré）综合征。③脊髓疾病：如急性脊髓炎、急性脊髓灰质炎。④其他中毒性疾病：如肉毒毒素、蛇毒毒素、蟑中毒等。

**急诊处理** 尚无特效解毒药，一般以排出毒物和对症处理为主。

**阻止毒物吸收** ①催吐：刺激咽部机械催吐。②洗胃：因河豚毒素在碱性溶液中不稳定，故洗胃液选取 2% 碳酸氢钠溶液。进食河豚后 7~10 小时，胃内容物仍含大量毒物，故切勿因食入时间较长而放弃洗胃。洗胃后予活性炭吸附。③导泻：可给予硫酸钠、甘露醇等导泻或高位清洁灌肠。

**促进毒物排出** 维持循环稳定，保证尿量。静脉滴注 10% 葡萄糖注射液，并加维生素 C、葡醛内酯等，亦可用呋塞米或甘露醇等利尿药。

**应用抗毒药物** 尽早应用大剂量糖皮质激素和莨菪碱类药物。

糖皮质激素能减少组织对毒素的反应和改善一般情况。莨菪碱类药物能对抗河豚毒素对骨骼肌的抑制作用，间断静脉给药，实际用量根据病情而定。病情好转后减量维持。

支持对症治疗 ①惊厥者给予地西泮、苯巴比妥或水合氯醛等。②呕吐不止可给予颠茄类。③剧烈腹泻者给予复方樟脑酊。④呼吸和循环功能支持：呼吸减弱可应用呼吸兴奋剂，呼吸停止时应立即施行气管插管及辅助通气，必要时做气管切开。⑤纠正水电解质紊乱和酸碱平衡失调，补充各种维生素。

(卢中秋)

## 西加鱼毒素中毒 (ciguatoxin poisoning)

xījiāyú dúsù zhòngdú

摄入西加鱼毒素所致中毒。西加鱼毒素 (ciguatoxin, CTX) 又称雪卡毒素。是危害性较严重的赤潮生物毒素之一，无色无味，脂溶性，耐热，不易被胃酸破坏。毒素主要存在于珊瑚礁周围和近岸的数十种染毒鱼类 (如棕点石斑鱼、裸胸鳝、海鳝、无鳔石首鱼、刺尾鱼、马鲛、侧牙鲈等) 的内脏、肌肉。已发现三类西加鱼毒素，即太平洋西加毒素、加勒比海西加毒素和印度西加毒素。太平洋西加毒素是最主要的 CTX，是已知的对哺乳动物毒性最强的毒素之一。CTX 中毒常因食用含 CTX 的鱼类引起，中国南海诸岛、中国台湾海峡和中国香港地区常有 CTX 中毒事件发生。CTX 已成为影响渔业经济发展和公共卫生问题。

中毒机制 西加鱼毒素是中国港澳地区最主要食物中毒致病因子之一。西加鱼毒素主要由生活在热带海域的有毒藻类 (涡鞭毛藻) 产生的一类神经性毒素，通过食物链 (有毒藻类-食草鱼-食肉鱼食物链) 向上传递，引起人体中毒。深海藻类分泌的毒素或活性物质被食草鱼蓄积，并在鱼体内受氧化酶的作用转化成毒性更强、极性更大的毒素。CTX 是一种神经毒，能开放神经及肌肉细胞膜的 $Na^+$ 通道，增加膜对 $Na^+$ 的通透性，引起神经膜的去极化，故又称 "$Na^+$ 通道毒素"。

临床表现 西加鱼毒素中毒后主要产生胃肠道、神经系统和心血管系统症状。食用后数小时出现腹痛、恶心、呕吐、水样便、肌痛、温度感觉异常 (热感颠倒，即当触摸热的东西会感觉凉，把手放入水中会有触电或摸干冰的感觉)、唇舌喉麻木、暂时失明和瘫痪，通常 24 小时恢复，但也有病症 (神经系统症状) 持续数天至数周，甚至个别病例死亡，主要死于呼吸肌麻痹。

诊断与鉴别诊断 主要依据进食染毒鱼类病史 (尤其是进食被毒化的鱼肝、卵巢等内脏) 和临床表现可诊断。应与其他动物毒素中毒，尤其是海产品食物中毒鉴别。

急诊处理 尚无特效治疗方法，按中毒救治原则处理。重点是保护气道，通气支持。如继发性低血压，可给予葡萄糖酸钙。活性炭可吸附海产品毒素，在有毒食品摄入后 1 小时内可用活性炭。若出现支气管痉挛或血管性水肿可使用肾上腺素。

预防 卫生防疫部门应加强海产品检疫，建议或强制规定海产品须在去除内脏后才能销售。消费者尽量不要食用热带鱼等海产品的内脏，或在烹饪时主动去除已经变质的食物和海产品的内脏部分。

(卢中秋)

## 贝类毒素中毒 (shellfish toxin poisoning)

bèilèi dúsù zhòngdú

摄入染有毒藻类毒素的贝类所致中毒。贝类本身无毒，但有毒藻类产生的毒素通过食物链进入并蓄积在某些贝类 (如石房蛤、四角蛤蜊、文蛤、海兔等) 体内，人类再食用这些染毒贝类后发生的中毒反应。常见的贝类毒素有腹泻性贝毒、麻痹性贝毒、神经性贝毒、遗忘性贝毒等。

中毒机制 贝类毒素属海洋天然有机物，它的形成与海洋中有毒藻类赤潮密切相关，有害赤潮已经成为世界性的问题，其发生的范围仍在不断扩大，能形成赤潮的有害藻类种类也在不断增加。据文献报道，能形成赤潮的微藻有十多万种，其中有毒微藻 60~78 种，它们是贝类的食物，贝类食用有毒藻类后，毒素在贝类中蓄积，人食用这些有毒贝类后可发生中毒。中国浙江、福建、广东等地曾多次发生贝类中毒，导致中毒的贝类有蚶、花蛤、香螺、织纹螺等常食用贝类。

腹泻性贝毒 目前仅在加拿大东岸、亚洲、智利、新西兰及欧洲地区有发现，主要通过作用于酶系统 (如抑制蛋白磷酸酯酶) 引起相应的毒理学效应，通常仅引起消化道症状，症状消失快，一般不致命。

麻痹性贝毒 毒藻类中的麻痹性贝毒主要是石房蛤毒素。后者是一种神经肌肉麻痹剂，通过阻断细胞内 $Na^+$ 通道而产生相应的毒理学效应。人经口致死量为 0.54~0.9mg，少量摄入后即可出现神经系统病症：震颤、兴奋、唇舌的灼痛和麻木，严重时会出现呼吸肌麻痹甚至死亡，被公认为是危害最严重的。

神经性贝毒　多数病例发生在墨西哥湾。神经性贝毒有多种神经毒素成分，主要毒理学机制是神经去极化和阻断离子通道。中毒症状包括胃肠道不适及一些轻微的神经系统症状（如麻木、热感颠倒）等。

遗忘性贝毒　中毒病例主要发生在北美洲东北、西北海岸。引起中毒的主要因子是软骨藻酸。中毒者兼具胃肠道和神经系统症状，后者包括短时间失忆（健忘症），严重中毒者可危及生命。

**临床表现**　出现中毒综合征，以胃肠道症状、感觉异常和神经肌肉无力为特征。中毒潜伏期数分钟至数小时。早期有唇、舌、指尖麻木，继而四肢末端和颈部麻木，然后出现运动麻痹、运动失调。可伴头痛、头晕、恶心、呕吐、发音障碍等症状。患者多意识清楚。随着病程进展，严重者可因呼吸肌麻痹而死亡（通常发生在中毒后 2~12 小时）。若患者 24 小时后仍存活，一般预后良好。

**诊断与鉴别诊断**　主要诊断依据：有进食贝类史和相应的临床表现。有条件时，可用高效液相色谱法检测可疑中毒食品中贝毒。应与其他食物中毒、胃肠道感染性疾病等鉴别。

**急诊处理**　见西加鱼毒素中毒。

（卢中秋）

qīngyú zhòngdú

**鲭鱼中毒**（scombroid fish poisoning）　食用腐败变质鲭鱼所致中毒。包括鲭鱼、鲐鱼、沙丁鱼、金枪鱼、马鲛鱼等。鲭鱼如保存不善，在含有组氨酸脱羧酶细菌作用下产生大量组胺等毒素，引起组胺中毒，出现荨麻疹等过敏样临床表现，故又称过敏样食物中毒。

**中毒机制**　本质是外源性组胺中毒，非速发型超敏反应。1992~1999 年英国传染性疾病监测中心报告显示集体暴发的感染性肠道疾病中 10% 与食用鱼肉有关，其中 50% 是外源性组胺相关过敏样食物中毒。美国资料也显示，过敏样食物中毒（组胺中毒）是最常见的化学性食源性疾病。

研究显示，在引起食物中毒的腐败鱼肉中组胺水平明显升高。正常情况下，100g 新鲜鱼肉所含组胺<5mg，>20mg 提示鱼腐败变质，>200mg 时食用后可产生明显的中毒症状。鱼肉中的组氨酸在细菌作用下可大量产生组胺，研究显示细菌产生组胺酸脱羧酶在温暖的环境下可使组氨酸转化为组胺。而过敏样食物中毒患者的血和尿中组胺及其代谢产物明显升高。

**临床表现**　主要表现为面部潮红、唇舌肿胀、双眼球结膜充血、全身皮肤瘙痒或烧灼感或有荨麻疹样风团，伴胸闷、心悸、恶心、呕吐、腹痛、腹泻等。若中毒者为过敏体质或原有过敏性疾病，进食鱼肉中毒时则诱发或加重症状，出现喉头水肿、呼吸困难、胸闷、心悸、血压下降等。

**诊断与鉴别诊断**　根据病史与临床表现即可诊断。但此病与 IgE 介导的速发型超敏反应症状酷似，极易被诊断为食物过敏（如海鲜过敏），应予鉴别。

**急诊处理**　见西加鱼毒素中毒。鲭鱼中毒重点是维持气道通畅和循环稳定。$H_2$ 受体拮抗剂（雷尼替丁）和 $H_1$ 受体拮抗剂（苯海拉明）是鲭鱼中毒治疗主要药物。其他治疗包括静脉补液、糖皮质激素等，若患者出现休克、支气管痉挛、血管性水肿，则给予肾上腺素。

（卢中秋）

zhēnjūn dúsù zhòngdú

**真菌毒素中毒**（mycotoxin poisoning）　意外摄入真菌产生的有毒代谢产物或进食被真菌毒素污染食物所致中毒反应。真菌广泛存在于自然界，是一种真核生物，多数对人体无害甚至有益，但有些真菌在一定条件下的代谢产物则具有毒性，人类直接进食这类物质或进食被其污染的食品后，健康就会受到直接损害，这类物质即为真菌毒素。真菌毒素分为霉菌毒素和蘑菇毒素（见毒蕈中毒），此条目阐述霉菌毒素中毒。

**中毒机制**　产毒真菌在食品原料的储存、加工、运输等过程中生长繁殖，当温度、湿度等条件适宜时则代谢产生真菌毒素，污染粮油食品或动物饲料；在农作物生长过程中，产毒真菌也能寄生于农作物并形成毒素污染。两种情况均可引起人畜中毒。

真菌毒素是一类结构复杂的化合物，种类、数量的不同所致人体的损害也不同，主要是肝、肾、血液、神经、胃肠道毒性，以及致癌、致畸、致突变等。目前真菌毒素的致癌作用是研究热点，根据目前相关报道，真菌毒素对人畜致癌作用机制，其致癌作用是研究热点。致癌机制有：①真菌毒素与细胞 DNA、RNA 等生物大分子结合，导致基因结构和表达异常，正常组织细胞转化为癌细胞。②一些真菌毒素可抑制机体免疫功能，促进癌的发生、发展。③有些真菌能使基质成分转化成致癌物质前身或将无致癌性物质转化为致癌物。例如，从发霉玉米面饼中可检出致癌性亚硝胺的前身物质二级胺亚硝酸盐和硝酸盐，其含量比发霉前明显增多。

**临床表现** 目前少有人类真菌毒素中毒的大样本报道，禽畜类中毒相对多见。研究较多的是真菌毒素对于人类的致癌性，特征性临床表现并不容易观察到，大部分数据和结论来源于动物实验。不同真菌毒素中毒临床表现不同（表）。

**诊断与鉴别诊断** 真菌毒素中毒一般具有以下特点：①症状的出现与进食霉变食物有关，停止进食后症状减轻或消失。②四季均可发生，但在阴雨季节多发。③一般抗生素治疗无效。④通过分离培养和鉴定、液相色谱法、免疫化学分析法等可于所进食霉变食物或机体组织中检测出相应的真菌及其毒素。⑤用所进霉变食物饲喂动物，实验动物表现出

相似症状并可观察到其相应器官的病理变化。根据较特异的临床表现及上述共同特点可做出诊断。应注意与其他食物中毒性疾病及可引起相似症状的非中毒性疾病相鉴别。

**急诊处理** 尚无特效治疗方法，除急性中毒时立即进行洗胃、导泻外，均以对症治疗为主，如保肝、保肾、镇静、解痉、营养神经等，并注意补液、利尿及营养支持等。

**预后** 大多数急性中毒症状较轻，对症处理后可减轻或消失，预后良好。但个别毒素，如黄曲霉毒素引起的重症肝损害可在短期内致死，霉变甘蔗引起的神经系统病变可出现后遗症而致残，预后不佳。黄曲霉毒素、赭曲霉毒素等尚有致癌性，一旦出现恶

性肿瘤，预后差。

**预防** ①防霉：控制食品中的水分和储存的温湿度，谷物收获后应迅速将水分降至10%以下，运输及贮存过程中要注意通风、干燥、密闭等。选育抗霉能力强的优良作物品种。②去毒：应用挑选霉粒法、碾压加工法、加碱去毒法、熏蒸去毒法等理化方法去除毒素。③制定限量标准：严格制定食品中真菌及真菌毒素的含量限制标准。④加强宣教：切忌进食已经霉变或可能被真菌毒素污染的食物。

（刘 志 隋欣烔）

**huángqūméi dúsù zhòngdú**

**黄曲霉毒素中毒**（aflatoxin poisoning） 摄入黄曲霉毒素或被黄曲霉毒素污染食物引起的中毒。黄曲霉毒素（aflatoxins，AF）主

表 常见真菌、真菌毒素及相应中毒的临床表现

| 毒素名称 | 可能的临床表现 | 常见产毒真菌 |
|---|---|---|
| 黄曲霉毒素 | 消化道症状（恶心、呕吐、腹痛等）、中毒性肝炎（肝功能损伤、黄疸、腹水等）、心脏扩大、肺水肿、痉挛、昏迷，免疫抑制，消化道肿瘤 | 黄曲霉 寄生曲霉 集峰曲霉 |
| 赭曲霉毒素 A | 食欲缺乏、体重下降、精神抑郁、消化功能障碍、肠炎、脱水、凝血时间延长，肾功能不全、巴尔干肾病、免疫抑制，肾癌 | 赭曲霉 炭黑曲霉 纯绿青霉 |
| 伏马菌素 | 肝肾功能损害、脑白质软化（马）、肺水肿（猪）、免疫抑制、食管癌等肿瘤 | 串珠镰孢菌 多育镰孢菌 |
| 展青霉毒素 | 躁动、痉挛、呼吸困难、肺水肿、胃肠道刺激症状、消化道出血等，上行性神经麻痹、脑水肿和灶性出血，致癌、致畸 | 展青霉、扩展青霉 棒曲霉、巨大曲霉 雪白丝衣霉 |
| 麦角毒素 | 坏疽型（剧烈疼痛、肢端感染、肢体坏疽，甚至出现断肢）、神经型（麻木、失明、瘫痪、痉挛等）、混合型 | 黑麦麦角菌 |
| T-2 毒素 | 心动过速、呼吸减慢，血液白细胞减少、凝血时间延长、内脏出血、骨髓造血组织坏死，致畸、致癌等 | 三线镰刀菌 拟枝镰刀菌 梨孢镰刀菌 |
| 赤霉病相关毒素 | | |
|   雪腐镰刀霉烯醇 | 雪腐镰刀霉烯醇：造血功能障碍、放射线样损害 | 雪腐镰刀菌 |
|   脱氧雪腐镰刀霉烯醇 | 脱氧雪腐镰刀霉烯醇（呕吐毒素）：呕吐、腹痛、腹泻、消化道溃疡及出血，致畸 | 表球镰刀菌 |
| 3-硝基丙酸（霉变甘蔗） | 一过性消化道功能紊乱、头痛、复视、抽搐、昏迷等，可有神经系统严重后遗症、致残 | 甘蔗节菱孢霉 |
| "黄变米"相关毒素 | | |
|   黄绿青霉素 | 黄绿青霉素急性中毒表现为神经麻痹、呼吸麻痹、抽搐，慢性中毒表现为溶血性贫血 | 黄绿青霉 |
|   黄天精、环氯素 | 岛青霉产生的黄天精和环氯素，以及皱褶青霉产生的皱褶青霉毒素，可引起肝内出血、 | 岛青霉 |
|   皱褶青霉毒素 | 肝硬化和肝癌 | 皱褶青霉 |
|   橘青霉毒素 | 橘青霉素毒害肾脏 | 橘青霉、红曲霉 |

要由黄曲霉、寄生曲霉和少数集峰曲霉产生，是真菌毒素重要的代表之一，是一类结构相似化合物的混合物，常见的种类有 $B_1$、$B_2$、$M_1$、$M_2$、$G_1$、$G_2$，毒性顺序为 $B_1 > M_1 > G_1 > B_2 > M_2$。

**中毒机制** AF 因含有一个双氢呋喃环和一个氧杂萘邻酮（香豆素）而具有毒性，其毒性是氰化钾的 10 倍，砒霜的 68 倍，并有致癌性。性质较稳定，在 pH 9~10 的碱性溶液中迅速分解，耐热，在水中溶解度较低。此毒素主要污染谷物、油料作物、树果（如核桃、杏仁、无花果）、香辛料及其制品等，其中最易受污染的是玉米、花生、树果和棉籽，家庭自制的发酵食品中也有黄曲霉菌繁殖，尤其是高温高湿地区。人畜摄入被污染的农产品及其制品可致中毒。AF 进入机体后经细胞色素 P450 催化生成相应的活性衍生物而表现出毒性。一部分被酶降解解毒，另一部分与细胞蛋白质、类脂结合引起细胞死亡，表现为急性中毒，若与 DNA 结合则可致癌、致畸、致突变。

**临床表现** 短时间大量摄入 AF 造成的急性中毒主要引起肝损伤和胃肠功能紊乱。轻症者可表现为一过性的发热、腹痛、食欲缺乏、恶心、呕吐、轻度黄疸等，短期内可恢复；重症患者 2~3 周内可出现肝功能异常、肝脾大、肝区叩痛、重度黄疸、腹水等中毒性肝炎症状，镜下可见肝细胞脂肪变性、坏死、出血及胆管增生，尚可出现下肢水肿、心脏扩大、肺水肿、痉挛、昏迷，甚至很快死亡。长期低水平摄入 AF 除可引起生长发育障碍、体重减轻、免疫抑制、弥漫性肝损害等慢性中毒症状以外，尚有很强的致癌性。$B_1$、$M_1$、$G_1$ 可引起动物癌

症，其中 $B_1$ 更是被国际癌症研究机构列为 1A 类致癌物质，主要引起消化道恶性肿瘤，尤其是致肝癌作用在动物实验中已得到证实。

**诊断与鉴别诊断** AF 中毒有下述特点：①有较明确的进食霉变食物的病史。②多发生在阴雨季节。③前驱症状为发热、腹痛、呕吐、食欲缺乏等，短期内发生以肝功能损害、肝脾大、黄疸、腹水等症状为主的中毒性肝炎表现，甚至出现心脏扩大、肺水肿、痉挛、昏迷等。④一般抗生素治疗无效。⑤儿童更易发生 AF 中毒，最危险的年龄为 1~3 岁，如有此年龄段幼儿出现相关症状，应提高警惕。⑥停止摄入污染食物后症状减轻或消失。根据以上特点可以做出初步诊断，若从所食污染的食物或机体组织中测出 AF，则可确诊。

AF 中毒应与其他常见食物中毒，如豆浆中毒、豆角中毒、发芽土豆中毒、细菌性食物中毒等鉴别。

**急诊处理** 尚无特效治疗方法，以对症治疗为主，立即停止摄入污染食物，急性中毒可催吐、洗胃、导泻等清除毒物，同时补液、利尿，主要针对中毒性肝炎进行保肝等治疗，注意纠正水电解质紊乱和酸碱平衡失调。

**预后** AF 毒性强烈，轻症患者如得到及时治疗多在短期内可恢复，但重症患者肝功损伤严重，可很快死亡。长期低水平摄入 AF 而导致消化道恶性肿瘤者，预后不佳。

**预防** ①农作物收获后应合理贮存，使其水分含量迅速降至 8%~13% 以下，贮存场所要干燥，相对湿度 75% 以下，室温控制在 10℃ 以下，避免高温高湿产生毒素。②应用各种科学方法，如辐

射、溶剂浸提、化学熏蒸等除去毒素。③加强对农民农作物采收、贮存、初加工等技术的教育和辅导。④加强宣传教育，提醒广大人民群众不吃霉变及受污染的食品。⑤加强对粮油豆谷及其制品的检验。

（刘　志　隋欣烔）

liándāojūn dúsù zhòngdú

**镰刀菌毒素中毒**（fusarium toxin poisoning） 摄入镰刀菌毒素或被镰刀菌毒素污染食物所致中毒。有些镰刀菌如禾谷镰刀菌、串珠镰刀菌、雪腐镰刀菌、三线镰刀菌、草镰刀菌等，在一定条件下可产生镰刀菌毒素，污染谷物和蔬菜等。已发现 10 余种镰刀菌毒素，分为单端孢霉烯族化合物、玉米赤霉烯酮和丁烯酸内酯三大类，主要影响畜类健康，对人体的危害则资料不多。

**中毒机制及临床表现** 镰刀菌除可直接引起农作物病害造成减产外，有些种类尚有腐生能力，在已收获粮食及饲料中生长，使其霉烂变质，并产生毒素。镰刀菌生长的最适温度为 28℃，最适产毒温度通常 8~12℃。粮食及饲料在上述温度范围内长期保存，则可能造成镰刀菌毒素大量产生，从而引起人类及其他动物中毒。镰刀菌毒素种类多，不同种类所致中毒的机制和临床表现亦不同（表）。

**诊断与鉴别诊断** 此类中毒并非急诊常见病，镰刀菌毒素影响人体健康的报道不多，但近年来有增多趋势。结合较明确的进食霉变食物病史及相关症状可做出初步诊断，呕吐物或吃剩的食物检测到其中所具体含毒素种类，并排除其他症状类似的非中毒性疾病，可确诊。应重点与其他食物中毒鉴别。

表　镰刀菌毒素主要种类、中毒临床表现及机制

| 种类 | 中毒主要临床表现 | 中毒机制 |
| --- | --- | --- |
| 单端孢菌素类 | | |
| T-2 毒素 | 暂时性心动过速、呼吸减慢，白细胞减少、凝血时间延长、内脏出血、骨髓造血组织坏死，致畸、致癌等 | 使分裂旺盛的骨髓等细胞的细胞核崩解，并可抑制蛋白质及 DNA 合成 |
| 伏马菌素 | 肝、肾、肺、心血管及神经系统等毒性，致癌等 | 具有细胞毒性，可致细胞凋亡、坏死，间质增生，抑制某些酶的活性等 |
| 脱氧雪腐镰刀菌烯醇（呕吐毒素） | 呕吐、食欲缺乏、白细胞缺乏等，尚可致畸 | 可使细胞肿胀、变性、坏死，可抑制蛋白质合成并影响细胞周期分布 |
| 玉米赤霉烯酮 | 雌激素中毒症状，流产、死胎和畸胎；中枢神经系统症状，如发冷、头痛、抑郁和共济失调 | 是一种非类固醇类激素，直接影响生殖系统，间接影响神经系统等 |
| 丁烯酸内酯 | 血液毒素，引起局部血液循环障碍，末梢组织淤血、水肿、出血和坏死，尚不除外致癌性 | 引起局部血管痉挛性收缩，管壁增厚，血流减慢，形成血栓，导致脉管炎 |

**急诊处理**　无特效治疗方法，急性中毒可采取洗胃、催吐等措施清除毒物，并进行保肝等对症支持治疗。若有真菌感染证据，可用两性霉素 B、伏立康唑等抗真菌治疗。

**预后**　大多预后良好，如脱氧雪腐镰刀菌烯醇等，轻症患者只要停止进食霉变食物，甚至无需治疗即可自愈。但部分镰刀菌毒素尚有致癌作用，如伏马菌素，长期低水平摄入可诱发恶性肿瘤，预后不佳。重症患者亦有可能出现多器官功能障碍综合征，应积极治疗以改善预后。

**预防**　抑制霉变、吸附脱毒、更换污染原料，加强对农作物收获、贮存、加工等环节的监管，设定限量标准，加强健康宣教。

（刘　志　隋欣烔）

zhěqū dúsù zhòngdú

## 赭曲毒素中毒（ochratoxin poisoning）

摄入赭曲毒素或赭曲毒素污染食物所致中毒。赭曲毒素是曲霉菌属（如赭曲霉、炭黑曲霉等）和青霉菌属（如纯绿青霉等）真菌产生的一组化学结构相似的有毒代谢产物。主要侵害动物肾脏，并干扰免疫系统，大量毒素摄入可引起肝脏病变、肠黏膜炎症等，尚有致癌、致畸、致突变作用。分为 A、B、C、D 四种类型，其中赭曲毒素 A（OA）分布最广，产毒量最高，毒性作用最强，对人体危害最大。赭曲霉、炭黑曲霉、纯绿青霉等 OA 产生菌广泛分布于自然界，生长温度范围是 0～40℃，湿度范围 0.80～0.99，主要污染粮食作物（玉米等）、油料作物（大豆等）、干果、咖啡、可可、啤酒、调味料、动物饲料等。动物进食被 OA 污染的饲料后导致其体内 OA 蓄积，人进食此类动物组织后也会引起中毒。

**中毒机制**　OA 是异香豆素联结 β-苯丙氨酸在分子结构上类似的一种化合物，有很强的肾毒性，机制是 OA 可抑制肾近曲小管上皮细胞的阴离子运输系统，抑制肾脏磷酸烯醇式丙酮酸羧基活性，进而抑制肾葡萄糖合成。尚有免疫毒性，阻断氨基酸 tRNA 合成酶的作用而影响蛋白质合成，导致 IgA、IgG 和 IgM 减少，抗体效价降低；可损伤肠道淋巴组织，降低抗体产量，影响体液免疫；引起粒细胞吞噬能力降低，影响吞噬作用和细胞免疫。尚有肝毒性、神经毒性及致畸性等。

**临床表现**　OA 主要造成肾小管间质纤维结构改变和功能异常以及肾小管炎症，造成肾功能不全甚至衰竭。其他中毒症状诸如食欲缺乏、体重下降、精神抑郁、消化功能障碍、肠炎、脱水、凝血时间延长等，以及对肾脏的致癌性，均只在牲畜或实验动物中观察到，尚无人类中毒的相关报道。

**诊断与鉴别诊断**　根据较明确的进食被 OA 污染的谷物、咖啡、啤酒、干果、动物组织等食品的病史，临床特征和病理组织学检查符合 OA 中毒表现，所进食物或机体组织中检出 OA，停止进食被污染食物后病症减轻或消失，一般抗生素治疗无效等特点可以做出诊断。此病应与黄曲霉毒素中毒等其他食源性中毒鉴别，尚应注意与胃肠炎、肾病综合征等非中毒性疾病鉴别。

**急诊处理**　尚无特效治疗方法，一般处理措施为立即停止摄入被 OA 污染的食物，同时进行毒物清除，保肝、护肾、补液、利尿、营养支持等。

**预后**　人类 OA 中毒预后尚无相关研究，但若因长期低水平摄入 OA 而导致肾肿瘤，或出现地方性肾病，则预后不良。

**预防**　加强宣传，提醒大家不要进食可能被 OA 污染的食物；同时加强对农作物田间、收获期及收获后的管理，选育抗赭曲毒素能力强的优质农作物品种。

（刘　志　隋欣烔）

*zhǎnqīngméisù zhòngdú*

## 展青霉素中毒（patulin poisoning）

摄入展青霉素或进食被展青霉素污染食物所致中毒。由展青霉、扩展青霉、娄地青霉等青霉菌属真菌、棒曲霉、土曲霉、巨大曲霉等曲霉菌属菌及雪白丝衣霉等丝衣霉菌属真菌在一定条件下产生的有毒代谢产物，是神经毒素。从水果及其制品、香肠、饲料、变质的面包等中可检出，有报道认为其在中草药中也广泛存在。产生展青霉素真菌的生长温度范围 0～40℃，最佳温度 20～25℃，最适产毒的 pH 范围 3.0～6.5。主要存在于霉变的面包、香肠、水果和其他产品，尤以苹果及其制品如苹果汁、苹果酒等的检出率最高。

**中毒机制** 中毒的主要病变为中枢神经系统水肿和充血，并可引起肺水肿、出血，肝、脾、肾淤血，胃肠道刺激症状等，尚有致癌及致畸作用。日本曾发生由展青霉素污染饲料引起的奶牛中毒事件，主要表现为上行性神经麻痹、脑水肿和灶性出血。一定浓度的展青霉素可抑制血细胞的生长，亦能抑制肿瘤细胞的生长和分裂，还可能诱发肿瘤。可能原因是展青霉素可抑制细胞的有丝分裂，但具体机制尚不十分明确。

**临床表现** 急性中毒可表现为躁动、痉挛、呼吸困难、肺水肿、呕吐、消化道出血等。

**诊断与鉴别诊断** 根据较明确的进食被展青霉素污染的水果、果汁等食品的病史，临床特征和病理组织学检查符合展青霉素中毒表现，在所进食物或机体组织中检出展青霉素，停止进食被污染食物后病症减轻或消失，一般抗生素治疗无效等特点可以做出诊断。此病应与黄曲霉毒素中毒、赭曲毒素中毒等食源性疾病鉴别，并注意排除其他能引起类似神经系统症状的非中毒性疾病。

**急诊处理** 人类展青霉素此类中毒不多见，轻症者仅有呕吐、腹泻等胃肠道症状，尚无人类重症中毒的相关报道。一般处理措施为停止摄入被污染的食物，清除毒物，并实施对症支持治疗。

**预后** 轻症者预后良好，甚至不需特殊处理。因无相关报道，重症中毒的预后尚不明确。

**预防** 不进食腐烂变质水果。热处理可降低展青霉素含量，但巴氏杀菌对其无效。要严格控制食品的生产、消毒、贮存、运输等环节，确保其符合中国已经制定的相关限量卫生标准。

（刘　志　隋欣炯）

*xìjūnxìng shíwù zhòngdú*

## 细菌性食物中毒（bacterial food poisoning）

摄入被致病菌或其毒素污染食品所致中毒。是食物中毒中最常见的一类。引起细菌性食物中毒的食品主要是动物性食品，如肉、鱼、奶、蛋类等及其制品；其次为植物性食品，如剩饭、糯米凉糕等。细菌性食物中毒全年皆可发生，但夏秋季节发生较多。

发生原因主要包括原料质量差；生产、加工、贮存、运输、销售及烹饪等各环节卫生制度不严造成食物被各种有害因素污染；食品从业人员带菌者或个人卫生差造成的食品污染；交叉污染；中毒剂量有毒化学物混入食品。

**中毒机制** ①致病微生物污染食品，在适宜的温度、水分、酸碱度和营养条件下急剧大量繁殖。大量活菌随食物进入人体，侵犯肠黏膜，引起胃肠炎症状，称感染性中毒。②细菌污染食品并在食品中繁殖，产生有毒的代谢产物（外毒素），达到中毒剂量的外毒素随食物进入人体，经过肠道吸收而发病，称毒素型食物中毒。

**临床表现** 常为集体突然暴发，潜伏期短，发病率高，特别是抵抗力较弱的患者、老人、儿童，症状较重。症状主要有突然恶心、呕吐、腹痛、腹泻等，重症患者可能合并有寒战、高热、休克、惊厥、抽搐和昏迷等，特殊细菌中毒可能会引起神经系统异常。

**诊断与鉴别诊断** 诊断要点主要包括流行病学、中毒临床表现和细菌学检验。中国食物中毒统计资料表明，细菌性食物中毒以沙门菌、变形杆菌和葡萄球菌食物中毒较常见，其次为副溶血性弧菌、蜡样芽胞杆菌等。李斯特菌食物中毒也有报道。常见的几种细菌性食物中毒各有其特点（表）。此类中毒主要与其他原因所致的胃肠道疾病鉴别，如病毒、真菌、原虫等引起的感染性疾病和肠道非感染性疾病。

**急诊处理** 包括排除毒物、对症治疗和特殊治疗。催吐、洗胃和导泻迅速排除毒物；治疗腹痛、腹泻；纠正酸中毒和电解质紊乱；抢救呼吸衰竭和循环衰竭；选用合适的抗菌药，但葡萄球菌食物中毒不用抗生素，以补液、调节饮食为主，肉毒杆菌毒素中毒应及早使用抗毒素血清，试用盐酸胍以促进神经系统功能的恢复。

**预后** 细菌性食物中毒的发病率和病死率依中毒的病原而异，常见的沙门菌、变形杆菌、葡萄球菌等各类细菌性食物中毒病程短、恢复快、发病率高、病死率低、预后好，但李斯特菌、小肠

表 常见细菌性食物中毒

| | 细菌种类 | | | | | |
| --- | --- | --- | --- | --- | --- | --- |
| | 沙门菌 | 大肠埃希菌 | 副溶血性弧菌 | 葡萄球菌 | 肉毒梭菌 | 李斯特菌 |
| 概述 | 沙门菌引起肠黏膜炎症及释放的内毒素引起机体中毒 | 革兰阴性细菌。少数菌株能致病。自然界生存力较强 | 进食海产品常见 | 葡萄球菌肠毒素引起的疾病，革兰阳性球菌，产生大量肠毒素（外毒素） | 肉毒杆菌外毒素的毒力极强，又可大量生产，能通过气溶胶使人中毒 | 食用未彻底加热的受污染食品 |
| 流行病学 | 全年发生，以夏季为主；以动物性食品为多见 | 与沙门菌食物中毒相同 | 多发生于夏秋沿海地区，常造成集体发病 | 夏秋季发病较多，无传染性 | 普遍易感，不引起人与人之间传染 | 春季可发生，夏秋季呈现季节性增长。在冰箱中可能交叉污染 |
| 临床表现 | 潜伏期4~24小时。急性起病，病情轻重差异很大 | 临床表现各异 | 急性起病、腹痛、呕吐、腹泻及水样便为主要症状。腹痛多呈阵发性绞痛，常位于上腹部、脐周或回盲部 | 起病急骤，呕吐剧烈伴失水及虚脱 | 病缓慢，病程较长。有头痛、头晕、乏力、恶心、呕吐。肌力低下见于颈部及肢体近端 | 腹泻型中毒，侵袭型中毒 |
| 治疗原则 | 以对症和支持疗法为主，选用喹诺酮类、氨基糖苷类或其他抗菌药治疗 | 首选氯霉素、多粘菌素、庆大霉素，试用头孢噻肟或头孢曲松，对症治疗和支持治疗 | 支持及对症治疗，较重者可给复方磺胺甲噁唑或庆大霉素、阿米卡星和诺氟沙星等抗菌药 | 同沙门菌属感染的胃肠炎型，以保暖、输液、饮食调节等为主，但一般不需用抗菌药 | 抗毒素治疗；对症治疗（必要时使用人工呼吸器） | 首选氨苄西林，对氯霉素、红霉素、四环素、新霉素也有效 |

结肠炎耶尔森菌、肉毒梭菌、椰毒伯克霍尔德菌酵米面亚种、创伤弧菌、空肠弯曲菌等引起的食物中毒潜伏期长，病死率高。

**预防** 有效措施有三个方面：一是减少或杜绝各种有害细菌对食物的污染；二是控制细菌生长繁殖；三是对被细菌污染的食物进行彻底的灭菌处理。有害细菌很容易在动物性食品中滋生，细菌性食物中毒最积极有效的措施是防止食品受到污染。具体措施如下：①严格食品的采购关，禁止采购腐败变质、油脂酸败、霉变、生虫、污秽不洁、混有异物或者其他感官性状异常的食品及未经兽医卫生检验或者检验不合格的肉类及其制品（包括病死牲畜肉）。②注意食品的贮藏卫生，防止尘土、昆虫、鼠类等动物及其他不洁物污染食品。③餐饮从业人员每年必须进行健康检查。有痢疾、伤寒、病毒性肝炎等消化道疾病（包括病原携带者），活动性肺结核，化脓性或者渗出性皮肤病以及其他有碍食品卫生疾病的人员，不得从事接触直接入口食品的工作。④餐饮从业人员有皮肤溃破、外伤、感染、腹泻症状等不要带病加工食品。⑤食堂从业人员操作前、处理食品原料后、便后用肥皂及流动清水洗手。⑥加工食品的工具、容器生熟分开，加工后的熟制品应与食品原料或半成品分开存放，半成品应与食品原料分开存放。⑦加工食品必须熟透，大块食品中心温度不低于70℃。⑧剩余食品必须冷藏，冷藏时间不得超过24小时，在确认未变质的情况下，必须经高温彻底加热，方可食用。⑨奶油糕点及其他奶制品应低温保藏。⑩储存食品要在5℃以下，避光、断氧效果更佳。生、熟食品分开储存。

(刘 志 孙 宁)

shípǐn tiānjiājì zhòngdú

**食品添加剂中毒**（poisoning of food additive） 误食添加剂纯品或食用含过量食品添加剂所致中毒。食品添加剂指为改善食品品质及其色、香、味，防腐和加工工艺需要而加入食品的化学合成物质或天然物质。按来源可分为天然和化学合成两大类，目前使用的大多数是化学合成剂。据统计世界上曾用或现用的食品添加剂达10000余种，直接使用的添加剂有4000余种，常用有681种。食品添加剂种类众多，包括防腐剂、漂白剂、发色剂、增味剂、抗氧化剂、品质改良剂、香料、着色剂、甜味剂、酸度调节剂、酶制剂、凝固剂、疏松剂、抗结剂、营养强化剂等。食品添加剂不同于违法添加物，通常规范化使用食品添加剂不会对人类健康构成危险，但如超量、非法、不当应用食品添加剂则可引起中毒反应。

**中毒机制** 不同食品添加剂所致中毒机制不同。

**食品着色剂中毒** 食品着色剂分两类。①天然食用色素：来自于天然植物、动物、微生物，且大多来自可食资源，通过加工所获得的有机着色剂和少量无机色素。主要成分有姜黄素、虫胶色素、红花黄色素、叶绿素铜钠盐、红曲米、酱色（焦糖）、辣椒红素、胡萝卜素、甜菜红等。天然食用色素一般对人体健康无害。②合成食用色素：多以苯、甲苯、萘等化工产品为原料，经过磺化、硝化、卤化等一系列有机反应化合而成。主要成分有苋菜红、胭脂红、柠檬黄、日落黄、靛蓝、亮蓝、奶油黄、橙黄SS、碱性槐黄等。合成食用色素对人体的毒性作用有致泻性、脏器功能损害和致癌性。一次性大量食用可引起恶心、呕吐、腹泻、头晕、乏力等急性中毒症状。长期慢性摄入奶油黄可致肝癌，橙黄SS及碱性槐黄可致皮下肉瘤、肝癌、肠癌及淋巴瘤等。另外，合成食用色素在生产过程中易混入铅、砷及其他有毒物质。

**防腐剂中毒** 防腐剂是指抑制食物中微生物（包括细菌、霉菌、酵母菌）生长繁殖的添加剂。一般分为三类。①酸型防腐剂：包括苯甲酸、山梨酸、丙酸、脱氢醋酸及其盐类。②酯型防腐剂：主要是指对羟基苯甲酸酯类。③生物型防腐剂：目前唯一允许使用的为乳酸链球菌肽（一种细菌素）。防腐剂大部分为酸性，一次大量摄入纯品可致急性强酸类中毒，长期使用含量过高的防腐剂可致消化道烧灼感、食欲缺乏和慢性酸中毒。

**甜味剂中毒** 甜味剂分为人工合成的非营养甜味剂、糖醇类甜味剂和非糖天然甜味剂三类。主要包括糖精（邻苯甲酰磺酸亚胺）、甜蜜素（环己基氨基磺酸钠）、阿巴斯甜（甜味素，天冬酰苯丙氨酸甲酯）、安赛蜜（乙酰磺胺酸钾）、木糖醇、麦芽糖醇、乳糖醇、糖精钠等。过量摄入糖精类纯品可引起心、肝、肾、脾等脏器充血，肾小管肿胀，并有致突变和致癌性。曾有患者因过量食用糖精，而导致血小板减少，出现严重的皮下出血、消化道出血等症状。

**食用香料中毒** 天然食用香料多从橘子、柠檬、香蕉、菠萝、杨梅中提出的精油，浸膏和酊剂，大多无毒。但从黄樟、肉豆蔻、桂皮及茴香中提取的黄樟素具有一定毒性，并有致癌作用。人工合成的食用香料多为酯类（甲酸乙酯、乙酸乙酯等）、羟类、醚类、酮类、醛类、萜烯类、含氮及含硫化合物。一次性大量食用黄樟素及人工合成香料纯品可致急性中毒，长期过量摄入可有致癌性。

**抗氧化剂中毒** 抗氧化剂是指一类能与自由基反应从而终止自动氧化过程的物质。主要包括丁基羟基茴香醚、二丁基羟甲苯、没食子酸丙酯、特丁基对二苯酚、愈创树脂、去甲二氢愈创酸、L-盐酸半胱氨酸、茶多酚、维生素E、维生素C、花椒、桂皮等。大量食用没食子醚丙酯和丁香大茴香醚可致肝、肾、神经系统损害并有致畸作用。

**发色剂中毒** 包括硝酸钠、亚硝酸钠，一次大量食用可致急性亚硝酸盐中毒，高铁血红蛋白血症。亚硝酸是自然界形成亚硝胺的前体，而亚硝胺是已明确致癌物质。

**临床表现** ①急性中毒：消化道症状，如恶心、呕吐、腹痛、腹泻；超敏反应，如糖精引起的皮肤瘙痒症，偶氮类染料及苯甲酸引起的哮喘；香料中的有毒成分引起呼吸道炎症、咳嗽、喉头水肿、支气管哮喘、皮肤瘙痒症、皮肤划痕症、荨麻疹、血管性水肿、口腔炎等。②慢性中毒：多为体内蓄积所致，如在儿童食品中加入维生素A作为营养强化剂，摄食3~6个月总摄入量达到25万~84万单位时可出现食欲缺乏、便秘、体重停止增加、失眠、兴奋、肝大、脱毛、溢脂、脱屑、口唇龟裂、痉挛，甚至头痛、复视、视盘水肿、四肢疼痛、步行障碍等。偶氮染料在体内蓄积有致癌作用等。

**诊断** ①病史：误服某种有毒的食品添加剂纯品；使用添加剂含量超标的食品、调味品等；服饮含有有毒添加剂或过量低毒添加剂的饮料。②临床表现：食品添加剂多引起慢性中毒，常不被重视。急性中毒较少见，多于食用后出现发热、恶心、呕吐、腹痛、腹泻、黄疸、血尿、烦躁不安或嗜睡等症状。③实验室检查：患者的血液生化检查以及呕吐物和排泄物的毒物鉴定结果。

**急诊处理** 误服食品添加剂纯品者，应及时催吐、洗胃、导泻；基础的生命支持治疗，包括补液、纠正离子紊乱和酸碱平衡失调；病情严重者透析治疗；不同食品添加剂所导致的中毒给予相对应的特殊处理；不确定的食品添加剂中毒应进行相关鉴定，确定中毒成分；疑有慢性食品添加剂中毒者，应及时做心肝肾功能检查，并做相应处理。常见食品添加剂中毒处理见下述。

**食品着色剂中毒** 大量食用

后应立即催吐、洗胃。其所致急性溶血性贫血，应及时应用糖皮质激素，输血，给予维生素 C，纠正酸碱平衡失调及维持水电解质平衡；其他对症处理措施。

**防腐剂中毒** 一次性大量食用按急性强酸性中毒处理。慢性中毒应停用含防腐剂的食品及酸性食品，可酌情应用碳酸氢钠和胃黏膜保护剂以及中和胃酸的药物。

**甜味剂中毒** 一次性大量摄入后应立即催吐洗胃；对症处理；避免长期大量摄入。

**食用香料中毒** 一次性大量摄入应立即催吐、洗胃；对症处理；随访有关癌抗原。

**抗氧化剂中毒** 一次性大量摄入应立即催吐、洗胃；对症处理；避免长期使用；孕妇禁用含有没食子醚丙酯和丁香大茴香醚的食物。

**发色剂中毒** 立即催吐，微温开水或 1∶5000 的高锰酸钾溶液洗胃，硫酸镁导泻；应用亚甲蓝；静脉滴注葡萄糖和维生素 C；给氧，对症处理（见亚硝酸盐中毒）。

**预防** ①加强食品卫生的监督管理，严禁超标使用低毒食品添加剂或中国禁止的有毒食品添加剂。②对食品添加剂的纯品要妥善保存，谨防误食。③尽量少用或不用人工合成的食品添加剂，特别是含有苯环结构的色素或芳香族化合物等。

（刘 志 孙艳飞）

huàxuépǐn wūrǎn zhòngdú

# 化学品污染中毒（chemical contamination of food poisoning）

食用被有害化学物质污染食品所致中毒。常被误认为是食品或食品添加剂误含中毒。

**病因** 包括农业、工业和天然有毒有害物质引起的化学品污染中毒。

**农业有毒有害物质** 农药、兽药的滥用，造成农药残留问题突出，中毒死亡事件居高不下，严重威胁人类健康。农药品种繁多，包括控制有害动植物（害虫、病菌、鼠类、杂草等）和调节植物生长的各种药物，以及提高农药药效的辅助剂、增效剂等。按农药用途可分为：杀虫剂、杀鼠剂、杀菌剂、除草剂、杀螨剂、脱叶剂以及植物生长调节素、粮食熏蒸剂等；按其化学性质又可分为：有机氯、有机磷、有机氟、有机硫、有机砷、有机汞、氨基甲酸酯类、拟除虫菊酯类等。科学使用农药的概念不强，加上价格和可能的天气因素，部分业主在超过某些农药的安全期之前就急于将蔬菜上市，致使农药残留问题突出；另外，一些被明令禁止生产使用的甲胺磷、双氟磷、毒鼠强、盐酸克仑特罗等农兽药仍然被使用，随食物进入人体，引起中毒。

**工业有毒有害物质** 一些有毒金属、非金属及其化合物，通过工业废水、废气、废渣，以及食品加工过程中的添加剂、食品加工机械和管道、食品包装用塑料、纸张和容器等污染食品，造成潜在威胁。例如，用废旧报纸、杂志包装食品，造成食品的铅和多氯联苯污染。重金属汞、镉污染环境，通过食物链影响人类健康，最典型的是水俣病和痛痛病。铅、砷、氟、酚等化学有害物质污染食品，摄入一定量并超过机体解毒和生理代偿能力，可发生急、慢性中毒。许多工业化学性有毒有害物质对人类有潜在的远期危害，有的甚至可通过胎盘屏障传播。

**天然有毒有害物质** 自然界中动植物本身含有某种天然的有毒成分，或由于储存不当而产生的某种有毒有害物质，种类繁多，成分复杂，食用后可造成中毒，如食品中的 N-亚硝基化合物、二噁英及其类似物以及苯并芘等化合物。

**中毒机制** 机制不一。毒物进入机体后，通过转运或经代谢转化到靶器官，与一定的受体或细胞成分结合，产生生物化学或生物物理作用，破坏正常生理功能，引起病理变化。例如，亚硝酸盐进入血液可使血中低铁血红蛋白氧化成高铁血红蛋白，失去输送氧的功能，致使组织缺氧而中毒，并出现青紫症状；又如，甲醇经消化道吸收后，很快分布到全身各组织，经肝在醇脱氢酶、醛脱氢酶和过氧化氢酶的作用下，氧化为甲醛、甲酸；甲醛可抑制视网膜氧化磷酸化过程，使视网膜和视神经发生病变，导致视神经萎缩，甲酸对神经细胞有直接毒性作用。

**临床表现** 不同化学物质的急性中毒可产生不同的表现，但发绀、昏迷、惊厥、呼吸困难、休克、少尿等，在各种化学毒物中毒中均常见。亚硝酸盐中毒是最常见化学品污染食物中毒之一，误食过量可有头晕、头痛、无力、心率快、嗜睡或烦躁不安、气促，并有恶心、呕吐、腹痛、腹泻，严重者昏迷、惊厥、尿便失禁，可因呼吸衰竭而死亡。

**诊断与鉴别诊断** 诊断依据毒物接触史、临床表现、查体及毒物检测与鉴定。了解病史应知道此类中毒的发病特点：①发病与进食含有毒化学物食物有关。②发病与进食时间、使用量有关，一般进食后不久发病，进食量大者，发病时间短、病情重。③发病常有群体性，可找到同食某种食品的病史，患者有相同的临床表现。④发病者常无地域性、季节性，亦无传染性。⑤剩余食品、呕吐物、血和尿等材料中可测出有关化学毒物。

查体重点检查意识状态、呼吸、脉搏、血压、瞳孔、皮肤和黏膜。掌握中毒时间、毒物种类、中毒途径可做病因诊断。应与其他类似临床表现疾病鉴别。

**急诊处理** 包括以下几方面。

紧急复苏 ①呼吸支持：急性中毒患者常因气道阻塞致死。应保证气道通畅，清除口腔内呕吐物或气道分泌物。昏迷者进行气管内插管和呼吸支持。严重低氧血者辅助通气和氧疗。中毒伴呼吸衰竭者毒物排出前不宜应用呼吸中枢兴奋剂，以免诱发惊厥或心律失常。②循环支持：易诱发低血压或循环衰竭。低血压者静脉输注晶体液、血浆或其代用品。无效时静脉应用多巴胺或多巴酚丁胺。③昏迷和惊厥治疗：昏迷患者应立即测定血糖。心脏骤停复苏后常易发生缺氧、高碳酸血症、低血压和低血糖，加重脑水肿，发生颅内压增高，此时静脉应用地塞米松和甘露醇治疗。惊厥患者可静脉注射地西泮，无效者应用苯妥英钠或苯巴比妥静脉滴注，必要时 4～6 小时重复给药。

终止毒物接触 ①远离污染环境：将中毒患者尽快撤离污染环境，终止继续接触毒物。②口腔清洁：清除口腔内毒物和呕吐物。③皮肤清洁：立即脱去毒物污染的衣服，用清水、盐水或稀释肥皂水反复冲洗皮肤。④眼部清洁：用生理盐水或清水冲洗角膜。⑤胃肠道去污染：催吐、洗胃、导泻。昏迷、惊厥、无呕吐反射、休克状态或摄入腐蚀性毒物者，禁止催吐。活性炭肠道吸附可增强洗胃效果。但其不能吸附酒精、甲醇、硼酸、氰化物、锂、铁、铅、马拉硫磷和腐蚀性物质。遇此情况可用全肠道灌洗清除毒物。导泻剂常用枸橼酸镁、硫酸镁、硫酸钠、磷酸二钠或山梨醇。⑥促进已吸收毒物排出：主要有强化利尿、血液透析和血液灌流。上述方法仅可移除血液循环中的毒物，主要适用于表观分布容积小的毒物中毒。

应用解毒药 通过中和、氧化、沉淀而解毒。例如，高锰酸钾使生物碱、毒蕈碱氧化；弱碱中和强酸，弱酸中和强碱；乳酸钙、葡萄糖或葡萄糖酸钙与氯化物或草酸盐生成氯化钙或草酸钙沉淀，达到解毒作用。

对症支持治疗和预防并发症 严密观察、监测和对症支持治疗很重要。急性中毒患者应卧床休息、保暖，放置导尿管；静脉输液或鼻饲营养，提供热量；维持循环容量、纠正电解质紊乱和酸碱平衡失调；出现感染或其他并发症（如心力衰竭或肾衰竭）时，积极采取相应有效措施。

预防 ①加强防毒宣传：在厂矿、农村、城市居民中结合实际情况，向群众介绍有关中毒的预防和急救知识，可因时、因地制宜地进行防毒宣传。②加强毒物管理：加强毒物保管；生产设备密闭化；防止化学物质跑、冒、滴、漏，加强防护措施；注意废水、废气、废渣的治理。③保持蔬菜的新鲜：勿食存放过久或变质的蔬菜，剩余的熟蔬菜不可在高温下存放过久；腌菜时所加盐的含量达到 12% 以上，不吃腌制不透的蔬菜，至少需腌制 15 天以上再食用。肉制品中亚硝酸盐、硝酸盐的添加量应严格遵照国家卫生标准的规定，不可多加。尽量不用苦井水煮粥；应避免水长时间保温后又用来煮饭菜；亚硝酸盐和食盐应分开储存，避免误食。④强化市场监管：不食用非正规厂家生产的食品。

（刘 志裴培）

yàxiāosuānyán zhòngdú

**亚硝酸盐中毒**（nitrite poisoning） 摄入亚硝酸盐或亚硝酸盐污染的食物所致中毒。亚硝酸盐是一类无机化合物的总称，主要指亚硝酸钠。亚硝酸钠为白色至淡黄色粉末或颗粒状，味微咸，易溶于水。外观与食盐相似，在工业、建筑业中广为使用，肉类制品中也允许作为发色剂限量使用。亚硝酸盐引起食物中毒的概率较高，成人摄入 0.3～0.5g 亚硝酸盐即可引起中毒症状，最小致死量为 1～5g。

**病因** 常见病因是误将亚硝酸盐当成食盐食用，或食用过多含亚硝酸盐或硝酸盐的食物。一些蔬菜，如菠菜、大白菜、甘蓝等，含有大量硝酸盐，若存放于温度较高处，在硝酸盐还原酶作用下，硝酸盐可还原成亚硝酸盐。蔬菜在腌制过程中，亚硝酸盐含量逐渐增高，7～8 天时达高峰，之后才逐渐降低。煮熟的蔬菜存放于温度较高处，被某些细菌的硝酸盐还原酶作用，也可产生亚硝酸盐。有的井水含硝酸盐较多，俗称苦井水，食物用此种水烹调，并在不卫生的条件下存放，也极易引起亚硝酸盐中毒。在胃肠功能紊乱、贫血及胃液 pH 升高时，消化道内原有的能产生硝酸盐还原酶的细菌大量繁殖，如此时大量进食硝酸盐含量高的蔬菜等食物，胃肠道内会迅速形成大量亚硝酸盐，无法及时被分解为氨入血，引起肠源性发绀，多见于儿童。

**中毒机制**　正常人血红蛋白中含有 $Fe^{2+}$，亚硝酸盐大量入血，将 $Fe^{2+}$ 氧化为 $Fe^{3+}$，使正常的血红蛋白转变为高铁血红蛋白，失去携氧能力。当超过 20% 的正常血红蛋白转变为高铁血红蛋白，可造成组织器官明显缺氧，出现中毒症状，中枢神经系统对缺氧更敏感。亚硝酸盐尚有松弛平滑肌作用，对小血管的平滑肌影响更大，会造成血管扩张，血压下降甚至休克。亚硝酸盐在酸性环境下可转化为亚硝酸铵，后者有强烈致癌作用。

**临床表现**　有一定潜伏期，一般为十几分钟或 1~3 小时，长者可达 20 小时。突出表现为皮肤黏膜（尤其是口唇）、指甲等部位发绀，并有头痛、头晕、乏力、胸闷、气促、心悸、恶心、呕吐、烦躁不安、腹痛、腹泻、腹胀等症状，严重者可出现心率减慢、心律失常、肺水肿、休克、惊厥、昏迷等，甚至出现呼吸、循环衰竭而导致死亡。

**诊断**　有明确或可疑亚硝酸盐纯品摄入史，或进食富含亚硝酸盐或硝酸盐的食物的病史，结合口唇、指甲明显发绀等较典型症状，有条件则进行实验室高铁血红蛋白测定，综合分析，并排除其他疾病可确诊。

**鉴别诊断**　①杀虫脒中毒：除头晕、头痛、恶心、呕吐、意识障碍、皮肤黏膜发绀等相似症状外，尚可有出血性膀胱炎，少数患者可有急性肾衰竭、上消化道出血、溶血性贫血等。②紫癜：发病较急，有发热、食欲缺乏、关节肿痛等伴随症状，为皮下发绀，而非口唇、指甲等部位的明

显发绀，且无进食新腌制咸菜等病史。③雷公藤中毒：有恶心、呕吐等胃肠道刺激症状及意识障碍等类似中枢神经系统症状，但腹痛剧烈，可引起胃肠黏膜充血、坏死甚至其他脏器出血。

**急诊处理**　首先要尽快清除毒物，洗胃、催吐、导泻等。吸氧，开放静脉通道，留取标本送检。①应用特效解毒剂：首选亚甲蓝，应注意若大量亚甲蓝入血，不仅不能起到还原作用，反而会成为氧化剂，进一步加重高铁血红蛋白血症。应用亚甲蓝的同时尚可加用维生素 C，重症病例可考虑应用细胞色素 C 及输血治疗。②对症治疗：如补液、营养支持等应同时进行。

**预后**　及时诊治多数预后良好，但严重中毒或延误诊治可致死亡，或因后遗症影响预后。

**预防**　不要将亚硝酸盐与食盐、小苏打等混放或邻近存放，防止误食中毒；不吃腐烂、变质的蔬菜；不过多食用含硝酸盐较多的叶菜及添加较多亚硝酸盐的熟食；腌菜应在开始腌制至少 15 天之后再食用；不用苦井水、蒸锅水煮饭；新鲜蔬菜在食用前不要存放在高温下或储存时间过久；尽量少吃或不吃隔夜的剩饭菜、咸鱼、咸蛋、咸菜等。

(刘　志　隋欣烔)

gāotiěxuèhóngdànbái xuèzhèng
## 高铁血红蛋白血症（methemo-globinemia）

人体血中高铁血红蛋白含量超过 2%。正常情况下，人血红蛋白中含 $Fe^{2+}$，在某些氧化剂的作用下，$Fe^{2+}$ 被氧化成 $Fe^{3+}$，正常血红蛋白因此转变为高铁血红蛋白（MHb）。高铁血红蛋白血症分为先天性高铁血红蛋白血症和获得性高铁血红蛋白血症，在急诊，高铁血红蛋白血症通常

指后者，多为中毒性高铁血红蛋白血症。

**病因及中毒机制**　多为摄入过量亚硝酸盐、过氯酸盐等无机物或硝基苯、苯胺等有机物所致。生理状态下，血液中的还原剂（维生素 C、还原型谷胱甘肽等）不断将 MHb 还原为含 $Fe^{2+}$ 的血红蛋白，使 MHb 浓度维持在 1%~2%。若人体短时间内摄入过量氧化作用较强的物质，则会将大量血红蛋白中的 $Fe^{2+}$ 氧化为 $Fe^{3+}$，导致 MHb 不能及时被还原而大量蓄积，而 MHb 因其中的 $Fe^{3+}$ 与羟基牢固结合而失去携氧能力。血红蛋白分子的 4 个 $Fe^{2+}$ 部分被氧化成 $Fe^{3+}$ 后，还会使剩余的 $Fe^{2+}$ 与氧的亲和力增强，导致氧离曲线左移，血红蛋白向细胞释放氧减少。

**临床表现**　主要临床表现为缺氧和发绀。可有呼吸困难，皮肤黏膜尤其是口唇及指甲发绀，缺氧严重可以起相关症状，严重程度与血液中 MHb 含量成正相关。MHb 含量 10%~50%，可出现恶心、呕吐、乏力、气促、心悸、头痛等；50%~60% 可出现意识障碍、抽搐甚至昏迷。

**诊断与鉴别诊断**　根据较明确的摄入氧化作用强烈物质的病史及典型的呼吸困难、口唇指甲发绀等临床症状可做出初步诊断，有条件可通过检测血中 MHb 含量可做出进一步诊断，试用亚甲蓝治疗有效可支持诊断。

此病应与以下疾病进行鉴别。①缺氧性发绀：因呼吸或循环系统病变导致的体内缺氧，当血液中的去氧血红蛋白达到 50g/L 时，临床表现有发绀。但缺氧血一旦接触空气会立即转变成鲜红色。②硫化血红蛋白血症：能引起高铁血红蛋白血症的某些药物，也

可以诱发硫化血红蛋白血症。试用亚甲蓝治疗无效时，应该首先考虑硫化血红蛋白血症。

**急诊处理** 见亚硝酸盐中毒。

**预后** 轻症患者只需应用维生素 C 即可缓解症状，重症患者经积极特效解毒剂治疗也可恢复，若不及时诊治则可能有生命危险。总体预后良好。

**预防** 避免摄入如亚硝酸盐、苯胺、硝基苯等氧化性强烈的物质。

（刘 志 隋欣炯）

kèlúntèluó zhòngdú

## 克仑特罗中毒（clenbuterol poisoning）

短期内摄入较大剂量克仑特罗所致急性中毒。克仑特罗又称双氯醇胺、氨哮素、克喘素等，俗称瘦肉精。常用其盐酸盐。既非兽药也非食品添加剂，而是一种 β 肾上腺素能神经兴奋剂，可促进动物生长，增加瘦肉率，被滥用于养殖业，导致克仑特罗事件不断发生。

**中毒机制** 克仑特罗属于一种兴奋类激素，以心血管系统和神经系统为主要靶器官，激动 $\beta_2$ 受体，对心脏有兴奋作用，对支气管平滑肌有较强而持久的扩张作用。其中毒途径主要为经口摄入，胃肠道吸收快，摄入后 15~20 分钟即起作用。主要的发病机制为损伤心血管、神经系统等功能。

**临床表现** 人类食用超过克仑特罗残留限量的肉或内脏后出现急性中毒症状，面色潮红、头晕、头痛、乏力、胸闷、心悸、震颤、四肢麻木。心电图检查可出现心动过速、室性期前收缩、ST 段压低与 T 波倒置，严重者可发生室上性心动过速和心房颤动。

临床分级如下。轻度中毒：出现心悸、气促、心动过速、紧张、焦虑、失眠、乏力、手和眼睑震颤等。重度中毒：在轻度中毒基础上，出现下列表现之一者：①严重心律失常。②严重低钾血症。③高血压危象。④甲状腺危象。⑤代谢性酸中毒。

**辅助检查** 实验室检查可见白细胞增多、低血钾、血乳酸、丙酮酸升高，同时可出现血清心肌酶、肌钙蛋白水平增高，并可出现酮体。

**诊断与鉴别诊断** 根据病史、临床表现、辅助检查和可疑样品毒物检测做出诊断。

诊断标准：同时具有以下三点。①中毒患者有克仑特罗的接触史。②中毒患者短时间内出现以心动过速、紧张焦虑、失眠、乏力、手和眼睑震颤等心血管系统和神经系统为主的临床表现。③血液、尿液、呕吐物或食品等样品中检出克仑特罗。

**急诊处理** 轻度中毒者可留观或住院治疗，重度中毒者应立即监护抢救治疗。

*清除体内毒物* ①对于神志清晰、经口摄入者，早期可进行催吐。②对经口摄入 6 小时内的重症患者可进行洗胃。③摄入毒物 1 小时内应用活性炭治疗。

*应用 β 受体阻断药* 可改善症状但不是特效解毒药。

*镇静和抗焦虑治疗* 对有明显精神紧张、焦虑、失眠症状者，应适量给予镇静剂和抗焦虑药。

*对症支持治疗* 加强营养、合理膳食，注意水电解质及酸碱平衡，密切监护重要脏器功能，及时给予相应的治疗措施。

**预后** 轻度中毒者预后良好，重度中毒患者若治疗不及时，发生合并症有可能危及生命。

**预防** 中国农业部于 1997 年发文严禁"克仑特罗"在饲料和畜牧生产喂养中使用，但是非法使用事件不断发生。因此，应抓好引发克仑特罗中毒的各个环节，加强知识普及教育，加快法规标准的制定，加强市场监督和监测，加快制定惩治非法使用克仑特罗行为的法律法规，食品卫生监督部门也应加强对禽畜产品的监督、监测。

（刘 志 孙 宁）

zhōngcǎoyào zhòngdú

## 中草药中毒（Chinese herbal medicine poisoning）

误服或过量服用中草药以及中草药的配伍、给药途径或疗程不当所致中毒。中草药中毒有其特殊性，因为中草药来源于自然界的天然植物、动物、矿物及其制剂，很多中草药本身就具有一定的毒性，但又具治疗作用，甚至某些药物的毒性作用亦可成为治疗作用。据文献记载有毒中草药有 500 余种，其中标明大毒或有毒的有 300 余种。随着临床上中草药及其制剂的应用越来越广泛，其中毒事件也日趋增多。

**影响因素** 分为三个方面。①药物方面：包括药物的化学成分、化学结构、理化性质、药理作用、药物所含杂质、药物添加剂、药物管理、制剂质量等。②机体方面：包括性别、年龄、种族、个体差异、特异性体质、免疫功能、遗传因素等。③给药行为：包括疾病诊断的正确性、用药的准确性，如药物用法、用量、给药途径、疗程、联合用药、配伍、输注速度等。

**中毒原因** 包括以下几方面。

*用药过量和长期用药* 产生中草药中毒的主要原因之一，特别是一些高毒性中草药的用药过量和长期使用均可造成中毒，如

随意加大关木通、雷公藤、川乌、草乌、雄黄剂量可导致中毒。长期服用如牛黄解毒片、甘草片等药物所致成瘾；长期连续服用人参而产生"人参滥用综合征"等。

错用或不当混用　中草药种类繁多，性能不同，且有同名异物、同物异名，易因错用或不当混用而中毒。例如，木通科木通无毒性，而马兜铃科关木通毒性较大，如混用或错用，极易产生肾损害，严重者甚至产生急性肾衰竭而死亡；又如，防己科植物粉防己和马兜铃科植物广防己，名称近似，但后者含有马兜铃酸，使用过量极易产生严重肾损害；再如，广豆根与北豆根毒性强弱不同，混用也容易引起毒性。

炮制不当或忽视炮制　很多中草药需经过严格的炮制减少甚至消除毒性才可使用。以生代制或炮制不当可致中毒。例如，乌头类药物煎煮时间过短，有毒成分未能充分破坏，易引起中毒；反之，山豆根如煎煮时间过长，其毒性会相对增强；鸦胆子未用胶囊或桂圆肉包裹服用，可出现不良反应。

中草药质量问题　同一种中草药因品种、产地、种植方法、生长期、采收时间、药用部位、运输贮存、炮制方法等的不同，质量和毒性差别均大。特别是一些中草药注射制剂，缺乏明确的质量指标，各批次质量不够稳定，易发生不良反应，特别是超敏反应，严重时出现过敏性休克甚至死亡。

其他问题　①误食误用：婴幼儿食用罂粟壳、阿片及含阿片的复方甘草制剂可致死亡；使用生附子可致中毒。②中西药配伍不良：如将溴化钾、溴化钠、碘化钠等与含有朱砂的中药合用，可生成有毒的溴化汞或碘化汞，诱发相关疾病。③药证不符：辨证不准，用药不当，会导致不良反应，如元气欲脱者使用大量人参也不会产生不良反应，而实热证患者即使使用小剂量人参也会引起不良反应。④组方不当或违反用药禁忌：有的组方忽视用药禁忌，导致不良反应发生，如半夏与附子合用引起皮疹、瘙痒；大戟与甘草合用引起腹胀、腹痛、肠鸣等不良反应。⑤盲目使用"偏方""单方"或"秘方"：此类药物性质不清，作用不明，盲目使用极易引起不良反应。⑥改变给药途径：一些外用药物改为口服给药及一些口服药物改为注射给药可导不良反应。

**临床表现**　主要有毒性作用及超敏反应。有些中草药的治疗剂量与中毒剂量接近，超过治疗剂量可损伤心、肝、肾、血液、神经及呼吸系统等。中草药又是一种抗原或半抗原物质，作为变应原刺激机体产生超敏反应，可诱发皮疹、药物热、过敏性哮喘及过敏性休克等。

心血管系统损害　一般表现为胸闷、心悸、气促、口唇及四肢末梢发绀、面色苍白、肢体厥冷、心音低弱、心律失常、血压改变等。常见药物有乌头类、洋地黄类、夹竹桃、万年青、福寿草、罗布麻、雷公藤、蟾酥、洋金花、莨菪、山豆根、麻黄、苍耳子、人参等。

泌尿系统损害　主要是肾小管坏死性病变，甚至发生急性肾衰竭。表现为头晕、食欲缺乏、呕吐、腰痛、乏力、水肿、少尿、无尿、血尿、蛋白尿、管型尿、氮质血症等。常见药物有雷公藤、斑蝥、关木通、广防己、鱼胆、蜈蚣、海马、苍耳子、山豆根、泽泻、朱砂、雄黄、砒霜、马兜铃等。

消化系统损害　①胃肠道症状：如恶心、呕吐、食欲缺乏、腹胀、腹痛、腹泻、食管炎、胃肠道糜烂溃疡、呕血、便血等。常见药物有大戟、马鞭草、苦参、白矾、白附子、巴豆、斑蝥、半夏、蓖麻子、穿心莲等。②中毒性肝损伤：有些药物直接损害肝细胞，有些则通过免疫反应损害肝脏，主要表现为肝区疼痛、肝大、黄疸、肝功能异常。常见药物有黄药子、雷公藤、朱砂、砒霜、川乌、北豆根、蓖麻子、土三七等。

神经系统损害　表现为头晕、头痛、烦躁不安、共济失调、肌肉强直、抽搐、癫痫样发作、谵妄、惊厥、嗜睡、神志不清、昏迷等。周围神经方面可表现为口唇、颜面及肢体麻木，肌肉萎缩，四肢无力等。常见药物有马钱子、川乌、草乌、附子、钩吻、藜芦、曼陀罗、白果、六神丸等。一些中草药还可引起精神障碍，如短暂的精神失常、幻视、幻听、一过性失明、定向障碍、癔病样改变、失语、感觉异常等。常见药物有乌桕、商陆、西洋参、党参、复方丹参注射液等。

呼吸系统损害　主要表现为咳嗽、胸痛、呼吸困难、声带水肿、支气管痉挛、喘息、窒息、呼吸衰竭等。常见药物及制剂有青鱼胆、天南星、苦杏仁、白果、曼陀罗、两面针、雷公藤、蓖麻子、石榴皮、细辛、五味子、乌头类、附子、百部、瓜蒂、半夏、藜芦、水蛭、全蝎及柴胡汤、六神丸、桂枝茯苓丸等。

血液系统损害　主要表现为白细胞和血小板减少、紫癜、骨髓抑制、再生障碍性贫血等。常见药物及制剂有雷公藤、青风藤、狼毒、洋金花、斑蝥和丹参舒心片等。

**内分泌系统损害** 假性醛固酮增多症常见于使用甘草；尿崩症见于使用雷公藤；甲状腺肿大见于使用昆布；低血糖症见于使用消渴丸（内含格列本脲）；低钾血症见于使用红参、棉籽、甘草等；一过性糖尿病见于使用麝香粉。

**皮肤损害** 最常见的是皮肤超敏反应，如皮疹、多形红斑、剥脱性皮炎、寻常性银屑病、接触性皮炎等。

**诊断与鉴别诊断** 有中草药接触史及中毒相关临床表现，排除其他可能性后可诊断。有条件时做药物检测以确诊。病史采集是诊断中草药中毒的最关键一环。需与其他症状及药理毒理相近似的中西药鉴别。尚需与混入中草药中的杂质、污染物、药物的分解产物及药物的添加剂、增容剂、着色剂、赋形剂等所致不良反应鉴别。

**急诊处理** 及时快速采取各项措施去除毒物对机体的影响，催吐、洗胃、导泻、给予活性炭。予适当补液及利尿促进毒物的排泄，重症患者可用血液灌流或血浆置换等方法治疗。某些中草药中毒可应用特效解毒剂，如朱砂、砒霜等含有重金属的中药可用二巯丁二酸钠等螯合剂。对症支持疗法及重要脏器保护治疗。

**预后** 与药物剂量、毒性、开始救治时间、治疗方式方法等综合因素相关。及早救治、加快药物的代谢及排泄、针对性使用特效解毒剂、对症处理及积极保护重要器官是改善预后的有效手段。

**预防** ①加强中药材的宏观管理：制定中草药产地、生长年限、用药部位、炮制方法、运输贮藏等相关的质量标准，严格审查，严禁伪劣药品上市。②控制药物质量：特别是中药注射剂必须达到安全、有效、品质稳定可靠的要求，严格控制其生产工艺，制定质量控制标准并严格遵守。③正确配伍，合理组方：组方应有明确针对性，互相搭配，无配伍禁忌，标本兼顾。对新配方、新品种、新剂型应严格审查，避免中药间及中西药间配伍不当。④严格控制药物使用剂量及方法：对证用药，辨证施治。⑤严密观察药物治疗反应：有条件时监测血药浓度等。⑥加强中草药的科学研究工作：明确中草药的毒性、作用机制、有效剂量、中毒剂量及抢救治疗措施等。⑦加强对中草药不良反应的宣传教育和及时准确的监察报告。

（刘 志 杨宏达）

**xiōngtòng**

**胸痛**（chest pain） 原发于胸部或由躯体其他部位放射到胸部的疼痛。以急性胸痛、胸部不适为主诉来医院就诊的急诊患者常见。胸痛原因复杂、程度不一，且不一定与疾病的部位和严重程度一致。一些胸痛源于致命性疾病，如急性冠脉综合征、急性肺栓塞、主动脉夹层，误诊、漏诊或处理不及时，将导致严重后果。另一些胸痛则为预后良好的疾病所致，若误诊为严重心血管事件，不但增加医疗费用，而且增加患者的心理负担。诊治胸痛对急诊医师的专业水平和责任心都是很大挑战。

**病因** ①胸壁病变：皮肤及皮下组织急性炎症、带状疱疹、肋间神经炎、肋间神经肿瘤、流行性胸痛、肋软骨炎。②胸腔脏器病变：心绞痛、急性心肌梗死、主动脉夹层、急性心包炎、心脏神经症、急性胸膜炎、自发性气胸、急性肺栓塞、纵隔肿瘤、食管疾病（急性食管炎、食管周围炎、食管癌）。③腹部脏器疾病：膈下脓肿、细菌性肝脓肿、肝癌、肝淤血、胆石症等可有右下胸痛，常向右肩部放射；急性胰腺炎、脾梗死时可伴左下胸痛，常向左肩放射。

**发生机制** 任何物理、化学、机械或生物刺激，如机械压迫、化学刺激、外伤、炎症、肿瘤刺激心脏大血管的感觉纤维和气管、支气管、食管的迷走神经纤维及膈神经的传入纤维等，均可引起胸痛。另外，另一些原因则引起胸部牵涉痛，如内脏的传入冲动还可引起体表相应部位疼痛感；心肌缺血局部乳酸等物质对传入神经的刺激可引起下颌、颈、左肩、左臂的疼痛感；胸部包括胸壁各层（皮肤、肌肉、肋间神经、肋骨、胸骨、胸椎直至胸膜壁层）、心脏、主动脉、肺动脉、气管、食管、纵隔及肺的病变或损伤均可引起胸痛。

**鉴别诊断** 根据病史、胸痛特征、体格检查、辅助检查进行鉴别。

**病史** 了解患者的年龄、性别、社会心理因素、吸烟、糖尿病、高脂血症、左心室肥厚、高血压等病史和家族史对于评估患者的胸痛病因至关重要。在青壮年人群中，神经肌肉源性胸痛（包括肋软骨炎）占36%，胃肠源性疼痛占19%，心源性疼痛仅占16%；在年轻人和更年期女性出现的胸痛中，功能性胸痛占有相当的比例，常见的有心脏神经症、过度通气综合征等。女性绝经期前，如无危险因素（如家族史、高血压、血脂紊乱和糖尿病）很少发生冠心病，但在 60 岁以上的人群中，心源性胸痛所占比例大大高于 50%。

**胸痛特征** 这是鉴别胸痛原因的关键。

**胸痛部位** 位于胸骨后的胸痛，常提示心绞痛、急性心肌梗死、主动脉夹层、食管疾病以及纵隔疾病等；以心前区为主要疼痛部位的胸痛常见于心绞痛、急性心包炎、左侧肋间神经炎、肋软骨炎、带状疱疹等；胸部侧面疼痛则通常发生于急性胸膜炎、急性肺栓塞、肋间肌炎；肝或膈下病变也可以表现为右侧胸痛；局限于心尖区或左乳头下方的胸痛多为心脏神经症等引起的功能性胸痛，也可以是脾曲综合征等。

**放射部位** 放射到颈部、下颌、左臂尺侧的胸痛往往是心肌缺血性胸痛的典型症状，此外也可见于急性心包炎。放射到背部的胸痛可见于主动脉夹层、急性心肌梗死。放射到右肩的右胸痛常提示可能为肝、胆或是膈下的病变。

**胸痛性质** 患者自述为压迫性、压榨性、闷胀感或是"重物压迫感""带子捆紧感"，强烈提示心肌缺血性胸痛；刀割样锐痛通常源于心包炎、胸膜炎和肺栓塞；撕裂样割痛是主动脉夹层的特征性表现；针扎样或电击样瞬间性疼痛见于功能性胸痛、肋间神经炎、带状疱疹、食管裂孔疝。胸壁疼痛通常定位明确，而胸腔内脏器病变所致疼痛多无法清楚定位。

**胸痛时限** 瞬间或不超过 15 秒的胸痛，不支持心肌缺血性胸痛，更可能为肌肉骨骼神经性疼痛、食管裂孔疝的疼痛或功能性疼痛；持续 2~10 分钟的胸痛，多为稳定性心绞痛，持续 10~30 分钟的则多为不稳定性心绞痛；持续 30 分钟以上甚至数小时的胸痛可以是急性心肌梗死、心包炎、主动脉夹层、带状疱疹、骨骼疼痛。

**诱发和缓解因素** 心肌缺血性胸痛特别是劳力性心绞痛多由劳力或情绪激动诱发，休息或含服硝酸甘油后可缓解；大多数心绞痛在含服硝酸甘油后 3~5 分钟内即可以明显缓解，15 分钟以上不缓解的可能是心肌梗死或非心肌缺血性胸痛；食管痉挛性胸痛多在进食冷液体时诱发，有时也可以自行发作，含服硝酸甘油后可以部分缓解，但起效比心绞痛慢；除食管痉挛所致的胸痛外，其他非心肌缺血性胸痛都无法用硝酸甘油缓解；急性胸膜炎引起的胸痛常与呼吸和胸部运动有关，深呼吸时加重，屏气时可减轻；肌肉骨骼和神经性胸痛通常在触摸或胸部运动时加重；功能性胸痛多与情绪低落有关；过度通气性胸痛则由呼吸过快诱发；马洛里-魏斯（Mallory-Weiss）综合征通常在剧烈呕吐后发生。

**伴随症状** 不同病因引起的胸痛有不同的伴随症状。胸痛伴皮肤苍白、大汗、血压下降或休克可见于急性心肌梗死、主动脉夹层、主动脉窦瘤破裂或急性肺栓塞；胸痛伴咯血提示可能是肺栓塞、支气管肺癌等呼吸系统疾病；胸痛伴发热可见于大叶性肺炎、急性胸膜炎、急性心包炎等急性感染性疾病；胸痛伴明显的呼吸困难通常提示病变严重累及心肺功能，如急性心肌梗死、肺栓塞、大叶性肺炎、自发性气胸、纵隔气肿等；伴吞咽困难的胸痛则提示食管疾病；胸痛患者出现明显的焦虑、抑郁、叹息应该想到心脏神经症等功能性胸痛的可能。

**体格检查** 胸痛患者心脏体征很少有特异性改变，对鉴别诊断无太多帮助。重要的是要有针对性、目的性地根据患者的病史特征和个人的临床思维分析进行一些重点查体。如打开患者衣服，看有无沿肋间隙走向水疱；触摸四肢的动脉搏动；注意肺部呼吸音改变情况，有无胸膜摩擦音；同时应关注腹部体征。

**辅助检查** ①心电图：急诊科对胸痛的患者应争取在 10 分钟内完成十八导联心电图检查并进行分析。②超声心动图：患者病史、体征提示可能存在心脏压塞，或人工心脏瓣膜植入术后患者剧烈胸痛合并心脏杂音，应行心脏超声检查。③肺 CT 或胸部 X 线片：若患者胸痛合并一侧呼吸音减弱或消失，必须进行胸部放射检查。④血液化验：如心肌损伤标志物、D-二聚体的检测。⑤肺动脉增强 CT：可以明确证实是否存在肺栓塞。⑥食管滴酸试验或食管 24 小时 pH 监测：可确诊反流性食管炎引起的胸痛。⑦冠状动脉造影：是急性心肌梗死的金标准，但对每例胸痛患者均进行该检查并不现实。

**急诊处理** 主要包括以下内容。

急诊快速评估和稳定病情 对急性胸痛就诊的患者，首先立即评估病情，识别引起胸痛的致命性疾病。若患者存在危及生命的症状和体征（包括突发晕厥或呼吸困难、血压<90/60mmHg、心率>100 次/分、双肺啰音），立即建立静脉通道，吸氧，稳定生命体征；5 分钟内完成第一份心电图及体格检查（主要注意颈静脉有无充盈、双肺呼吸音是否一致、双肺有无啰音、双上肢血压是否一致、心音是否可听到、心脏瓣膜有无杂音、腹部有无压痛和肌紧张）；完善血气分析、心肌损伤标志物、肾功能检查、血常规、床旁胸片和床旁超声心动图检查；了解病史（包括此次胸痛发作的时间、既往胸痛病史、既往心脏病史、糖尿病和高血压病史、既往药物治疗史）。经上述检查，未发现明确病因者，进入急性冠脉综合征筛查流程。

**明确诊断心肌梗死处理** ST段抬高型心肌梗死的诊断和治疗目标是尽可能降低再灌注治疗时间，挽救生命，改善预后；不稳定性心绞痛/非ST段抬高型心肌梗死的诊断和治疗的关键是早期诊断急性冠脉综合征，准确危险分层，早期识别高危患者，根据不同危险分层给予不同的治疗方案。

**初步诊断不能确诊但可能为急性冠脉综合征** 对就诊时心电图和肌钙蛋白正常者，应重复观察6小时后心电图或肌钙蛋白变化，若患者持续胸痛或需应用硝酸甘油缓解，提示高危，建议早期、连续复查心电图和肌钙蛋白；若患者复查心电图ST-T动态变化或肌钙蛋白升高或血流动力学异常提示不稳定性心绞痛或非ST段抬高型心肌梗死，应按照不稳定性心绞痛/非ST段抬高型心肌梗死流程处理；若患者就诊后间隔6小时或胸痛后6、8、12小时心电图无ST-T改变或肌钙蛋白未升高，提示患者近期发生非致死心肌梗死或死亡风险为低危或中危，对低危者，若无其他引起胸痛的明确病因，可出院后72小时内行心脏负荷试验或冠状动脉CT检查并门诊就诊，对中危患者建议心内科医师会诊，出院前行心脏负荷试验或冠状动脉CT检查。

（韩继媛 温宇英）

xiōngtòng zhōngxīn

**胸痛中心**（chest pain center, CPC） 为急性胸痛患者提供快速而准确的诊断、危险评估和恰当治疗手段的24小时开放的监护单元。CPC为降低急性心肌梗死的致残率和死亡率而设置。对胸痛患者进行有效分类治疗，提高早期诊断和治疗急性冠脉综合征能力，减少或避免心肌梗死发生，准确筛出心肌缺血低危患者，减少误诊和漏诊及过度治疗，以及改善患者预后。

**教育功能** 将CPC概念和全民胸痛知识教育项目结合起来，通过对社区居民进行ST段抬高型心肌梗死症状的普及和心肺复苏培训，使社区居民认识到若在胸痛症状刚出现时得到及时处理，心肌梗死不一定致命，甚至可以避免。通过教育居民，使其早就诊，同时使用规范的胸痛诊治流程，最终达到快速有效识别和治疗心肌梗死，避免误诊、漏诊其他致命性胸痛疾病以及避免过度检查和治疗的目的。

**组织构架** CPC的目标是评估患者、分类治疗、提供早期快速治疗、优化资源利用，最佳方案是建立一个多学科人员共同组成的单元，也可以仅是多学科功能上的整合，在急诊室内提供一个能够观察患者的区域。无论采取哪种方案，CPC的组织构架应包括急救医疗服务人员、急诊科、心内科、影像学科（超声心动图、放射医学科、核医学科）和检验科。CPC的人员配备：可根据医院具体情况设立3~4组人员。每一组成员包括经过培训的急诊科医师1名、护士1名及分诊护士1名，心内科医师1名，心内介入医师1名、放射医学、超声医学和核医学的医师各1名或经过影像培训的心内科医师1名。CPC的工作时间推荐24小时工作制。

**职责** 制定急性胸痛救治流程。①人员培训：所有人员进入胸痛中心工作前须接受培训，充分了解胸痛中心的意义、目标和工作流程。②考评制度：建立CPC考核和评估制度，对胸痛流程的各个环节定期进行评估并对工作流程定期修改，数据存档。③对其他人员的培训：经过认证的CPC或有培训资格的医院可对急救医疗服务人员（心电图阅读、无线心电传输技术、标准的转运流程、ST段抬高型心肌梗死救治医院的选择）、急诊室医护人员（心电图阅读、急性胸痛的处理流程）、社区医师（急性胸痛的处理流程和社区针对胸痛处理的应急预案）和社区居民进行ST段抬高型心肌梗死相关知识（症状及治疗方法）的培训，对心内科医师进行影像学阅片和结果判读培训。

（韩继媛 温宇英）

xīnjì

**心悸**（palpitation） 自觉心跳、心慌并伴心前区不适感。当心率加快时感到心跳不适，心率减慢时则感到搏动有力。

**发生机制** 主要包括以下内容。

**心脏收缩力增强** ①生理性增强：健康人在剧烈运动或精神过度紧张时；饮酒、喝浓茶或咖啡后；应用某些药物后，如肾上腺素、麻黄碱、咖啡因、阿托品、甲状腺素片等。②病理性增强：高血压性心脏病、主动脉瓣关闭不全、二尖瓣关闭不全等引起的左心室肥大，心脏收缩力增强，动脉导管未闭、室间隔缺损回流量增多，增加心脏的负荷量，导致心室肥大。

**心律失常** 心动过速：各种原因引起的窦性心动过速、阵发性室上性或室性心动过速。以下疾病可引起心动过速。①甲状腺功能亢进症：基础代谢率与交感神经兴奋性增高，导致心率加快。②贫血：血液携氧量减少，器官及组织缺氧，机体为保证氧的供应，通过增加心率，提高心输出量来代偿。③发热：基础代谢率增高，心率加快，心输出量增加。④低血糖症：嗜铬细胞瘤致肾上腺素释放增多，心率加快，可发生心悸。

心动过缓：高度房室传导阻滞、窦性心动过缓或病态窦房结综合征，由于心率缓慢、舒张期延长、心室充盈度增加。

其他心律失常：期前收缩、心房颤动时心脏跳动不规则或有一段间歇。

**心脏神经症** 自主神经功能紊乱导致，多见于青年女性，心脏本身并无器质性病变。可伴心前区或心尖部隐痛，以及乏力、失眠、头晕、头痛、耳鸣、记忆力减退等神经衰弱表现，且在焦虑、情绪激动等时易出现。患者在紧张时发生，除心悸、心动过速、胸闷、头晕症状外，心电图表现为窦性心动过速，ST 段下移及 T 波低平或倒置，易与缺血性心脏病混淆。

**鉴别诊断** 鉴别期前收缩、心动过速、心动过缓及非心律失常所致心悸。

**期前收缩** 期前收缩在正常人发生率很高，无论是室上性或室性期前收缩，均可感受"停顿感"等不适，心悸与提前搏动、期前收缩后间歇、期前收缩后心搏增强有关。查体发现，除心脏病变本身的体征外，听诊时心音提前出现，第一心音增强。

鉴别要点：①根据心电图明确期前收缩是房性、交界性还是室性。②根据病史、胸部 X 线片和超声心动图检查明确心脏期前收缩是否合并器质性心脏病。③心功能的改变。对于室性期前收缩要注意以下问题：有无黑矇及晕厥病史；期前收缩是否为多源、成对、连续 ≥ 3 个或有 R-on-T 现象；有无洋地黄中毒；有无低钾血症；有无 QT 间期延长。而对于器质性心脏病要明确是否有下列疾病，包括冠状动脉粥样硬化性心脏病（简称冠心病）、肺源性心脏病、高血压性心脏病、先天性心脏病、心脏瓣膜病、原发性及特异性心肌病、病毒性心肌炎等。

**心动过速** 患者表现为突发心悸，可清楚地描述发作时间和诱发方式、发作频率和规则性。节律规整见于窦性心动过速、心房扑动、室上性心动过速和室性心动过速，不规则节律常见于心房颤动、多源性房性心动过速、房扑伴不规则下传。心室率过快时还可伴随头晕、胸闷、乏力，甚至黑矇、晕厥等。上述症状在室性心动过速时易出现。查体发现心率 > 100 次/分，节律规整；但也可表现为节律不规则。心房颤动时，心音强弱不等，节律绝对不整，脉搏短绌。

**窦性心动过速** 多无器质性心脏病，正常人在吸烟、饮茶、饮酒后、体力活动和情绪激动时均可发生。某些病理状态如贫血、甲状腺功能亢进症、发热、缺氧、心力衰竭、休克时也可发生。

**房性心动过速** 常见于器质性心脏病，如心肌梗死、心脏瓣膜病、先天性心脏病等，而多源性房性心动过速多见于肺心病，也可见于洋地黄中毒和低钾血症。

非阵发性交界性心动过速常见于病毒性心肌炎、急性心肌梗死及洋地黄中毒。频率在 70~130 次/分，表现为逐渐发生、逐渐停止。

**阵发性交界性心动过速** 心动过速突发突止，心率在 150~250 次/分，节律规整。

**心房扑动** 可无器质性心脏病，而持续心房扑动常见于器质性心脏病，包括冠心病、高血压性心脏病、心脏瓣膜病及心肌病。心率多在 250~350 次/分，冲动大多不能全部下传，以固定房室比例（2：1 或 4：1）下传，所以心室节律规整。

**心房颤动** 是临床上常见的心律失常，多见于器质性心脏病，如风湿性心脏病、冠心病、高血压性心脏病、甲亢性心脏病、缩窄性心包炎等，也可见于无器质性心脏病患者。心房率为 350~600 次/分，心室律绝对不规则，QRS 波不增宽。

**室性心动过速** 是临床上较凶险的心律失常，常见于器质性心脏病如冠心病、扩张型心肌病、肥厚型心肌病等，也可见于无器质性心脏病患者，称特发性室性心动过速，多见于年轻人，发作时多无血流动力学障碍。心电图显示心率在 140~200 次/分，QRS 波群宽大畸形，时限通常 >0.12 秒。

**心动过缓** 患者常有"停搏"感，重者出现头晕、乏力，甚至黑矇、晕厥，常见于病态窦房结综合征和三度房室传导阻滞。常见病因是冠心病、心肌病及特发性传导系统退行性病变。查体听诊第一心音低钝，明显传导阻滞时可闻及逸搏，在三度房室传导阻滞时可出现"大炮音"。

**窦性心动过缓和窦性静止** 窦性 P 波的频率<60 次/分。窦性静止的心电图显示较正常的 PP 间期显著延长，且长 PP 间期与正常 PP 间期之间无倍数关系。

**窦房传导阻滞** 二度 I 型和二度 II 型。一度窦房传导阻滞体表心电图无法反映，三度窦房传导阻滞与窦性静止无法判别。二度 I 型窦房传导阻滞表现为 PP 间期逐渐缩短，直至出现长的 PP 间期，该 PP 间期短于基本 PP 间期的 2 倍。二度 II 型窦房传导阻滞的长 PP 间期等于基本 PP 间期的 2 倍。

**房室传导阻滞** 一度房室传导阻滞主要表现为 PR 间期延长（PR 间期>0.20 秒）。二度 I 型房室传导阻滞表现为 P 波规律的出现，PR 间期逐渐延长，直到一个 P 波后脱漏一个 QRS 波群，漏搏后传导阻滞得到一定恢复，PR 间期又趋于缩短，之后又逐渐延长，如此周而复始。二度 II 型房室传导阻滞表现为 PR 间期恒定（正常或延长），部分 P 波后无 QRS 波群。三度房室传导阻滞表现为 P 波与 QRS 波毫无关系（PR 间期不固定），心房率快于心室率。

**非心律失常** ①高循环动力状态：剧烈运动状态、发热、甲状腺功能亢进症、低血糖症、贫血、动静脉瘘、嗜铬细胞瘤等可出现明显的心悸症状，但常有病史和其他伴随症状。多见于青年或中年男性，常诉心悸、胸痛、劳累后气促等。常有心输出量增高的表现，如脉搏加快有力、心尖部搏动增强、心底部或胸骨左缘第 3~4 肋间常有响亮的收缩期杂音。血压波动大，收缩压升高及脉压增宽。约 1/2 患者心电图示左心室肥厚，而胸部 X 线心脏

检查正常。应用 β 受体阻断药可使症状明显改善。②焦虑状态：患者可以出现心悸症状，但常伴情绪紧张和过度通气等。③药物源性及其他原因：主要是拟交感活性药物如麻黄碱、苯丙胺、氨茶碱等，可使心跳加快、心搏增强，使患者产生心悸；低钾血症、高钙血症和低氧血症均可因导致房性和室性心律失常而产生心悸。

**急诊处理** 明确病因，积极治疗原发病。有心律失常者，根据心律失常的类型做相应处理。无心律失常者，给予对症治疗、镇静、吸氧、休息等。

（韩继媛 温宇英）

yūnjué
**晕厥**（syncope） 突发的短暂意识丧失。多源于脑供血不足。以面色苍白、神志消失和突发性瘫倒为典型表现，多伴头晕、视物模糊、恶心、软弱、出冷汗等自主神经功能紊乱现象。

**发生机制** 血压骤降、脑部缺血而引起氧气供应不足或由于血液化学成分改变如低血糖、碱中毒及脑组织损伤所致。

**血管舒缩障碍** 包括以下内容。

**单纯性晕厥**（血管抑制性晕厥） 多见于年轻体弱女性，发作常有明显诱因（如疼痛、情绪紧张、恐惧、出血、各种穿刺或小手术等），天气闷热、空气污浊、疲劳、空腹、失眠及妊娠等情况下更易发生。晕厥前期有头晕、眩晕、恶心、上腹不适、面色苍白、肢体发软、坐立不安和焦虑等，持续数分钟继而突发意识丧失，常伴血压下降、脉搏微弱，持续数秒或数分钟后可自然苏醒，无后遗症。发生机制是各种刺激通过迷走神经反射，引起短暂的血管床扩张，回心血量减

少、心输出量减少、血压下降导致脑供血不足所致。

**直立性低血压** 体位骤变，主要由卧位或蹲位突然站起时发生晕厥。可见于：某些长期站立于固定位置及长期卧床者；服用某些药物，如氯丙嗪、胍乙啶、亚硝酸盐类等或交感神经切除术后患者；某些全身性疾病，如脊髓空洞症、多发性神经根炎、脑动脉粥样硬化、急性传染病恢复期、慢性营养不良等。发生机制可能是下肢静脉张力低，血液蓄积于下肢（体位性）、周围血管扩张淤血（服用亚硝酸盐药物）或血循环反射调节障碍，使回心血量减少、心输出量减少、血压下降导致脑供血不足。

**颈动脉窦综合征** 颈动脉窦附近病变，如局部动脉硬化、动脉炎、颈动脉窦周围淋巴结炎或淋巴结肿大、肿瘤以及瘢痕压迫或颈动脉窦受刺激，导致迷走神经兴奋、心率减慢、心输出量减少、血压下降致脑供血不足。可表现为发作性晕厥或伴有抽搐。常见的诱因有用手压迫颈动脉窦、突然转头、衣领过紧等。

**排尿性晕厥** 多见于青年男性，在排尿中或排尿结束时发作，持续 1~2 分钟，自行苏醒，无后遗症。发生机制可能是综合性的，包括自主神经不稳定，体位骤变（夜间起床），排尿时屏气动作或通过迷走神经反射致心输出量减少、血压下降致脑缺血。

**咳嗽性晕厥** 见于患慢性肺部疾病者，剧烈咳嗽后发生。发生机制可能是剧咳时胸腔内压力增加，静脉血回流受阻，心输出量降低、血压下降、脑缺血所致，亦有认为剧烈咳嗽时脑脊液压力迅速升高，对大脑产生震荡作用所致。

其他因素 如剧烈疼痛、下腔静脉综合征（晚期妊娠和腹腔巨大肿物压迫）、食管和纵隔疾病、胸腔疾病、胆绞痛、支气管镜检时由于血管舒缩功能障碍或迷走神经兴奋。

心源性晕厥 心脏病心输出量突然减少或心脏停搏，导致脑组织缺氧而发生。最严重的为阿-斯综合征，主要表现是在心搏停止 5～10 秒出现晕厥，停搏 15 秒以上可出现抽搐，偶有尿便失禁。

脑源性晕厥 脑部血管或主要供应脑部血液的血管发生循环障碍，导致一过性广泛性脑供血不足。例如脑动脉硬化引起血管腔变窄，高血压病引起脑动脉痉挛，偏头痛及颈椎病时基底动脉舒缩障碍，各种原因所致的脑动脉微栓塞、动脉炎等病变均可出现晕厥。其中短暂性脑缺血发作可表现为多种神经功能障碍症状。损害的血管不同而表现多样化，如偏瘫、肢体麻木、语言障碍等。

血液成分异常 ①低血糖症：血糖低而影响大脑的能量供应所致，表现为头晕、乏力、饥饿感、恶心、出汗、震颤、神志恍惚、晕厥甚至昏迷。②过度通气综合征：情绪紧张或癔症发作时，呼吸急促、通气过度，$CO_2$ 排出增加，导致呼吸性碱中毒、脑部毛细血管收缩、脑缺氧，表现为头晕、乏力、颜面四肢针刺感，并因可伴有血钙降低而发生手足搐搦。③重症贫血：血氧低下而在用力时发生晕厥。④高原晕厥：短暂缺氧所致。

鉴别诊断 从以下几方面对引起晕厥的常见原因进行鉴别诊断。

晕厥诱因 心室流出道梗阻性晕厥多在用力后发作；低血糖性晕厥常在空腹时发作；血管迷走性晕厥常在疼痛、精神紧张或见到血液时发作。

晕厥发作时体位 体位性低血压性晕厥常在卧位起立时发生；血管迷走性晕厥在排尿、排便、咳嗽等动作时发生；心源性晕厥、过度通气综合征性晕厥等常在卧位时发作。

晕厥发作时症状 心源性晕厥多伴呼吸困难、发绀、胸闷和胸痛等症状；血管迷走性晕厥和低血糖性晕厥发作时常伴冷汗、手抖、恶心等自主神经功能障碍等症状。

晕厥发作时体征 ①一般情况：心源性晕厥常有发绀和明显呼吸困难等；血管迷走性晕厥和重度贫血性晕厥则常有面色苍白等；脑源性晕厥常有面色潮红、呼吸缓慢而不规则等体征。②血压：血管迷走性晕厥和心源性晕厥常有血压明显降低；高血压脑病性晕厥常有血压显著增高；主动脉夹层性晕厥可致双上肢血压相差 20mmHg 以上等。③心脏体征：心源性晕厥常有心脏增大、器质性心杂音、异常心音（如开瓣音、奔马律、肿瘤扑落音等）、心律失常等。④神经系统体征：神经源性晕厥可有一过性偏瘫、肢体感觉异常、偏盲、言语障碍或病理反射阳性等表现。

急诊处理 首先应仔细询问病史，包括晕厥发作前有无诱因、前驱症状和体位，发作时有无四肢抽搐、咬舌，患者的家族史、用药史和以往心功能情况。体格检查时应常规测量直立位血压，有无心脏杂音和心力衰竭的体征，是否合并颅脑外伤、腹部压痛等情况。心电图是常规检查，对考虑有心律失常或心肺疾病伴晕厥者需行心脏超声和 CT 等检查。急诊评估属高危者需收治入院进一步观察及治疗。晕厥的防治因类型而异。心源性晕厥属于危象，应按心脏骤停处置，尽早抢救。单纯性晕厥易感者平时应加强锻炼，增强体质，出现先兆症状时应立即平卧，以免发作。若已晕厥，则让患者平卧于通风处，抬高下肢，饮糖开水或注射葡萄糖溶液，即可恢复正常。其他如防止体位性低血压性晕厥和颈动脉窦性晕厥等重在消除各种诱因。

(韩继媛 孙 鹏)

**jíxìng guānmài zōnghézhēng**

## 急性冠脉综合征（acute coronary syndrome，ACS）

由冠状动脉快速狭窄所致临床综合征。包括任何因冠状动脉疾病而导致的心肌供血不足。主要包括不稳定性心绞痛（unstable angina pectoris，UA）、非 ST 段抬高型心肌梗死（non-ST elevated myocardial infarction，NSTEMI）、ST 段抬高型心肌梗死（ST elevated myocardial infarction，STEMI）和心源性猝死（sudden cardiac death，SCD）。

病因 基本病因是冠状动脉粥样硬化（偶为冠状动脉栓塞、炎症、先天性畸形、痉挛和冠状动脉口阻塞所致），造成一支或多支血管管腔狭窄和心肌供血不足，而侧支循环未充分建立。

发病机制 包括以下几个方面。

斑块破裂 不稳定斑块破裂是 ACS 发病的病理基础。斑块破裂是多因素所致。

内因 破裂斑块多为斑块不大、管腔狭窄不重的不稳定斑块或软斑块，特点是斑块内富含脂质，脂质核心外有薄的纤维帽，斑块中的炎症细胞如巨噬细胞、T 淋巴细胞、浆细胞浓度增加，炎症细胞释放一些重要的细胞因子如血管细胞黏附分子-1，炎症细胞因子可促进斑块破裂、动脉壁血栓形成和血管收缩。斑块中 T 淋巴细胞产生细胞因子 γ-干扰素在纤维帽易损区可显著抑制血管平滑肌细胞形成间质胶原的能力。在易于破裂的斑块中裂解基质的金属蛋白酶如胶原酶、明胶酶及基质溶解素等生成率增加。这些蛋白水解酶由激活的巨噬细胞及浆细胞所分泌，浓度增加促进基质降解，斑块纤维帽变薄而易于破裂。

**外因** 冠状动脉腔内压力、冠状动脉张力、情绪波动、心动过速、营养血管断裂及血管剪切力变化等都可能促进易损斑块破裂，甚至冠状动脉在收缩期中的弯曲或扭转也可为诱发破裂的因素。一些重要的生理性参数如收缩压、心率、血浆黏滞度、血浆皮质素、肾上腺素水平等的昼夜周期性改变在某个时间如清晨 6~11 时，可协同作用使粥样斑块易于破裂及冠状动脉血栓形成。

**斑块破裂后血栓形成过程** 斑块破裂后即暴露内皮下黏连蛋白、胶原组织因子及冯·维勒布兰德因子（von Willebrand factor）并释出组织因子，激活血小板黏附于糖蛋白 Ⅰa 及 Ⅰb 出现结构性改变，释放 5-羟色胺、血栓素 $A_2$ 和 ADP。组织因子的释放因子 Ⅶ 共同激活外源性凝血形成凝血酶，这是强力刺激血小板聚集的物质。血小板表面，因子 Ⅴ 及因子 Ⅹ 被激活形成凝血酶原复合物而产生更多的凝血酶；急性心肌梗死时，各种炎症介质释放对组织因子表达有较强的刺激作用。

**发生 ACS 后心脏收缩和舒张功能改变及心室重塑** ACS 主要是外膜冠状动脉血流减少或中断使心肌缺血，程度可不同。①收缩功能障碍：在心肌梗死患者收缩功能障碍重于 UA 患者，梗死节段收缩功能异常起初可被其他非梗死心肌运动过度所代偿，但可引起梗死区运动障碍，属于无效做功。约 2 周内非梗死区运动逐渐减弱，梗死区也可有些恢复，特别在再灌注后可使收缩功能好转。②舒张功能障碍：ACS 时心肌缺血或坏死，左心室舒张功能也有明显改变。舒张功能异常与缺血或坏死心肌大小相关。③心室重塑：ACS 特别是心肌梗死后左心室大小、形态、梗死与非梗死心肌节段厚度改变出现心室重塑过程，这影响心室功能及患者预后。

**临床表现** 与病变血管的大小、部位、侧支循环情况密切相关。

**症状** UA 的胸痛症状可表现为典型的心绞痛。①部位在心前区。②范围为患者自己拳头大小。③性质为压榨样或濒死感，有时可表现为憋闷。④持续时间多在 10~30 分钟。⑤疼痛多在劳累或情绪激动时诱发，而在休息或含服硝酸甘油后 3~5 分钟内可缓解。⑥疼痛可向颈部、肩背部、上肢等部位放射。但较平时稳定状态时更严重与持续时间更长，有时休息时也可发生，也可表现为诱发心绞痛的活动耐量明显下降，但在老年人，尤其是女性及糖尿病患者，发生 ACS 时可有不典型的心绞痛。50%~81.1% 的心肌梗死患者在发病前有 UA 的先兆，其发生的胸痛持续时间较长，可达数小时或更长，程度较重，休息或含服硝酸甘油多不能缓解，患者常烦躁不安、出汗、恐惧或有濒死感。少数患者无疼痛，开始即表现为休克和心力衰竭。部分患者疼痛位于上腹部，易误诊为胃穿孔、急性胰腺炎等急腹症；少数患者疼痛放射至下颌、颈部、背部上方，可被误认为骨关节痛。还可出现其他表现：发热、心动过速、白细胞增多、红细胞沉降率增快等坏死物质吸收引起的全身症状；75%~95% 的患者可出现心律失常，以室性心律失常最多；低血压和休克；心力衰竭主要是急性左心衰竭。

**体征** 注意有无动脉狭窄、肥厚型心肌病特别是梗阻性肥厚型心肌病及可能增加心肌耗氧量的其他心脏或心脏外疾病如心动过速、明显血压增高、肺心病伴感染、贫血、动静脉瘘、甲状腺功能亢进症、胃肠道出血等。体检尤应注意生命体征（双上肢的血压、心率）和心、肺情况，了解有无左心功能不全、乳头肌缺血功能不全所致二尖瓣反流、周围血管情况等，不仅有助于诊断与鉴别诊断，且有助于对预后的判断。

**诊断** ACS 诊断时病史采集最重要，根据其重要性分为以下五个方面。①胸痛特点。②既往有无冠心病史。③性别。④年龄。⑤危险因素。绝大多数 ACS 患者，若既往有心肌梗死，不仅有冠状动脉闭塞的高危险性，且为多支血管病变的可能性大，尤其在老年人，多支病变者居多。冠心病危险因素如高血压、高胆固醇、糖尿病和吸烟等的存在并不意味着就肯定会发生心肌缺血，其诊断主要是根据临床症状、心电图和心肌损伤标志物检查等结果综合判定。①STEMI：有持久的胸痛，心电图有 ST 段弓背向上抬高，肌酸激酶同工酶（CK-MB）升高正常值上限 2 倍以上，肌钙蛋白 T（cTnT）或肌钙蛋白 Ⅰ

（cTnI）阳性。②NSTEMI：有持久的胸痛，心电图无 ST 段抬高，但 CK-MB 升高 2 倍以上，cTnT 或 cTnI 阳性。③UA：心电图无 ST 段抬高，CK-MB 可升高但不超过正常 2 倍，cTnT 或 cTnI 阴性。cTnT 或 cTnI 特异性高，是诊断心肌梗死的敏感指标。对 ACS 患者而言，危险因素越多，对预后的影响越大。吸毒者容易发生冠状动脉痉挛与血栓形成，尤其是年轻患者。

**鉴别诊断** ①主动脉夹层：胸痛发生突然剧烈，一开始即达高峰，且疼痛范围较广泛，常波及背部、腰部、上腹部，与夹层累及主动脉的部位相一致；并有相应部位脏器受压迫和受累缺血的表现。虽有大汗、肢体厥冷、休克表现，但血压升高，且四肢血压、脉搏强度可明显不一致。心电图无心肌梗死改变；胸部 X 线片、超声和 MRI 检查可发现主动脉夹层征象。②肺栓塞：呼吸困难和缺氧明显，患者常取卧位而端坐呼吸症状少。常有急性肺源性心脏病表现，颈静脉怒张、肝大、水肿、$P_2$ 亢进分裂、右心室扩大、肺动脉瓣区和三尖瓣区收缩期杂音。心电图出现右心室肥大、肺型 P 波、Ⅰ 导联 S 波、Ⅲ 导联 Q 波、T 波改变、Q 波较窄，或胸前导联呈顺时针方向转位改变。肺放射性核素灌注显像或螺旋 CT 可确诊。③急性心包炎：心前区疼痛多为针刺样痛，深呼吸、咳嗽、变动体位时加重，持续时间长达数天，多无放射痛。胸痛前或同时出现发热、全身不适、心包摩擦音或心浊音界扩大。心电图典型改变为除 aVR 外，广泛导联 ST 段呈弓背向下的抬高，T 波倒置，QRS 波低电压，无病理性 Q 波。④急腹症：急性胰腺炎、消化性溃疡穿孔（见胃肠道穿孔）、急性胆囊炎、胆石症等，均有上腹部疼痛，可伴休克。心电图、血清心肌酶谱和肌钙蛋白测定可鉴别。⑤气胸：突发性胸痛呈撕裂样或刀割样锐痛，呼吸、咳嗽和改变体位时加重。干咳、持续性呼吸困难明显，可伴咯血。患侧肺呼吸音消失或明显减低，叩诊呈鼓音。心电图无心肌梗死改变，胸部 X 线检查可确诊。

**急诊处理** 主要包括 ST 段抬高与 ST 段不抬高 ACS 的处理。

ST 段抬高的 ACS 的处理 ①直接行经皮腔内冠状动脉成形术（percutaneous transluminal coronary angioplasty，PTCA）：直接 PTCA 或 PTCA 加支架植入后，梗死相关动脉内有大量血栓而不能充分灌注者，有条件应给予血小板膜糖蛋白Ⅱb/Ⅲa 受体拮抗剂。②溶栓治疗：无条件或不能及时行 PTCA 者，应溶栓治疗。③发生心室颤动者及时电复律：若患者发生泵衰竭或心源性休克，在主动脉内球囊反搏保护下，行 PTCA 干预。

ST 段不抬高的 ACS（包括 UA 和 NSTEMI）的处理 ①入住冠心病监护室，进行危险分层。②积极抗栓（抗凝、抗血小板），不溶栓。③抗缺血（β 受体阻断药、硝酸酯类）。④调脂治疗。⑤准备冠状动脉造影，1 周内行选择 PTCA 或者行冠状动脉旁路移植，高危患者应更早干预。

**预后** 影响 ACS 预后的重要因素有年龄、心率、收缩血压、心功能状态及心肌标志物水平的高低和危险因素的多少等。影响预后最重要的危险因素是糖尿病和有心脏以外的动脉硬化征（如周围动脉或颈动脉），特别是糖尿病，已被视为冠心病等危症，若存在这些因素，不论是 ST 抬高的 ACS 还是非 ST 抬高的 ACS，其病死率和发生心力衰竭的概率均会大大增高。不稳定性心绞痛经积极治疗病情一般可恢复稳定，但有发生急性心肌梗死或猝死的风险；有室性心律失常或传导阻滞者预后较差，但决定预后的主要因素为冠状动脉病变范围和心功能。急性心肌梗死预后与梗死范围的大小、侧支循环产生的情况及治疗是否及时有关。急性期住院病死率过去约为 30%，采用监护治疗后降至约 15%，采用溶栓治疗后再降至约 8%，住院 90 分钟内实施介入治疗后进一步降至约 4%。死亡多发生在第 1 周内，尤其在数小时内，发生严重心律失常、休克或心力衰竭者，病死率尤高。NSTEMI 近期预后虽佳，但长期预后较差，可由于相关冠状动脉进展至完全阻塞或通后再阻塞以致再梗死或猝死。

**预防** 预防动脉粥样硬化和冠心病，属一级预防，已有冠心病及心肌梗死病史者还应预防再次梗死及其他心血管事件称之为二级预防。二级预防应全面综合考虑，为便于记忆可归纳为 A、B、C、D、E 五个方面。①A：阿司匹林（aspirin），用于抗血小板聚集，有阿司匹林禁忌时可使用氯吡格雷或赛氯匹定；血管紧张素转换酶抑制剂（ACEI）/血管紧张素受体Ⅱ阻断剂（ARB）预防左心室重构、改善血流动力学。②B：β 受体阻断药（beta-blocker），预防心律失常，减轻心脏负荷等；控制血压（blood pressure control），对于一般患者，将其血压控制 <140/90mmHg，合并糖尿病或慢性肾脏病者应将血压控制 <130/80mmHg。③C：控制血脂水平（cholesterol lowing），高

胆固醇血症与冠心病关系密切；戒烟（cigarettes quitting）。④D：控制饮食（diet control），少进食高胆固醇食物，每日摄入盐量<5g，控制饱和脂肪酸和反式脂肪酸摄入，多进食蔬菜、水果和粗纤维；治疗糖尿病（diabetes treatment）。⑤E：普及有关冠心病的教育（education），包括患者及家属；锻炼（exercise），鼓励有计划的、适当的运动。已经发作急性心肌梗死或再发心肌梗死的患者应防止出现并发症，即为三级预防。

（韩继媛）

chōngxuèxìng xīnlì shuāijié

## 充血性心力衰竭（congestive heart failure）

静脉回流正常情况下，心肌收缩或（和）舒张功能障碍导致心输出量绝对或相对低于全身组织代谢需要的临床综合征。

**发病机制**　包括以下内容。

**交感-肾上腺素能系统**　心力衰竭（heart failure，HF）时交感神经兴奋，交感-肾上腺素能系统激活，大量去甲肾上腺素释放入血循环中，血浆中去甲肾上腺素（NE）水平明显升高，导致：①心率加快、心肌收缩力增强、心肌能量消耗增多、心肌肥厚、缺血、$Ca^{2+}$超负荷，以至心肌细胞凋亡，使心肌遭受进一步损害。②心室后负荷加重，血流动力学恶化。

**肾素-血管紧张素-醛固酮系统**　HF的特征之一是肾素-血管紧张素-醛固酮系统（renin-angiotensin-aldosterone system，RAAS）被过度激活、血循环及组织中血管紧张素Ⅱ浓度升高，强烈收缩血管，增加心室后负荷，引起心肌细胞肥厚、死亡，间质纤维化，血管及心室重构；并促进NE、肾上腺素、血管升压素、醛固酮释放。高醛固酮血症可引起水钠潴留、血容量增多、心脏前负荷加重；减少神经元对NE的再摄取，引发心律失常，在心室重构、成纤维细胞增生及胶原沉积中亦起重要作用。

**致炎症细胞因子系统**　HF时许多炎症细胞因子，包括肿瘤坏死因子-α（tumor necrosis factor-α，TNF-α）、白介素在衰竭心脏中过度表达，在血循环中浓度升高。TNF-α可诱发全身和局部（心脏）的炎症反应，引起心肌炎症、心肌细胞增生、凋亡，心室重构，使HF加重。白介素可增强TNF-α对靶器官的损伤，提高靶器官对TNF-α的敏感性。致炎症细胞因子还可激活诱生型一氧化氮合酶，可增强一氧化氮生成，损害心肌功能。

**肽类信号系统**　主要有血管扩张性钠尿肽系统和血管收缩性内皮素系统。①钠尿肽：主要有心房钠尿肽、B型钠尿肽（脑钠肽）和C型钠尿肽，它们在HF时过度表达，通过作用于肾脏和血管平滑肌的特异性受体，引起血管扩张，增强钠的排泄，减少肾素和醛固酮的分泌，对HF患者产生有益作用；但在严重HF时，这种有益作用可被各种血管活性物质引起的强大血管收缩作用及钠潴留作用抵消。②内皮素：HF时血中内皮素浓度明显升高，是已知体内作用最强大的血管收缩物质之一，可激活交感-肾上腺素和RAAS，导致心脏前后负荷加重；它有刺激生长作用，导致血管、心室肥厚，发生重构，心功能进一步减退。

**心肌顿抑和心肌冬眠**　①心肌顿抑：是心肌长时间缺血所致心肌功能失调，即使血流恢复，这一状态可持续存在一段时间；功能失调的原因包括氧化应激，$Ca^{2+}$浓度变化，收缩蛋白的$Ca^{2+}$脱敏作用和心肌抑制因子存在；心肌顿抑的程度和时间与缺血损害的严重程度和时间有关。②心肌冬眠：是指严重缺血时存活的心肌功能受损，恢复供血供氧后，冬眠心肌可恢复功能。心肌冬眠是心肌在缺血状态下，为减少心肌耗氧和防止心肌坏死而发生的自发保护反应。

**临床表现**　HF患者通常以下述三种情况之一就诊。①运动耐量减低综合征。②液体潴留综合征：患者以下肢或腹部肿胀为首发（或仅有）症状就诊。③无症状或另一种心脏疾病或非心脏疾病症状：在评估HF以外的疾病时（如异常心音、心电图或胸部X线异常、高血压或低血压、糖尿病、急性心肌梗死、心律失常或肺或循环血栓栓塞事件），发现患者有心脏扩大或HF的证据。

查体：①全身观察，有无呼吸困难和呼吸类型的改变，皮肤颜色，营养水平，有无下垂性水肿，头、颈运动有无异常情况，眼异常。②动脉搏动检查。③肝颈回流实验。④心前区搏动。⑤心音和杂音听诊。⑥肺部检查。⑦腹部体征。

**辅助检查**　①基本检查：包括血常规、尿常规、血清电解质、糖化血红蛋白、血脂、肝肾功能、超声心动图、胸部X线片、心电图。②备选检查：B型钠尿肽（B-type natriuretic peptide，BNP）测定、放射性核素心室造影及心肌灌注显像、冠状动脉造影、心肌活检、其他（甲状腺功能检查、结缔组织病和嗜铬细胞瘤的检查、人类免疫缺陷病毒筛查等）。B型钠尿肽已广泛应用于急诊呼吸困难患者鉴别诊断，充血性心力衰竭时 B 型钠尿肽显著增高。

**诊断**　主要根据基础心脏疾病病史、临床表现和辅助检查。

详细询问现病史有助于对患者临床状况的评估。既往史和家族史可协助医师对引起 HF 的原因做出初步评价。对疑诊 HF 患者应询问下列病史。①现病史：医师应当询问日常活动中发生的有助于评估患者功能状态的症状类型、严重程度和持续时间。因为许多患者会通过减少运动量来减轻不适，所以与一般询问患者的有关症状相比，询问患者完成某一项运动的能力将可以提供更多的信息。②既往史：高血压、糖尿病、脂质异常、瓣膜病、冠状动脉性或周围血管疾病、心肌病、风湿热、纵隔射线接触、睡眠呼吸障碍的病史或症状、心脏毒性药物的接触史、酒精摄入史、吸烟、结缔组织病、性传播疾病接触史、甲状腺疾病、嗜铬细胞瘤、肥胖。③家族史：动脉粥样硬化性疾病的家族倾向（心肌梗死病史、吸烟、外周动脉疾病）、心源性猝死、肌病、传导系统疾病、快速性心律失常、心肌病（不能解释的心力衰竭）、骨骼肌病。

**鉴别诊断**　①支气管哮喘：左心衰竭夜间阵发性呼吸困难，常称心源性哮喘，应与支气管哮喘鉴别。前者多见于老年人有高血压或慢性心瓣膜病史，后者多见于青少年有过敏史；前者发作时必须坐起，重者肺部有干湿性啰音，甚至咳粉红色泡沫痰，后者发作时双肺可闻及典型哮鸣音，咳出白色黏痰后呼吸困难常可缓解。②心包积液、缩窄性心包炎：腔静脉回流受阻可引起颈静脉怒张、肝大、下肢水肿等表现，应

根据病史、心脏及周围血管体征进行鉴别，超声心动图检查可得以确诊。③肝硬化：肝硬化腹水伴下肢水肿应与慢性右心衰竭鉴别，除基础心脏病体征有助于鉴别外，非心源性肝硬化不会出现颈静脉怒张等上腔静脉回流受阻的体征。

**急诊处理**　包括以下内容。

**一般处理**　①若患者不能平卧，协助其取坐位，双腿下垂。②吸氧，立即高流量鼻导管给氧，病情特别严重者可采用面罩呼吸机持续加压给氧。可用 50% 酒精置于氧气滤瓶中随氧气吸入，不能耐受者可降低酒精浓度或间断给予。③建立静脉通道。④心电监护，血氧监测，立即治疗致死性心律失常。⑤做十二导联心电图。

**药物治疗**　①吗啡：一般用于严重急性心力衰竭早期阶段，特别是患者不安和呼吸困难时。②血管扩张药：对大多数急性 HF 患者，若表现有低灌注仍可维持正常血压，又有少尿及淤血体征，血管扩张药常作为一线药。③利尿药：静脉使用袢利尿药有强效快速的利尿效果，在 HF 早期患者优先考虑使用。噻嗪类和螺内酯可联合袢利尿药使用，低剂量联合使用比高剂量单用一种药更有效，继发反应也更少。将袢利尿药和多巴酚丁胺、多巴胺或硝酸酯类药联合使用也是一种治疗方法，它比仅仅增加利尿药更有效，副作用也更少。④正性肌力药：外周低灌注（低血压、肾功能下降）伴或不伴有淤血或肺水肿，使用最佳剂量的利尿药和血管扩张药无效时，应使用正性肌力药物。⑤支气管扩张药：急性 HF 出现支气管痉挛时应当应用支气管扩张药。⑥抗心律失常治疗。

**机械辅助装置**　临时性机械循环辅助装置如主动脉内球囊反搏、心室辅助装置，适用于对常规治疗无反应且有心肌功能恢复可能的 HF 早期患者；或作为心脏移植前一种过渡措施或介入治疗，有利于心功能的明显改善。

**预后**　慢性 HF 一直是预后不良的严重状态，虽经早期诊断和积极治疗，4 年病死率为 50%，病死率与心功能不全的程度呈正相关，如心功能Ⅳ级者 1 年病死率即达 50%。对于较重的慢性 HF，37% 的男性及 38% 的女性在 2 年内死亡，80% 男性及 67% 女性在 6 年内死亡。

**预防**　①去除诱发因素：控制感染，治疗心律失常特别是心房颤动并快速心室率，纠正贫血、电解质紊乱，注意是否并发肺栓塞等。②改善生活方式：降低新的心脏损害的危险性，如戒烟、戒酒，肥胖患者应减轻体重，控制高血压、高血脂、糖尿病，饮食宜低脂、低盐，重度慢性 HF 患者应限制入水量，应每天称体重以早期发现液体潴留；应鼓励慢性 HF 患者做动态运动以免去适应状态。③密切观察病情演变及定期随访：应特别了解患者对饮食及药物治疗的依从性、药物的不良反应等，及时发现病情恶化并采取措施。

（韩继媛　温宇英）

jíxìng fèishuǐzhǒng

**急性肺水肿**（acute pulmonary edema）　过多液体从肺血管转移到肺间质和肺泡所致综合征。早期表现为间质肺水肿，若病情进一步发展，肺泡内气体被液体所置换，形成肺泡水肿。急性肺水肿是临床常见的综合征，可发生于多种疾病，通常以急性呼吸衰竭的形式出现，临床一般分为心

源性肺水肿和非心源性肺水肿两大类。

**病因及发病机制** 急性肺水肿多由左心衰竭和二尖瓣狭窄引起，非心源性肺水肿由多种病因所致。

肺水肿是肺毛细血管、肺间质、肺淋巴血管和肺泡液体交换和转运失调的结果。其发生机制主要取决于四个方面：①肺毛细血管流体静水压升高。②肺毛细血管胶体渗透压降低。③肺毛细血管通透性升高。④肺淋巴回流障碍。此外尚与肺泡表面活性物质减少或胸腔压突然降低有密切关系。无论是心源性或非心源性肺水肿，如出现上述现象就不可避免的导致肺水肿的发生。肺水肿发生的程序，根据液体分布的不同区域分为四期。Ⅰ期：间质液体增加，引起邻近的淋巴管的扩张；Ⅱ期：水肿继续发展致使肺泡间隔肿胀；Ⅲ期：肺泡角出现水肿；Ⅳ期：进一步发展成肺泡水肿。

**临床表现** 主要表现分为两期。

间质水肿期 以呼吸困难或反复夜间阵发性呼吸困难为特征，肺部体征多不明显。呼吸困难的发生主要因为间质水肿将间质胶原纤维束分离，刺激邻近的神经末梢感受器，反射性引起通气过度，通常被原发病所掩盖，易忽视早期诊断。

肺泡水肿期 迅速出现严重呼吸困难，不能平卧，阵阵剧咳伴大量泡沫样或粉红色泡沫样痰，严重者痰液可自鼻腔溢出。强迫体位、端坐呼吸、发绀、精神紧张不安、大汗、面色苍白、呼吸深快。早期可于两肺底闻及细小湿啰音并随体位而变化。进一步发展两肺满布大、中水泡音，有时可伴哮鸣音，晚期可出现休克。

**胸部 X 线检查** 各期表现分述如下。

肺水肿前期 肺上野血管充血，致使阴影扩大，表现为上肺野纹理增加、增粗；下肺野则清晰。有时肺门阴影模糊、增大。

间质水肿期 肺血管、支气管、淋巴管的肺纹理增多、增粗和边缘模糊不清，可见到克氏（Kerley）线，据其发病过程和程度不同又分成 A、B、C 线。A 线多见于肺上、中部，参差不齐、走向肺门、不分叉、长约 4cm 的线性阴影。B 线为短而轮廓清晰、水平走向的线状阴影，多见于肺下部的肋膈角。C 线为细而交错的线状阴影，可见于肺野的任何部位，但最常见于肺中央与基底部。因间质内积液，肺野密度普遍增高。水肿液聚集于肺门周围结缔组织内或伴有急性淋巴结水肿时，肺门阴影增大、模糊。当间质水肿进一步扩大可引起叶间胸膜积液和胸膜腔积液。

肺泡水肿期 X 线表现多种多样。中央型：最多见，表现为自双侧肺门向外侧扩散的密度增高阴影，边缘较淡，形似蝴蝶，为肺水肿的典型所见；弥漫型：较多见，为大小不等、边缘模糊、广泛散布于肺野内的绒毛阴影，可融合成大片状阴影；局限型：少见，可呈密度增高的按大叶分布的大叶型或呈孤立、边缘清楚的类圆形阴影。

**诊断** 突发的或发作性呼吸困难，强迫体位，咳泡沫样痰，肺部出现湿啰音，初期与体位有明显的关系。胸部 X 线检查对不同阶段的肺水肿诊断很有帮助，且对治疗效果的判断亦有很大价值。

**鉴别诊断** ①心源性肺水肿急性发作：伴哮鸣音时称为心源性哮喘，需与支气管哮喘或喘息性支气管炎急性发作鉴别。②尚需与自发性气胸、肺栓塞、肺不张等鉴别。

**急诊处理** 治疗原则是降低肺血管静水压，提高血浆胶体渗透压，改善肺毛细血管的通透性，充分给氧和辅助呼吸减轻气体交换障碍，纠正低氧血症，预防和控制感染。其中心源性急性肺水肿是内科急症，必须及时诊断、迅速抢救。①镇静：皮下或肌内注射吗啡或哌替啶，使患者安静，扩张外周血管减少回心血量，减轻呼吸困难。老年人、神志不清、已有呼吸抑制、休克或合并肺部感染者禁用。②吸氧：加压高流量给氧，可流经 25%～70% 酒精后用鼻管吸入，加压可减少肺泡内液体渗出，酒精能降低泡沫的表面张力使泡沫破裂，改善通气，也可使用有机硅消泡剂消除泡沫。③减少静脉回流：患者取坐位或卧位，两腿下垂以减少静脉回流，必要时可加止血带于四肢，轮流结扎 3 个肢体，每 5 分钟换一肢体，平均每肢体扎 15 分钟，放松 5 分钟，以保证肢体循环不受影响。④利尿：静脉给予作用快而强的利尿药如呋塞米，加入葡萄糖液静脉注射，以减少血容量，降低心脏负荷，应注意防止或纠正大量利尿时所伴发的低钾血症和低血容量。⑤血管扩张药：静脉滴注硝普钠或酚妥拉明以降低肺循环压力，但应注意勿引起低血压，也可舌下含化硝酸甘油或二硝酸异山梨醇降低肺循环静脉压。⑥强心药：近期未用过洋地黄类药物者，可静脉注射快速作用的洋地黄类制剂，如毛花苷丙、毒毛旋花子苷 K 等，对二尖瓣狭窄所致肺水肿，除伴心室率快的心房颤动外，不用强心药，以免因右心室输出量增加而加重肺充血。⑦氨茶碱：用于伴支气管痉挛者，减轻支气管痉挛，扩张冠状动脉和加强利尿。⑧糖皮质激素：氢化可的松或地塞米松加入葡萄糖液中静脉滴注亦有助肺水肿的控制。⑨原有疾病和诱发因素治疗：若有发作快速性心律失常，应迅速控制。

（韩继媛　孙鹏）

**jíxìng bìngdúxìng xīnjīyán**

## 急性病毒性心肌炎（acute viral myocarditis）

病毒感染引起心肌局限性或弥漫性的急性炎症。

**病因**　心肌炎可分为感染性和非感染性两类。前者是细菌、病毒、螺旋体、立克次体、真菌、原虫、蠕虫等感染所致，以病毒性心肌炎常见（主要由柯萨奇病毒A、柯萨奇病毒B、埃可病毒、脊髓灰质炎病毒和人类免疫缺陷病毒等引起）；后者包括超敏反应、理化因素或药物所致心肌炎等。

**临床表现**　轻者可无自觉症状；重者可表现为猝死、严重的心律失常、心源性休克和（或）心力衰竭，甚至导致急性期死亡，也可表现为心包炎或心肌梗死等。

**症状**　①与初期病毒感染有关的症状：前驱的上呼吸道和胃肠道感染约存在于2/3病例，通常在心脏症状出现前1~3周出现疲劳、肌肉痛、头痛、关节痛、恶心、呕吐、腹泻等症状。②心脏受累的表现：常有心悸、气促、心前区不适和隐痛，偶可见晕厥（多源于严重心动过速或传导阻滞）。部分病例表现不典型，以突然出现剧烈胸痛为主诉，全身症状或其他症状轻微，甚至可误诊为急性心肌梗死，多见于病毒性心肌炎累及心包和（或）胸膜者。

**体征**　①与前驱病毒感染相关的体征：80%的患者可有发热，常持续数天。②心脏受累的体征：多数表现为与发热程度不成比例的心动过速，合并房室传导阻滞，也可表现为心动过缓；期前收缩最常见；心肌炎致心脏扩大，产生相对性二尖瓣关闭不全，听诊第一心音低钝、心尖区收缩期吹风样杂音，较重病例可出现奔马律、交替脉及心力衰竭征象。

**诊断与鉴别诊断**　诊断较困难，只有依据心肌活检才能确诊。多以1999年心肌炎心肌病所修订的诊断标准作为参考，主要依据病史和体征、心律失常或心电图改变、心肌损伤参考指标和病原学依据进行诊断。

**病史和体征**　上呼吸道感染、腹泻等病毒感染后3周内出现心脏表现，如出现不能用一般原因解释的感染后重度乏力、胸闷、头晕、心尖第一心音明显减弱、舒张期奔马律、心包摩擦音、心脏扩大、充血性心力衰竭或阿-斯综合征等。

**心律失常或心电图改变**　上述感染后3周内新出现下列心律失常或心电图改变：①窦性心动过速、房室传导阻滞、窦房阻滞或束支阻滞。②多源、成对室性期前收缩，自主性房性或交界性心动过速，阵发或非阵发性室性心动过速，心房或心室扑动或颤动。③两个以上导联ST段呈水平型或下斜型下移$\geq 0.01 \mathrm{mV}$或ST段异常抬高或出现异常Q波。

**心肌损伤参考指标**　病程中血清心肌肌钙蛋白I或肌钙蛋白T（定量测定）、肌酸激酶同工酶（CK-MB）明显升高。超声心动图示心腔扩大或室壁活动异常和（或）放射性核素心功能检查证实左心室收缩或舒张功能减弱。

**病原学依据**　①急性期从心内膜、心肌、心包或心包穿刺液中检测出病毒、病毒基因片段或病毒蛋白抗原。②病毒抗体：第二份血清中同型病毒抗体效价较第一份血清升高4倍（2份血清应相隔2周以上）或一次抗体效价$\geq 1:640$者为阳性，$1:320$者为可疑阳性（如以$1:32$为基础者则宜以$\geq 1:256$为阳性，$1:128$为可疑阳性，根据不同实验室标准做决定）。③病毒特异性IgM：以$\geq 1:320$者为阳性（按各实验室诊断标准，需在严格质控条件下）。如同时有血中肠道病毒核酸阳性者更支持有近期病毒感染。

对同时具有上述病史和体征、心律失常或心电图改变（①②③中任何一项）、心肌损伤参考指标中任何两项，在排除其他原因心肌疾病后，临床上可诊断急性病毒性心肌炎。同时具有病原学依据中①项者，可从病原学上确诊急性病毒性心肌炎；仅具有病原学依据中②③项者，在病原学上只能拟诊为急性病毒性心肌炎。

若患者有阿-斯综合征发作、充血性心力衰竭伴或不伴心肌梗死样心电图改变、心源性休克、急性肾衰竭、持续性室性心动过速伴低血压或心肌心包炎等一项或多项表现，可诊断为重症病毒性心肌炎。病毒感染后3周内出现少数期前收缩或轻度T波改变，不宜轻易诊断为急性病毒性心肌炎。

诊断病毒性心肌炎，应除外β受体功能亢进、甲状腺功能亢进症、二尖瓣脱垂综合征及影响心肌的其他疾病，如风湿性心肌炎、中毒性心肌炎、冠心病、结缔组织病、代谢性疾病及克山病等。

**急诊处理**　缺乏特效治疗，需要采取综合措施。

**卧床休息**　急性期卧床休息不少于 3 个月，目的在于减轻心脏负担，防止心脏扩大，以后如果症状、体征和实验室检查都有好转，可逐步增加起床时间；恢复期，即发病 6~9 个月可过渡到下午半日卧床，如好转顺利，则再增加起床时间，如恢复期不顺利，特别是反复感冒者，除采取药物预防措施外，应适当增加卧床时间。感冒时应坚持卧床。有心脏扩大者，卧床时间应延长至心胸比接近正常后，再开始短时间活动，心脏情况好转后再增加活动时间。

**针对心肌的治疗**　改善心肌细胞营养与代谢的药物：正常心肌代谢可产生许多活性氧自由基，依靠超氧化物歧化酶、过氧化物酶和谷胱甘肽过氧化物酶等能及时将上述自由基清除，使心肌细胞免受损伤。心肌炎时自由基产生增多，而这些酶的活性却明显下降，可致心肌细胞严重损伤，因而酌情应用改善心肌细胞营养与代谢的药物，包括维生素 C、维生素 $B_1$、维生素 $B_{12}$、辅酶 $Q_{10}$ 或肌苷，疗程 2~3 个月。此外极化液疗法亦可考虑。糖皮质激素是否使用一直有争议，一般认为对急性病毒感染应属禁忌，但短期内心脏急剧扩大、高热不退、急性心力衰竭、休克或高度房室传导阻滞等常规治疗无效的重症患者可试用。

**抗感染治疗**　主要用于疾病的早期，但各种抗病毒药物的疗效均不佳。细菌感染是病毒性心肌炎的条件因子，为防止继发性细菌感染，多主张使用广谱抗生素。

**调节细胞免疫功能**　此病急性发病后多伴免疫功能下降，特别是细胞免疫功能降低。调节免疫功能的主要药物有：干扰素、转移因子、免疫核糖核酸、简化胸腺素等。

**对症治疗**　①抢救心源性休克：急性心肌炎发病急骤时，易并发心源性休克，应及时诊断、迅速抢救。②抗心力衰竭：出现心力衰竭时，在卧床休息同时，按处理急性心力衰竭原则治疗。但应注意心肌炎时心肌细胞电生理稳定性差，应激性高，对洋地黄类药物敏感性高，易发生心律失常，故洋地黄饱和量只应用常规剂量的 1/2~2/3。必要时可选用利尿药，但应注意水电解质平衡。对于顽固性心力衰竭也可应用非洋地黄类正性肌力药物，如多巴酚丁胺、氨力农、米力农等。③纠正心律失常：包括发作时治疗与预防发作。

**预后**　急性心肌炎临床表现的变异范围大，轻者可无症状呈亚临床型发病，重者发生严重心力衰竭、心律失常及心源性休克，少部分病例可能猝死。

（韩继媛　孙　鹏）

jíxìng xīnbāoyán

# 急性心包炎（acute pericarditis）

心包壁层和脏层的急性炎症。以胸痛和心包积液为主要临床表现。

**病因**　各种感染性和非感染性因素引起。感染性因素包括细菌、病毒、真菌、寄生虫等，非感染性包括自身免疫病、过敏性疾病、内分泌代谢性疾病，其他如药物性、放射性、肿瘤性以及心脏邻近组织病变蔓延所致。

**临床表现**　包括以下内容。

症状　①胸骨后、心前区疼痛：典型急性心包炎有剧烈胸骨后疼痛，可放射至颈部和肩部，尤其是左侧，卧位时疼痛加剧，坐起取前倾位时减轻。疼痛常随深吸气而加重，有时很难与胸膜炎鉴别。②咳嗽、呼吸困难：患者常有干咳，随着心包积液增多，感呼吸困难，呼吸浅快，被迫坐起并取前倾位。③全身症状：多数患者在胸痛发生前或与胸痛同时出现发热、全身不适、多汗、肌痛。④其他症状：吞咽苦难、呃逆、食欲缺乏、声音嘶哑等。

体征　①心包摩擦音：是急性心包炎的特异性体征，可出现于心室收缩期，更常见的心包摩擦音有两个成分，出现在收缩期和舒张期，是粗糙的两层心包在收缩和舒张时发生摩擦的结果。心房收缩的参与构成心包摩擦音的第三个成分，听诊部位多在胸骨下段外缘与心尖之间，被检者可取卧位或坐位。因为心包摩擦音具有易变性，需经常检查。虽然心包渗液时有时听不到心包摩擦音，但不能排除大量心包积液。②心包积液的体征：心包积液量在 200~300ml 以上或渗液迅速积聚可出现心脏叩诊浊音界向两侧增大，皆为绝对浊音区；心尖搏动弱（位于心浊音界左缘的内侧）或不能拍及；心音低而遥远；若有大量积液，可在左肩胛角下出现浊音及左肺受压迫所引起的支气管呼吸音，称心包积液征［尤尔特（Ewart）征］；胸骨右缘第 3~6 肋间出现浊音，称罗奇（Rotch）征；肝大、下肢水肿、腹水。③部分急性心包炎患者可合并心房颤动、心房扑动及其他心律失常。④快速心包积液可引起急性心脏压塞，出现明显心动过速、血压下降、脉压变小和静脉压明显上升，心输出量显著下降，可产生急性循环衰竭、休克等。积液积聚较慢，可出现亚急性或慢性心脏压塞，表现为体循环静脉淤血、颈静脉怒张、静脉压升高、奇脉等。

**诊断** 根据其特征性症状、体征和辅助检查即可确诊。

症状 特征性心前区疼痛及全身症状提示急性心包炎症。

体征 肯定性心包摩擦音可诊断心包炎，但心包摩擦音多变且持续时间短，需仔细和经常听诊才能发现。

辅助检查 如下所述。

胸部 X 线检查 可出现心影增大，右侧心膈角变锐，心缘的正常轮廓消失，呈水滴状或烧瓶状，心影随体位改变而移动。透视或 X 线记波摄影可显示心脏搏动减弱或消失。X 线片显著增大的心影伴清晰的肺野或短期内几次 X 线片出现心影迅速扩大，常为诊断心包渗液的早期和可靠的线索。胸片还有助于发现结核杆菌、真菌感染、肺炎及肿瘤等引起心包炎的原发疾病。

心电图 主要为 ST 段抬高与 T 波改变。可分为四个阶段，第一阶段为 ST 段抬高，与缺血性 ST 段抬高所不同的是呈凹面向上的抬高，高度很少超过 5cm，多于胸痛后数小时出现，持续数小时到数天，此期还可见 PR 段压低；第二阶段 ST 段回到基线，T 波变低平；第三阶段多导联发生 T 波倒置，可持续 2～3 个月；第四阶段心电图恢复正常。典型的急性心包炎上述心电图改变历时约 2 周，但仅有一半的急性心包炎表现出所有 4 期的心电图改变。房性心律失常可见于 5%～10% 患者。

超声心动图 正常心包腔内可有 20～30ml 起润滑作用的液体，超声心动图常难以发现，如在整个心动周期均有心脏后方液性暗区，则心包腔内至少有 50ml 液体，可确定为心包积液。舒张末期右心房塌陷和舒张期右心室游离壁塌陷是诊断心脏压塞的最敏感而特异的征象。它可在床旁进行检查，是一种简便、安全、灵敏和正确的无损性诊断心包积液的方法。值得注意的是，单纯纤维蛋白性急性心包炎患者，心脏超声多正常。

心包积液检查 可进一步确定诊断。

其他 如红细胞沉降率加快及白细胞数增加；急性心包炎累及心外膜下心肌时可有血清酶学改变，如谷氨酸转氨酶、乳酸脱氢酶及肌酸激酶升高。但这些酶的升高不如心肌梗死时明显，且常无心肌梗死的典型酶谱。

**鉴别诊断** 需与急性心肌梗死鉴别，异常 Q 波，ST 段弓背向上抬高和显著升高的心肌酶支持心肌梗死的诊断。还应与心力衰竭、肺栓塞、主动脉夹层分离、纵隔气肿和急腹症等鉴别。

**急诊处理** ①病因治疗：及时发现急性心包炎的病因并给予治疗，如结核性心包炎应予抗结核治疗，化脓性心包炎给予大剂量有效抗生素治疗。②一般治疗及对症治疗：有发热及胸痛者应卧床休息，胸痛严重时可用麻醉药，若病情严重，胸痛持续不缓解，可用糖皮质激素治疗，但用药前应排除细菌性心包炎。③药物治疗：口服非甾体抗炎药有效。

**预后** 急性心包炎经过数周可以少量粘连而痊愈，但也可以转变为慢性心包炎，心包积液可持续数年，部分病例发展为心包缩窄或渗出缩窄性心包炎。预后因病因而异，主要取决于基础疾病，病毒性心包炎预后良好，最常见并发症为复发及少量心包积液；合并恶性肿瘤者预后不佳。

（韩继媛 孙 鹏）

## xīnzàng yāsāi

## 心脏压塞（cardiac tamponade）

心包内积液积聚过快或（和）过多压迫心脏而限制心室舒张及血液充盈。又称心包填塞。

**病因** ①急性心包炎：如急性病毒性心包炎、结核性心包炎、放射性心包炎及尿毒症性心包炎等。②心脏外伤：包括心脏非贯通伤和贯通伤。心脏非贯通伤大多因胸前壁受剧烈撞击或胸壁受挤压所致。可由于一定强度的单向性力量直接作用于心前区；亦可由于心脏被胸肋骨和脊椎挤压所致损伤。心脏非贯通伤可致心包挫伤、撕裂和破裂，同时合并心脏挫伤，甚至心脏破裂。心脏贯通伤大多是由枪弹、弹片、尖刀等锐器刺伤心脏，亦可为心导管检查、心肌活检、心脏瓣膜球囊扩张术及射频消融术时造成心脏损伤。心脏贯通伤可同时伴心包损伤。③急性心肌梗死时心室游离壁破裂：绝大多数发生于发病 1 周内，大多发生于前 3 天。与心室游离壁破裂有关的因素为：老年人初发的前壁透壁性心肌梗死，面积较大，侧支循环未能建立，有高血压病史，发病后未能很好休息，咳嗽、用力排便使心内室压力迅速增高。④其他：主动脉夹层破裂、细菌性动脉瘤破裂，出血性疾病。

**发病机制** 正常人心包腔内约含 50ml 少量液体，起润滑保护作用，其压力低于心房压和心室舒张压。心包积液量迅速增加、积液量超过一定心包腔内水平时，心包腔内压力升高，压力达到心房压和心室舒张压，即出现心室舒张充盈受限，心输出量降低，产生体循环淤血，静脉压增高等心脏受压症状；若心包积液量增加迅速，即使积液量相对少，心包不能迅速伸展，心包腔内压力急剧上升，也可引起心脏压塞。心脏压塞的主要因素有：①液体的蓄积速度。②液体的绝对量。③心包的物理性质。

**临床表现**　有三大特征，即贝克三体征（Beck triad）：①静脉压升高，颈静脉显著怒张。②血压突然下降或休克。③心音低钝、遥远等。

患者可出现心悸、呼吸困难，随着心包积液量增加，呼吸困难加重。患者因不能平卧被迫坐起，两下肢垂于床下，呈典型端坐呼吸、呼吸浅快、口唇青紫、大汗淋漓、神情不安、精神恍惚，且有压迫气管及食管症状如干咳、声音嘶哑、吞咽困难等。体格检查脉搏快速而细弱，心音低钝、遥远；颈静脉显著怒张，呈现库斯莫尔（Kussmaul）征；收缩压降低，脉压小，或休克，可测到奇脉。

**诊断**　临床表现为贝克三体征者应考虑此病。诊断检查方法如下。①X线检查：心包积液量>300ml时，心影向两侧增大；>1000ml时心影呈烧瓶状或梨形，心影随体位而异。CT检查对心包积液具有很高的敏感性，同时还可以在CT引导下行心包积液穿刺引流术。②心电图：急性心包炎或心脏损伤所致心脏压塞，除aVR外，各导联ST段抬高，非特异性T波改变，有时可出现心电交替现象，尤其是P-QRS-T全心电交替现象，可看作是心脏压塞的一个特征。③超声心电图：是首选检查方法。<100ml积液时，液体暗区通常局限于房室沟及较低部位，100～500ml积液时，液体可分布在左心室后壁及心尖

部，>500ml积液时，液体暗区包绕整个心脏，且随体位发生改变。超声可确定部位，指导心包穿刺。急性心肌梗死及心脏外伤时，超声可评价心脏结构的完整性，及时提供准确诊断。④放射性核素检查：$^{99m}$Tc静脉注射后进行心脏血池扫描，可显示心脏周围有空白区，即心包积液，同时能发现心脏结构的损伤。⑤心导管检查：可见心内压力曲线变化，右心房压升高，右心室舒张期压力升高，肺毛细血管压升高。

**鉴别诊断**　①充血性心力衰竭及扩张型心肌病：一般有心脏杂音或瓣膜病的特征性杂音，心音也可减弱，但心尖搏动不消失，且所在部位与心左界一致，无奇脉，深吸气时颈静脉扩张减轻。超声心动图可资鉴别。②急性心肌梗死：虽有类似胸痛，但此病发病年龄较大，过去有心绞痛病史、心电图有异常Q波、ST段呈弓背向上抬高、血清心肌酶谱有动态变化。③主动脉夹层：患者常有高血压病史，胸痛更加剧烈难忍，两侧血压、脉搏可不等，主要通过心脏超声等鉴别。

**急诊处理**　急性心包炎合并心脏压塞时，应立即行心包穿刺放液，有时抽出200～300ml积液即可解除症状。若不能立即心包穿刺，可用儿茶酚胺类药物维持血压，随后进行心包穿刺术。心包穿刺术还常用于判定积液的性质与病原体，术前做普鲁卡因皮试，向患者说明穿刺目的，消除紧张情绪，必要时给镇静剂。患者取半卧位，检查血压和心率，并作记录。穿刺部位多选剑突下与左肋缘相交的夹角处或左侧第5肋间，心浊音界内侧1～2cm处。

心包穿刺术注意事项：①严格掌握适应证。此手术有一定危

险性，应由有经验医师操作或指导，并应在心电图监护下进行穿刺。②术前须进行心脏超声检查，确定液平段大小与穿刺部位，选液平段最大、距体表最近点作为穿刺部位，或在超声显像指导下进行穿刺抽液更准确、安全。③术前应向患者做好解释，消除顾虑，并嘱其在穿刺过程中勿咳嗽或深呼吸。术前半小时可服地西泮与可待因。④麻醉应彻底，以免因疼痛引起神经源性休克。⑤抽液量第一次不宜超过200ml，以后再抽时渐增到300～500ml。抽液速度要慢，过快、过多使大量血回心可导致肺水肿。⑥若抽出鲜血，立即停止抽吸，并严密观察有无心脏压塞出现。⑦取下空针前夹闭橡皮管，以防空气进入。⑧术中、术后均需密切观察呼吸、血压、脉搏变化。

（韩继媛　孙　鹏）

gǎnrǎnxìng xīnnèimóyán

**感染性心内膜炎**（infective endocarditis）　致病微生物感染所致心瓣膜或心室壁内膜的炎症。最常侵犯心脏瓣膜及瓣膜附件，同时也可侵犯室壁内膜、主动脉和未闭的动脉导管内膜。

**病因**　为化脓性细菌侵入心内膜所致，多由毒力较强的病原体感染所致。金黄色葡萄球菌约占50%以上。亚急性感染性心内膜炎在抗生素应用于临床之前，80%为非溶血性链球菌引起，主要为草绿色链球菌的感染；由于普遍地使用广谱抗生素，致病菌种已明显改变，几乎所有已知的致病微生物都可引起此病，同一病原体可产生急性病程，也可产生亚急性病程，且过去罕见的耐药微生物病例增加。草绿色链球菌发病率在下降，但仍占优势。金黄色葡萄球菌、肠球菌、表皮

葡萄球菌、革兰阴性菌或真菌的比例明显增高。厌氧菌、放线菌、李斯特菌偶见。两种细菌的混合感染时有发现。真菌尤多见于心脏手术和静脉注射麻醉药物成瘾者。长期应用抗生素或糖皮质激素、免疫抑制剂、静脉导管输给高营养液等均可增加真菌感染的机会。其中以念珠菌属、曲霉菌属和组织胞质菌较多见。

**发病机制** ①血流动力学因素：先天性或后天性心脏瓣膜病变都存在血液的反流，反流血液所通过孔道狭窄，孔道两端间有较大的压力阶差。②无菌性血栓性心内膜炎：在血液湍流和反复喷射冲击下，心内膜内皮不可避免受到损伤，导致胶原纤维暴露，产生粗糙面，血小板聚集和纤维蛋白沉着，形成微血栓。③赘生物形成：病原微生物流经受损的心内膜，易于黏附、滞留，并在无菌性血栓性心内膜炎的病损处繁殖，形成赘生物。④暂时性菌血症：感染性心内膜炎发生的必要因素之一是病原微生物侵入血流形成菌血症，其途径很多，最常见的是拔牙或牙髓治疗。细菌进入血流，很快被机体防御机制清除，暂时性菌血症一般不会产生严重后果，只有机体免疫力下降、细菌数量增多、黏附力强，才可能引起感染性心内膜炎。

**临床表现** 按病程分为急性和亚急性感染性心内膜炎。

急性感染性心内膜炎 常发生于正常的心脏。急性起病，突然高热、寒战，伴大量出汗，体温高达 39～40℃，病原菌通常是强毒力的金黄色葡萄球菌或真菌。因全身严重感染，毒血症症状明显。突然发生的杂音及杂音性质的改变是急性感染性心内膜炎的又一特征，这是心脏瓣膜和腱索

急剧损害所致。此病早期常出现栓塞现象和转移性脓肿，带菌栓子若来自感染的右侧心腔，则出现肺炎、肺动脉栓塞和肺脓肿。皮肤、黏膜淤点常见，脾大少有发生。

亚急性感染性心内膜炎 起病缓慢，多在发生菌血症 2 周后出现非特征性症状，包括全身乏力、食欲缺乏、发热、体重减轻。少数患者以不明原因的栓塞、顽固性心力衰竭、肾小球肾炎等为首发症状。发热最常见，常呈持续、不规则低热，多在 37.5～39℃，也可为间歇热或弛张热，伴乏力、盗汗、进行性贫血、脾大，晚期可有杵状指。心脏变化主要是杂音性质的改变，赘生物的增长或脱落，瓣膜、腱索的破坏，杂音多变或出现新的杂音。无杂音也不能除外心内膜炎存在。晚期可发生心力衰竭，源于感染毒素作用使毛细血管脆性增加而破裂出血或微栓塞。可在四肢皮肤及眼睑结膜、口腔黏膜成批出现淤点，指、趾末节掌面可出现稍高于表面的紫或红色的奥斯勒（Osler）结节，也可在手掌或足部有小结节状出血点［詹韦（Janeway）损害］，无压痛。脾大常与病程有关，常见于亚急性感染性心内膜炎患者。

**诊断** 依靠心脏病史，典型的临床表现以及反复血培养阳性。以下情况应高度疑诊此病：①有器质性心脏病且不明原因发热 1 周以上者。②心脏手术后持续发热 1 周，经一般治疗无效者。③短期内原有的心脏杂音发生改变或出现新的反流性杂音者。④难解释的进行性贫血、周围动脉栓塞、皮肤黏膜淤点、脾大及难以控制的心力衰竭。根据上述诊断线索，加之血培养阳性，超声心动图检

查发现赘生物，可确诊。

**鉴别诊断** ①以发热为主要表现而心脏体征轻微者需与伤寒、结核、上呼吸道感染、肿瘤、结缔组织病等鉴别。②在风湿性心脏病基础上发生此病，经足量抗生素治疗但热不退，心力衰竭不见好转者，应怀疑合并风湿热活动的可能。此时应注意检查心包和心肌情况，如心脏进行性增大伴奔马律、心包摩擦音或心包积液等。注意此两病也可同时存在。③发热、心脏杂音、栓塞表现有时亦需与心房黏液瘤鉴别。

**治疗** 主要包括药物治疗和手术治疗。

药物治疗 抗生素使用根据致病菌培养结果和药物敏感性试验而定。应用原则：①选用杀菌剂，如青霉素、链霉素、先锋霉素、万古霉素等。②剂量要足，应及时测定抗生素的最小抑菌浓度和最小杀菌浓度。③疗程要够，一般需 4～6 周，对抗生素敏感性差的细菌或有并发症的顽固病例可延至 8 周。④尽早治疗，连续血培养 4～6 次后即开始试验治疗，根据临床特点及可能的感染途径，可选用两种不同抗菌谱的抗生素联合应用。

手术治疗 应在控制病情后尽早进行。①瓣膜穿孔，破裂，腱索离断，发生难治性急性心力衰竭者。②工人瓣膜置换术后感染，内科治疗不能控制者。③并发细菌性动脉瘤破裂或四肢大动脉栓塞者。④先天性心脏病发生感染性心内膜炎，经系统治疗仍不能控制者。

（韩继媛 孙 鹏）

zhǔdòngmài jiācéng

**主动脉夹层**（dissection of aorta） 主动脉腔内血液通过内膜破口进入主动脉壁中层而形成的血

肿。又称主动脉夹层血肿、主动脉夹层分离。曾称主动脉夹层动脉瘤。主动脉夹层并非主动脉壁的扩张，有别于主动脉瘤。主动脉夹层主要有两种分型方法。德贝基（DeBakey）分型：按夹层动脉瘤发生的部位和范围分3种（图1）。Ⅰ型：内膜破裂处位于升主动脉，主动脉壁剥离范围起源于升主动脉，累及主动脉弓、降主动脉，并可延伸到腹主动脉；Ⅱ型：内膜破裂处位于升主动脉，主动脉壁剥离范围局限于升主动脉；Ⅲ型：内膜破裂处位于左锁骨下动脉开口远端的近段降主动脉。主动脉壁向降主动脉方向剥离，可延伸到腹主动脉，但不涉及升主动脉壁。斯坦福（Stanford）分型：根据升主动脉是否受累分两种（图2）。A型：内膜破裂处可位于升主动脉、主动脉弓或近段降主动脉，夹层动脉瘤的范围累及升主动脉，甚或主动脉弓、降主动脉和腹主动脉，Stanford A型相当于 DeBakey Ⅰ型和Ⅱ型，约占66%；B型：内膜破裂处常位于近段降主动脉，夹层

动脉瘤的范围仅限于降主动脉或延伸入腹主动脉，但不累及升主动脉，相当于 DeBakey Ⅲ型，约占33%。

**病因** 至今未明，许多因素可导致主动脉夹层产生，其中遗传性、先天性、特发性主动脉中层退变、高血压最常见。值得注意的是，医源性、吸毒所导致的主动脉夹层发生率近年来有升高趋势。①遗传性疾病：如马方（Marfan）综合征、特纳（Turner）综合征、努南（Noonan）综合征、埃勒斯-当洛斯（Ehlers-Danlos）综合征等。②先天性心血管畸形：如先天性主动脉瓣二瓣化畸形、先天性主动脉瓣狭窄、先天性主动脉缩窄等。③特发性主动脉中层退行性变：主要是"中层囊性坏死""中层囊性变"或"平滑肌退行变性"。④高血压：一直被认为是主动脉夹层的重要病因，包括嗜铬细胞瘤、库欣综合征等继发性高血压患者。⑤妊娠：在<40岁的女性主动脉夹层患者中，50%的患者发病于妊娠期间，尤其是在妊娠6~9个

月；与妊娠期间血流动力学和激素水平改变有关，如高血压、结缔组织松弛等。⑥损伤：随着心血管的介入诊断和治疗、心脏外科手术的普遍开展，医源性损伤相关报道不断增加。⑦主动脉粥样硬化：可引起滋养血管闭塞、狭窄，引起中层营养不良，出现退行性变。⑧主动脉壁炎症和感染：罕见。⑨吸毒：机制不明，可能与急性心输出量增加、主动脉压升高有关。

**发病机制** 包括发病基础和触发因素。

**发病基础** ①主动脉壁中层结构异常：中层平滑肌细胞退变，弹力纤维产生减少和弹力纤维囊性坏死时，中层结构受到破坏，顺应性降低，减弱了主动脉壁对血流剪切力的抵抗力，易发生夹层。主动脉壁中层结构异常，特别是弹力纤维成分异常，是夹层产生的病理基础。②高血压：高血压时血流对血管的剪切力增加，横向剪切力增加使中层平滑肌代偿性增加，弹力纤维增多，以代偿地对抗此剪切力的增加。剪切

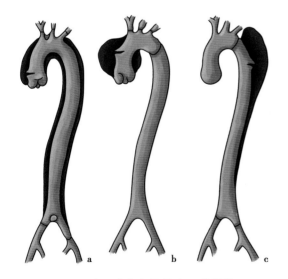

**图1 夹层动脉瘤 DeBakey 分类法**

注：a. DeBakey 分型 Ⅰ 型；b. DeBakey 分型 Ⅱ 型；
c. DeBakey分型Ⅲ型

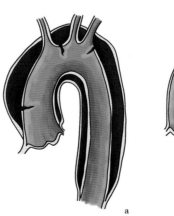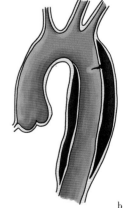

**图2 夹层动脉瘤 Stanford 分类法**

注：a. Stanford 分型 A 型；b. Stanford 分型 B 型

力增加超过中层的代偿力，则引起中层结构的破坏，易发生夹层。纵向剪切力增加，则易使主动脉沿血流方向分层。高血压引起主动脉夹层与主动脉中层结构特征也有很大关系，中层内 1/3 和外 2/3 的扩张性不同，外 2/3 的扩张性比内层强，作用于血管壁的剪切力异常增加时，由于这两部分的扩张程度不同，易产生夹层。

**触发因素** ①内膜撕裂：主动脉内膜撕裂，使局部血管的血流剪切力增加，撕裂中层血液进入中层撕裂处，使夹层向远处发展。但内膜打孔并不引起夹层。②滋养血管的破裂：被认为是主动脉夹层的另一种起因，尤其是壁内血肿。夹层动脉壁中滋养血管均存在不同程度的改变，多为滋养血管的扩张和管壁变薄，血管周围失去弹力纤维的支撑，易发生破裂出血，出血积聚在中层的内 1/3 和外 2/3 交界而上，形成壁内血肿。滋养血管导致的主动脉壁缺血也引起同样的改变，壁内血肿压力逐渐增高，引起夹层向远处主动脉发展。

**临床表现** 包括以下内容。

**疼痛** 最常见的首发症状，突发性剧烈的刀割样、撕裂样疼痛，呈持续性、难以缓解。急性期绝大多数患者有胸痛，假腔由近端向远端发展时，疼痛可向颈、肩胛间区、背、腰、腹部转移。

**休克** 急性期约 1/3 的患者有面色苍白、大汗淋漓、四肢湿冷、脉搏快而弱、气促等表现，但血压下降不明显，甚至升高。

**各系统表现** ①心血管系统：主动脉第二听诊区可有舒张期泼水样杂音，第一心音减弱，升主动脉破裂时可有心率快、心音弱、短绌脉、颈静脉怒张等心脏压塞

症状；急性者一般无周围血管征；并发左心力衰竭时可有心率快、呼吸困难、肺底湿啰音等；若影响到冠状动脉可有急性心肌缺血或心肌梗死的心电图和心肌酶学改变；累及周围动脉可有四肢脉搏不对称、减弱甚至消失，两臂血压明显差异。②神经系统：可有头晕、神志不清、定向障碍、昏迷、恶心、呕吐、对侧偏瘫、同侧失明、视网膜苍白；截瘫、声音嘶哑等。③消化系统：可有剧烈腹痛、恶心、呕吐、吞咽困难、肝功能损害、血便等。④泌尿系统：可有腰痛、血尿，甚至肾衰竭、肾性高血压。⑤呼吸系统：常见左胸积血，可有胸痛、咳嗽、呼吸困难、咯血等。⑥周围血管：可有上、下肢无力，间歇性跛行等。⑦其他：上腔静脉综合征、搏动的颈部肿块、反复发生的肺炎。低体温常见，偶有高热，皮肤常出现紫色斑块。

**辅助检查** ①心电图：累及冠状动脉时，可出现急性心肌缺血和梗死的 ST 段、T 波的改变，甚至出现病理性 Q 波。有时夹层逆行发展累及房室间隔，导致房室传导阻滞。有冠心病或高血压病史者，心电图可有陈旧性心肌梗死、心肌慢性缺血或心肌肥厚改变。②胸部 X 线检查：见上纵隔或主动脉弓影增大，主动脉外形不规则，有局部隆起。如见主动脉内膜钙化影，可准确测量主动脉壁的厚度。正常在 2~3mm，增大到 10mm 时则提示夹层分离可能性，若超过 10mm 则肯定为本病。③主动脉血管成像检查：有重要诊断价值，是当前首选方法，有条件者可同时行主动脉三维重建，可更直观显示主动脉损伤情况。④血液检查：多有轻度贫血，破裂出血时为重度贫血，

凝血功能障碍，甚至产生弥散性血管内凝血；血栓溶解时胆红素、乳酸脱氢酶含量均可升高；常有白细胞轻度增多；转氨酶活性也可轻度增高；肾灌注不良时可有少尿；缺血组织的无氧代谢常致代谢性酸中毒。

**诊断与鉴别诊断** 急起剧烈胸痛、血压高、突发主动脉瓣关闭不全、两侧脉搏不等或触及搏动性肿块应考虑此病。各种检查方法对确诊主动脉夹层有很大帮助，超声心动图、CT 扫描、MRI 均可用于诊断，对考虑手术者主动脉血管成像或主动脉造影仍甚必要。

需与急性心肌梗死所致胸痛鉴别，心肌梗死时胸痛开始不甚剧烈，逐渐加重，或减轻后再加剧，不向胸部以下放射，用镇痛药有效，伴心电图特征性变化，若有休克外貌则血压常低，不引起两侧脉搏不等。

**急诊处理** 主要包括基本干预与外科干预。

**基本干预** 拟诊为主动脉夹层的病例在未经主动脉造影确定诊断之前，即应进行治疗。给予药物降低血压，降低周围血管阻力和减少左心室收缩力，使主动脉壁剥离范围不再扩大。收入急诊监护室，严密监测心电图、血压、中心静脉压、肺毛细血管楔压、肺动脉压和尿量。调整药物剂量使血压维持在 100~120mmHg，尿量至少 30ml/h，应用 β 受体阻断药降低主动脉剪切力。

**外科干预** 病情稳定后立即进行主动脉造影或主动脉血管成像，明确主动脉壁剥离病变的部位和范围。请心脏外科、血管外科或放射科血管介入专业医师会诊。主动脉壁剥离病变累及升主动脉的病例即 Stanford 分类属 A

型或 DeBakey 分类属Ⅰ型和Ⅱ型病例应施行外科手术治疗。Stanford 分类属 B 型或 DeBakey 分类属Ⅲ型的病例，大多可内科治疗，但如呈现下列情况即应施行外科手术：①主动脉壁剥离病变持续扩大，主要表现为主动脉壁血肿明显增大，主动脉头臂分支或主动脉瓣呈现杂音和搏动减弱，提示剥离病变累及升主动脉。呈现昏迷、脑卒中、肢体疼痛发冷、尿量减少或无尿提示主动脉主要分支受压或梗阻。②主动脉壁血肿有即将破裂的危险，其主要征象为主动脉造影显示袋状夹层动脉瘤或夹层动脉瘤在数小时内明显增大，胸膜腔或心包腔呈现积血；内科治疗未能控制疼痛。③经积极内科药物治疗 4 小时，血压未能降低，疼痛未见减轻。

**预后** 主动脉夹层病情异常凶险，发生后其生存率在发病后 24 小时为 40%，1 周为 25%，3 个月仅 10%。病变累及升主动脉者预后更差，1 个月生存率仅 8%，而病变仅累及降主动脉者则 1 个月生存率可达 75%。接受内科治疗的降主动脉夹层者，即使存活，仍有 20%~50% 的患者在 1~5 年内形成主动脉夹层的瘤样病变。

（韩继媛　温宇英）

xīnlǜ shīcháng
**心律失常**（arrhythmia）　心脏冲动的频率、节律、起源部位、传导速度与激动次序异常的临床综合征。正常心律起源于窦房结，频率 60~100 次/分（成人），节律规则。窦房结是心脏起搏的起始点，其发出的"指令"经正常房室传导系统按一定的时间和顺序依次下传到心房和心室，激发心脏相应的部位产生激动。如果心脏激动的起源、自律性、传导速度或次序的任何一个环节发生异常，均可引起心脏正常节律改变，形成心律失常。心律失常是心血管疾病中重要的一组疾病，既可单独发病，也可与其他心血管疾病伴发；可突然发作而致猝死，也可持续累及心脏而导致心力衰竭。心律失常可发生于任何年龄，但发生率随年龄增大而增加。老年人的心脏和机体其他脏器都容易出现生理和病理的变化，心律失常的发生率很高。

按发生机制，分为冲动起源异常、传导异常及冲动起源与传导均异常。按心律失常时心率的快慢，分为快速性和缓慢性心律失常。按心律失常时循环障碍严重程度和预后，又可分为致命性、潜在致命性和良性。

**病因** 比较复杂，常见的有下列五种。

**器质性心脏病** 心脏的窦房结和传导系统受病变的侵害，很容易发生心律失常，几乎见于各种类型的心脏病和心脏损伤，如冠心病、肺源性心脏病、心肌病、先天性心脏病、心脏瓣膜病或心脏导管检查时损伤等。

**严重水电解质紊乱和酸碱平衡失调** 心脏的神经和内分泌系统调节紊乱、心脏的离子平衡失调；心脏因素以外的原因引起的低氧血症介导的心肌缺氧、全身及心脏局部酸碱平衡调节障碍等，形成心律失常的条件因素，容易诱发心律失常。

**药物因素** 多种药物可引起心律失常，如洋地黄、奎尼丁、非保钾利尿药、肾上腺素、多巴胺及某些抗肿瘤药物。各种抗心律失常药物或经过改变离子通道、或稳定细胞膜、或改变心脏的不应期、或作用于心脏的受体，达到防止或终止心律失常的目的，但其本身也有潜在的致心律失常风险，故使用时应慎重。

**全身性或其他系统疾病** 如神经系统疾病、内分泌系统和营养代谢性疾病、创伤、手术等都可以诱发心律失常。

**其他** 正常人在情绪激动、惊吓、抑郁、饮酒、饮浓咖啡时也可能出现窦性心动过速或期前收缩。

**发病机制** 包括以下方面。

**冲动起源异常** 冲动起源异常主要与心肌细胞膜局部离子流的改变有关，其表现形式有二，即起搏点自律性增高和触发激动。部分心肌细胞能有规律地反复自动除极，导致整个心脏的电-机械活动，称为自律性。窦房结、结间束、房室交界区及希-浦系统均有自律性。正常情况下，窦房结的自律性比其他部位高，窦房结以下的起搏点（称次级起搏点或潜在起搏点）受到窦房结激动的抑制而不能表现。一旦窦房结的自律性低于某一次级起搏点的自律性或次级起搏点自律性异常升高而超过窦房结的自律性，自律性较高的次级起搏点就代替窦房结发出激动，触发心脏的兴奋与收缩。其中，窦房结自律性下降导致的异位搏动称逸搏或逸搏心律，而由于潜在起搏点兴奋性异常升高所引起的异常搏动称为期前收缩或心动过速。此外，原来无自律性的心肌细胞如心房、心室肌细胞由于心肌缺血、药物、电解质紊乱、儿茶酚胺增多等均可导致异常自律性的形成。触发活动是由一次正常的动作电位所触发的后除极并触发一次新的动作电位而产生持续性快速性心律失常。

**冲动传导异常** 包括折返激动和传导障碍心脏激动沿某一条

径路传出，又循另一条径路返回原处，使该处再次发生激动而继续向前传播的现象称为折返激动。单次折返引起期前收缩，连续折返导致心动过速、扑动或颤动。折返是所有快速心律失常最常见的发生机制。其产生基本条件是：①心肌组织在解剖上必须有传导速率和不应期不相同的两条通道，两者相连成环形传导通路。②在环形通路的某一点上形成单向传导阻滞，使该方向的传导中止，而另一方向上冲动仍能继续传导。③回路传导的时间足够长，逆行的冲动不会进入单向阻滞区的不应期。④邻近心肌组织有效不应期长短不一。折返可分为随机折返和顺序折返两大类，随机折返常见于心房颤动或心室颤动，顺序折返可引起大多数心律失常，两者主要区别是随机折返的环路大小和部位随时间不断变化，顺序折返的环路和部位则相对固定。冲动传导至某处心肌，如适逢生理性不应期，可形成生理性阻滞或干扰现象。此外，还有病理性传导阻滞。

冲动起源和传导均异常（并行心律）　并行心律是指心脏内同时存在两个独立的起搏点，形成两个固定心律，因为异位起搏点周围存在保护性传导阻滞，所以其激动不受窦房结激动的干扰。保护性阻滞是产生并行心律的关键，其原因尚未完全阐明。

**临床表现**　包括以下内容。

窦性心律失常　窦性心律者心动频率过快、过慢或节律不规则。包括窦性心动过速、窦性心动过缓和窦性心律不齐。

窦性心动过速　即成人窦性心率>100次/分。其病因中除了各种器质性心脏病及心力衰竭者外，更常见的是生理性因素（如运动、激动、交感神经兴奋等）和其他系统疾病（如高热、甲状腺功能亢进症、药物影响等）；患者症状的轻重取决于发作前的基础心率、基础心功能状态及发作时的心率，基础心率越慢、心功能越差、发作时心率越快者症状越明显，患者可有心悸、气短、胸痛、烦躁不安等症状；颈动脉搏动增强、心尖搏动有力、心律规则，心率增快（成人100~160次/分），心尖部可听到收缩期吹风样杂音，心率变慢时杂音可消失。

窦性心动过缓　即窦性心率<60次/分。迷走神经张力过高、心肌炎、缺血性心脏病、颅内压增高、高钾血症、伤寒等均可引起，药物（如洋地黄、β受体阻断药、新斯的明、胺碘酮等）应用不当也可引起；窦性心动过缓但心室率>40次/分者，血流动力学变化不大，一般无临床症状，心室率<40次/分可引起心、脑、肾等重要脏器供血不足而出现胸闷、头晕、乏力、黑矇、少尿等，严重时可发生晕厥。

窦性心律不齐　即窦房结发出的激动不规则，心动周期显著快慢不均。很少出现症状，只在心率过低或过速或两次心搏之间相差较长时可引起心悸、眩晕甚至晕厥；心跳和脉搏不规则或呈周期样。

期前收缩　又称过早搏动（简称早搏），是提早出现的异位心搏。根据起搏部位不同可分为房性、房室交界性和室性，以室性最常见，房性次之。期前收缩虽很常见，但大多数无害，即所谓"功能性"或"良性"，仅少数为严重心律失常的前兆。期前收缩可偶然发生，也可规律发生；可见于正常人，也可见于各种心脏病、电解质紊乱、心导管检查及服用洋地黄和奎尼丁等药物时。轻者可有心跳间歇和停顿感，重者引起心悸、气促、乏力和心绞痛。其体征主要是听诊时心律不齐，伴第一心音亢进，常伴一个比较长的代偿间歇。

阵发性心动过速　阵发性出现的迅速而规律的异位心律，有突发突止特点。根据起搏点位置不同分为房性、房室交界性及室性阵发性心动过速。前两者统称为室上性心动过速（简称室上速），可见于健康人，也可见于风湿性心脏病、预激综合征、甲状腺功能亢进症及洋地黄中毒等；发作时多有心悸、胸闷和头晕症状，除非发作时间长、频率快或基础心脏病较严重，一般较少引起显著的血流动力学障碍；发作时可有脉搏细数而规律，心室率160~220次/分，心律规则、心率快而匀齐，常只能听到第一心音而不能听到第二心音，第一心音强弱一致。室性心动过速是临床较少见但非常重要的心律失常，有诱发心室颤动可能，多见于严重而广泛的心肌病变，也见于洋地黄和奎尼丁等药物中毒及心导管检查；轻者无不适或仅有轻度心悸，重者可出现气促、胸痛、血压下降甚至晕厥或抽搐，即阿-斯综合征；查体心率150~200次/分（多数约160次/分），心律较规则（有心室夺获时可不规则），第一心音强弱变化很大，有时可听到第四心音，刺激迷走神经对阵发性室性心动过速无影响。

扑动及颤动　源于异位节律点发出冲动时，频率超过阵发性心动过速。根据异位起搏点不同分为心房扑动与心房颤动（简称房扑、房颤）和心室扑动与心室颤动（简称室扑、室颤）。房扑和房颤多见于器质性心脏病，如风湿性心脏病、心肌病和冠心病等，也见于甲状腺功能亢进症和洋地黄中毒等；发作时可引起心悸、胸闷，心室率过快或基础心脏病严重可致心绞痛、急性左心衰竭或休克，心房栓子脱落可致体循环栓塞，以脑栓塞常见；发作时体检心律绝对不齐，心音强弱不一，脉搏短绌。室扑和室颤是心源性猝死的原因之一，多见于急性心肌梗死、不稳定性心绞痛、严重低钾血症及洋地黄中毒等；发作时心脏完全失去排血能力，血流动力学等同于心脏骤停，故临床上表现为脉搏、心音消失，意识丧失，血压为零。

**房室传导阻滞**　冲动在房室传导的过程中受到阻滞。按房室传导阻滞（atrioventricular block，AVB）程度可分为三度，一度和二度 AVB 为不完全性，三度 AVB 为完全性。AVB 多见于先天性心脏病、冠心病、风湿性心脏病、心肌炎和洋地黄中毒等。一度 AVB 不引起患者血流动力学明显改变，多无症状，听诊第一心音减弱。二度 AVB 者通常有心脏漏搏感，心室率慢时可引起心悸、头晕及胸闷等，听诊除有心脏杂音外，心律不规则。三度 AVB 者的症状取决于心室率的快慢以及患者基础心功能状态，一般心室率的快慢与心室起搏点的位置有关，越靠近房室交界区 QRS 波群形态越接近正常，心率越接近 60 次/分，心律越稳定；越靠近传导系统远端 QRS 波群变形越明显，心率越慢，心律也越不稳定；轻者无症状或感头晕、心悸、憋气，重者可引起阿-斯综合征。

**心室内传导阻滞**　又称室内阻滞，是希氏束分叉以下的传导阻滞。室内传导系统由三部分组成：右束支、左前分支和左后分支，室内传导系统病变可波及单支、双支或三支。右束支传导阻滞较常见，可见于正常人，永久性病变常发生于风湿性心脏病、原发性高血压、冠心病、心肌病与先天性心脏病；左束支传导阻滞常发生于充血性心力衰竭、急性心肌梗死、急性感染、奎尼丁与普鲁卡因胺中毒、高血压病、风湿性心脏病、冠心病与梅毒性心脏病。单支、双支阻滞通常无临床症状，有时可听到第二心音分裂，完全性三分支阻滞的临床表现与三度房室传导阻滞相同。

**诊断与鉴别诊断**　诊断依据病史、临床表现、体格检查及辅助检查。心电图检查一般可确诊，最主要的是对心律失常原因的鉴别。

**问诊**　除了解一般病史外，重点询问：①发作时情况，多数患者心律失常的发作往往不能被医师看到，尤其是间歇性发作时，向患者或知情者（包括目击者）详细问诊非常必要。不仅要了解诱因、次数、频度、持续时间、缓解方式或进程，更要询问患者的自我感觉、血压、心律（心率）及有无心悸、头晕、黑矇、晕厥、抽搐、气促、呼吸困难。②病因问诊，虽然多数心律失常见于器质性心脏病患者，但也有不少发生于其他系统疾病，甚至"健康"人，除注意询问心血管症状外，还应了解其他系统情况，尤其是内分泌、呼吸、血液、感染、水电解质平衡及服药情况。

**体格检查**　①心律失常的频度与特征：虽然多数心律失常靠心电图检查定性，但一些简单的心律失常如期前收缩、房颤等通过听诊可基本确诊。②器质性心脏病的证据：如心脏扩大、器质性心脏杂音、心功能不全等。③其他系统异常表现：如有无甲状腺肿大、肺动脉高压、贫血、感染等体征。

**特殊检查**　心电图是确诊心律失常最简单可靠的方法，但它只能记录一段很短时间的心律（率）情况，对间歇性发作的心律失常诊断常较困难。动态心电图（Holter）弥补了常规心电图的不足，可连续记录患者 24~48 小时的心律（率）变化，对患者心律失常的定性及定量诊断均有重要意义；但它也存在一定缺陷，如价格较贵、不能实时显示、不如常规心电图定位准确等。心电监护则综合了心电图和动态心电图的优点，既能动态观察、又能实时显示，且具备报警和自动记录功能，给临床诊断带来很大帮助。

**急诊处理**　包括病因治疗、药物治疗和非药物治疗。

**病因治疗**　包括纠正心脏病理改变、调整异常病理生理功能（如冠状动脉动态狭窄、泵功能不全、自主神经张力改变等），以及去除导致心律失常发作的其他诱因（如电解质紊乱、药物的副作用等）。

**药物治疗**　缓慢性心律失常一般选用增强心肌自律性和（或）加速传导的药物，如拟交感神经药（异丙肾上腺素等）、迷走神经抑制药（阿托品）或碱化剂（乳酸钠或碳酸氢钠）。快速性心律失常则选用减慢传导和延长不应期的药物，如迷走神经兴奋剂（新斯的明、洋地黄制剂）、拟交感神经药间接兴奋迷走神经（甲氧明、苯福林）或抗心律失常药物。

**非药物治疗**　①反射性兴奋迷走神经：压迫眼球、按摩颈动脉窦、捏鼻用力呼气和屏气等。

②安装心脏起搏器：多用于治疗缓慢性心律失常，以低能量电流按预定频率有规律地刺激心房或心室，维持心脏活动；也用于治疗折返性快速性心律失常和心室颤动，通过程序控制的单个或连续快速电刺激中止折返形成。③直流电复律和电除颤：分别用于终止异位性快速性心律失常发作和心室颤动，用高压直流电短暂经胸壁作用或直接作用于心脏，使正常和异常起搏点同时除极，恢复窦房结的最高起搏点。④其他方法：对严重而顽固的异位性快速性心律失常，如反复发作的持续室性心动过速伴显著循环障碍、心源性猝死复苏存活者或预激综合征合并心室率极快的室上性快速性心律失常患者，如药物治疗无效，结合临床电生理对心律失常折返途径的定位，可经静脉导管电灼、射频、冷冻、激光或手术等切断折返途径的治疗。

（韩继媛　陈姣）

zhǎi QRS bō xīndòng guòsù

## 窄 QRS 波心动过速（narrow QRS tachycardia，NCT）

QRS 波时限<120 毫秒、频率>100 次/分的一组快速性心律失常。室上性激动经完好的希-浦系统下传至心室所致，是临床最常见的心动过速。除旁道参与的房室折返性心动过速的折返环涉及心室外，其他均起源于希氏束或希氏束以上，称室上性心动过速（supraventricular tachycardia，SVT）。根据起源部位分为：①窦性心动过速（sinus tachycardia，SNT）。②窦房结折返性心动过速（sinus node reentry tachycardia，SNRT）。③心房颤动（atrial fibrillation，AF）。④心房扑动（atrial flutter，AFL）。⑤房性心动过速（atrial tachycardia，AT）。⑥房室结内折返性心动过速（atrial ventricular nodal reentrant tachycardia，AVNRT）。⑦房室折返性心动过速（atrial ventricular reentrant tachycardia，AVRT）。⑧交界性心动过速（junctional tachycardia，JT）。⑨少数分支型室性心动过速（fascicular ventricular tachycardia，FVT）。

**病因**　很多生理和病理性因素都可引发 NCT，极少数可能找不到明确的病因。常见的生理因素包括情绪激动、运动、惊吓、烟酒过度，多无特殊临床意义；病理性因素包括各种器质性心脏病（如冠心病、肺源性心脏病、风湿性心脏病）及甲状腺功能亢进症、低钾血症、洋地黄中毒或各种类型的高原病等。

**发病机制**　①折返激动。②自律性增高。③触发活动，其中绝大多数由折返激动所引起，其形成必须具备 3 个基本条件：存在激动能够传导的两条折返径路；其中一条径路内发生单向传导阻滞，激动便沿另一条径路前向传导；另一条径路内存在缓慢传导，能使发生单向阻滞的径路在逆行激动到达之前恢复应激。这些条件是心脏各部位形成折返的基础。维持折返的条件主要是折返环路内心肌的有效不应期均短于折返周期，使折返激动能够畅通无阻；反之则折返激动无法继续下去。

**临床表现**　多数患者可出现心悸、胸闷、乏力、头晕，少数可伴血流动力学障碍出现晕厥、休克、胸痛、急性心力衰竭。

**诊断与鉴别诊断**　根据心动频率、节律、特点、心电图、临床表现，诊断与鉴别上述九类 NCT。

**SNT**　窦房结所控制的心率>100 次/分，是最常见的一种心动过速，与自身交感神经兴奋性增加或迷走神经张力降低有关。①有自律性增高的特点，通常发作时频率渐快渐慢，可区别于突发突止的阵发性心动过速。②患者常有心悸，或出汗、头晕、视物模糊、乏力，或有原发疾病的表现；可诱发其他心律失常或心绞痛。③体检心率多为 100～150 次/分，大多心音有力，或有原发性心脏病的体征。④刺激迷走神经可使窦性心动过速的频率逐渐降低，但不能使窦性心动过速突然终止。

**SNRT**　在窦房结内或窦房结与周围心房组织之间因折返机制而形成的心动过速，常由窦性或房性期前收缩诱发，也可由心室激动经房室旁道或房室结快径路快速逆行传导至心房诱发。①心动过速有自限性，常在短时间内终止；通常发作呈阵发性，即突然发生、突然终止，每次发作持续时间不等。②发作时的症状取决于发作时的心率、持续时间及伴有的基础心脏病的情况，多数伴有心悸、气促、胸闷、头晕；仅少数伴有血流动力学障碍。③心率 80～200 次/分（平均 130 次/分）。④兴奋和刺激迷走神经时可减慢或终止心动过速。

**AF**　心房主导折返环引起许多小折返环导致的房律紊乱。几乎见于所有的器质性心脏病，非器质性心脏病也可发生。①节律快速而紊乱，常伴有快速不规则的心室激动。②患者可有心悸、胸闷；心室率接近正常且无器质性心脏病者也可无明显症状；有器质性心脏病，尤其是心室率快而心功能较差者，心输出量明显降低、冠状循环及脑部血供减少，导致急性心力衰竭、休克、心绞痛发作或晕厥，少数患者可因心房内血栓形成脱落引起脑栓塞。③心室率多快速（120～180次/分），心律完全不规则，心音强弱不等，脉搏短绌。

AFL　心房内折返激动形成的快速而规则的心律失常，有不稳定的趋向，可恢复窦性心律或进展为心房颤动，但亦可持续数月或数年。①节律多数规则，极少数不规则（房室传导比例不匀），心室率可因房室传导比例的转变而突然自动成倍增减。②轻者可无明显不适或仅有心悸、乏力，重者出现头晕、晕厥、心绞痛或心功能不全，栓塞发生率较 AF 低。③心率常在 140～160次/分，可见快速的颈静脉扑动，房室传导比例发生变动时，第一心音强度亦随之变化，有时能听到心房音。④按摩颈动脉窦或压迫眼球可使心室率减慢或突然减半，解除压迫后又即回复到原有心率水平。

AT　①异常自律性 AT：心动过速的 P 波形态和心房激动顺序不同于窦性心律；心房刺激不能诱发或终止心动过速，但常可被超速起搏抑制；心动过速发作与终止时可出现温醒与冷却现象；房内传导或房室结传导延缓，甚至房室结传导阻滞不影响心动过速的存在；刺激迷走神经和静脉注射腺苷不能终止心动过速。②房内折返性 AT：心动过速的 P 波形态和心房激动顺序不同于窦性心律；心房程序刺激和分级刺激能诱发或终止心动过速；出现房室结传导阻滞不影响心动过速的存在；部分心动过速能被刺激迷走神经方法和静脉注射腺苷所终止。③触发活动引起 AT：心动过速的 P 波形态和心房激动顺序不同于窦性心律；心房程序刺激

和分级刺激能诱发心动过速，且不依赖于房内传导和房室结传导的延缓；心动过速发生前，单相动作电位上有明显的延迟后除极波；心房刺激能终止或超速抑制心动过速；部分心动过速能被刺激迷走神经和静脉注射腺苷终止。

AVNRT　①慢-快型 AVNRT（典型 AVNRT）：激动沿慢径路前传、快径路逆传；突然发作，突然终止，心房与心室几乎同时激动；节律规则，频率变化较大（140～220次/分）；适时的房性期前收缩电刺激可诱发或终止 AVNRT 发作；按压颈动脉窦刺激迷走神经可使部分患者终止发作，或仅使心动过速频率有所减慢。②快-慢型 AVNRT（非典型 AVNRT 或罕见型 AVNRT）：少见，多见于青少年和儿童；多为病理性或药物因素所致，房性期前收缩或窦性周期缩短可诱发；激动沿快径路前传、慢径路逆传；心动过速反复发作，持续时间较短，可自行终止；心房逆传激动顺序与典型 AVNRT 不同，冠状窦口最早出现逆向性心房激动。

AVRT　①顺向型 AVRT：激动从心房沿房室结、希-浦系统顺向传导至心室，然后沿房室旁道逆传至心房而形成；心动过速常突然发作、突然终止，心律规则，频率多 150～250次/分；窦性频率增快便可自行发作，期前收缩可诱发或终止发作；临床症状与心动过速的快慢及是否产生血流动力学障碍有关，还与反复发作的耐受性有关；刺激迷走神经可使顺向型 AVRT 终止。②持续性房室交界性反复性心动过速：具有递减传导特性的隐匿性房室旁路作为逆传支、房室结-希-浦系统作为顺传支引起的顺向型 AVRT；

多见于婴幼儿和青少年；具有长期持续、几乎不间断地反复发作的特点，频率相对较慢（100～200次/分）；窦性频率增快便可自行发作，期前收缩可诱发或终止心动过速。

JT　①自律性 JT：由房室交界区起搏点自律性增高所引起；快速的 P-QRS-T 为交界性，P′可位于交界性 QRS 之前或之后；QRS 波频率 100～150次/分；心动过速开始有逐渐加快的起步现象，发作前后常有单个或成对交界性期前收缩；刺激迷走神经不能使心动过速终止。②交界性双重性心动过速：房室交界区存在阻滞区，阻滞区上端和下端各有一个起搏点分别控制心房和心室，两个起搏点自律性强度异常增高所引起；几乎全部发生于器质性心脏病患者，是一种少见的心律失常；P′波与 QRS 无固定关系，各有自己的规律性，出现房室分离。

FVT　发生在左前分支或左后分支的浦肯野纤维网内的室性心动过速；是一种发生在无器质性心脏病患者中的良性室性心动过速；维拉帕米治疗有特效；发作时 QRS 波呈右束支阻滞伴左前分支或左后分支阻滞型；有房室分离和心室夺获。

**急诊处理**　①病因治疗：去除诱因和治疗原发病。②控制心室率：合理选择减慢心率的药物。③转复心律：有药物复律和同步直流电复律。④手术治疗：射频消融等。

（韩继媛　陈 姣）

kuān QRS bō xīndòng guòsù

**宽 QRS 波心动过速**（wild QRS tachycardia，WCT）　QRS 波时限≥120毫秒、心室率>100次/分的一组快速性心律失常。WCT 易合

并血流动力学障碍甚至猝死，是极重要的心律失常急症。室性心动过速（ventricular tachycardia，VT）和部分室上性心动过速（supraventricular tachycardia，SVT）均可表现为WCT，但两者的处理和预后截然不同。

**病因** 很多也很复杂。可由冠心病、心肌病、心肌炎、电解质紊乱及药物（如奎尼丁、胺碘酮）中毒等不同原因引起，也可见于无明显器质性心脏病者。

VT 约占80%，是最常见的WCT，起源于希氏束以下，包括：①与希-浦系统有关的VT，分为左心室分支性VT（左前、后分支VT）、束支折返性VT。②局灶起源的VT，分为左、右心室流出道VT，右心室流入道VT，右心室心尖部VT，左心室游离壁VT等。③心肌缺血或坏死后VT，包括心肌梗死、心肌炎、心肌病、严重心力衰竭并发的VT。

SVT 伴室内差异性传导或束支阻滞 占15%～20%，包括：①窦性心动过速合并室内差异性传导或束支阻滞。②房性快速性心律失常（房性心动过速、心房颤动或心房扑动等）伴束支阻滞。③顺向型房室折返性心动过速合并束支阻滞。④房室结折返性心动过速合并束支阻滞。

SVT 经房室旁路前传 占1%～5%，包括：①房性快速性心律失常经旁路前传。②逆向型房室折返性心动过速。③马海姆（Mahaim）纤维参与前传的心动过速，包括房束纤维和结室纤维参与的房室折返性心动过速。

起搏器介导性心动过速 典型的起搏器介导性心动过速是指发生在双腔起搏器系统中由于室房逆传产生的一种以起搏器为媒介的环形运动性心动过速。广义的起搏器介导性心动过速还包括起搏器的频率奔放。

频率适应性心室起搏或双腔起搏 由于身体活动或运动时记录的心率加快的心室起搏心电图。

**发病机制** QRS波增宽的主要机制是将正常两侧心室同时除极的过程改变为先后顺序除极，即先左心室后右心室或反之，其结果是延长了心室的整个除极时间，造成QRS波群增宽。其他少见的原因还有心室肌之间缓慢传导、心室瘢痕、高钾血症、起搏器介导性心动过速等。

**临床表现** 患者除出现心悸、胸闷、气促、头晕、出汗、乏力，或有原发疾病的表现外，很易发生严重的血流动力学障碍、血压下降、意识障碍或抽搐甚至猝死。

**诊断与鉴别诊断** 根据病史、临床表现及辅助检查即可做出诊断及鉴别诊断。

病史及临床表现 为诊断WTC提供一定线索。①有无器质性心脏病史：VT多见于器质性心脏病者，SVT多见于无器质性心脏病者，但非绝对，特发性VT见于心脏结构正常者，有的SVT见于心脏结构异常者。②病史长短：SVT多为3年以上频繁发作，VT病程较短但有例外，特发性VT病史较长，甚至长达数十年。③发作时的症状和血流动力学表现：心动过速的临床表现良好、血流动力学影响小者支持SVT，心动过速时发生严重血流动力学障碍、血压下降，甚至出现意识障碍或抽搐者支持VT；但也并非绝对，多数特发性VT或心肌梗死后单形性VT血流动力学稳定，而部分SVT心率过快时也可表现为血流动力学障碍。④心动过速的终止方式：刺激迷走神经如颈动脉窦按压、刺激咽部等，可使迷走神经张力增高而阻断折返机制，终止SVT，而对VT几乎无效；三磷腺苷是有效的鉴别诊断药物，可终止大多数SVT发作（敏感性和特异性都达90%以上），而对VT无效；维拉帕米常致室速加速，血流动力学恶化或退化为心室颤动，除非明确诊断SVT，否则应避免应用。

体格检查 寻找房室分离的体征：①颈静脉搏动出现不规则的大炮型a波。②第一心音强弱不等。③逐次心搏间的收缩压不等。

心电图 是诊断和鉴别诊断WCT最基本、最重要的方法。①房室分离：是鉴别VT与SVT最重要的心电图特征，特异性100%，敏感性约20%。易在心率慢时出现（平均心率160次/分），且$V_1$导联更容易发现，若$V_1$导联未发现房室分离，则可能在QRS振幅较低或接近等电位线的导联发现。20%～50%的VT存在完全性房室分离，15%～20%的VT呈房室文氏传导，30%表现为1∶1的房室关系。②心室夺获和（或）室性融合波：是诊断VT的另一重要指标，发生率5%～10%。发生条件：心室率<180次/分、无室房逆传、房室结下传功能正常。③QRS波群的时限：QRS波越宽，越支持VT诊断。心动过速呈右束支传导阻滞（right bundle-branch block，RBBB）型者QRS波时间>140毫秒；呈左束支传导阻滞（left bundle-branch block，LBBB）型QRS波群时间>160毫秒，多为VT。但需排除药物对QRS宽度的影响，以及少数情况下VT（如左心室特发性VT）的QRS形态也不是很宽（120～140毫秒）。④QRS电轴：QRS电轴越左偏，诊断VT的可能性越大。无人区电轴（-90°~±180°）诊断 VT 的符合率可达 100%。但应排除患者由于右心室大、前壁心肌梗死等造成的窦律时即处于无人区的情况。无人区电轴的另一种表现形式是 Ⅰ、Ⅱ、Ⅲ 导联的 QRS 波均为负向波，有人称为"肢体导联 QRS 波同向性"。LBBB 型时电轴右偏（+90°~±180°）及 RBBB 型时电轴左偏伴 V6 导联 R/S<1，几乎均为 VT。⑤QRS 波同向性：胸 V1~V6 导联 QRS 主波均为正向或负向波主要见于 VT，特异性为 90%，但敏感性较低，在 VT 中仅占 20%，且负向同向性和正向同向性各占一半；SVT 时 QRS 波同向性仅见于两种情况：左后侧旁路前传的 SVT，表现为胸导联正向同向性和侧壁心肌梗死患者的 SVT 伴 LBBB 时，可表现为负向同向性。⑥QRS 波形态：QRS 波形特征不符合典型 RBBB 和 LBBB，支持 VT。当心动过速呈 RBBB 型时，V1 导联呈单向 R 波、qR、QR、RS、起始 R 波的宽度>30 毫秒或 V1 导联呈兔耳型（宽大的 QRS 波顶峰有明显的切迹），均支持 VT 的诊断；V6 导联 R/S<1，或呈 QS、Qrs、QR 或 rS 型均提示 VT。当心动过速呈 LBBB 型时，V1 导联出现宽 r 波（>30 毫秒）、S 波降支缓慢或顿挫、R 波起点至 S 波的最低点时间>60 毫秒，起始 r 波高度大于窦性心律时也支持 VT；V6 导联起始的 q 波应消失，形成"RR"或单形 R 波，若仍有起始的 Q 波，呈 QS 或 QR 型波支持 VT。⑦QRS 波频率和节律：VT 的频率通常在 150~250 次/分，SVT 的心室率多偏快，甚至可高达 240~290 次/分。因 SVT 与 VT 之间心率重叠太多，且 VT 与 SVT 均可表现为节律整齐，故对两者的鉴别诊断价值不大。

**电生理检查**　是鉴别 VT 与 SVT 的主要方法。①VT 的电生理特征：存在房室分离或房室阻滞；以慢于心动过速的频率起搏心房时，心室率及 QRS 波群形态无变化；以快于心动过速的频率起搏心房时，QRS 波群形态变窄与窦性心律相同；心房期前收缩刺激有心室夺获或室性融合波。②SVT 的电生理特征：心房率等于心室率（心房扑动或房性心动过速时心房率可大于心室率）；以快于心动过速的频率起搏心房时，心室率与起搏频率相同而 QRS 波群形态不变；心房期前收缩刺激未激动心室，但能终止心动过速。

**急诊处理**　①血流动力学不稳定的 WCT：应立即电复律。②血流动力学稳定的 WCT：药物治疗。VT 复律常用药物：胺碘酮静脉用药安全有效；利多卡因较常用，但效果欠佳，且会加重心脏负担。心功能正常时，可选用普鲁卡因胺或普罗帕酮。同时治疗基础疾病，去除诱因与预防复发。SVT 常用药物：维拉帕米或普罗帕酮静脉注射；腺苷或三磷腺苷快速注射；洋地黄静脉注射等。③随着介入技术的不断成熟，射频消融术、植入心脏转复除颤器等手术，一定程度上可根治 SVT 和有效降低 VT 患者猝死率。

（韩继媛　陈　姣）

gāoxuèyā jízhèng

# 高血压急症（hypertensive emergency）

高血压患者在某些诱因作用下血压突然和显著升高并伴重要脏器功能损害以致严重危及生命的临床综合征。血压大多超过 180/120mmHg，但单纯血压升高并不构成高血压急症，因为血压水平并不直接反应靶器官损伤程度，不呈正比关系，故未设定血压升高的最高值和升高幅度。

**发病机制**　动脉血压快速显著升高是全身血管特别是小动脉骤然收缩，阻力迅速升高且大动脉血管壁顺应性下降所致。神经体液及内分泌因素在其中起重要作用，血浆肾素、血管紧张素浓度升高和（或）内源性血管扩张因子一氧化氮及前列腺素分泌减少促使血管急剧收缩，血压升高。动脉血压持续升高超出血管壁耐受程度可出现血管内皮损伤并伴小血管纤维素样坏死和纤维蛋白及血小板在内皮下沉积。其后果是自身调节紊乱，血压进一步升高，形成恶性循环。血管损伤同时可产生并激活炎症介质和黏附分子，促使血管收缩因子分泌增多提高血浆中肾素的浓度，加速血压升高。

**临床表现**　①高血压脑病：多发生于原有脑动脉硬化者，表现为血压升高，舒张压超过 120mmHg，有头痛、呕吐、烦躁不安、心动过缓、视物模糊、酒醉貌。②高血压危象：常因紧张、精神创伤、疲劳、寒冷等诱发，出现烦躁不安、多汗、心悸、手足发抖、面色苍白、神志异常，也可有心绞痛、心力衰竭。③急进型恶性高血压：多见于年轻人，常有突然头痛、头晕、视物模糊、心悸、气促。病情发展迅速，易并发心、脑、肾功能不全。④顽固性高血压：又称难治性高血压，常规使用降压药物常不奏效，血压持续升高，容易合并心、脑、肾损害。⑤妊娠期高血压疾病：妊娠期出现高血压容易发生先兆子痫、子痫等，危及母子生命。⑥主动脉夹层：多见于中老年男性，有突然发作性剧痛，以胸部或肩背部为主，也可沿脊柱下移至腹部，放射至上肢及颈部，有面色苍白、大汗淋漓，甚至休克、猝死。⑦嗜铬细胞瘤危象：肾上腺部位肿瘤而致高血压，多见于年轻人，一般与精神刺激、剧烈运动、体位改变等诱因有关。有阵发性或持续性血压升高，伴发作性头痛、出汗、心悸、面色苍白、发抖、瞳孔散大、视物模糊。

**诊断与鉴别诊断**　血压迅速显著升高并伴有重要组织器官功能障碍的患者可考虑该症。诊断一般不难。应与以下疾病相鉴别。①高血压亚急症：血压升高不显著且无靶器官功能障碍。②脑肿瘤：高血压急症出现高血压脑病、颅内出血和脑梗死时，病史及颅脑 CT 或 MRI 可与脑肿瘤鉴别。

**急诊处理**　①怀疑高血压急症患者应进入急诊监护室或抢救室，解释病情，稳定患者情绪，必要时使用镇静剂对症治疗。尽快对患者的血压实施监控，密切观察生命体征及靶器官的功能，检测内环境。②采集病史、体格检查及必要的实验室检查快速对患者病情进行评估，同时进行初始治疗。不可因检查而延误治疗。③按血压升高幅度和不同靶器官损伤程度制定个体化降压策略和每个阶段的降压目标，不能盲目给予快速降压治疗。④根据病情评估情况及制订的策略快速实施阶段性降压。尽早在血压监控下，选择合适的降压药物静脉滴注给药治疗。特殊患者可结合口服降压药综合治疗。

**降压策略和目标**　起始目标不是使患者的血压在短时间内正常化而是渐进性将血压控制到合理的范围以最大限度的保护靶器官，改善靶器官的功能。降压初

始阶段（数分钟到 1 小时）的目标是将血压降至因个体而异的相对安全水平。在开始 1 小时内使平均动脉压快速下降但不应超过治疗起始血压的 25%。随后的 2~6 小时，降压速度应减缓。减少静脉用药量和减慢给药速度，加用口服降压药，使血压平稳降至 160/100mmHg。若病情稳定且患者可耐受此血压，可在随后的 24~48 小时将血压逐步降至正常。

**降压药物选用原则**　静脉用药：①起效迅速，短时间内降压作用明显。②半衰期短，降压作用维持时间短，停药后作用很快消失。③对靶器官的影响小，不良反应少。④在降压过程中对心率、冠状动脉灌注压、脑血流量影响小。⑤起始治疗慎用强力利尿药。常用静脉用药有硝普钠、尼卡地平、乌拉地尔、拉贝洛尔、艾司洛尔、二氮嗪、肼屈嗪、酚妥拉明等。

**常见高血压急症处理原则**　①高血压脑病：血压控制的原则是在 1~2 小时将血压降低 25% 或舒张压降到 100mmHg 以下，避免过度降压和使用影响神经系统改变的药物。②脑出血：急性脑出血血压显著升高源于颅内压增高和应激反应下机体保持正常脑血流量自动调节机制。不当降压可影响脑血流量，进一步减少脑组织血流，引起脑梗死。血压 >200/130mmHg 时，可在血压监控下降压，不应 <160/100mmHg。③脑梗死：血压可在数天内自行下降，一般不需要做紧急降压处理。收缩压 >200mmHg 或平均动脉压 >130mmHg 开始降压。合并有主动脉夹层、心力衰竭和心肌梗死者应降压治疗。④急性冠脉综合征：治疗目标是舒张压 <100mmHg，减少心肌耗氧，减轻

疼痛症状。选用降压同时对冠状动脉灌注压和血流量影响较小的药物，如硝酸酯类药物。⑤急性左心衰竭：应尽力将血压降至正常。应用血管扩张剂减轻心脏前后负荷能有效缓解症状和体征，必要时静脉注射利尿药。⑥主动脉夹层：在保证脏器足够灌注压的同时快速降压并维持血压在低水平。一般要求在半小时内将心率控制在 60~70 次/分，收缩压 100mmHg 左右。生命体征平稳后立即手术治疗。⑦子痫和先兆子痫：镇静防止抽搐；收缩压 >180mmHg 和（或）舒张压 >105mmHg 及时终止妊娠。

（韩继媛）

kǎxiě

**咯血**（hemoptysis）　喉及其以下呼吸道出血随咳嗽经口排出。咯血的原因多，可涉及呼吸系统、循环系统及其他系统等多个器官，以肺结核、支气管扩张、肺癌和肺炎等多见（表1）。有 5%~15% 的患者咯血原因不明，称为隐匿性咯血。

**发生机制**　不同病因引起的咯血机制各不相同。①各种有害因子对支气管肺毛细血管的直接损伤或通过血管活性物质的作用使毛细血管壁通透性增高或黏膜下血管破裂，一般咯血量较少。②炎症、结核、肿瘤等病变侵袭小血管引起血管破溃常常出现中等量的咯血。③肺部慢性严重而广泛的炎症使血管壁的纤维受损而形成小动脉瘤，多见于结核性空洞，一旦破溃可致大咯血。④病变引起小动脉、小动静脉或曲张的黏膜下静脉破裂，往往表现为大咯血。⑤心血管疾病所致的肺淤血造成肺泡壁或支气管内膜毛细血管破裂和支气管黏膜下层支气管静脉曲张可导致咯血，

可表现为慢性淤血而致小量咯血或静脉曲张破裂而致较大量出血。⑥凝血因子缺陷或凝血功能障碍等可在全身性出血的基础上出现咯血。⑦一些疾病咯血机制尚未明确，如肺出血-肾炎综合征、替代性月经等。

**鉴别诊断** 包括以下内容。

确定出现部位 咯血应与口腔、鼻、咽部出血或呕血鉴别。①与口腔、鼻、咽部出血鉴别：病史有助于明确是否咯血。对首次咯血者，应明确出血部位，究竟是口腔、鼻、咽部，还是支气管、肺，亦或多部位出血。鼻腔出血多从鼻孔流出，并常在鼻中隔前下方发现出血灶，易于诊断。鼻后部的出血量较多，而易误诊为咯血。除病史资料外，对可疑鼻咽部出血者，应迅速在良好条件下做鼻咽部检查，包括鼻镜及间接喉镜。疑为舌根部出血（如血管瘤破裂）用手可触及包块。拔牙后可有较大量出血，应予注意。②与呕血鉴别：呕血是指消化道出血经口腔呕出，出血部位多见于食管、胃、十二指肠（表2）。

评估咯血量 根据咯血量将其分为三类。①少量咯血：24小时内咯血量≤100ml，包括痰中带血。②中等量咯血：24小时内咯血量100~500ml。③大咯血：24小时咯血量>500ml或一次咯血量≥200ml，或窒息性咯血。大咯血占全部咯血患者的1%~4%，死亡率高达80%以上。不能从咯血量判断出血的病因，但一般大咯血多见于支气管扩张、空洞性肺结核或动脉瘤破裂；持续痰中带血多见于支气管肺癌。

评估既往史 ①幼年曾有麻疹、百日咳并长期反复咳嗽、咳脓痰者考虑支气管扩张。②食生蟹等海鲜史者警惕肺吸虫病。③疫区接触史者除外流行性出血热或钩端螺旋体病。④咯血与月经有关应考虑是否为子宫内膜异位症及替代性月经。⑤长期有害粉尘作业史者鉴别肺尘埃沉着病。

评估年龄及性别 ①青壮年咯血多见于肺结核、支气管扩张、肺源性心脏病等。②40岁以上有长期大量吸烟史者，高度注意支气管肺癌的可能。③年轻女性反复咯血考虑支气管内膜结核、支气管腺瘤等。

观察咯血的颜色和性状 ①咯血为鲜红色常见于肺结核、支气管扩张、肺脓肿、出血性疾病等。②暗红色多见于二尖瓣狭窄。③粉红色泡沫样血痰可见于

**表1 咯血的常见病因**

| 疾病种类 | 疾病名称 |
|---|---|
| 支气管疾病 | 常见：支气管扩张、支气管肺癌、支气管内膜结核、支气管炎等<br>较少见：支气管腺瘤、支气管结石、支气管囊肿、支气管黏膜非特异性溃疡、支气管静脉曲张、支气管异物等 |
| 肺源性疾病 | 常见：肺结核、肺炎、肺脓肿、肺淤血等<br>较少见：肺梗死、肺真菌病、肺寄生虫病、肺尘埃沉着病、硅沉着病、矽酸盐和其他尘埃沉着病、肺梅毒、肺囊肿、肺转移性肿瘤、肺动脉发育不全、肺隔离症 |
| 循环系统疾病 | 较常见：风湿性心脏病（二尖瓣狭窄）、左心衰竭、肺动脉高压等<br>较少见：心内膜炎、先天性心脏病（如房间隔缺损、动脉导管未闭）、艾森曼格综合征、肺动静脉瘘、遗传性出血性毛细血管扩张症等 |
| 血液系统疾病 | 血小板减少性紫癜、白血病、再生障碍性贫血、血友病、弥散性血管内凝血等 |
| 传染病 | 流行性出血热、肺钩端螺旋体病、肺型鼠疫等 |
| 结缔组织病和风湿病 | 结节性多动脉炎、贝赫切特综合征、血管炎、系统性红斑狼疮、肉芽肿性多血管炎等 |
| 医源性 | 抗凝治疗、支气管-肺活检、纤维支气管镜检查损伤、导管及手术治疗等 |
| 其他 | 慢性肾衰竭、肺出血-肾炎综合征、吸入毒性气体、药物（如青霉胺引起的肺出血和肾小球性肾炎等）、子宫内膜异位症、替代性月经等 |

**表2 咯血与呕血的鉴别**

| 鉴别要点 | 咯血 | 呕血 |
|---|---|---|
| 病史 | 呼吸道、肺或心脏病史 | 常有胃病、肝病病史 |
| 出血前症状 | 咽部痒感、异物感，伴胸闷、咳嗽等 | 上腹部不适、恶心、呕吐等 |
| 血液性状 | 鲜红，常有泡沫，混有痰液，呈碱性 | 暗红或咖啡色，有时为鲜红色，无泡沫，常混有食物残渣、胃液，呈碱性 |
| 出血方式 | 咯出 | 呕出 |
| 粪便颜色 | 一般正常，大量咯血被咽下时可为黑色 | 柏油样便，呕血停止后仍持续数日 |
| 出血后痰的性状 | 常有血痰数日 | 无痰 |

急性左心衰竭。④黏稠暗红色血痰有可能为肺梗死。⑤铁锈色痰应警惕大叶性肺炎或肺吸虫病。⑥砖红色胶冻样血痰需排除克雷伯菌肺炎。

观察伴随症状 ①咯血伴发热：肺炎、肺结核、肺脓肿、流行性出血热、肺出血型钩端螺旋体病、支气管肺癌等。②伴脓痰：肺脓肿、支气管扩张、空洞性肺结核并发感染、化脓性肺炎等。③伴胸痛：肺炎、肺梗死、肺结核、支气管肿瘤等。④伴呛咳：支气管肺癌、支原体肺炎等。⑤伴皮肤黏膜出血：血液系统疾病、流行性出血热、肺出血型钩端螺旋体病、风湿病等。⑥伴黄疸：肺出血型钩端螺旋体病、中毒性肺炎、肺梗死等。⑦伴口腔及外生殖器黏膜溃疡：结缔组织病等。

**辅助检查** 包括如下内容。

影像学检查 最重要的检查手段。胸部 X 线可初步诊断胸部病变的性质及出血部位。胸部CT，尤其是高分辨率 CT 可显示次级肺小叶为基本单位的细微结构，明确病变的性质及范围。

纤维支气管镜检查 快速诊断出血原因和部位的主要手段，可发现部分患者的出血部位和性质，并可在镜下止血，同时还可进行局部灌洗、标本取样做病原学和细胞学检查。止血效果不佳、难以明确诊断的咯血患者，应尽早施行支气管镜检查。

痰液检查 包括细菌、真菌和细胞学检查有助于原发病的诊断和治疗。

血常规及生化检查 白细胞总数增多，以中性粒细胞增多为主时提示感染存在。出血较多时可见红细胞和血红蛋白含量下降，血小板可正常。凝血功能、肝功能、肾功能等异常均能对其原发病提供参考。血气分析有助于发现病情较重患者的低氧血症。

特异性检查 结核菌素试验、免疫学检查对结核病、结缔组织病的诊断具有重要参考价值。

选择性支气管动脉造影 发现支气管动脉主干及分支异常扩张（直径>3mm）增生，扭曲变形，或动脉瘤形成或体循环与肺循环交通；造影亦可显示区域性支气管动脉异常，确定出血部位，是决定进行栓塞治疗的主要依据。

肺动脉造影 部分大咯血来自肺动脉，尤其是支气管动脉栓塞后继续出血。主张对空洞性肺结核或其他肺化脓性疾病所致持久咯血，疑肺动静脉瘘存在者，同时做选择性支气管动脉及肺动脉造影，若病变见于双重动脉系统，则可以同时做栓塞治疗。

超声心动图、右心导管检查和肺通气/灌注扫描 鉴别先天性心脏病、其他心血管疾病和肺动脉高压引起的咯血。肺通气/灌注扫描有助于排除肺栓塞。

**急诊处理** 重点在于迅速有效止血，保持呼吸道通畅，防止窒息，对症治疗，控制病因及防治并发症，并针对基础病因采取相应的治疗。

镇静、休息与对症处理 少量咯血，如痰中带血，一般无需特殊处理，减少活动量，对症治疗。中等量咯血应卧床；大量咯血则应绝对卧床。取患侧卧位，患侧可放置冰袋，嘱患者将血轻轻咯出，避免吸入性肺炎、肺不张甚至窒息，出血部位不明时取平卧位。大量咯血，要予以输血。精神紧张、恐惧烦躁者，应安慰，并用镇静剂。

观察与护理 进食易消化食物，保持大便通畅，避免用力屏气排便。对大、中量咯血者，做好大咯血与窒息的各项抢救准备，定期记录咯血量、测呼吸、脉搏和血压，若有口渴、烦躁、厥冷、面色苍白、咯血不止或窒息表现者，立即开放气道、输血补液纠正休克。

药物治疗 ①垂体后叶素：大咯血时的首选药物。通过使肺血管收缩，减少肺血流量以达到止血的目的。咯血持续者可用垂体后叶素。②酚妥拉明：为 α 受体阻断药，有较强的血管扩张作用，能减轻心脏前后负荷，降低肺动脉及外周阻力；血管扩张及强心作用，可使右心房压、肺动脉压、肺动脉毛细血管楔压、肺血管阻力及全身血管阻力下降，使肺动脉、肺静脉压力同时降低起到止血作用。③普鲁卡因：用于对垂体后叶素禁忌者。④纠正凝血障碍药物：6-氨基己酸、氨甲苯酸、氨甲环酸、卡巴克洛、酚磺乙胺、注射用血凝酶。⑤其他止血药物：硝酸甘油与垂体后叶素合用，氯丙嗪，阿托品或山莨菪碱，糖皮质激素、中药等。

其他治疗 ①维持血容量：持续大咯血出现循环容量不足时应及时补充血容量。②纤维支气管镜的应用：可确定出血部位，有助于明确出血病因；经纤维支气管镜在出血部位注射凝血酶、肾上腺素等止血药或进行 Nd-YAG 激光止血治疗。③支气管动脉栓塞术。④手术治疗：主要适用于非手术治疗无效、出血速度快、出血量大或其他疾病引起大咯血患者。⑤病因治疗：根据咯血的不同病因，采取相应的治疗方法。

并发症的治疗 咯血常见并发症是窒息、肺不张、吸入性肺炎、结核病灶播散、肺部感染与贫血等。应根据具体情况采取相应措施。

**预后** 大咯血预后主要与出血量、出血速度、肺内残留的血量及窒息时的呼吸复苏等因素有关，与引起咯血的病因不直接相关。若 24 小时内出血量>1000ml，死亡率 58%；若 24 小时内出血量<1000ml，死亡率 9%。若源于恶性肿瘤，且 24 小时内出血量>1000ml，死亡率可达 80%。支气管扩张、肺脓肿或坏死性肺炎所致大咯血，预后较好，及时治疗，死亡率约 1%。

（周荣斌 高菲 高娜）

hūxī kùnnán

**呼吸困难**（dyspnea） 主观感到空气不足或呼吸费力，客观表现为呼吸深度、呼吸频率、呼吸节律改变。呼吸困难根据病因可分五类（表1）。

**发生机制** 源于各种感受器的传入信息和脑干呼吸中枢产生的呼吸驱动命令不一致或呼吸驱动力和实际达到的通气量不匹配。

**呼吸力学改变** ①弹性阻力：用肺的顺应性表示，顺应性小表示弹性阻力大；顺应性大表示弹性阻力小。临床上常见的是肺顺应性减弱，肺间质纤维化、广泛炎症、肺充血、肺水肿等，肺组织变硬，弹性阻力变大，顺应性减低，吸气时用力增加，出现吸气性呼吸困难。肥胖、胸廓畸形、腹压增加等都可因胸廓的顺应性下降而产生呼吸困难。②非弹性阻力：主要包括气道摩擦阻力和呼吸运动中呼吸器官变形遇到的黏性阻力。呼吸运动速度越快，非弹性阻力愈大。非弹性阻力所消耗的呼吸能量约占总能量的 30%，其中主要呼吸道的气流阻力部分。哮喘、慢性阻塞性肺疾病气道非弹性阻力增加，患者表现为深慢的呼吸，以减少非弹性阻力。

**化学感受器反射** 动脉血氧分压降低、$CO_2$ 分压增高和 pH 降低都可通过化学感受器反射作用刺激呼吸中枢，加强呼吸运动，增加通气量，呼吸运动加强是机体的代偿机制，但超过一定程度就可出现呼吸困难。动脉血氧分压过低时，颈动脉体和主动脉体外周化学感受器的传入神经末梢即发生兴奋，冲动传入呼吸中枢，反射地增强呼吸运动，增加通气量从而增加氧的摄入。动脉血 $CO_2$ 分压过高也可刺激外周化学感受器，主要通过延髓的中枢化学感受器反射加强呼吸运动。中枢化学感受器对缺氧不产生兴奋反射。中枢化学感受器对游离 $H^+$ 比对 $CO_2$ 更敏感，$H^+$ 不易通过血脑屏障，$CO_2$ 则易通过。$CO_2$ 分压增高时，从脑血管扩散进入脑脊液与水结合释出 $H^+$，刺激中枢化学感受器反射加强呼吸运动以增加 $CO_2$ 的排出。

**肺内感受器反射** 肺扩张时引起肺牵张感受器刺激，通过迷走神经传导到大脑，使机体从吸气转向呼气。任何肺顺应性下降的病理状态，肺牵张感受器刺激增强，减弱吸气深度，加快呼吸频率出现呼吸困难。呼吸肌负荷增加使本体感受器肌梭的传入冲动增加，呼吸肌活动增强，超过一定程度可出现呼吸困难。肺间质水肿时的呼吸困难可能是激活间质的肺毛细血管旁感受器所致。

**呼吸肌功能障碍** 影响呼吸肌做功的神经肌肉疾病和呼吸肌疲劳、机械效率低的患者也存在呼吸中枢动力输出和相应获得的通气不匹配而发生呼吸困难。

**呼吸困难与心理情感因素相互影响** 焦虑、愤怒、悲观、绝望能增加呼吸困难的症状，且和心肺功能不成比例。有呼吸困难的慢性心肺疾病患者易受上述不良情绪的影响。这可部分解释呼吸困难与肺功能损失程度不一致的关系。

**鉴别诊断** 应详细询问病史，

表 1　呼吸困难病因分类

| 分类 | 症状 | 常见疾病 |
|---|---|---|
| 肺源性呼吸困难 | | |
| 　吸气性呼吸困难 | 吸气费力，出现三凹征，伴有高调吸气性哮鸣音 | 喉部、气管、大支气管的狭窄与阻塞 |
| 　呼气性呼吸困难 | 呼气延长，伴有哮鸣音 | 慢性支气管炎（喘息性）、支气管哮喘、慢性阻塞性肺气肿、弥漫性细支气管炎 |
| 　混合性呼吸困难 | 吸气与呼气均费力，呼吸频率增快、深度变浅、呼吸音异常 | 重症肺炎、肺水肿、气胸、肺间质纤维化、胸腔积液、急性呼吸窘迫综合征 |
| 心源性呼吸困难 | 劳动、平卧时加重，休息、坐位时减轻 | 急性左心衰竭、急性冠脉综合征、严重心律失常 |
| 中毒性呼吸困难 | 深而大或浅而慢的呼吸困难 | 一氧化碳、有机磷杀虫剂、药物中毒及毒蛇咬伤 |
| 血液及内分泌性呼吸困难 | 心率快，相关疾病史 | 重度贫血、甲状腺危象、糖尿病酮症酸中毒、尿毒症 |
| 神经精神性与肌病性呼吸困难 | 呼吸节律改变，有时有手足抽搐 | 严重颅脑病变、重症肌无力危象、癔症 |

包括呼吸困难的特征、起病时间、持续时间、诱发因素、加重或恶化因素（活动、体位、接触史、饮食史等）、缓解因素（药物、体位、活动等）及伴随症状、既往史等。肺栓塞、肺炎等疾病均可导致呼吸困难（表2）。鉴别应注意伴随症状。①胸痛：常见于大叶性肺炎、胸膜炎、自发性气胸、肺梗死、急性心肌梗死。②哮鸣音：常见于支气管哮喘、急性左心衰竭。③发热：常见于肺炎、胸膜炎、肺脓肿、肺结核。④休克：常见于急性心肌梗死、肺梗死、大叶性肺炎、羊水栓塞。⑤咯血：常见于肺梗死、大叶性肺炎、二尖瓣狭窄、肺脓肿、空洞性肺结核。⑥神志障碍：常见于急性中毒、中枢神经系统病变、代谢性酸中毒、肺性脑病。

**辅助检查** ①脉搏血氧饱和度（$SpO_2$）、动脉血气：患者$SpO_2$降低时，要查动脉血气，决定下一步治疗采取吸氧还是机械通气。②心电图、心脏超声心动图：常规心电图检查可以除外心脏病变及肺动脉高压引起的呼吸困难；若心电图高度提示心源性病变，可进一步做超声心动图。③血常规、生化：可提示电解质紊乱如低钾血症及糖尿病酮症酸中毒、重度贫血、感染等病变；血B型钠尿肽是鉴别诊断非常有价值的生化指标，可床旁快速测定，B型钠尿肽<500ng/L可以排除心源性呼吸困难。④影像学检查：胸部X线片可提示肺感染、气胸、胸腔积液、心脏增大以及肺水增多等病变；必要时可做胸部CT。⑤肺栓塞特殊检查：D-二聚体、螺旋CT、下肢静脉超声心动图、肺通气/灌注扫描、血管造影等检查。⑥喉镜、支气管镜检查：可诊断上气道阻塞性病变。

**病情评估** 按ABCDE五步法对患者进行紧急评估（见急诊患者评估）。

**急诊处理** 急性疾病导致的呼吸困难，起病急、进展快、症状明显。治疗原则是保持呼吸道通畅，纠正缺氧和（或）$CO_2$潴留，纠正酸碱平衡失调，为基础疾病及诱发因素的治疗争取时间，最终改善呼吸困难取决于病因治疗。①保持呼吸道通畅：对于任何类型的呼吸困难都是最重要的治疗措施之一。开放气道，必要时快速建立人工气道；清除气道内分泌物及异物；若存在支气管痉挛，静脉给予支气管扩张药。②纠正缺氧：使动脉血氧分压>60mmHg或$SpO_2$>90%。③支持疗法：纠正电解质紊乱及酸碱平衡失调，加强心、脑、肾等重要器官功能支持。④病因治疗。

（周荣斌 高菲 商娜）

**shànghūxīdào gǎnrǎn**

## 上呼吸道感染（upper respiratory tract infection）

外鼻孔至环状软骨下缘包括鼻腔、咽或喉部的感染性炎症。简称上感。发病不分季节、年龄、性别、职业和地区。免疫功能低下者易感。通常病情较轻、病程短、可自愈，预后良好。可继发支气管炎、肺炎、鼻窦炎，少数人可并发急性心肌炎、肾炎、风湿热，并有一定的传染性，应积极防治。

**病因及发病机制** 约3/4由病毒引起，包括鼻病毒、冠状病毒、腺病毒、流感病毒、副流感病毒、呼吸道合胞病毒、埃可病毒和柯萨奇病毒等。约1/4为细菌感染，可单独发生或继发于病毒感染之后，溶血性链球菌多见，其次为流感嗜血杆菌、肺炎链球菌和葡萄球菌，偶见革兰阴性杆菌。接触病原体后是否发病，还取决于传播途径和人群易感性。淋雨、受寒、气候突变、过度劳累是诱发因素。老幼体弱、免疫功能低下或有慢性呼吸道疾病者易发病。其发病机制是致病微生物侵袭，导致病理生理性炎症，鼻腔、咽及喉黏膜充血、水肿、上皮细胞破坏，少量单核细胞浸润，有浆液性及黏液性炎性渗出。若继发细菌感染，有中性粒细胞

**表2 呼吸困难的常见疾病**

| 病因 | 病史 | 症状 | 体征 |
|---|---|---|---|
| 肺栓塞 | 突然发病、胸痛、久坐或久卧、下肢深静脉血栓形成、血液高凝状态、口服避孕药、肥胖 | 劳力性呼吸困难 | 心动过速、气促、低热 |
| 肺炎 | 发热、咳痰、吸烟史 | 食欲缺乏、恶心、寒战、胸痛、呕吐、咳嗽、劳力性呼吸困难 | 发热、心动过速 |
| 肿瘤 | 体重减轻、吸烟史 | 吞咽困难 | 咯血 |
| 液体过量 | 逐渐加重、饮食失控或未规律服药，最近有急性心肌梗死、充血性心力衰竭，糖尿病病史 | 体位性呼吸困难，夜间阵发性呼吸困难 | 颈静脉怒张、奔马律、肝颈静脉回流征阳性 |
| 过敏 | 突发、变应原接触史 | 吞咽困难 | 口唇肿胀、喘鸣、干鸣、荨麻疹 |
| 慢性阻塞性肺疾病/哮喘 | 吸烟史、上呼吸道症状、过敏因素 | 大汗 | 辅助呼吸肌呼吸、三凹征、发绀 |

浸润,大量脓性分泌物;咽部明显充血,扁桃体肿大,可伴颈部淋巴结肿大及压痛。

**临床表现** 包括以下类型。

**普通感冒** 轻度、自限性上呼吸道感染,鼻病毒和冠状病毒感染最常见,俗称"伤风",又称急性鼻炎或上呼吸道卡他。主要表现为鼻部症状,如喷嚏、鼻塞、流清水样鼻涕,也可表现为咳嗽、咽干、咽痒或烧灼感和鼻后滴漏感,咽干。2~3天后鼻涕变稠,可伴咽痛、头痛、流泪、味觉迟钝、呼吸不畅、声音嘶哑等,有时由于咽鼓管炎致听力减退。严重者有发热、轻度畏寒和头痛等。体检可见鼻腔黏膜充血、水肿、有分泌物,咽部可为轻度充血。经5~7天痊愈,伴并发症者可致病程迁延。

**病毒性咽炎和喉炎** 咽炎可有咽部不适、发痒、灼热感、咽痛等,可伴发热、乏力等。检查时有咽部明显充血、水肿,颌下淋巴结肿大并有触痛。白细胞计数可正常或减少,淋巴细胞比例升高。急性喉炎表现为明显声音嘶哑、言语困难、可有发热、咽痛或咳嗽,咳嗽时咽喉疼痛加重。体检可见喉部充血、水肿,局部淋巴结轻度肿大和触痛,有时可闻及喉部的喘息声。

**疱疹性咽峡炎** 表现为明显咽痛、发热,病程约1周。查体可见咽部充血,软腭、腭垂、咽及扁桃体表面有灰白色疱疹及浅表溃疡,周围伴红晕。

**咽结膜炎** 咽痛、畏光、流泪、眼部发痒、发热,病程4~6天。咽腔及结膜明显充血体征。

**咽扁桃体炎** 多为细菌感染。起病急,咽痛明显、伴发热、畏寒,体温可达39℃以上。查体可发现咽部明显充血,扁桃体肿大、

充血,表面有黄色脓性分泌物。有时伴有颌下淋巴结肿大、压痛。

少数患者可并发急性鼻窦炎、中耳炎、气管-支气管炎。以咽炎为表现的上呼吸道感染,部分患者可继发溶血性链球菌引起的风湿热、肾小球肾炎等,少数患者可并发病毒性心肌炎。

**诊断与鉴别诊断** 诊断上呼吸道感染主要根据病史、流行情况、鼻咽部症状,结合外周血检查和胸部X线检查,一般无需病因诊断,特殊情况下可行细菌培养和病毒分离或病毒血清学检查等确定病原体。①血液检查:病毒感染者白细胞计数正常或偏低,伴淋巴细胞比例升高。细菌感染者可有白细胞计数与中性粒细胞增多和核左移。②病原学检查:病毒分离无帮助。需要时可用免疫荧光法、酶联免疫吸附法、血清学诊断或病毒分离鉴定。细菌培养和药物敏感试验可指导临床用药。③X线检查:可协助排除肺支气管病变。④生化检查:C反应蛋白、血清淀粉样蛋白、$\alpha_1$-酸性糖蛋白对上呼吸道感染及病因鉴定、临床分型有帮助。

此病需与初期表现为感冒样症状的其他疾病鉴别,如过敏性鼻炎、流行性感冒、急性气管与支气管炎、前驱期急性传染病。

**急诊处理** 尚无特效抗病毒药物,以对症处理为主,同时戒烟、注意休息、多饮水、保持室内空气流通和防治继发细菌感染。

**对症治疗** 根据症状选用减充血剂、抗组胺药、镇咳药、祛痰药、解热镇痛药。对有急性咳嗽、鼻后滴漏和咽干的患者可给予伪麻黄碱减轻鼻部充血。

**抗菌药治疗** 已明确普通感冒无需使用抗菌药。若有白细胞增多、咽部脓苔、咳脓痰等细菌

感染证据,可选用针对性药物。

**抗病毒药治疗** 无发热,免疫功能正常,发病超过2天者一般无需应用。免疫缺陷患者可早期常规用药。利巴韦林和奥司他韦对流感病毒、副流感病毒和呼吸道合胞病毒等有较强的抑制作用,可缩短病程。尚无专门针对普通感冒的特异性抗病毒药物,普通感冒无需使用抗病毒药物治疗。

**预防** 重在预防,隔离传染源有助于避免传染。加强锻炼、增强体质、生活饮食规律、改善营养。避免受凉和过度劳累,有助于降低易感性,是预防上呼吸道感染最好的方法。年老体弱易感者应注意防护,上呼吸道感染流行时应戴口罩,避免在人多的公共场合出入。

(周荣斌 高 菲 商 娜)

fèiyán

**肺炎**(pneumonia) 终末气道、肺泡和肺间质的炎症。细菌性肺炎是最常见的肺炎,也是最常见的感染性疾病之一。肺炎总的病死率有上升趋势,与社会人口老龄化、吸烟、伴有基础疾病和免疫功能低下有关。此外,亦与病原体变迁、医院获得性肺炎发病率增加、病原学诊断困难、不合理使用抗菌药导致细菌耐药性增加等有关。

**病因及发病机制** 肺炎可由病原微生物、理化因素、免疫损伤、过敏及药物所致。正常的呼吸道免疫防御机制(支气管内黏液-纤毛运载系统、肺泡巨噬细胞等细胞防御的完整性等)使气管隆凸以下的呼吸道保持无菌。是否发生肺炎决定于两个因素:病原体和宿主因素。如果病原体数量多,毒力强和(或)宿主呼吸道局部和全身免疫防御系统损害,

即可发生肺炎。病原体可通过下列途径引起肺炎：①空气吸入。②血行播散。③邻近感染部位蔓延。④上呼吸道定植菌的误吸。肺炎还可通过误吸胃肠道的定植菌（胃食管反流）和通过人工气道吸入环境中的致病菌引起。病原体直接抵达下呼吸道后，孳生繁殖，引起肺泡毛细血管充血、水肿，肺泡内纤维蛋白渗出及细胞浸润。除了金黄色葡萄球菌、铜绿假单胞菌和肺炎克雷伯菌等可引起肺组织的坏死性病变易形成空洞外，肺炎治愈后多不遗留瘢痕，肺的结构与功能均可恢复。

**分类**　可按解剖、病因或患病环境分类。

**解剖分类**　①大叶性肺炎（肺泡性）：病原体先在肺泡引起炎症，经肺泡间孔向其他肺泡扩散，致使部分肺段或整个肺段、肺叶发生炎症改变。典型者表现为肺实质炎症，通常并不累及支气管。致病菌多为肺炎链球菌。X线胸片显示肺叶或肺段的实变阴影。②小叶性肺炎（支气管性）：病原体经支气管入侵，引起细支气管、终末细支气管及肺泡的炎症，常继发于其他疾病，如支气管炎、支气管扩张、上呼吸道病毒感染以及长期卧床的危重患者。其病原体有肺炎链球菌、葡萄球菌、病毒、肺炎支原体以及军团菌等。支气管腔内有分泌物，故常可闻及湿啰音，无实变的体征。X线显示为沿肺纹理分布的不规则斑片状阴影，边缘密度浅而模糊，无实变征象，肺下叶常受累。③间质性肺炎：以肺间质为主的炎症，可由细菌、支原体、衣原体、病毒或肺孢子菌等引起。累及支气管壁以及支气管周围，有肺泡壁增生及间质水肿，因病变仅在肺间质，故呼吸道症状较轻，

异常体征较少。X线通常表现为一侧或双侧肺下部的不规则条索状阴影，从肺门向外伸展，可呈网状，其间可有小片肺不张阴影。

**病因分类**　由于细菌学检查阳性率低，培养结果滞后，病因分类在临床上应用较为困难。分类如下。①细菌性肺炎：如肺炎链球菌、金黄色葡萄球菌、甲型溶血性链球菌、肺炎克雷伯菌、流感嗜血杆菌、铜绿假单胞菌等。②非典型病原体所致肺炎：如军团菌、支原体和衣原体等。③病毒性肺炎：如冠状病毒、腺病毒、呼吸道合胞病毒、流感病毒、麻疹病毒、巨细胞病毒、单纯疱疹病毒等。④肺真菌病：如白色念珠菌、曲霉菌、隐球菌、肺孢子菌等。⑤其他病原体所致肺炎：如立克次体（如Q热立克次体）、弓形虫（如鼠弓形虫）、寄生虫（如肺包虫、肺吸虫、肺血吸虫）等。⑥理化因素所致的肺炎：如放射性损伤引起的放射性肺炎，胃酸吸入引起的化学性肺炎，或对吸入或内源性脂类物质产生炎症反应的类脂性肺炎等。

**患病环境分类**　多按肺炎的获得环境分成两类，有利于指导经验治疗。①社区获得性肺炎：是指在医院外罹患的感染性肺实质炎症，包括具有明确潜伏期的病原体感染而在入院后平均潜伏期内发病的肺炎。②医院获得性肺炎：又称医院内肺炎，是指患者入院时不存在，也不处于潜伏期，而于入院48小时后在医院（包括老年护理院、康复院等）内发生的肺炎。还包括呼吸机相关性肺炎和卫生保健相关性肺炎。

**临床表现**　细菌性肺炎的症状变化较大，可轻可重，决定于病原体和宿主的状态。常见症状为咳嗽、咳痰，或原有呼吸道症

状加重，并出现脓性痰或血痰，伴或不伴胸痛。肺炎病变范围大者可有呼吸困难，呼吸窘迫。大多数患者有发热。早期肺部体征无明显异常，重症者可有呼吸频率增快、鼻翼扇动、发绀。

肺实变时有典型的体征，如叩诊浊音、语颤增强和支气管呼吸音等，也可闻及湿啰音。并发胸腔积液者，患侧胸部叩诊浊音，触觉语颤减弱，呼吸音减弱。

**诊断**　肺炎的诊断程序包括确定肺炎诊断、评估严重程度和确定病原体。

**确定肺炎诊断**　首先必须将肺炎与上呼吸道感染和下呼吸道感染区别开来。呼吸道感染虽然有咳嗽、咳痰和发热等症状，但各有其特点，上、下呼吸道感染无肺实质浸润，胸部X线检查可鉴别。其次，排除诊断很重要，需将肺炎与其他类似肺炎的疾病区别开来。

**社区获得性肺炎的临床诊断依据**　①新近出现的咳嗽、咳痰或原有呼吸道疾病症状加重，并出现脓性痰，伴或不伴胸痛。②发热。③出现肺实变体征和（或）闻及湿性啰音。④白细胞>10×10^9/L 或<4×10^9/L，伴或不伴核左移。⑤胸部X线检查显示片状、斑片状浸润性阴影或间质性改变，伴或不伴胸腔积液。以上①~④项中任何1项加第⑤项，除外非感染性疾病可做出诊断。社区获得性肺炎常见病原体为肺炎链球菌、支原体、衣原体、流感嗜血杆菌和呼吸道病毒（甲型流感病毒、乙型流感病毒、腺病毒、呼吸道合胞病毒和副流感病毒）等。

**医院获得性肺炎的临床诊断依据**　X线检查出现新的或进展的肺部浸润影加上下列三个临床

征候中的两个或以上可以诊断为肺炎：①发热>38℃。②血白细胞增多或减少。③脓性气道分泌物。但医院获得性肺炎的临床表现、实验室和影像学检查特异性低，应注意与肺不张、心力衰竭和肺水肿、基础疾病肺侵犯、药物性肺损伤、肺栓塞和急性呼吸窘迫综合征等相鉴别。无感染高危因素患者的常见病原体依次为肺炎链球菌、流感嗜血杆菌、金黄色葡萄球菌、大肠埃希菌、肺炎克雷伯菌、不动杆菌属等；有感染高危因素患者为铜绿假单胞菌、肠杆菌属、肺炎克雷伯菌等，金黄色葡萄球菌的感染有明显增加的趋势。

评估病情严重程度　肺炎的诊断成立，评价病情的严重程度对于决定在门诊或入院治疗甚或重症监护治疗病房（intensive care unit，ICU）治疗至关重要。肺炎严重性决定于三个主要因素：局部炎症程度，肺部炎症的播散和全身炎症反应程度。

肺炎严重指数评分　肺炎严重指数（pneumonia severity index，PSI）由五方面共计 20 个项目构成（表1）。根据总积分数将患者分为五级。Ⅰ级：预测规则第一步中不存在所有预测因素，即年龄≤50 岁、无五项基础疾病、生命体征无异常或仅轻微变化、正常精神意识状态；Ⅱ级：积分≤70；Ⅲ级：积分 71～90；Ⅳ级：积分 91～130；Ⅴ级：积分>130。PSI 的最初的作用是预测适合院外治疗的低死亡危险的肺炎患者。以 30 天死亡为指标，Ⅰ～Ⅲ级为低危险，死亡率为 1%～3%；Ⅳ级危险增加到 8%；Ⅴ级危险高达 30%。PSI 也用来预测 CAP 的远期结局。PSI 的最大局限在于年龄对积分的影响，可导致低估了

肺炎的严重程度，尤其是较年轻患者。

CURB-65 评分　即意识障碍（confusion，C）、血尿素氮（uremia，U）>7mmol/L、呼吸频率（respiratory rate，R）≥30 次/分，血压（blood pressure，B）≤90/60mmHg，年龄≥65 岁，每项各为 1 分，共计 5 分（表2）。

CRB-65 评分　其分级在 CURB-65 分级基础上，删除了血尿素氮，使其方法更为简便。每项为 1 分，合计为 4 分。0 分者为家庭或门诊治疗；1 分或 2 分为可短期住院治疗和观察；3 分或 4 分者为重度肺炎必须住院治疗。

表1　肺炎严重指数评分标准

| 指标 | 分数（分） |
| --- | --- |
| 年龄 | |
| 　男性 | 年龄（岁）−0 |
| 　女性 | 年龄（岁）−10 |
| 居住养老院 | 10 |
| 合并疾病 | |
| 　肿瘤 | 30 |
| 　肝病 | 20 |
| 　充血性心力衰竭 | 10 |
| 　脑血管病 | 10 |
| 　肾病 | 10 |
| 生命体征 | |
| 　意识障碍 | 20 |
| 　呼吸频率≥30 次/分 | 20 |
| 　收缩压≤90mmHg | 20 |
| 　体温<35℃或>40℃ | 15 |
| 　心率>125 次/分 | 10 |
| 实验室检查 | |
| 　尿素氮（BUN）>11mmol/L | 20 |
| 　血清钠<130mmol/L | 20 |
| 　血糖>13.9mmol/L | 10 |
| 　血细胞比容<30% | 10 |
| 　氧合指标 | |
| 　　pH<7.35 | 30 |
| 　　动脉血氧分压（$PaO_2$）<60mmHg | 10 |
| 　　动脉血氧饱和度（$SaO_2$）<90% | 10 |

表2　CURB-65 相关死亡风险

| 分组 | 分数（分） | 30 天病死率 | 建议 |
| --- | --- | --- | --- |
| 低度危险组 | 1 | 2.7% | 考虑门诊治疗 |
| 中度危险组 | 2 | 6.8% | 考虑住院治疗或门诊密切治疗 |
| 高度危险组 | 3 | 14.0% | 考虑住院治疗，可能需入 ICU |
| 极高危险组 | 4～5 | 27.8% | 考虑住院治疗，需入 ICU |

确定病原体 人类上呼吸道黏膜表面及其分泌物含有许多微生物,即所谓的正常菌群,途经口咽部的下呼吸道分泌物或痰无疑极易受到污染,有慢性气道疾病(如慢性支气管炎、支气管扩张)、老年人和危重病患者,其呼吸道定植菌明显增加,影响痰液中致病菌的分离和判断。应用抗菌药后可影响细菌培养结果。在采集呼吸道标本行细菌培养时尽可能在抗菌药应用前采集,避免污染,及时送检,其结果才能起到指导治疗的作用。常用方法有以下几种。

痰培养 咳痰标本是最常用的下呼吸道病原学标本。采集后在室温下 2 小时内送检。先直接涂片,光镜下观察细胞数量,如每低倍视野鳞状上皮细胞<10 个,白细胞>25 个,或鳞状上皮细胞与白细胞比值<1∶2.5,可做污染相对较少的"合格"标本接种培养。痰定量培养分离的致病菌或条件致病菌浓度≥$10^7$CFU/ml,可以认为是肺部感染的致病菌;≤$10^4$CFU/ml,则为污染菌;介于两者之间,建议重复痰培养;如连续分离到相同细菌,浓度$10^5$~$10^6$CFU/ml 连续两次以上,认为是致病菌。

经纤维支气管镜或人工气道吸引 受口咽部细菌污染的机会较咳痰为少,如吸引物细菌培养其浓度≥105CFU/ml 认为是致病菌,低于此浓度者则多为污染菌。

防污染毛刷样本 如所取标本培养细菌浓度≥$10^3$CFU/ml,认为是致病菌。

支气管肺泡灌洗 如灌洗液培养细菌浓度≥$10^4$CFU/ml,防污染肺泡灌洗标本细菌浓度≥$10^3$CFU/ml,认为是致病菌。

经皮细针吸检和开胸肺活检

两种方法所取标本检测的敏感性和特异性很好,但由于是创伤性检查,容易引起并发症,如气胸、出血等,临床一般用于对抗菌药经验性治疗无效或其他检查不能确定者。

血和胸腔积液培养 肺炎患者血和痰培养分离到相同细菌,可确定为肺炎的病原菌。如仅血培养阳性,但不能用其他原因如腹腔感染、静脉导管相关性感染解释菌血症的原因,血培养的细菌可认为是肺炎的病原菌。胸腔积液培养到的细菌则基本认为是肺炎的致病菌。由于血或胸腔积液标本的采集均经过皮肤,故其结果须排除操作过程中皮肤细菌的污染。

尿抗原试验 包括尿军团菌抗原和尿肺炎链球菌抗原。

**鉴别诊断** 需与以下疾病相鉴别。

肺结核 多有全身中毒症状,午后低热、盗汗、疲乏无力、体重减轻、失眠、心悸,女性患者可有月经失调或闭经等。X 线胸片见病变多在肺尖或锁骨上下,密度不匀,消散缓慢,且可形成空洞或肺内播散。痰中可找到结核分枝杆菌。一般抗菌治疗无效。

肺癌 多无急性感染中毒症状,有时痰中带血丝。血白细胞计数不高,痰中发现癌细胞可以确诊。肺癌可伴发阻塞性肺炎,经抗菌药治疗后炎症消退,肿瘤阴影渐趋明显,或可见肺门淋巴结肿大,有时出现肺不张。若经过抗菌药治疗后肺部炎症不消散,或暂时消散后于同一部位再出现肺炎,应密切随访,对有吸烟史及年龄较大的患者,必要时进一步做 CT、MRI、纤维支气管镜和痰脱落细胞等检查,以免贻误诊断。

急性肺脓肿 早期临床表现与肺炎链球菌肺炎相似。但随病程进展,咳出大量脓臭痰为肺脓肿的特征。X 线显示脓腔及气液平,易与肺炎鉴别。

肺血栓栓塞症 多有静脉血栓的危险因素,如血栓性静脉炎、心肺疾病、创伤、手术和肿瘤等病史,可发生咯血、晕厥,呼吸困难较明显,颈静脉充盈。X 线胸片示区域性肺血管纹理减少,有时可见尖端指向肺门的楔形阴影,动脉血气分析常见低氧血症及低碳酸血症。D-二聚体、CT 肺动脉造影、放射性核素肺通气/灌注扫描和 MRI 等检查可帮助鉴别。

非感染性肺部浸润 肺间质纤维化、肺水肿、肺不张、肺嗜酸性粒细胞增多症和肺血管炎等。

**急诊处理** 抗感染治疗是肺炎治疗的最重要环节。

急诊留观标准 出现以下情况,建议患者急诊留观:①诊断尚不能确立。②病情不稳定,处于变化中。③有潜在发生急性多器官功能不全的可能。④不具备及时随诊的条件。

住院标准 同时满足下列四项中的两项或两项以上标准,建议患者住院治疗。

年龄 年龄>65 岁。

基础疾病 存在以下基础疾病或相关因素之一:①慢性肺疾病,如严重慢性阻塞性肺疾病,严重肺间质纤维化。②血糖长期控制不满意的糖尿病。③慢性心、肾功能不全。④恶性实体肿瘤或血液病。⑤获得性免疫缺陷综合征。⑥长期酗酒或慢性肝病(如肝硬化)。⑦严重营养不良。⑧长期卧床或各种原因导致的吞咽功能障碍。⑨器官移植术后。⑩长期应用免疫抑制剂。

体征 存在以下异常体征之

一：①呼吸频率≥30次/分。②脉搏≥120次/分。③动脉收缩压<90mmHg。④体温≥40℃或<35℃。⑤意识障碍。⑥存在肺外感染病灶（如菌血症、脑膜炎）。

辅助检查　存在以下实验室和影像学异常之一：①白细胞计数>20×10⁹/L或<4×10⁹/L，或中性粒细胞计数<1×10⁹/L。②自主呼吸时，动脉血氧分压<60mmHg，氧合指数<300mmHg，或动脉血二氧化碳分压>50mmHg。③血肌酐>106μmol/L或血尿素氮>7.1mmol/L。④血乳酸>4mmol/L。⑤血浆白蛋白<25g/L。⑥血红蛋白<80g/L或血细胞比容<30%。⑦血小板减少症（血小板≤100×10⁹/L）。⑧有弥散性血管内凝血的证据。⑨胸部X线片显示，病变累及1个肺叶以上、出现空洞、病灶迅速扩展或出现胸腔积液。

住院患者初始抗感染治疗方案　抗菌药治疗原则为：肺炎患者在完成基本检查以及病情评估后应尽快（<4小时）给予经验性抗菌治疗。药物选择主要根据本地区的肺炎病原体流行病学资料，选择可能覆盖病原体的抗菌药；抗菌治疗则根据呼吸道或肺组织标本的培养和药物敏感试验结果，选择体外试验敏感的抗菌药。此外，还应该根据患者的年龄、有无基础疾病、是否有误吸、住普通病房或ICU、住院时间长短和肺炎的严重程度等，选择抗菌药和给药途径。对于社区获得性肺炎可选择的抗菌药主要有三大类：β-内酰胺类、大环内酯类和呼吸喹诺酮类。

需住院而非ICU患者　应给予如下方案，方案一：青霉素类/β-内酰胺酶抑制剂（如大剂量阿莫西林/克拉维酸，氨苄西林/舒巴坦等）联合大环内酯类（如阿奇霉素、克拉霉素等）。方案二：头孢菌素类（如注射用头孢呋辛、头孢曲松等）联合大环内酯类。方案三：呼吸喹诺酮类。

入住ICU患者　①无铜绿假单胞菌感染危险因素：方案一：青霉素类/β-内酰胺酶抑制剂联合大环内酯类或呼吸喹诺酮类。方案二：头孢菌素类联合大环内酯类或呼吸喹诺酮类。方案三：厄他培南联合阿奇霉素。②具有铜绿假单胞菌感染危险因素：方案一为具有抗假单胞菌活性的β-内酰胺类联合环丙沙星或左氧氟沙星。方案二为具有抗假单胞菌活性的β-内酰胺类联合氨基糖苷类和阿奇霉素。方案三为具有抗假单胞菌活性的β-内酰胺类和环丙沙星或左氧氟沙星。

具有抗假单胞菌活性的抗菌药包括头孢他啶、头孢哌酮/舒巴坦、哌拉西林/他唑巴坦、头孢吡肟、亚胺培南和美罗培南。其中兼具铜绿假单胞菌感染危险因素和高度耐药肺炎链球菌感染可能的重症社区获得性肺炎患者，使用对于该两种细菌均有良好活性的哌拉西林/他唑巴坦、头孢吡肟、亚胺培南和美罗培南。铜绿假单胞菌感染的危险因素：结构性肺病（如支气管扩张、肺囊性纤维化及弥漫性泛细支气管炎等），长期气管切开和（或）机械通气及肺炎发病前使用抗菌药，糖皮质激素治疗，营养不良，长期住院，粒细胞缺乏，发热合并肺部浸润影等。

抗菌药治疗后的病情评价　抗菌药治疗后48～72小时应对病情进行评价，治疗有效表现为体温下降、症状改善、临床状态稳定、白细胞逐渐降低或恢复正常，而胸部X线片病灶吸收较迟。如72小时后症状无改善，其原因可能有：①药物未能覆盖致病菌，或细菌耐药。②特殊病原体感染如结核分枝杆菌、真菌、病毒等。③出现并发症或存在影响疗效的宿主因素（如免疫抑制）。④非感染性疾病误诊为肺炎。⑤药物热。需仔细分析，做必要的检查，进行相应处理。抗菌药疗程至少5天，大多数患者需要7～10天或更长疗程，如体温正常48～72小时，无肺炎任何一项临床不稳定征象可停用抗菌药。肺炎临床稳定标准为：①体温≤37.8℃。②心率≤100次/分。③呼吸频率≤24次/分。④血压：收缩压≥90mmHg。⑤呼吸室内空气条件下动脉血氧饱和度≥90%或动脉血氧分压≥60mmHg。⑥能够口服进食。⑦精神状态正常。

重症肺炎ICU治疗标准　肺炎患者需要通气支持（急性呼吸衰竭、气体交换严重障碍伴高碳酸血症或持续低氧血症）、循环支持（血流动力学障碍、外周低灌注）和需要加强监护治疗（肺炎引起的脓毒症或基础疾病所致的其他器官功能障碍）为重症肺炎。标准如下。主要标准：①需要有创机械通气。②感染性休克需要血管收缩剂治疗。次要标准：①呼吸频率≥30次/分。②氧合指数≤250mmHg。③多肺叶浸润。④意识障碍/定向障碍。⑤氮质血症（血尿素氮≥7.5mmol/L）。⑥白细胞减少（白细胞计数<4.0×10⁹/L）。⑦血小板减少（血小板计数<10×10⁹/L）。⑧低体温（体温<36℃）。⑨低血压，需要强力液体复苏。符合1项主要标准或3项次要标准以上者可明确诊断，建议患者ICU治疗。

**预防** 加强体育锻炼，增强体质。减少危险因素如吸烟、酗酒。年龄大于 65 岁者可注射流感疫苗。对年龄大于 65 岁或不足 65 岁但有心肺疾病、糖尿病、酗酒、肝硬化和免疫抑制者（如人类免疫缺陷病毒感染、肾衰竭、器官移植受者等）可注射肺炎疫苗。

（周荣斌 高菲 商娜）

xiàochuǎn chíxù zhuàngtài

## 哮喘持续状态 （status asthmaticus）

起始即有严重气道阻塞或发作后哮喘病情进行性加重，且对常规治疗无效的急性重度哮喘。又称急性重症哮喘。病情发展常在一段时间内逐渐加剧，通常经常规治疗超过 24 小时不缓解。随时有致命性急性发作危险，时间限制不是必要条件。

**病因** 诸多原因可致哮喘持续状态。

致喘因素持续存在 哮喘患者若持续吸入或接触变应原或其他致喘因子，导致支气管平滑肌的持续痉挛和气道炎症的进行性加重，使黏膜充血水肿、黏液大量分泌，甚至形成黏液栓，加上气道平滑肌极度痉挛，严重阻塞呼吸道。

黏痰阻塞气道 哮喘发作时，患者张口呼吸、多汗、饮水过多，而且氨茶碱等地应用引起尿量相对增多，造成全身和气道局部失水，痰液黏稠，形成无法咳出的黏液痰栓，广泛阻塞中小道，加重呼吸困难。

呼吸道感染 重症哮喘发作时痰液不易清除，常继发细菌感染，刺激支气管内胆碱能神经纤维，引起迷走神经介导的支气管痉挛，损伤支气管黏膜引起黏膜急性炎症、充血、水肿和分泌物增多变稠，致小气道阻塞。

酸中毒 哮喘持续发作时，通气功能障碍，二氧化碳潴留，导致呼吸性酸中毒。又因严重缺氧、进食少、肾功能障碍等体内酸性代谢产物增多，发生代谢性酸中毒。两种酸中毒并存导致病情严重恶化。在酸中毒情况下，气道对许多平喘药的反应性降低，进一步加重哮喘病情。

$\beta_2$ 受体激动药应用不当 哮喘患者长期盲目使用以 $\beta_2$ 受体激动药为主的支气管扩张剂，使 $\beta_2$ 受体发生下调作用，导致其"失敏"，产生耐药。若突然停药可造成气道反应性显著增高，诱发危重哮喘。

突然停用糖皮质激素引起"反跳现象" 糖皮质激素长期反复应用不当或不规则使用，使机体产生依赖性或耐受性，如在手术、妊娠、消化道出血、糖尿病或治疗失误等导致突然停用糖皮质激素，可使哮喘不能控制并加剧。

出现严重并发症 气胸、纵隔气肿或伴发心功能不全、肺栓塞等均可使哮喘症状加重。

心理社会性因素急剧变化 精神过度紧张、烦躁不安、恐惧和焦虑均可加重支气管平滑肌收缩，导致哮喘病情恶化和发作加剧。也可通过影响神经肽类，如 P 物质、神经激肽 A 等神经肽分泌而加重哮喘。

**发病机制** 支气管平滑肌痉挛和气道阻塞是主要病理生理机制。广泛支气管平滑肌痉挛、支气管黏膜及黏膜下嗜酸性粒细胞性炎症、水肿和气道内黏液栓形成所致管腔狭窄，气道阻力增加，吸入气多于呼出气，肺泡过度充气，内源性呼气末正压增大，通气/血流比值失调、气体交换障碍和动脉血气改变。重症哮喘时因

肺泡过度充气，用力呼气时胸膜腔内压更高，右心回心血量减少。在负压吸气期，回心血量增加，右心充盈，室间隔移向左心室，致使舒张期左心室充盈不全；同时吸气期负压增加不利于收缩期心室排空，相当于心室后负荷增加，使吸气期收缩压下降，出现奇脉，即吸气时脉搏明显减弱或消失。肺过度充气可加重吸气肌负荷，降低肺的顺应性。内源性呼气末正压也是增加呼吸肌负荷的一个重要因素，肺过度充气时膈肌血流减少。血清肌酐和乳酸水平升高可能提示呼吸肌疲劳，此时若气道阻塞不迅速解除，潮气量将进行性下降，最终会发生呼吸衰竭。

**临床表现** 患者被迫采取坐位或呈端坐呼吸，出现语言表达不连贯，极度呼气性呼吸困难，发绀，干咳或咳大量白色泡沫痰，大汗淋漓、焦虑、烦躁、表情痛苦而恐惧，严重者可有意识障碍，甚至昏迷。明显发绀、脱水、呼吸频率≥30 次/分；胸部听诊布满哮鸣音，出现吸气三凹征及胸腹矛盾呼吸等；气道极度痉挛或患者情况衰竭而物理呼气时，哮鸣音反而减弱甚至消失，表现为"沉默胸"；心率>120 次/分，出现"肺性奇脉"，严重时血压下降。一旦出现嗜睡、意识模糊、肺部哮鸣音减弱或消失，表示气道已严重阻塞，病情严重。

哮喘急性发作期分为轻度、中度、重度、危重 4 级，重度和危重度哮喘可视为哮喘持续状态或重症哮喘（表）。

**辅助检查** ①血气分析：哮喘重症发作时出现缺氧、动脉血氧分压（$PaO_2$）降低，缺氧产生代谢性酸中毒，过度通气可使动脉血二氧化碳分压（$PaCO_2$）下

表　哮喘急性发作病情严重程度的分级

| 临床特点 | 轻度 | 中度 | 重度 | 危重 |
|---|---|---|---|---|
| 气短 | 步行、上楼时 | 稍事活动 | 休息时 | |
| 体位 | 可平卧 | 喜坐位 | 端坐呼吸 | |
| 谈话方式 | 连续成句 | 常有中断 | 单字 | 不能讲话 |
| 精神状态 | 可有焦虑，尚安静 | 时有焦虑、烦躁 | 常有焦虑、烦躁 | 嗜睡或意识模糊 |
| 出汗 | 无 | 有 | 大汗淋漓 | |
| 呼吸频率 | 轻度增加 | 增加 | >30 次/分 | |
| 辅助肌活动 | 常无 | 可有 | 常有 | 胸腹矛盾运动 |
| 喘鸣音 | 散在，呼吸末期 | 响亮、弥漫 | 响亮、弥漫 | 减弱乃至无 |
| 脉率（次/分） | <100 | 100～120 | >120 | 变慢或不规则 |
| 奇脉/深吸气时收缩压下降（mmHg） | 无，<10 | 可有，10～25 | 常有，>25（成人） | 无，提示呼吸肌疲劳 |
| 最初支气管扩张剂治疗后 PEF 占预计值或个人最佳值% | >80% | 60%～80% | <60%或<100L/min 或作用持续时间<2 小时 | |
| $PaO_2$（吸空气时，mmHg） | 正常 | ≥60 | <60 | <60 |
| $PaCO_2$（mmHg） | <45 | ≤45 | >45 | >45 |
| $SaO_2$（吸空气时，%） | >95 | 91～95 | ≤90 | ≤90 |
| pH | | | | 降低 |

注：只要符合某一严重程度的某些指标，而不需满足全部指标，即可提示为该级别的急性发作。$PaO_2$：动脉血氧分压；$PaCO_2$：动脉血二氧化碳分压；$SaO_2$：动脉血氧饱和度；PEF：呼气流量峰值

降、发生呼吸性碱中毒；随着病情恶化，广泛性气道阻塞进一步加重，缺氧加重，$CO_2$潴留，致呼吸性酸中毒伴代谢性酸中毒；$PaCO_2$不降低提示气道阻塞严重，$PaCO_2 ≥ 50mmHg$ 者常需机械通气。②床旁肺功能测定：判断哮喘严重性的最常用的指标是一秒最大呼气量（$FEV_1$）和呼气峰流速（PEFR）。$FEV_1$ 或 PEFR 若低于预计值的 30%～50%（相当于 $FEV_1 < 1L$，PEFR < 120L/min）提示病情恶化；$FEV_1 < 25\%$ 预计值，PEFR < 60L/min 应视为哮喘危重状态。③血常规检查：可有嗜酸性粒细胞增多；白细胞总数及中性粒细胞一般正常，合并细菌感染时增多。④胸部 X 线片：哮喘持续状态时，肺部呈过度吸气状态，可见两肺野透亮增强。合并呼吸道感染时可见肺纹理增粗及炎症浸润影；有并发症者可出现肺不张、气胸、纵隔气肿等。

⑤心电图检查：常见电轴右偏，顺钟向转位，右束支传导阻滞。

**诊断**　有反复发作的支气管哮喘病史，特别是因哮喘重症发作住院抢救治疗，甚至行人工气道机械通气的病史，本次发作严重，经积极药物治疗无效，并结合相应的临床表现可诊断。应除外心、肺疾病所致的哮喘发作以及上呼吸道梗阻性疾病。

**鉴别诊断**　①左心衰竭所致喘息样呼吸困难：曾称心源性哮喘，发作时的症状与哮喘相似，但其发病机制与病变本质均与支气管哮喘截然不同，为避免混淆，已不再使用"心源性哮喘"一词。患者多有高血压、冠心病、风湿性心脏病和二尖瓣狭窄等病史和体征。阵发性咳嗽，常咳出粉红色泡沫痰，两肺可闻及广泛的湿啰音和哮鸣音，左心界扩大，心率增快，心尖部可闻及奔马律。病情许可做胸部 X 线检查，可见

心脏增大，肺淤血征。若一时难鉴别，可雾化吸入 $β_2$ 受体激动药或静脉注射氨茶碱缓解症状后，进一步检查，忌用肾上腺素或吗啡，以免加重心力衰竭。②慢性阻塞性肺疾病（chronic obstructive pulmonary disease，COPD）：多见于中老年人，有慢性咳嗽史，喘息长年存在，有加重期。患者多有长期吸烟或接触有害气体的病史。有肺气肿体征，两肺或可闻及湿啰音。但临床上严格将 COPD 和哮喘区分有时十分困难，用支气管扩张药和口服或吸入激素做治疗性试验可能有所帮助。COPD 也可与哮喘合并同时存在。③上气道阻塞：可见于中央型支气管肺癌、气管支气管结核、复发性多软骨炎等气道疾病或异物气管吸入，导致支气管狭窄或伴发感染时，可出现喘鸣或类似哮喘样呼吸困难、肺部可闻及哮鸣音。但根据临床病史，特别是出

现吸气性呼吸困难，以及痰液细胞学或细菌学检查，胸部 X 线片、CT 或 MRI 检查或支气管镜检查等，常可确诊。④超敏反应性肺浸润：见于热带嗜酸性粒细胞增多症、肺嗜酸性粒细胞增多性浸润、多源性超敏反应性肺泡炎等。致病原为原虫、花粉、化学药品、职业粉尘等，多有接触史，症状较轻，患者常有发热，胸部 X 线检查可见多发性、此起彼伏的淡薄斑片浸润阴影，可自行消失或再发。肺组织活检也有助于鉴别。

**急诊处理** 哮喘持续状态发作危及生命，应注意避免或清除引起哮喘发作的各种诱发因素，一旦出现应立即处理。

急性处理 包括以下内容。

吸氧 经鼻导管吸入较高浓度的氧气，以及时纠正缺氧。若缺氧严重，经面罩或鼻罩给氧，使 $PaO_2 > 60mmHg$。年龄在 50 岁以下，给予浓度为 35%～40%氧气吸入是安全的，只有出现 $CO_2$ 潴留才需严格限制吸氧浓度。

解痉平喘抗炎药物治疗 ①β受体激动药：应用沙丁胺醇溶液以氧气或压缩空气为动力持续雾化吸入，也可皮下或静脉注射。②氨茶碱：静脉滴注可维持有效血药浓度。③抗胆碱药：包括溴化异丙托品、溴化氧托品和溴化泰乌托品等。溴化异丙托品溶液与 $β_2$ 受体激动药溶液同时雾化吸入疗效更好。④糖皮质激素：应经静脉给予大剂量琥珀酸氢化可的松或甲泼尼龙。应用原则是足量、短程、经静脉给药。

补液、纠正电解质紊乱 根据失水及心脏情况，静脉补充液体，纠正因哮喘持续发作时张口呼吸、出汗、进食少等原因引起的脱水，避免痰液黏稠导致气道阻塞。应遵循补液的一般原则（先快后慢、先盐后糖、先晶体后胶体、见尿补钾），同时纠正低血钾、低血钠等电解质紊乱。

纠正酸中毒 合并严重代谢性酸中毒，可用 5%碳酸氢钠静脉滴注或缓慢静脉注射。剂量可用下列公式计算：所需5%碳酸氢钠（ml）=［正常碱剩余（mmol/L）−测定碱剩余（mmol/L）］×体重（kg）×0.4。病程中需反复做血气分析、血 pH 及血离子测定，以指导诊断和治疗，避免形成碱血症。呼吸性酸中毒时，应以改善通气为主。若 pH 失代偿明显、且不能在短时间内迅速改善通气，则可补充少量 5%碳酸氢钠，使 pH 升至 7.2 以上。

应用抗菌药 哮喘持续状态患者气道阻塞严重，易产生呼吸道和肺部感染，早期多由病毒引起，后期为细菌或混合感染，常规使用抗生素不能加快症状缓解，若确有细菌感染证据或哮喘持续时间较长，可酌情选用抗生素静脉滴注，但要注意防止药物超敏反应。

处理并发症 ①张力性气胸者应及时行胸腔闭式引流术。②黏液痰栓阻塞气道者可行支气管肺泡灌洗术。③呼吸衰竭可先试用鼻（面）罩等无创性通气方式，若无效应及早插管行机械通气，必要时酌情加用呼气末正压（positive end expiratory pressure, PEEP）通气。

紧急干预后病情监测和支持治疗 紧急处理后1～2小时，应重复肺功能检查。治疗有效 PEF 会逐渐增加，PEF 昼夜变异率在起初会有所增大，但会随气道阻塞的改善而逐渐缩小，如 PEF 变异率大幅度波动持续，意味着病情不稳定，需要继续严密监护和延长紧急治疗方案。应复查动脉

血气分析需复查以确定吸氧浓度使 $PaO_2$ 维持在 60mmHg 以上。若患者自觉症状和客观测量的数据证实病情已有明显好转，在紧急处理后48～72小时，可将静脉注射糖皮质激素和氨茶碱改为口服泼尼松。一般 1/3～1/2 的急性重症哮喘患者可在 1～3 天内恢复，多数患者需要 1 周或更长。经紧急处理后 24 小时如症状仍无缓解趋势，可适当加大雾化吸入沙丁胺醇的剂量和增加吸入频率，另可加用异丙托溴铵雾化吸入，每 4 小时 1 次。

机械通气 目的：①迅速纠正严重的低氧血症和高碳酸血症，以及由此产生的一系列对机体的损害。②为支气管扩张药等药物综合治疗取得疗效赢得时间。③让疲劳的呼吸肌得到充分休息和恢复。

适应证：①意识进行性恶化，患者出现谵妄、昏迷，不能有效保护自身气道的通畅。②呼吸困难进行性加重，自主呼吸微弱甚至停止。③呼吸肌衰竭，导致通气不足、二氧化碳潴留，$PaCO_2 \geq 45mmHg$。④经过积极、充分、全面的药物治疗，病情无好转仍呈进行性恶化趋势。其中，①、②条属绝对适应证，必须尽快行气管插管机械通气治疗，③、④条为相对适应证，需结合实际情况而定。

PEEP 的应用 采用 PEEP 保持呼气末气道内正压，可扩张气道、降低吸气阻力，减少吸气肌的负荷做功，同时可避免由于进一步肺充气过度所产生的内源性 PEET，改善通气/血流比值。在初期设置参数和模式使用后，患者仍有显著的呼吸困难或仍需要>50%的吸入氧浓度才能将 $SaO_2$ 维持在 90% 以上，可考虑使用

PEEP。为避免过高 PEEP 对循环系统的不良影响，最大值一般不超过 20cmH$_2$O。

镇静剂与肌松药的应用　气管插管机械通气时，患者若出现躁动不安、严重人机对抗，致使通气量严重不足、缺氧加重，可考虑选用镇静剂及肌松药以促进人机配合，减少患者呼吸做功，减低气道压力。

机械通气撤离　患者哮鸣音明显减少，呼吸音趋于正常，神志清醒、气道阻力接近正常，即可试验停机。停止机械通气 1 小时，低流量吸氧条件下（吸入氧浓度 <30%）能维持 PaO$_2$ >65mmHg，PaCO$_2$ < 45mmHg，患者未出现其他不适，即可拔除人工气道。体弱、一般状态差或有并发症者，撤机过程稍长。

（周荣斌　高菲　商娜）

**fèishuānsè**

## 肺栓塞（pulmonary embolism, PE）

栓子堵塞肺动脉及其分支所致肺循环障碍的一组临床综合征。包括血栓栓塞、脂肪栓塞、羊水栓塞、空气栓塞等，肺血栓栓塞（pulmonary thromboembolism, PTE）最常见，通常所说"肺栓塞"即指 PTE。

来自静脉系统或右心的血栓阻塞肺动脉或其分支所导致的疾病，肺循环及呼吸功能障碍是其主要的临床与病理生理特征。引起 PTE 的血栓可以来源于下腔静脉径路、上腔静脉径路或右心室，其中大部分来源于下肢深静脉，特别是从腘静脉上端到髂静脉段的下肢近端深静脉（占 50% ~ 90%）。由于介入技术的发展，颈内和锁骨下静脉内插入、留置导管和静脉内化疗，使来源于上腔静脉径路的血栓较以前增多。深静脉血栓形成（deep veneous thrombosis，DVT）是 PTE 的一个重要标志，两者统称为静脉血栓栓塞症（venous thromboembolism, VTE），PTE 和 DVT 实质上为一种疾病过程在不同部位、不同阶段的表现。当栓子堵塞肺动脉，如果其支配区的肺组织因血流受阻或中断而发生坏死，称之为肺梗死（pulmonary infarction, PI）。

**病因**　任何可导致静脉血液淤滞、静脉系统内皮损伤和血液高凝状态的因素。包括原发性和继发性两类。

原发性危险因素　遗传变异引起，包括因子 V 突变、蛋白 C 缺乏、蛋白 S 缺乏和抗凝血酶缺乏等，常以反复静脉血栓形成和栓塞为主要表现。40 岁以下患者，无明显诱因反复发生 DVT 和 PTE，或发病呈家族聚集倾向，应注意做相关原发性危险因素检查。

继发性危险因素　易诱发 DVT 和 PTE 因素，如骨折、创伤、手术、恶性肿瘤和口服避孕药等。心导管、有创性检查及治疗技术的广泛开展，也明显增加 DVT-PE 的发生。上述危险因素既可单独存在，也可同时存在、协同作用。年龄是独立的危险因素，随着年龄的增长，DVT 和 PTE 的发病率逐渐增高。

**发病机制**　一般认为肺动脉血栓栓塞更易发生于右侧和下肺叶。当血栓到达肺动脉及其分支后，一方面因机械作用破裂，随血流进入肺动脉细小分支，使完全阻塞的血管腔变为不完全阻塞；另一方面，血栓为肺血管内皮细胞产生和释放的组织型纤溶酶原激活剂及尿激酶等所溶解，若纤溶机制不能完全溶解血栓，栓子将逐渐机化，表面被内皮样细胞覆盖，并牢固贴于动脉壁，导致慢性血栓栓塞性肺动脉高压，继而出现慢性肺源性心脏病，右心代偿性肥厚和右心衰竭。

PE 对生理学的影响取决于三个因素：①栓子的性质，受累血管的大小和肺血管床阻塞的范围。②栓子嵌塞肺血管后释放的 5-羟色胺、组胺等炎症介质引起的反应。③患者原来的心肺功能状态。PE 对呼吸的即刻影响是无效腔/潮气比值增加，随后肺内的刺激和肺毛细血管旁感受器受到刺激后引起反射性呼吸浅快，进一步增加无效腔通气量。由于呼吸频率增加的代偿作用，动脉血二氧化碳分压正常或降低。PE 并不直接影响动脉血氧分压，但是 PE 附近区域的水肿和肺不张，可影响弥散功能，减少通气/血流比值，降低动脉血氧分压。若伴肺泡表面活性物质减少，肺泡萎陷和肺泡液体潴留会进一步加重低氧血症，且很难通过吸氧纠正。原有心肺疾病的患者这些改变加重恶化。有神经肌肉疾患、胸膜剧烈疼痛和出现呼吸肌疲劳者，还可出现 CO$_2$ 潴留。PE 对血流动力学的影响比较复杂。原无心肺疾病者，只有在一半以上肺血管被血栓栓塞才出现肺动脉高压。但栓塞前即存在肺血管阻力明显异常的患者，较少的栓塞也足以引发肺动脉高压。PE 后释放的血管活性物质，如 5-羟色胺，促进肺动脉高压的发生。应用 5-羟色胺受体拮抗剂可明显削弱甚至阻断 PE 对血流动力学的不利影响及其对支气管的收缩作用。

**临床表现**　缺乏特异性。症状的严重程度亦有很大差别。主要取决于栓子的大小、数量、肺动脉阻塞的部位、程度、范围，以及过去有无心肺疾病、血流动力学状态、基础心肺功能状态、年龄及全身健康状况等。较小栓子可能无任何症状。小范围的PE（面积<肺循环的50%）一般没有症状或仅有气促，活动后加重。>肺循环面积50%突然发生栓塞可出现严重的呼吸功能和心功能障碍。

**症状** ①不明原因的呼吸困难及气促：活动后明显，是PTE最常见症状，发生率为80%～90%。②胸痛：发生率为40%～70%，包括胸膜炎性胸痛或心绞痛样疼痛。胸膜炎性胸痛常为较小栓子栓塞周边的肺小动脉，局部肺组织中的血管活性物质及炎症介质释放累及胸膜所致，多与呼吸有关，吸气时加重，并随炎症反应消退或胸腔积液量的增加而消失。心绞痛样胸痛常为较大栓子栓塞大的肺动脉所致，是梗死面积较大致血流动力学变化，引起冠状动脉血流减少，患者发生典型心绞痛样发作，发生时间较早，往往在栓塞后迅速出现。③晕厥：发生率为11%～20%，为大面积PE所致心输出量降低致脑缺血，可为唯一或首发症状。通常提示预后不良，病死率高达40%，部分患者可猝死。④烦躁不安、惊恐甚至濒死感：多提示梗死面积较大，与严重呼吸困难或胸痛有关。⑤咯血：占10%～30%，多于梗死后24小时内发生，常为少量咯血，大咯血少见，多提示肺梗死发生。⑥咳嗽、心悸。各病例可出现以上症状的不同组合。有时出现所谓"三联征"，即同时出现呼吸困难、胸痛及咯血，但仅见于约20%的患者。

**体征** 缺乏特异性。①呼吸系统：呼吸急促最常见；发绀；肺部有时可闻及哮鸣音和（或）细湿啰音，肺野偶可闻及血管杂音；合并肺不张和胸腔积液时出现相应体征。②循环系统：心动过速；血压变化，严重时可出现血压下降甚至休克；颈静脉充盈或异常搏动；肺动脉瓣区第二心音亢进或分裂，三尖瓣区收缩期杂音。③其他：可伴发热，多为低热，少数患者有38℃以上的发热。

**DVT的临床表现** PE患者可同时存在DVT的临床表现，特别是下肢DVT。下肢DVT的症状和体征视受累深静脉的部位、阻塞程度、侧支循环的建立等情况而定。主要表现为患肢肿胀、周径增粗、疼痛或压痛，浅静脉扩张，皮肤色素沉着，行走后患肢易疲劳或肿胀加重等。约半数或以上的患者无自觉症状和明显体征。应测量双侧下肢的周径来评价其差别，大、小腿周径的测量点分别为髌骨上缘以上15cm处，髌骨下缘以下10cm处。双侧相差>1cm即考虑有临床意义。

**诊断** 关键是提高诊断意识，对有疑似表现、特别是高危人群中出现疑似表现者，应及时安排相应检查。诊断程序包括疑诊、确诊、求因等。

**疑诊** 根据临床情况和危险因素疑诊PE。患者出现上述临床症状、体征，特别是存在前述危险因素的病例出现不明原因的呼吸困难、胸痛、晕厥、休克，或伴单侧或双侧不对称性下肢肿胀、疼痛等，应进行如下检查。①血浆D-二聚体：敏感性高而特异性差。急性PE时升高。含量低于500μg/L，可基本排除PTE诊断。酶联免疫吸附试验是较可靠的检测方法。②动脉血气分析：常表现为低氧血症、低碳酸血症，肺泡-动脉血氧分压差 $[P(A\text{-}a)O_2]$ 增大，部分患者的血气结果可以正常。③心电图：大多数病例表现有非特异性的心电图异常。最常见的改变为窦性心动过速。肺动脉压及右心压力升高可出现 $V_1 \sim V_4$ 的T波倒置和ST段异常、$S_I Q_{III} T_{III}$ 征（即I导联S波加深，III导联出现Q/q波及T波倒置）、右束支传导阻滞、肺型P波、电轴右偏及顺钟向转位等。需做动态观察，并注意与急性冠状动脉综合征相鉴别。④胸部X线片：可显示肺动脉阻塞征、肺动脉高压征、右心扩大征、肺动脉段膨隆，以及右心室扩大、肺组织继发改变，有时合并少至中量胸腔积液。⑤超声心动图：对于严重的PTE病例，右心室壁局部运动幅度降低；右心室和（或）右心房扩大；室间隔左移和运动异常；近端肺动脉扩张；三尖瓣反流速度增快；下腔静脉扩张，吸气时不萎陷。在右心房或右心室发现血栓，同时患者的临床表现符合PTE，可做出诊断。超声检查发现肺动脉近端有血栓存在可直接确诊。⑥下肢深静脉超声：下肢为DVT最多发部位，超声检查为诊断DVT最简便的方法，若阳性可诊断DVT，同时对PTE有重要提示意义。

**确诊** 对疑诊病例进一步明确诊断。在临床表现和初步检查提示PE的情况下，应安排PTE的确诊检查，下列4项中1项阳性即可明确诊断。①螺旋CT：是最常用的PTE确诊手段。采用特殊操作技术进行CT肺动脉造影，可准确发现段以上肺动脉内的血栓。直接征象：肺动脉内的低密度充盈缺损，部分或完全包围在不透光的血流之间（轨道征），或者呈完全充盈缺损，远端血管不显影；间接征象：肺野楔形密度增高影，条带状高密度区或盘状肺不张，中心肺动脉扩张及远端血管分支减少或消失。②肺通气/灌注扫描：是 PTE 的重要诊断方法。典型征象是呈肺段分布的肺血流灌注缺损，并与通气显像不匹配。一般可将扫描结果分为三类。高度可能：其征象为至少 2 个或更多肺段的局部灌注缺损，而该部位通气良好或胸部 X 线片无异常；正常或接近正常；非诊断性异常：其征象介于高度可能与正常之间。结果呈高度可能有诊断意义。③MRI：MRI 肺动脉造影对段以上肺动脉内血栓的诊断敏感性和特异性均较高。可用于对碘对比剂过敏的患者。④肺动脉造影：为诊断 PTE 的金标准，属有创性检查，不作为 PTE 诊断的常规检查方法。肺动脉造影可显示直径 1.5mm 的血管栓塞。影像特点为：直接征象有肺动脉内对比剂充盈缺损，伴或不伴轨道征的血流阻断；间接征象有肺动脉对比剂流动缓慢，局部低灌注，静脉回流延迟等。

**求因** 寻找 PE 的成因和危险因素。明确有无 DVT 对某一病例只要疑诊 PTE，无论其是否有 DVT 症状，均应进行体检，并行深静脉超声、放射性核素或 X 线静脉造影、CT 静脉造影（CTV）、MRI 静脉造影（MRV）、肢体阻抗容积图（IPG）等检查，明确是否存在 DVT 及栓子的来源。并积极寻找发生 DVT 和 PTE 的危险诱发因素。对 40 岁以下的患者，应做易栓症方面的相关检查。对年龄<50 岁的复发性 PTE 或有突出 VTE 家族史的患者，应考虑易栓症的可能性。对不明原因的 PE 患者，应对隐源性肿瘤进行筛查。

**临床分型** 急性 PTE 分为两种。①大面积 PTE：临床上以休克和低血压为主要表现，即体循环动脉收缩压<90mmHg，或基础

值下降幅度 ≥ 40mmHg，持续 15 分钟以上。应除外新发生的心律失常、低血容量或感染中毒症等其他原因所致的血压下降。②非大面积 PTE：不符合以上大面积 PTE 的标准，即未出现休克和低血压的 PTE。非大面积 PTE 中有一部分病例临床上出现右心功能不全，或超声心动图表现有右心室运动功能减弱（右心室前壁运动幅度<5mm），属次大面积 PTE 亚型。

**危险分层** 严重程度依赖于血栓负荷量及患者原有的心、肺储备功能，用于估测患者早期（即住院期间或 30 天内）死亡的风险。危险分层纳入了以下指标（表1）。①临床指标：休克（收缩压 ≤ 90/60mmHg）或低血压（收缩压平行下降 40mmHg，维持 15 分钟以上）。②肺栓塞严重指数（pulmonary embolism severity index，PESI）评分和简化 PESI（sPESI）评分（表2）。③影像学检查提示右心室功能不全：超声心动图表现为以下一项或多项同时存在：右心室扩张和（或）舒张末期右心室与左心室直径比（RV/LV）升高（阈值为 0.9 或 1）、右心室壁运动功能减低、三尖瓣反流速度增加；肺动脉造影（四腔心层面）表现为舒张末期 RV/LV 直径比升高（阈值为 0.9 或 1）。④心肌损伤标志物：肌钙蛋白 T（TNT）或肌钙蛋白 I（TNI）水平升高，或存在右心室功能不全证据（如血 B 型钠尿肽水平升高）。根据上述指标，可在床旁将 PTE 患者快速分为高危、中危（中高危、中低危）及低危组患者。

**鉴别诊断** ①冠心病：有其自身发病特点，冠状动脉造影可见冠状动脉粥样硬化、管腔阻塞

证据，心肌梗死时心电图和心肌酶水平有相应的特征性动态变化。PTE 与冠心病有时可合并存在。②肺炎：PTE 有咳嗽、咯血、呼吸困难、胸膜炎样胸痛，出现肺不张、肺部阴影，尤其同时合并发热，易被误诊为肺炎。肺炎有相应肺部和全身感染表现，如咳脓性痰、寒战、高热、外周血白细胞显著增多、中性粒细胞比例增高等，抗菌治疗有效。③特发性肺动脉高压等非血栓栓塞性肺动脉高压：CT 肺动脉造影等检查显示慢性血栓栓塞性肺动脉高压有肺动脉腔内阻塞的证据，放射性核素肺灌注扫描显示呈肺段分布的肺灌注缺损，而特发性肺动脉高压则无肺动脉腔内占位征，放射性核素肺灌注扫描正常或呈普遍放射性稀疏。④主动脉夹层：PTE 可表现胸痛，部分患者可出现休克，需与主动脉夹层相鉴别。后者多有高血压，疼痛较剧烈，胸部 X 线片常显示纵隔增宽，心血管超声和胸部 CT 检查可见主动脉夹层征象。⑤其他：包括其他原因所致的胸腔积液、晕厥、休克等。

**急诊处理** 包括以下内容。

**一般处理与呼吸循环支持治疗** 对高度疑诊或确诊 PTE 的患者，监测生命体征、静脉压、心电图及动脉血气的变化；卧床，保持排便通畅，避免用力，防止促进深静脉血栓脱落；适当使用镇静、镇痛、镇咳、吸氧等相应的对症治疗。出现右心功能不全但血压正常者，可使用多巴酚丁胺和多巴胺；若出现血压下降，可增大剂量或使用其他血管活性药物，如去甲肾上腺素等。

**溶栓治疗** 适应证：大面积 PTE（有明显呼吸困难、胸痛、低氧血症等）；次大面积 PTE，但

### 表1 急性肺栓塞危险分层

| 早期死亡风险 | | 休克或低血压 | PESI 分级为Ⅲ~Ⅴ或 sPESI≥1分 | 影像学检查提示右心室功能不全 | 心肌损伤标志物 |
| --- | --- | --- | --- | --- | --- |
| 高危（>15%） | | + | +* | + | +* |
| 中危（3%~15%） | 中高危 | − | + | + | + |
| | 中低危** | − | + | 二者至少有一项为"−" | |
| 低危（<1%） | | − | − | − | − |

注：＊对于低血压或休克患者，无需评估 PESI（sPESI）或心肌损伤标志物；＊＊PESI 评分为Ⅰ~Ⅱ级或 sPESI 为0分，存在心肌损伤标志物升高或影像学检查提示右心室功能不全，归为中低危

### 表2 PESI 与 sPSEI

| 项目 | PESI | sPESI |
| --- | --- | --- |
| 年龄 | − | 1分（年龄>80岁时） |
| 男性 | 10分 | − |
| 癌症 | 30分 | 1分 |
| 慢性心力衰竭 | 10分 | 1分 |
| 慢性肺疾病 | 10分 | |
| 心率≥110次/分 | 20分 | 1分 |
| 收缩压<100mmHg | 30分 | 1分 |
| 呼吸>30次/分 | 20分 | − |
| 体温<36℃ | 20分 | − |
| 精神状态改变 | 60分 | |
| 血氧饱和度<90% | 20分 | 1分 |

危险分级（30天内死亡风险）

Ⅰ级：≤65分，极低危（0~1.6%）

Ⅱ级：66~85分，低危（1.7%~3.5%）

Ⅲ级：86~105分，中危（3.2%~7.1%） 　0分：1.0%；≥1分：10.9%

Ⅳ级：106~125分，高危（4%~11.4%）

Ⅴ级：>125分，极高危（10%~24.5%）

是否溶栓存在争议；血压和右心室运动功能均正常者，不宜溶栓。溶栓的时间窗一般定为14天以内，但若近期有新发 PTE 征象可适当延长。溶栓应在 PTE 确诊后进行。绝对禁忌证：①活动性内出血。②近期（14天内）自发性颅内出血。相对禁忌证：①2周内的大手术、分娩、器官活检或不能压迫止血部位的血管穿刺。②2个月内的缺血性脑卒中。③10天内的胃肠道出血。④15天内的严重创伤。⑤1个月内的神经外科或眼科手术。⑥难控制重度高

血压（收缩压>180mmHg，舒张压>110mmHg）。⑦近期曾行心肺复苏。⑧血小板计数<100×10⁹/L。⑨妊娠、分娩期。⑩其他：细菌性心内膜炎；严重肝、肾功能不全；糖尿病出血性视网膜病变等。常用溶栓药物有尿激酶、链激酶和重组组织型纤溶酶原激活剂。

抗凝治疗　适应证：PTE 和 DVT 的基本治疗方法，可有效防止血栓再形成和复发，为机体发挥自身的纤溶机制溶解血栓创造条件。绝对禁忌证：①脑出血、

消化系统出血急性期。②恶性肿瘤。③动静脉畸形。相对禁忌证：①既往有出血性疾病。②血压未控制（≥180/110mmHg）。③2周内的大手术、创伤、活组织检查。④产后。⑤严重肝肾功能不全。常用药物：普通肝素、低分子肝素和华法林。

其他治疗措施　①肺动脉血栓摘除术：风险大，病死率高，需要较高的技术条件，适用于经积极的内科治疗无效的紧急情况，如致命性肺动脉主干或主要分支堵塞的大面积 PTE，或有溶栓禁

忌证者。②肺动脉导管碎解和抽吸血栓：用导管碎解和抽吸肺动脉内巨大血栓，同时还可进行局部小剂量溶栓。适应证为肺动脉主干或主要分支的大面积 PE，并存在以下情况者：溶栓和抗凝治疗禁忌；经溶栓或积极的内科治疗无效；缺乏手术条件。③放置腔静脉滤器：防止下肢深静脉大块血栓再次脱落阻塞肺动脉，置入滤器后如无禁忌证，宜长期口服华法林抗凝，定期复查有无滤器上血栓形成。④慢性血栓栓塞性肺动脉高压的治疗：若阻塞部位处于手术可及的肺动脉近端，可考虑行肺动脉血栓内膜剥脱术；反复下肢深静脉血栓脱落者，可放置下腔静脉滤器。

**预防**　对存在发生 DVT-PTE 危险因素的病例，宜根据临床情况采用相应的预防措施。①机械预防：包括加压弹力袜、下肢间歇序贯加压充气泵和腔静脉滤器。②药物预防：包括皮下注射小剂量肝素、低分子肝素和口服华法林。对重点高危人群，应根据病情轻重、年龄、是否合并其他危险因素等评估发生 DVT 和 PTE 的危险性，进行相应干预。

（周荣斌　高菲　商娜）

mànxìng zǔsèxìng fèijíbìng jíxìng jiāzhòng

## 慢性阻塞性肺疾病急性加重

（acute exacerbation of chronic obstructive pulmonary disease, AECOPD）　慢性阻塞性肺疾病短期内出现呼吸及相关症状持续恶化的临床综合征。需改变慢性阻塞性肺疾病（chronic obstructive pulmonary disease, COPD）常规用药，并且咳嗽、气短和（或）喘息加重，痰量增多，呈脓性或黏液脓性，可伴发热等，使 COPD 症状明显加重。

**病因**　最常见的原因是气管-支气管感染。病原体主要包括细菌、病毒及非典型病原体。其中细菌感染占 40%～50%，常见肺炎链球菌、流感嗜血杆菌、卡他莫拉菌以及肺炎克雷伯菌；病毒占 30%～40%，非典型病原体占 5%～10%。另外 1/3 病因不清。空气污染、肺栓塞、肺不张、胸腔积液、气胸、左心功能不全等也可导致 AECOPD。

**发病机制**　吸烟和吸入有害颗粒或气体可引起肺部炎症反应、蛋白酶和抗蛋白酶失衡及肺内氧化应激。

*炎症反应*　COPD 的特点是肺内各个部分中性粒细胞、巨噬细胞、T 淋巴细胞（尤其是 $CD8^+$ 细胞）数增加。部分患者可能会有嗜酸性粒细胞数增加，尤其在急性加重期。炎症细胞能够释放多种细胞因子和炎症介质，最重要的是白三烯-4、白介素-8 和肿瘤坏死因子-α。

*蛋白酶/抗蛋白酶失衡*　是由于蛋白酶产量（或者活性）增加或抗蛋白酶失活（或者产生减少）所致。吸烟（以及其他危险因素）和炎症本身均可引起氧化应激，一方面触发炎症细胞释放多种蛋白酶，另一方面通过氧化作用使抗蛋白酶减少或失活。COPD 发病过程中主要的蛋白酶有中性粒细胞产生的蛋白酶、巨噬细胞产生的蛋白酶及各种基质金属蛋白酶。COPD 发病过程中主要的抗胰蛋白酶有抗胰蛋白酶、分泌性白细胞蛋白酶抑制物和基质金属蛋白酶组织抑制因子。中性粒细胞弹性蛋白酶不仅引起肺实质破坏，也能促进黏液分泌和黏液增生。

*氧化应激*　目前已在吸烟者和 COPD 患者的肺内、呼出气冷凝液和尿中检测出大量、不同种类的氧化应激标志物，包括过氧化氢、NO 和脂质过氧化反应产物。氧化应激通过多种途径促进 COPD 发病，氧化多种生物分子从而导致细胞功能障碍或坏死，破坏细胞外基质，使关键的抗氧化反应失活（或者激活蛋白酶），或者增强基因表达。

**临床表现**　主要症状是气促加重，并伴有：①喘息。②胸闷。③咳嗽加剧。④痰量增加、痰液颜色和（或）黏度改变。⑤发热，当患者在原有病程中出现上述症状（通常需 2 个及以上）加重，并持续 2 天以上时，可判定为 AECOPD。还可出现全身不适、失眠、精神紊乱等症状。诊断需排除其他具有类似临床表现的疾病，如肺炎、充血性心力衰竭、气胸、胸腔积液、肺血栓栓塞症等。

AECOPD 的体征不具有特异性，但可为评价 AECOPD 提供有价值的信息。主要是呼吸频率的增加及呼吸节律的改变，如出现矛盾运动或交替呼吸；周围性水肿、颈静脉怒张以及肝大；胸部听诊异常呼吸音如哮鸣音、湿啰音及呼吸音减低等情况。

**辅助检查**　包括以下内容。

*肺活量和呼气流量峰值*　肺功能检查是判断气流受限的客观指标，第一秒用力呼气量（$FEV_1$）<1L 可提示严重发作。AECOPD 患者常难以满意地完成该检查，并且测量结果往往不准确，不作为常规推荐。

*脉搏氧饱和度和动脉血气分析*　脉搏氧可用于评估患者的氧饱和度及实施氧疗的必要性，是评估 AECOPD 危险程度的重要指标。一般条件下，动脉血氧分压（$PaO_2$）<60mmHg 和（或）动脉

血氧饱和度（SaO$_2$）<90%，伴或不伴动脉血二氧化碳分压（PaCO$_2$）>50mmHg 提示出现呼吸衰竭。

**胸部 X 线检查和心电图** 胸部 X 线有助于 AECOPD 与其他有类似症状的疾病鉴别。肺心病的心电图表现对右心室肥厚、心律失常及心肌缺血诊断有帮助。

**螺旋 CT 扫描和血管造影或辅以血浆 D-二聚体检测** 是诊断 COPD 合并肺栓塞的主要手段。

**血常规** 红细胞计数及血细胞比容有助于了解有无红细胞增多症或出血。部分患者血白细胞计数增高及核左移可为气道感染提供佐证。但通常白细胞计数并无明显改变。

**血生化检查** 患者可出现电解质紊乱（常见低钠血症、低钾血症和低氯血症）、转氨酶异常、尿素氮升高、糖尿病危象或营养不良等，并可合并存在代谢性酸碱失衡。

**痰细菌培养及细菌药物敏感试验** AECOPD 时出现脓性痰时，应给予抗菌药治疗，抗菌药应用前进行痰及血培养和细菌药物敏感试验，根据结果调整抗菌药。

**诊断** 根据病史、临床表现及 COPD 患者是否需要对治疗进行调整等情况综合判断。

**鉴别诊断** ①支气管哮喘急性发作：多在儿童或青少年期起病，以发作性喘息为特征，发作时两肺布满哮鸣音，常有家庭或个人过敏史，症状经治疗后可缓解或自行缓解。哮喘的气流受限多为可逆性，其支气管舒张试验阳性。某些患者可能存在慢性支气管炎合并支气管哮喘，在这种情况下，表现为气流受限不完全可逆，从而使两种疾病难以区分。②急性左心衰竭：患者多有心脏病病史，诱因为肺部感染、心律失常、不恰当的输液速度及量等。患者端坐呼吸、咳粉红色泡沫痰，两肺可闻及广泛的湿啰音和哮鸣音，心率增快，心尖部可闻及奔马律。

**急诊处理** 治疗原则主要是去除病因再对症治疗。

**去除病因** 常见原因是气管-支气管感染，病原体主要是病毒、细菌。部分病例加重的原因难以确定，环境理化因素改变可能有作用。

**院外治疗** 对于 AECOPD 早期，病情较轻的患者，予抗感染、解痉、平喘等初步治疗后，症状好转者可以在院外治疗，但需注意病情变化，及时决定送医院治疗的时机。

**留观或住院治疗** 包括以下内容。

**留观或住院指征** ①基础病变为重度或极重度 COPD。②症状显著加剧，如突然出现的静息状况下呼吸困难。③出现发绀、外周水肿等新的体征或原有体征加重。④新近发生的心律失常。⑤有严重的伴随疾病。⑥初始治疗方案失败。⑦高龄 COPD 患者的急性加重。⑧院外治疗条件欠佳或治疗不力。

**AECOPD 收入重症监护治疗病房的指征** ①严重呼吸困难且对初始治疗反应不佳。②精神障碍，嗜睡，昏迷。③持续或进行性加重的低氧血症（PaO$_2$<40mmHg）和（或）经氧疗和无创性正压通气后仍出现严重或进行性加重的高碳酸血症（PaCO$_2$>60mmHg）伴或不伴严重呼吸性酸中毒（pH<7.25）者。④需要有创机械通气。⑤血流动力学不稳定，需要血管活性药物治疗者。

**AECOPD 急诊留观治疗方案** 根据症状、血气、胸部 X 线片等评估病情的严重程度。

**控制性氧疗** 氧疗是 AECOPD 住院患者的基础治疗。无严重合并症的 AECOPD 患者氧疗后可达到满意的氧合水平（PaO$_2$>60mmHg或SaO$_2$>90%）。吸入氧浓度不宜过高，需注意可能发生潜在的 CO$_2$ 潴留及呼吸性酸中毒，给氧途径包括鼻导管或文丘里（Venturi）面罩，其中 Venturi 面罩更能精确地调节吸入氧浓度。氧疗 30 分钟后应复查动脉血气，以确认氧合满意，且未引起 CO$_2$ 潴留及（或）呼吸性酸中毒。

**支气管扩张药** 首选短效 β$_2$ 受体激动药。若效果不显著，加用抗胆碱药物（如异丙托溴铵、噻托溴铵等）。严重的 AECOPD 患者，静脉滴注茶碱类药物。由于茶碱类药物血药浓度个体差异较大，治疗窗较窄，为评估疗效和避免不良反应，应监测血清茶碱浓度。β$_2$ 受体激动药、抗胆碱药物由于作用机制不同，药代动力学特点不同，且分别作用于不同大小的气道，联合应用可获得更大的支气管舒张作用。

**糖皮质激素** AECOPD 住院患者宜在应用支气管扩张药基础上，口服或静脉滴注糖皮质激素，剂量要权衡疗效及安全性。常用药物有泼尼松与甲泼尼龙。

**呼吸中枢兴奋剂** 急性呼吸衰竭不推荐使用呼吸兴奋剂。静脉使用多沙普仑，一种非特异性呼吸兴奋剂，相对安全，但仅推荐用于无法进行无创通气治疗的患者。

**抗菌药** AECOPD 多由细菌感染诱发，抗菌药治疗具有重要地位。当患者呼吸困难加重，咳嗽伴痰量增多及脓性痰时，应根据 COPD 严重程度及相应的细菌感染情况，结合该地区常见致病菌类型及耐药流行趋势和药物敏感情况尽早选择敏感抗菌药。如对初始治疗方案反应欠佳，应及时根据细菌培养及药敏试验结果调整抗菌药。COPD I 级（轻度）或 II 级（中度）患者加重时，主要致病菌多为肺炎链球菌、流感嗜血杆菌及卡他莫拉菌。III 级（重度）及 IV 级（极重度）COPD 急性加重时，除以上常见细菌外，应考虑肠杆菌科细菌、铜绿假单胞菌及耐甲氧西林金黄色葡萄球菌感染。发生铜绿假单胞菌的危险因素有：近期住院、频繁应用抗菌药、以往有铜绿假单胞菌分离或寄植的历史等。要根据细菌可能的分布采用适当的抗菌药治疗（表）。抗菌治疗应尽可能将细菌负荷降低到最低水平，以延长 COPD 急性加重的间隔时间。长期应用广谱抗菌药和糖皮质激素易继发深部真菌感染，应密切观察真菌感染的临床征象并及时采用控制真菌感染措施。

无创正压通气　AECOPD 患者应用无创正压通气能升高 pH，降低 $PaCO_2$，缓解患者的呼吸困难，改善缺氧症状，从而降低气管插管和有创呼吸机的使用，但应掌握合理的操作方法和应用指征。适应证：①中至重度呼吸困难，辅助呼吸肌参与运动以及出现胸腹矛盾运动。②中至重度酸中毒（pH<7.35）和（或）高碳酸血症（$PaCO_2$>45mmHg）。③呼吸频率>25 次/分。相对禁忌证：①呼吸停止。②心血管系统功能不稳定（低血压、心律失常、心肌梗死）。③精神异常，或不能配合。④存在高误吸风险。⑤气道大量分泌物。⑥近期面部或胃食管手术。⑦颅颌面外伤。⑧固有的鼻咽部异常。⑨烧伤。⑩极度肥胖。

有创机械通气　在积极药物和无创正压通气治疗后，患者呼吸衰竭仍进行性恶化，出现危及生命的酸碱平衡失调和（或）神志改变时宜用有创性机械通气治疗。具体应用指征：①对无创通气不能耐受或无创通气治疗失败。②严重呼吸困难，辅助呼吸肌参与运动以及出现胸腹矛盾运动。③呼吸频率>35 次/分。④威胁生命的低氧血症。⑤重度酸中毒（pH<7.25）和（或）高碳酸血症（$PaCO_2$>60mmHg）。⑥呼吸停止。⑦严重心血管系统并发症（低血压、休克）。⑧嗜睡，意识障碍。⑨其他并发症（代谢异常、脓毒症、肺炎、肺栓塞、气压伤、大量胸腔积液）。

其他治疗措施　合理补充液体和电解质以保持水电解质平衡。营养支持治疗，根据患者胃肠功能状况调节饮食，保证热量和蛋白质、维生素等营养素的摄入，必要时可以选用肠外营养治疗。积极排痰治疗，最有效的措施是保持机体有足够体液，使痰液变稀薄；其他措施如刺激咳嗽、叩击胸部、体位引流等方法，并可酌情选用祛痰药。积极处理伴随疾病（如冠心病、糖尿病等）及合并症（如休克、弥散性血管内凝血、上消化道出血、肾功能不全等）。并发肺源性心脏病、右心功能衰竭的患者，治疗原则以利尿、扩血管为主，强心为辅。利尿药的使用一般以缓慢利尿为原则，排钾和保钾利尿药合用。强心剂多选用短效制剂，如毛花苷丙（西地兰）、地高辛等自小剂量开始，为常规剂量的 50%。

**预防**　戒烟是预防 COPD 最

**表　AECOPD 患者抗菌药治疗参考表**

| 分组及定义 | 主要病原微生物 | 口服治疗（无特定顺序） | 替代口服治疗（无特定顺序） | 注射治疗（无特定顺序） |
|---|---|---|---|---|
| A 组（轻度加重）无预后不良的危险因素 | 流感嗜血杆菌、肺炎链球菌、卡他莫拉菌等 | β-内酰胺类（青霉素、氨苄西林/阿莫西林）四环素　甲氧苄啶/磺胺甲噁唑 | β-内酰胺类/β-内酰胺酶抑制剂（克拉维酸）大环内酯类（阿奇霉素、克拉霉素、罗红霉素）第二代、第三代头孢菌素类新大环内酯类（泰利霉素） | |
| B 组（中度加重）有预后不良的危险因素 | 流感嗜血杆菌、肺炎链球菌、卡他莫拉菌、肺炎克雷伯菌、大肠埃希菌、肠杆菌属等 | β-内酰胺类/β-内酰胺酶抑制剂（克拉维酸） | 氟喹诺酮类（吉米沙星、左氧氟沙星、莫西沙星） | β-内酰胺类/β-内酰胺酶抑制剂（克拉维酸、氨苄西林/舒巴坦）第二代、第三代头孢菌素类氟喹诺酮类（左氧氟沙星、莫西沙星） |
| C 组（重度加重）有铜绿假单胞菌感染的危险因素 | 以上细菌及铜绿假单胞菌 | 氟喹诺酮类（大剂量左氧氟沙星、环丙沙星） | | 氟喹诺酮类（大剂量左氧氟沙星、环丙沙星）β-内酰胺类 |

重要的措施，在疾病的任何阶段戒烟都有助于防止 COPD 的发生和发展。控制职业和环境污染，减少有害气体或有害颗粒的吸入。积极预防婴幼儿和儿童期的呼吸系统感染。流感疫苗、肺炎链球菌疫苗、细菌溶解物、卡介菌多糖核酸等对防止 COPD 患者反复感染可能有益。加强体育锻炼，增强体质，提高机体免疫力，可帮助改善机体一般情况。此外，对于有 COPD 高危因素的人群，应定期进行肺功能监测，以尽可能早期发现 COPD 并予以干预。

**出院及随访** AECOPD 患者出院标准：吸入 $\beta_2$ 受体激动药频率低于 4 小时 1 次，患者可在室内行走，可正常进食和睡眠（不被呼吸困难中断），症状和血气分析稳定达 12～24 小时，患者充分理解并配合医嘱，完成随访以及居家照护事宜安排，患者、家属和医师均确定患者病情适合居家治疗和巩固疗效。

（周荣斌 高菲 商娜）

huángdǎn

**黄疸**（jaundice） 血清中胆红素升高致皮肤、黏膜和巩膜黄染。正常胆红素不超过 17.1μmol/L，其中结合胆红素 3.42μmol/L，非结合胆红素 13.68μmol/L。胆红素在 17.1～34.2μmol/L，临床不易察觉，称为隐性黄疸；超过 34.2μmol/L 则肉眼可辨别，即显性黄疸。

**发生机制** 根据胆红素代谢过程分为四类。①溶血性黄疸：源于红细胞破坏增加，非结合胆红素生成过多，超过肝脏对其摄取与结合能力，引起血中非结合胆红素浓度增高。此外，大量溶血导致贫血，肝细胞缺氧、缺血，其摄取、结合非结合胆红素的能力进一步降低。②肝细胞性黄疸：

肝细胞广泛性变性、坏死，对非结合胆红素的摄取、结合发生障碍，故血中非结合胆红素浓度增高，部分未受损的肝细胞仍可继续摄取、结合非结合胆红素，使其转变为结合胆红素，但其中部分结合胆红素未能排泌于毛细胆管，而经坏死的肝细胞间隙反流入肝淋巴液与血液，或因肝细胞变性、肿胀、门管区炎性病变及毛细胆管、小胆管内胆栓形成，使结合胆红素的排泄受阻，致结合胆红素经小胆管溢出而反流入肝淋巴液与血液，血中结合胆红素浓度也增高。③梗阻性黄疸：无论是肝内毛细胆管、微细胆管、小胆管，还是总肝管、胆总管及乏特壶腹等任何部位阻塞或胆汁淤积，其上方胆管内压力不断增高，胆管不断扩张，导致肝内小胆管、微细胆管或毛细胆管破裂，结合胆红素经破裂胆管溢出，反流入血液而发生黄疸。此外，胆汁分泌功能障碍、毛细胆管通透性增加、胆汁浓缩淤积致流量减少，最终导致胆管内胆盐沉积与胆栓形成。④先天性非溶血性黄疸：肝细胞有某些先天性缺陷，不能完成胆红素的正常代谢，如葡萄糖醛酸转移酶、葡萄糖 - 6-磷酸酶活性减低或缺乏。

**鉴别诊断** 黄疸患者常伴腹胀、腹痛、食欲缺乏、恶心、呕吐、腹泻或便秘等，尚可有皮肤瘙痒、心动过缓、腹胀、夜盲症、乏力、精神萎靡和头痛等，应结合伴随症状、腹部体征及辅助检查鉴别。结石性黄疸常呈波动性，癌性梗阻呈进行性黄疸，但壶腹癌则可因癌肿溃疡而使黄疸有短暂的减轻。

**伴随症状** ①发热：见于急性胆管炎、肝脓肿、钩端螺旋体病、败血症、大叶性肺炎；病毒

性肝炎或急性溶血可先有发热后出现黄疸。②上腹痛：见于胆道结石、肝脓肿或胆道蛔虫病；持续性右上腹钝痛或胀痛可见于病毒性肝炎、肝脓肿或原发性肝癌；右上腹剧痛、寒战高热和黄疸为查科（Charcot）三联征，提示急性化脓性胆管炎。

**体格检查** 包括以下内容。

**腹部** 肝占位性病变、巨脾、腹膜后肿瘤和盆腔内肿瘤均有相应部位的局部膨隆，大量腹水时呈蛙腹状，脐部突出，也可发生腹壁疝和脐疝。腹壁静脉曲张见于门静脉高压、门静脉或下腔静脉阻塞。腹部手术瘢痕有助于黄疸的病因分析，如胆石症和胆囊炎。

**肝** 肝脏轻至中度肿大，质地软或中等硬度且表面光滑，压痛和叩击痛较明显，见于病毒性肝炎、急性胆道感染或胆道阻塞；肝重度肿大，质地坚硬，表面凸凹不平有结节见于原发性或继发性肝癌；肝大不显著而质地较硬，边缘不整表面有小结节，压痛不明显，见于肝硬化；黄疸迅速加深，肝大不显著或反而缩小，见于急性和亚急性重型肝炎；慢性肝炎时，肝大不如急性肝炎明显，且质地增加，也可无压痛；肝脓肿接近肝表面者，局部皮肤可有红肿、压痛；肝区有波动感可见于巨大肝脓肿、肝包虫病、多囊肝和肝海绵状血管瘤等。

**脾** 各型肝硬化的失代偿期、慢性活动性肝炎，急性肝炎、溶血性黄疸、全身感染性疾病和浸润性疾病，病变累及门静脉和脾静脉，可引起脾大。

**胆囊** 黄疸伴胆囊肿大者均属肝外胆管梗阻，应考虑：①癌性黄疸，见于胆总管癌、胰头癌、壶腹癌和罕见的原发性十二指肠

癌。胆囊光滑、无压痛，可移动，即所谓库瓦西耶（Courvoisier）胆囊。胆囊癌时质硬，常有压痛。②原发性胆总管结石，一旦出现梗阻，胆囊可肿大，多无压痛。胆囊结石和慢性胆囊炎时，胆囊萎缩而不能扪及。③慢性梗阻性胆囊炎，因胆囊管存在结石，胆囊肿大的可能性较急性胆囊炎大，压痛不明显。④慢性胰腺炎，炎症纤维组织增生压迫胆总管，压痛不显著。⑤胆囊底部巨大结石、先天性胆管扩张或胆道蛔虫症，也可引起胆囊肿大、压痛多不明显。肝内胆汁淤积者胆囊多萎缩。

其他　肝硬化患者可有扑翼样震颤、肝性脑病、腋毛稀少、睾丸萎缩、杵状指、皮肤角化过度、匙状甲、多发性静脉栓塞和心动过缓等。晚期癌性黄疸患者尚可表现癌肿转移的有关征象。肝衰竭可有肝性脑病和颅内出血。

实验室检查　包括以下内容。

溶血性黄疸　①胆红素检查：除溶血危象可有深度黄疸外，血清总胆红素常<85μmol/L，其中非结合胆红素占80%以上。尿中尿胆原弱阳性，胆红素阴性，24小时尿胆原多明显升高，大量溶血时可达1000mg以上。粪中尿胆原也升高，24小时排泄量>300mg。②血液学检查：除贫血外，外周血网织红细胞常在5%～20%，偶达90%以上，有多染性红细胞出现。骨髓检查显示有核红细胞增生。③其他检查：自身免疫性溶血时，抗人球蛋白（Coombs）试验阳性。阵发性睡眠性血红蛋白尿时，酸溶血（Ham）试验阳性。急性大量溶血时可有血红蛋白尿；含铁血黄素尿则多见于慢性血红蛋白尿，尤其是阵发性睡眠性血红蛋白尿症。

肝细胞性黄疸　①胆红素检查：血清总胆红素一般不超过170μmol/L，其中结合胆红素占30%以上。尿中胆红素阳性，尿中尿胆原阳性。肝内胆淤时，尿中尿胆原常减少或缺如。②粪便检查：肝内胆淤或梗阻时，粪中尿胆原减少，粪色较浅甚至出现陶土色粪便。③肝功能检查：血清转氨酶升高，血浆凝血酶原时间延长，严重肝脏损害时血浆胆固醇及血清胆碱酯酶均可下降，血清碱性磷酸酶活性大多正常，肝内胆汁淤积时升高。血清前白蛋白和白蛋白下降，血清球蛋白上升，白/球比例倒置；胆汁淤积性肝硬化时，α-球蛋白和β-球蛋白常明显上升。④免疫学检查：免疫荧光法测定线粒体抗体有助于原发性胆汁性肝硬化的诊断。检测各型肝炎病毒血清学标志有助于病毒性肝炎的诊断。血清甲胎蛋白对原发性肝癌的诊断也有参考价值。⑤肝活体组织检查：对弥漫性肝病引起的黄疸有病因诊断的意义，如病毒性肝炎、肝硬化、脂肪肝及肝内胆汁淤积等。除光学显微镜外，尚可进行电子显微镜检查、荧光免疫、免疫组化和肝组织酶类超微量测定等。⑥其他：肝区放射性核素扫描、B超和CT检查对肝内占位性病变的诊断有帮助。

梗阻性黄疸　①胆红素检查：完全性胆道梗阻时，血清总胆红素可达510μmol/L以上，其中结合胆红素占35%～60%。尿胆红素阳性，尿胆原减少或消失。②粪便检查：梗阻越完全，粪色越淡，可呈陶土色，24小时粪中尿胆原定量显著减少或完全缺如。③肝功能试验：血清碱性磷酸酶活性和胆固醇含量可明显增高，血清转氨酶上升，血浆白蛋白亦有所下降。④其他检查：腹部平片、胆囊和胆道X线造影、腹部B超和CT检查、内镜逆行胰胆管造影和经皮肝穿胰胆管造影，均有助于梗阻性黄疸的鉴别诊断，癌胚抗原、CA19-9、铁蛋白、$α_1$-抗胰蛋白酶亦有助于癌性梗阻的辅助诊断。

**急诊处理**　包括以下内容。

梗阻性黄疸　单纯表现为腹痛、黄疸的胆囊炎在急诊首先应建立静脉通路，必要时给予镇静、镇痛、止吐，准备收入院，一般无需使用抗生素。若体温>38.8℃，有中毒症状或败血症表现，则应用广谱抗生素。需行影像学检查，请消化科或外科医师会诊。胆总管结石需行胆囊切除术或内镜逆行胰胆管造影。疑有胆囊炎者应行血培养，加用广谱抗生素，部分患者需急诊行内镜逆行胰胆管造影，可显著改善生存率。

肝细胞性黄疸　若无意识障碍，生命体征平稳，可经口进食，无急性出血和感染，则可门诊就诊。避免使用有潜在肝损害的药物，特别是对乙酰氨基酚。新发黄疸患者，若丙氨酸转氨酶>1000U/L，总胆红素>171μmol/L，或有凝血功能障碍、肝性脑病应尽快住院治疗，输注新鲜血浆。

溶血性黄疸　对于免疫介导的溶血性黄疸，配血难度大，根据患者氧合情况和对其他治疗的反应决定是否再输血，请血液科急会诊。对于药物所致溶血，去除相关药物。对于有葡萄糖-6-磷酸脱氢酶缺乏者，主要是维持尿量和预防肾衰竭。对于血红蛋白病患者应输液、吸氧和镇痛治疗。

（郭树彬　陈锋）

ǒutù

呕吐（vomiting）　胃或部分小肠内容物经食管逆流排出口腔的

反射动作。是常见症状,可分三个阶段,即恶心、干呕、呕吐。恶心常为呕吐的前驱症状,也可单独出现,表现上腹部特殊不适感,常伴头晕、流涎、脉缓、血压降低等。呕吐可将有害物质排出体外,但持久而剧烈的呕吐可引起水电解质紊乱、酸碱平衡失调。

**发生机制** 感受器受各种外源性和内源性刺激,向反射中枢传入冲动,引起呕吐动作的发生和完成。胃窦与幽门区收缩关闭,胃逆蠕动,胃体与胃底张力减低,贲门开放,最后膈肌和腹肌突然收缩,腹压骤增,使得胃或部分小肠的食糜经食管、咽部而排出。

**分类** 分为反射性、中枢性、前庭障碍性、神经症性四类。

反射性呕吐 ①咽刺激:如激咳、鼻咽部炎症等。②胃十二指肠疾病:胃黏膜刺激或炎症、各种原因所致幽门梗阻、肠系膜上动脉综合征、输出袢综合征、十二指肠梗阻。③肠道疾病:肠梗阻、急性肠炎、腹型过敏性紫癜等。④肝胆胰疾病:急性肝炎、急性胆囊炎、急性胰腺炎等。⑤腹膜疾病:急性腹膜炎等。⑥呼吸系统疾病:肺炎、百日咳等。⑦循环系统疾病:急性心肌梗死早期、充血性心力衰竭、低血压伴晕厥或休克早期。⑧泌尿系统疾病:急性肾小球肾炎合并高血压脑病、急性肾盂肾炎、肾绞痛、尿毒症。⑨妇科疾病:妇女内生殖器急性炎症。⑩其他:急性中毒早期、酒精过量、闭角型青光眼等。

中枢性呕吐 ①神经系统疾病:偏头痛、脑膜炎、脑出血、脑栓塞、高血压脑病、脑肿瘤、脑震荡、颅内血肿、癫痫持续状态等。②感染性疾病。③内分泌与代谢紊乱:早期妊娠、尿毒症、肝性脑病、低血糖症、糖尿病酮症、代谢性酸碱平衡失调、甲状腺危象、肾上腺皮质功能减退症、营养不良、维生素缺乏症。④药物:如吗啡、避孕药、水杨酸制剂、链霉素、卡那霉素、新霉素、庆大霉素、氯霉素、红霉素、异烟肼、苯乙双胍、保泰松、苯妥英钠、各种抗癌药物等。⑤中毒:酒精、硫酸铜、铅、砷、砒、苯、苯胺、一氧化碳、有机磷等。⑥其他:休克、缺氧、急性溶血、中暑、高热等。

前庭障碍性呕吐 ①迷路炎。②梅尼埃病。③晕动病。

神经症性呕吐 为胃神经症或癔症症状之一,也有将其归到中枢性呕吐。呕吐发作和精神刺激有关,可于进食后立即发生,不费力,每口吐出量不多,吐毕又可再食,虽长期反复发作但对营养状况影响不大。嗅到不愉快的气味、听到震耳的噪声或见到厌恶的食物而出现呕吐者,也属于此类。诊断需排除器质性疾病。

**鉴别诊断** ①呕吐发生时间:育龄期女性晨起呕吐应考虑早孕反应,也见于尿毒症、慢性酒精中毒、鼻窦炎。夜间呕吐多见于幽门梗阻。餐后近期内出现呕吐,并有集体发病情况,先应考虑食物中毒。神经性呕吐多在餐后即刻发生。餐后较久或积数餐后才出现呕吐,多见于消化性溃疡、胃癌所致幽门、十二指肠慢性不完全性梗阻。②呕吐特点:一般呕吐常先有明显恶心,但神经性呕吐可不伴恶心或仅有轻微恶心,呕吐并不费力。高血压脑病或颅内病变引起颅内压增高,也常无恶心而突然出现喷射状呕吐。③呕吐物性质:幽门梗阻呕吐物含隔餐或隔日食物,有腐酵酸臭气味。呕吐物含多量黄色苦味胆汁,多见于频繁剧烈呕吐或十二指肠乳头以下的肠梗阻。大量呕吐(一次呕吐可超过1000ml)多见于幽门梗阻或急性胃扩张。呕吐物有便臭味可能是低位肠梗阻。呕吐大量酸性胃液多见于高酸性胃炎、活动期十二指肠溃疡或促胃液素瘤。呕吐物呈咖啡样或鲜红色,考虑上消化道出血。④呕吐伴随症状:呕吐伴腹痛,首先应考虑急腹症,尿毒症、糖尿病酮症酸中毒时也可出现。慢性腹痛可在呕吐后暂时缓解,可能是消化性溃疡、急性胃炎或高位肠梗阻,但胆囊炎、胆石症、胆道蛔虫病、急性胰腺炎等呕吐后腹痛一般不能缓解。呕吐伴食欲缺乏、乏力,甚至出现黄疸者,应警惕病毒性肝炎。呕吐伴腹泻,见于食物中毒、胃肠炎。呕吐伴头痛,应考虑高血压脑病、偏头痛、鼻窦炎、青光眼、屈光不正等。呕吐伴颈强直、高血压、昏迷、偏瘫、失语等神经系统症状体征见于脑出血、脑梗死。呕吐伴发热、头痛,可见于脑膜炎、脑炎。呕吐伴眩晕,可能是梅尼埃病、迷路炎、小脑疾病或药物引起。

**急诊处理** ①对症处理:暂时禁食、禁水4~6小时,以防误入气管,根据病情评估结果,待呕吐停止逐渐进食。昏迷者需头侧位,及时擦净口腔内呕吐物,禁止用毛巾堵住鼻、口腔,警惕呕吐物呛入气管。一般呕吐可给予镇静、止吐药物,如地西泮、甲氧氯普胺、阿托品、多潘立酮等。急诊不常规使用抑制5-羟色胺类强效止吐剂。②及时治疗原发病。

(郭树彬 陈 锋)

fùxiè

**腹泻**（diarrhea） 排便次数明显超过平日习惯的频率，排便量超过200g/d，粪质稀薄，水分增加，或含未消化食物或脓血、黏液。腹泻常伴排便急迫感、肛门不适、里急后重、排便失禁等。腹泻可引起脱水和营养不良。腹泻分急性和慢性两类。急性腹泻发病急剧，病程2~3周；慢性腹泻指病程在2个月以上或间歇期在2~4周的复发性腹泻。

**发生机制** 从病理生理学角度腹泻分为渗透性腹泻、分泌性腹泻、炎症性腹泻和动力性腹泻。

*渗透性腹泻* 正常人食糜经十二指肠进入空肠后，其分解产物已被吸收或稀释，电解质已趋稳定，故空回肠内容物呈等渗状态。若摄入浓缩、高渗、难消化和吸收的食物或药物，则血浆和肠腔之间的渗透压差增大，血浆中的水分很快透过肠黏膜进入肠腔，直至肠内容物被稀释为等渗。肠腔存留的大量液体可刺激肠道运动致腹泻。常见病因：①高渗性药物，泻药如硫酸镁、硫酸钠；制酸药如氧化镁、氢氧化镁；脱水剂如甘露醇、山梨醇；降血氨药如乳果糖等。②消化酶不足，以先天性乳糖酶缺乏最常见。未消化的乳糖在肠腔内聚积，肠腔内渗透压增高而吸收大量水分，引起腹泻。

*分泌性腹泻* 肠道分泌主要是黏膜隐窝细胞的功能，吸收则靠肠绒毛腔面上皮细胞的作用。分泌量超过吸收能力时可致腹泻。刺激肠黏膜分泌的因子可分为：①细菌肠毒素，如霍乱弧菌、大肠埃希菌、沙门菌的毒素。②神经体液因子，如血管活性肠肽、血清素、降钙素等。③炎症介质，如前列腺素、白三烯、血小板活化因子、肿瘤坏死因子、白介素等。④去污剂，如胆盐、长链脂肪酸及通便药（如蓖麻油、酚酞、双醋酚汀、芦荟、番泻叶等）。

*炎症性腹泻* 肠黏膜炎症时渗出大量黏液、脓、血，可致腹泻；炎性渗出物可增高肠内渗透压；肠黏膜大面积损伤，电解质、溶质和水的吸收发生障碍；黏膜炎症可产生前列腺素刺激分泌，增加肠道动力。常见病因：①传染性腹泻，如细菌性痢疾。②肠道炎症的病因，原因不明的炎症，如克罗恩病、溃疡性结肠炎；感染性炎症，如志贺菌、沙门菌、幽门螺杆菌、耶尔森菌、结核分枝杆菌、阿米巴原虫、艰难梭菌感染；缺血性炎症；放射性肠炎；溃疡形成，如憩室炎、肿瘤感染。

*动力性腹泻* 许多药物、疾病和胃肠道手术可改变肠道的正常运动功能，促使肠蠕动加速，肠内容物过快通过肠腔，与黏膜接触时间过短，影响消化与吸收，导致腹泻。常见病因：①神经性腹泻，如糖尿病、甲状腺功能亢进症、迷走神经切除后引起的腹泻。②胃肠切除后腹泻，如胃大部或全胃切除、回盲部切除可分别致幽门和回盲部的活瓣作用消失。大段小肠切除也可致腹泻。③类癌综合征。④不完全性肠梗阻。⑤肠易激综合征。

**鉴别诊断** 腹泻病因复杂，应根据临床特征、查体及辅助检查进行综合诊断。

*起病急缓* 急性腹泻主要见于：①细菌感染，如大肠埃希菌、沙门菌、志贺菌等污染食品。②病毒感染，通过食物或其他途径感染病毒，如轮状病毒、诺瓦克病毒、柯萨奇病毒、埃可病毒。③食物中毒，进食被细菌及其毒素污染的食物，或摄食未煮熟的扁豆等引起。变质食品、污染水源是主要传染源，不洁手、餐具和带菌苍蝇是主要传播途径。④消化不良，夏季饮食无规律，进食过多、不易消化食物，或胃动力不足导致食物滞留于胃内。⑤旅游者腹泻。慢性腹泻通常病因复杂，但不是急诊处理重点。

*临床特征* ①渗透性腹泻特征：禁食或停药腹泻可减轻或停止；肠腔内渗透压超过血浆渗透压；粪便含大量未经消化或吸收的食物或药物。②分泌性腹泻特征：禁食后腹泻无减轻；腹痛和发热较轻。③炎症性腹泻特征：粪便含渗出液和血；腹泻和全身表现的严重程度取决于肠黏膜受损程度。④动力性腹泻特征：粪便稀烂或水样，无渗出物；腹泻常伴腹痛、肠鸣音亢进。

*伴随症状* 伴发热、腹痛、呕吐等常提示急性感染；伴粪便带血、贫血、消瘦等需警惕肠癌；伴腹胀、食欲缺乏等需警惕肝癌；伴水样便需警惕霍乱弧菌感染。

*辅助检查* 若诊断仍不明确，可进一步作X线钡剂灌肠和钡餐检查或结肠镜检查。仍无明确结论者可根据不同情况选用超声、CT、内镜逆行胰胆管造影等检查胆胰疾病，或做小肠吸收功能试验、呼气试验、小肠黏膜活检以明确有无小肠吸收不良。

*诊断性治疗* 高度怀疑肠结核、肠阿米巴病等有特效治疗的疾病，暂不能确诊者可在一定限期内进行试验性治疗。

**急诊处理** 腹泻病程分类不同，临床处理程序也有所不同，因此处理过程中首先将腹泻分为急性腹泻和慢性腹泻。

*急性腹泻* ①首先考虑腹泻与吃过食物的关系，留取食物标本和粪便标本送检，对传染性腹

泻患者应及时隔离防止疫情扩散，早期留取标本是食物中毒诊断及治疗的关键。②暂时禁食，注意腹部保暖。较轻者可多饮淡盐水以防脱水，严重者及老年人、小儿一旦出现脱水症状，除口服淡盐水外，应积极静脉补液。③感染性腹泻应口服抗菌药，如小檗碱、四环素。严重感染者应静脉输注抗生素，微生态制剂可改变肠内菌群，抑制致病菌生长，应与抗生素错开给药时间。④除外禁忌证的情况下可用阿托品、山莨菪碱、颠茄片，并给予局部热敷。常规镇痛药疗效不佳者，若无禁忌加用镇静剂可增加镇痛效果。⑤除外感染性腹泻，腹泻较剧烈者可给予收敛止泻药等。⑥消化不良性腹泻可服用消化酶制剂。

**慢性腹泻** ①明确腹泻原因、有无营养不良及水电解质紊乱。②针对病因治疗。③改善营养状况，纠正水电解质紊乱。④对症治疗：根据患者病情不同给予止泻药或微生态制剂等。

（郭树彬　陈锋）

fùtòng

# 腹痛（abdominal pain）

腹腔内外脏器的病变，导致腹部疼痛的症状。腹痛可分为急性与慢性两类。

**发生机制** ①内脏性疼痛：源于腹腔空腔器官的平滑肌过度收缩、腔内压力增高被扩张或实质性器官包膜受到内在膨胀力或外在牵引，痛觉自内脏感觉神经末梢经脊神经传入中枢。②躯体性疼痛：分布于腹部皮肤、腹肌、腹膜壁层及肠系膜根部，受到刺激产生疼痛，经 T6~L1 脊神经传入中枢。③牵涉痛：腹腔脏器病变时在相应神经节段的体表或深部感到疼痛，也可表现在远隔部位。

**鉴别诊断** 包括以下内容。

**本身特点** ①部位：常提示病变所在，是鉴别诊断的重要因素。因许多内脏性疼痛常定位含糊，所以压痛部位较患者自觉疼痛的部位更重要。②程度：一定意义上反映病情轻重。胃肠道穿孔、肝脾破裂、急性胰腺炎、胆绞痛、肾绞痛等疼痛多较剧烈，而消化性溃疡、肠系膜淋巴结炎等疼痛相对轻缓。不过疼痛的感觉因人而异，特别在老人，有时感觉迟钝，如急性阑尾炎、甚至直到穿孔时才感腹痛。③性质：多与程度有关，剧痛多被患者描述为刀割样痛、绞痛，较缓和者则可能被描述为酸痛、胀痛。胆道蛔虫症患者的疼痛常被描述为特征性钻顶样痛。④节律：对诊断的提示作用较强，实质性脏器的病变多表现为持续性痛，空腔脏器的病变则多表现为阵发性。持续性疼痛伴阵发性加剧多见于炎症与梗阻并存，如胆囊炎伴胆道梗阻、肠梗阻后期伴腹膜炎。⑤放射部位：对诊断亦有一定的提示作用，如胆道疾病常有右侧肩背部放射痛，胰腺炎疼痛常向左腰部放射，肾绞痛则多向会阴部放射。

**伴随症状** 伴发热提示为炎症性病变，伴呕吐、腹泻常为食物中毒或胃肠炎，仅伴腹泻提示肠道感染，伴呕吐可能为胃肠道梗阻、胰腺炎，伴黄疸提示胆道疾病，伴便血可能是肠套叠或肠系膜血栓形成，伴血尿可能是输尿管结石，伴腹胀的可能为肠梗阻，伴休克多为内脏破裂出血、胃肠道穿孔并发腹膜炎。上腹痛伴发热、咳嗽需考虑肺炎，上腹痛伴心律失常、血压下降提示心肌梗死。

**体征** 腹部体征是检查的重点。首先检查是否有腹部压痛，如有应查明是全腹压痛还是局部压痛，全腹压痛表示病变弥散。尚需注意有无肌紧张与反跳痛。肌紧张通常提示为炎症，而反跳痛则表示病变累及腹膜。检查有无腹部包块，如包块有压痛、边界模糊，多提示为炎症；无明显压痛，质地硬，边界亦较清晰，提示有肿瘤的可能性；肠套叠、肠扭转闭袢性肠梗阻（即一段肠管两端完全阻塞的肠梗阻）亦可扪及病变肠曲，小儿小肠中的蛔虫团、老人结肠中的粪便亦可能被当作腹部包块。腹壁上见到胃型、肠型是幽门梗阻、肠梗阻的典型体征。肠鸣音亢进提示肠梗阻，肠鸣音消失则提示肠麻痹。下腹部和盆腔病变者常需做直肠指检，右侧陷窝触痛或扪及包块提示阑尾炎或盆腔炎。直肠子宫陷窝饱满、子宫颈有举痛提示宫外孕破裂。腹股沟部位是疝好发之所，检查中不可忽略。锁骨上淋巴结肿大，提示腹腔内肿瘤性疾病，体检时应加重视。腹外脏器的病变亦可引起腹痛，故心和肺的检查必不可少。

**辅助检查** 包括以下内容。

**常规检查** 血白细胞总数及中性粒细胞增高提示炎症病变。尿中出现大量红细胞提示泌尿系统结石、肿瘤或外伤；尿蛋白阳性，出现白细胞则提示泌尿系统感染。脓血便提示肠道感染，血便提示绞窄性肠梗阻、肠系膜血栓栓塞、出血性肠炎。

**血液生化检查** 血清淀粉酶增高提示胰腺炎，是腹痛鉴别诊断中最常用的血生化检查。血糖与血酮测定可用于排除糖尿病酮症所致腹痛。血清胆红素增高提示肝胆疾病。肝肾功能及电解质检查对判断病情亦有帮助。

腹腔穿刺液 腹痛诊断未明而发现腹水者，应做腹腔穿刺。肉眼观察穿刺液有助于腹腔内出血、感染的诊断，穿刺液送常规及生化检查，必要时做细菌培养。

X 线检查 腹部 X 线片检查在腹痛诊断中应用最广。膈下发现游离气体，胃肠道穿孔可确诊。肠腔积气扩张、见多数液平可诊断肠梗阻。输尿管部位有钙化影提示输尿管结石。腰大肌影模糊或消失提示后腹膜炎症或出血。X 线钡餐造影或钡剂灌肠检查可发现胃十二指肠溃疡、肿瘤等。疑有肠梗阻者 X 线钡餐造影禁忌。胆囊造影、胆管造影、内镜逆行胰胆管造影及经皮穿刺胆管造影对胆胰疾病的鉴别诊断甚有帮助。

超声与 CT 检查 对肝、胆、胰、泌尿系统疾病的鉴别诊断有重要作用，必要时行超声检查定位做肝穿刺检查。

内镜检查 用于胃肠道疾病的鉴别诊断，多用于慢性腹痛患者。

心电图检查 对年龄较大者应做心电图检查，了解心肌供血情况，排除心肌梗死和心绞痛。

急诊处理 应查明病因，针对病因治疗。①一般治疗：禁食、输液、纠正水电解质紊乱和酸碱平衡失调；积极抢救休克；有胃肠梗阻者应予胃肠减压；应用广谱抗生素预防和控制感染；可酌用解痉镇痛药，确诊者可用麻醉镇痛药。②手术治疗：适用于绞窄性肠梗阻、胃肠道穿孔、急性阑尾炎等。③其他：对症治疗。

（郭树彬 陈锋）

**xiāohuàdào chūxuè**

## 消化道出血 （gastrointestinal hemorrhage）

从食管到肛门消化道的某个或多个部位出血所致综合征。包括上消化道出血和下消化道出血。屈氏韧带以上的食管、胃、十二指肠、上段空肠及胰管和胆管出血称为上消化道出血。屈氏韧带以下的肠道出血称为下消化道出血。

病因 包括以下内容。

上消化道出血 ①食管疾病：食管炎（反流性食管炎、食管憩室炎）、食管癌、食管溃疡、食管贲门黏膜撕裂症、器械检查或异物引起损伤、放射性损伤、强酸和强碱引起化学性损伤。②胃、十二指肠疾病：消化性溃疡、急慢性胃炎（包括药物性胃炎）、胃黏膜脱垂、胃癌、急性胃扩张、十二指肠炎、残胃炎、残胃溃疡或癌。还有淋巴瘤、平滑肌瘤、息肉、肉瘤、血管瘤、神经纤维瘤、膈疝、胃扭转、憩室炎、钩虫病等。③胃肠吻合术后的空肠溃疡和吻合口溃疡。④门静脉高压：食管-胃底静脉曲张破裂出血、门静脉高压性胃病、肝硬化、门静脉炎或血栓形成的门静脉阻塞、肝静脉阻塞即巴德-基亚里（Budd-Chiari）综合征。⑤上消化道邻近器官或组织的疾病：胆道出血、胆管或胆囊结石、胆道蛔虫病、胆囊或胆管病、肝癌、肝脓肿或肝血管病变破裂；胰腺疾病累及十二指肠：胰腺脓肿、胰腺炎、胰腺癌等；胸或腹主动脉瘤破入消化道；纵隔肿瘤或脓肿破入食管。⑥全身性疾病在胃肠道表现出血：血液病，如白血病、再生障碍性贫血、血友病等；尿毒症；结缔组织病，如血管炎；应激性溃疡，严重感染、手术、创伤、休克、糖皮质激素治疗及某些疾病引起的应激状态，如脑血管意外、肺源性心脏病、重症心力衰竭等；急性感染性疾病，如流行性出血热、钩端螺旋体病。

下消化道出血 ①肛管疾病：痔、肛裂、肛瘘。②直肠疾病：直肠的损伤、非特异性直肠炎、结核性直肠炎、直肠肿瘤、直肠类癌、邻近恶性肿瘤或脓肿侵入直肠。③结肠疾病：细菌性痢疾、阿米巴痢疾、慢性非特异性溃疡性结肠炎、憩室、息肉、恶性肿瘤和血管畸形。④小肠疾病：急性出血性坏死性肠炎、肠结核、克罗恩病、空肠憩室炎或溃疡、肠套叠、小肠肿瘤、胃肠息肉病、小肠血管瘤及血管畸形。

临床表现 取决于出血病变的性质、部位、失血量与速度，与患者的年龄、心肾功能等全身情况也有关系。

出血方式 急性大量出血多数表现为呕血；慢性小量出血则以粪便隐血试验阳性表现；出血部位在屈氏韧带以上时，临床表现为呕血，若出血后血液在胃内潴留时间较久，经胃酸作用变成酸性血红蛋白而呈咖啡色。出血速度快而出血量又多，呕血的颜色是鲜红色。黑粪或柏油样粪便表示出血部位在上胃肠道，若十二指肠部位病变的出血速度过快，在肠道停留时间短，粪便颜色会变成紫红色。右半结肠出血，粪便颜色为鲜红色。空肠、回肠及右半结肠病变引起小量渗血，也可有黑粪。

失血性周围循环衰竭 上消化道大量出血导致急性周围循环衰竭。失血量大，出血不止或治疗不及时可引起机体的组织血液灌注减少和细胞缺氧。因缺氧、代谢性酸中毒和代谢产物的蓄积，造成周围血管扩张，毛细血管广泛受损，以致大量体液淤滞于腹腔脏器与周围组织，使有效血容量锐减，严重影响心、脑、肾的血液供应，终于形成不可逆转的休克，导致死亡。出血周围循环衰竭发展过程中可出现头晕、心悸、恶心、口渴、黑蒙或晕厥；皮肤由于血管收缩和血液灌注不足而呈灰白、湿冷；按压甲床后呈现苍白，且经久不见恢复。静脉充盈差，体表静脉通常瘪陷。患者感到疲乏无力，进一步可出现精神萎靡、烦躁不安，甚至反应迟钝、意识模糊。

氮质血症　可分为肠源性、肾前性和肾性。肠源性氮质血症指在大量上消化道出血后，血液蛋白的分解产物的肠道被吸收，以致血中氮质增加。肾前性氮质血症是失血性周围循环衰竭致肾血流暂时性减少，肾小球滤过率和肾排泄功能降低，氮质潴留。纠正低血压、休克后，血中尿素氮可迅速降至正常。肾性氮质血症源于严重而持久的休克造成肾小管坏死（急性肾衰竭）或失血加重原有肾病的肾脏损害。可出现少尿或无尿。出血停止氮质血症通常持续 4 天以上，经过补充足血容量、纠正休克而血尿素氮不能至正常。

发热　大量出血后，多数患者在 24 小时内常出现低热。可能源于血容量减少、贫血、周围循环衰竭、血分解蛋白吸收等因素导致体温调节中枢功能障碍。分析发热原因时应注意寻找其他因素，如有无并发肺炎等。

出血后的代偿功能　消化道出血量超过血容量的 1/4 时，心输出量和舒张期血压明显下降。此时体内释放大量儿茶酚胺，增加周围循环阻力和心率，以维持各个器官血液灌注量。除心血管反应外，激素分泌、造血系统也相应地代偿。醛固酮和垂体后叶素分泌增加，尽量减少组织间水分的丢失，以恢复和维持血容量。

若仍不能代偿就会刺激造血系统，血细胞增殖活跃，红细胞和网织红细胞增多。

**诊断与鉴别诊断**　早期识别、出血量估计、是否继续出血判断、出血病因及部位判断。

上消化道大量出血的早期识别　若上消化道出血引起的急性周围循环衰竭征象出现先于呕血和黑粪，必须与中毒性休克、过敏性休克、心源性休克或重症急性胰腺炎以及异位妊娠破裂、自发性或创伤性脾破裂、动脉瘤破裂等其他病因引起的出血性休克鉴别。有时尚需进行上消化道内镜检查和直肠指检，借以发现尚未呕出或排出的血液，及早确立诊断。上消化道出血引起的呕血和黑粪首先应与由于鼻出血、拔牙或扁桃体切除而咽下血液所致者进行鉴别。还需与肺结核、支气管扩张、支气管肺癌、二尖瓣狭窄所致的咯血区别。口服禽畜血液、骨炭、铋剂、菠菜和某些中药也可引起粪便发黑。

出血量估计　上消化道出血量达到约 20ml 时，粪便隐血（愈创木脂）试验阳性。出血量达 50～70m，可表现为黑粪。严重性出血指 3 小时内需输血 1500ml 才能纠正其休克，又可分为大量出血指每小时需输血 300ml 才能稳定其血压者；最大量出血指经输血 1000ml 后血红蛋白仍下降到 100g/L 以下者。持续性出血指在 24 小时内两次胃镜所见均为活动性出血，出血持续在 60 小时以上，需输血 3000ml 才能稳定循环者。再发性出血指两次出血间隔 1～7 天。若出血量不超过 400ml，轻度的血容量减少可很快被组织代偿补充。失血较快时，患者可有头晕、乏力、心动过速和血压偏低等表现，随出血量增加，症

状更加显著，甚至引起出血性休克。失血量估计对进一步处理极为重要。

一般状况　失血量 400ml 以下，血容量轻度减少，可由组织液及脾贮血补偿，循环血量在 1 小时内即得改善，故可无自觉症状；出现头晕、心悸、出冷汗、乏力、口干，表示失血在 400ml 以上；晕厥、四肢冰凉、少尿、烦躁不安，表示失血至少 1200ml；若出血仍然继续，除晕厥外，尚有气促、无尿，表示失血已达 2000ml。

脉搏　脉搏的改变是失血程度的重要指标。急性消化道出血时血容量锐减、最初的机体代偿功能是心率加快。小血管反射性痉挛，使肝、脾、皮肤血窦内的储血进入循环，增加回心血量，调整体内有效循环血量，以保证心、肾、脑等重要器官的供血。一旦失血量过大，机体代偿功能不足以维持有效血容量，可能进入休克状态。大量出血时，脉搏快而弱（或脉细弱），脉搏增至 100～120 次/分以上，失血估计为 800～1600ml；脉搏细微甚至扪不清时，失血已达 1600ml 以上。

血压　血压变化也是估计失血量的可靠指标。急性失血 800ml 以上时（占总血量的 20%），收缩压可正常或稍升高，脉压缩小，已进入休克早期；急性失血 800～1600ml（占总血量 20%～40%）时，收缩压可降至 70～80mmHg，脉压小；急性失血 1600ml 以上时（占总血量的 40%），收缩压可降至 50～70mmHg；更严重的出血，血压可降至零。

血常规　血红蛋白测定、红细胞计数、血细胞比容可辅助估计失血的程度。但急性失血的初

期，上述数值可暂无变化。失血3~4小时血红蛋白开始下降，出血后32小时，血红蛋白被稀释到最大程度；若患者出血前无贫血，血红蛋白在短时间内降至70g/L以下，表示出血量在1200ml以上。大出血后2~5小时，白细胞计数可增高，但≤$15×10^9$/L。

尿素氮　上消化道大出血后数小时，血尿素氮增高，1~2天达高峰，3~4天内降至正常。若再次出血，尿素氮可再次增高。血容量减少导致肾血流量及肾小球滤过率下降，不仅尿素氮增高，肌酐亦可同时增高。若血肌酐≤133μmol/L以下，血尿素氮>14.28mmol/L，提示上消化道出血在1000ml以上。

是否继续出血判断　临床上不能单凭血红蛋白减少或柏油样便判断出血是否继续。一次出血后，血红蛋白含量下降有一定过程，出血1000ml，柏油样便可持续1~3天，粪便隐血可达1周；出血2000ml，柏油样便可持续4~5天，粪便隐血达2周。有下列表现，应认为有继续出血：①反复呕血、黑粪次数及量增多，或排出暗红甚至鲜红色血便。②胃管抽出物有较多新鲜血。③24小时内经积极输液、输血仍不能稳定血压和脉搏，一般状况未见改善；或经迅速输液、输血后，中心静脉压仍在下降。④血红蛋白、红细胞计数与血细胞比容继续下降，网织细胞计数持续增高。

出血病因和部位诊断　包括以下内容。

病史与体征　①消化性溃疡患者80%~90%都有长期规律性上腹疼痛史，并在饮食不当、疲乏等诱因下并发出血，出血后疼痛减轻，急诊或早期做内镜检查可发现溃疡出血灶。②呕出大量鲜红色血且有慢性肝炎、血吸虫病等病史，伴肝掌、蜘蛛痣、腹壁静脉曲张、脾大、腹水等体征时，以门静脉高压食管静脉曲张破裂出血可能性大。③45岁以上慢性持续性粪便隐血试验阳性，伴缺铁性贫血者应考虑胃癌或食管裂孔疝。④有服用消炎镇痛或糖皮质激素类药物史或严重创伤、手术、败血症时，其出血以应激性溃疡和急性胃黏膜病变为可能。⑤50岁以上原因不明的肠梗阻及便血，应考虑结肠肿瘤。⑥60岁以上有冠心病、心房颤动病史的腹痛及便血者，缺血性肠病可能大。⑦突然腹痛、休克、便血者应立即考虑动脉瘤破裂。⑧黄疸、发热及腹痛伴消化道出血者，胆源性出血不能除外，常见于胆管结石或胆管蛔虫症。

特殊诊断方法　消化道出血的临床研究有了很大的进展，除沿用传统方法如X线钡餐或钡剂灌肠检查之外，内镜检查已普遍应用，在诊断基础上又发展了止血治疗。①X线钡剂检查：仅适用于出血已停止和病情稳定的患者，其对急性消化道出血病因诊断的阳性率不高。②内镜检查。③血管造影。④腹部动脉CT血管造影。⑤放射性核素显像：应用放射性核素显像检查法来发现活动性出血的部位，其方法是静脉注射$^{99m}$Tc胶体后做腹部扫描，以探测标记物从血管外溢的证据，可直到初步的定向作用。

**急诊处理**　包括以下内容。

一般治疗　卧床休息；观察神色和肢体皮肤是冷湿或温暖；记录血压、脉搏、出血量与每小时尿量；保持静脉通道并测定中心静脉压。保持呼吸道通畅，避免呕血时引起窒息。大量出血者宜禁食，少量出血者可适当进流质。多数患者在出血后常有发热，一般不需使用抗生素。

补充血容量　血红蛋白<90g/L，收缩压<90mmHg，应立即输入足够量的全血。对肝硬化门静脉高压的患者要提防因输血而增加门静脉压力激发再出血的可能性。要避免输血、输液量过多而引起急性肺水肿或诱发再次出血。

上消化道大量出血的止血处理　包括止血和非手术治疗。

抑制胃酸分泌和保护胃黏膜　$H_2$受体拮抗剂如西咪替丁因抑制胃酸提高胃内pH的作用，减少$H^+$反弥散，促进止血，对应激性溃疡和急性胃黏膜病变出血的防治有良好作用。质子泵抑制剂奥美拉唑，是一种$H^+$-$K^+$-ATP酶阻滞药，大量出血时可静脉注射。

内镜直视下止血　可局部喷洒或注射药物止血。内镜直视下高频电灼血管止血适用于持续性出血者。由于电凝止血不易精确凝固出血点，对出血面直接接触可引起暂时性出血。已广泛开展内镜下钛夹治疗，使血管收缩闭合，直到机械性血管闭塞或血管内血栓形成的作用。

食管静脉曲张出血的非手术治疗　①三腔双囊管压迫止血：一种有效但暂时控制出血的非手术治疗方法，有效率达90%，是长期以来的首选方法。其适应证、禁忌证、操作方法及并发症（见三腔双囊管放置术）。②经颈内静脉门-腔分流术。③降低门脉压力的药物治疗：主要有血管升压素及其衍生物，以垂体后叶素应用最普遍，可降低门静脉压力，止血成功率50%~70%，但复发出血率高。生长抑素及其衍生物，如奥曲肽、施他宁，可减少门静脉主干血流量 25%～35%，降低门静脉压的同时收缩内脏血管、抑制促胃液素及胃酸分泌。

**下消化道出血的治疗** 包括以下内容。

**一般治疗** 总的原则是按不同的病因确定治疗方案，在未能明确诊断时，应积极抗休克。绝对卧位休息，禁食或低渣饮食，必要时给予镇静剂。尚无特效止血药物。治疗期间严密观察血压、脉搏、尿量。注意腹部情况，记录黑便或便血次数、数量，定期复查血红蛋白、红细胞计数、血细胞比容、尿常规、血尿素氮、肌酐、电解质、肝功能等。

**剖腹探查** 指征：①活动性仍有大出血并出现血流动力学不稳定，不允许做$^{99m}$Tc标记的红细胞扫描（TCR-BCS）、动脉造影或其他检查。②未发现出血部位，但出血仍在持续。③反复类似的严重出血。

**介入治疗** 在选择性血管造影显示出血部位后，可经导管行止血治疗如动脉内灌注血管升压素或动脉栓塞治疗。但应注意到，肠道缺血性疾病所致的消化道出血，血管升压素滴注会加重病情，当属禁忌；下消化道出血的病例在动脉置管后通常不主张采用栓塞止血方法（除非情况紧急，出血危及患者生命），原因是栓塞近端血管容易引起肠管的缺血坏死，尤其是结肠。

**内镜治疗** 纤维结肠镜下止血作用有限，不适用急性大出血病例，尤其对弥漫性肠道病变作用不大。具体方法有激光止血、电凝止血（包括单极和多极电凝）、冷冻止血、热探头止血及对出血病灶喷洒肾上腺素、凝血酶、血凝酶（立止血）等。对憩室所

致出血不宜采用激光、电凝等止血方法，以免导致肠穿孔。

**专科会诊和手术治疗** 适用于下列情况。

**食管-胃底静脉曲张出血** 采取非手术治疗如输血、药物止血、三腔双囊管、硬化剂及栓塞仍不能控制出血者，应做紧急静脉曲张结扎术，此种方法虽有止血效果但复发出血率较高。同时做脾肾静脉分流手术可减少复发率。其他手术如门奇静脉断流术、H形肠系膜上静脉下腔静脉分流术、脾腔静脉分流术等也在临床应用中。择期门-腔分流术的手术死亡率低，有预防性意义。严重肝硬化引起者亦可考虑肝移植术。

**消化性溃疡出血** 上消化道持续出血超过48小时仍不能停止者；24小时内输血1500ml仍不能纠正血容量、血压不稳定者；保守治疗期间发生再出血者；内镜下发现有动脉活动出血等情况，死亡率高达30%，应尽早外科手术。

**肠系膜上动脉血栓形成或动脉栓塞** 常发生在有动脉粥样硬化的中老年人，突然腹痛与便血，引起广泛肠坏死的死亡率高达90%，必须手术切除坏死的肠组织。

（郭树彬 陈锋）

wèichángdào chuānkǒng

## 胃肠道穿孔（gastrointestinal perforation）

胃、十二指肠破裂，使胃或十二指肠壁与腹腔相通的急性疾病。

**病因及发病机制** ①暴食、进食刺激性食物、情绪激动及过度疲劳等。②活动期胃、十二指肠溃疡逐步向深部侵袭，穿破浆膜。急性穿孔后，具有强烈刺激性的胃、十二指肠消化液及食物流入腹腔，刺激腹膜，引起化学

性腹膜炎。6～8小时后，由于病原菌生长，转变为细菌性腹膜炎。③恶性肿瘤或憩室炎症穿孔。

**临床表现** 多数病者有溃疡病史，急性穿孔前常有溃疡病加重表现。穿孔时突然发生上腹部剧烈疼痛，呈持续性刀割样或烧灼样痛，很快扩散到全腹，常伴出汗。四肢冰冷、心悸、气促等休克现象，可有恶心、呕吐、腹胀、发热。患者呈急性病容，腹式呼吸消失或减弱，全腹压痛、反跳痛及肌紧张，上腹部与右下腹部明显。肝浊音界缩小或消失，可有移动性浊音。

**诊断** ①溃疡病病史。②相应的临床表现。③血白细胞及中性粒细胞增多。④腹部X线片大多可见膈下半月形游离气体。⑤B超检查在腹腔渗液多时可探及液性暗区，腹腔穿刺可抽出含食物残渣。

**鉴别诊断** ①与其他外科急腹症鉴别：包括急性胰腺炎、急性胆囊炎和胆囊穿孔、急性肠梗阻、急性阑尾炎穿孔、肠系膜血栓形成、异位妊娠破裂及卵巢囊肿蒂扭转。②与内科系统疾病鉴别：包括急性胃炎、肺炎链球菌肺炎、胸膜炎、心绞痛及心肌梗死等。

**急诊处理** ①禁食水，纠正水电解质紊乱及酸碱平衡失调，营养支持。②应用抗生素：溃疡穿孔后胃肠内容物流入腹腔，存在腹腔感染，以大肠埃希菌常见，产气杆菌、变形杆菌、绿脓杆菌和肠球菌次之，厌氧菌也多见。抗生素选择要具备广谱同时兼顾厌氧菌可选用氨基糖苷类、第二代或第三代头孢菌素，加用甲硝唑。③对腹腔内渗出物较多患者可采用腹腔穿刺引流，必要时腹腔灌洗。④24小时保守治疗无效

或患者溃疡病史长、症状重伴幽门梗阻或出血、饱食穿孔等，均应考虑紧急手术治疗。

（郭树彬　陈锋）

chánggěngzǔ

## 肠梗阻 （intestinal obstruction）

肠内容物通过障碍的急腹症。梗阻肠段先有解剖和功能性改变，继则发生体液和电解质的丢失、肠壁循环障碍、坏死和继发感染，可致毒血症、休克、死亡。肠梗阻是肠腔的物理性或功能性阻塞，发病部位主要为小肠。

**病因**　分为机械性、动力性、血管性及恶性肠梗阻。

**机械性肠梗阻**　①肠外原因：粘连与粘连带压迫，粘连可引起肠折叠扭转而造成梗阻。先天性粘连带较多见于小儿；腹部手术或腹内炎症产生的粘连是成人肠梗阻最常见的原因；嵌顿性外疝或内疝；肠扭转常由于粘连所致；肠外肿瘤或腹块压迫。②肠管本身原因：先天性狭窄和闭孔畸形；炎症肿瘤吻合手术及其他因素所致的狭窄。③肠腔内原因：巨大胆石通过胆囊或胆总管-十二指肠瘘管进入肠腔。

**动力性肠梗阻**　①麻痹性：腹部大手术后腹膜炎、腹部外伤、腹膜后出血、某些药物肺炎、脓胸、脓毒血症、低钾血症或其他全身性代谢紊乱均可并发麻痹性肠梗阻。腹膜炎的肠麻痹并非由于肠壁本身肌肉的瘫痪，而是外来运动神经瘫痪所致。②痉挛性：肠道炎症及神经系统功能紊乱均可引起肠管暂时性痉挛。

**血管性肠梗阻**　肠系膜动脉栓塞或血栓形成和肠系膜静脉血栓形成为主要病因。

**恶性肠梗阻**　①癌性病因：癌症播散（小肠梗阻常见）和原发肿瘤（结肠梗阻常见）造成的梗阻。恶性肿瘤导致的机械性肠梗阻可能合并炎性水肿、便秘、肿瘤及治疗所致的纤维化、恶病质或电解质紊乱（如低钾）、肠道动力异常、肠道分泌减少、肠道菌群失调及药物不良反应等因素，使病情进一步复杂及恶化。②非癌性病因：如术后或放疗后可出现肠粘连、肠道狭窄及腹内疝，年老体弱者粪便嵌顿。

**发病机制**　主要病理生理改变为肠膨胀、体液和电解质丢失，以及感染和毒血症。

**肠膨胀**　机械性肠梗阻时，梗阻以上肠腔因积液积气而膨胀，肠段对梗阻的最先反应是增强蠕动，强烈的蠕动引起肠绞痛。此时上食管括约肌发生反射性松弛，患者在吸气时不自觉地将大量空气吞入胃肠，大部分是氮气，不易被胃肠吸收。正常成人每日消化道分泌液体绝大部分被小肠黏膜吸收。肠梗阻时大量液体和气体聚积在梗阻近端引起肠膨胀，抑制肠壁黏膜吸收水分，以后又刺激其增加分泌，如此肠腔内液体越积越多，使肠膨胀进行性加重。单纯性肠梗阻肠管内压力常低于 $8cmH_2O$。但随着时间延长，肠管内压力升高，甚至可高达 $52cmH_2O$。压力增高可使肠壁静脉回流障碍，引起肠壁充血水肿，通透性增加。压力继续增高可使肠壁血流阻断使单纯性肠梗阻变为绞窄性肠梗阻。严重的肠膨胀甚至可使横膈抬高，影响呼吸和循环功能。

**体液和电解质丢失**　肠梗阻时肠膨胀可引起反射性呕吐。高位小肠梗阻时呕吐频繁，大量水分和电解质被排出体外。梗阻位于幽门或十二指肠上段，呕出过多胃酸，易产生脱水和低钾低氯性碱中毒。梗阻位于十二指肠下段或空肠上段，则重碳酸盐的丢失严重。低位肠梗阻因肠黏膜吸收功能降低而分泌液量增多，梗阻以上肠腔中积留大量液体，内含大量碳酸氢钠。这些液体虽未被排出体外，但封闭在肠腔内不能进入血液，等于体液的丢失。此外，过度的肠膨胀影响静脉回流，导致肠壁水肿和血浆外渗，在绞窄性肠梗阻时，血和血浆的丢失尤其严重。因此，患者多发生脱水伴少尿、氮质血症和酸中毒。如脱水持续，血液进一步浓缩，则导致低血压和低血容量性休克。失钾和不进饮食所致的血钾过低可引起肠麻痹，加重肠梗阻的发展。

**感染和毒血症**　正常人的肠蠕动使肠内容物经常向前流动和更新，因此小肠内是无菌的，或只有极少数细菌。单纯性机械性小肠梗阻时，肠内细菌和毒素也不能通过正常的肠黏膜屏障，危害不大。若梗阻转变为绞窄性，开始时，静脉血流被阻断，受累的肠壁渗出大量血液和血浆，使血容量进一步减少，继而动脉血流被阻断而加速肠壁的缺血性坏死。绞窄段肠腔中的液体含大量细菌、血液和坏死组织，细菌毒素及血液和坏死组织的分解产物均有极强的毒性。这种液体通过破损或穿孔的肠壁进入腹腔后，可引起强烈的腹膜刺激和感染，被腹膜吸收后，则引起脓毒血症。严重的腹膜炎和毒血症是导致肠梗阻患者死亡的主要原因。

**临床表现**　包括以下内容。

**症状**　①腹痛：单纯性机械性肠梗阻一般为阵发性剧烈绞痛。②呕吐：呕吐在梗阻后很快即可发生，然后即进入一段静止期，再发呕吐时间视梗阻部位而定。③腹胀：腹胀一般在梗阻发生一段时间以后开始出现。④排便排气停止。

**腹部体征** ①腹部膨胀：多见于低位小肠梗阻的后期。闭袢性肠梗阻常有不对称的局部膨胀，麻痹性肠梗阻则有明显的全腹膨胀。②肠鸣音（或肠蠕动音）亢进或消失：机械性肠梗阻早期绞痛发作时，在梗阻部位经常可听到肠鸣音亢进，如一阵密集气过水声。肠腔明显扩张时，蠕动音可呈高调金属音性质。在麻痹性肠梗阻或机械性肠梗阻并发腹膜炎时，肠蠕动音极度减少或完全消失。③肠型和蠕动波：在慢性肠梗阻和腹壁较薄的病例，肠型和蠕动波特别明显。④腹部压痛：常见于机械性肠梗阻，压痛伴肌紧张和反跳痛主要见于绞窄性肠梗阻，尤其是并发腹膜炎时。⑤腹部包块：在成团蛔虫、胆结石、肠套叠或结肠癌所致的肠梗阻，往往可触到相应的腹块；在闭袢性肠梗阻，有时可能触到有压痛的扩张肠段。

**休克相关体征** 早期单纯性肠梗阻，全身情况无明显变化，后可出现脉搏细速、血压下降、面色苍白、眼球凹陷、皮肤弹性减退、四肢发凉等征象。

**诊断与鉴别诊断** 老年人有进行性腹胀和便秘是典型的结肠癌梗阻。正常人有 10%～20% 回盲瓣功能不全，部分结肠内容物可反流入回肠致小肠扩张、积气，易误诊为低位小肠梗阻。若回盲瓣功能良好，回盲部与梗阻部位之间形成闭袢肠段，此时，回肠内气、液不断进入结肠，使结肠膨胀，腹胀明显，完全停止排气及排便，但仍可无呕吐。检查时除腹胀外，可见肠型或扪及肿块，应行直肠指检及 X 线检查。在腹部透视或腹部平片可见梗阻近段

肠袢有明显扩张，远段肠袢则无气体，立位可见结肠内有液平。钡灌肠有助于鉴别，同时能确立梗阻部位及病因有重要作用。腹部 X 线平片和钡灌肠的诊断率分别为 97% 和 94%。乙状结肠扭转常有便秘史或以往有多次腹痛发作，经排便、排气后症状缓解。临床表现除腹部绞痛外，有明显腹胀，而呕吐一般不明显。腹部 X 线平片可见"异常胀气的双袢肠曲，呈马蹄状，几乎占满整个腹腔"。有疑问时，可做钡灌肠，梗阻部位呈"鸟嘴状"。

**急诊处理** ①禁食水和胃肠减压。②补液，纠正水电解质紊乱和酸碱平衡失调。③防治感染和毒血症。④对症处理，腹痛严重可使用解痉药物如山莨菪碱，麻痹性肠梗阻禁用抗胆碱药物。⑤手术治疗：各种类型的绞窄性肠梗阻、肿瘤及先天性肠道畸形引起的肠梗阻，以及非手术治疗无效的患者，均应手术治疗。

（郭树彬 陈锋）

**jíxìng wèiyán**

**急性胃炎**（acute gastritis） 各种原因引起的胃黏膜急性炎症。病变严重者可累及黏膜下层与肌层，甚至深达浆膜层。临床上按病因及病理变化的不同进行分类。①急性单纯性胃炎：又称急性刺激性胃炎，最常见，多因暴饮暴食，食用过热或刺激性食品以及烈性酒所致。胃镜可见黏膜潮红、充血水肿，有黏液附着或可见糜烂。②急性出血性胃炎：多为服药不当或过度酗酒所致。创伤及手术等引起的应激反应也可诱发。病变可见胃黏膜急性出血合并轻度糜烂，或可见多发性应激性浅表溃疡形成。③腐蚀性胃炎：多为吞服腐蚀性化学剂引起。胃黏膜坏死、溶解，病变多较严重。

可累及深层组织甚至穿孔。④急性感染性胃炎：少见，可由金黄色葡萄球菌、链球菌或大肠埃希菌等化脓菌经血道（败血症或脓毒血症）或胃外伤直接感染所致，可引起急性蜂窝织炎性胃炎。

**病因及发病机制** ①物理因素：过冷、过热的食物和饮料，浓茶、咖啡、烈酒、刺激性调味品、过于粗糙的食物、药物（特别是非甾体抗炎药），均可刺激胃黏膜，破坏黏膜屏障。②化学因素：阿司匹林等药物还能干扰胃黏膜上皮细胞合成硫糖蛋白，使胃内黏液减少，脂蛋白膜的保护作用削弱，引起胃腔内 $H^+$ 逆扩散，导致黏膜固有层肥大细胞释放组胺，血管通透性增加，以致胃黏膜充血、水肿、糜烂和出血等病理过程，前列腺素合成受抑制，胃黏膜的修复亦受到影响。③生物因素：细菌及其毒素。常见致病菌为沙门菌、嗜盐菌、致病性大肠埃希菌等，常见毒素为金黄色葡萄球菌或大肠埃希菌毒素，尤其是前者较为常见。进食污染细菌或毒素的食物数小时后即可发生胃炎或同时合并肠炎此即急性胃肠炎。④精神、神经因素：精神、神经功能失调，各种急重症的危急状态，以及机体的超敏反应均可引起胃黏膜的急性炎症损害。⑤外源性刺激：胃内异物或胃石、胃区放射治疗均可作为外源性刺激导致此病。情绪波动、应激状态及体内各种因素引起的超敏反应可作为内源性刺激而致病。

**临床表现** ①上腹痛：正中偏左或脐周压痛，呈阵发性加重或持续性钝痛，伴腹部饱胀、不适。少数患者出现剧痛。②恶心与呕吐：呕吐物为未消化的食物，吐后感觉舒服，也有的患者直至

呕吐出黄色胆汁或胃酸。③腹泻：伴发肠炎者出现腹泻，随胃部症状好转而停止，可为稀便和水样便。④脱水：反复呕吐和腹泻、失水过多所致，皮肤弹性差、眼球凹陷、口渴、尿少，严重者血压下降，四肢发凉。⑤呕血与便血：少数患者呕吐物中带血丝或呈咖啡色，粪便发黑或粪便隐血试验阳性。说明胃黏膜有出血情况。

**诊断** 根据病史、临床表现及辅助检查。①胃镜检查：安全、可靠，可见黏膜广泛充血、水肿、糜烂、出血、有时可见黏膜表面黏液斑或反流胆汁。幽门螺杆菌（*H. pylori*，*Hp*）感染胃炎时，还可见到胃黏膜微小结节形成（又称胃窦小结节增生）。可取病变部位组织进行幽门螺杆菌和病理学检查。②X线钡餐造影：多数胃炎病变在黏膜表层，钡餐造影难有阳性发现。③*Hp*检测：胃黏膜组织切片染色与培养：*Hp*培养需在微氧环境下用特殊培养基进行，3~5天可出结果是最精确的诊断方法；尿素酶试验：快速、简单、特异性和敏感性可达90%上；血清学检测*Hp*抗体：但即使是IgM抗体也可在清除*Hp*数月后仍保持阳性，限制了其诊断意义。亦可用聚合酶链反应法检测血中*Hp*的DNA；$^{13}$C或$^{14}$C-尿素呼气试验：患者口服一定量$^{13}$C或$^{14}$C标记的尿素，测定呼出气体中$^{13}$C或$^{14}$C含量可判断胃内*Hp*感染程度，特异性和敏感性均达90%以上。④病理检查：病变可为弥漫性，或仅限于胃窦部黏膜的卡他性炎症。黏膜充血水肿，表面有渗出物及黏液覆盖，可有点状出血和不同程度的糜烂。有淋巴细胞、中性粒细胞、浆细胞及少数嗜酸性粒细胞浸润、水肿、黏膜

血管充血，偶有小的间质性出血，严重者黏膜下层水肿、充血。

**急诊处理** 急性单纯性胃炎病因简单，治疗起来不复杂。①去除病因和诱因：卧床休息，停止一切对胃有刺激的饮食和药物。短期禁食（1~2餐），然后给予易消化、清淡、少渣半流质饮食。②补充体液：鼓励饮水，补充丢失水分。以糖盐水为好（白开水中加少量糖和盐而成）。不要饮含糖多的饮料，以免产酸过多加重腹痛。呕吐频繁者可在一次呕吐完毕后少量饮水，多次饮入。呕吐、腹泻严重，脱水明显者，应及时送医院静脉输液治疗。③镇痛：应用颠茄片、阿托品、山莨菪碱等药均可。还可局部热敷腹部镇痛（有胃出血者不用）。④治疗并发症：伴腹泻、发热者可适当应用小檗碱、诺氟沙星等抗菌药。病情较轻者一般不用，以免加重对胃的刺激。

**预防** 节制饮酒，忌暴饮暴食，慎用或不用易损伤胃黏膜的药物。急性单纯性胃炎要及时治疗，愈后防止复发，以免转为慢性胃炎，迁延不愈。

（郭树彬 陈锋）

jíxìng wèichángyán

## 急性胃肠炎（acute gastroenteritis） 理化及生物因素所致胃肠黏膜的急性炎症。

**病因** 常见于夏秋季，其发生多源于饮食不当，暴饮暴食；食入生冷腐馊、秽浊不洁的食品。①细菌感染与毒素中毒：细菌以沙门菌属和嗜盐菌感染常见，毒素以金黄色葡萄球菌常见。常有集体发病或家庭多发的情况。②物理因素：进食过冷过热和粗糙食物可使胃黏膜损伤。③化学因素：药物、烈酒、浓茶、咖啡、香料等损伤胃黏膜，可糜烂，有点状

出血。④精神、神经因素：精神、神经功能失调，各种急重症的危急状态，以及机体的超敏反应均可引起胃黏膜的急性炎症损害。

**临床表现** 发病较急，开始多腹部不适，继而恶心、呕吐。腹部阵发性绞痛并有腹泻，每日数至数十次水样便，黄色或黄绿色，含少量黏液。伴不同程度的发热、寒战、头痛等。少数病例可因频繁吐泻，导致脱水及电解质紊乱、酸中毒，甚至休克。

**诊断与鉴别诊断** 根据病因、临床表现、血常规、粪常规及粪便培养等检查，诊断不难。应与细菌性痢疾、阿米巴痢疾、霍乱、沙门菌感染、空肠弯曲菌感染、耶尔森菌感染、病毒性胃肠炎、毒物中毒、糖尿病酮症酸中毒、甲状腺危象等及有关急腹症鉴别。

**急诊处理** 见急性胃炎和细菌性食物中毒。

**注意事项** 尽量卧床休息，口服葡萄糖、电解质溶液以补充体液的丢失。如果持续呕吐或明显脱水，则需静脉补液。鼓励摄入清淡流质或半流质饮食，以防止脱水或治疗轻微的脱水。

（郭树彬 陈锋）

jiǎmóxìng xiǎochángjiéchángyán

## 假膜性小肠结肠炎（pseudomembranous entero colitis, PMC） 主要发生于结肠，也可累及小肠，以黏膜表面覆盖黄白或黄绿色假膜为特点的急性肠黏膜坏死、纤维素渗出性炎症。曾称伪膜性肠炎。常见于应用抗生素之后，故有"抗生素相关性肠炎"之称，现已证实为艰难梭菌所致。此病发病年龄多在50~59岁，女性稍多于男性。

**病因及发病机制** 从患者粪便中分离出的艰难梭菌可分泌肠毒素，是PMC的重要致病因素。

毒素可造成局部肠黏膜血管壁通透性增加，致使组织缺血坏死，并刺激黏液分泌，与炎症细胞等形成假膜。健康人群肠道也存在该菌，但数量不大，不致损伤。广谱抗生素应用之后，特别是林可霉素、克林霉素、氨基青霉素、阿莫西林等的应用，抑制了肠道内的正常菌群，使艰难梭菌迅速繁殖并产生毒素而致病。此病还可发生于免疫力极度低下者。如各种大手术后，特别是胃肠道癌肿手术后，以及其他有严重疾病如肠恶性肿瘤、尿毒症、糖尿病、心力衰竭、败血症等患者，因菌群失调而致病。

**临床表现**　起病大多急骤，病情轻者仅有轻度腹泻，重者可呈暴发型，病情进展迅速。病情严重者可以致死。①腹泻：是最主要症状，多在应用抗生素的4~10天内，或在停药后的1~2周内，或于手术后5~20天发生。腹泻程度和次数不一，轻型者每天排便2~3次，可在停用抗生素后自愈。重者有大量腹泻，每天排便可达20~30次，有时腹泻可持续4~5周，少数病例可排出斑块状假膜，血便少见。②腹痛：较多见。有时很剧烈，可伴腹胀、恶心、呕吐，以致可被误诊为急腹症、手术吻合口瘘等。③毒血症表现：包括心动过速、发热、谵妄，以及定向障碍等表现。重者常发生低血压、休克、严重脱水、电解质紊乱、代谢性酸中毒及少尿，甚至急性肾衰竭。

**诊断与鉴别诊断**　诊断依据如下。①病史：详询有无大手术史及较长时间应用广谱抗生素史；有无休克、心力衰竭、尿毒症、结肠梗阻等病史；有无发热；有无腹痛、恶心、腹胀；有无大量腹泻，腹泻物是否呈绿色海水样

或黄色蛋花样稀便，有无脱落的假膜；腹泻后腹胀是否减轻。②查体：注意全身情况变化，有无脉搏增快、血压下降、呼吸急促等休克表现，有无脱水征象；有无精神错乱等中毒变化；有无腹部压痛、腹肌紧张、肠胀气及肠鸣音减弱。③实验室检查：粪便涂片检查，是否发现革兰阳性/革兰阴性菌比例增高。必要时可做粪便双酶梭状芽胞杆菌抗毒素中和法测定，以检查有无艰难梭菌毒素存在。④辅助检查：X线检查可见肠管胀气和液平；纤维结肠镜检查可见黏膜发红、水肿，表面有斑块或已融合成的假膜。

此病应与溃疡性结肠炎、结肠克罗恩（Crohn）病、缺血性肠炎及获得性免疫缺陷综合征结肠炎等鉴别。

**急诊处理**　①调整抗生素方案：确定此病后，应立即调整抗生素，改用对艰难梭菌有效的抗生素，以万古霉素、甲硝唑最有效。②口服肠道益生菌：如双歧三联活菌等，恢复肠道正常菌群。③对症支持：扩容抗休克，维持水电解质和酸碱平衡。加强营养支持，必要时应用全胃肠外营养。④并发症处理：并发中毒性结肠扩张者，必要时做横结肠造口术，减除肠内张力。

(郭树彬　陈锋)

chángxìmó dòngmài xuèshuān xíngchéng

**肠系膜动脉血栓形成**　（mesenteric arterial thrombosis）血流动力学改变或血液高凝状态等引起的肠系膜动脉血栓形成。继发于腹腔感染、肝硬化门静脉高压所致血流淤滞、真性红细胞增多症、高凝状态、血管损伤等。临床症状隐匿，病变发展较慢。

**病因及发病机制**　肠系膜上

动脉血栓形成多发生在动脉粥样硬化的基础上，动脉粥样硬化发生于肠系膜上动脉的起始部，病程逐渐发展，血管逐渐狭窄变细，血流缓慢，血栓形成。由于病程缓起，肠系膜上动脉、腹腔动脉、肠系膜下动脉可形成侧支循环，避免了肠管的即刻坏死，但在维持消化功能需要更多的血液供应的过程中会出现肠缺血的症状。血栓形成后，肠坏死即可发生。肠坏死的范围广泛，病死率高。这类患者常合并弥漫性动脉硬化，如冠状动脉硬化、严重外周动脉疾病和腹主动脉与髂动脉粥样硬化疾病等。肠系膜血管移植术后，血管创伤、血液凝固状态的改变亦可促使血栓形成。

**临床表现**　起病缓慢，发病前多存在慢性肠功能不全或伴有动脉粥样硬化性疾病如腹主动脉粥样硬化、冠状动脉粥样硬化等。常有肠坏死、急性腹膜炎、感染性休克等并发症。

**症状**　①腹痛：发病前在很长一段时期进食后出现弥漫性腹部绞痛，可从上腹向后背放射。20%~50%患者的腹痛发作与进食量呈正相关，一次发作可持续2~3小时之久。但亦有表现为进食后胀满不适或钝痛。②恶心、呕吐、腹泻：有时剧烈绞痛可伴发恶心呕吐随症状进行性加重，发作日益频繁，疼痛持续时间也逐渐延长。患者常因惧腹痛而不敢进食。肠道供血不足可有慢性腹泻，粪便量多，呈泡沫状，粪便中有大量丢失脂肪。③体重减轻：因慢性腹泻，营养大量丢失患者可体重减轻和营养不良。④急腹症表现：一旦血栓形成，供应肠管的血液中断，即可出现剧烈腹痛。可伴频繁呕吐，呕吐物为血性物，肠蠕动增强。进一

步发展可出现肠坏死及腹膜炎，甚至导致休克。

**体征** 早期营养不良是主要体征，后期发生肠管坏死，出现腹膜炎体征及休克征象。

**诊断** 包括以下内容。

**病史** 老年患者，既往患有冠状动脉或外周动脉粥样硬化性疾病，或有肠系膜血管移植手术史，血管创伤史，或有血液高凝状态等。

**临床表现** 进食后腹部绞痛，慢性腹泻营养不良或消瘦。

**辅助检查** ①实验室检查：白细胞计数可升高，血细胞比容升高及酸中毒等。②腹部 X 线片：早期可见大小肠有轻度或中度扩大充气，晚期由于肠腔和腹腔内大量积液可呈普遍密度增高。③选择性腹腔动脉造影：可在该动脉起始部 3cm 以内发现血管的完全闭塞因为存在侧支循环，故梗阻远侧动脉可有不同程度的充盈。腹腔动脉造影显示肠系膜上动脉起始部粥样硬化、血栓形成是诊断的重要依据。④CT 扫描：在增强和灌注动态图上可显示肠系膜上动脉血栓形成。表现为小肠肠管扩张，肠管环形增厚，呈"晕圈样"改变，又称为双晕征。严重肠缺血时，肠壁界限不清、模糊，肠腔或腹腔内合并高密度血性腹水。⑤肠系膜动脉彩色多普勒或 CT 血管造影检查可为诊断提供帮助。

**鉴别诊断** ①肠系膜动脉栓塞：肠系膜上动脉血栓完全阻塞血管时，临床上与肠系膜动脉栓塞难区别。动脉血栓形成多见于动脉粥样硬化的老年人，而动脉栓塞常见于风湿性心脏病伴心房颤动的患者；两者起病的部位不同，动脉血栓形成常发生在肠系膜上动脉的起始部，而动脉栓塞

则多见于肠系膜上动脉入口处；腹腔动脉造影可鉴别。②其他急腹症：尚需与胃肠道穿孔、急性肠梗阻（见肠梗阻）、急性胰腺炎等急腹症鉴别。

**急诊处理** 包括以下内容。

**非手术疗法** 症状轻者可用抗凝治疗。肠系膜上动脉起始部狭窄，很难进行选择性动脉插管局部溶栓，故腹腔动脉和肠系膜动脉出口处已有明显狭窄变化者一般情况较好，应积极手术治疗。

**手术治疗** ①血栓内膜剥脱术。②用自体静脉或人造血管行旁路移植术。③将肠系膜动脉狭窄段切除然后将该动脉再植入腹主动脉。④尚可采用分期球囊导管扩张和放置支架的方法。术后严密观察腹部症状和体征特别是进行消化道重建手术的患者若出现肠瘘，可经瘘口在其远端肠袢内置管，进行胃肠内营养。继续维持水电解质平衡并纠正酸中毒，全胃肠外营养支持治疗，改善中毒症状，联合应用抗生素，预防和治疗弥散性血管内凝血及多器官功能障碍综合征并防止手术后形成血栓。

**预后** 肠坏死发生后，即使经过有效的处理预后仍然较差。

（郭树彬 陈锋）

chángxìmó jìngmài xuèshuān xíngchéng

## 肠系膜静脉血栓形成（mesenteric venous thrombosis，MVT）

血流动力学改变或血液高凝状态等引起的肠系膜静脉血栓形成。是一种临床少见的急腹症，最早报道见于 16 世纪后半叶，直到 1935 年才作为一个单独的病症得到阐述。比肠系膜上动脉血栓形成或血栓栓塞更少见。中国有散在病例报道。

**病因及发病机制** 分为继发

性 MVT 和原发性 MVT。继发性 MVT 有多种诱因，包括血栓性静脉炎、内脏炎性疾病、腹部术后、肝病（肝硬化）、恶性肿瘤、心脏病、充血性脾大、口服避孕药、血液系统疾病、便秘、糖尿病、创伤、异位妊娠、减压性疾病及肝素诱发的血小板减少症等。原发性 MVT 是找不到诱因的 MVT，占 MVT 患者的 25%～55%。许多原发性 MVT 曾有深静脉炎或迁延性静脉炎病史，是全身静脉炎的一个组成部分。许多患者血液中抗凝血酶原Ⅲ缺乏，凝血酶原数值明显高于正常。原发性 MVT 患者血液中蛋白 C 和蛋白 S 缺乏，导致患者血液处于高凝状态，抗凝血酶原Ⅲ，蛋白 C 和蛋白 S 的缺乏可能是遗传性的。

MVT 血栓形成后，可向近远端继续蔓延。受累肠曲的静脉回流完全受阻时，肠管充血水肿，浆膜下先点状出血，后扩散成片。肠壁和肠系膜增厚、水肿。继之，肠曲发生出血性梗死，呈暗紫色。大量血性液体从肠壁和肠系膜渗出至肠腔和腹腔。静脉急性闭塞尚可反射性引起内脏动脉的痉挛和血栓形成，加速肠坏死的过程。最后同样导致低血容量、感染性休克。

血栓形成与血流动力学异常、凝血状态和血管壁损伤有关：①肝硬化或肝外压迫引起门静脉充血和血流淤滞。②腹腔内化脓性感染，如坏疽性阑尾炎、溃疡性结肠炎、绞窄性疝等。③某些血液异常，如真性红细胞增多症、口服避孕药造成的高凝状态。④外伤或手术造成的损伤，如肠系膜血肿、脾切除、右半结肠切除等。约 1/4 的患者无明显诱因，称为原发性 MVT。

**临床表现** 多发生于肠系膜

上静脉及其分支内。缺乏特异性，主要症状有：①腹痛，间断或持续性的难以定位的腹部绞痛，与体检发现不成比例，且难用解痉或镇痛药缓解。②恶心、呕吐是经常伴随的症状。③呕血或便血，黑粪。④发热及腹膜炎，为中晚期表现，一旦出现，提示有肠坏死的可能。⑤晚期可出现酸中毒、贫血、休克。查体可有腹胀、肌紧张、肠鸣音活跃，发生肠系膜或肠梗死时可伴腹水征。

**诊断与鉴别诊断** MVT 多呈亚急性起病，又因其临床表现不典型，缺乏特异的检查方法，故大部分病例很难在术前或死前明确诊断。与栓塞静脉伴行的动脉通畅是 MVT 一大特点。术中如发现下列情况可诊断为 MVT：①受累的小肠及系膜为红色梗死。②大的肠系膜动脉搏动存在及小动脉未闭塞。③病变肠系膜静脉内有血栓存在，切开时有血栓自静脉内溢出。初始的系膜血管血栓形成部位因血栓病因不同而异。肠系膜上血管血栓形成继发于肝硬化，新生物或手术损伤，起始于梗阻部位，并向周围蔓延；而继发于高凝状态的血栓表现为在小血管开始发展至大的血管干，当周围弓形血管和直小血管受累或侧支循环不足时才发生肠梗死。

**急诊处理** 一旦确诊此病，应立即请普外科专科医师会诊。MVT 治疗是以手术为主的综合性治疗，术前一般治疗包括胃肠减压，补液，纠正脱水，有酸中毒者给予纠正，对贫血休克者应给予输血、抗休克治疗。

**手术治疗** 早在 1895 年埃利奥特（Elliot）报告了首例可能因 MVT 引起的肠梗死患者行肠切除后康复。目前肠切除术仍是最有效的治疗方法。如何确定切除肠段及系膜范围，目前还没有理想的方法，通常主张切除范围距坏死肠管上下各 15～30cm，也用多普勒超声判定小肠的活力，以决定切除范围。

**介入治疗** 无系膜或肠梗死时，如 MVT 的诊断能及早确定，可经颈静脉或经皮置管从闭塞血管注入尿激酶或重组型纤溶酶原激活剂溶栓治疗。有采用经肠系膜上动脉插管灌注尿激酶治疗 MVT，也取得了成功的经验。介入治疗的关键是早期诊断，若对肠梗死有任何怀疑或存在循环不稳定，则手术治疗仍是最佳选择。

**术后抗凝治疗** 1950 年默里（Murray）最先使用肝素以改善因 MVT 而行切除的患者的生存。现在多数研究主张肠切除术后给予抗凝治疗，尤其是原发 MVT 能降低复发率及死亡率。抗凝治疗越早越好，一经确诊，便开始用药。抗凝剂以肝素为首选，使活化部分凝血活酶时间维持在正常的 2～3 倍，然后改用华法林，维持国际标准化比值在 2～2.5。

（郭树彬 陈锋）

jíxìng lánwěiyán

# 急性阑尾炎（acute appendicitis）

梗阻或感染所致阑尾急性炎症。是外科常见病，居各种急腹症首位。急性阑尾炎一般分四类：急性单纯性阑尾炎、急性化脓性阑尾炎、坏疽穿孔性阑尾炎及阑尾周围脓肿。

**病因及发病机制** 包括以下内容。

**梗阻** 常见梗阻原因：①堵塞阑尾腔的粪石、干结的粪块、食物碎屑、异物、蛔虫等。②阑尾壁曾被破坏而致管腔狭窄或粘连。③阑尾系膜过短而形成的阑尾扭曲，阻碍管道通畅。④阑尾壁内淋巴组织增生或水肿引起管腔变狭窄。⑤阑尾开口于盲肠部位的附近有病变，如炎症、息肉、结核、肿瘤等，使阑尾开口受压，排空受阻。其中粪石梗阻最为常见，约占 1/3。

**感染** 其主要因素为阑尾腔内细菌感染。阑尾腔与盲肠相通，有不少细菌存在。若阑尾黏膜损伤，细菌侵入管壁可感染。少数患者可能是呼吸道感染细菌经血运传至阑尾。还有一部分源于邻近器官的化脓性感染。

**其他** 胃肠道功能障碍（腹泻、便秘等）引起内脏神经反射，导致阑尾肌肉和血管痉挛，一旦超过正常强度，可以产生阑尾管腔狭窄、血运障碍、黏膜受损，细菌入侵而致急性炎症。与饮食习惯和遗传有关的因素。多纤维素饮食的地区发病率低，可能与结肠排空加快、便秘减少有关；因便秘而习惯性应用缓泻药可能使肠道黏膜充血，也可影响阑尾；遗传因素主要指阑尾先天性畸形、过度扭曲、管腔细小、长度过长、血运不佳等都是易发生急性炎症的条件。

**临床表现** 包括以下内容。

**症状和体征** 主要是腹痛、压痛和反跳痛。

**腹痛** 典型的急性阑尾炎开始有中上腹或脐周疼痛，数小时后腹痛转移并固定于右下腹。早期阶段为一种内脏神经反射性疼痛，故中上腹和脐周疼痛范围较弥散，常不能确切定位。当炎症波及浆膜层和壁层腹膜时，因后者受体神经支配，痛觉敏感、定位确切，疼痛即固定于右下腹，原中上腹或脐周痛即减轻或消失。据统计 70%～80% 的患者有典型转移性右下腹痛病史。少数患者的病情发展快，疼痛可一开始即局限于右下腹。因此，无典型的转移性右下腹疼痛史并不能除外急性阑尾炎。单纯性阑尾炎常呈阵发性或持续性胀痛和钝痛，持续性剧痛往往提示为化脓性或坏疽性阑尾炎。持续剧痛波及中下腹或两侧下腹，常为阑尾坏疽穿孔的征象。有时阑尾坏疽穿孔，神经末梢失去感受和传导功能，或因腔内压力骤减，腹痛反而有所缓解，但这种疼痛缓解的现象是暂时的，且其他伴随的症状和体征并未改善，甚至有所加剧。

压痛和反跳痛　腹部压痛是壁层腹膜受炎症刺激的表现。阑尾压痛点通常位于麦克伯尼（McBurney）点，简称麦氏点，即右髂前上棘与脐连线的中外 1/3 交界处。阑尾的这一体表解剖标志并非固定不变，它也可位于两侧髂前上棘连线中右 1/3 交界处的兰兹（Lanz）点。随阑尾解剖位置的变异，压痛点可相应改变，但关键是右下腹有一固定的压痛点。压痛程度和范围往往与炎症的严重程度相关。反跳痛又称布隆伯格（Blumberg）征。在肥胖或盲肠后位阑尾炎的患者，压痛可能较轻，但有明显的反跳痛。

腹肌紧张　阑尾化脓即有此体征，坏疽穿孔并发腹膜炎时腹肌紧张尤为显著。但老年或肥胖患者腹肌较弱，需同时检查对侧腹肌，进行对比，才能判断有无腹肌紧张。

其他　①胃肠道症状：单纯性阑尾炎的胃肠道症状并不突出，早期可能有恶心、呕吐。盆腔位阑尾炎或阑尾坏疽穿孔可因直肠周围炎而排便次数增多。并发腹膜炎、肠麻痹则出现腹胀和持续性呕吐。②发热：一般只有低热，无寒战，化脓性阑尾炎一般亦不超过38℃。高热多见于阑尾坏疽、穿孔或已并发腹膜炎。伴寒战和黄疸，则提示可能并发化脓性门静脉炎。③感觉过敏：早期，尤其在阑尾腔有梗阻时，可出现右下腹皮肤感觉过敏现象，位于右髂嵴最高点、右耻骨嵴及脐构成的三角区，又称谢伦（Sherren）三角。④小儿急性阑尾炎的特点：病情发展较快而且严重，早期即出现高热和呕吐；右下腹体征不明显，但有局部明显压痛和肌紧张。

并发症　①腹膜炎：局限性或弥漫性腹膜炎是急性阑尾炎常见并发症，其发生、发展与阑尾穿孔密切相关。穿孔多数在阑尾梗阻部位或远侧。②脓肿形成：是阑尾炎未经及时治疗的后果，在阑尾周围形成的阑尾脓肿最常见，有麻痹性肠梗阻的腹胀症状，压痛性包块和全身感染中毒症状。③内瘘、外瘘形成：阑尾周围脓肿若未及时引流，则可向肠道、膀胱或腹壁突破，形成各种内瘘或外瘘。④化脓性门静脉炎：阑尾静脉内的感染性血栓可沿肠系膜上静脉至门静脉，导致门静脉炎，进而可形成肝脓肿。⑤脓毒血症、感染性休克。

辅助检查　如下所述。

血常规　白细胞及中性粒细胞数增多，是临床诊断重要依据。白细胞计数一般为（10~15）×$10^9$/L，高者可大于20×$10^9$/L。二者通常同时出现，但也有仅中性粒细胞明显增多，具有同样重要意义。病情正在发展，症状恶化，白细胞数却突然减少，通常是脓毒血症的表现。

尿常规　其尿液检查并无特殊，但为排除类似阑尾炎症状的泌尿系统疾病，需常规检查尿液。偶有阑尾远端炎症并与输尿管或膀胱相粘连，尿中也可出现少量红细胞、白细胞，不应与结石相混淆。

超声检查　采用加压探测法，将四围肠内气体驱开而阑尾形态不变。阑尾充血水肿渗出在超声显示中呈低回声管状结构，较僵硬，其横切面呈同心圆似的靶样显影，直径≥7mm，是急性阑尾炎的典型图像。准确率高达90%~96%，敏感性和特异性也均在90%左右。超声检查还可用于鉴别诊断。

腹腔镜检查　是确诊此病的直接证据，还可用于鉴别诊断和治疗。

特殊诊断试验　①结肠充气试验［罗夫辛（Rovsing）征］：患者取仰卧位时，用右手压迫左下腹，再用左手挤压近侧结肠，结肠内气体可传至盲肠和阑尾，引起右下腹疼痛为阳性。②腰大肌试验（腰大肌征）：患者取左侧卧位，使右大腿后伸，引起右下腹疼痛者为阳性。③闭孔肌试验［闭孔（obturator）征］：患者取仰卧位，使右髋和右大腿屈曲，然后被动向内旋转，引起右下腹疼痛者为阳性。

诊断　根据典型症状、体征及辅助检查，诊断并不困难。

鉴别诊断　①胸膜炎、肺炎、急性心肌梗死、急性胰腺炎、肾周围脓肿、带状疱疹。②原发性与继发性腹膜炎（见急性腹膜炎）。

急诊处理　①胃肠减压。②纠正水电解质紊乱及酸碱平衡失调，抗休克治疗。③抗生素治疗：应用广谱抗生素或使用数种抗生素联合治疗，或根据药敏结果选用抗生素。④对症支持治疗：剧烈疼痛或烦躁不安者若诊断明确可酌情镇痛或镇静。⑤请专科会诊，手术治疗。

（郭树彬　陈　锋）

## 急性胆囊炎（acute cholecystitis）

梗阻、化学性刺激和细菌感染致胆囊急性炎症。85%~95%继发于胆囊结石。男女发病率为1:2。可能转为慢性胆囊炎。外科治愈率高。

**病因** ①结石：在胆囊管嵌顿引起梗阻、胆囊内胆汁滞积，浓缩的胆盐损害胆囊黏膜引起炎症。②细菌感染：常见致病菌为大肠埃希菌、产气杆菌、绿脓杆菌等，大多从胆管逆行而来。③化学刺激：胰液经胆胰管反流导致胆囊损伤、炎症。

**发病机制** 结石阻塞胆囊管，造成胆囊内胆汁滞留，继发细菌感染而引起急性炎症。如仅在胆囊黏膜层产生炎症、充血和水肿，称为急性单纯性胆囊炎。如炎症波及胆囊全层，胆囊内充满脓液，浆膜面亦有脓性纤维素性渗出，则称为急性化脓性胆囊炎。胆囊因积脓极度膨胀，引起胆囊壁缺血和坏疽，即为急性坏疽性胆囊炎。坏死的胆囊壁可发生穿孔，导致胆汁性腹膜炎。胆囊穿孔部位多发生于胆囊底部或结石嵌顿的胆囊壶腹部或者颈部。若胆囊穿孔至邻近脏器，如十二指肠、结肠和胃等，可造成胆内瘘。此时胆囊内的急性炎症可经内瘘口引流，炎症可很快消失，症状得到缓解。胆囊内脓液排入胆总管可引起急性胆管炎，少数还可发生急性胰腺炎。

**临床表现** ①突发性右上腹持续性绞痛，向右肩胛下区放射，深呼吸、翻身或咳嗽等动作疼痛加重，伴恶心、呕吐。②发冷、发热、食欲缺乏、腹胀。③10%患者可有轻度黄疸。④过去曾有类似病史，脂餐饮食易诱发。胆囊结石引起者，夜间发病为一特点。⑤右上腹肌紧张，压痛或反跳痛，莫菲（Murphy）征阳性。30%~50%患者可触及肿大胆囊有压痛。⑥可发生胆囊坏疽和穿孔，出现脱水、休克及腹膜炎，严重者可危及生命。

**诊断与鉴别诊断** 诊断要点：①胆结石病史。②有典型的阵发性腹绞痛发作及右上腹压痛、肌紧张征象。③辅助检查证据。血白细胞计数升高，以中性粒细胞增加为著；严重者可有胆红素、转氨酶、碱性磷酸酶、γ-谷氨酰转肽酶水平升高；B超检查示胆囊增大，囊壁增厚，绝大多数患者可显示结石影；CT和MRI有助于发现胆道壁水肿和脓肿。

此病需与急性病毒性肝炎、急性酒精性肝炎、急性胰腺炎、消化性溃疡合并穿孔、急性阑尾炎、右下肺炎、肾盂肾炎、下壁心肌梗死等鉴别。

**急诊处理** ①卧床休息、禁食：严重呕吐者可行胃肠减压。应静脉补充营养，维持水电解质平衡，供给足够的葡萄糖和维生素以保护肝脏。②解痉、镇痛。③抗菌治疗：通常选用氨苄西林、克林霉素和氨基糖苷类联合应用，重症者可选用第二代、第三代头孢菌素、β-内酰胺酶抑制剂或碳青霉烯类抗生素治疗。④专科会诊和外科干预：非手术疗法对大多数（80%~85%）早期急性胆囊炎的患者有效。药物治疗不能控制病情发展时应及时手术切除胆囊。较重的急性化脓性或坏疽性胆囊炎或胆囊穿孔应及时进行手术治疗。

（郭树彬 陈锋）

## 胆道蛔虫病（biliary ascariasis）

蛔虫经小肠逆行入胆道，导致胆管和奥迪（Oddi）括约肌痉挛，以突然发作的上腹部疼痛为主要特征的疾病。蛔虫进入胆道后，多数停留在胆总管，因胆囊管与胆总管之间角度较大，蛔虫很少进入胆囊，但可钻入左右肝胆管之中。

**病因及发病机制** 蛔虫成虫寄生于小肠中下段，当人体全身及消化道功能紊乱，如高热、腹泻、饥饿、胃酸度降低、饮食不节、驱虫不当、手术刺激等，均可激惹虫体异常活动，上窜胆道；加之蛔虫有喜碱厌酸、有钻孔习性，胆管炎、结石及Oddi括约肌松弛等更易引起成虫钻胆。窜入胆道者80%在胆管内，其机械刺激引起Oddi括约肌强烈痉挛收缩，出现胆绞痛，尤其部分钻入者刺激症状更频发，完全进入或自行退出症状可缓解或消失。进入胆道的蛔虫大多数死在胆道内，其尸体碎片、角皮、虫卵将成为以后结石的核心。蛔虫钻入胆道所引起的胆管阻塞是不完全的，故甚少发生黄疸，主要是蛔虫带入的细菌导致胆管炎症，且可引起急性化脓性胆管炎、肝脓肿、膈下脓肿、胆汁性腹膜炎、急性胰腺炎、胆道出血、感染性休克，以至死亡。

**临床表现** 多有不当驱蛔虫史或有全身及消化道紊乱史，曾有便、吐蛔虫史。本病初发时剧烈腹痛与体征不成比例，出现并发症时则症状体征复杂。

**症状** 包括腹痛、恶心、呕吐和全身症状。

**腹痛** 常为突然发作的剑突下钻顶样剧烈绞痛，患者面色苍白、坐卧不宁、大汗淋漓、弯腰捧腹、哭喊不止、十分痛苦，疼痛时可向右肩背部放射，但也可突然缓解，多为阵发性、间歇发作，持续时间长短不一，疼痛过后可如常人安静或戏耍或精神萎靡是胆道蛔虫病的特点，有助于诊断。绞痛常因虫体嵌顿于括约肌处或多数成虫络绎进入胆道所致，甚至绞痛频频发作、难以缓解。当 Oddi 括约肌疲劳、松弛、蛔虫全部进入胆道或退出胆道，暂时静止时，症状可暂时缓解。出现胆道感染则腹痛持续。合并肝脓肿可有肝区、腰背部胀痛。合并急性胰腺炎时，腹痛可扩展到上腹中部、左上腹及腰背部。蛔虫致胆道穿孔可出现全腹持续剧烈腹痛及腹膜刺激征。蛔虫引起胆道出血可有上腹暴发性疼痛、轻度黄疸和上消化道大出血三联征。胆道感染严重可出现败血症等。

**恶心、呕吐** 常有发生，多在绞痛时相伴发生，吐出物中可含胆汁或黄染蛔虫。有的为干呕，患者不能正常进食。

**全身症状** 早期无明显发冷发热，并发急性化脓性胆管炎、胆囊炎可有发冷发热和黄疸。如并发肝脓肿、膈下脓肿、败血症，则出现寒战、高热，甚至感染性休克等。

**体征** 早期虽然上腹绞痛，但腹软或仅上腹深在轻微压痛，无肌紧张，与其他急腹症显著不同。晚期如出现肝、胆化脓性感染、腹膜炎，可有腹膜刺激征：腹部压痛、反跳痛和肌紧张，或可触及肿大而有压痛的肝脏、胆囊等。胆道蛔虫堵塞或胆石并存，或肝中毒性损害，可有不同程度的黄疸。

**诊断与鉴别诊断** 严重剑突下阵发性绞痛；症状与体征不一致性；呕吐蛔虫；血白细胞及中性粒细胞数增多；超声可见蛔虫征象。早期白细胞及中性粒细胞计数正常或轻度升高，出现合并症时则显著增高，嗜酸性粒细胞数多增高。呕吐物、十二指肠引流液、胆汁或粪便中可查见蛔虫虫卵。合并胰腺炎者，血、尿淀粉酶可升高。全身性感染时，血培养可为阳性。后期可有肝功损害和继发性贫血。

此病需与胆囊炎、胆管炎、胃十二指肠溃疡急性穿孔（见胃肠道穿孔）、急性阑尾炎（高位者）及急性胰腺炎等鉴别。

**急诊处理** 包括非手术与手术治疗。

*非手术治疗* ①解痉止痛：常用药物有阿托品、山莨菪碱等一次性肌内注射或静脉注射，可解除平滑肌痉挛所引起的绞痛。绞痛剧烈，在诊断明确时可配合应用哌替啶、异丙嗪、苯巴比妥等。②驱虫排虫：乌梅丸（汤）、胆道驱蛔汤加减，并配合西药治疗，驱虫效果较好。主药乌梅的作用是使胆汁偏酸、增加胆汁分泌量、对虫体有麻痹和抑制作用，使 Oddi 括约肌松弛。也有用阿司匹林。排虫可用硫酸镁。症状消退后，仍应坚持利胆排虫 1~2 周，同时用甲苯咪唑或驱蛔灵、氧气驱净肠道蛔虫，直至粪便虫卵转阴。③消炎利胆：病初可暂不用抗生素，如并发胆道感染则使用抗生素。④维持营养、水电解质和酸碱平衡：对胆道感染者，全身中毒症状严重，或腹痛、呕吐频繁或出现并发症者，应予以禁食、输液、给予维生素，并补充有关电解质和维持酸碱平衡的药物。必要时给予氨基酸、输血等。⑤经纤维十二指肠镜置于圈套器将蛔虫体套住后取出，对嵌顿在十二指肠乳头或钻入胆总管内的蛔虫均可取出。

*手术治疗* 手术指征：本病合并急性化脓性胆管炎、胆囊炎，非手术治疗中病情恶化者；本病合并肝脓肿、胆道出血、腹膜炎、败血症、中毒性休克者；合并有急性胰腺炎或胆道蛔虫与结石并存者；非手术治疗 5~7 天不能缓解并有病情恶化者。基本手术方式为胆总管探查、取净肝内外胆管中蛔虫或结石、引流胆管，以减轻中毒症状。胆囊一般无需切除，除非病变严重，或为蛔虫侵入者，应切除胆囊。情况不允许者应行胆囊造瘘。对所出现的有关并发症均应做相应处理。

（郭树彬　陈　锋）

*jíxìng huànóngxìng dǎnguǎnyán*

## 急性化脓性胆管炎（acute suppurative cholangitis，APC）

胆管梗阻基础上发生的急性化脓性胆管炎症。又称急性梗阻性化脓性胆管炎。是胆道外科患者死亡的最重要、最直接的原因，多数继发于胆管结石、胆道蛔虫症、胆壶腹周围占位。此病好发于 40~60 岁，病死率 20%~23%，老年人的病死率明显高于其他年龄组，在非手术病例可高达 70%。

**病因** 原因很多，常见的有四种。

*胆管结石* 是 APC 最常见原因，占 80% 以上。它分为原发性胆管结石和继发性胆管结石。前者主要是胆红素钙结石，肝内胆管和肝外胆管均可发生，在胆道手术和尸检中常见到结石伴胆管狭窄。继发性胆管结石多为胆固醇结石，主要来自于胆囊结石，胆囊收缩将小结石排入胆道。胆管结石引起胆道梗阻，继发细菌感染而发生 APC。胆囊结石一般不引起胆管炎，只有位于胆囊颈部和胆囊管结石嵌顿，压迫肝总管和（或）胆总管，即米里齐（Mirizzi）综合征时才引起胆管炎。

胆道寄生虫 是 APC 另一个常见原因，最常见的是胆道蛔虫症。在中国，尤其是农村地区肠道蛔虫的感染达 50%～90%。胃肠功能紊乱、饥饿、驱虫治疗不当或胃酸缺乏者，蛔虫容易钻入胆管；蛔虫喜碱性环境，有钻孔习性，易进入胆管，引起胆管不完全性梗阻，细菌被蛔虫带入胆道，在胆道梗阻、胆汁淤积的情况下，大量生长繁殖，引起 APC。

肿瘤 APC 的重要原因，主要是胆管及壶腹周围的肿瘤，以恶性肿瘤居多。肿瘤的生长引起胆管梗阻，胆汁排泄不畅，淤积的胆汁继发细菌感染而引起 APC。值得注意的是，在胆管梗阻原因不清时，为了明确诊断，施行胆管侵入性检查，如内镜逆行胰胆管造影检查时极容易将细菌带入胆管，患者在检查结束后即出现腹痛、发热等一系列急性胆管炎的症状。

胆管狭窄 常见的有：胆总管下端狭窄，肝门部胆管及肝内胆管狭窄，狭窄可以是一处，也可多处狭窄，轻重程度不等，狭窄上段胆管扩张，多伴结石存在。胆管狭窄还见于医源性胆管损伤，胆肠吻合口狭窄及先天性胆管囊状扩张症等。胆管狭窄造成胆汁排泄不畅，易致细菌感染引起 APC。

**发病机制** 胆管梗阻时，梗阻以上胆管扩张，胆囊增大以暂时缓冲胆管内的高压。若胆管梗阻不能解除，胆管内压力继续升高，压力超过 36cmH$_2$O 时（正常值 32cmH$_2$O），肝内的毛细胆管上皮细胞坏死，毛细胆管破裂，胆汁经胆小管静脉逆流入血，产生高胆红素血症。临床检查血清总胆红素及结合胆红素均升高，尿中胆红素及尿胆原呈阳性。肝脏

毛细胆管上皮坏死，毛细胆管破裂，胆汁还可经肝窦或淋巴管逆流入血，细菌进入血循环，引起菌血症和败血症。进入血循环中的细菌量与胆汁中的细菌量成正比，其中大部分细菌仍停留在肝脏，引起肝脓肿，称为胆源性肝脓肿。脓肿可为多发，主要位于胆管炎所累及的肝叶，多发性肝脓肿可融合成较大的脓肿。反复发作的胆管炎及散在的肝脓肿久治不愈，最后形成胆汁性肝硬化，局灶性肝萎缩。

APC 时除引起胆管及肝损害外，炎症还可波及其周围组织及脏器，手术及尸检中可见到胆源性肝脓肿附近出现化脓性感染、膈下脓肿、局限性腹膜炎。有时炎症可波及胸腔引起右侧急性化脓性胸膜炎及右下肺炎。APC 还可引起急性间质性肺炎、急性间质性肾炎、肾脓肿及膀胱炎、急性脾炎及急性化脓性脑膜炎等各重要脏器的损害，并可以发生弥散性血管内凝血及全身性出血等严重损害。

**临床表现** 典型患者均有腹痛、寒战及发热、黄疸等查科（Charcot）三联征，近半数患者出现神志淡漠、烦躁不安、意识障碍、血压下降等征象。一般起病急骤，突然发作剑突下和（或）右上腹部持续性疼痛，常伴恶心、呕吐，继而出现寒战和发热，半数以上患者有黄疸。①腹痛：较常见，为此病的首发症状。常有反复发作病史。疼痛部位一般在剑突下和（或）右上腹部，为持续性疼痛阵发性加重，可放射至右侧肩背部。疼痛的轻重程度不一，因胆管下端结石和胆道蛔虫所致腹痛非常剧烈，而肝门以上的胆管结石，以及肿瘤所致胆道梗阻继发感染所致的 APC，一般

无剧烈腹痛，仅感上腹部或右上腹部胀痛、钝痛或隐痛，通常可忍受。②发热：是最常见的症状，除少数患者因病情危重，出现感染性休克，体温可不升外，一般 APC 患者均有发热，体温可达 40℃ 以上，持续高热。部分患者有寒战是菌血症的征象，此时做血培养阳性率较高，其细菌种类与胆汁中的细菌相同。肝脏叶内胆管结石所致的 APC 通常仅有发热，而腹痛和黄疸较轻，甚至完全不出现。③黄疸：是 APC 另一个常见症状，其发生率约占 80%。黄疸出现与否及黄疸的程度，取决于胆道梗阻的部位和梗阻持续的时间。通常胆道梗阻的时间越长，胆道内压力越高，梗阻越完全，黄疸就越深。肝总管以下的胆管梗阻易出现黄疸。肝内某一支胆管梗阻，反复胆管炎发作可引起该叶肝纤维化萎缩，但黄疸可不明显，甚至不出现。

查体可见巩膜和皮肤黄染，皮肤有抓痕，80% 的患者剑突下和右上腹有压痛及反跳痛，腹肌紧张通常不明显；胆囊未切除且胆囊无萎缩者，可触及肿大胆囊；伴胆囊急性炎症者右上腹可有压痛、反跳痛及肌紧张，墨菲（Murphy）征阳性；有炎性渗出者右下腹有腹膜炎征象，应与急性阑尾炎鉴别，但此病仍右上腹部压痛明显；伴肝脓肿者，可出现右季肋部皮肤水肿，压痛及肝区叩击痛阳性。

**诊断** ①根据患者症状和体征。②血常规是白细胞计数与中性粒细胞比例升高，血胆红素增高或伴肝功能异常。③腹部 X 线片。④B 超示胆囊增大或胆管扩张，有时可探及胆石。⑤内镜逆行胰胆管造影：提示梗阻部位和病变性质。⑥经皮肝穿刺胆道造

影术提示胆系病变。

**鉴别诊断** 需与胃十二指肠溃疡急性穿孔（见胃肠道穿孔）、急性阑尾炎、急性腹膜炎、胆道蛔虫病、右肾结石、黄疸肝炎、冠状动脉供血不足等鉴别。

**急诊处理** ①一般治疗：卧床休息、禁食；补液，必要时输血纠正休克，纠正水电解质紊乱和酸碱平衡失调。②抗感染：常选用广谱抗生素，或根据细菌培养结果选择抗生素。③对症治疗：腹胀者予以胃肠减压，适时用解痉、镇痛与镇静药，胆绞痛者可同时用哌替啶和阿托品，禁用吗啡。④经皮肝穿刺胆道引流术：适用于胆管严重梗阻或化脓性胆管炎者，以引流胆汁、降低胆道压力、控制感染。⑤内镜下十二指肠乳头括约肌切开术：适用于直径<2cm的胆总管结石，内镜逆行胰胆管造影证实乳头狭窄伴胆总管扩张、淤胆等。可同时在胆总管内放置长引流管，行鼻胆管引流术。⑥手术治疗：若出现全身中毒症状明显、腹膜刺激征、黄疸加深，应紧急手术。对结石性胆囊炎、较大的胆总管结石及原发性胆管结石、有较重症状的肝内结石等，可择期手术。

（郭树彬　陈　锋）

*jíxìng yíxiànyán*

# 急性胰腺炎（acute pancreatitis，AP）

各种病因导致胰酶在胰腺内被激活引起胰腺及其周围组织自身被消化从水肿至出血坏死的急性炎症。轻者以胰腺水肿为主，临床多见，病情常呈自限性，预后良好，称为轻症急性胰腺炎（mild acute pancreatitis，MAP）。少数重者胰腺出血坏死，常继发感染、腹膜炎和休克等多种并发症，病死率高，称为重症急性胰腺炎（severe acute pancreatitis，SAP）。

**病因** ①常见病因：胆石症（包括胆道微结石）、酗酒、高脂血症、特发性。②少见病因：代谢性疾病，如甲状旁腺功能亢进症、高钙血症；术后，如胆总管探查、括约肌成形术、十二指肠手术、远端胃切除；药物，如硫唑嘌呤、磺胺类、呋塞米、四环素、雌激素；乳头及周围疾病，如奥迪（Oddi）括约肌功能不良、壶腹部肿瘤、憩室、十二指肠梗阻、输入袢综合征；自身免疫病，如系统性红斑狼疮、类风湿关节炎、坏死性血管炎；感染，如腮腺炎病毒、柯萨奇病毒、支原体、埃可病毒、蛔虫、人类免疫缺陷病毒感染。③其他：内镜逆行胰胆管造影后、胰腺分裂、创伤、$\alpha_1$-抗胰蛋白酶缺乏症、遗传性胰腺炎、金属中毒、终末期肾衰竭、妊娠。

**发病机制** 胰酶被激活是引起 AP 的始动因素。正常情况下，胰蛋白酶处于无活性状态。胰管阻塞、胰腺损伤、病原微生物感染甚至基因突变，均可促进胰酶分泌，激活胰酶，导致胰腺自身消化、水肿、出血甚至坏死。其中胶原酶可使炎症扩散，弹性蛋白酶可损害血管壁引起出血，蛋白水解酶复合体可使组织坏死进一步蔓延扩散，脂肪酶可使胰周脂肪组织形成脂肪坏死区。钙离子和坏死的脂肪结合形成皂化斑，这是血钙下降的原因之一。同时，胰腺本身的坏死组织分解后可产生血管活性物质，如血管舒缓素、激肽及前列腺素等，使周围血管张力降低，加上胰周大量液体渗出，血容量锐减、血压下降均可进一步造成循环功能紊乱及肾损害。此外，坏死毒素中尚有心肌抑制因子和休克肺因子，可引起心、肺功能损害。AP 病损的胰腺组织作为抗原或炎症刺激物，激活巨噬细胞释放炎症介质，造成细胞因子网络和免疫功能紊乱，很可能是 AP 易于从局部病变迅速发展为全身炎症反应综合征及多器官功能障碍综合征的重要原因。脓毒败血症时补体系统的连锁反应可激活产生 C3a、C4a、C5a 等过敏毒素，这些毒素均使血管渗透性增加，促进细胞因子释放，如肿瘤坏死因子、白介素-1、白介素-6、白介素-8 和凝血酶原活化因子等增多。激活的消化酶和活性物质共同作用，造成胰腺实质及邻近组织自身消化，有进一步促使各种有害物质释放，形成恶性循环，致损伤越来越重。

**临床表现** 如下所述。

**症状** ①腹痛：起病较急，常在胆石症发作后不久、大量饮酒或饱餐后出现。性质可为钝痛、绞痛、钻痛或刀割样痛，多呈持续性腹痛伴阵发性加剧。轻症者 3~5 天可缓解，重者持续时间较长。②恶心、呕吐及腹胀：约90%的患者起病即有恶心、呕吐，可频繁发作或持续数小时，呕吐物多为胃内容物、胆汁或咖啡色样物，呕吐后腹痛无缓解。③发热：体温较高，常源于急性炎症、胰腺坏死组织继发细菌或真菌感染。④黄疸：多源于胆源性胰腺炎。肿大的胰头压迫胆总管可造成一过性黄疸。

**体征** MAP 患者腹部体征较少，通常与腹痛主诉程度不平行。SAP 上腹压痛显著，几乎均有腹部压痛、肌紧张，可有明显腹胀、肠鸣音减弱或消失。腹膜炎时出现全腹压痛、反跳痛。胰周大片坏死渗出者可出现移动性浊音。并发胰腺假性囊肿或脓肿者上腹可触及肿块。少数患者因胰酶及坏死组织液穿过筋膜与肌层渗入腹壁下，可见胁腹部皮肤呈灰蓝紫色斑，即格雷·特纳（Grey Turner）征，或脐周皮肤青紫，即卡伦（Cullen）征，多提示预后较差。

**并发症** ①局部并发症：胰腺假性囊肿、胰腺脓肿、胰腺坏死感染。②全身并发症：休克、急性呼吸窘迫综合征、急性肾衰竭、心律失常或心力衰竭、败血症及真菌感染、消化道出血、凝血异常、中枢神经系统异常、高血糖、脱水、代谢性酸中毒、低钙血症。

**辅助检查** ①血常规：白细胞计数增多，中性粒细胞核左移。②血清淀粉酶：>正常值上限3倍即可确诊，其升高程度与病情严重性不成正比。胰源性腹水与胸腔积液的淀粉酶浓度也明显增高。以血淀粉酶为主，尿淀粉酶仅作参考。③淀粉酶/内生肌酐清除率比值：升高达正常值上限3倍（正常值 ≤ 5%）。④血清脂肪酶：>正常值上限3倍。其升高时间较晚，但持续时间可长达7~10天。⑤生化检查：有高血糖；高胆红素血症；血清天冬氨酸转氨酶、乳酸脱氢酶增高；1/4患者血钙降低，<1.75mmol/L者提示预后不良；血清白蛋白降低；并发急性呼吸窘迫综合征者有低氧血症；心电图可见 ST-T 异常。⑥腹部超声与 CT 检查：对 AP 及其并发症诊断有帮助。⑦腹部 X 线片：可发现肠麻痹或麻痹性肠梗阻。

**诊断** ①临床诊断要点：凡有急性发作的剧烈而持续性上腹痛、恶心、呕吐，血清淀粉酶升高≥正常值上限的3倍，影像学提示胰腺有或无形态学改变，排除其他急腹症可诊断 AP。②诊断

标准：临床常用的评分系统有急性生理、年龄和慢性健康评分Ⅱ（见急诊患者评估）和兰森（Ranson）标准。前者较复杂，但准确；后者有很好的临床实用性。Ranson 标准：年龄>55岁；血糖>11mmol/L；白细胞>16×10⁹/L；天冬氨酸转氨酶>250U/L；乳酸脱氢酶>350U/L。入院48小时后，血细胞比容下降>10%；血尿素氮上升>1mmol/L；动脉血氧分压（$PaO_2$）<60mmHg；血钙<2mmol/L；碱缺失>4mmol/L；体液丢失>6L。Ranson 评分共11项，≥3项即可诊断 SAP。

**鉴别诊断** ①消化性溃疡急性穿孔：根据病史、突然发病、体征、腹部 X 线片发现及血清淀粉酶检查可鉴别。②胆石症和急性胆囊炎：胆绞痛史、右肩部放射痛伴黄疸、墨菲（Murphy）征阳性、超声与 X 线检查可有胆结石和胆囊炎征象。③急性肠梗阻：有阵发性腹绞痛、肠鸣音亢进、便秘、排气停止、腹部 X 线片示肠梗阻征象。④心肌梗死：有冠心病病史，突然发病，心电图检查及血清淀粉酶检查可鉴别。

**急诊处理** 包括以下内容。

MAP ①监护：所有患者至少应在入院3天内进行监护，以及早发现 SAP。②支持治疗：最重要的是补液，以晶体液为首选，同时补充适量胶体液、维生素及微量元素。③胰腺休息：短期禁食。症状消失、体征缓解、肠鸣音恢复正常、出现饥饿感者可恢复进食，不需等待血淀粉酶恢复正常。④控制疼痛：腹痛剧烈者可给哌替啶或曲马多。

SAP 包括禁食、胃肠减压、镇痛，补充水、电解质，纠正酸碱平衡失调、预防和控制感染、

抑制胃液和胰液分泌，器官功能维护等，必要时可手术治疗。

**液体复苏** 在血流动力学监测指导下进行，早期达到复苏目标：中心静脉压（CVP）8~12mmHg，平均动脉压>65mmHg，尿量>0.5ml/（kg·h），中心静脉或混合静脉血氧饱和度（$SvO_2$）>70%。若 CVP 达8~12mmHg，监测 $SvO_2$<0.7，则根据血红蛋白浓度，输注浓缩红细胞至血细胞比容到达30%以上。若 $SvO_2$ 仍<70%，则给予多巴酚丁胺以达到复苏目标。在积极液体复苏若仍有严重威胁生命的低血压，应早期开始用升压药，首选去甲肾上腺素。

**解痉镇痛** 适用于疼痛剧烈者，可给哌替啶，不推荐吗啡或阿托品，前者收缩 Oddi 括约肌，后者可诱发或加重肠麻痹。

**抑制胰腺外分泌和应用胰酶抑制剂** 生长抑素已广泛用于 SAP 的治疗，可改善其临床症状，减少并发症，缩短住院时间，降低死亡率，对胰瘘和肠瘘也有较好疗效。常用药物包括奥曲肽和施他宁，越早使用效果越好。加贝酯为人工合成的胰酶抑制剂，对胰蛋白酶、缓激肽、纤维蛋白溶酶、磷脂酶 C、凝血酶、磷脂酶 $A_2$ 均有抑制作用，还可松弛 Oddi 括约肌、增加肝血流量、降低肺动脉压，临床应用可降低死亡率。

**应用抗菌药预防和治疗感染** 常规使用，选用抗革兰阴性菌和厌氧菌为主、脂溶性强及有效通过血胰屏障的抗菌药，如头孢他定、头孢噻肟、环丙沙星、氧氟沙星、甲硝唑、亚胺培南等。

**腹腔灌洗** 属于非手术疗法，是抢救 SAP 患者生命的重要措施，可缓解症状、控制感染、治疗多

系统器官衰竭等严重并发症。需注意：①灌洗宜早不宜晚，应在确诊后 48 小时内进行。②灌洗应充分，每次灌洗时患者应平卧，以便灌洗液充分流入腹腔各个部位，特别是胰周、膈下和结肠旁沟。③根据血生化检测指标增减加入灌洗液中的电解质、抗生素、葡萄糖等，一般不加抗凝剂以免加重出血。

持续血液净化治疗　适应证：① SAP 伴急性肾衰竭或尿量 $<0.5ml/(kg \cdot h)$。② SAP 早期伴 2 个或 2 个以上器官功能障碍者。③ SAP 早期高热、伴心动过速、呼吸急促，经一般处理效果不明显者。④ SAP 伴严重水电解质紊乱。⑤ SAP 伴胰性脑病或毒性症状明显者。方法为持续大流量（4L/h）连续性肾脏替代疗法。

机械通气和氧疗　所有患者入院后，均在血气分析检查后进行氧疗。呼吸次数 >35 次/分且 $PaO_2 < 70mmHg$ 或 $PaCO_2 > 60mmHg$ 患者，可考虑机械通气。

CT 引导下经皮导管引流术　此法安全有效。患者在入院后 24~48 小时内做增强 CT 以明确胰腺坏死部位与面积，在 CT 或 B 超引导下经腹腔放置 10~28F 的导管，导管放置后先抽尽腹腔内的液体，然后用生理盐水或甲硝唑冲洗，尽可能将坏死碎屑和渗出物冲洗干净，以后每 8 小时冲洗 1 次，必要时更换不同型号的引流管。24 小时引流量 <10ml，CT 证实坏死腔已消失且无瘘管存在即可拔管。

营养支持　发病 48~72 小时内行肠内营养安全、可行，可降低脓毒症的发生，一般选择鼻-空肠管或经皮空肠造瘘。对无法早期应用肠内营养的 SAP 患者，可行全胃肠外营养，可为患者提供全面营养素，达到早期营养支持的目的。患者水电解质紊乱和酸碱平衡失调纠正后即可使用。静脉输注脂肪乳剂是安全的，但高脂血症（特别是高三酰甘油血症）者忌用，待患者胃肠蠕动功能恢复、腹胀消失后即可行完全肠内营养。

处理胰腺假性囊肿　有 25%~50% 的胰腺囊肿可自行消失，但直径 >5cm、存在时间 >6 周者可能发生感染、出血、破裂等并发症，因此应进行减压治疗。可在 B 超、CT 引导下进行穿刺引流，也可使用内镜进行囊肿-胃吻合术或囊肿-十二指肠吻合术，通过在假性囊肿和胃之间插入双面猪尾管进行引流。3~4 周后复查 CT，若假性囊肿已闭合，即可拔除引流导管。若内镜逆行胰胆管造影中发现对比剂可进入假性囊肿，说明囊肿与胰管相通，此时可经主胰管将导丝插入囊肿内进行减压。

（郭树彬　陈　锋）

jiǎozhǎishàn
## 绞窄疝（strangulated hernia）

嵌顿疝嵌顿不能解除，肠管及其系膜受压加重，导致血流减少乃至阻断的外科急症。疝门较小而腹内压突然增高时，疝内容物可强行扩张囊颈而进入疝囊，随后因囊颈的弹性收缩又将内容物卡住，使其不能回纳，形成嵌顿疝。

病因　疝多发生于腹部，以腹外疝多见。腹外疝由腹腔内的器官或组织连同腹部壁层，经腹壁薄弱点或空隙，向体表突出所形成。其发生原因有两点。①腹壁强度降低：常见因素有某些组织穿过腹壁的部位，如精索或子宫圆韧带穿过腹股沟管、股动静脉穿过股管、脐血管穿过脐环等处；腹白线发育不良；手术切口愈合不良、外伤、感染、老年性肌萎缩也可引起腹壁强度降低。②腹内压力增高：慢性咳嗽、慢性便秘、排尿困难、腹水、妊娠、婴儿经常啼哭等均是常见原因。

发病机制　疝发生嵌顿后，如其内容物为肠管，肠壁及其肠系膜可在疝门处受压，先使静脉回流受阻，导致肠壁淤血和水肿，疝囊内肠壁及其系膜逐渐增厚，颜色由正常的淡红色逐渐转为深红，囊内可有淡黄色渗液积聚。若病变进一步加重，嵌顿不能解除，则肠管及其系膜受压情况不断加重可使动脉血流减少，最后导致完全阻断，发展为绞窄疝。此时肠系膜动脉搏动消失，肠壁逐渐失去其光泽、弹性和蠕动能力，最终变黑坏死。疝囊内渗液变为淡红色或暗红色血水。若继发感染，疝囊内的渗液则为脓性。

临床表现　疝块突然增大，伴明显腹痛。平卧或手推送不能使肿物还纳。肿块紧张发硬，触痛明显。若嵌顿内容物为大网膜，局部疼痛常较轻微；如为肠袢，不但局部疼痛明显，还可伴有腹部绞痛、恶心、呕吐、便秘、腹胀等机械性肠梗阻的临床表现。绞窄疝临床症状多较严重，但在肠袢坏死穿孔时，疼痛可因疝块压力骤降而暂时有所缓解。绞窄时间较长者，由于疝内容物发生感染，侵及周围组织，引起疝外被盖组织的急性炎症。严重者可发生脓毒症。

诊断与鉴别诊断　疝以腹股沟疝及股疝较常见，二者均可发生嵌顿引起绞窄疝，以股疝更多见。一般根据典型临床表现及查体即可诊断。腹股沟疝应与睾丸鞘膜积液、交通性鞘膜积液、精索鞘膜积液、隐睾、急性肠梗阻鉴别；股疝应与腹股沟斜疝、脂肪瘤、大隐静脉曲张结节样膨大、髂腰部结核性脓肿鉴别。

**急诊处理** 一旦怀疑存在绞窄疝，立即请外科会诊。高度可疑发生绞窄疝，原则上需紧急手术。术前纠正脱水和电解质紊乱，若出现休克征象，可补液、扩容、抗休克的同时手术。

(郭树彬 陈锋)

jíxìng fùmóyán

## 急性腹膜炎 (acute peritonitis)

理化及生物因素导致腹膜炎症性损伤的急腹症。按发病机制分为原发性和继发性，按病变范围分为局限性和弥漫性，按炎症性质分为化学性和细菌性腹膜炎。

**病因** 主要原因：①腹内脏器的急性穿孔与破裂。②腹内脏器急性感染扩散。③急性肠梗阻。④腹部创伤。⑤血行播散性感染。其所形成的是化学性腹膜炎和细菌性腹膜炎。前者源于胃肠无菌内容物对腹膜的强烈刺激，后者则是肠内容物逸出感染腹膜所致，最常见。

**发病机制** 从发病机制认识，主要是：①原发性腹膜炎，临床少见，腹腔内无原发病灶，病原菌是经由血液循环、淋巴途径或女性生殖系统等而感染腹腔所引起的腹膜炎。多见于体质衰弱，严重肝病患者或在免疫力低下的情况下，或肾病、猩红热、营养不良并发上呼吸道感染时均可致病，尤其是 10 岁以下的女孩多见。②继发性腹膜炎，最常见，继发于腹腔内脏器穿孔、破裂、炎症和手术污染。常见病因有阑尾炎穿孔，胃及十二指肠溃疡急性穿孔，急性胆囊炎透壁性感染或穿孔，伤寒病肠穿孔，急性胰腺炎，女性生殖器官化脓性炎症或产后感染等，含有细菌之渗出液进入腹腔。绞窄性肠梗阻和肠系膜血管血栓形成引起肠坏死，细菌通过坏死肠壁进入腹腔导致腹膜炎。其他如腹部手术污染腹腔，胃肠道吻合口瘘，以及腹壁严重感染，均可导致腹膜炎。

感染一旦发生，腹膜很快出现炎症，若细菌毒力过强、数量过多，或由于患者免疫功能低下则感染扩散形成弥漫性腹膜炎，腹膜炎形成后，腹腔渗液中大量的细菌与毒素经腹膜吸收，循淋巴管进入血液中，产生败血症的一系列症状，进一步发展导致心、肺、肾等器官功能损害，发生多器官功能障碍综合征。

**临床表现** 早期为腹膜刺激症状如腹痛、压痛、腹肌紧张和反跳痛，后期由于感染和毒素吸收，主要表现为全身感染中毒症状。临床表现取决于病原体的致病力和程度。在既往身体状况良好的患者中，若病变被内脏或网膜所限制，突然发作的腹痛是局限的；若整个腹腔被累及，疼痛呈弥漫性。在严重的弥漫性腹膜炎患者中，呈全腹压痛并伴呕吐及高热，肠蠕动消失。若病情不能迅速控制，将进展为多器官功能障碍综合征。患者出现面具样表情［希波克拉底（Hippocrate）面容］，并可在几天内死亡。液体丢失进入腹腔和肠道可导致严重脱水和电解质紊乱。急性呼吸窘迫综合征也可迅速出现，随后可出现肾衰竭、肝衰竭及弥散性血管内凝血。

**诊断与鉴别诊断** 根据病史及典型体征，白细胞计数及分类、腹部 X 线检查、B 超检查和 CT 检查等，腹膜炎的诊断一般比较容易。必要时可行诊断性腹腔穿刺或灌洗协助诊断。鉴别诊断首先区分鉴别原发性与继发性，还需与胸膜炎、肺炎、急性心肌梗死、急性胰腺炎、肾周围脓肿、带状疱疹等鉴别。

**急诊处理** 包括手术治疗与非手术治疗。

**非手术治疗** ①禁食水，必要时予胃肠减压。②纠正水电解质紊乱。③体位引流，一般取半卧位。④抗生素治疗。⑤补充热量和营养支持。

**手术治疗** 患者出现如下情况，需考虑手术治疗：①经上述非手术治疗 6~8 小时后，腹膜炎症状及体征不缓解反而加重者。②腹腔内原发病严重，如胃肠道或胆囊坏死穿孔、绞窄性肠梗阻、腹腔内脏器损伤破裂，胃肠手术后短期内吻合口瘘所致的腹膜炎。③腹腔内炎症较重，有大量积液，出现严重肠麻痹或中毒症状，尤其是有休克表现者。④腹膜炎原因不明，无局限趋势者。

(郭树彬 陈锋)

gānxìng nǎobìng

## 肝性脑病 (hepatic encephalopathy, HE)

急慢性肝功能障碍或门-体分流所致以中枢神经系统功能失调和代谢紊乱为特点的临床综合征。又称肝昏迷。主要分为三类：①与急性肝衰竭相关的 HE，不包括慢性肝病伴发的急性 HE。②门-体分流术相关 HE，无肝实质损伤。③与肝硬化、门静脉高压和（或）门-体分流术相关的 HE，肝功能不全是主要因素，循环分流次之，但二者可有协同作用。

**病因及发病机制** 大部分源于肝硬化（病毒性肝炎所致肝硬化最多见），也可由门-体分流术引起。小部分见于重症病毒性肝炎、中毒性肝炎和急性药物性肝损害或暴发性肝衰竭。其形成是多因素诱发的。①增加氨等含氮物质及其他毒物来源，如食用过量的蛋白质、消化道大出血、氮质血症、口服铵盐、尿素、蛋氨酸等。便秘也是不利因素。②低钾性碱中毒时，$NH_4^+$ 容易变成 $NH_3$，导致氨中毒，常由于大量利尿或放腹水引起。③加重对肝细胞的损害，使肝功能进一步减退。例如手术、麻醉、镇静剂、某些抗结核药物、感染和缺氧等。约半数慢性肝病是此病诱因。

**临床表现** 急性 HE 常见于急性重型肝炎所致的急性肝衰竭，诱因不明显，患者在起病数周内即进入昏迷直至死亡，昏迷前可无前驱症状。慢性 HE 多是门-体分流性脑病，大量门-体侧支循环和慢性肝衰竭所致，多见于肝硬化和（或）门-体分流术后，以慢性反复发作性木僵与昏迷为突出表现，常有摄入大量蛋白食物、上消化道出血、感染、放腹水、应用大量排钾利尿药等诱因。肝硬化终末期所见的 HE 起病缓慢，昏迷逐步加深，最后死亡。根据意识障碍程度、神经系统表现和脑电图改变，HE 分为四期。

Ⅰ期（前驱期） 轻度性格改变和行为失常，如欣快激动或淡漠少言，衣冠不整或随地便溺。应答准确，但吐词不清且较缓慢。可有扑翼样震颤，又称肝震颤，即嘱患者两臂平伸，肘关节固定，手掌向背侧伸展，手指分开时，可见到手向外侧偏斜，掌指关节、腕关节、甚至肘与肩关节不规则地扑击样抖动。

Ⅱ期（昏迷前期） 以意识错乱、睡眠障碍、行为失常为主。前一期的症状加重。定向力和理解力均较差，时空概念混乱，不能完成简单的计算和智力构图，言语不清、书写障碍、举止反常也很常见。多有睡眠时间倒错，甚至有幻觉、恐惧、狂躁。有明显神经系统体征，如腱反射亢进、肌张力增高、踝阵挛及巴宾斯基（Babinski）征阳性等。扑翼样震颤存在，脑电图有特征性异常。可出现不随意运动及运动失调。

Ⅲ期（昏睡期） 以昏睡和精神错乱为主，各种神经体征持续或加重，大部分时间昏睡，但可唤醒。醒时尚可应答问话，但常有神志不清和幻觉。扑翼样震颤仍可引出。肌张力增强，四肢被动运动常有抵抗力。锥体束征常呈阳性，脑电图有异常波形。

Ⅳ期（昏迷期） 神志完全丧失，不能唤醒。浅昏迷时对疼痛刺激和不适体位尚有反应，腱反射和肌张力仍亢进；由于患者不能合作，扑翼样震颤无法引出。深昏迷时各种反射消失。肌张力降低，瞳孔常散大，可出现阵发性惊厥、踝阵挛和过度换气。脑电图明显异常。

**诊断** 诊断依据：①严重肝病和（或）广泛门-体侧支循环。②精神紊乱、昏睡或昏迷。③有 HE 的诱因。④明显肝功能损害或血氨升高，扑翼样震颤和典型的脑电图改变有重要参考价值。

**鉴别诊断** 以精神症状为唯一表现的 HE 应与器质性精神病鉴别。还应与其他疾病所致昏迷鉴别：如代谢性脑病（糖尿病酮症酸中毒、低血糖、尿毒症、高钠血症、低钠血症等）；颅脑病变（如脑血管意外、颅内肿瘤和感染等）；中毒性脑病（镇静剂过量、酒精、药物、重金属中毒等）。

**急诊处理** 去除 HE 发作的诱因是其一般治疗的基本原则，亦是其他药物治疗的基础。

**调整饮食结构** 肝硬化患者常有负氮平衡，应补充足够蛋白质。但高蛋白饮食可诱发 HE，对 HE 患者应限制蛋白质摄入，并保证热能供给。Ⅲ～Ⅳ期患应禁止经胃肠道补充蛋白质。Ⅰ～Ⅱ期患者应限制蛋白质在 20g/d 之内，若病情好转，每 3～5 天可增加 10g 蛋白质，以逐渐增加患者对蛋白质的耐受性。患者完全恢复后可摄入 0.8～1.0g/（kg·d）蛋白质，以维持基本的氮平衡。首选植物蛋白，病情稳定者可适量摄入乳制品。

**慎用镇静剂** 巴比妥类、苯二氮䓬类镇静剂可激活 γ-氨基丁酸/苯二氮䓬（GABA/BZ）复合受体，诱发或加重 HE，应慎用。患者出现躁狂可用异丙嗪、氯苯那敏。

**纠正电解质紊乱和酸碱平衡失调** 肝硬化患者由于进食量少，利尿过度，大量排放腹水造成低钾性碱中毒，诱发或加重 HE。因此，利尿药的剂量不宜过大，大量排放腹水时应静脉输入足量的白蛋白以维持有效血容量和防止电解质紊乱。应监测血清电解质、血气分析等，有低血钾或碱中毒应及时纠正。

**止血和清除肠道积血** 上消化道出血是 HE 的重要诱因。因此食管静脉曲张破裂出血者应采取各项紧急措施进行止血，并输入血制品以补充血容量。清除肠道积血可采取以下措施：口服或鼻饲乳果糖、乳梨醇溶液或 25% 硫酸镁，生理盐水或弱酸液（如醋酸）灌肠，将乳果糖稀释至 33.3% 进行灌肠。

**预后** 取决于病因。诱因明确且容易消除者预后较好。急性重型肝炎或急性药物性肝损害所致 HE 的预后，比肝硬化伴门-体分流者更严重。有腹水、黄疸、出血倾向者预后较差。暴发性肝衰竭所致 HE 预后最差。

**预防** 积极防治肝病，应避

免诱发 HE 的一切因素。密切观察肝病患者，及时发现 HE 的前驱期和昏迷期的表现，并进行适当治疗。

（郭树彬　陈锋）

## 急性肝衰竭

jíxìng gānshuāijié

**急性肝衰竭**（acute hepatic failure，AHF）　肝病后大量肝细胞坏死或肝功能严重损害所致临床综合征。多于起病后 6~8 周内进入肝性脑病。死亡率高，脑水肿是最主要死因。

**病因及发病机制**　病因复杂。欧美国家以药物损伤为主，中国则以病毒（主要为乙型肝炎病毒）感染多见。①嗜肝病毒感染：中国占很大比例。常见的肝炎病毒（如乙型肝炎病毒、丙型肝炎病毒及丁型肝炎病毒等）较多见，甲、戊较少。②肝毒性药物：种类繁多，主要包括抗结核药、大剂量四环素、对乙酰氨基酚、非甾体抗炎药等多见。③急性中毒：如毒蕈、四氯化碳、磷等。④代谢异常疾病：肝豆状核变性、脑病并内脏脂肪变性综合征［瑞氏（Reye）综合征］、妊娠期脂肪肝。⑤急性缺血性损害：除失血外，还有药物诱导的低血压或低灌注，如长效烟酸、可卡因、去氧麻黄碱等。⑥血管因素：门静脉栓塞、巴德－基亚里（Budd-Chiari）综合征、静脉闭塞性疾病及缺血性肝炎等。⑦其他：重症感染、转移性肝癌、自身免疫性肝炎、过高温及过低温等。过分切除肝叶也可诱发。各种原因都可使肝细胞损伤甚至坏死，肝功能减低乃至肝衰竭。

**临床表现**　包括早期与后期症状。

早期症状　①黄疸：由于血清中胆红素升高致使皮肤、黏膜和巩膜黄染。黄疸出现后短期内若总胆红素 >171μmol/L，且同时具有肝功能严重损害的其他表现，如出血倾向、凝血酶原时间延长、丙氨酸转氨酶升高等，表示肝功能异常。若只有较深黄疸，无其他严重肝功能异常，示为肝内淤胆；黄疸持续时间长，一般黄疸消长规律为加深、持续、消退 3 个阶段，若经 2~3 周黄疸仍不退，提示病情严重；黄疸出现后病情无好转，一般急性黄疸型肝炎当黄疸出现后，食欲逐渐好转，恶心呕吐减轻。若黄疸出现后 1 周症状无好转，需警惕重型肝炎。②持续性低热：病初可有低热，黄疸出现后体温下降至正常。若与黄疸同时伴有持续性低热，提示有肝细胞坏死或内毒素血症。③全身症状：可表现为乏力、倦怠、无食欲，严重者甚至生活不能自理。④消化道症状：表现为频繁恶心、呕吐、呃逆、明显腹胀、肠鸣音消失、肠麻痹。⑤出血倾向：如皮肤淤斑、紫癜、鼻出血、牙龈出血，少数上消化道出血等，提示凝血功能障碍，肝衰竭。⑥腹水：因白蛋白半衰期较长（2 周左右），一般在病后 2~3 周才出现低白蛋白血症，病程超过 2~8 周者多有腹水。⑦性格改变：如原性格开朗，突变为抑郁或相反。睡眠节律颠倒、语言重复、不能构思、定向障碍、行为怪异、随地便溺等均为肝性脑病征兆，继而出现意识障碍，进入肝昏迷期。⑧脑水肿、肺水肿相关征象：可能与不适当地大量补液、缺氧等有关，易造成脑疝、呼吸衰竭。⑨其他：进行性肝缩小、肝臭、扑翼样震颤、肌张力增高、锥体束征阳性、踝阵挛等，提示肝损害严重。

后期症状　①脑水肿：当有踝阵挛、锥体束征阳性时已有脑水肿，或有球结膜水肿、瞳孔散大固定，呼吸变慢、节律不规则，视盘水肿均示脑水肿表现。②凝血功能障碍和出血：以皮肤、牙龈、鼻黏膜、球结膜及胃黏膜等常见。③出血原因：血小板质与量异常。④感染：以呼吸道感染最常见。⑤肾衰竭：暴发性肝衰竭时肾功能异常达 70%，急性肾小管坏死约占 50%。有高钠尿、等渗尿及肾小管坏死。与肝细胞坏死、内毒素血症、利尿药应用不当、胃肠出血致低血容量及低血压等因素有关。⑥电解质紊乱和酸碱平衡失调：低血钠、低血钙、低血镁、低血钾，呼吸性碱中毒、代谢性碱中毒和代谢性酸中毒等。⑦其他：包括低血糖、低氧血症、肺水肿、心律失常、门静脉高压及急性胰腺炎等，可出现肝肾综合征、休克等严重并发症。

**诊断**　急性起病，2 周内出现 II 期以上肝性脑病（按 IV 期分类法划分），并有：①极度乏力，明显食欲缺乏、腹胀、恶心、呕吐等。②短期内黄疸进行性加深。③出血倾向明显，凝血酶原活动度 40%，且排除其他原因。④肝脏进行性缩小。满足以上条件者可诊断为 AHF。

**鉴别诊断**　①慢性肝炎：多由急性乙型肝炎、急性丙型肝炎迁延不愈转变而来。表现为食欲缺乏、疲倦、精神不振、舌苔薄白、腹痛、腹胀、脉缓等。②肝硬化：是一种常见的慢性肝病，可由一种或多种原因引起肝脏损害，肝脏呈进行性、弥漫性、纤维性病变。肝硬化的早期症状有全身乏力、消化不良、肝病面容、乳房胀、睾丸缩等。

**急诊处理**　尚无特效疗法，主要是综合治疗。原位肝移植是目前最有效的方法。

一般干预措施 ①调整营养方案：可用葡萄糖和支链氨基酸，葡萄糖液可配用少量胰岛素和胰高血糖素，不用脂肪乳剂，限用一般的氨基酸合剂。②通气通便：口服乳果糖，以每天排软便 2～3 次为度；也可灌肠。③降血氨药物：静脉滴注醋谷胺（乙醚谷醚胺）、谷氨酸（钾或钠）或氨酪酸，以降低血氨。④纠正凝血功能障碍。⑤神经功能支持：静脉滴注左旋多巴，可能有利于恢复大脑功能。

防治感染 除了要处理感染病灶，还因为肝衰竭后免疫能力降低，而且来自肠道、门静脉的细菌毒素可进入全身血流。

脏器功能支持 ①肝功能支持：人工肝支持技术、血液透析、血浆置换。②其他脏器功能支持：意识障碍并有视盘水肿时需用甘露醇等脱水药；呼吸加快、口唇发绀等可能为急性呼吸窘迫综合征表现，应做血气分析和增加氧吸入、呼吸机辅助呼吸等；尿量过少时用利尿药维持水电解质平衡，警惕肾功能损伤。

预防 此病病死率较高，应尽量避免其发生。临床上能做到的是用药时注意对肝脏的不良作用。例如，结核病用利福平、硫异烟胺或吡嗪酰胺等治疗时，应检查血转氨酶、胆红素等，若发现肝功能有改变，应及时更改药物。外科施行创伤性较大的手术，术前应重视患者的肝功能情况，尤其对原有肝硬化、肝炎、黄疸、低蛋白血症等病变者，应有充分准备。麻醉应避免用肝毒性药物。手术和术后过程中要尽可能防止缺氧、低血压或休克、感染等，以免损害肝细胞；术后根据病情继续监测肝功能，保持呼吸循环良好、抗感染和维持营养代谢，对肝起良好作用。

（郭树彬 陈 锋）

shènjiǎotòng

## 肾绞痛（renal colic）

持续性或阵发性腰腹部绞痛。表现为突然出现的急性腰部或侧腹部疼痛，可放射至腹股沟区，有时男性可放射至阴囊，女性可放射至大阴唇。通常伴恶心、呕吐，部分患者出现间断血尿。是最常见的外科急症。据 2006 年统计，在美国每年 120 万患者受肾绞痛困扰，并有近 1%患者需住院治疗。

发生机制 输尿管结石、血凝块、局部压迫、肿瘤、解剖异常等因素阻塞输尿管，致肾盂、输尿管平滑肌痉挛或管腔急性梗阻，肾盂压力急性升高，产生腹部剧烈疼痛。输尿管蠕动经过梗阻处时引起痉挛，导致绞痛。若梗阻导致机体内炎症介质释放增加则引起炎性疼痛。

鉴别诊断 ①急性胰腺炎：多于暴饮暴食后发病，中上腹痛，可向后背部放射，血、尿淀粉酶升高有助于确诊。②胆绞痛：多于油腻饮食后发病，右上腹绞痛，可向右肩部放射，腹部 B 超检查有助于鉴别。③急性阑尾炎：典型表现为转移性右下腹痛，麦氏点压痛、反跳痛，尿常规检查无特殊表现有助于鉴别。④穿孔性急腹症：可通过询问病史、体格检查及腹部 X 线片示膈下游离积气或腹腔穿刺鉴别（见胃肠道穿孔）。⑤腹主动脉瘤破裂或出血：突发腰背部剧痛伴休克表现，彩色多普勒超声检查可鉴别，必要时行 CT 血管造影检查。⑥输卵管妊娠破裂：停经史结合血人绒毛膜促性腺激素和盆腔超声检查可鉴别。⑦吗啡依赖患者伪装肾绞痛：应警惕。

急诊处理 ①药物治疗：镇痛可用非甾体抗炎药或阿片类镇痛药，后者应避免用哌替啶，以免引起更严重的恶心和呕吐。坦索洛新为选择性 $\alpha_1$ 受体阻断药，舒张前列腺平滑肌，用于治疗良性前列腺增生。还有助于早期输尿管末端小结石的排出，减少内镜介入、住院及镇痛药的应用。②补液和抗感染：适用于结石致梗阻合并感染者。③输尿管支架置入术：适用于结石致严重梗阻及疼痛者。此治疗失败率为 20%，且需后续通过肾造口术放入支架并经皮排尿。④输尿管镜碎石及取石治疗：推荐应用。⑤肾造口术：适用于存在肾盂积水者，以预防不可逆的肾损害及败血症。

（李 毅）

shǎoniào

## 少尿（oliguria）

24 小时尿排泄量<400ml，或每小时尿量<17ml 的状态。无尿（anuria）则指 24 小时尿量<100ml。通常是肾功能受损的早期标志。

发生机制 急性少尿的病因可分为肾前性、肾性及肾后性（表），其中肾后性又称为梗阻性。肾前性或肾后性的快速确认和治疗能阻止急性肾衰竭的发展，降低发病率和病死率。对容量状态、血流动力学和使用药物的评价可能揭示少尿的潜在肾前性病因。若不能通过其他方法（例如对心脏功能弱的患者）对血管内容量进行精确评估，可考虑用中心静脉压或肺毛细血管楔压等有创血流动力学监测。若上述梗阻已存在泌尿道扩张，可用肾超声检查检测肾后性。在一些病因的早期，尽管存在梗阻性尿路病，但病症尚不足以发展到发生泌尿道扩张而掩盖病情，例如恶性肿瘤导致梗阻、腹膜后纤维化。这些情况的早期均没有足够时间使输尿管

**表　急性少尿发生机制**

| 病因分类 | 发生机制 |
| --- | --- |
| 肾前性少尿 | 有效循环血量绝对性丢失：如失血、失液（腹泻、呕吐）、胃肠减压、胃肠道的其他引流（肠管或胰腺）、肾脏丢失（如利尿药或高渗性利尿）、创伤、手术或烧伤 |
| | 有效循环血量相对不足：全身性感染、肝衰竭、过敏、应用血管扩张药物、肾病综合征或麻醉药物等。使用血管紧张素转换酶抑制剂类药物导致肾脏自主调节系统紊乱 |
| 肾性少尿 | 结缔组织病（如系统性红斑狼疮）所致小血管炎或急性肾小球肾炎、恶性高血压、显微镜下多血管炎、妊娠期高血压疾病、链球菌感染所致肾小球肾炎、急进性肾炎 |
| | 间质性肾炎：药物（如青霉素）、感染、肿瘤（淋巴瘤、白血病等） |
| | 急性肾小管坏死：缺血（主要继发于肾前性因素）、肾毒性药物（氨基糖苷类等）、重金属、有机溶剂（乙二醇、四氯化碳等）、对比剂、色素（肌红蛋白、血红蛋白等） |
| | 肾动脉或静脉因血栓、狭窄或夹层瘤等阻塞等 |
| 肾后性少尿 | 上尿路梗阻：包括双肾盂或输尿管阻塞 |
| | 下尿路梗阻：更多见，如膀胱出口阻塞 |

及肾盂扩张发生。尿排出量的缺少提示患者患有梗阻性尿路病、肾皮质坏死或坏死性肾小球疾病。多尿和少尿-无尿交替发作有力的提示存在泌尿道间歇性梗阻。

**鉴别诊断**　主要依靠上述病因的分析，区别是肾前性、肾后性还是肾性。其次才是依据以下的辅助检查进一步确诊。

**尿沉渣**　有助于分辨肾前性少尿和肾性少尿。在肾前性少尿中，可能观察到透明管型、细颗粒管型。在肾性少尿中（急性肾小管坏死），褐色颗粒管型和管状上皮细胞单独或以管型存在于约80%的患者的尿液样本。对血浆和尿液中的钠和肌酐浓度的测定可能有助于评价肾小管功能。肾小球滤过率降低加上盐和水重吸收引起刺激增加导致的肾前性肾衰竭中，尿液与血浆肌酐比例通常较高，尿钠浓度比肾性急性肾衰竭低。

**尿指数**　其应用基于假设在肾前性肾衰竭、肾小球前原点血管疾病及早期肾小球肾炎中，肾小管对钠和水的重吸收能力维持不变，但是这些功能在肾小管间质性疾病、肾小球肾炎后期以及急性肾小管坏死中是受损的。对尿指数的解释需要慎重。应在补液治疗或给予多巴胺、甘露醇或其他利尿药之前收集待检血液和尿液样本。尿液中不得含有葡萄糖和X线片对比剂。急性肾衰竭通常是急性肾小管坏死所致，但有时患者的钠排泄分数<1%。这在色素肾病（肌红蛋白尿）或X线片对比剂损害患者中更常见。创伤患者的急性肾衰竭是肌红蛋白尿所致，这些患者表现出血红素阳性尿、肌酸激酶血浆浓度升高以及含有暗褐色颗粒管型的黑尿。在X线照片对比剂试验后持续1天或2天的肾显影异常发现提示急性肾衰竭可能源于对比剂。

**急诊处理**　①评估潜在并发症：如高钾血症、代谢性酸中毒、肺水肿、胸腔积液或腹水等。②药物治疗：对无容量负荷过度的少尿患者，可快速输液，输液量以个体为基础决定。若对快速输液无充分应答，可给予祥利尿药。对急性肾损伤患者可用多巴胺，若尿量无增加，应中止治疗。避免使用肾毒性药物。③血液透析：旨在避免容量过量导致心力衰竭、控制高血钾症和代谢性酸中毒。④营养治疗：除维持体液和电解质平衡外，足够的蛋白质和热量的摄取对于急性少尿患者很重要，特别是休克、败血症或横纹肌溶解者，以避免免疫功能损伤及增加死亡率。应早期行全胃肠外营养。

（李　毅）

xuèniào

**血尿**（hematuria）　尿液中红细胞数超过正常值范围。可分为显微镜下血尿（红细胞数≥3/HP）和肉眼血尿（因血液的存在使得尿液颜色发生改变）。正常人每天有红细胞从尿液排出，离心沉渣镜检红细胞数<3/HP，为变形红细胞。

**发生机制**　血液流经正常肾脏时，肾小球滤过膜挡血细胞通过，滤过屏障有先天缺陷或损伤时，红细胞经肾单位排入尿液中，或血液经尿路的破损血管直接进入尿液。月经血、痔疮血混入或人为加入血液也能造成假血尿。

成人血尿原因如下。①泌尿系统感染。②泌尿系统结石。③泌尿系统恶性肿瘤：泌尿道上皮癌、肾癌、前列腺癌。④良性前列腺增生症。⑤解剖结构异常：动静脉畸形、泌尿道狭窄、输尿管肾盂连接处梗阻、膀胱输尿管反流、胡桃夹综合征。⑥肾脏疾病：肾小球肾炎、间质性肾炎、肾乳头坏死、奥尔波特（Alport）综合征、肾动脉狭窄。⑦良性前列腺增生症。⑧子宫内膜异位症。⑨放射性膀胱炎和（或）肾炎。

⑩代谢性疾病：高钙血症、高尿酸血症。⑪凝血功能异常。⑫其他：创伤、运动所致血尿症、良性家族性血尿、腰痛－血尿综合征。

约5%的镜下血尿及>40%的肉眼血尿患者存在泌尿生殖系统肿瘤。与之相反，>40%的无症状镜下血尿患者并未发现明确病因。因此，对于出现任何程度的不明原因血尿患者，均应首先排除恶性肿瘤。

**鉴别诊断** 肉眼血尿易于发现。镜下血尿则进行显微镜下确定，并注意与肌红蛋白尿、血红蛋白尿等鉴别。

**假阳性结果** 通常见于血红蛋白尿、肌红蛋白尿或尿液污染。因此，对于阳性结果即微量或（+++），均应立即进行尿沉渣显微镜检查证实或排除是否存在红细胞。饮食、代谢及服用药物（如甜菜、黑莓、黑色素、胆汁、比咯紫质、铁剂等）均可导致尿液颜色发生改变，因此肉眼尿色改变不应用于推测是否存在血尿。

**伴随症状** ①尿频和排尿困难可能提示泌尿道感染。②肾绞痛提示泌尿系统结石。③有排尿踌躇、排尿中断、尿流减少，通常源于良性前列腺增生症。④近期上呼吸道感染或皮肤感染史可能与肾小球肾炎有关。⑤经期、剧烈运动或性交史健康患者可出现一过性血尿。⑥多囊性肾脏疾病及其他肾脏病、镰状细胞性贫血家族史、血吸虫病、疟疾或肺结核疫区旅行史可能是血尿病因的重要线索。

**体格检查** 重点关注是否有肾病综合征和肾血管性疾病相关高血压，肾病综合征相关水肿，肾脏肿瘤相关腹部或季肋部包块。泌尿系统感染常见肋脊角叩痛或耻骨上压痛。男性患者直肠指检可能提示前列腺结节或前列腺肥大。

**实验室检查** 显微镜检查可直接区分肾小球源性和非肾小球源性血尿，且可鉴别潜在全身性感染、炎症和免疫性疾病。初步检查应包括尿沉渣检查、全血细胞分析、血肌酐及电解质和尿细菌培养。对泌尿系统感染患者应接受适当治疗，并在治疗后 2~6 周复查尿液分析。对存在泌尿系统结石和无症状镜下血尿患者应在清除结石后复查尿液分析。正式的尿液分析结果可证实肾小球疾病是否为血尿病因，该项分析对于判断疾病预后及优化后续评估非常重要。存在异常形态红细胞、红细胞管型或蛋白尿（无肉眼血尿污染情况下尿蛋白排泄>500mg/24h）提示肾小球源性血尿，需由肾内科医师会诊。

**急诊处理** ①主要是针对病因治疗，请肾内科和泌尿外科医师会诊。②对出血量大者应输血、止血甚至抗休克治疗。③部分患者（<1%）在初始血尿评估中结果阴性但后来诊断为泌尿系统肿瘤。因此，应定期随访。在初始诊断血尿后第 6、12、24、36 个月重复尿常规检查、尿细胞学检查及血压监测。对持续血尿者，尤其是高度怀疑可能有潜在疾病者，需行影像学和膀胱镜随访。

（李 毅）

pái niào kùn nán

**排尿困难**（dysuria） 排尿时伴疼痛、烧灼感、不适感或排尿不畅感。多源于梗阻（如良性前列腺增生阻塞尿道口导致尿液外流受阻）、神经精神性、药物等，严重者可导致急性尿潴留。可分为感染性和非感染性排尿困难。

**发生机制** ①感染性病因：最常见，表现为膀胱炎、前列腺炎、肾盂肾炎及尿道炎，主要病原体为大肠埃希菌、腐生葡萄球菌、变形杆菌、金黄色葡萄球菌、肠球菌类和克雷伯菌少见。尿道解剖或功能上的畸形导致反复发作病原菌感染，如膀胱憩室、肾囊肿、尿道狭窄、良性前列腺增生症和神经源性膀胱。②非感染性病因：阻塞性排尿困难见于肾结石、良性前列腺增生症、膀胱和肾脏肿瘤。绝经后妇女内源性雌激素的显著减少可导致泌尿功能的障碍。女性患者排尿困难病因尚有尿道综合征、性行为过程中尿道损伤及对润肤霜、喷雾、肥皂或卫生纸过敏。体育活动（如骑马、骑车）可导致伴较少尿道分泌物的排尿困难。排尿困难也可是精神性因素的特征，如躯体化障碍、慢性疼痛综合征、抑郁症和药物依赖。性滥交和其他感情忧郁者可有精神性尿潴留和排尿困难。尿频通常由膀胱容积减小或扩张疼痛引起。排尿犹豫和缓慢通常由尿道阻塞引起，但也可能是继发于膀胱收缩性降低。尿急由于炎症、结石或肿物刺激尿道三角或后部引起，经常伴有膀胱炎。

**鉴别诊断** 包括以下内容。

**病史** 症状出现的时间、频率、严重程度及定位和性别对鉴别诊断非常重要。排尿初始即疼痛常由尿道炎症引起，排尿后耻骨弓上疼痛则更多提示膀胱炎症或感染。排尿困难呈持续性并进行性加重可能提示为沙眼衣原体感染，突发症状和血尿则提示为细菌感染。成人女性外部尿痛病史提示阴道感染或炎症，反之，内部尿痛病史提示细菌性膀胱炎或尿道炎。年轻女性可能与其有较频繁的性行为有关，老年男性更可能源于前列腺增生伴炎症和感染。糖尿病患者可能存在继发于念珠菌病的阴道炎。用药史对鉴别诊断有意义，如替卡西林、青霉素 G 和环磷酰胺。

**体格检查** 腹部触诊和叩诊可提供肾脏、输尿管或膀胱部位的炎症情况。肋脊角压痛提示肾盂肾炎。女性妇科检查和男性会阴及阴茎检查可确定分泌物、外伤或感染的存在。男性患者中的直肠指检有助于评估其前列腺情况。疑诊前列腺炎者，检查手法应温和，避免菌血症和脓毒症。

**辅助检查** 包括尿液分析、尿培养、针对性传播疾病的阴道和尿道检查、放射性检查和侵入性医疗操作等。

**急诊处理** 针对病因治疗。排尿困难引起急性尿潴留者，应积极采取措施解除尿潴留。最常见的方法是置入导尿管，导尿管置入失败者，可在下腹部经皮肤行膀胱穿刺。若需保留导尿，可用套管针穿刺膀胱造瘘，通过套管置入导尿管保持引流。

（李　毅）

**jíxìng shènshuāijié**

**急性肾衰竭**（acute renal failure，ARF） 继发于休克、创伤、严重感染、溶血和中毒等的急性肾实质损害综合征。主要病理改变是肾小管坏死，临床上出现少尿或无尿，造成在较短时间内肾脏不能将体内代谢产物排出体外，伴严重的水电解质和代谢紊乱及氮质血症。另一种尿量正常或较多的 ARF，称为非少尿型 ARF。

**病因及发病机制** 可分为肾前性、肾性和肾后性三类。

**肾前性** 有效循环血量减少如失血、失液（腹泻、休克、烧伤、高热、绝食禁水）等均能使尿量减少，代谢废物滞留体内，导致氮质血症。

**肾性** 肾实质损害所致，可由肾小球病变（如急性肾小球肾炎、急进性肾小球肾炎）及急性肾小管坏死或损伤引起。以急性肾小管坏死多见，多种原因所致。①毒性物质对肾脏的直接作用：主要有药物、毒物等，如氨基糖苷类、磺胺、重金属（汞剂、铋剂等）、多黏菌素，万古霉素，头孢菌素尤其是第一代、新霉素、两性霉素 B 及碘对比剂、甲氧氟烷麻醉剂；生物毒素如蛇毒、蜂毒、毒蕈、斑蝥素等。②肾缺血：严重肾缺血除因失血、失液等造成机体有效血容量减少外，还常见于重症全身性感染、重度外伤、休克者。③血管内溶血：如黑尿热、伯氨喹所致溶血、蚕豆病、血型不合的输血、氧化砷中毒等病症导致血管内溶血，释放出来的血红蛋白，以及肌肉大量创伤（如挤压伤、肌肉炎症）时的肌红蛋白，通过肾脏排泄，阻塞肾小管而引起急性肾小管坏死。

**肾后性** 尿道梗阻如肿瘤、泌尿道结石、先天性泌尿道畸形等，可先引起肾盂输尿管积水及肾实质损害，进一步发展则导致 ARF。

**临床表现** 尿量减少、肺水肿、氮质血症、代谢性酸中毒、高钾血症。主要分为下述三个阶段。

**少尿期** ①少尿：大多数在先驱症状 12～24 小时后开始出现少尿（尿量<400ml/24h）或无尿或尿量<1ml/（kg·h），一般持续 2～4 周。②代谢产物的蓄积：血尿素氮、肌酐等升高，早期表现为食欲缺乏、恶心、呕吐、腹泻、呃逆、头晕、头痛、烦躁不安、贫血和出血倾向。出现代谢性酸中毒，呼吸深而快、甚至抽搐、昏迷。③电解质紊乱：可有高血钾、低血钠、高血镁、高血磷、低血钙等，尤其是高钾血症。严重者可致心脏骤停。④水平衡失调：易出现水潴留，严重者导致肺水肿。

**多尿期** 少尿期后尿量逐渐增加，尿量>500ml/24h 时即进入多尿期。此后，尿量逐日成倍增加，最高尿量 6000ml/24h，甚至达 10 000ml 以上。在多尿期初始，尿量虽增多，但肾清除率仍低，体内代谢产物蓄积仍存在。一般 4～5 天后，血尿素氮、肌酐等随尿量增多而逐渐下降，尿毒症症状也随之好转。钾、钠、氯等电解质从尿中大量排出可导致电解质紊乱或脱水，高钾血症可能转变为低钾血症。此期持续 1～3 周。易继发呼吸系统及尿路感染。

**恢复期** 尿量逐渐恢复正常，3～12 个月肾功能逐渐复原，大部分患者肾功能可恢复到正常水平，只有少数患者转为慢性肾衰竭。

**诊断与鉴别诊断** 依据少尿和（或）血肌酐及尿素氮升高等实验室检查做出诊断。鉴别诊断包括两步。第一步：除外由于脱水等肾前性因素而引起的功能性少尿（表）。第二步：与慢性肾衰竭病情急速恶化者鉴别。急性肾小管坏死应与肾前性氮质血症、肾后性 ARF、重症肾小球肾炎所致 ARF 相鉴别。可通过泌尿系统超声、尿比重等进行鉴别。

**急诊处理** 包括病因处理与对症处理。

**病因处理** 按 ARF 的病因治疗。例如，肾前性补充血容量，肾后性的则解除梗阻。

**对症处理** ①少尿：可在补充足血容量后给予呋塞米。若利尿药无效应严格控制摄入液体量。

表　ARF 与脱水引起少尿的鉴别

| 鉴别要点 | 脱水引起的少尿 | ARF |
|---|---|---|
| 病因 | 有明显脱水原因 | 病因多样 |
| 脱水表现 | 有脱水症，如口渴、皮肤弹性减退等 | 除肾前性外，一般无 |
| 血尿素氮 | 正常或稍升高 | 升高 |
| 血钾 | 正常或稍升高 | 升高 |
| 血钠 | 正常、稍升高或降低 | 降低 |
| 尿常规 | 基本正常 | 可见蛋白，红细胞 |
| 尿比重 | 常为 1.020 以上 | 常固定于 1.010 |
| 液体补充试验 | 静脉输入 2：1 液（10% 葡萄糖：生理盐水）20ml/kg 后常于 1～2 小时内有尿排出 | 无效 |

出现肺水肿，应尽快进行透析治疗。②高钾血症：避免高钾饮食如果汁、蔬菜等；避免使用青霉素钾盐、库存血；有创伤时应及时扩创清除坏死或无活力组织；供给适量热能，以防组织分解释出钾离子。血钾高达 6mmol/L，应做好透析疗法的准备。血钾高达 7mmol/L 或出现严重症状时应紧急处理，可静脉注射 10% 葡萄糖酸钙。尚可静脉注射胰岛素和葡萄糖液。若血钾持续升高，可予透析疗法。③纠正代谢性酸中毒：轻度酸中毒可暂不纠正，严重酸中毒可酌量补充乳酸钠或碳酸氢钠，必要时也可用透析疗法。④多尿期的处理：ARF 于少尿期后大多出现多尿期，可能由于再生肾小管缺乏浓缩尿液能力及潴留于血中高浓度尿素发挥渗透性利尿作用所致。此阶段由于尿丢失的大量水分和钠、钾等电解质，易造成电解质紊乱。同时继续治疗尚未缓解的氮质血症，视氮质血症的改善情况决定是否继续采用透析疗法。警惕多尿期易并发感染。

（李　毅）

héngwénjī róngjiě

## 横纹肌溶解（rhabdomyolysis）

挤压、运动、高热、药物、炎症等引起横纹肌破坏和崩解，导致肌酸激酶（creatine kinase，CK）、肌红蛋白等肌细胞内成分进入细胞外液及血循环，产生内环境紊乱、急性肾损伤（acute kidney injure，AKI）等组织器官损害的临床综合征。此征有多种表现，从完全无症状仅血浆中肌酸激酶水平增高，到急性肾损伤、电解质紊乱及弥散性血管内凝血（disseminated intravascular coagulation，DIC）。13%～50% 并发 AKI。

**病因及发病机制**　不同原因所致的横纹肌溶解，发生机制不同。

**创伤**　①肌肉过度活动：如剧烈体育活动、癫痫、震颤性谵妄或破伤风等。②电击伤：涉及相关肌肉强直收缩及电力对肌纤维的直接损伤。③长时间压伤：常发生在重大灾难压伤（见挤压综合征）、长期不动的老年脑卒中或中毒后昏迷者。

**中毒**　包括药物中毒及毒物中毒，前者以他汀类调脂药、海洛因、酒精和可卡因最常见，上述物质通过对肌纤维的直接毒性作用及诸如制动压迫或肌肉活动亢进的间接作用导致横纹肌溶解。蛇毒中毒出现横纹肌溶解可能源于水肿、肌肉毒素和出血毒素。

严重一氧化碳中毒者无意识地长时间躺在地上，可通过肌肉缺氧损伤和压迫双重机制导致此病。

**内分泌和代谢性疾病**　包括糖尿病酮症酸中毒、糖尿病高渗性昏迷、严重的甲状腺功能亢进症或减退症。遗传性酶异常性疾病罕见，最常见的是先天性肌磷酸化酶缺乏症，其次是肌磷酸果糖激酶缺乏症、磷酸甘油变位酶缺乏症和肉碱棕榈酰转移酶缺乏症。

**感染**　包括细菌感染和病毒感染，前者如军团菌病或其他细菌所致败血症，甚至是直接肌肉感染，后者包括甲型和乙型流感病毒、柯萨奇病毒、EB 病毒、腺病毒、埃可病毒、人类免疫缺陷病毒、巨细胞病毒感染。

**其他**　包括恶性高温、中暑、体温过低和严重电解质紊乱（如低钾血症、低磷血症和低钠血症）。

**临床表现**　经典三联征包括肌肉疼痛、肌无力和深色尿，仅见于不足 10% 的患者，最常受累的肌肉群是小腿和腰部肌肉，可出现疼痛、肿胀。>50% 的患者无肌肉疼痛或肌无力。全身症状包括发热、全身不适、心动过速、恶心和呕吐。此外，尚有 AKI、DIC 和多器官功能障碍综合征相应临床表现。

**诊断与鉴别诊断**　根据病史及典型临床表现，结合血 CK 和血、尿肌红蛋白增高，即可诊断。横纹肌溶解的严重程度和进展评估包括肾功能和电解质监测，以及凝血功能检查，以及时发现早期凝血异常和 DIC。血肌酐、尿素氮是肾脏损害的晚期标志物。鉴别诊断包括与身体某些部位疼痛伴血 CK 增高疾病及病因鉴别，如胸痛合并 CK 增高应与心绞痛和心肌梗死鉴别。病史、心电图、CK 同工酶分析、血和尿肌红蛋白检测，有助于鉴别诊断。

**急诊处理** 主要是积极补液，充分水化，维持生命体征和内环境稳定，清除有害物质，维持水电解质和酸碱平衡，必要时行血液滤过、血液透析等肾脏替代、器官支持治疗。尽早、尽快补液，开始以等渗盐水为主，液体复苏后给予一定量的低渗葡萄糖盐水，保持足够尿量，存在肌红蛋白尿者应用适量碳酸氢钠碱化尿液，促进肌红蛋白和代谢废物排出，保持尿液 pH > 6.5 和血浆 pH <7.5。也可用少量甘露醇利尿并减轻受损肌肉的肿胀。治疗过程应监测尿量和中心静脉压。老年患者或有心脏疾病者，静脉输液治疗必须个体化。及时处理高钾血症、低钙血症。出现骨筋膜室综合征，舒张压和室内压差 <20mmHg，经输注甘露醇及高压氧治疗，6 小时内无改善者应行筋膜切开术。

(李 毅)

niàodúzhèng

**尿毒症**（uremia） 慢性肾衰竭晚期或终末期，代谢产物蓄积，水电解质紊乱、酸碱平衡失调和内分泌功能失调致机体自身中毒临床综合征。非独立性疾病，而是一组临床综合征。

**病因及发病机制** 肾是维持机体内环境稳定最重要的器官。机体物质代谢产物多从肾排出。肾功能减低乃至衰竭时，代谢产物排出能力降低，大量积累，成为尿素蓄积溶质，即所谓"尿毒素"。这类物质不管有毒、无毒，均非人体所需，均可扰乱机体正常代谢，引起系统、器官功能紊乱，结构损伤，产生一系列症状和体征。

**临床表现** 症状、体征多样，因人而异，也缺乏特征（表）。

**水电解质紊乱** 尿毒症除离子转运异常，还影响细胞代谢，离子代谢紊乱会出现肾脏综合征的临床表现。钠的摄入超过了肾脏的清除能力，就会出现钠代谢紊乱，加重高血压，肺水肿可能会参与尿毒症性肺炎的发生。水潴留伴低钠血症会加重中枢神经系统症状。慢性肾功能不全常出现高钾血症，可能引起腹泻、骨骼肌功能失调、细胞膜功能障碍、心脏骤停。尿毒症还存在其他电解质紊乱。高钙血症可加重高血压或中枢神经系统症状，还可能引起恶心、呕吐、腹痛及腹泻。低钙血症可引起感觉异常、手足搐搦、癫痫、低血压、心律失常、心力衰竭。常见钙磷代谢紊乱引起皮肤瘙痒、骨钙化不良，甚至钙化防御。

**高血压** 是尿毒症的重要临床表现。可出现在肾脏病的早期甚至发病前。高血压可加重肾功能恶化，其发生率随病情发展而增加。终末期肾病患者，90%以上患高血压。肾衰竭可增加高血压及心血管疾病，尤其是视网膜病。早期肾小球滤过率降低增加心血管疾病病死率。肾脏病参与高血压机制包括影响心输出量因素（细胞外液体量、含钠量、血管紧张素 II、醛固酮、去甲肾上腺素、心房钠尿肽、肾小球滤过率降低、交感神经兴奋、压力感受器敏感），外周阻力（血管收缩物质：血管紧张素 II、去甲肾上腺素、血管升压素、细胞内钙浓度；舒张血管物质：前列腺素 $E_2$、前列环素、缓激肽、心房钠尿肽），或两者都有。

**心血管疾病** 慢性肾脏病患者心血管疾病发生率很高，病死的危险也显著增加。常发生心绞痛、急性心肌梗死，也常出现心律失常、瓣膜疾病、心功能不全。慢性肾病患者早期会出现"加速动脉粥样硬化"。慢性肾脏病患者中如左心室肥大、高脂血症、糖尿病、吸烟、男性、年龄等因素也参与了心血管疾病发病率及病死率。

**贫血** 肾性贫血为正细胞正色素性贫血，继发于多种病因。促红细胞生成素反应不足、缺铁、铝中毒、甲状旁腺功能亢进症、叶酸缺乏使红细胞生成

**表 尿毒症的临床表现**

| 影响的器官或系统 | 表现 |
| --- | --- |
| 中枢神经系统 | 昼夜颠倒、记忆力差、注意力不集中、虚弱、头痛、定向障碍 |
| 周围神经系统 | 多发神经炎、多动症、痉挛 |
| 消化系统 | 食欲缺乏、恶心、胃轻瘫、腮腺炎、口腔炎 |
| 血液系统 | 贫血、凝血障碍 |
| 心血管系统 | 高血压、动脉粥样硬化、冠状动脉疾病 |
| 皮肤 | 皮肤瘙痒、皮肤干燥、钙化防御 |
| 内分泌系统 | 生长障碍、阳痿、不孕 |
| 骨关节 | 继发性甲状旁腺功能亢进、软骨病、$\beta_2$-微球蛋白淀粉样变 |
| 代谢 | 营养不良、消瘦、肌溶解 |
| 免疫系统 | 对疫苗低反应、易患感染性疾病 |
| 内环境 | 代谢性酸中毒、高磷酸血症、高钾血症 |

减少；急性或慢性溶血、脾功能亢进会破坏红细胞；尿毒素包括这两方面的共同作用，既减少红细胞生成，又破坏红细胞；甲状旁腺素有抑制红细胞生成的作用。

消化道症状　患者主诉恶心、呕吐。到慢性肾脏病 4 期，患者食欲缺乏、口苦有金属味、厌油腻，此时需血液透析治疗。消化道症状会引起营养不良，并加重原有炎症、心力衰竭，加速动脉粥样硬化，增加感染的风险。营养不良、炎症、动脉粥样硬化构成了营养不良-炎症-动脉硬化综合征，病死率高。

骨与矿物质代谢紊乱　曾称肾性骨病。骨代谢紊乱通常出现在慢性肾脏病早期。继发于甲状旁腺功能亢进症，包括近端肌无力、骨痛、骨折、儿童生长延迟、骨骼畸形、关节炎及关节周炎、痒、软组织钙化。还包括高血压、心肌病及传导阻滞、瓣膜钙化所致致命的并发症。

内分泌紊乱　有甲状旁腺功能失调，甲状腺代谢异常，性腺、肾上腺皮质功能紊乱常见。其机制是多种多样的：随着慢性肾脏病进展，促红细胞生成素及活性维生素 $D_3$ 等生成减少，不同的激素代谢清除导致血清中卵泡刺激素、黄体生成素、催乳素、生长激素、促黑素、促胃液素等激素增加。相应器官激素活性成分如睾丸激素、三碘甲腺原氨酸（$T_3$）生成减少，反馈调节异常，促肾上腺皮质激素、催乳素分泌异常，胰岛素、甲状旁腺抵抗。

免疫改变　慢性肾脏病一般导致免疫的改变。血液透析患者大部分更易感染，部分肾病进展患者对疫苗反应差。获得性免疫紊乱是 T 淋巴细胞和抗原提呈细胞异常。抗原提呈细胞协同刺激功能缺陷，导致效应细胞活化障碍。

神经紊乱　一般出现在需透析的患者。包括中枢神经系统体征，如注意力及认知力减退，记忆减退、语言不清、扑翼样震颤、肌阵挛、癫痫、日夜颠倒、定向力障碍、意识不清甚至昏迷；周围神经症状，如感觉迟钝、肌无力、肌肉易疲劳和痉挛。

诊断与鉴别诊断　尿毒症的诊断并非只看血肌酐水平，必须根据病因及临床表现综合分析判断。慢性肾功能不全的早期，临床上仅有原发疾病的症状，在检查中仅可见肌酐清除率下降，在应激因素刺激下出现尿毒症症状，一旦应激消除，肾可恢复代偿，临床上称为可逆性尿毒症。若病情发展到健存肾单位不能适应机体最低要求，即使无应激因素，尿毒症状也会逐渐表现出来。鉴别诊断主要是区别各期尿毒症。

急诊处理　慢性肾功能不全进展至尿毒症期时在急诊处理原则是提供各种支持治疗，处理尿毒症相关并发症，协助肾脏内科医师进行肾脏替代治疗方案抉择。尿毒症病情稳定期，注意加强优质蛋白，低盐饮食，每天出入量平衡。可考虑服用铁剂、叶酸甚至使用促红细胞生成素等纠正贫血；补钙；降血压；皮肤瘙痒者使用皮肤保湿、止痒等。肾脏替代治疗主要是进行长期的血液透析或腹膜透析治疗。若出现危及生命的水电解质紊乱、心力衰竭及肺水肿，则考虑进行床旁连续性血液替代治疗。

（李　毅）

niàodúzhèng nǎobìng

## 尿毒症脑病（uremic encephalopathy）　慢性肾衰竭尤其是尿毒症患者出现中枢神经系统损害的临床综合征。主要与中分子毒

物在体内蓄积有关，此类毒物在体内蓄积，引起水电解质紊乱和酸碱平衡失调，致使发生脑内血循环障碍，引起中枢神经系统的病变，又称肾性脑病。尿毒症脑病是神经系统最常见的危害。

病因及发病机制　发生可能与下列因素有关：①毒性产物穿过血脑屏障进入中枢神经系统，可直接损伤脑细胞，使其发生代谢障碍。②脑细胞膜通透性增高，引起脑水肿。③高血压导致脑血管痉挛，加重脑缺血、缺氧。④电解质紊乱和酸碱平衡失调也可引起神经系统功能障碍。

临床表现　早期表现为疲劳、乏力、头痛、头晕、理解力和记忆力减退等，进一步发展出现烦躁不安、肌肉震颤、幻觉等，严重者还会出现嗜睡、昏迷。脑电图常有异常。

震颤　手及舌的意向性震颤常在尿毒症脑病中见到，且是诊断此病的敏感指标之一，常先于扑翼样震颤出现。扑翼样震颤是诊断尿毒症脑病的重要指标，但它非尿毒症脑病所特有，也可见于其他代谢性脑病，如肝性脑病等。

脑衰弱状态　对周围环境的注意及知觉障碍，是尿毒症脑病的最早及最可靠的指征。患者容易疲劳，注意力不集中，记忆力减退，尤以近事遗忘、智力衰退等较常见。病情轻者需借助智力检查才能发现，故易误诊和漏诊。

癫痫发作　常为脑病的晚期表现。可为全身性大发作或局灶性发作，局灶性癫痫持续状态与颞叶癫痫也可见到。

多灶性肌痉挛　也很常见，主要累及面部及肢体近端诸肌肉，表现为突然、急速、不规则、不对称的肌肉抽搐。还可见到共济

失调、肌肉震颤、手足搐搦等。

**重症精神病症状** ①抑郁状态：患者可从脑衰弱状态转变为精神活动普遍抑制及迟钝。②躁狂状态：可从欣快感、激越发展至情绪高昂，言语、动作增多，但较抑郁状态少见。③谵妄、幻觉和妄想：在意识模糊时可出现谵妄，表情烦躁不安，呓语或兴奋激动，注意力、记忆力、定向力均不佳，思维不连贯，并可出现错觉和幻觉，人格解体和非现实感，妄想和类精神分裂症表现也可在尿毒症脑病患者中见到。计算力、判断力常有障碍。

**意识障碍** 尿毒症时意识障碍极为普遍，尤以尿毒症末期常见，其程度可自嗜睡至昏迷，一些患者可出现木僵。

**脑电图检查** 无特异性，主要为弥漫性慢波，丧失正常的α节律，θ及δ波增多，有癫痫发作者可见棘波，高振幅突发性慢波的发生率为16%。

**诊断与鉴别诊断** 有慢性肾功能不全病史，出现意识改变，应疑诊此病。具备以下几项标准者，诊断基本成立：①血肌酐>707μmol/L，内生肌酐清除率<15ml/min。②临床表现有神经精神系统症状。③除外药物中毒及精神病病史。④实验室检查肝功能正常，血糖波动在5.4~13.2 mmol/L。⑤头部CT检查均为阴性。

应除外下列疾病。①脑血管意外所致昏迷：尿毒症除基础疾病外，患者应有神经系统定位体征，CT可确诊。②糖尿病酮症酸中毒或高渗性昏迷。③肝性脑病：患者有肝炎、肝硬化病史，有长期酗酒史，有肝硬化失代偿期表现。④肺性脑病：有慢性阻塞性肺疾病史，呼吸衰竭表现，右心

增大，肺动脉高压，体循环淤血等。⑤癫痫、精神病：两者均不具备肾性脑病基础疾病，血尿素氮、肌酐正常。⑥韦尼克脑病：见于长期酗酒、严重营养不良、反复呕吐、长期血液透析或静脉输液等，主要是由于维生素$B_1$缺乏引起，临床表现为眼肌麻痹、躯干性共济失调和遗忘性精神症状。给予维生素$B_1$后病情迅速缓解。

**急诊处理** ①密切观察：注意观察患者的精神、性格、行为的改变等。②透析治疗：充分的透析可以迅速降低体内的毒素，从而减少尿毒症脑病的发生。③支持治疗：纠正营养不良及其他一些可逆因素（如电解质紊乱尤其是低钠、低钙、脱水、酸中毒、高血压、维生素缺乏等）可减少尿毒症脑病的发生。④控制抽搐及癫痫发作：有谵妄或兴奋躁动者可静脉注射地西泮。癫痫发作者在血压及心电监护下，静脉注射苯妥英钠或缓慢静脉滴注地西泮。有水中毒者应予脱水或透析，神经肌肉兴奋性高者可静脉注射10%葡萄糖酸钙。若有高血压脑病需按高血压脑病治疗。⑤肾移植治疗：可从根本上治疗尿毒症。

（李　毅）

tòuxī bìngfāzhèng

## 透析并发症 （dialysis complication）

血液透析过程中或结束后短时间内发生与透析有关的病症。

**发病机制** ①透析失衡综合征：常见于尿素氮和肌酐水平很高，尿毒症症状明显者，尤其多见于初次透析及透析诱导期。主要原因是透析后以尿素为主的一些物质在血液和脑组织之间分布不均匀，加上pH不均衡引起脑水肿及脑缺氧。②低血压甚至心绞

痛、心肌梗死：血液透析最常见的并发症。发生原因包括有效血容量减少，超滤过多过快，自主神经病变，血管收缩降低，心房钠尿肽水平过高以及降压药物影响，影响冠状动脉血供等。③低氧血症：多见于醋酸盐透析，其原因与醋酸盐在体内的代谢及其降低血中$CO_2$和$HCO_3^-$浓度有关。透析膜生物相容性差可导致肺毛细血管内白细胞聚集影响换气功能，也是产生低氧血症的一个重要原因。④心律失常：常由低钾血症引起，低钾原因多为反复使用低钾或无钾透析液。溶血时可产生高钾血症诱发心律失常，罕见。透析前使用洋地黄类药物者由于透析中血钾浓度下降及酸碱度变化，可发生洋地黄中毒诱发心律失常。⑤心脏压塞：多为出血性，常在原有尿毒症性心包炎基础上，由于应用肝素引起心包出血。⑥溶血：多由透析液失常及透析机故障引起，若透析液低渗、温度过高、氯和氯胺或硝酸盐含量过高等，其他还见于异型输血、消毒剂残留等。⑦空气栓塞：多源于操作失误或管道破损，少见。⑧脑出血：主要由高血压及抗凝引起，主要死亡原因之一。⑨硬膜下血肿：常见原因有头部外伤、抗凝、过度超滤、高血压等。

**临床表现** ①透析失衡综合征：表现为透析中及透析后头痛、乏力、倦怠、恶心呕吐、血压升高、睡眠障碍，重症者可有精神异常、癫痫样发作、昏迷甚至死亡。②低血压甚至心绞痛、心肌梗死：表现为头晕、胸闷、胸痛甚至持续不能缓解、面色苍白、出汗、黑矇、恶心呕吐、肌肉痉挛甚至意识丧失。③低氧血症：临床表现多不明显，原有心肺疾病者或老年人可能出现缺氧症状，

甚至诱发心绞痛及心肌梗死。心电图上有相应的 ST-T 变化。④心律失常：可表现多样化，甚至出现致命的室性心律失常等。⑤心脏压塞：血压进行性下降，伴休克征象；颈静脉怒张、肝大、奇脉、中心静脉压升高；心界扩大，心音遥远；B 超见心包大量积液等。⑥溶血：患者出现回血静脉疼痛、胸闷、心悸、气促、烦躁，可伴严重腰痛及腹部痉挛，严重者有发冷、寒战、血压下降、心律失常、血红蛋白尿甚至昏迷。透析液低渗引起者还可同时出现水中毒或脑水肿。少而缓慢的溶血则仅表现为贫血加重。⑦空气栓塞：坐位时主要引起脑栓塞，卧位时主要引起肺动脉高压、肺栓塞及急性右心衰竭，也可出现冠状动脉栓塞或脑栓塞。⑧脑出血：临床表现与非透析患者脑出血类似，表现为头痛、昏迷等。⑨硬膜下血肿：临床表现与透析失衡综合征类似，但更持久。

**诊断与鉴别诊断**　诊断依靠病史和临床表现。诊断和鉴别诊断应注意下列问题。①透析失衡综合征：注意与低血糖鉴别。②低血压甚至心绞痛、心肌梗死：通过询问患者最近的入量、透析，包括连续静脉-静脉血液滤过时的出量可鉴别。③低氧血症：此时应该摄胸片对胸腔积液、肺炎等鉴别。④心律失常：进行原因分析。常见的有高钾血症、低钾血症、高钙血症及低钙血症等。⑤心脏压塞：注意与肺栓塞鉴别，可行胸片、超声心动图检查。⑥溶血：进行肝功能检查，观察是否有以非结合胆红素升高为主的黄疸；是否有网织红细胞等升高。⑦空气栓塞：注意与血栓性肺栓塞鉴别，后者多有下肢深静脉血栓的情况。⑧脑出血：可行

CT 检查，注意鉴别是否有透析时抗凝药物过量所致凝血功能异常。⑨硬膜下血肿：同脑出血，主要是进行颅内出血原因分析。

**急诊处理**　①透析失衡综合征：主要以预防手段降低脑水肿的发生发展，主要是对症处理。②低血压甚至心绞痛、心肌梗死：迅速补充血容量，同时减慢血流量，减少或暂停超滤。吸氧等扩张冠状动脉的治疗。预防措施包括透析器预充，血流量由小渐大，采用序贯透析或高钠透析，并嘱患者控制透析间期体重增加以减少超滤量。③低氧血症：吸氧。预防措施包括使用碳酸氢盐透析液并使用生物相容性好的透析器。④心律失常：防治措施有饮食控制含钾食物以防透析前高血钾，严格限制透析患者洋地黄类药物的使用，以及使用含钾 >3.0mmol/L 的透析液。发生心律失常时可使用抗心律失常药物，但需根据药物代谢情况调整剂量。⑤心脏压塞：透析中发生者应立即停止透析，以鱼精蛋白中和肝素，并严密观察病情变化。症状严重者可予心包穿刺引流减压或直接行外科引流减压。预防措施主要是对疑有尿毒症心包炎患者，尤其是心前区闻及心包摩擦音的患者，使用低分子肝素或无肝素透析。⑥溶血：主要是预防，出现溶血时迅速脱离血透机，并应用糖皮质激素进行治疗。⑦空气栓塞：若立即发现，可在进入空气的部位应用注射器抽气，必要时可以给予低分子肝素抗凝治疗。⑧脑出血：治疗与其他原因所致的脑出血相同。⑨硬膜下血肿：治疗上以内科保守治疗为主，7~10 天内需继续透析者应行无肝素透析或改为腹膜透析。

(李 毅)

tòuxī shīhéng zōnghézhēng

## 透析失衡综合征（dialysis disequilibrium syndrome，DDS）

血液透析过程中因快速血液透析诱导，血清尿素快速清除，导致血脑屏障两侧渗透压改变而出现以脑水肿为特征的临床综合征。1962 年最先定义，是血液透析的急性神经系统并发症，在接近透析治疗结束时常见，可因脑水肿而致死。"失衡"是指血液透析过程中，脑脊液和血浆对尿素清除的速度不同，造成浓度梯度，导致渗透压改变。

**病因及发病机制**　快速血液透析和大脑与血浆之间产生的渗透压梯度引起脑水肿，导致 DDS 发生。已公认的有三个因素。

尿素　脑脊液中尿素的清除缓慢而血浆尿素浓度大幅降低，导致脑脊液和血浆之间产生浓度梯度，增加大脑水容量产生脑水肿。渗透压梯度增加主要是尿素浓度不同而非其他组织渗透物。在平稳状态下，脑脊液尿素浓度与血浆尿素浓度一致。血浆中尿素浓度突然降低可导致脑与血浆之间尿素浓度平衡滞后，产生浓度梯度，组织液进入大脑。

组织渗透物　尿毒症动物血液透析过程中会在大脑皮质和血浆之间产生 12mmol/L 的尿素梯度，这在某种程度上会导致脑水肿。但是脑中水容量的明显改变至少需要 35mOsm/(kg·H_2O) 的渗透压梯度。因此，较小的尿素梯度改变不能解释实验室动物模型记录下的脑水肿。已有人提出在透析结束时脑中存在其他渗透活性物质，这些物质是造成脑水肿的原因。

脑脊液 pH 和脑细胞内的 pH　临床环境中 DDS 的发生常以伴代谢性酸中毒为特征。透析纠正

酸中毒可加重 DDS。在慢性肾脏病和代谢性酸中毒患者中，脑细胞内的 pH 和脑脊液中的 pH 正常。但是，当全身的代谢性酸中毒通过透析或给予外源性碱而得以快速的纠正时，会发生反常性脑脊液酸血症（pH 降低）。这种快速纠正还会导致动脉血 pH、碳酸氢盐（本身可以引发继发性肺换气不足）和血浆 $CO_2$ 的升高。高水平升高的 $CO_2$ 迅速扩散到脑脊液，导致脑脊液二氧化碳分压（$PCO_2$）升高。而血浆碳酸氢盐在血脑屏障通透速度缓慢，高浓度的碳酸氢盐不能同时进入脑脊液，与上述作用共同导致脑脊液 pH 降低。这种所谓的反常性脑脊液酸中毒也和大脑中有机酸产生的 $H^+$ 浓度升高有关。脑中渗透压容量的升高导致大脑水容量增加 12%，是 DDS 的标志。这种以酸性为基础的紊乱如何在 DDS 中导致脑水肿还不清楚。

**临床表现** 以神经系统症状为主要特征，例如乏力、轻度头痛、恶心、呕吐、意识障碍、抽搐和昏迷。症状轻度、短暂、有自限性，最常出现在血浆尿素浓度过高，患有慢性肾脏病和肾切除的患者进行首次血液透析治疗时。在有过脑损伤、硬脑膜下血肿、脑卒中和恶性高血压病史，有低钠血症，有发生脑水肿倾向的儿童患者中较普遍。在少数病例中，DDS 表现为脑桥和脑桥外部区域脱髓鞘或顶叶和枕叶部白质损伤。后者损伤与可逆性后白质脑病征酷似。

**诊断与鉴别诊断** DDS 是一项临床诊断，尚无实验室检查和生物标志物诊断指标，只能进行排除性诊断。临床医师需要考虑可引起相同临床症状的情况，如尿毒症、低钠血症、低血糖症、

脑卒中和硬膜下血肿。脑电图可用但价值有限。某些影像技术例如弥散加权 MRI 或许有助于支持诊断。

**急诊处理** 主要以预防手段降低脑水肿的发生发展。急诊对症处理包括：控制抽搐，如应用咪达唑仑等药物；应用甘露醇等脱水药减轻脑水肿。干预措施包括：①缓慢的温和的初始血液透析。②增加透析液中钠离子水平。③使用渗透性的活性物质等。

（李 毅）

mísànxìng xuèguǎnnèi níngxuè

**弥散性血管内凝血**（dessiminated intravascular coagulation，DIC） 微血管内凝血，广泛微血栓形成，凝血因子及血小板大量消耗，继发纤维蛋白溶解亢进而发生的出血综合征。又称消耗性凝血病、去纤维蛋白综合征。

**病因** ①感染：是 DIC 的主要原因之一，尤以革兰阴性杆菌所致的严重感染最多见，革兰阴性球菌及流行性出血热、肝炎、麻疹、水痘-带状疱疹等病毒感染和疟疾也可诱发 DIC。②恶性肿瘤和急性白血病：主要见于消化道，大多发生于已有广泛转移的晚期患者。急性白血病中以急性早幼粒细胞性白血病占首位。③产科并发症：常见胎盘早期剥离、羊水栓塞、死胎滞留、先兆子痫、产后重症感染及羊水内注药引产等。④手术和创伤：常见于胸腔手术、体外循环、人工心脏瓣膜置换及器官移植等大型手术，以及大面积烧伤和严重的挤压伤综合征等。⑤急性重型肝炎、亚急性重型肝炎和肝硬化等严重肝病：全身性出血常与 DIC 有关。⑥其他：严重的输血反应、输液反应、肺源性心脏病、重症急性胰腺炎、急性坏死性肠炎、某些

结缔组织病、药物过敏、毒蛇咬伤及中暑。

**发病机制** 通常为多病因、多种机制相互作用的结果。

**血管内皮损伤** 血管内皮损伤使基底膜胶原纤维暴露，激活凝血因子Ⅻ，继之启动内源性凝血系统；损伤的血管内皮释放组织因子，又激活外源性凝血系统。内、外源性凝血系统共同激活导致凝血酶生成，使纤维蛋白原转变为纤维蛋白，造成血管内凝血；此外，血管内皮广泛损伤使前列环素合成减少，有利于血小板聚集，形成白色血栓。

**组织促凝物质及其他促凝物质进入循环** 妊娠期宫腔内容物、大量组织损伤所释放的组织因子均为强烈的组织促凝物质。肿瘤细胞、放疗及化疗后肿瘤或白血病细胞破坏所释放的胞内容物，革兰阴性杆菌的内毒素及胰酶等均为促凝物质，具有组织因子的活性。它们都可启动外源性凝血系统。

**血细胞大量损伤** 红细胞大量破坏释放出的红细胞素、血小板释放的磷脂和白细胞释放的溶酶体酶，都有强烈的促凝活性。

**继发性纤溶亢进** 纤溶反应作为机体的一种保护性代偿功能，在 DIC 初期就开始。激活的凝血因子Ⅻ，生成的凝血酶，纤维蛋白在血管壁沉积，受损的组织或血管内皮细胞释放的纤溶酶原活化素等，促使纤溶酶原变为纤溶酶。纤溶酶可溶解纤维蛋白。纤溶酶浓度进一步增高，也可溶解纤维蛋白原、凝血因子Ⅴ、凝血因子Ⅷ。纤维蛋白及纤维蛋白原经纤溶酶消化先后形成碎片 X、Y、D、E，称之为纤维蛋白（原）降解产物。其能干扰纤维蛋白单体的聚合，对抗凝血酶及影响凝

血活酶的生成，干扰血小板聚集，故具有强烈的抗凝作用。继发性纤溶亢进加之大量凝血因子及血小板在 DIC 过程中的消耗，使血液由高凝状态逐渐转变为低凝状态。

**临床表现** 早期高凝阶段以休克及血栓形成引起多器官功能障碍综合征表现为主；消耗性低凝及纤溶亢进期，出血是最常见的表现。亚急性和慢性 DIC 主要表现为出血，休克及多器官功能障碍综合征较少见，部分慢性 DIC 可无症状，仅通过实验室检查才证实，称之为亚临床型。除原发病表现外，还有以下表现。

**与血栓形成有关的表现** 血栓形成在皮肤等浅表部位，表现为肢端、鼻尖、耳垂等部位发绀、疼痛，严重时上述部位可见坏死；发生在内脏，若在肾，可有少尿、无尿、呕吐、氮质血症、代谢性酸中毒及高钾血症等表现，严重者出现急性肾衰竭。肺微血管内血栓形成使肺泡渗出增加，甚至发生肺水肿，表现为气短、胸闷、发绀，严重者可出现呼吸衰竭而死亡。肝内微血管血栓形成可表现为肝大、黄疸、转氨酶活性升高等肝功能异常，进而影响凝血因子合成，加重出血。脑微血管血栓形成及随后伴发脑的灶性出血、水肿可导致嗜睡、烦躁及意识障碍，严重者可有抽搐甚至昏迷。

**休克** 大多发生在 DIC 早期，常规抗休克治疗难以纠正。

**出血** 可见于大部分患者，多数出现在凝血因子、血小板已大量消耗的低凝期，进入纤溶亢进期后出血现象更为明显。DIC 的特征出血表现为皮肤大片紫色淤斑及注射部位持续渗血，以注射点为中心的出血性斑丘疹较为特殊，也可有手术后切口渗血不止和血不凝，最常见的是分娩和产后出血不止。还可发生鼻出血、牙龈出血、咯血、呕血、便血及血尿，如发生颅内出血可迅速致死。

**溶血与贫血** 微血管病性溶血可见于部分 DIC 患者。表现为黄疸以及与出血程度不相平行的贫血。

**诊断与鉴别诊断** 尚无统一诊断标准。患者存在易引起 DIC 的基础疾病，有不明原因的出血或静脉血栓栓塞，不易用原发病解释的微循环衰竭、休克甚至多器官功能障碍综合征，应考虑 DIC。需进行以下项目检测：①血小板计数。②凝血酶原时间和活化部分凝血活酶时间。③血浆纤维蛋白原。④D-二聚体。急性重型 DIC 化验结果可显著异常，包括血小板减少、凝血酶原时间延长、活化部分凝血活酶时间显著延长，血浆纤维蛋白原迅速下降，D-二聚体升高。伴全身性出血的重症肝病易与 DIC 混淆，其实验室检查结果异常与 DIC 相似，此时检测因子Ⅷ有助于鉴别，严重肝病伴肝坏死时Ⅷ因子水平升高。而在 DIC 则Ⅷ因子水平降低。这与凝血酶介导蛋白 C 的活化，进而降解Ⅷ因子有关。但应注意重症肝病也可诱发 DIC。

**急诊处理** 去除病因是 DIC 治疗的关键。不常规推荐使用肝素，以下情况使用肝素可能使患者获益：①基本病因短期内不能去除，伴进行性血小板减少、纤维蛋白原下降、凝血因子减少的进展性 DIC。②需补充血小板、凝血因子或使用纤溶抑制剂，但又不能肯定体内凝血过程是否已中止，可同时或提前使用肝素。③慢性、亚急性 DIC，肝素疗效较好，可选用。

已有颅内出血及 DIC 晚期以纤溶亢进为主时禁用肝素。肝病引起的 DIC、有血管损伤或新鲜创面和切口的患者、肺结核空洞和溃疡病患者慎用肝素。在血管内凝血启动的同时，体内即开始了纤溶过程，这是机体为维持微循环畅通的一种保护功能，一般无需溶栓治疗。但微血栓所致的顽固性休克和（或）重要脏器功能衰竭，在包括肝素在内的各种治疗无效时，纤溶激活剂可试用。常用的溶栓药物为链激酶和尿激酶。链激酶因有引起超敏反应及易抗药的缺点已很少应用。尿激酶有部分患者发生程度不一的出血性并发症，应在监测凝血酶时间及纤维蛋白（原）降解产物下使用。组织型纤溶酶原激活剂因对纤维蛋白高度亲和力，对循环中的纤溶酶原及凝血因子影响小，出血性并发症少；组织型纤溶酶原激活剂不易产生超敏反应，应用于临床治疗各种血栓栓塞性疾病。DIC 已进入低凝阶段，甚至以纤溶为主，禁用溶栓治疗。如患者出血严重，应及时补充替代，但需在病因治疗和充分抗凝治疗的基础上补充适量的血小板和凝血因子。

**预后** 严重不良，但随病因而不同。病因能迅速去除或控制者，预后较好。多数恶性肿瘤或白血病诱发的 DIC 因病因无法去除而难以控制。

（张　泓）

xuèshuānxìng xuèxiǎobǎn
jiǎnshǎoxìng zǐdiàn

**血栓性血小板减少性紫癜**（thrombotic thrombocytopenic purpura, TTP） 以发热、血小板减少性紫癜、微血管病性溶血性贫血、中枢神经系统和肾脏受累为特征的临床综合征。又称莫斯科维茨（Moschcowitz）综合征。

**分类** 根据病因分为：①先天性 TTP，又称厄普肖-舒尔曼（Upshaw-Schulman）综合征，罕见，通常发生于婴儿或少儿阶段。②获得性 TTP。

根据有无诱因又可分为：①原发性 TTP，多见，无明确病因，突然发病，病情发展迅速，约75%的患者在发病后3个月内死亡。②继发性 TTP，有特殊的诱因可寻，如妊娠、恶性肿瘤、感染、获得性免疫缺陷综合征、骨髓移植后、自身免疫病、药物中毒。间歇性 TTP（复发性）：近期（1个月内）或远期（1个月后）反复发作。

**发病机制** 尚未完全阐明，可能为：①血管内皮细胞受损，诱发血小板对血管壁的黏附和聚集。②急性期冯·维勒布兰德因子（von Willebrand factor，vWF）裂解酶严重缺陷，使 vWF 裂解障碍形成超大型血管性血友病因子多聚体，引发弥漫性血管内血小板聚集而发病。③自身抗体作用，vWF 裂解酶缺陷可能是 TTP 发病机制中的重要因素。TTP 最主要的组织学异常是血小板微血管血栓的形成，且主要影响肾脏和脑血液循环。

**临床表现** 起病急骤，典型病例有发热、乏力、虚弱及肌肉和关节痛等前驱症状，也有以胸膜炎、雷诺现象、阴道流血为最初表现者。①血小板减少引起的出血：以皮肤黏膜为主，表现为淤点、淤斑或紫癜、鼻出血、视网膜出血、生殖泌尿道和胃肠道出血，严重者颅内出血。②微血管病性溶血性贫血：半数患者可出现黄疸，20%有肝大、脾大，少数情况下有雷诺现象。③神经精神症状：典型病例的临床表现首先见于神经系统，其严重程度常决定 TTP 的预后。90%患者有神经系统症状，表现为意识障碍、头痛和（或）失语、眩晕、惊厥、痉挛、感觉和视力异常、知觉和定向障碍、精神错乱、谵妄、嗜睡、昏迷、脑神经麻痹，45%有轻瘫或偏瘫，可于数小时内恢复。神经系统表现的多变性为 TTP 的特点之一。④肾脏损害：肉眼血尿不常见，重者最终发生急性肾衰竭。⑤发热：90%以上患者有发热，在不同病期均可发热，多属中等度发热。⑥其他：心肌多灶性出血性坏死，心肌微血栓形成，可并发心力衰竭或猝死。

**诊断** 根据血小板减少、微血管病性溶血性贫血、复杂多变的神经系统症状、肾脏损害和发热五联征，并除外其他血栓性微血管病即可诊断。神经精神异常最具诊断意义。辅助检查可见相关指标改变。①红细胞寿命：寿命缩短。正常红细胞用 $^{51}Cr$ 标记后在 TTP 患者循环内半衰期仅3天（正常 25~26 天）。非结合胆红素升高，表现为蛋白尿，镜下血尿和管型尿。②全血细胞计数和外周血涂片：正细胞正色素性贫血。1/3 患者血红蛋白<60g/L，血细胞比容<20%，并可见球形红细胞。有核红细胞和网织红细胞明显增多。90%以上持续性血小板减少，半数以上患者白细胞增多，类白血病反应少见，但可有明显核左移，并可见幼稚粒细胞。③骨髓象：红细胞系显著增生，巨核细胞数正常或增多。④出凝血检查：出血时间正常、血块收缩不佳、束臂试验阳性。少数患者凝血酶原时间延长、活化部分凝血活酶时间延长、纤维蛋白原减少，纤维蛋白原存活期和转换大多数正常。

**鉴别诊断** ①弥散性血管内凝血：该病无严重的溶血性贫血和一过性多变性的神经精神症状，却有严重出血、血小板减少、凝血因子减少、继发性纤维蛋白溶解的证据，C 反应蛋白明显减少，组织因子抗原明显增多。TTP 除血小板减少外，有破碎红细胞，凝血因子一般并不减少，C 反应蛋白正常，血浆鱼精蛋白副凝固试验（3P 试验）阴性，组织因子抗原轻度下降，治疗后1个月无明显升高，而其抑制物（TFPI）明显升高。②伊文思（Evans）综合征：自身免疫性溶血性贫血伴免疫性血小板减少性紫癜，可有肾功能损害的表现，抗人球蛋白试验阳性，无畸形和破碎红细胞，无神经症状。③系统性红斑狼疮：有关节症状、肾损害、神经症状，并有溶血性贫血、皮肤损害、狼疮细胞阳性、外周血中无畸形和碎裂红细胞。④溶血尿毒症综合征（hemolytic uremic syndrome，HUS）：目前倾向于认为 TTP 和 HUS 是同一疾病的两种不同临床表现，是一种多基因性疾病，属于血栓性微血管病。HUS 以肾脏损害为主，大多数为4岁以下幼儿，成人少见，发病时常有上呼吸道感染症状和消化道症状，以急性肾衰竭为突出表现，一般无精神症状。两者很难区分开来。

**急诊处理** 包括以下内容。

**一般治疗** 卧床休息，防止外伤、避免应用影响血小板功能的药物，保持排便通畅，避免因排便用力而并发颅内出血。

**血浆置换疗法** 首选治疗方法，能去除体内促血小板聚集物、补充正常抗聚集物，应及早进行。治疗有效则血清乳酸脱氢酶浓度下降，血小板增多，神经系统的症状恢复。乳酸脱氢酶降至400U/L可停止血浆置换。不宜用冷沉淀物，以免大量vWF触发血管内血小板聚集，禁忌输注血小板。

**药物治疗** ①糖皮质激素：单独使用效果较差。②免疫抑制剂：特别对血小板相关抗体IgG增高者常用长春新碱。其他类型长春新碱单用疗效较差，但结合血浆置换及其他疗法可能有效。③抗血小板聚集剂：如吲哚美辛、阿司匹林、双嘧达莫、右旋糖酐等，在综合治疗中起辅助作用，取得缓解后作为维持治疗，停药过早易复发，单用疗效较差，常与糖皮质激素合用。

**预后** 较差，病程短，病死率高。妊娠期及围生期患者病死率尤其高。死亡原因以中枢神经系统出血或血栓性病变为主，其次为肾衰竭，大多数TTP患者仅为一次性发作，但也可多年后复发，有复发迹象者需立即对病情进行重新评估。高度激活免疫系统者预后差。

**预防** 积极治疗原发病，避免或减少服用磺胺类药物、口服避孕药，防止中毒及感染。

（张　泓）

róngxuè niàodúzhèng zōnghézhēng
## 溶血尿毒症综合征（hemolytic uremic syndrome，HUS）

以血小板减少、微血管病性溶血性贫血及肾功能损伤为主要特征的急性临床综合征。又称微血管病性溶血性贫血。任何年龄均可患病，但主要发生在幼儿及儿童。成人以女性为多，可能与妊娠易发生HUS有关。

**病因及发病机制** 常见病因包括先天性或获得性血浆ADAMTS13酶缺陷，感染（大肠埃希菌、志贺沙门菌、假单胞菌、肺炎链球菌等；柯萨奇病毒、埃可病毒、流感病毒、EB病毒等可能也与此病相关；立克次体和支原体感染也可引发该病），还有妊娠。但大多患者无明确病因可寻。

血管内皮损伤是HUS发病机制的中心和始动环节。血管内皮损伤引起小血管内发生松散的纤维蛋白沉积，损伤流经的血小板和红细胞，导致血小板减少和微血管病性溶血性贫血。多脏器形成血小板-纤维蛋白血栓，主要局限于小动脉与毛细血管交接处，故又称为血栓性微血管病。炎症反应、免疫机制以及出凝血功能异常参与发病机制。

**临床表现** 主要表现为发热和多脏器表现不一的局部缺血性损伤。前驱症状以胃肠症状为主，可出现呕吐、腹泻、腹痛伴中等度发热，少数有严重血便。急性期典型表现是溶血性贫血、血小板减少和急性肾衰竭。表现为短期内血红蛋白明显减少，黄疸一般不明显，外周血白细胞及网织红细胞增多，血涂片可见异形红细胞及碎裂的红细胞（三角形、盔甲形、芒刺形等），血非结合胆红素水平升高，红细胞寿命缩短。血非免疫性血小板破坏致血小板存活时间缩短。血小板减少而有出血倾向，表现为鼻出血、牙龈出血、皮肤淤点、呕血、便血、咯血、眼底出血甚至脑出血。肾损害轻重不一，轻者仅暂时性尿量减少，尿检有蛋白、红白细胞及管型，严重者可出现氮质血症、高钾血症、代谢性酸中毒、高血容量及高血压等。大量红细胞破坏易致高尿酸血症。部分可发生充血性心力衰竭、心律失常甚至心脏骤停。累及中枢神经系统，有程度不一的神经精神症状，如头痛、嗜睡、易激惹、肌肉震颤、惊厥甚至昏迷。部分病例可有神经系统后遗症如行为异常、学习困难，严重智力减退甚至癫痫发作。肺内微血管血栓可导致胸闷、咯血、呼吸衰竭等。产后型HUS多有流感样综合征。

**诊断** 主要依据有：①严重溶血性贫血的依据。②血小板减少。③急性肾衰竭，尿检异常。④血涂片有异形红细胞及红细胞碎片，凝血异常，凝血酶时间延长，纤维蛋白降解产物增高。⑤肾活检证实为肾脏微血管病、微血管栓塞。

**鉴别诊断** 应注意与中毒性或缺血性急性肾小管坏死鉴别。儿童与青少年应与过敏性紫癜肾炎鉴别。育龄女性应与狼疮肾炎鉴别。HUS伴有发热及中枢神经系统症状者还应与血栓性血小板减少性紫癜鉴别，两者临床上均有微血管病性溶血性贫血、血小板减少和肾功能减退表现，病理上均有微栓塞表现，仅根据临床表现较难将两者鉴别开来；但HUS主要发生于小儿特别是婴幼儿，微血管病变主要累及肾脏；血栓性血小板减少性紫癜常侵犯成人，病变以中枢神经系统受累为主。但也有人认为两病可有重叠属同一种疾病的不同表现，可共同纳入血栓性微血管病不需进一步鉴别。

**急诊处理** ①加强护理，积极防治感染，补充营养。②有消化道出血和感染表现的儿童流行性HUS常可自发性缓解，仅需对症治疗，无需行血浆置换。其他类型需血浆置换治疗。及时有效控制急性肾衰竭，凡少尿、无尿>48小时，血尿素氮、肌酐迅速升高，严重代谢性酸中毒、血钾>6mmol/L，水钠潴留经保守治疗无效者，均应尽早开始血液净化（如血浆置换、连续性肾脏替代治疗、持续性动静脉血液滤过、持续性动动脉血液滤过和血液透析）。③积极针对血栓性微血管病的治疗：血浆置换可使80%患者恢复，疗程为数天或数周，直至临床表现消失。④糖皮质激素治疗以及抗凝、抗血小板凝集药物的应用，对反复发病者可使用，但疗效不肯定。

**预后** 随着诊治技术提高，病死率有所降低，但HUS仍为急性肾衰竭中预后较差的类型。预后不良的因素有：家族性发病且反复发作者，显性遗传的病例年龄<2岁，无尿>72小时，有高血压、中枢神经系统受累、肾损害、贫血严重需多次输血，腹膜透析不及时且伴感染者，组织学上有广泛肾皮质坏死和（或）小动脉病变者。

**预防** 遗传因素所致HUS无有效预防措施，其他病因引发此病者应积极治疗原发病，避免应用肾毒性药物。

（张　泓）

jíxìng pínxuè

# 急性贫血（acute anemia）

短时间内红细胞和血红蛋白含量急剧降至正常范围下限，无法满足机体对血液和氧气需要的临床综合征。严重急性贫血通常因血液携氧能力突然下降而威胁生命。

**病因及发病机制** 根据不同的病因和发病机制，贫血分为三种类型。①失血性贫血：大量急性失血是最常见病因。包括急性创伤、急性消化道大出血、异位妊娠破裂、动脉瘤破裂及弥散性血管内凝血。②红细胞生成减少为主的贫血：有再生障碍性贫血、骨髓增生异常性贫血及造血干细胞增殖和分化障碍性贫血。③红细胞破坏增多为主的贫血：包括

红细胞内部异常和外部异常，如血红蛋白病、遗传性球形红细胞增多症；镰状细胞贫血、珠蛋白生成障碍性贫血。

**临床表现** 与患者年龄、基础疾病和心脑血管的基本情况、贫血发生速度及有无并发症相关。

*急性失血性贫血* 可出现头晕、乏力、出汗、恶心、心悸及血压下降或晕厥。严重者产生休克甚至死亡。若有慢性疾病、感染、营养不良或本来就有贫血，即使失血量较少也可导致休克或死亡。

*急性溶血性贫血* 常表现为腰背痛、心前区压迫感、寒战、发热、恶心、呕吐、气促，也可有苍白、大汗、烦躁不安、血压下降等休克症状和少尿、无尿等急性肾衰竭症状。大量血管内溶血时，血浆中游离血红蛋白超过结合珠蛋白所能结合的量，或转变为高铁血红蛋白后超过血红素结合蛋白所能结合的高铁血红素，游离血红蛋白经肾小球从尿中排出，成为血红蛋白尿，尿色呈暗红色或酱油样。

*急性再生障碍性贫血* 除有不同程度的贫血外，常伴较严重的出血倾向，除皮肤黏膜外，还可有消化道、泌尿道、子宫、眼底或颅内出血。少数患者可发热，多为严重感染所致，体温多>39℃。

**诊断与鉴别诊断** 诊断通常依赖病史、临床表现以及实验室检查。①病史：引起贫血的危险因素，如饮食习惯、服药史、家族史、癌症及风湿性疾病等。②临床表现：缺乏特异性，基础疾病的表现通常对诊断有帮助，如消化系统出现的贫血常伴腹胀、腹痛、呕血、黑粪；急性失血所致贫血常伴低血压、心动过速、

呼吸急促、大汗、意识障碍；黄疸见于溶血；发热和心脏杂音伴贫血常提示感染性心内膜炎，后者也是引起溶血的原因之一。③实验室检查：通过全血细胞计数了解血红蛋白、红细胞计数和血细胞比容。外周血涂片对诊断贫血是由红细胞生成不足还是破坏增多有价值。贫血时网织红细胞增多提示红细胞破坏增多，网织红细胞减少表明红细胞生成减少。平均红细胞体积（mean corpuscular volume，MCV）、平均红细胞血红蛋白含量（mean corpuscular hemoglobin，MCH）以及平均红细胞血红蛋白浓度（mean corpuscular hemoglobin concentration，MCHC）还可明确贫血类型（表1）。有些实验室检查可鉴别血管内溶血与血管外溶血（表2）。④骨髓穿刺检查：是诊断贫血的重要手段，经过上述实验室检查不能确定诊断者需要骨髓细胞学检查确诊。对于急性再生障碍性贫血，骨髓穿刺检查绝大多数显示多部位增生不良，粒系、红系细胞减少，淋巴细胞及其他非造血细胞（浆细胞、组织嗜碱细胞及网状细胞）增多，巨核细胞未见或极少，脂肪组织增多。骨髓活检可见红骨髓显著减少，被脂肪组织所代替，并可见非造血细胞分布在间质中。但骨髓检查对缺铁性贫血和溶血性贫血的诊断并非必需。

**急诊处理** 急性贫血患者必须尽快明确诊断，及时处理病因，挽救患者生命。

*急性失血* 治疗应针对失血的基本病因，尽快止血。开通深静脉以维持有效输液通道，根据所估计的失血量配血并准备输血。评估失血量，仅根据患者此时的血红蛋白、红细胞或血细胞比容

**表1 贫血的形态学分类及常见疾病**

| 贫血的形态学分类 | MCV<br>（fl） | MCH<br>（pg） | MCHC<br>（g/L） | 常见疾病 |
|---|---|---|---|---|
| 正细胞正色素性贫血 | 82~92 | 27~31 | 32~36 | 急性失血、急性溶血、再生障碍性贫血 |
| 小细胞低色素性贫血 | <80 | <24 | <30 | 缺铁性贫血、慢性失血、珠蛋白合成异常 |
| 单纯小细胞性贫血 | <80 | <24 | 32~36 | 慢性肾衰竭、慢性病贫血 |
| 大细胞性贫血 | >94 | >32 | 32~36 | 巨幼细胞贫血 |

**表2 血管内溶血和血管外溶血的实验室检查鉴别要点**

| 检查项目 | 血管内溶血 | 血管外溶血 |
|---|---|---|
| 红细胞形态异常 | 正常或轻微异常 | 明显异常 |
| 血浆游离血红蛋白 | 明显增加 | 正常或轻度增加 |
| 高铁血红素白蛋白 | 增加 | 正常 |
| 尿含铁血黄素试验 | 阳性 | 阴性 |
| 血红蛋白尿（尿隐血试验） | 常阳性 | 阴性 |

不能反映实际的失血量，必须结合观察患者的血压、脉搏及全身状况，注意预防或纠正休克。

急性溶血性贫血 ①血型不合输血后引起的急性溶血：治疗原则是停止输入不合血型的血，静脉输液及利尿。为减轻溶血，可静脉滴注糖皮质激素。②药物引起的溶血性贫血：治疗原则是首先停用有关药物。贫血严重者可予输血，但需注意输血可能提供补体而加重溶血。有血红蛋白尿者补充液体及碱性药物。如有急性肾衰竭或弥散性血管内凝血，均应注意给予相应处理。③诱发葡萄糖-6-磷酸脱氢酶缺乏症患者出现急性溶血，一些药物（如抗疟药、砜类、磺胺类、镇痛药、硝基呋喃类等）对葡萄糖-6-磷酸脱氢酶缺乏症患者可诱发急性溶血。治疗原则是停用诱发溶血的药物，贫血严重者可输血，有休克或急性肾衰竭者给予对症处理。④感染所致急性溶血性贫血：源于红细胞破坏增加、骨髓造血功能减退、

红细胞生成素减少或利用减低及铁利用减少等综合性因素。治疗原则是以治疗感染为主，贫血严重的可以输血。⑤阵发性睡眠性血红蛋白尿症：常有诱因，如上呼吸道感染、发热、输血反应、某些药物或食物、剧烈运动、过度疲劳、精神紧张、情绪波动、手术及妇女月经期等。治疗原则是去除诱因；贫血严重者应输入用生理盐水洗涤过的红细胞；糖皮质激素对部分患者可控制血红蛋白尿的发作。⑥镰状细胞贫血：治疗原则是去除或治疗诱因，对症治疗。给氧、镇痛及纠正脱水现象。贫血严重时可输血，条件许可时可用部分换血输血。⑦溶血尿毒症综合征：此病预后不良，多数患者死于急性肾衰竭。治疗原则是积极治疗肾衰竭、输红细胞以及糖皮质激素、肝素及抗血小板聚集剂的应用等。⑧急性再生障碍性贫血：治疗原则是中断与致病因素接触；贫血严重者需输血以维持血红蛋白在一定的水

平；积极治疗失血及感染；免疫抑制治疗包括抗淋巴细胞球蛋白、抗胸腺细胞球蛋白、环孢素等。有条件者也可进行骨髓移植。

**预防** 均衡饮食，摄入足够的营养成分。适当进行体育运动，增强机体免疫力。积极治疗原发病。防止大出血。

（张　泓）

chū-níngxuè yìcháng

# 出凝血异常（disorder of hemostasis）

以出血倾向为特征的一类临床综合征。出血可表现为自发性，亦可发生在轻微外伤，或表现为创伤及手术中血管损伤，以及创面出血不止、血液不凝固。

**病因及发病机制** 正常情况下，凝血、抗凝血、纤溶系统三者之间存在着一种微妙的平衡，既保证机体的有效止血，又不发生过度的血栓形成。其中任何一个系统发生异常均可造成出凝血异常。止血是阻止血液从损伤血管流出的过程，影响正常止血功能的主要因素有血管、血小板和血浆凝血因子。此三者中任何一种异常，则引起功能变化，导致止血功能的异常而出现出血不止或栓塞。

**血管因素** 一旦血管壁发生异常，其止血功能受损。血管异常包括先天性和获得性。先天性常见于遗传性毛细血管扩张症、家族性单纯性紫癜、先天性结缔组织病。获得性则常见于感染、过敏、化学物质及药物、营养不良、代谢及内分泌障碍，其他如结缔组织病、动脉硬化、机械性紫癜、体位性紫癜等。

**血小板因素** 血小板异常可影响其止血功能，包括血小板数量和质量异常。血小板数量异常有血小板减少和血小板增多。血小板减少常与血小板生成减少、

血小板破坏过多、血小板消耗过度及血小板分布异常有关；血小板增多见于原发性出血性血小板增多症，继发性血小板减少常出现于脾切除术后。血小板质量异常主要有遗传性与获得性。遗传性血小板质量异常有血小板无力症，巨大血小板综合征，血小板病。获得性血小板质量异常见于由抗血小板药物、感染、尿毒症、异常球蛋白血症等引起临床情况。

**凝血因素**　凝血异常分为先天性或遗传性及获得性。先天性凝血异常见于血友病 A、血友病 B 及遗传性因子 XI 缺乏症，遗传性凝血酶原、因子 V、因子 VII、因子 X 缺乏症，遗传性纤维蛋白原缺乏及减少症，遗传性 F XIII 缺乏及减少症；获得性凝血异常可见于肝病性凝血障碍，维生素 K 缺乏症以及尿毒症性凝血障碍等。

**调节机制异常**　调节机制发生异常可引起抗凝及纤维蛋白溶解异常，导致调节机制异常的主要为一些获得性疾病，包括肝素使用过量，香豆素类药物过量及鼠药中毒，抗因子 VIII、因子 IX 抗体形成，蛇咬伤、水蛭咬伤和溶栓药物过量等。

**复合性止血机制异常**　包括先天性或遗传性以及获得性。先天性或遗传性见于血管性血友病，获得性主要为弥散性血管内凝血。

**临床表现**　主要为异常出血。皮肤黏膜出血包括淤点、紫癜，消化道出血，鼻出血及咯血，月经过多。深部出血包括关节腔积血肿胀，肌肉血肿，小手术出血、创面渗血不止或血不凝，严重者可出现颅内出血以及出血性休克。还可表现有相关疾病的体征，如贫血貌，肝、脾、淋巴结肿大，黄疸、蜘蛛痣、腹水及毛细血管扩张等。

**诊断与鉴别诊断**　包括以下内容。

**病史**　仔细询问病史和体检将提供诊断线索，并可初步判断先天性抑或获得性。了解出血特点：自发或外伤诱发，初发或反复发生，发生频率及严重程度；出血家族史：有否性连锁遗传，遗传方式；过去及目前的治疗用药史：如阿司匹林、双香豆素类、肿瘤化疗，输血疗效等。合并存在的全身性疾病，如白血病、尿毒症、肝病、感染和肿瘤等。

**临床表现**　根据是临床表现可初步鉴别血管性、血小板性或凝血功能障碍性。包括皮肤黏膜出血、消化道和呼吸道出血，以及深部出血的表现（表 1）。

**实验室检查**　不仅有助于明确是否出血性疾病，还可区分血管性、血小板性或凝血功能障碍性，并可对病情严重程度、预后及临床治疗疗效进行评估判断。

**血小板减少或功能缺陷检测**　常用筛查项目有血小板计数和血小板功能试验，后者包括血小板黏附功能和血小板聚集功能试验。

**凝血系统筛选试验**　①内源性凝血系统筛选试验：全血凝固时间、血浆复钙时间、活化部分凝血活酶时间。②外源凝血系统

筛选试验：凝血酶原时间。可用于检查外源性凝血途径和共同途径的异常，临床常用国际标准化比值代表，其意义是患者的凝血酶原时间与实验室对照凝血酶原时间之间的比值，该比值在获得性凝血异常筛查时具有较大价值。白陶土部分凝血活酶时间是诊断血友病较理想的筛选试验。还有共同途径凝血因子筛选试验、血浆纤维蛋白原测定（表 2）。

一些可证实血管性、血小板性或凝血功能障碍性的确诊试验，包括凝血因子检验，如简易凝血活酶生成试验及其纠正试验、血浆因子 VIII、IX、XI、XII 促凝活性检测和血浆因子 II、V、VII、X 促凝活性检测。其中血浆因子 VIII 促凝活性测定及血浆因子 IX 促凝活性测定对确诊血友病 A、血友病 B 最有价值，不但可区分重型、中间型、轻型、亚临床型等，而且为确定输注因子 VIII 或因子 IX 制剂的用量提供实验室依据。

**急诊处理**　明确是否存在危及生命的大出血或严重外伤，一旦确定需立即给予纠正性治疗。积极治疗原发病，预防与治疗基础疾病，避免引起出凝血异常的物质。出血患者应避免使用阿司匹林等影响血小板功能的药物。

表 1　各种出血性疾病的临床表现特点

| 特点 | 血管性 | 血小板性 | 凝血功能障碍性 |
|---|---|---|---|
| 性别 | 女性多见 | 女性多见 | 多为男性 |
| 家族史 | 较少见 | 罕见 | 多见 |
| 紫癜 | 常见 | 多见 | 罕见 |
| 大片淤斑 | 罕见 | 多见 | 可见 |
| 血肿 | 罕见 | 可见 | 常见 |
| 关节出血 | 罕见 | 多见 | 多见 |
| 内脏出血 | 偶见 | 常见 | 常见 |
| 眼底出血 | 罕见 | 常见 | 少见 |
| 月经过多 | 少见 | 多见 | 少见 |
| 手术外伤不止 | 少见 | 可见 | 多见 |

表2　出血性疾病的筛查试验与初步诊断

| 检查项目 | 血管因素 | 血小板因素 | 凝血功能障碍 | | |
| --- | --- | --- | --- | --- | --- |
| | | | 凝血活酶形成障碍 | 凝血酶形成障碍 | 纤维蛋白形成障碍 |
| 毛细血管脆性试验 | 阳性 | 阳性 | 阴性 | 阴性 | 阴性 |
| 出血时间 | 延长 | 延长 | 正常 | 正常 | 正常或延长 |
| 血小板计数 | 正常 | 正常、减少或增多 | 正常 | 正常 | 正常 |
| 血块退缩 | 正常 | 不良 | 正常 | 正常 | 不良 |
| 凝血时间（试管法） | 正常 | 正常 | 延长 | 延长 | 延长或不凝 |
| 白陶土部分凝血活酶时间 | 正常 | 正常 | 延长 | 正常 | 延长或不凝 |
| 凝血酶原时间 | 正常 | 正常 | 正常 | 延长 | 延长或不凝 |

**一般治疗**　卧床休息，防止外伤和避免应用影响血小板功能的药物，保持排便通畅，避免因排便用力而并发颅内出血。需根据全身监测情况酌情补充血容量。给药应避免肌内注射或皮下注射。静脉穿刺和注射部位应注意延长压迫时间。

**止血治疗**　注意局部出血加压。常用的止血药按其作用机制可分为三种。①直接作用于血管的药物：如卡巴克洛、垂体后叶素。②改善和促进凝血因子活性的药物：维生素 $K_1$ 是参与肝内凝血酶原合成的必要物质，适用于由维生素 K 缺乏所引起的各种出血情况。③抗纤维蛋白溶解的药物（简称抗纤溶药）：包括 6-氨基己酸和氨甲苯酸，对纤维蛋白溶酶原的激活因子产生竞争性抑制，使纤维蛋白溶酶原不能被激活为纤维蛋白溶酶，抑制纤维蛋白的溶解而达到止血目的。

**血小板减少的治疗**　血小板减少伴严重出血者可输注浓缩血小板，但随输注次数的增加产生抗血小板抗体的机会也相应增加，最终导致血小板输注无效。因此应尽可能减少输注次数以及输注单一供者的血小板。严重血小板减少患者，预后差，应考虑骨髓移植。其他治疗包括抗胸腺细胞球蛋白、抗淋巴细胞球蛋白、环孢素及环磷酰胺等免疫抑制治疗。

**重型特发性血小板减少性紫癜的治疗**　首选静脉应用糖皮质激素。大剂量免疫球蛋白冲击治疗适用于：①有糖皮质激素禁忌证者。②糖皮质激素冲击治疗后无效者。③急性特发性血小板减少性紫癜因其他病情需手术治疗前或妊娠分娩前者。④经济状况好者也可作为首选。还可应用血浆置换以清除患者体内的抗血小板抗体。尿毒症所致血小板功能不良继发于环境因素，可用透析法暂时解除。血小板减少伴紧急大出血威胁生命时，需考虑给予急诊脾切除术，术后24小时即可见血小板数上升。关节出血者，为减轻持久的关节损伤，可在纠正治疗后行关节积血抽吸。对溶血尿毒症综合征引起的血小板减少，应强调对症及支持治疗，谨慎补液，维持水电解质及酸碱平衡；必要时进行血液净化；输注新鲜冷冻血浆和治疗性血浆置换对该病病程及转归无明显益处，且有潜在风险。

**内源性凝血系统缺陷的治疗**　因子Ⅷ缺乏者（血友病A）的替代性治疗，最方便的是输注冷沉淀物。凝血酶原复合物含因子Ⅱ、Ⅶ、Ⅸ和Ⅹ，可用于因子Ⅸ缺乏症的治疗，但有携带肝炎病毒的危险，因此新鲜冷冻血浆更常使用。内源性凝血系统缺陷性质未定，应考虑输注新鲜血浆或冷冻血浆。

**外源性凝血系统缺陷的治疗**　大都源于服用香豆素类抗凝药物、维生素 K 缺乏或严重肝病。香豆素类衍生物如华法林有拮抗维生素 $K_1$ 的作用，使肝脏合成有生理功能的凝血因子受抑制。对此需及时中止抗凝治疗，部分患者可恢复。有出血倾向者，可予维生素 $K_1$ 迅速纠正低凝血酶原状况。若出血严重，紧急情况下可输注新鲜冷冻血浆或凝血酶原复合物以补充凝血因子。血管性假血友病的治疗：可输注冷沉淀物，治疗与因子Ⅷ缺乏症相似。凝血障碍导致的出血原因不明，可输注新鲜冷冻血浆。

**其他治疗**　肝素过量而致出血者可用鱼精蛋白注射剂对抗。口服抗凝剂的不良反应或过量，无临床出血症状者只需停药数日，因一旦用维生素 $K_1$ 纠正治疗将使以后的口服抗凝治疗产生耐药。6-氨基己酸、氨甲苯酸和氨甲环酸是抗纤维蛋白溶解的药物，可使已形成的血凝块不致被溶解和破坏，防止纤维蛋白溶解增强所致出血；弥散性血管内凝血原发病治疗最重要。若血小板或纤维蛋白原减少，则可输浓集血小板、纤维蛋白原或新鲜血浆。

**预防** 积极治疗原发病，避免或减少服用阿司匹林、双香豆素类等药物，防止中毒及感染。有遗传性凝血因子缺乏者，必须重视出血的预防如避免外伤，避免不必要的手术；必须手术者应充分补充所缺乏凝血因子或输注新鲜血液及血浆。

（张 泓）

shūxuè fǎnyìng
## 输血反应 （transfusion reaction）

输血中或输血后出现以非溶血性发热、寒战、皮肤瘙痒为特征，不能归因于原有疾病的临床综合征。

**病因及发病机制** 可分为免疫性反应和非免疫性反应，尚有心血管负荷增加机制及感染传播，后者可源于细菌污染血制品，还可传播梅毒螺旋体、肝炎病毒、人类免疫缺陷病毒、巨细胞病毒、人T淋巴细胞病毒感染以及疟疾。根据输血反应发生时间可分为速发反应和迟发反应。速发反应包括输血当时或输血后24小时内发生的反应，多与超敏反应、某些免疫反应及心血管负荷增加有关；迟发反应包括肝炎、迟发型超敏反应等，多发生于输血后2～180天。

**临床表现** ①常见症状：寒战、发热。②超敏反应：主要表现为荨麻疹、颜面部血管神经性水肿，严重者可因平滑肌痉挛以及会厌水肿而出现呼吸困难，肺部哮鸣音，甚至发生过敏性休克。③输血性溶血反应：可有寒战、发热、心悸、胸痛、腰背痛、呼吸困难；亦可仅有以广泛渗血及凝血功能障碍为主要表现；更有以突然发生休克为唯一表现者。

④输入细菌污染血：临床表现取决于细菌、毒素种类和进入人体的数量。轻者以发热为主，重者则为高热、发绀、休克。⑤循环负荷过重：主要表现为急性肺水肿，常有严重呼吸困难、端坐呼吸、咳嗽、咳大量白色或粉红色泡沫痰、心率快、双肺满布哮鸣音及湿啰音等。

**诊断与鉴别诊断** 仔细询问病史及体格检查有助于诊断。根据输血当时或输血后出现的临床表现，即可诊断。对寒战、发热症状，应鉴别是一般发热反应还是白细胞引起同种免疫反应、输入细菌污染血或溶血反应的表现。

**急诊处理** ①紧急处理：立即停止输血，密切观察。②控制高热、寒战：对于寒战、高热，抗组胺药物等对症处理，高热时应予物理降温。③抗过敏治疗：表现为荨麻疹及颜面部血管神经性水肿者可单用抗组胺药物治疗；支气管痉挛者使用肾上腺素与糖皮质激素，有会厌水肿者还应注意保持呼吸道通畅，必要时及时行气管切开以防窒息。休克者除应用肾上腺素与糖皮质激素，还应采取补液、血管活性药物等积极抗休克措施。④脏器功能支持：急性肾衰竭与弥散性血管内凝血是溶血反应最严重的后果。应密切观察生命体征，记24小时出入量，注意维持水及电解质平衡，监测血清钾、尿素氮及肌酐含量。动态观察血小板、凝血酶原、纤维蛋白原等有关项目，以期及时发现弥散性血管内凝血。为预防肾衰竭，应立即口服或静脉输注大量液体。并予利尿，扩张肾动脉，增加肾血流量，改善组织灌注。血清尿素氮 > 42.8mmol/L，$HCO_3^- < 12mmol/L$，$K^+ > 7mmol/L$，心电图示室内传导阻滞及QRS波

增宽，或有抽搐现象，应做血液透析或腹膜透析。糖皮质激素静注可减轻症状，解除肾血管痉挛，并有助于纠正休克。若出现休克，积极采取措施抗休克治疗。若血小板或纤维蛋白原减少，可输浓集血小板、纤维蛋白原或新鲜血浆。⑤针对性干预：对输入细菌污染血者，治疗原则是抗感染，抗休克，防止发生弥散性血管内凝血与肾衰竭。心血管负荷增加治疗为停止输血、控制输液，半卧位，氧疗，并使用血管扩张药、利尿药、强心药等积极抗心力衰竭治疗。

**预防** ①严格把握输血适应证：如确需输血，尽量用浓集红细胞，甚至洗涤红细胞。超敏反应主要是由血浆中存在抗IgA抗体所致，除加用糖皮质激素外，应避免使用血浆，改用血浆代用品。②了解输血患者输血史：输血次数、频度、量及不良反应类型。了解妇女妊娠史。若患者有溶血性输血反应史，又必须输血，应仔细检查受血者血型及血清中有无本身所缺乏血型抗原的相应抗体。若情况紧急，可输入O型浓集红细胞。③实行严格无菌技术操作：加强血库质量监测，严防输入细菌污染血。④注意患者心脏状况：对原有心功能不佳或存在可致心功能不全潜在因素者，可在行中心静脉压等血流动力学指标监测下输注血液，避免输注量大或输注速度快引发急性肺水肿。

（张 泓）

zhǒngliú róngjiě zōnghézhēng
## 肿瘤溶解综合征 （tumor lysis syndrome，TLS）

肿瘤细胞溶解导致高尿酸血症、高磷血症、低钙血症、高钾血症、代谢性酸中毒和急性肾衰竭的临床综合征。

**病因** 肿瘤患者化疗后肿瘤

细胞迅速死亡，释放胞内物质入血，并超过肾脏的排泄能力引起。一般发生在化疗后 1~7 天，此时肿瘤细胞溶解达到高峰。主要见于对抗癌药物敏感的肿瘤，并在进行强烈化疗时发生。常见于：血液系统恶性肿瘤（如淋巴瘤，特别是伯基特淋巴瘤，急性淋巴母细胞白血病、急性粒细胞白血病、慢性淋巴细胞白血病、慢性粒细胞白血病）和非血液系统恶性肿瘤（如小细胞肺癌、晚期乳腺癌、胃肠道腺癌等）两大类。还可见于糖皮质激素治疗、单克隆抗体治疗、大面积放射治疗、恶性肿瘤引起的尿路梗阻等。

**发病机制** ①细胞溶解释放大量核酸，其所含嘌呤通过黄嘌呤氧化酶代谢为次黄嘌呤、黄嘌呤，最终产物是尿酸，尿酸在血中浓度显著增高，形成高尿酸血症。严重的高尿酸血症促使大量尿酸在肾小管和集合管内沉淀，发生阻塞，引起急性肾衰竭。②肿瘤细胞溶解，大量无机磷释放入血，如合并感染随着组织分解，大量的磷也会进入血流，形成高磷血症。③随着肿瘤细胞溶解，细胞内钾大量进入血流；代谢性酸中毒导致细胞内外 $K^+$ 重新分布；尿酸性肾病使 $K^+$ 排出减少；白血病可影响细胞膜的钠钾传递机制，以上因素的共同作用最终导致高钾血症。④组织细胞或肿瘤细胞缺氧坏死，会产生大量乳酸；肿瘤负荷增加，氧消耗增加；肿瘤细胞的溶解，释放出大量的磷酸；机体内高钾血症，使细胞内的 $H^+$ 进入血液；化疗引起的消化道反应，如腹泻、呕吐，肿瘤患者血液黏稠度高，微循环障碍，组织灌流不畅，形成低氧血症，以上因素共同作用导致代谢性酸中毒。⑤细胞溶解后，大

量尿酸、黄嘌呤及磷酸盐沉淀于肾小管；某些肿瘤可直接损伤肾脏，如淋巴瘤或白血病细胞浸润引起急性间质性肾病；多发性骨髓瘤分泌过多免疫球蛋白轻链 λ/κ 亚型，经肾小球滤过，肾小管重吸收造成肾小管损伤，发生急性肾衰竭。

**临床表现** ①高尿酸血症：患者出现恶心、呕吐、嗜睡、尿路结石、痛风性肾病等，尿酸盐在关节及关节周围组织沉积，出现痛风症状。②高磷血症和低钙血症：神经肌肉兴奋性增高，手足抽搐、意识混乱、皮肤瘙痒、眼和关节炎症，血中磷酸与钙结合形成磷酸钙沉积在肾实质中，导致肾结石，损害肾功能。③高钾血症：患者肌肉无力，甚至瘫痪，通常以下肢出现较多，以后沿躯干向上肢延伸，呼吸肌很少受累。还可发生心律失常，心电图可见 T 波高尖，QT 间期缩短，严重者可发生心脏骤停。④代谢性酸中毒：患者出现呼吸深快、无力，腱反射减退、恶心、呕吐、心律失常等。急性肾衰竭出现少尿或无尿，血清肌酐和尿素氮进行性升高。

**诊断与鉴别诊断** 根据肿瘤化疗史、临床表现、实验室检查等，临床诊断比较容易。确诊需依据肾功能、低钙血症、高尿酸血症和（或）高磷血症。检验项目包括电解质、肝功能、肾功能、血尿酸、磷酸盐、乳酸脱氢酶、血糖及血细胞计数等。高危因素：急性白血病初始白细胞计数 $>50\times10^9/L$、进展型淋巴瘤伴大肿块、乳酸脱氢酶 $>1000U/L$、尿酸 $>386\mu mol/L$、尿素增加、血肌酐水平升高及脱水。

**急诊处理** 包括以下内容。
**紧急处理** 一旦 TLS 发生，

应给予患者持续心电监护，监测患者的生命体征变化。记录 24 小时出入量，保持尿量 $>2L/24h$；建立有效静脉通道，补液，碱化尿液。密切监测实验室指标和心功能。

**注意保护肾功能** 避免使用肾毒性药物，如 X 线检查的对比剂、氨基糖苷类或非甾体抗炎药。不使用抑制肾脏排泌尿酸的药物，如丙磺舒、阿司匹林或噻嗪类等。

**纠正代谢异常和电解质紊乱** ①高尿酸血症首选别嘌呤醇。②高磷血症最有效的治疗方法是利尿和水化，低钙血症可予葡萄糖酸钙缓慢静注。③高钾血症用葡萄糖和胰岛素，使细胞外钾离子进入细胞，葡萄糖酸钙能直接对抗血钾过高，呋塞米可促使钾离子经肾脏排除。

**血液净化** 经积极治疗病情未缓解，并符合下列条件之一者应尽早予血液透析：①血钾 $\geq6.5mmol/L$。②血磷 $>3.23mmol/L$。③血尿素 $>53.6mmol/L$。④血尿酸 $\geq595\mu mol/L$。⑤少尿或无尿 $>48$ 小时伴体液过多。⑥低钙血症伴症状。

**预防** 肿瘤细胞增生活跃的患者化疗前 2 天和化疗期间应口服别嘌醇，肿瘤负荷大者，应连续用药 10~14 天。治疗前应大量水化，确保尿量 $>100ml/h$。对化疗、放疗十分敏感，特别是有高危因素者，化疗或放疗前需采取积极的预防措施，预防 TLS。

（张 泓）

shàngqiāng jīngmài zōnghézhēng
**上腔静脉综合征**（superior vena cava syndrome，SVCS） 上腔静脉完全或部分阻塞导致血液回流受阻的临床综合征。可出现上肢、颈和颜面部发绀、水肿及上半身浅静脉曲张。

**病因及发病机制** 大多由恶性肿瘤或纵隔肿瘤引起。肺癌最多见，主要见于小细胞肺癌和鳞状细胞癌。淋巴瘤主要有弥漫性大细胞型和淋巴母细胞型。转移癌主要见于乳腺癌、生殖细胞肿瘤、胃肠道肿瘤等。原发性纵隔肿瘤如胸腺瘤、黑色素瘤、畸胎瘤、胸内甲状腺肿等也是病因之一。良性病变或其他如纵隔炎症、特发性纵隔纤维化、结核、中心静脉插管、安装起搏器、先天性心脏疾病、胸腔手术等有时也会成为SVCS的病因。

上腔静脉位于上纵隔右前部，由左、右头臂静脉在右第1胸肋结合处后方汇合而成，在第1~2肋间隙前端后面下行，穿心包至第3胸肋关节高度汇入右心房，在右肺根上方还有奇静脉汇入上腔静脉。上腔静脉因其解剖位置和生理构造特点，很容易受到牵拉、压迫和阻塞。上腔静脉壁薄，易受毗邻肿块压迫。上腔静脉阻塞导致胸腔渗出，面部、上肢和气管黏膜水肿，严重者出现脑水肿和心脏充盈不足，导致意识障碍和神经压迫症状以及心功能障碍。

**临床表现** 症状和体征取决于起病缓急、梗阻部位、阻塞程度及侧支循环形成情况，常见呼吸困难，头颈部、胸壁和上肢水肿，声带麻痹，如继发颅内高压，可出现头痛、呕吐、意识改变等。常见的体征有颈静脉怒张、胸壁静脉曲张、球结膜水肿、发绀、呼吸急促、霍纳（Horner）征、意识障碍等。

**诊断与鉴别诊断** 诊断主要根据典型症状、体征及影像学改变，肿瘤标志物、痰和胸腔积液细胞学检查、活组织病理学检查等有助于明确SVCS的病因。X线胸片检查可见上纵隔增宽，胸腔积液等。上腔静脉造影、胸部MRI及螺旋CT检查不仅能显示上腔静脉梗阻部位、范围、程度、有无癌栓形成等，还能明确引起SVCS的病变与上腔静脉之间的解剖关系。

**急诊处理** 尽快解除症状和治疗原发病，对急性SVCS伴脑水肿、心输出量减少和上呼吸道水肿等严重并发症，应紧急处理。①一般治疗：卧床休息、利尿和低钠饮食。预防血栓形成。②放疗：大多数恶性肿瘤所致的SVCS对放射治疗有较好疗效，首先给予几次高剂量照射后，改为常规放疗，总剂量根据肿瘤的病理学类型、病变范围、是否合用化疗、疾病预后考虑。放射野的设计根据病变范围而定，通常应包括纵隔、肺门、原发灶等，尽量保护正常组织。③化疗：对伴广泛转移且需紧急控制症状者，可考虑联合化疗。一些肿瘤对化疗敏感，可快速缓解症状和体征。④外科治疗：由于手术的高风险及病因大多为恶性肿瘤，故很少采用外科手术方法。⑤可膨胀金属支架置入：置入上腔静脉支架能缓解部分患者上腔静脉阻塞的症状。并发症包括感染、肺栓塞、支架移位、穿刺部位血肿、出血及非常罕见的穿孔等。⑥抗凝或溶栓治疗：抗凝或溶栓治疗并不能改善患者预后，并有可能致出血，故不常规使用。

（张 泓）

xiōngkuò chūkǒu zōnghézhēng

## 胸廓出口综合征（thoracic outlet syndrome，TOS）

锁骨下动静脉和臂丛神经在胸廓上口受压迫所致临床综合征。臂丛神经、锁骨下动静脉在肋锁间隙、斜角肌三角、胸小肌管等胸廓区域，由于各种不同的解剖变异因素，造成不同程度受压而产生的上肢和颈肩部疼痛、麻木、乏力、感觉异常。常见于中年妇女。

**病因及发病机制** 任何导致胸廓出口通道狭窄的原因均可使神经血管受压而产生症状。骨性卡压包括：颈肋、第7颈椎横突过长、第1肋骨变异及锁骨骨折后骨痂形成等。软组织因素包括：异常纤维束带、胸膜上筋膜、斜角肌、锁骨下肌、胸小肌等。此外，臂丛神经先天性变异、颈肩部的急性牵拉伤、长期的姿势不良、颈肩部的肌肉失衡、巨乳、肥胖等也是发生TOS的因素。

**临床表现** 其临床表现多样，易受患者主观因素影响。根据卡压部位以及受压迫的是神经还是血管，其临床症状差异很大，且不持续。最典型的是臂丛神经下干受压型，主要表现为患肢酸痛、不适、无力、怕冷，手部麻木；体检可发现患肢肌力稍差，手尺侧特别是前臂内侧针刺痛觉明显改变，亦可能出现大小鱼际肌萎缩。上干受压时则主要表现为肩外展、屈肘无力，肌力减退，常伴肩颈部疼痛不适，但被动活动正常。锁骨下动脉受压可出现患肢发凉、苍白伴麻木、无力。锁骨下静脉受压患肢肿胀，手和前臂可青紫。交感神经纤维受压，除上肢有酸痛外，还常有雷诺现象，表现为肢体苍白、发绀或双手大量出汗。部分患者以心前区、颈肩部不适为主要表现。

**诊断与鉴别诊断** TOS诊断较困难，尚缺乏客观诊断标准。主要依靠医师对此病的认识，详细的病史、全面检查才能得出综合性判断。皮肤痛阈试验和两点辨别试验：用于对中、晚期患者的诊断，而症状激发试验是最主要的早期诊断方法，包括艾德森试验（Adson test）、血清凝集试验（Wright test）、锁骨上叩击试验（Moslege test）、上臂缺血试验（Roos test）等，联合几种试验可明显降低假阳性率。远端神经受压后可能会使近端神经对外压的耐受力降低，因此肢体远端的神经卡压（如肘管等）应警惕为TOS的早期信号。影像学检查：X线颈椎片和胸片有助于排除骨性疾病。多普勒超声可发现血管受压狭窄。血管造影可确定狭窄和受压的部位。CT 和 MRI 对 TOS的确诊有一定帮助。电生理检查在 TOS 的早期无特殊价值，常无异常发现。晚期如尺神经运动传导速度在锁骨部减慢有较大的诊断价值。体感诱发电位较敏感，对早期 TOS 诊断有所帮助。

**治疗** ①保守治疗：若患者症状轻，无神经损伤症状可保守治疗。治疗目标是增加胸廓出口处的空间，恢复颈肩部肌肉的平衡。应对疾病进行说明并做生活指导以消除患者的不安和避免做使症状恶化的动作（如持重或上肢上举等）；通过体态训练纠正患者的不良姿势；还应进行肩胛带周围肌肉的强化训练，以提高肌肉的持久力。还可应用颈部痛点局部封闭。②手术治疗：症状过重无法忍受，经保守治疗或保守治疗失败者，可行手术松解。包括颈肋切除、第 1 肋切除、前中斜角肌切除、斜角肌除合并肋骨切除等。手术松解多可取得较好效果。

（张　泓）

tóutòng

**头痛**（headache）　主观感觉头部疼痛。局限于头颅上半部，包括眉弓、耳轮上缘和枕外隆突连线以上部位。

颅内疼痛敏感结构包括：①硬脑膜，尤其是颅底硬脑膜。②含有感觉神经纤维的脑神经（包括其颅外部分），如三叉神经、舌咽神经和迷走神经。③硬脑膜动脉，其中硬脑膜中动脉对疼痛最敏感。④大的静脉窦及从脑表面注入其中的静脉。上述结构的牵引、移位、炎症刺激和动脉扩张均可引起头痛。颅外疼痛敏感结构主要是头皮及头皮动脉和颅骨骨膜。头和上颈部肌肉、眼、耳、鼻、牙，其病变如炎症、外伤、动脉扩张均可引起疼痛。

**发生机制**　头痛多数是理化及生物致痛因子作用于头部疼痛敏感组织内的感受器，经痛觉传导通路传导到中枢神经系统进行分析、整合而产生痛觉，发生机制十分复杂。①血管因素：各种原因引起的颅内外血管收缩、扩张及血管受牵引或伸展。②颅内外痛觉敏感组织炎症：如脑膜受刺激或牵拉。③传导痛觉的脑神经（第 Ⅴ、Ⅸ、Ⅹ 三对脑神经）和颈神经受刺激、挤压或牵拉。④头、颈部肌肉收缩。⑤五官和颈椎病变引起。⑥生化因素及内分泌紊乱。⑦神经功能紊乱。

**鉴别诊断**　头痛的原因繁多，其中有些是严重的致命疾患，但病因诊断常较困难。应进行详细的问诊、体格检查（包括神经系统检查）、有关实验室检查与器械检查。诊断应先排除颅内器质性疾病、全身性疾病所致头痛，再考虑功能性头痛。

**蛛网膜下腔出血**　通常为脑部动脉瘤或脑动静脉畸形破裂，血液直接流入蛛网膜下腔所致。其主要临床表现为：突然发生的剧烈头痛。"新发生头痛"最具有临床意义，患者常描述为"一生中经历的最严重头痛"，性质难以忍受，如炸裂样、刀劈样、搏动样等。可伴呕吐、畏光，严重者突然昏迷或短时间死亡。脑膜刺激征为特有体征，多无局灶性神经体征。CT 平扫显示蛛网膜下腔积血，腰椎穿刺显示均一血性脑脊液可确诊。

**脑出血**　通常在活动和情绪激动时发病。半数患者出现剧烈头痛，呈持续性胀痛、跳痛。头痛常与出血部位一致。常见呕吐、出血后血压明显增高。可伴意识障碍及偏瘫、失语等局灶性神经功能缺失症状等，CT 检查显示圆形或卵圆形均匀高密度血肿，边界清楚，可确诊。

**颞动脉炎**　多发于 50~75 岁，女性患病率约为男性的 3 倍。常伴发热，一侧或双侧颞部剧烈头痛，病侧颞浅动脉变粗、迂曲，呈条索性，搏动减弱或消失，红细胞沉降率增快，如颞浅动脉活检发现巨细胞可确诊。

**中枢神经系统感染**　出现发热、头痛、呕吐、脑膜刺激征，腰穿脑脊液压力明显升高、白细胞增多、蛋白质含量升高及含糖量降低，脑脊液细菌涂片、抗酸涂片、墨汁染色、细菌培养、结核分枝杆菌培养等可做出诊断。

**低颅压性头痛**　脑脊液压力 $<70mmH_2O$ 导致的头痛，多为体位性。患者常在直立后出现头痛或头痛明显加剧，卧位后头痛缓解或消失。根据体位性头痛的典型临床特点、腰椎穿刺测定脑脊液压力降低可确诊。

**急性闭角型青光眼**　属眼科急症，不及时治疗可致盲。临床表现为单侧眼球痛伴头痛、视力下降、视物模糊，查体见瞳孔不规则、对光反射消失，应立即请眼科会诊，及时诊治。

**偏头痛**　反复发作，头痛发

作持续时间 4~72 小时，多局限于单侧；头痛多为搏动性；程度为中度或重度，日常活动受限或停止；因上楼梯或其他类似日常躯体活动而加重；可伴恶心和（或）呕吐、畏光和怕声。部分患者头痛发作之前有先兆症状，多为双侧视野的闪光幻觉，持续几秒到 20 分钟，先兆症状消失后出现剧烈头痛。

丛集性头痛　多见于中年男性，发作前无先兆症状，突发于夜间或睡眠时，疼痛剧烈呈密集性发作而迅速达到高峰，从一侧眼部周围或单侧面部开始而快速扩展，甚至波及同侧肩、颈部，呈跳痛或烧灼样痛，站立可减轻，伴同侧眼面潮红，流泪，鼻塞，流涕等，疼痛持续数 10 分钟至 2 小时，无明显神经系统阳性体征。

脑肿瘤所致头痛　是脑肿瘤最常见的症状之一，也是颅内压增高的常见表现。主要表现全头痛，为非搏动性钝痛，凌晨或夜间明显，起床活动后减轻或消失，可伴恶心、呕吐，程度与头痛平行，突发喷射样呕吐多提示脑肿瘤。

鼻窦炎所致头痛　疼痛常位于前额及鼻根部，晨起加重，伴鼻塞，流脓涕等，部分患者因继发性肌肉收缩而出现颈部疼痛和后头痛，检查鼻腔可见有脓性分泌物，病变鼻窦部位压痛明显。

急诊处理　包括急诊的评估与头痛的治疗。

急诊评估　颅内病变引起的头痛可危及患者生命，应高度警惕并及时进行仔细体格检查，头颅 CT 最重要。头颅 MRI、脑电图检查对癫痫性头痛、中枢神经系统感染、脑肿瘤的诊断有较大价值，脑脊液检查对中枢神经系统感染、蛛网膜下腔出血、低颅压性头痛等疾病有其他方法无法取代的诊断价值。

治疗头痛　积极预防和治疗各种原发病。对症治疗则可使用除吗啡类以外的镇痛药，如各种解热镇痛药，严重者可少量服用可待因、罗通定或二氢埃托啡等。可酌情加用各种镇静剂或安定剂。可针对头痛发生的机制进行治疗，如颅内压增高者给予脱水、利尿药；低颅压者静脉等渗液，使用血管活性药物；偏头痛发作时及早使用麦角制剂。

（曾红科　张玉虎）

xuànyūn

# 眩晕（vertigo）

自感周围物体或自身旋转或摇动的空间定位运动错觉。其症状的非特异性与鉴别诊断的广泛性、急诊医师所能获取的信息受限，可导致误诊漏诊而增加医疗风险。文献报道，眩晕年发病率约为 3%，女性高于男性，且随着年龄增长发病率升高。

发生机制　导致眩晕的疾病繁多，其中中枢性眩晕主要包括颅内血管性疾病（如椎基底动脉供血不足、脑梗死或出血、颅内动静脉畸形、颈椎病、高血压脑病、锁骨下动脉盗血综合征、脑外伤等）、占位性疾病（如脑部肿瘤等）、感染性疾病（各种病原体导致的炎症和脓肿形成）及脱髓鞘和变性疾病（如多发性硬化和延髓空洞症等）；周围性眩晕主要有梅尼埃病、迷路炎、前庭神经炎、良性位置性眩晕及药物中毒等。发生机制多样，尚未完全明了，主要有：①各种原因导致的内耳淋巴失调，淋巴分泌过多或吸收障碍。②各种因素直接破坏迷路的骨壁或内耳受机械性刺激，引起前庭功能紊乱。③各种炎症经血行或淋巴扩散导致迷路炎症。

④炎症、受压等导致管腔狭窄、椎基底动脉供血不足。

鉴别诊断　鉴别诊断思路一般遵循：是否眩晕；中枢性或是周围性眩晕；有无其他全身性疾病引起眩晕的因素。一般在临床工作中，将脑干、小脑神经核及核上性病变造成的眩晕称为中枢性眩晕，反之则称为周围性眩晕（表）。

鉴于急诊工作的特殊性，此条目以"假定重病"为原则，着重介绍若干潜在风险较高的疾病，兼述部分病情较轻但常见的疾病。

脑血管性病变　包括以下内容。

小脑出血及梗死　损伤前庭小脑间通路可引起眩晕。特点为突发性，常为首发症状，程度剧烈，但常被接踵而至的其他神经症状或颅内压增高所掩盖。小脑出血患者约有 25% 出现眩晕。头颅 CT 或 MRI 可确诊。

脑干出血及梗死　脑干血管病变累及前庭神经核，可引起眩晕，眼球震颤持续时间长，且多呈垂直性或位置性，一般无听力障碍，常伴其他脑神经、锥体束和感觉束等脑实质受损症状和体征。其中脑干出血病情发展到一定程度时几乎均可出现头痛，头颅 CT 或 MRI 可诊断。需要指出的是，急诊患者表现为轻至中度眩晕，但头颅 CT 未见明显异常，多考虑为椎基底动脉供血不足致后循环缺血。一般来说，椎基底动脉缺血发作一般症状在 5 分钟内即达高峰，一次发作常持续 5~20 分钟，最多在 24 小时内完全恢复，但如果发作达 1 小时以上，且反复发作>5 次/天，则应尽快行头颅 MRI 以排除有无椎基底动脉供血不足导致的脑干梗死。

颅内动静脉瘤或动静脉畸形

表　中枢性眩晕与周围性眩晕的鉴别

| 鉴别要点 | 中枢性眩晕 | 周围性眩晕 |
|---|---|---|
| 发作形式 | 常为持续性，可达数周、数年之久，程度较周围性轻；与头部或体位变化无关 | 常为突发性、阵发性；持续时间短，很少超过数周者；头部或体位改变可使病情加重 |
| 眼球震颤 | 震颤粗大，可为水平性、旋转性或垂直性，其中垂直性为其所特有 | 震颤较细，绝无垂直性眼球震颤 |
| 自主神经症状 | 除颅内占位性病致颅内压高所致呕吐外，一般较少出现恶心、呕吐、面色苍白等不适 | 明显 |
| 听力下降 | 极少 | 常见 |
| 肢体偏斜 | 方向不定，与眼球震颤方向无肯定关系 | 向前庭功能损害一方倾倒，与眼球震颤方向一致 |
| 中枢神经损害证据 | 常有 | 无 |

是出血性脑卒中常见的一类病因，它是一类在血管发育过程中的疾病，常见于年龄较轻者。大多表现为剧烈头痛，但部分颅内动静脉瘤或动静脉畸形可有眩晕，其症状的轻重与病变的部位及大小有关。影响前庭或小脑功能则可导致眩晕。此病风险极高，单以眩晕为主要症状者不多见，但可以是病情加重的前驱症状，有蛛网膜下腔出血病史者，应高度怀疑此病，应立即行头颅 CT 血管造影检查以确诊。

肿瘤性疾病　表现为眩晕的颅内肿瘤多见，有听神经瘤、小脑肿瘤、脑干肿瘤及第四脑室肿瘤等。最常见是小脑脑桥角肿瘤（如听神经瘤），开始常为单侧耳鸣及听力减退，渐而发生眩晕，也有以眩晕为首发症状者。需要指出的是，眩晕可为某些颅内占位性病变的主要或唯一症状，此类眩晕多为发作性，病程较长。眩晕发作与病变刺激或前庭神经核及其联络结构受压有关。此类患者可被长期误诊为梅尼埃病或椎基底动脉供血不足，若不及时发现，在出现典型症状时多数已为时已晚。

小脑脓肿　该病发病期大多有上呼吸道感染病史，耳源性脑脓肿多存在中耳炎。该病早期即可有明显眩晕，若不及时发现可迅速发展，多数出现头痛、呕吐等颅内压增高的表现以及小脑性共济失调，伴发热、外周血白细胞计数升高，脑脊液中白细胞增多、蛋白质含量多。

第四脑室囊尾蚴病　不多见，但严重病例可突发呼吸心脏骤停而死亡。应注意仔细询问病史。其特点是：头位的突然改变使前庭迷走神经受到牵拉或刺激，出现发作性眩晕，伴颅内占位性病变的一般特征。部分病例在间歇期难以发现颅内器质性病变的证据，但可因虫体阻塞或毒素刺激而出现颅内压增高等相关症状。在 CT 或 MRI 检查的基础上行脑脊液检查，如有嗜酸性粒细胞增多、发现囊尾蚴头节等可确诊。

脑干脑炎　病毒感染所致。起病急，进展快，迅速出现头痛、眩晕，以脑桥和中脑局灶性损害为著。

梅尼埃病　较常见，一般不易漏诊。多发于中年，典型症状为阵发性眩晕，伴耳鸣及听力减退，通常伴剧烈的恶心、呕吐、面色苍白等自主神经症状；发作时可持续数小时到数日，但很少超过 2 周，有明显的缓解期；神经系统检查无异常。

药物中毒　部分药物可导致周围性眩晕（即药源性眩晕），主要包括氨基糖苷类抗生素及其他药物如苯妥英钠、万古霉素、磺胺类等，以链霉素慢性中毒导致第Ⅷ对脑神经受损最常见。呕吐少见，一般停药 2 周后可恢复，但也有持续数月至数年者。急诊患者中，一氧化碳中毒也相当常见，应注意病史采集。

全身性疾病　①如多发性硬化，1/3 的多发性硬化患者在病程中有眩晕表现，查体可见核间性眼肌麻痹。②代谢性疾病如低血糖和贫血等也可导致眩晕。③眩晕可为某些出血性疾病的早期症状，如脾破裂、异位妊娠破裂出血、肝癌破裂出血甚至消化性溃疡出血，在无呕吐、黑粪之前，都可能出现轻度眩晕。如不及时处理可导致失血性休克，危及生命。应注重检查患者的心率、血压、血红蛋白等。④心脏急症者如急性心肌梗死，特别是糖尿病患者出现急性下壁心肌梗死时，可以心动过缓、眩晕等为主要表现；部分心律失常如高度房室传导阻滞、室性心动过速等，均可有眩晕的表现，如不及时发现，可危及生命。对眩晕者常规行心电图检查是必要的。

急诊处理　①急诊评估：以眩晕为主诉的急诊患者，首先要排查有无脑卒中、严重心脏急症及内脏出血等危及生命的疾病，应先行脑 CT 或 MRI，血生化、心电图及心脏超声检查。②对症支持治疗：急性期可予镇静、镇吐、抗组胺药等处理；注意水电解质平衡。待影像学等进一步检查结果后进一步治疗。③病因治疗：目的是根除眩晕的措施，可请相关科室会诊处理。脑出血者请神经外科会诊评估是否急诊手术治疗；脑梗死者如在 3 小时内可行急诊溶栓治疗；急性心肌梗死者，立即启动"急诊绿色通道"；化脓性迷路炎给予抗感染治疗，依据不同感染（病毒或细菌）给予有效的药物；高血压急症予以控制性降压等。内耳病变听力已丧失而眩晕久治不愈者可行迷路破坏手术或前庭神经切断术。血管源性病变者予改善血循环药物。

（曾红科　陈胜龙）

**diānxián**

**癫痫**（epilepsy）　脑细胞群异常超同步放电所致突然性暂时性复性脑功能障碍的临床综合征。癫痫是一种古老的疾病，公元前 1700 年中国开始有关于癫痫临床表现内容的记录，公元前 800 年在现伊拉克也有癫痫全身性发作的描述。随着人类对癫痫的认识不断发展，癫痫的定义也被不断赋予新内容。2005 年国际抗癫痫联盟（International League Against Epilepsy，ILAE）对癫痫的定义做了修订，其推荐的新定义为：癫痫是一种脑部疾病，其特点是脑部持续存在能导致癫痫反复发作的持久性改变，并出现相应的神经生物学、认知、心理和社会等方面的后果，诊断癫痫至少需要一次癫痫发作。新定义的三要素包括至少一次的癫痫发作；反复癫痫发作的倾向及易感性；有相应神经生物学、认知、心理及社会等方面的影响和障碍。

2006 年 9 月，中国抗癫痫协会编写的《癫痫诊疗指南》认为，癫痫是一组由已知或未知病因所引起，脑部神经元高度同步化，且常具自限性的异常放电所导致，以反复发作性、短暂性、通常为刻板性的中枢神经系统功能失常为特征的综合征。每次发作称为癫痫发作，持续存在的癫痫易感性所导致的反复发作称为癫痫；反复出现的癫痫发作方可诊断为癫痫，仅有一次发作不诊断为癫痫。

**病因**　只有部分癫痫病例能找到明确的病因，根据 1056 份病例统计，最常见的病因分别是：脑血管疾病（6%）、脑外伤（5%）、发育异常（5%）、感染（4%）、肿瘤（2%）和退行性病变（1%）。其他有药物或酒精戒断、代谢紊乱、中毒、遗传性疾病、血管畸形、自身免疫病、脱髓鞘疾病、脑瘫和精神发育迟滞、痴呆、脑部手术。能明确病因的称为症状性或继发性癫痫；病因不能明确的称为特发性癫痫；临床表现提示为症状性癫痫但不能明确病因的则称为隐源性癫痫。青少年和老年是癫痫发病的两个高峰阶段，病因与年龄的关系较密切，不同年龄组有不同的病因范围。新生儿及婴儿期多见于先天及围生期因素、遗传代谢性疾病、皮质发育异常所致的畸形；儿童及青春期多见于遗传因素、先天及围生期因素、中枢神经系统感染、脑发育异常等；成年人多见于头颅外伤、脑肿瘤、中枢神经系统感染等；老年人多见于脑血管意外、脑肿瘤、代谢性疾病、变性病等。

**发病机制**　仍不完全清楚，但神经元异常放电理论被广泛认同，是癫痫的病变基础。基因表达异常、神经递质或调质功能障碍、离子通道功能异常都能诱导神经元异常放电，导致癫痫发作。研究提示 1000 种以上的基因突变与癫痫发作的易感性有关，这些表达异常的基因分布在脑的发育、神经元变性、能量代谢、离子通道等多个环节，从分子、细胞、神经元等方面影响着癫痫灶的形成、痫性放电的扩布和细胞损伤，构成了癫痫的基因机制。在癫痫和癫痫发作的模型中可发现细胞外 $Ca^{2+}$ 降低，$K^+$ 增多，神经细胞 $Na^+$、$K^+$ 和 $Ca^{2+}$ 等离子通道功能异常可导致癫痫发作。

**临床表现**　包括癫痫发作与癫痫综合征。

**癫痫发作**　有共性和个性两个特征。①共性：发作性、短暂性、重复性、刻板性是所有癫痫发作的共同特征。表现为突然发生，持续一段时间后迅速恢复，间歇期正常，每次发作时间较短，除癫痫持续状态外，很少超过半小时，并且反复发作，每种类型发作的临床表现几乎一致。②个性：不同类型癫痫又具有自己的特征。全身性发作：发作起源于双侧脑部，多在发作初期就有意识丧失，根据临床表现分为全身强直-阵挛性发作、强直性发作、阵挛性发作、失神发作、肌阵挛发作、失张力发作；部分性发作：包括单纯部分性、复杂部分性和部分继发全身性发作。单纯部分性发作时意识始终存在，而后两者存在意识障碍，是由于神经元异常放电从局部扩展到双侧脑部出现的临床发作。

**癫痫综合征**　癫痫综合征是将一组包括病因和机制、病变部位、发病年龄、临床表现、脑电图特征、治疗和预后等相关资料放在一起进行描述，有特殊病因、特定症状和体征组成的特定癫痫。

**诊断与鉴别诊断** 通常遵循三步原则。①确定是否为癫痫：需要通过病史了解发作是否具有癫痫发作的共性，发作表现是否具有不同发作的类型特征，需进行脑电图检查以寻找诊断的证据，同时需与其他疾病进行鉴别如假性发作、晕厥、偏头痛、短暂性脑缺血发作、过度通气综合征、内分泌系统和营养代谢性疾病、运动障碍、睡眠障碍、眩晕症等。②明确癫痫发作的类型或癫痫综合征：诊断错误可能导致药物治疗的失败，需仔细鉴别。③确定癫痫病因：进行理化检验、头颅CT、MRI、放射性核素扫描或脑血管造影、脑磁图、正电子发射体层显像、单光子发射计算机体层显像等检查。MRI比CT更敏感。2001年国际抗癫痫联盟提出了癫痫诊断的新方案，从发作期症状学、发作类型、综合征、病因、造成损伤的程度五个层次进行诊断。诊断癫痫性发作必须除外非癫痫性发作，诊断过程中应详细询问发作史，努力寻找引起发作的原因。

**急诊处理** 包括以下内容。

**完善相关检查，评估患者病情，确定可能的病因** 所有患者应进行实验室检查，包括血常规、尿常规、电解质、肝功能、肾功能、血气分析，必要时进行血、尿人绒毛膜促性腺激素检查。如条件允许可行头颅CT和脑电图检查。

**急诊治疗** 尽早通过恰当措施安全终止癫痫发作。多数患者一次发作后即可自行缓解，无需临床干预，部分患者需要药物终止癫痫发作。有明确病因者应行病因治疗，如低糖血症、低钙血症、酸中毒等应纠正相应的代谢紊乱，颅内肿瘤需手术治疗，寄生虫感染需抗寄生虫治疗等。①一般处理：保持呼吸道通畅，必要时气管插管或气管切开，给予氧疗和防护（放置床档），进行血氧饱和度、心电血压监护。②药物治疗：无明确病因，或虽有明确病因但不能根除病因者，需考虑药物治疗。急诊药物治疗需要快速控制癫痫发作，常用药物有丙戊酸钠、地西泮、苯妥英钠、10%水合氯醛等，仍难以控制还可用咪达唑仑、异丙酚等药物。急诊治疗稳定后，若患者半年内发作2次，癫痫诊断明确，即开始进行常规抗癫痫药物治疗，若为首次发作或半年以上发作1次者，酌情选用或不用抗癫痫药物。药物选择依据癫痫发作和癫痫综合征的类型，单用或联合用药，常用卡马西平、丙戊酸钠、乙琥胺、苯妥英钠、苯巴比妥等。

**预后** 未经治疗的癫痫患者，最终缓解率约为39%。80%的患者应用抗癫痫药物能完全控制发作，正规减量后，50%以上患者终生不再发病。

（曾红科）

diānxián chíxù zhuàngtài

## 癫痫持续状态（status epilepticus）

一次发作持续30分钟以上或连续发作，发作间歇期意识未能恢复的癫痫。基于癫痫持续状态的临床控制和对脑的保护，提出临床上更为实用的定义：一次发作没有停止，持续时间超过该型癫痫的大多数患者发作的时间；或反复的发作，在发作间期患者的意识状态不能恢复到基线期水平。任何一种癫痫发作类型都可以产生癫痫持续状态，但临床上常见的为全身性强直-阵挛发作持续状态，是神经内科常见的急症之一，处理不当可造成不可逆性脑损害，重者危及生命。

**病因及发病机制** 最常见原因是不适当的停用抗癫痫药或急性脑病、脑卒中、脑炎、外伤、肿瘤和药物中毒所致，不规范的抗癫痫药物治疗、感染、精神因素、过度疲劳、孕产和饮酒也可诱发，个别患者原因不明。癫痫持续状态与癫痫发作的特征不同，普通类型的癫痫发作持续时间短。癫痫发作可以激活多种内源性抗癫机制，有助于发作的终止。有助于终止发作的神经元抑制机制包括 $Ca^{2+}$ 依赖的 $K^+$ 电流，$Mg^{2+}$ 对 N-甲基-D-天冬氨酸受体通道阻断，以及 $\gamma$-氨基丁酸、甘氨酸、神经肽Y、腺苷酸及阿片肽的抑制效应。癫痫持续状态的发作需要一群神经元发动并维持异常放电，这种放电可能是内源性抑制机制障碍或损害，也可能是神经元由于各种原因引起兴奋性增高所致。可能与下列因素有关：脑内 $\gamma$-氨基丁酸介导的抑制性突触传递减弱，谷氨酸受体持续激活，神经肽含量改变如加兰肽、强啡肽、神经肽Y表达减少，组胺能神经系统调节异常等。

**临床表现** 最常见的发作类型是全身性强直-阵挛发作，以意识丧失和全身对称性抽搐为特征。发作时双眼上窜，意识模糊，颜面发绀，瞳孔散大，对光反射消失，汗液、唾液分泌增多，口鼻喷出泡沫，全身肌肉强制性收缩，往往持续不到半分钟即转入阵挛性收缩。反复出现，发作间期意识不恢复。目前使用最为广泛的癫痫持续状态分类是国际抗癫痫联盟1981年的分类。

**急诊处理** 应解决以下几个问题：保持生命体征稳定和心肺

功能支持，终止持续状态的癫痫发作，减少发作对脑部的损害，寻找并尽可能根除病因及诱因，处理并发症。

**一般处理** 保持呼吸道通畅，吸氧，必要时气管插管或气管切开，给予必要的防护（放置床挡），监测呼吸、心电、血压、脑电，定时做血气、生化分析。

**药物治疗** 急诊治疗需要快速控制癫痫发作，终止发作是治疗的关键。首先用地西泮静脉注射，并静脉滴注维持疗效，注意呼吸变化，必要时加用呼吸兴奋剂。其他药物还有氯硝西泮、丙戊酸钠、苯妥英钠、10%水合氯醛等，超过30分钟仍难以控制者可应用咪达唑仑、异丙酚等药物。

**对症支持治疗** 如机械通气支持、脑保护治疗、控制感染、保持血流动力学稳定和营养支持等措施。

**预后** 难治性癫痫持续状态的病死率为16%～23%，全身难治性惊厥性癫痫持续状态则高达50%。

（曾红科 吕波）

hūnmí

**昏迷**（coma） 大脑皮质和皮质下网状结构高度抑制导致严重意识障碍的病理生理状态。按其对刺激的反应及反射活动，昏迷可分3度。①浅昏迷：意识大部分丧失，无自主运动，对声、光刺激无反应，对疼痛刺激尚可出现痛苦表情或肢体退缩等防御反应。角膜反射、瞳孔对光反射、眼球运动、吞咽反射等可存在。②中昏迷：对周围事物及各种刺激均无反应，对剧烈刺激可出现防御反射。角膜反射减弱，瞳孔对光反射迟钝，眼球无转动。③深昏迷：全身肌肉松弛，对各种刺激

全无反应。深、浅反射均消失。

**发生机制** 脑血管疾病、神经系统疾病和营养代谢性疾病是引起意识障碍导致昏迷、发生危重症的最常见原因。以昏迷为主诉入院的病例，除明确的外伤性疾病，以药物中毒（约占26.0%）最多，脑血管疾病占25.6%、营养代谢性疾病占9.4%、呼吸系统疾病占6.3%、抽搐占6.3%、循环系统疾病占5.0%、偶发慢性硬膜下出血的外伤占4.2%、中枢神经系统感染占2.7%、精神疾病占1.9%、窒息占1.9%、总死亡率是15.7%。死亡率较高的是循环系统疾病41.7%、脑血管病30.3%、中枢神经系统感染38.2%、代谢性疾病25%、病例最多的药物中毒死亡率仅为5.1%。躯体严重疾病、损伤或中毒都可导致昏迷。

脑缺血缺氧、葡萄糖供给不足、酶代谢异常等因素可引起脑细胞代谢紊乱，导致网状结构功能损害和脑活动功能减退，产生意识障碍导致昏迷。意识有两个组成部分，即意识内容及其"开关"系统。①意识内容：即大脑皮质功能活动，包括记忆、思维、定向力和情感，还有通过视、听、语言和复杂运动等与外界保持紧密联系的能力。意识状态的正常与否取决于大脑半球功能的完整性，急性广泛性大脑半球损害或半球向下移位压迫丘脑或中脑，可引起不同程度的意识障碍导致昏迷。②意识的"开关"系统：包括经典的感觉传导路径（特异性上行投射系统）及脑干网状结构（非特异性上行投射系统）。意识"开关"系统可激活大脑皮质并使之维持一定水平的兴奋性，使机体处于觉醒状态，在此基础上产生意识内容。"开关"系统不

同部位与不同程度损害，可发生不同程度的意识障碍导致昏迷。

**鉴别诊断** 除注意神经系统疾病尤其是脑部疾病外，重点排查以下危重疾病。①心血管疾病：最严重的是心脏骤停，需立即进行心肺复苏；其次是注意休克、心律失常、阿-斯综合征导致的脑灌注不足。②神经系统疾病：重点关注脑卒中、颅内感染，注意排查癫痫、精神疾病和癔症。③代谢性疾病：最常见的有低血糖昏迷、糖尿病酮症酸中毒、糖尿病高渗性昏迷，还应注意肝性脑病、肾性脑病、高钠或低钠血症、甲状腺危象、肾上腺危象等。④肺性脑病：是呼吸系统疾病最常见导致意识障碍的原因，及时进行血气分析，可早期发现呼吸衰竭。⑤中毒性脑病：明确毒物接触史对指导临床治疗具有重要价值。

其他需鉴别的疾病如下。①闭锁综合征：主要见于脑桥腹侧部的梗死或出血、脱髓鞘病变、炎症或肿瘤。患者呈失运动状态，眼球不能向两侧转动、不能张口、不能言语、四肢瘫痪，容易被误认为是昏迷，但患者意识清醒，能以瞬目和眼球垂直运动示意与周围建立联系。②精神抑制状态：常见于癔症或强烈精神刺激后。患者僵卧不语，对刺激毫无反应，双目紧闭，拉开眼睑时可见眼球向上转动，无神经系统和其他系统的客观的有病理意义的体征。③紧张性木僵：常见于精神分裂症。患者不语、不动，甚至不进食、不排便、对强烈刺激也无反应，貌似昏迷或无动性缄默，实际上能感知周围事物，并无意识障碍，多无神经系统体征，可有违拗、蜡样屈曲等精神症状。④意念缺失：见于双侧额叶病损

患者。由于缺乏欲念而意志活动减少，甚至不语、不动，貌似昏迷，但是其感觉运动功能无损，意识也无障碍。

昏迷作为一个急危重症，常隐藏着威胁生命的病因，鉴别诊断实际是一个排查各种急危重症的过程，应遵循"从重到轻""从常见到罕见""从简单到复杂"原则。①常见危重症：心脏呼吸骤停、阿-斯综合征、心律失常、低血糖反应、脑卒中、糖尿病酮症酸中毒、糖尿病高渗性昏迷、颅内感染、肺性脑病、肝性脑病、头颅外伤、休克、电解质紊乱（如高钠、低钠血症）、中毒（理化因素），可行血尿常规、肾功能、血气分析（乳酸）、血糖、血酮体、血氨、心肌酶、凝血功能、头颅 CT、心电图等辅助鉴别。②少见重症：肾性脑病、甲状腺危象、中毒性脑病、肾上腺危象。③其他或注意排查疾病：癫痫发作、甲状腺功能减退症、中暑、精神疾病、癔症。

**急诊处理** 原则是尽力维持生命体征；必须避免各脏器的进一步损害；进行周密的检查来确定昏迷的病因；进行病因和对症综合治疗。

（曾红科 江稳强）

Wéiníkè nǎobìng

# 韦尼克脑病（Wernicke encephalopathy，WE）

维生素 $B_1$ 缺乏所致代谢性神经系统综合征。又称韦尼克-科萨科夫（Wernicke-Korsakoff）综合征。多见于慢性酒精中毒。发病年龄 30~70 岁，平均42.9 岁，男性稍多。

**病因** WE 的发病源于维生素 $B_1$ 缺乏，包括妊娠呕吐、营养不良、神经性厌食、肝病、胃全部切除、空肠切除、恶性肿瘤（如胃癌）、恶性贫血、慢性腹泻、长期血液透析、非肠道营养缺乏维生素 $B_1$、长期补液、镁缺乏及慢性酒精中毒等，其中最常见的是慢性酒精中毒。

**发病机制** 维生素 $B_1$ 为 B 组水溶性维生素，通常在体内不能储存，需要每日补充。维生素 $B_1$ 是硫胺系焦磷酸盐的前体，而焦磷酸盐是三羧酸循环中丙酮酸与 α 酮戊二酸的重要辅酶，也是红细胞酮醇基转移酶的辅酶。维生素 $B_1$ 缺乏时转酮基酶活性下降，丙酮酸难以进入三羧酸循环氧化，大量丙酮酸滞留血液并从尿液排出，影响机体能量代谢；同时，维生素 $B_1$ 在体内不能合成且储存较少，故摄入过少或吸收障碍均能导致维生素 $B_1$ 缺乏。嗜酒者常以酒代餐，甚至数天不进食，长期嗜酒引起胃肠功能紊乱及小肠黏膜病变使吸收不良，慢性肝病的发生率增加，维生素 $B_1$ 贮存、转化成活性焦磷酸硫胺素的能力下降，导致硫胺摄入不足，动物实验表明慢性酒精中毒导致的营养不良主要是维生素 $B_1$ 缺乏。正常人每天需要量≤2mg，摄入不足持续数周以上则可产生症状，健康人摄取不含维生素 $B_1$ 的食物，18 天即可发生维生素 $B_1$ 的缺乏。长时间维生素 $B_1$ 缺乏症的系统病变是脚气病，表现为高排性心力衰竭及多发性感觉运动神经病变。

**临床表现** 常见症状有意识障碍（如谵妄）、情感淡漠、反应迟钝、眼外肌麻痹和凝视（第Ⅲ对、第Ⅳ对脑神经核受损所致）、眼球震颤及平衡紊乱（前庭核受损）、共济失调（小脑皮质受损）以及严重的顺行性和逆行性遗忘，有时发生虚构。典型病例出现眼外肌麻痹、精神异常、共济失调 3 组特征性症状，但其典型的 3 组症状并不常见。

眼外肌麻痹 常见双侧展神经麻痹和复视，其他眼症状可有眼球震颤、上睑下垂、视盘水肿、视网膜出血及瞳孔对光反射迟钝或消失；眼球震颤早期出现，以水平和垂直性为主，常伴前庭功能试验异常，眼外肌麻痹如及时治疗常在 24 小时内恢复，眼球震颤需 1~2 周恢复。

精神异常 表现为注意力、记忆力和定向障碍，精神涣散、易激惹、情感淡漠和痴呆等，有时与酒精戒断综合征难以鉴别，常称为泛发混浊状态；常伴科萨科夫（Korsakoff）综合征，以记忆障碍、学习不能、虚构、淡漠和定向障碍为特点，多伴意识模糊、嗜睡或昏迷。

共济失调 以躯干和下肢为主，上肢较少见，站立、行走困难，需 2 周或更长时间才能恢复。

**诊断与鉴别诊断** 缺乏明确诊断标准。主要根据病史、临床表现和头部 CT 及脑电图等检查进行诊断。患者有维生素 $B_1$ 减少病史（如长期禁食水、静脉营养、严重呕吐、酒精中毒等）。血中丙酮酸盐含量增高，血清中维生素 $B_1$ 含量及转酮酶活性均降低。部分患者 CT 扫描有脑室扩大或皮质萎缩。脑电图多为弥漫性的基本节律变慢，且有 θ 波爆发。临床遇到伴意识障碍的慢性酒精中毒或营养不良患者，应注意 WE 的可能性，以便及早治疗。此病需与其他原因引起的脑器质性痴呆、眼外肌麻痹、精神异常及共济失调等鉴别。

**急诊处理** 立即静脉给予维生素 $B_1$，数天后改用口服维持，建议住院治疗。替代治疗疗程到患者恢复平衡饮食时间为止，为增加维生素 $B_1$ 的需求，可在急性期给予适量的葡萄糖静脉滴注，但应在静脉给予维生素 $B_1$ 之后。同时应注意防止继发性损伤及防治并发症。

**预后** WE 是一种存在潜在致命性急症，病死率 10%～20%。即使得到及时的救治，许多存活者多存在一定程度的神经功能缺失，维生素 $B_1$ 补充可改善预后。通常在正规治疗 1～6 小时后开始改善，共济失调、精神异常在数天至数周内好转。

（曾红科 江稳强）

**zhānwàng**

**谵妄**（delirium） 急性发作的广泛脑功能障碍所致意识紊乱综合征。由急性器质性疾病引起而非功能性精神病。主要特征为意识受损，患者对周围环境的认识及反应能力下降、定向障碍、注意力不集中、情绪激动或呆滞、睡眠-觉醒周期改变，常伴妄想、幻觉或错觉等。谵妄是一种临床急症，若不及时处理甚至可引起死亡。

**病因** 常见于以下疾病。①中枢神经系统疾病：脑炎及脑膜炎、脑外伤、脑血管疾病、癫痫、代谢性脑病等。②其他系统性疾病：癌症、低氧血症、低血糖症、高血压脑病、酒精及药物戒断综合征、药物过量、各种原因引起的电解质紊乱、感染（如尿路感染、肺部感染等）、中毒、手术后等。各种病因使脑功能受损，导致意识紊乱。

**临床表现** 谵妄最明显的临床特征是波动性病程，常在夜间加重，白天减轻。①意识警觉性下降：意识受损是谵妄最重要的症状，患者存在定向障碍（对时间、地点和他人身份不确定）及注意力不集中。②行为改变：可能表现为过度活跃，伴吵闹和易激惹，也可能表现为行动受到抑制。③睡眠常受到影响：如夜间不眠，白天昏昏欲睡。④感知及情感障碍：思维缓慢而混乱，患者表现出一过性的牵连观念和妄想，叙述欠缺条理。知觉可能会由于错误判断、错觉而受到歪曲，主要表现在视错觉和（或）视幻觉。情感可表现出易激惹、焦虑、欣快或者抑郁等。⑤记忆受损：短时记忆和回忆障碍，可有顺行性或逆行性遗忘。⑥其他：尿便失禁和自知力受损。

**诊断** 根据《精神疾病诊断与统计手册》第 5 版标准，谵妄诊断需符合：①伴随注意力持续性或转移能力减退的意识障碍。②认知功能改变（包括记忆力减退、定向障碍、语言障碍），或存在不能以痴呆解释的知觉障碍。③病情短期内发生（通常数小时到数天），病情在一天过程中多有起伏变化。其他特征还包括睡眠障碍（包括睡眠-觉醒周期改变）、精神运动活动变化和神经行为异常症状等。

**鉴别诊断** ①痴呆：鉴别一般不难，但在老年患者中有时鉴别不易。谵妄起病急骤，病程较短，一日间的认知障碍呈昼轻夜重的波动，注意与感知障碍明显，幻视及短暂妄想比痴呆多见。②遗忘综合征：患者意识清晰，智能相对完好，突出表现是近事记忆障碍、言谈虚构和错构倾向。对新近发生的事，特别是人名、地点与数字最易遗忘，为补偿这些记忆缺陷，常产生错构（确有其事，但与时间和地点不符）和虚构（所述内容全属杜撰）。③抑郁症：尤其是严重抑郁症可突出表现对环境反应的冷淡、注意力减退、意志丧失、迟钝呆滞、思维缓慢等，但从病史中发现患者经常早醒，情绪低落呈上、下午波动，提示抑郁症可能。必要时可试用抗抑郁治疗。

**急诊处理** 一经诊断应立即采取抢救措施和积极对症治疗。首先采取非药物治疗措施，影响自身或他人安全者用药物治疗。

**非药物治疗** ①医务人员或家人与患者适当交流沟通如谈话，患者需重复保证和重复定向来减轻焦虑和定向障碍。②安排专人陪护（最好家人陪护），帮助进食，协助活动和物理治疗。③注意防护，避免患者受伤或伤及他人。④保持房间安静，夜间应有充足的灯光以使患者容易知道他身在何处。

**药物治疗** ①抗精神病药物：及时控制行为紊乱，特别是当患者出现幻觉、妄想等精神病性症状并导致恐惧、害怕等行为紊乱时，多数建议使用药物干预，及时控制病情发展。最常用的是小剂量氟哌定醇。非典型抗精神病药物（包括利培酮、奥氮平、喹硫平等），疗效与氟哌定醇相似，但锥体外系症状等副作用发生概率却大大减小。②小剂量苯二氮䓬类或其他催眠药物：可促进夜间睡眠。苯二氮䓬类药物避免白天使用，防止加重定向障碍。③输液：可加入维生素 $B_1$ 及其他 B 族维生素；控制体温在 39℃ 以下；预防和治疗抽搐发作。

**病因治疗** 积极寻找引起谵妄的原因并给予处理，如原发病的处理、纠正电解质紊乱、控制感染等。

**预后** 谵妄通常只持续几天，但有时可达数周甚至数月。若谵妄未及时控制，可能导致严重并发症，如跌倒、压疮、住院时间延长甚至死亡等。

（曾红科 张玉虎）

jīwúlì

## 肌无力（myasthenia）

横纹肌功能受损或神经-肌肉传导障碍致肌肉收缩无力。可分为真性肌无力和感觉性肌无力两类。前者指肌肉产生的力量比预期的少，是各种骨骼肌疾病的主要症状；后者指患者感到在施加力量时需要比正常更多的努力，但实际肌肉力量正常。某些情况（如重症肌无力）下，肌肉力量在静息时是正常的，但锻炼后出现真性肌无力。肌无力累及延髓或呼吸肌，机体不能维持正常通气功能，进入危险状态，称为肌无力危象。

**病因** ①感染性疾病：最常见为流感病毒和EB病毒感染，人类免疫缺陷病毒不常见。②药物：如胺碘酮、甲巯咪唑、丙硫氧嘧啶、齐多夫定、拉米夫定、化疗药物、西咪替丁、可卡因、糖皮质激素、吉非贝齐、干扰素、醋酸亮丙瑞林醋酸、非甾体抗炎药、青霉素、磺胺类药物、他汀类药物。③神经系统疾病：脑血管疾病、脱髓鞘性疾病、神经肌肉疾病。④内分泌系统疾病：肾上腺功能不全、糖皮质激素过剩、继发性甲状旁腺功能亢进症、甲状腺功能亢进症、甲状腺功能减退症。⑤炎性肌病：如皮肌炎、包涵体肌炎、多发性肌炎。⑥风湿性疾病：如类风湿关节炎、系统性红斑狼疮。⑦遗传性疾病：如贝克（Becker）肌营养不良、肢带型肌营养不良、强直性肌营养不良1型。⑧代谢性疾病：糖原贮积症、淀粉样变性、线粒体肌病。⑨电解质紊乱：如高钙血症、高钾血症、低钾血症、高镁血症。

**发生机制** 肌细胞检测大脑的电脉冲流并通过肌质网释放$Ca^{2+}$使肌肉收缩。肌无力可能源于神经或肌细胞。研究表明，肌肉疲劳是肌细胞$Ca^{2+}$漏出，导致可利用的$Ca^{2+}$减少所致。肌细胞释放$Ca^{2+}$可激活一种酶，影响肌纤维功能。

肌内底物包括ATP、糖原和磷酸肌酸为肌肉收缩提供动力。ATP结合到肌球蛋白头部，产生"棘轮效应"，引起肌肉收缩。磷酸肌酸储存能量，使ATP可在细胞内迅速由ADP和磷酸盐离子生成，为持续5~7秒的强力收缩供能。糖原是肌肉内葡萄糖的存储器。肌内碳酸肌酸耗尽后，糖原被用来快速产生能量，作为代谢的副产物，产生乳酸。乳酸在有氧的情况下在肝脏被循环利用生产丙酮酸，即柯里（Cori）循环。底物在锻炼过程中被消耗可产生代谢性疲劳，导致肌细胞内供收缩的能源缺乏。肌肉停止收缩的本质是缺乏能源。

**鉴别诊断** 询问病史，进行体格检查，合理选择实验室检查、影像学及神经电生理检查等，按照规范的程序对肌无力的病因进行鉴别。

**病史** 包括以下内容。①起病和进展情况：急性起病提示感染或脑卒中；亚急性起病提示药物、电解质、炎症或风湿性疾病；慢性进行性起病提示遗传和代谢性肌病。②临床特点：局灶性或涉及特定的神经分布或颅内血管区域的疾病通常提示是神经性；对于全身性肌无力应确定近端（起身或梳头困难）还是远端（站立或手部活动困难）。多数肌病（如强直性肌营养不良、包涵体肌炎、遗传性远端肌病等）为近端无力，少数为远端。他汀类药物或酒精性肌病可致近端或远端无力。③伴随症状：可缩小鉴别诊断范围，尤其在内分泌系统疾病、风湿性疾病、炎症性疾病。包涵体肌炎、系统性硬化病的肌无力可能伴吞咽困难，而甲状腺功能减退症可伴月经过多。④家族史：多见于遗传性肌病，也见于其他病因如系统性红斑狼疮、类风湿关节炎、皮肌炎、多发性肌炎和低钾性周期性瘫痪等。

**体格检查** ①确认肌无力的严重程度和分布情况：除局部肌肉外，应检查功能性活动（如站立、写作），以确定肌无力是近端、远端或两者并存。②神经系统检查：注意肌无力的特点和相关性，确定肌无力为中枢或周围神经性。单一的神经根性分布的肌无力，可能为单神经炎、卡压性神经病变或神经根病。③精神状态测试：可提示诱发肌病的电解质紊乱或遗传性疾病伴随的神经发育障碍。④全身性体格检查：评估心血管系统可发现心肌病或心包炎。炎症和风湿性疾病累及肺部者听诊时可闻及爆裂音。代谢贮积性疾病和淀粉样变性患者腹部检查可发现肝大。皮肤检查可提示相关疾病，如肾上腺皮质功能减退症者皮肤呈古铜色，皮肌炎者可见戈特龙（Gottron）丘疹和向阳性皮疹，结节病可见结节性红斑。骨骼检查可发现腿部畸形（软骨病）或关节对称性肿胀（系统性红斑狼疮、类风湿关节炎）。

**辅助检查** 疑诊神经系统疾病者，应尽早行神经系统影像学（疑诊脑血管疾病）或腰椎穿刺检查（疑诊脑膜炎、脑炎、多发性硬化）；疑诊感染性疾病，应行病原学检查；疑诊特定类型肌病，应行相应检查；疑诊内分泌系统疾病，应根据临床线索做相应检查，如24小时尿皮质醇测定排除库欣（Cushing）综合征；

口服葡萄糖负荷/生长激素检测排除肢端肥大症；维生素 D 检测排除软骨症；甲状腺功能检测排除甲状腺功能亢进症或甲状腺功能减退症。

炎性肌病患者肌酸激酶水平显著升高（正常值上限的 10～100 倍），肌肉萎缩症肌酸激酶可中至重度升高，代谢性肌病仅有轻至中度升高；红细胞沉降率和抗核抗体有助于风湿性肌病的诊断，进一步检查包括类风湿因子（类风湿关节炎）、抗双链 DNA（系统性红斑狼疮）或抗磷脂抗体或抗粒蛋白抗体（系统性硬化症）；抗合成酶抗体阳性有助于确诊炎性肌病。

经上述检查仍无法确诊，可行肌电图检查。异常肌电图可提示神经病或神经肌肉疾病，但特异性不高。若仍不能确诊，应行肌肉活检。活检部位应为受影响但未坏死的肌肉，近端肌病常选股四头肌外侧，远端肌病常选腓肠肌，若这些肌肉未受累，应选择受累的肌肉。术前应避免使用抗凝药，活检部位应无感染，此检查可有疼痛、出血、感染和感觉丧失等并发症。

**急诊处理**　原则是维持呼吸循环功能，纠正病因，防治并发症。多数肌无力可通过适当锻炼、休息、充足饮水、减少压力及合理营养恢复。出现肌无力危象最主要措施是保持呼吸道通畅，应尽早做气管切开或气管插管，放置鼻饲导管和辅助呼吸，预防肺部感染和消化道出血。

（曾红科　胡　北）

lúnèiyā zēnggāo

## 颅内压增高（intracranial hypertension）

成人侧卧位腰椎穿刺脑脊液压力超过 200mmH$_2$O。典型表现为头痛、呕吐和视盘水肿三联征，但三者同时出现者并不多见。还可出现展神经麻痹、复视、意识障碍、抽搐和去大脑强直发作，可伴有血压增高、脉搏缓慢以及呼吸深慢。颅内压指脑组织、颅内血液及颅内脑脊液颅腔内容物对颅腔壁产生的压力。成年人正常颅内压为 70～180mmH$_2$O，平均为 100mmH$_2$O，女性稍低，儿童为 40～100mmH$_2$O，平均为 70mm H$_2$O。

根据颅内压增高的范围可分为以下两种。①弥漫性颅内压增高：在颅内各分腔间无大的压力差，其耐受限度较高，很少引起脑疝，压力解除以后神经的恢复较快，如蛛网膜下腔出血、弥漫性脑膜炎、脑水肿等。②局灶性颅内压增高：压力先在病灶附近增高然后传递到颅内各处，在颅内各分腔之间有较明显的压力差，其耐压限度较低，常有脑疝，超过一定时间以后解除压力，受损脑组织功能恢复较慢。这种分类对于评估预后与决定治疗有重要意义。根据 ICP 的增高程度可分为 3 级：压力在 200～260mmH$_2$O 者为轻度增高；261～520mmH$_2$O 者为中度增高；超过 520mmH$_2$O 者为重度增高。

**发生机制**　颅内压的调节主要是颅内空间的调整，如通过脑脊液的转换作用、通过颅内静脉血被挤压出颅腔等而让出一定空间，使颅内压维持在一定水平而不至过高，但这种调节作用有限，若病因持续存在，并不断扩张，则终将使所有可代偿的空间全部利用，而出现显著的颅内压增高。从临床病情演变过程来看，可将颅内压增高的发生发展分为代偿期、早期、高峰期和晚期等 4 个阶段。凡能引起颅腔内容物体积增加的病变均可引起颅内压增高，脑组织向压力相对较低的部位移位，形成脑疝。脑疝一般是逐渐形成的，但遇剧烈呕吐、咳嗽或腰椎穿刺等情况时，颅内压可急剧升高或颅腔与椎管间的压力失去平衡，导致脑疝骤然发生或原有脑疝加重。

**鉴别诊断**　常见病因可分为以下两种。①颅内病变：包括颅内占位、感染、颅脑损伤、急性脑血管病、脑缺氧、脑积水等。②颅外病变：包括心、肺、肾和肝功能障碍或衰竭，以及中毒、内分泌功能紊乱、中暑、输血反应、输液反应、放射线脑病、脊髓和马尾肿瘤等。头颅 X 线摄片、CT、MRI、脑血管造影等检查，既可辅助判断颅内压增高，也可帮助明确颅内压增高的病因。

**急诊处理**　治疗原发病的同时尽可能降低颅内压，及时中断恶性循环，防治脑疝。

**一般疗法**　①卧床休息。②头部抬高 15°～30°，以利颅内静脉回流。③吸氧。④呕吐频繁者暂禁食，采用静脉补足液体和热量或改全胃肠外营养。⑤限制水盐摄入量。⑥防止受凉、咳嗽、避免情绪过于激动，保持排便通畅，防止便秘。⑦有条件时可行颅内压监测，以利于指导用药。颅内压监测技术分为有创颅内压监测技术和无创颅内压监测技术。前者包括脑室内插管法、硬脑膜外传感器法、光纤探头监测和腰椎穿刺检测，准确性好，特别是脑室内插管法被认为是颅内压检测的金标准，但缺点是有创、易感染、技术要求高、耗材贵不易临床推广。无创颅内压监测技术其优点是无创、技术要求低、无不良反应、无耗材、可反复进行监测，但准确性较有创技术差。

**并发高血压的处理**　颅内压

增高者血压升高是机体自我保护性反应，不必强行降压，以免脑灌注压降低而加重脑损害。对此类患者血压控制水平尚缺乏统一标准。

脱水疗法　如下所述。

渗透性脱水药　①甘露醇：脱水作用强，临床最常使用。甘油果糖（10%甘油、5%果糖、0.9%氯化钠）不增加肾脏负担，无肾脏损害作用，单用降颅内压起效慢，作用维持时间长，费用大。多主张甘油果糖和甘露醇联合应用，既迅速降低颅内压，改善症状，又减轻肾脏负担，保护肾功能，减少费用支出，也克服了甘露醇的颅内压反跳现象。②甘油：作用温和而持久，无反跳现象，不会导致电解质紊乱，适用于肾功能不全或长期未控制的老年高血压患者，但甘油起效较慢，多在用药1周后效果显著，且快速滴注可出现溶血作用，导致血红蛋白尿，故应缓慢滴注，与甘露醇联合应用效果较好。③高渗盐水：减轻脑水肿、降低颅内压比甘露醇更安全有效，是一种可供选用的脱水药。④人血白蛋白：通过提高血浆胶体渗透压使脑组织液的水分进入循环血中，达到脱水降低颅内压的作用，对血容量不足、低蛋白血症的颅内压增高、脑水肿患者尤为适用。因其增加心脏负荷，心功能不全者应慎用。

利尿性脱水药　抑制肾小管对$Na^+$、$Cl^-$、$K^+$的重吸收，使尿量显著增加，循环血量减少，组织水分逸出，造成机体脱水而间接地使脑组织脱水，降低颅内压。单独应用降颅内压作用较弱，与渗透性脱水药合用可加强降颅内压效果。

糖皮质激素　降颅内压效果不及渗透性脱水药，但其作用持久、温和，两者合用可提高降压效果，防止反跳。常用地塞米松。

病因治疗　针对颅内肿瘤、各种炎症、脑血管病等不同病因给予相应治疗。

颅高压危象的外科手术治疗　一旦出现脑疝症状，除立即经静脉快速滴注或推注脱水药以缓解症状外，还应依不同情况尽可能做手术处理。

其他治疗　包括：①人工冬眠疗法。②人工过度换气。③亚低温治疗。④应用脑保护剂及脑细胞代谢活化剂。⑤高压氧疗法。

（曾红科　邓医宇）

nǎocùzhòng

## 脑卒中（stroke）

脑血管疾病诱发脑内动脉狭窄、闭塞或破裂，导致急性脑血液循环障碍的临床综合征。又称脑血管意外。俗称中风。分为缺血性脑卒中和出血性脑卒中。存在发病率高、致残率高、死亡率高。中国每年发生脑卒中患者达200万，发病率高达120/10万。现幸存卒中患者约700万，其中450万患者丧失劳动力，生活不能自理，致残率高达75%。中国每年脑卒中患者死亡120万。易复发，且每次复发都加重病情。

病因　①血管壁病变：动脉粥样硬化和高血压性动脉硬化最常见，其次为结核、梅毒、结缔组织病和钩端螺旋体病等所致的动脉炎，先天性血管病如动脉瘤、血管畸形和先天性血管狭窄，外伤、颅脑手术、插入导管和穿刺导致的血管损伤以及药物、毒物和恶性肿瘤等导致的血管病损。②心脏病和血流动力学改变：如高血压、低血压或血压急骤波动、心功能障碍、传导阻滞、风湿性和非风湿性瓣膜病、心肌病、心

律失常特别是心房颤动。③血液成分和血液流变学改变：如高黏血症（脱水、红细胞增多症、高纤维蛋白原血症和白血病等），凝血机制异常（应用抗凝药、口服避孕药和弥散性血管内凝血等），血液病及血液流变学异常可导致血黏度增加和血栓前状态。④其他病因：栓子（空气、脂肪、癌细胞和寄生虫等），脑血管痉挛、受压和外伤等。部分脑卒中病因不明。

发病机制　缺血性脑卒中的发病机制复杂，缺血缺氧所致能量代谢障碍、兴奋性氨基酸毒性作用、炎症反应、半暗带去极化及细胞坏死等共同参与其病理生理过程。长期高血压可促使深穿支动脉血管壁结构变化，发生微小动脉瘤。普遍认为，微小动脉瘤或小阻力动脉脂质透明样变性节段破裂是脑出血的原因。然而，许多患者无高血压病史，也缺乏高血压终末器官损害，提示急性高血压，血压突然升高也可引起脑出血。

临床表现　以患者突然晕倒、意识丧失或突然发生口眼歪斜、偏瘫、失语、智力障碍为主要特征。常见先兆依次为：①头晕，特别是突然感到眩晕。②肢体麻木，突然感到一侧面部或手脚麻木，有的为舌麻、唇麻。③暂时性吐字不清或讲话不灵。④肢体无力或活动不灵活。⑤与平时不同的头痛。⑥不明原因突然跌倒或晕倒。⑦短暂意识丧失或个性和智力的突然变化。⑧全身明显乏力，肢体软弱无力。⑨恶心、呕吐或血压波动。⑩嗜睡状态。⑪一侧肢体抽动。⑫突然视物模糊。

脑血栓常见症状和体征有：①突然起病，常开始于一侧上肢，

然后神经功能障碍症状在数小时或1~2天进行性累及该侧肢体的其他部位。②多数不伴头痛、呕吐等颅内压增高症状，较大动脉闭塞后数日内发生的继发性脑水肿可使症状恶化并导致意识障碍，严重脑水肿还有引起脑疝的危险。③大脑中动脉及其深穿支最易受累，出现对侧偏瘫（程度严重）、偏侧麻木（感觉丧失）、同向偏盲，优势半球（通常为左侧）受累时可表现为失语，非优势半球受累时则发生失用症。④颈内动脉受累可引起同侧眼失明，其他症状常与大脑中动脉及其深穿支闭塞后出现的症状体征难于鉴别。⑤大脑前动脉受累不常见，一侧可引起对侧偏瘫（下肢重，上肢轻）、强握反射及尿失禁。双侧受累时可引起情感淡漠、意识模糊，偶可出现缄默状态及痉挛性截瘫。⑥大脑后动脉受累可有同侧偏盲、对侧偏身感觉丧失、自发的丘脑性疼痛或突然发生不自主的偏身抽搐症；优势半球受累时可见失读症。⑦椎基底动脉受累，出现眼球运动麻痹、瞳孔异常、四肢瘫痪、吞咽困难、意识障碍甚至死亡。

**诊断** 根据：①急性起病。②神经功能缺损：主要为局灶性神经功能缺损，如一侧肢体（伴或不伴面部）无力或麻木，少数为全面神经功能缺损；一侧面部麻木或口角歪斜；说话不清或理解语言困难；双眼向一侧凝视；一侧或双侧视力丧失或视物模糊；眩晕伴呕吐；既往少见的严重头痛、呕吐；意识障碍或抽搐。③辅助检查：脑CT或MRI检查鉴别脑出血或脑梗死。

**鉴别诊断** 应注意脑血栓形成、短暂性脑缺血发作、脑栓塞、脑出血及蛛网膜下腔出血之间的

鉴别。也应注意与中毒、糖尿病酮症酸中毒、低血糖及其他全身性疾病所致昏迷相鉴别。一般通过病史、症状、体征及头颅CT、MRI等检测手段鉴别。

**急诊处理** 包括以下内容。

**一般处理** ①吸氧与呼吸支持：合并低氧血症患者（血氧饱和度<92%或血气分析提示缺氧）应给予吸氧，气道功能严重障碍者应给予气道支持（气管插管）及辅助呼吸；无低氧血症的患者不需常规吸氧。②心脏监测与心脏病变处理：脑卒中后24小时内应常规进行心电图检查，必要时进行心电监护，以便早期发现心脏病变并进行相应处理，避免或慎用增加心脏负担的药物。③体温控制：对体温升高者应明确发热原因，若存在感染应给予抗生素治疗，对体温>38℃者应给予退热治疗。

**血压控制** 尽管高血压是脑卒中重要的危险因素，但脑卒中后立即出现的血压升高，可能是机体对颅内压增高的一种代偿反应，以维持有效的颅内灌注压（图）。通常，缺血性脑卒中后约2周血压就能自行恢复正常，出血性脑卒中后的血压升高则较少出现自发性下降倾向。

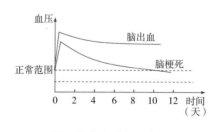

图 脑卒中后血压变化

缺血性脑卒中后血压的处理原则 对缺血性脑卒中后的高血

压，战略性建议是顺其自然转归，不予处理。除非存在左心衰竭或高血压脑病（舒张压>120mmHg，收缩压>220mmHg），否则都不应采用降压治疗。若发病48小时后血压已开始自然回落但仍高于正常水平，也只能采用保守处理，不必积极降压。若2~3周后血压仍较高，则谨慎口服降压药。2003年美国卒中协会公布的《缺血性脑卒中患者的早期处理指南》中列出缺血性脑卒中患者高血压的降压方法（表）。

急性缺血性脑卒中患者持续性低血压罕见，但若存在必须查明原因，包括主动脉夹层、血容量不足和继发于心肌缺血或心律失常的心输出量减少。在脑卒中后最初几小时内，应纠正血容量不足，使心输出量达到理想目标，包括输注生理盐水补充血容量和纠正心律失常，若无效，可用血管活性药保证收缩压不低于90mmHg。

出血性脑卒中后血压的处理原则 高血压是出血性脑卒中最主要的危险因素之一，出血后血压可进一步升高，导致脑血肿扩大。血压调控应考虑以下因素：①是否长期高血压。②颅内压水平。③年龄。④可能的出血原因。⑤距离发病的时间间隔。美国心脏协会建议，高血压患者的平均动脉压应控制在130mmHg以下，同时应确保脑灌注压>70mmHg；颅脑手术后的患者平均动脉压不应>110mmHg；收缩压<90mmHg应给予升压药。现在主张应用的降压药主要是β受体阻断药和血管紧张素转换酶抑制剂。

《2010年美国心脏协会自发性脑出血的治疗指南》中建议：①收缩压>200mmHg或平均动脉压>150mmHg，可考虑积极静脉降

#### 表　急性缺血性脑卒中的降压方法

| 血压水平 | 治疗方法 |
| --- | --- |
| **不进行溶栓治疗** | |
| SBP<220mmHg 或 DBP<120mmHg | 观察，除非其他终末器官受损，如主动脉夹层分离、急性心肌梗死、肺水肿或高血压脑病；治疗脑卒中的其他症状，如头痛、疼痛、恶心和呕吐；治疗脑卒中的其他早期并发症，如低氧、颅内压增高、癫痫或低血糖 |
| SBP>220mmHg 或 DBP 121~140mmHg | 拉贝洛尔，静脉推注，可重复使用，最大剂量 300mg；或者尼卡地平，静脉滴注，最大剂量 15mg/h，直到达到预期效果；目标是使血压降低 10%~15% |
| DBP>140mmHg | 硝普钠，静脉滴注，需要连续监测血压；目标是使血压降低 10%~15% |
| **溶栓治疗** | |
| 溶栓前 | |
| SBP>185mmHg 或 DBP>110mmHg | 拉贝洛尔，静脉推注，可重复使用；或硝酸甘油贴膜；如血压未降低或不能维持在预期水平（SBP≤185mmHg 和 DBP ≤110mmHg），则不能进行 rt-PA 溶栓治疗 |
| 溶栓中和溶栓后 | 监测血压：每 15 分钟测血压 1 次，共 2 小时，然后每 30 分钟测血压 1 次共 6 小时，然后 1 小时测血压 1 次共 16 小时 |
| DBP>140mmHg | 硝普钠，静脉滴注，直至理想血压 |
| SBP>230mmHg 或 DBP 121~140mmHg | 拉贝洛尔，静脉推注，可重复使用，最大剂量 300mg，或初始剂量静脉推注后静脉滴注；或者尼卡地平，静脉滴注，最大剂量 15mg/h；血压仍未控制，考虑用硝普钠 |
| SBP180~230mmHg 或 DBP 121~140mmHg | 拉贝洛尔，静脉推注，可重复使用，最大剂量 300mg，或初始剂量静脉推注后静脉滴注 |

注：SBP：收缩压；DBP：舒张压；rt-PA：重组组织型纤溶酶原激活剂

压，每 5 分钟监测一次血压。②收缩压>180mmHg 或平均动脉压>130mmHg，且颅内压有升高可能，可采取间歇性或持续性降压，保证脑灌注压>60mmHg。③收缩压>180mmHg 或平均动脉压>130mmHg，且无证据提示颅内压增高，可适当降压。④收缩压在 150~200mmHg 的住院患者，将收缩压快速降低至 140mmHg 可能是安全的。该指南建议，目标平均动脉压为 110mmHg 或目标血压为 160/90mmHg。

治疗自发性脑出血后高血压药物有拉贝洛尔、艾司洛尔、硝普钠、肼屈嗪、依那普利。治疗过程中血压低则首先补足血容量，可通过监测中心静脉压或肺毛细血管楔压指导应用等渗盐水和胶体液，若血容量纠正后血压仍低，特别是收缩压<90mmHg 者应考虑使用升压药。

**血糖控制**　①高血糖症：约 40%患者脑卒中后出现高血糖症，对预后不利。血糖>11.1mmol/L 者给予胰岛素治疗。②低血糖症：脑卒中后低血糖症发生率虽较低，但对预后也不利，应尽快纠正低血糖。血糖<2.8mmol/L 者给予 10%~20%葡萄糖口服或静脉推注。

**营养支持治疗**　脑卒中后呕吐、吞咽困难可引起脱水及营养不良，可减慢神经功能恢复。应进行评估，必要时给予液体和营养支持。正常经口进食者无需额外补充营养。不能正常经口进食者可鼻饲，持续时间长者经患者本人或家属同意可行经皮内镜下胃造瘘术补充营养。

**特异性治疗**　急诊处理脑卒中患者后应立即将患者转入医院卒中单元接受特异性专科治疗，根据患者的情况可选择溶栓、降纤、抗凝、抗血小板聚集等治疗。

**预后**　受多种因素影响，最重要为病变性质、病因、严重程度和患者年龄等。大多数急性期生存患者仍能生活自理，约 15%的患者需要照看。10 年生存率约为 35%。

**预防**　分为 3 级。

**一级预防**　对象是只存在一种或几种致病危险因素但无脑血管先兆或表现者。应积极处理已有危险因素，监测可能危险因素并采取针对性措施。危险因素有以下几种。①原发性高血压：无论是出血性脑卒中还是缺血性脑卒中，高血压均是最主要的独立危险因素。通过降压药、低盐饮食等将血压逐渐降至 140/90mmHg 以下。②糖尿病：通过控制饮食、使用降糖药，将空腹血糖降至 3.9~6.1mmol/L 正常范围。③心脏疾病：如风湿性心脏病、冠心病。尤其防止心房颤动引起栓子脱落造成脑栓塞。④血脂代谢紊乱：极低密度脂蛋白、低密度脂蛋白是引起动脉粥样硬化的最主要脂蛋白，高密度脂蛋白是抗动脉硬化脂蛋白。⑤短暂性脑缺血发作：本身是缺血性脑卒中的一个类型，也是脑梗死的先兆或前驱症状，应及时治疗。⑥吸烟与酗酒。⑦血液流变学紊乱：特别是全血黏度增加时脑血流量下降，其中血细胞比容增高和纤维蛋白原水平增高是缺血性脑卒中的主要危险因素。⑧肥胖：肥胖与超重均为缺血性脑卒中的危险因素，与出血性脑卒中无关。⑨年龄和性别：年龄是动脉粥样硬化的重要危险因素，粥样硬化程度随年龄增高而增加。女性脑卒中发病率低于男性。

**二级预防** 已存在危险因素且出现脑卒中先兆如短暂性脑缺血性发作，应给予早期诊断和治疗，防止严重脑血管疾病发生。

**三级预防** 对已发生脑卒中者，应早期或超早期治疗，降低致残程度，清除或治疗危险因素，预防其多发。早期治疗指发病数小时后的急性期的治疗，超早期治疗指发病后数小时内即实施治疗，如缺血性卒中发病后 6 小时内即开始溶栓治疗，介入越早，效果越好，病残程度可能越低。

（曾红科　邓医宇）

**zhōngshū shénjīng xìtǒng gǎnrǎn**

## 中枢神经系统感染 （infection of central nervous system）

病原体入侵脑脊髓膜及脑实质所致中枢神经疾病。以细菌和病毒常见，病情进展迅速，病死率和后遗症发生率较高。

**病因及发病机制** 脑脊髓膜炎源于细菌或病毒感染；脑炎常由病毒感染引起；导致神经系统变性或先天性缺陷是病毒（如风疹病毒）感染所致；脓肿主要表现为局限的感染，可在脑部直接形成，也可通过其他组织感染神经系统。较少见的致脑膜炎细菌有大肠埃希菌和肺炎克雷伯菌，由血行感染或直接感染，通过贯通伤、手术或邻近组织感染蔓延入颅。有些病毒如乳多泡病毒感染宿主后数年时间发病。病原体入侵脑脊髓膜，或进一步入侵脑、脊髓，有的是其代谢产物导致神经细胞代谢、功能障碍或结构损伤，有的是引起机体超敏反应，均产生脑组织炎症，甚至神经细胞死亡。

**诊断** 临床上多为急性或亚急性起病，高峰期通常在病后数日或数周。通常有发热等全身感染症状表现，血常规可有白细胞计数增高，红细胞沉降率增快表现。神经系统损害症状主要累及脑、脊髓或脑脊髓膜，多呈弥漫性损害。脑脊液检查可发现特异性或非特异性脑脊液炎症性改变，但通常发现细菌、病毒、真菌、螺旋体、寄生虫等感染证据较难。脑电图对脑炎性损害有辅助诊断价值，可呈弥漫性或局灶性损害。影像学检查可能显示病变部位、范围、性质等，但不能代替脑脊液检查（表）。

**鉴别诊断** 中枢神经系统感染主要共同点有发热，而脑膜炎一般有脑膜刺激征，表现为头痛、喷射性呕吐、颈项强直、凯尔尼格（Kernig）征、布鲁津斯基（Brudzinskt）征阳性。脑炎的主要症状为剧烈头痛、意识障碍、锥体束征阳性，可出现呼吸衰竭。根据患者症状、体征、脑脊液、影像学、血常规、红细胞沉降率、脑电图、免疫学检查等可做出判断。

**急诊处理** ①对有发热、头痛、脑膜刺激征、神经精神症状等临床表现者，需立即排除中枢神经系统感染。②患者出现如高热、昏迷、抽搐、谵妄、生命体征不稳定等情况时需先抢救生命及对症治疗，监控生命体征变化，注意心肺情况，昏迷或精神错乱者，应加强护理，预防压疮、泌尿系统感染。③注意水电解质平衡，可给予营养丰富、易于消化的食物；一般需静脉输液，根据病情可给肠内或肠外营养。④防治脑水肿，需保持呼吸道通畅，防止脑缺氧，药物可给予甘露醇、甘油果糖、呋塞米、高渗盐水、地塞米松等。⑤尽早做血常规、红细胞沉降率、脑电图等检查，根据病情行脑 CT、MRI 及腰椎穿刺检查，明确病因诊断后立即给予抗感染治疗，并尽早住院治疗。

**预后** 若早期能确诊并予以合理治疗，且无并发症者，预后通常较好。急性感染病例后遗症少见，但暴发性病例死亡率较高，儿童和老年患者预后较差。

**预防** 关键是积极处理如肺炎、中耳炎、皮肤感染、结核等原发病，减少院内手术及操作感染，早期发现快速诊断，积极采取综合治疗，减少疾病传播，控制疾病流行，尽量降低发病率。

（曾红科　陈　淼）

**jiǎzhuàngxiàn wēixiàng**

## 甲状腺危象 （thyroid crisis）

甲状腺功能亢进症患者甲状腺合成并释放大量甲状腺激素，导致

表　中枢神经系统感染主要病原体脑脊液检查

| 检查项目 | 细菌 | 病毒 | 真菌 | 结核分枝杆菌 |
|---|---|---|---|---|
| 脑脊液压力 | 正常或增高 | 正常 | 正常或增高 | 增高 |
| 白细胞计数（×10⁶/L） | 1000～10000 | <300 | 20～500 | 50～500 |
| 红细胞 | 轻度升高 | 正常 | 正常 | 正常 |
| 蛋白质（g/L） | 升高（1～5） | 正常 | 升高 | 升高 |
| 糖（mmol/L） | <2.2 | 正常 | <2.2 | <2.2 |
| 革兰染色阳性率（%） | 60～90 | | | |
| 抗酸染色阳性率（%） | | | | 40～80 |
| 病原体培养阳性率（%） | 70～85 | 25 | 25～50 | 50～80 |

原有病情加剧、代谢紊乱及系统功能障碍的综合征。又称甲状腺风暴。多见于病程较长、且未经治疗或长期不规则治疗的中、重度甲状腺功能亢进症（简称甲亢）患者。虽不多见，但若治疗不及时病死率近100%，即使治疗病死率仍达30%，属致命性急症。

**病因及发病机制** 半数以上有明显的诱发因素，如感染（尤其是肺感染）、手术（尤其是甲状腺手术）、中断抗甲状腺药物治疗、$^{131}$I治疗、创伤、妊娠与分娩、急性心肌梗死、脑卒中、糖尿病酮症酸中毒、精神刺激等，以严重感染与手术最常见。

发病机制尚未完全阐明，可能与血中甲状腺激素水平骤然升高、甲状腺激素与血浆蛋白结合受阻，血中游离甲状腺激素过多有关。也可能与靶组织对甲状腺激素过度敏感有关。

**临床表现** 多表现为原有甲亢症状突然加重，伴心血管、消化、中枢神经系统功能异常。①高热：体温急骤升高呈高热，常在39℃以上，伴大汗淋漓，皮肤潮红。②心血管系统：心动过速（心率常在140次/分以上），心率增快与体温升高不成比例。脉压明显增大，易出现各种快速性心律失常，以期前收缩及心房颤动最多见。心脏扩大、心力衰竭、肺水肿也较常见，甚至休克。③消化系统：食欲极差、恶心、呕吐、腹痛、腹泻，也可见肝大和黄疸。④中枢神经系统：焦虑、烦躁不安、震颤、谵妄、嗜睡，最后陷入昏迷。部分老年人可能仅有心脏异常尤以心律失常为突出表现，或以消化道症状或神经精神症状为突出表现；少数淡漠型甲状腺危象患者也缺乏上述典型征象，而表现为低热、淡漠、嗜睡、全身衰竭、休克、昏迷以至死亡。

**诊断与鉴别诊断** 诊断主要基于甲亢病史、诱发因素及上述临床表现，辅助检查对诊断意义不大。临床一般应用下述标准：有甲亢史，有严重感染、手术、精神刺激、妊娠、创伤、$^{131}$I治疗等诱因；符合下列临床表现3项以上者：①发热，体温>39℃。②心动过速，心率>140次/分，伴心律失常或心力衰竭。③烦躁不安、大汗淋漓、脱水。④意识障碍如谵妄、昏迷。⑤明显的消化道症状如恶心、呕吐、腹泻。

相关辅助检查如下。①甲状腺功能：虽对诊断帮助不大，但对判断预后有一定意义。②血常规：无特异改变，白细胞计数及中性粒细胞比例明显升高，提示存在感染。③血生化与电解质：血糖升高；多数患者出现脱水及电解质紊乱，其中低钠血症最常见，也可有低钾血症及代谢性酸中毒等。④心电图：可显示各种快速性心律失常，也可检出心肌缺血或心肌梗死。⑤头颅CT：用以除外颅脑疾病。此病需与严重脓毒症、急性胃肠炎、肝性脑病等鉴别。

**急诊处理** 包括以稳定生命体征的全身支持与脏器功能保护，抑制甲状腺激素合成，减少其释放，阻断外周甲状腺素（$T_4$）向三碘甲腺原氨酸（$T_3$）转化，积极治疗原发病或去除诱因等。若治疗及时、有效，一般48小时内病情可明显改善。若不能区别甲状腺危象还是重症甲亢，先按甲状腺危象处理。

一般急诊处理与支持治疗①心电监护；开放或保持气道通畅、氧疗、必要时机械通气；开放静脉通道液体复苏，保证水电解质和酸碱平衡，并补充足够的热量和维生素（尤其是B族维生素）。有心力衰竭时需控制补液速度及补钠量。②体温控制：患者置于凉爽通风环境并积极物理降温。药物降温可用对乙酰氨基酚而不宜用水杨酸类退热药，必要时可人工冬眠。③糖皮质激素应用：甲状腺危象发生时肾上腺皮质功能不足，糖皮质激素能抑制周围组织对甲状腺激素的反应及抑制周围组织将$T_4$转化为$T_3$。应用糖皮质激素不仅可改善甲状腺危象的病情，还具有抗高热、抗毒素反应、抗休克等作用。④积极治疗诱因及合并症。

抗甲状腺药物治疗 ①抑制甲状腺激素合成：应用硫脲类药物，其中丙硫氧嘧啶（PTU）还可抑制外周组织5′脱碘酶从而阻断$T_4$向生物活性更强的$T_3$转换。硫脲类药物能透过胎盘，孕妇宜用小剂量，PTU与蛋白结合牢固，对胎儿的影响较小，可作首选。②减少甲状腺激素释放：碘剂可减少甲状腺充血，抑制碘的有机化和甲状腺激素合成，并减少其释放，口服或静脉滴注后能迅速、有效地控制危象的严重状态。③降低周围组织对甲状腺激素的反应：β受体阻断药可减轻周围组织对儿茶酚胺的作用，也能部分阻止$T_4$向$T_3$转化。目前可选择的β受体阻断药较多，但仍以普萘洛尔常用，其高剂量对降低$T_4$向$T_3$转化的效应肯定，且剂量易调整。充血性心力衰竭、心脏传导阻滞、支气管哮喘等患者慎用或禁用β受体阻断药。④清除血中过多的甲状腺激素：若经上述处理效果不明显，血中$T_3$、$T_4$水平仍显著升高，可应用血液滤过、腹膜透析等清除血中过量的甲状腺激素。

**预后** 致死率高，有心脏扩大、心力衰竭甚或休克、脑水肿者预后更差。早发现、早治疗是改善预后的关键。

(张新超)

zhōuqīxìng tānhuàn

**周期性瘫痪**（periodic paralysis） 以周期性反复发作的骨骼肌弛缓性麻痹、发作间歇期完全正常为特征的一组异质性疾病。曾称周期性麻痹。按发病时血清钾浓度和症状可分为低血钾型、高血钾型和正常血钾型三型。此病有家族史，为常染色体显性遗传，但在中国以散发性低血钾型周期性瘫痪最多见。

**病因及发病机制** 除甲状腺毒症低血钾型和继发于持久血钾水平变化的周期性瘫痪（如原发性醛固酮增多症、肾小管性酸中毒、应用糖皮质激素与利尿药等）外，此病都源于基因突变，是编码离子通道的基因变异所致。$K^+$和$Ca^{2+}$通道基因变异引起相同类型的周期性瘫痪（低血钾型），肌肉$Na^+$通道基因突变则可引发全部类型（低血钾型、正常血钾型及高血钾型）周期性瘫痪。

发病机制可能与细胞内外的$K^+$浓度变化引起肌细胞膜电位改变、兴奋性下降有关。饱餐或剧烈运动、受冷、疲劳、饮酒、感染、创伤、情绪激动、月经等为常见诱因，一些药物如肾上腺素、甲状腺素、胰岛素、葡萄糖等也可诱发此病。

**临床表现** ①低血钾型：最常见，一般在青少年期发病，男性多于女性，随年龄增长而发作次数减少。多在夜间或清晨睡眠中发病，出现对称性四肢无力、下肢重、上肢轻、近端重、远端轻，患者常诉如厕蹲下后难起身，梳头时手臂不能上抬，可伴口渴、心悸、肢体酸痛、针刺样或蚁走感。四肢肌张力减低，腱反射减弱或消失；严重者可有呼吸肌麻痹、呼吸困难及心律失常等。一般持续数小时至24小时，少数可持续数天。血清钾<3.5mmol/L，心电图呈低钾样改变。②高血钾型：少见，基本上限于北欧国家，多在10岁左右发病。四肢无力与低血钾型相似，运动后发作，程度较轻，持续时间30~60分钟；可伴面肌、舌肌和手肌肉疼痛性痉挛和肌强直。血清钾>5.5mmol/L。③正常血钾型：罕见，常在10岁以前发病。四肢无力与低血钾型相似，或仅选择性地影响某些肌群，如小腿肌或肩臂肌等；可伴轻度吞咽困难和发音低弱。持续时间大多在10天以上。

**诊断与鉴别诊断** 既往有类似弛缓性麻痹而无感觉障碍的发作史；可有饱食、剧烈运动、寒冷、疲劳、感染或摄入高糖等诱发因素；四肢对称性弛缓性瘫痪，其特点为下肢重、上肢轻，近端重、远端轻；血清钾降低或升高或正常，心电图有相应改变；排除其他疾病引起的继发性低钾血症或高钾血症即可诊断。

**急诊处理** ①去除诱因：避免饱餐、饮酒、过劳等。②对症支持：低钾血症者补钾，并密切监测血钾变化，在有症状的低钾血症期间，推荐每4小时测定一次血钾。呼吸困难者除吸氧、吸痰外，必要时辅助机械通气。高钾血症者发作时一般不需治疗，病情严重者可静脉注射10%葡萄糖酸钙或10%葡萄糖加胰岛素静脉滴注。正常血钾型患者发作时，大量生理盐水静脉滴入可使瘫痪恢复。

(张新超)

niányèxìng shuǐzhǒng hūnmí

**黏液性水肿昏迷**（myxedema coma） 甲状腺功能减退症患者未及时诊治或控制病情所致严重意识障碍的临床综合征。又称甲减危象。其突出表现为昏迷、低体温、呼吸衰竭、低血压等。发生率约为0.5%，病死率较高。以老年患者居多，约半数在60~70岁，男女比例约为1:4。

**病因及发病机制** 甲状腺功能减退症（简称甲减）是黏液性水肿昏迷的发病基础。病情进展和各种诱因的作用，出现功能失代偿或衰竭，不能维持应激状态下机体的最低代谢需要和组织与器官功能。绝大多数发生在寒冷季节或环境。感染或心力衰竭为主要诱因，出血、缺氧、外伤、麻醉、手术、脑血管意外、低血糖、低钠血症、镇痛药及镇静剂等均可诱发。

**临床表现** ①昏迷：为突出表现，多突然发生，也可先表现嗜睡，短时间内逐渐昏迷。约25%患者于昏迷前有癫痫发作。②低体温：是标志性症状之一，发生率90%以上，其中约15%的体温低至29℃以下。体温正常或升高提示可能存在潜在的感染。③呼吸浅慢、呼吸衰竭：呼吸肌功能不良引起低通气、低氧血症、高碳酸血症常见，呼吸中枢对低氧血症、高碳酸血症刺激失去相应反应，加速或加重呼吸衰竭是此症主要死亡原因。其他可能进一步损害肺功能的因素包括肥胖、充血性心力衰竭、胸腔积液、腹水等。④心动过缓与低血压：前者极常见，可伴心律失常；约半数患者血压低于100/60mmHg；约1/3患者有心脏增大或心包积液。⑤胃肠道症状：胃肠道张力降低、蠕动减弱，出现便秘、腹胀，也可发生麻痹性肠梗阻及腹水。⑥甲减的一般征象：典型的水肿面容、唇厚、鼻宽、舌大、皮肤粗糙、弹性差、头发稀疏、缺乏光泽，外 1/3 眉毛脱落。病情严重者呈恶病质表现。

**辅助检查** 有助于诊断及鉴别诊断。①血生化检查：低钠血症、低血糖、高胆固醇血症、血清肌酐水平增高、肌酸激酶升高等。②甲状腺功能测定：血甲状腺激素［三碘甲腺原氨酸（T₃）、甲状腺素（T₄）］水平明显减低，与无危象甲减无严格界限区分，不能以此诊断危象，但对诊断甲减和判断预后有一定意义。原发性黏液性水肿昏迷患者促甲状腺激素（thyroid stimulating hormone，TSH）明显升高，而继发性者（垂体性或下丘脑性）TSH 降低或测不出。③动脉血气分析：低氧血症、高碳酸血症、呼吸性或混合性酸中毒。④心电图检查：心动过缓、QRS 波低电压、T 波低平或倒置、QT 间期延长，有时可见房室传导阻滞。⑤胸部 X 线检查：可见心影增大和胸腔积液，并有助于发现与黏液性水肿昏迷相关的肺部感染。⑥心脏超声检查：可有心脏扩大、充血性心力衰竭、心包积液等相关改变。⑦脑 CT 检查：有助于排除引起昏迷的脑部病变如脑出血、脑梗死等。

**诊断与鉴别诊断** 甲减的病史，寒冷季节发病，因感染、手术、创伤等诱因，出现嗜睡、昏迷、低体温，应疑诊该病。若伴心动过缓、低血压、呼吸浅慢、通气低下或呼吸衰竭、黏液性水肿面容、心脏扩大或心包积液及心电图低电压等，血 T₄、T₃ 显著降低，临床诊断不难。TSH 有助于区别原发或继发性甲减，对明确病因及病情改善后的进一步治疗有意义。

此征需与脑血管疾病、肺性脑病等鉴别。脑血管疾病常有高血压病史、有神经定位体征，CT 和甲状腺功能检查是主要依据，但还应注意除外甲减合并脑血管意外的特殊情况。肺性脑病的鉴别赖于呼吸道疾病史、体征、胸部 X 线检查及正常的 TSH。一些危重症患者可出现甲状腺功能正常的病态综合征，易与继发性甲减引起的黏液性水肿昏迷混淆，其中前者血 T₃ 减低，游离型甲状腺素（FT₄）一般正常，TSH 也正常；黏液性水肿昏迷患者的 FT₄ 常降低至正常下限的 50% 或以上，TSH 明显降低或测不出。

**急诊处理** 迅速提高甲状腺激素水平、控制威胁生命的合并症。

*一般处理及支持疗法* 心电、血压与血氧饱和度监测；保持气道通畅，氧疗，积极改善呼吸状况，必要时辅助机械通气治疗；立即建立静脉通道，有条件的中心静脉置管；伴低血糖者立即静脉注射葡萄糖；低钠血症时，限制液体入量，如血钠<110mmol/L，可用小量高渗盐水。

*甲状腺激素替代治疗* 是控制病情与改善预后的关键，能从根本上缓解昏迷或嗜睡、低体温与低血压，降低病死率。一般首选起效快的左旋 T₃（L-T₃）静脉注射，患者清醒改为口服；如无L-T₃，也可用左旋 T₄（L-T₄）静脉注射，患者清醒后改为口服。此药可引起心律失常或心肌缺血等副作用，有心脏病者其始剂量为一般用量的 1/5~1/4。

*应用糖皮质激素* 原发性甲减者，一般肾上腺皮质储备功能差，而垂体功能减退者，多有继发性甲减。氢化可的松静脉注射，

意识转清后减量至停药。

*其他* ①低血压及休克的治疗：若经甲状腺激素与糖皮质激素治疗而仍有血压，应扩充血容量，必要时输血。升压药易致心律失常，应谨慎。②去除诱因：如控制感染。不少患者对感染反应差，体温常不升高，白细胞计数升高也不明显，应注意寻找感染灶，包括血、尿培养及胸部 X 线片检查等。③保持体温：低体温患者用甲状腺激素替代治疗体温可恢复正常。一般保暖盖上毛毯或被子即可。

**预后** 及时治疗者约 24 小时病情可好转，1 周可逐渐恢复。病死率已降低至约 40%，呼吸衰竭是主要死因。明显低体温、昏迷时间延长、低血压、恶病质及未能识别和及时处理等因素均致预后不良。

（张新超）

shènshàngxiàn pízhì gōngnéng bùquán

**肾上腺皮质功能不全**（adrenal insufficiency） 肾上腺病变导致肾上腺皮质激素分泌不足，机体代谢严重紊乱的临床综合征。糖皮质激素产生（主要是皮质醇）不能满足身体需求是此病的主要特征。分为慢性肾上腺皮质功能减退症［又称艾迪生（Addison）病］和急性肾上腺皮质功能减退症。

**病因及发病机制** 按病因可分为原发性、继发性和功能性肾上腺皮质功能不全（表）。原发性肾上腺功能减退或艾迪生病，肾上腺本身不能产生皮质醇与醛固酮。糖皮质激素缺乏引起促肾上腺皮质激素（adrenocorticotropic hormone，ACTH）和促黑素代偿升高，醛固酮缺乏同样导致肾素反射性升高。继发性肾上腺功能

表 肾上腺皮质功能不全的病因

| 病因分类 | 病因 |
| --- | --- |
| 原发性 | |
| 　特发性 | 自身免疫性；真正的特发性 |
| 　感染性 | 肉芽肿（结核性）；原虫和真菌，如组织胞质菌病、芽生菌病、球孢子菌病、念珠菌病和隐球菌病等；病毒，如巨细胞病毒、单纯疱疹病毒 |
| 　浸润性 | 如类肉瘤、肿瘤（转移）、淋巴瘤/白血病、血色病、肾上腺皮质营养不良、淀粉样变性、铁沉积 |
| 　其他 | 如肾上腺切除术后、出血、先天性肾上腺增生、先天性对促肾上腺皮质激素不敏感 |
| 继发性 | |
| 　垂体功能不全 | 梗死；出血、垂体或鞍上肿瘤；孤立的促肾上腺皮质激素不足；浸润性疾病，如类肉瘤、朗格汉斯细胞组织细胞增生症、血色病 |
| 　其他 | 如下丘脑功能不全、脑创伤 |
| 功能性疾病 | 糖皮质激素不合理应用 |

不全，受损的部位是下丘脑-垂体轴，ACTH 分泌受抑制和皮质醇的产生降低。由于肾素-血管紧张素轴和高血钾的刺激，醛固酮水平仍然正常。特定病例常被称为功能性肾上腺功能不全，即使用外源性糖皮质激素会导致 ACTH 分泌受抑制，中断外源性激素时，继发性肾上腺皮质功能不全的临床表现会随之而出现。

**临床表现** 早期表现为易疲劳、衰弱无力、精神萎靡、食欲缺乏、体重明显减轻。病情发展后可有以下典型临床表现。

**色素沉着** 原发性慢性肾上腺皮质功能减退早期症状之一，几乎见于所有病例，无此征象者诊断可疑。继发于腺垂体功能减退者常无此症状。色素沉着散见于皮肤及黏膜。全身皮肤色素加深，面部、四肢等暴露部分，关节伸屈面、皱纹等多受摩擦之处，乳头、乳晕、外生殖器、肩腋部、腰臀皱襞、下腹中线、痣、瘢痕、雀斑、指（趾）甲根部等尤为显著，色素深者如焦煤，浅者为棕黑、棕黄、古铜色，更浅者如色素较多之常人。面部色素常不均匀，呈块状片状，前额部及眼周常较深。口腔、唇、舌、牙龈及上颌黏膜上均有大小不等的点状、片状蓝或蓝黑色色素沉着。偶有小块白斑，见于背部等处。

**循环系统症状** 常见头晕、视物模糊、血压降低，有时低于 80/50mmHg，可有直立性低血压，肾上腺危象时可降至测不出；心浊音界及 X 线心影缩小，心收缩力下降；心电图表现低电压，T 波低平或倒置，PR 间期、QT 间期时限可延长。

**消化系统症状** 食欲缺乏为早期症状之一。较重者有恶心、呕吐、腹胀、上腹隐痛，偶有腹泻，便秘少见。腹泻 3~8 次/天，呈糊状。胃肠 X 线检查仅示功能失常。少数患者有时呈嗜盐症状，可能与低钠血症有关。

**肌肉、神经精神系统症状** 肌无力是主要症状之一，伴高钾血症，偶尔合并上升性神经病变称吉兰-巴雷（Guillain-Barré）综合征，可致下肢软瘫或四肢麻痹。还可合并肾上腺脊神经受累，表现为痉挛性截瘫和多神经病变，有时伴性功能减退或性无能和痉挛性疼痛。中枢神经系统多无异常表现，但均有脑电图异常，易激惹，或抑郁淡漠，或有违拗症，思想不集中，多失眠。有时因血糖过低而发生神经精神症状，严重者有晕厥甚至昏迷。

**结核症状** 因结核而常有发热。有时腹膜、肾、附睾、关节等结核症状为此病的前奏，详细检查可发现肺、骨骼、睾丸、肠、淋巴结等有陈旧性或活动性结核病灶。肾上腺区平片上常可发现钙化阴影，是诊断此病系结核性的有力证据。

**肾上腺危象** 当患者并发感染、创伤、手术、分娩、饮食失调而发生腹泻以及中断糖皮质激素治疗、大量出汗或过度劳累等应激时均可诱发危象。患者可出现高热、恶心、呕吐、腹泻、脱水、烦躁不安、循环衰竭，血压下降，脉细弱，心动过速、精神失常等，若不及时抢救有生命危险。

**其他症状** 患者常有慢性失水现象，明显消瘦，体重大多减轻，女性月经失调、闭经，常过早停经。男性多阳痿，男女毛发均可减少，且少光泽、枯燥易脱、分布稀疏，第二性征无异常。

**诊断与鉴别诊断** 见急性肾上腺皮质功能减退症。

**急诊处理** ①纠正代谢紊乱。②糖皮质激素替代补充治疗。③病因治疗。④避免应激，预防危象（见急性肾上腺皮质功能减退症）。

**预后** 严格使用内分泌、抗结核等治疗者预后较好，劳动力亦显著恢复，并可争取接近正常人。经随访观察继续治疗 7 年以上者，部分患者已可完全停用糖皮质激素或减至很小维持剂量。个别患者能正常妊娠及生育，但在分娩期应注意防治危象发作。小儿产前、产后生长发育可完全正常。治疗中患者易出现抵抗力降低，易患呼吸道感染、胃肠功能紊乱，甚至危象发作。

**预防** 使患者了解防治此病的基本知识，自觉避免过度疲劳、精神刺激、受冷、暴热、感染、受伤等应激，还应避免呕吐、腹泻或大汗引起的失钠、失水。饮食应富含糖类、蛋白质及维生素、多钠少钾。若食物中氯化钠量不足，可酌情补钠，维持电解质平衡。

（朱华栋）

jíxìng shènshàngxiàn pízhì gōngnéng jiǎntuìzhèng

## 急性肾上腺皮质功能减退症

（acute adrenocortical insufficiency） 肾上腺皮质激素分泌绝对或相对不足，应激状态下因肾上腺皮质激素不能满足机体需要而表现以循环衰竭为主要特征的危重综合征。又称肾上腺危象或艾迪生病危象（Addisonian crisis）。此症罕见，可能是慢性疾病急性期或新发病例，其中慢性疾病急性期患者更常见。

**病因** ①慢性肾上腺皮质功能减退症［艾迪生（Addison）病］患者在发生感染、创伤和手术等应激情况或停服激素而诱发肾上腺皮质功能急性减弱。②长期使用外源性皮质激素的患者引起下丘脑-垂体-肾上腺轴的抑制，遇到应激时，未及时补充或增加激素剂量。③之前未诊断出的肾上腺皮质功能减退症患者发生严重感染或其他急性重大应激。④肾上腺损伤出血。肾上腺出血的原因有败血症（尤其是脑膜炎球菌败血症）、产伤、妊娠、特发性肾上腺静脉栓塞、癫痫、抗凝治疗、静脉造影后、创伤或手术后。

**临床表现** 见肾上腺皮质功能不全。

**诊断与鉴别诊断** 有下列情况者应疑诊此病：①既往有肾上腺皮质功能不全病史，存在加速症状性肾上腺衰竭的持续应激。②严重食欲缺乏或虚弱，特别是伴体重减轻者。③不明原因的低血压。④神志改变，特别是老年患者。⑤脑膜炎球菌等败血症伴广泛出血，经抗感染治疗一度好转，忽又出现高热、发绀、循环衰竭者。⑥双侧肾上腺切除后8~12小时骤起高热、休克、昏迷及重度胃肠道反应者。

该病的实验室诊断包括血皮质醇浓度降低以及肾上腺对外源性促肾上腺皮质激素（adrenocorticotropic hormone，ACTH）的反应低于正常，即ACTH兴奋试验低于正常。快速ACTH兴奋试验的敏感性好，分标准大剂量和小剂量2种方案，标准大剂量试验采用人工合成的ACTH 250μg快速静脉推注，正常反应为30分钟或60分钟后血清皮质醇浓度升高至峰值，即496.8~552nmol/L。对标准大剂量ACTH兴奋试验的反应正常，可以排除原发性肾上腺皮质功能减退症和大多数继发性肾上腺皮质功能减退症。小剂量ACTH试验采用1μg ACTH快速静脉推注，20分钟或30分钟后正常皮质醇反应的标准为469.2~621nmol/L。

下列实验室指标有助于诊断：血糖下降、血钠降低（很少<120mmol/L）、血钾升高（很少>7mmol/L）、中度酮症、血浆二氧化碳结合力为15~20mmol/L、血浆尿素氮增高、外周血嗜酸性粒细胞计数常升高。

**急诊处理** ①糖皮质激素治疗：若治疗后未能维持血压，可加用去氧皮质酮，剂量视病情而定。②补液：总量需视脱水程度、呕吐情况等而定，补液时注意电解质平衡，若有酸中毒应酌情给予碱性药物。③抗休克治疗：收缩压<80mmHg伴休克症状、经补液及糖皮质激素治疗仍不能纠正循环衰竭者，应及早给予血管活性药。④对症治疗：包括给氧，使用各种对症治疗药物如镇静剂等，但不宜给予吗啡及巴比妥盐类等。⑤抗弥散性血管内凝血治疗：确诊后及早采用肝素治疗。⑥去除诱因：确定和治疗引起突发肾上腺衰竭的应激因素；排除用药和精神病史；注意心肌梗死、哮喘或感染症状。做细菌培养，若怀疑感染应用抗生素。肾上腺全切或次全切除或长期糖（盐）皮质激素治疗撤停激素时必须提高警惕，避免危象发生。

（朱华栋 郑亮亮）

shìgèxìbāoliú wēixiàng

## 嗜铬细胞瘤危象

（pheochromocytoma crisis） 嗜铬细胞瘤释放大量儿茶酚胺入血，导致以严重的高血压危象、低血压甚至休克、严重心律失常等为特征的临床综合征。嗜铬细胞瘤的发病率虽不到高血压患者的1%，但其危象发病凶猛，表现多样，病死率高。可发生于任何年龄，青中年居多，男性略高于女性。

**病因及发病机制** 嗜铬细胞主要分布在肾上腺髓质、交感神经节等嗜铬组织中，其功能主要是合成、贮存和释放儿茶酚胺（主要为去甲肾上腺素和肾上腺素以及微量多巴胺）。大多数嗜铬细胞瘤为良性，10%恶性；大部分发生于肾上腺髓质内，10%起源于其他交感神经组织，如脊柱旁交感神经节、主动脉旁器等；多为单侧，10%为双侧。

**临床表现** 包括以下内容。

**高血压危象** 肿瘤持续或阵发性释放大量儿茶酚胺入血，使血压呈急进性或阵发性剧烈升高，可达240/130mmHg以上，同时伴有头痛、全身大汗、苍白、心悸、胸闷、心动过速、焦虑或惊恐感等交感神经兴奋性过高的表现以及视物模糊等。阵发性发作多由情绪激动、体位改变、创伤、腹部压迫、饮酒、术前麻醉、分娩、排便、排尿或使用某些药物（如拟交感神经药、单胺氧化酶抑制剂、糖皮质激素、胰高血糖素、三环类抗抑郁药等）等诱发或促发。若伴有靶器官进行性损害的临床表现如高血压脑病、脑卒中、心绞痛甚至急性心肌梗死、急性左心衰竭或肺水肿、急性肾功能不全、主动脉夹层、视盘水肿等，则为高血压急症；若血压显著升高，但不伴靶器官的进行性损害，则属高血压亚急症。高血压急症危害严重，通常需立即进行降压及综合治疗以阻止靶器官进一步损害。

**低血压与休克危象** 嗜铬细胞瘤患者出现低血压或休克危象多有下述几种情况：①肿瘤内急性出血、坏死，导致儿茶酚胺分泌骤然减少或停止（肾上腺髓质衰竭）。②肿瘤主要分泌肾上腺素，兴奋β受体，血管床广泛扩张，有效循环血量不足。③伴发严重心律失常或急性左心衰竭、肺水肿，心输出量骤减。④高血压发作时注射利舍平类降压药，耗竭了儿茶酚胺的作用；或使用大量α受体阻断药使血管扩张，而未充分补足血容量。⑤手术前缺乏充分内科治疗，术中失血、失液较多而未充分补充；或术前使用了过量的α受体阻断药，术后出现顽固性低血压。⑥嗜铬细胞瘤还可分泌具有降压作用的神经肽——肾上腺髓质素。

**高血压与低血压/休克交替出现** 大量儿茶酚胺使血压骤升，同时导致血管强烈收缩，进而使组织缺血缺氧，微血管通透性增加，血浆外渗，有效循环血量减少，血压下降；血压下降又反射性引起儿茶酚胺释放增加，导致血压再度升高，如此反复。血压在短时间内反复出现大幅度的波动极易造成血流动力学紊乱，并易引发脑卒中、急性心肌梗死、急性心力衰竭、休克等严重并发症。

**心脏表现** ①可出现各种快速性心律失常如窦性心动过速、室上性心动过速、心房颤动、室性心动过速、心室扑动、心室颤动；也偶有出现心动过缓、传导阻滞。②扩张型心肌病的征象，如心脏扩大、心力衰竭等。③部分患者发生心绞痛或急性心肌梗死。

**胃肠道表现** 部分患者肠蠕动减慢、张力减弱，出现腹胀、腹痛甚至肠梗阻，或由于胃肠道血管痉挛甚至闭塞，引起肠坏死、出血或穿孔等急腹症。

**其他** 基础代谢率增高30%~100%；高热（体温可达40℃以上），伴肢冷、大汗。血糖升高，部分患者可并发糖尿病酮症酸中毒；低血糖症是临床少见情况之一，主要见于恶性嗜铬细胞瘤患者。低钾血症也多见。

**辅助检查** 包括以下内容。

**血和尿中儿茶酚胺类物质及其代谢产物** ①血浆游离儿茶酚胺升高（去甲肾上腺素>8865pmol/L、肾上腺素>1638pmol/L）对嗜铬细胞瘤危象发作有很高的诊断价值；3-甲氧肾上腺素与3-甲氧去甲肾上腺素是儿茶酚胺的代谢产物，较儿茶酚胺更加稳定，与儿茶酚胺的刺激性分泌无关，诊断敏感性和特异性优于儿茶酚胺测定，且不受肾功能影响，已成为嗜铬细胞瘤生化诊断之首选。②24小时尿儿茶酚胺含量一般升高2倍以上即有意义；24小时尿香草扁桃酸特异性可达90%以上，但敏感性较低。在评价上述检验结果时应注意除外多种生理与病理因素的影响。

**药物抑制试验** 持续性高血压或阵发性高血压发作期的患者，当血压≥170/110mmHg时，静脉注射α受体阻断药酚妥拉明5mg，2~3分钟后血压较前迅速下降35/25mmHg以上并持续3~5分钟或更长时间为试验阳性，诊断嗜铬细胞瘤的阳性率约为80%。

**心电图** 可检出伴发的各种心律失常、心肌缺血或心肌梗死。

**影像学检查** B超操作简便，但灵敏度不高，不易发现较小的肿瘤。CT可以清晰显示肾上腺及其与周围组织的关系，对肿瘤定位可提供准确信息，但对直径<0.6cm的瘤体分辨率差；若需增强扫描，应在检查前控制血压，并备好酚妥拉明。MRI的敏感性达100%，不需注射对比剂、孕妇可用、能区分瘤体良恶性。

**其他** [131]I-间碘苄胺对嗜铬细胞瘤的定性与定位诊断特异性很高，尤其是对肾上腺髓质外的多发性及恶性转移性嗜铬细胞瘤的定位诊断价值较大，但因其有放射性，操作复杂，一般不作为首选。腔静脉分段取血测定儿茶酚胺，对体积小的肿瘤、异位肿瘤或其他检查未能定位的肿瘤有较高的价值。

**诊断** 临床表现下列情况者应警惕此征：①反复发作性高血压或持续高血压伴阵发加剧病史者，尤其是青年患者。②高血压伴有高热、多汗、头痛、情绪激动、焦虑不安、心律失常、四肢震颤等儿茶酚胺分泌过多症状者。③血压波动幅度大，有体位性低血压或高血压与低血压/休克交替出现者。④有因体位改变、外伤、麻醉、小手术（如拔牙）、按压腹部、排便、排尿等因素诱发高血压发作者。⑤高血压伴血糖异常、电解质紊乱或剧烈腹痛者。⑥一般抗高血压药无明显效果，尤其是应用 β 受体阻断药后血压反常升高者，应及时行床旁 B 超探查肾上腺区及腹主动脉两侧，并留取血、尿样本查验儿茶酚胺或其代谢产物，病情允许的条件下行 CT 或 MRI 检查，尽早明确诊断。

**治疗** 救治的关键在于及早识别，恰当使用 α 受体阻断药和 β 受体阻断药，以迅速减少儿茶酚胺的分泌或消除其对周围组织和脏器的不良效应。手术是唯一有效的治疗措施。

**一般处理及支持疗法** ①心电、血压与血氧饱和度监测；保持气道通畅、氧疗；立即建立静脉通道，有条件的中心静脉置管，纠正血容量不足与电解质紊乱。②治疗低血糖及酮症酸中毒：发生低血糖昏迷时立即静脉推注葡萄糖，维持血糖在正常水平。若伴发糖尿病酮症酸中毒，除基本的补充血容量及小剂量胰岛素连续静脉滴注外，酌情应用 α 受体阻断药和 β 受体阻断药。③其他对症处理：高热者可酌情用物理或解热药降温。躁动不安者可注射地西泮或苯巴比妥等。

**高血压危象** 首选 α 受体阻断药，常用的酚妥拉明作用迅速，根据血压调整剂量。积极补充液体，扩充血容量，根据血压情况及中心静脉压确定输液速度及补液量。合并使用 β 受体阻断药以拮抗交感活性、预防儿茶酚胺的心脏毒性作用，尤其适用于合并快速性心律失常、冠心病、高循环动力状态的患者。

**低血压/休克** 血容量不足所致者，应快速补充血容量，血压回升后静脉滴入适量的酚妥拉明以防血压骤然上升；若充分扩充血容量而血压仍不回升，静脉滴注多巴胺，一旦血压高于正常，立刻改用酚妥拉明；严重心律失常、心输出量降低所致者，使用 β 受体阻断药等纠正心律失常。

**心脏病变** β 受体阻断药对儿茶酚胺所致的快速性心律失常有良好效果，若单独使用，由于 α 受体失去 β 受体的拮抗，可介导血管收缩进而导致或加重高血压危象的发生。急性左心衰竭的治疗除常规措施外，应用 α 受体阻断药可尽快控制血压、减轻心脏负荷。对伴发心绞痛、心肌梗死的患者，应尽早使用 α 受体阻断药迅速解除冠状动脉痉挛、改善心肌供血，同时应用 β 受体阻断药降低心肌氧耗。

**预后** 取决于病情凶险程度及急救措施是否及时、恰当。发生急性心肌梗死、脑出血、顽固性低血压、休克者病死率高。

（张新超）

tángniàobìng tóngzhèng suānzhòngdú

**糖尿病酮症酸中毒** （diabetic ketoacidosis，DKA） 体内胰岛素缺乏或存在胰岛素抵抗、升血糖激素不适当增加，引起糖和脂肪代谢紊乱，导致以高血糖、高血酮、水和电解质紊乱、代谢性酸中毒为主要表现的临床综合征。是糖尿病最常见的严重、急性并发症，发病急、病情重、变化快。发病率约占糖尿病住院患者的 10%~15%。

**病因** DKA 的发生与糖尿病类型有关，1 型糖尿病常有发生 DKA 倾向，2 型糖尿病在一些诱因下也可发生，部分糖尿病患者则以 DKA 为首发表现。

常见以下几种诱因。①感染：是 DKA 最主要的诱因，以呼吸道感染、胃肠道感染、泌尿系感染常见。②不适当地突然减量或停用胰岛素，或在发生急性并发症时未及时追加胰岛素剂量。③外伤、手术、妊娠或分娩、急性心肌梗死、脑卒中或严重的精神刺激等应激状态。④暴饮暴食或进食大量高糖及脂肪食物、酗酒等。⑤使用影响糖代谢的药物如糖皮质激素、噻嗪类利尿药、多巴酚丁胺等。

**发病机制** 可能与"双激素异常"有关，即一方面胰岛素分泌相对或绝对缺乏；另一方面对抗胰岛素的升血糖激素如胰高血糖素（作用最强）、儿茶酚胺、糖皮质激素和生长激素分泌过多，造成机体组织对糖的利用率降低，糖原合成减少、分解增加、糖异生加强，血糖显著增高；同时，促进脂肪分解加速，血游离脂肪酸水平增加，在肝脏经 β-氧化生成酮体（包括乙酰乙酸、β-羟丁酸和丙酮三种组分，其中乙酰乙酸为强有机酸，能与酮体粉发生显色反应；β-羟丁酸亦为强有机酸，约占酮体总量的 70%；丙酮则为乙酰乙酸脱羧产物，量最少），形成了糖尿病酮症及 DKA。高血糖可产生渗透性利尿，加上酸中毒呼吸深快失水和呕吐引起消化道失水等因素均可导致脱水发生以及多种电解质紊乱尤其是 $K^+$ 的丢失。

**临床表现** 按其病情严重程度分为轻度：只有酮症而无酸中毒（糖尿病酮症）；中度：轻至中度酸中毒（DKA）；重度：重度酸

中毒伴意识障碍（DKA 昏迷）。主要临床表现如下。①糖尿病症状近期加重：如烦渴多饮、尿量增多、乏力、体重下降等。②胃肠道症状：食欲缺乏、恶心、呕吐。少数患者，尤其是 1 型糖尿病患者可出现腹痛、腹肌紧张，有时甚至被误诊为急腹症。③呼吸改变：酸中毒时，呼吸深快呈库斯莫尔（Kussmaul）呼吸，血 pH<7.0 时，呼吸浅慢。部分患者呼出气中有类似烂苹果味的丙酮味。④脱水与休克征象：脱水达体重 5% 可有尿量减少、皮肤干燥、弹性差、眼球凹陷等；脱水>15% 可出现循环衰竭，严重时可危及生命。⑤神志改变：个体差异较大，早期有头痛、头晕、烦躁，继而萎靡、嗜睡、昏迷、各种反射迟钝或消失。⑥诱发疾病表现：各种诱发疾病均有其特殊表现，应予以注意，以免与 DKA 相互掩盖而贻误病情。

**辅助检查**　包括以下内容。

尿　尿糖多为（++）~（+++）；酮体阳性；可有蛋白及管型。

血糖与血、尿酮体　血糖多在 16.7~33.3mmol/L；血酮体多>4.8mmol/L。部分患者可能出现检验结果与临床表现不相符，如个别患者血糖不高，但尿酮体阳性、血酮体升高，即所谓的"正常血糖性酮症酸中毒"，多为使用胰岛素治疗的年轻糖尿病患者，其肾糖阈可能较低。重症 DKA 患者由于组织缺氧明显，乙酰乙酸被还原为 β-羟丁酸，尿酮体可能只呈弱阳性甚至阴性；病情减轻后，β-羟丁酸转为乙酰乙酸，尿酮体反而转为阳性甚至强阳性。患者有显著的高三酰甘油血症时，血糖也可假性正常。

血电解质及尿素氮（BUN）体内总钾量缺失，但由于酸中毒细胞内 $K^+$ 进入血液，血钾可能正常，酸中毒纠正后，$K^+$ 重新进入细胞内，呈现低钾血症；若酸中毒纠正前，血钾低于正常，表明体内严重缺钾。血钠、氯常低。血容量下降、肾灌注不足、蛋白分解增加致 BUN 升高，BUN 持续不降者提示预后不良。

血气分析　血 pH 及 $CO_2$ 结合力降低，$HCO_3^-$ 降低，碱剩余水平下降，阴离子间隙明显升高。少数患者可同时伴有呼吸性碱中毒（动脉血二氧化碳分压降低）。

其他　白细胞计数常增多，如白细胞>25×$10^9$/L，强烈提示感染；胸部 X 线片和心电图有利于发现诱发或继发疾病，如肺部感染、心肌梗死等，并有助评价血钾水平。

**诊断与鉴别诊断**　凡临床上原有的糖尿病症状加重，伴呼吸、意识改变或循环障碍而疑似 DKA 者，可结合辅助检查加以判断，若尿糖和尿酮体阳性，同时血糖升高、血 pH 降低，无论有无糖尿病史均可诊断 DKA。

DKA 应与其他类型糖尿病急性并发症鉴别，包括高血糖高渗状态、乳酸性酸中毒、低血糖昏迷、饥饿性酮症及酒精性酮症酸中毒。约 20% DKA 患者血淀粉酶和脂肪酶非特异性升高，若伴腹痛，应与急性胰腺炎鉴别。

**治疗**　一旦确诊，应及时救治，其重点在于快速纠正病理生理异常。具体原则为：纠正脱水与电解质紊乱、改善循环血量和组织灌注；控制血糖和血浆渗透压；消除酮体；治疗发病诱因及防治并发症。

一般处理　吸氧；开放静脉通道，有条件的中心静脉置管；视病情留置胃管和尿管；心电、血压、脉搏血氧饱和度监护；定时监测血糖、血气分析、血电解质等。

补液　利于纠正脱水、降低血糖和消除酮体。轻度酮症患者应鼓励主动饮水，中至重度 DKA 患者必须快速补充足量液体，恢复有效循环血量，原则上先快后慢，一般第一个 24 小时补液 4000~5000ml，脱水严重且有排尿者可酌情增加，前 4 小时补足日水量的 1/3~1/2。根据血钠、血浆渗透压选择等渗或低渗盐水静脉滴注。若血糖降至 13.9mmol/L，改用 5% 葡萄糖液静脉滴注，速度减慢。

应用胰岛素　治疗 DKA 的关键措施之一，以小剂量、静脉连续滴注时，简便、安全、有效。若血糖下降过快、过低易发生脑水肿。

纠正电解质紊乱与酸中毒钠和氯的补充可通过输入生理盐水而实现。补液一开始只要有尿即可同时补钾，注意严密检测血钾和心电图。DKA 时虽常见低磷血症（<0.48mmol/L），但只有在血钙正常时才考虑补磷。纠正酸中毒不宜使用乳酸钠，以免加重可能存在的乳酸性酸中毒。血 pH 7.0 或伴高钾血症给予碳酸氢钠，一般使 $CO_2$ 结合力 20mmol/L、pH 7.2 即可。

防治诱因与并发症　感染是此症的主要诱因，而酸中毒又易并发感染，即使找不到感染病灶，只要患者体温升高、白细胞增多，即可予以抗生素治疗。脑水肿为此症严重的并发症之一，可用脱水药、呋塞米和地塞米松等治疗。

**预后**　一般病死率为 5%~10%，而老年患者可达 50%，应坚持防重于治的原则。

**预防**　应增强糖尿病患者、家属及一般人群对 DKA 的认识，严格控制好血糖，及时防治感染等诱因，以防止 DKA 的发生与发展。

（张新超）

gāoxuètáng gāoshèn zhuàngtài

## 高血糖高渗状态（hyperglycemic hyperosmolar state，HHS）

以严重高血糖而无明显酮症及酸中毒、血浆渗透压明显升高伴严重脱水及不同程度意识障碍为特征的糖尿病严重的急性并发症。占糖尿病患者的 1‰~2‰，多见于血糖控制不良或有合并症的老年 2 型糖尿病患者。60% 的 HHS 患者发病年龄高于 60 岁。

**病因** HHS 的病因与糖尿病酮症酸中毒（diabetic ketoacidosis，DKA）基本相同，在胰岛素含量不足情况下，受各种诱因作用，体内升血糖激素明显升高，造成更加严重高血糖及渗透性利尿，水及电解质大量丢失；加之患者多有主动饮水，故高血糖、脱水及血浆渗透压升高程度更显著。①应激：感染（尤其是呼吸道及泌尿系统感染）、外伤、手术、脑血管意外、心肌梗死、急性胰腺炎、胃肠道出血、中暑或低温等。②摄水不足：多见于口渴中枢敏感性下降的老年患者、不能主动进水的卧床患者或昏迷患者。③失水过多：严重呕吐、腹泻、大面积烧伤者。④糖摄入过多：大量服用含糖饮料、静脉注射高浓度葡萄糖、静脉高营养及含糖溶液透析等。⑤药物应用不当：如糖皮质激素、利尿药、苯妥英钠、氯丙嗪、普萘洛尔、西咪替丁、硫唑嘌呤等。

**发病机制** HHS 与 DKA 的一个显著区别是前者多无显著的酮症酸中毒，可能的解释原因如下：①胰岛素分泌相对较高，虽可抑制脂肪分解和酮体生成，但不足以阻止其他诱因造成的血糖升高。②血浆生长激素和儿茶酚胺等水平相对较低，这些激素的升糖效应明显而促进脂肪分解及生酮作用较弱。③脱水更严重，不利于酮体的生成。④常有肝脏生酮作用障碍和肾排糖能力下降。⑤严重高血糖与酮体生成之间可能存在某种拮抗作用。

**临床表现** 多呈隐袭性、渐进性发病，随病情加重，主要表现为明显的脱水甚至循环衰竭和神经系统症状和体征。皮肤干燥和弹性减退、眼球凹陷、脉搏快而弱、体位性低血压，严重者循环衰竭、少尿甚至无尿。少数病例虽脱水严重，但因血浆的高渗促使细胞内液移出，一定程度上补充了血容量，暂时保持血压正常或接近正常。中枢神经系统可有意识模糊、嗜睡甚至昏迷，可引出病理反射；少数患者可出现定向障碍、癫痫样发作，也可有一过性偏瘫。部分晚期患者可因横纹肌溶解而出现肌肉痛、肌红蛋白尿及血肌酸激酶升高。

**诊断** HHS 的诊断不困难，关键在于提高对该病的认识。对每个意识障碍或昏迷患者，尤其是中老年患者，均应考虑该病可能。若患者有显著意识障碍和严重脱水而无明显深大呼吸，更应警惕此病。

辅助检查有助于确诊。①血糖与尿糖：血糖显著升高，多 >33.3mmol/L。尿糖（+++），尿酮体（±）。②血浆渗透压：显著升高，常 >330mmol/L。③血生化：机体内钾、钠总量均显著丢失，但疾病初期，由于血糖浓度升高，细胞内液外逸，可出现低钠血症；随病情进展，严重脱水可使血钠>155mmol/L。肾前性氮质血症或先前有慢性肾衰竭，血尿素氮和血肌酐明显升高，二者进行性升高者预后不佳。④血气分析：多数患者无或仅有轻度代谢性酸中毒。pH ≥7.30 或 HCO$_3^-$ ≥15mmol/L。⑤胸部 X 线片和心电图：有助于发现诱发或继发疾病如肺部感染、心肌梗死等，并有助评价血钾水平。

**鉴别诊断** ①脑血管意外。②糖尿病并发昏迷的其他情况。还应注意：①HHS 有并发 DKA 或乳酸性酸中毒的可能，应根据实验室诊断标准进行全面分析、综合判断。②个别病例的高渗状态主要是高血钠造成，而不是高血糖，尿酮体阳性、酸中毒明显或血糖 <33mmol/L 不能作为否定 HHS 诊断的依据。③HHS 患者均存在明显的高渗状态，但透析疗法、脱水治疗、大剂量糖皮质激素治疗等也可导致高渗。

**急诊处理** 该病病情严重，早诊断和早治疗是改善预后的关键。治疗原则：迅速纠正脱水与电解质紊乱，改善循环和降低高渗状态；小剂量胰岛素纠正高血糖和代谢紊乱；积极去除诱因及防治并发症。

**一般急诊处理** 心电、血压、脉搏血氧饱和度监测；吸氧；充分开放静脉通道，有条件的可中心静脉置管；视病情留置胃管和尿管；定时监测血糖、血气分析、血电解质等。

**补液与纠正电解质紊乱** 临床上精确估计患者的失水量比较困难，一般患者的失水量相当于体重的 10%~15%。补液速度先快后慢，前 12 小时补充输液总量的 1/2。观察尿量，必要时监测中心静脉压。静脉输液的种类根据血钠和血浆渗透压的水平，选择等渗或低渗氯化钠溶液；若患者收缩压<80mmHg 或有休克，在充

分等渗液扩容的基础上，可补充全血、血浆或胶体溶液。血糖一旦下降至 16.7mmol/L，应使用 5% 葡萄糖溶液或 5% 葡萄糖生理盐水，以防血糖及血浆渗透压下降过快。肾功能正常者，一旦尿量恢复，血钾<4.0mmol/L，即应静脉补钾。静脉输液的同时，应尽可能通过口服或胃管进行胃肠道补水，此法有效而且简单、安全，可减少静脉补液量。

**胰岛素治疗**　充分补液通常可使血糖降低，胰岛素治疗可能非必需。HHS 患者一般对胰岛素比较敏感，需要量相对较小；剂量过大可使血糖明显降低，血浆渗透压急剧下降还可导致脑水肿。

**其他**　治疗诱发因素和并发症。为防止血栓形成，尤其是老年患者可应用小剂量低分子肝素皮下注射。

**预后**　HHS 病死率较高，并随年龄增长而增加。致死的主要原因为合并其他重要器官的严重损害，严重脱水、低血容量性休克，或急性心肌梗死、肺栓塞等。

（张新超）

dīxuètángzhèng

**低血糖症**（hypoglycemia）　静脉血浆葡萄糖浓度<2.8mmol/L 所致临床综合征。是糖尿病最危险的并发症之一，每 100 例患者每年为 9~120 次发作。

**病因及发病机制**　病因复杂，按其发生与进食的关系可分为空腹低血糖和餐后低血糖。

空腹低血糖病因如下。①药物性：过量或强化胰岛素治疗、促胰岛素分泌剂（如磺脲类、酒精、普萘洛尔、水杨酸等）。②胰岛 B 细胞异常：胰岛素瘤。③内分泌疾病致升糖激素缺乏：④系统性疾病：严重肝肾功能不全、重度营养不良等。⑤自身免疫性

低血糖：胰岛素抗体、胰岛素受体抗体。⑥胰腺外肿瘤。

餐后低血糖病因如下。①胃大部切除术后低血糖。②糖尿病早期反应性低血糖。③反应性低血糖：神经体液因素对胰岛素分泌和（或）糖代谢调节欠稳定，或因迷走神经紧张性增高，使胃排空加速。

**临床表现**　主要表现为出汗、紧张、颤抖、心动过速、饥饿感等自主神经功能异常，神经系统异常包括人格改变、行为怪异、癫痫发作和昏迷等不同程度的表现。影响低血糖临床表现的因素包括病因、年龄、血糖下降速度、发病频率及个体差异。

**诊断**　主要依靠血糖水平测定。首选床旁快速检测技术。反复发生低血糖且无明显诱因者，测定胰岛素或 C 肽有诊断意义。低血糖评估时尤其应注意低血糖的各种可疑诱因，如饮酒过量或合用协同降血糖药物等。

**急诊处理**　快速纠正低血糖。①葡萄糖：轻者进食含糖食物或口服饮料，重者伴神志改变者应静脉推注 50% 葡萄糖，必要时重复，同时注意气道和循环支持。疑有酗酒行为者，可同时应用维生素 $B_1$。②胰高糖素：用于严重低血糖者，可皮下注射、肌内注射或静脉给药，起效时间为 10~20 分钟，峰值反应在 30~60 分钟，必要时可重复。胰高糖素在糖原缺乏时无效。对于老年人和口服降糖药物（尤其是氯磺丙脲）过量的低血糖病例，症状更持久和严重，因此应密切监测血糖变化，至少观察 24 小时。

（于学忠）

fārè

**发热**（fever）　体温超过正常值上限的现象。当机体在致热源作

用下或各种原因引起体温调节中枢功能障碍时，体温升高超出正常范围的状态。成人正常体温一般是 36~37℃，可因测量方法不同而略有差异。①腋测法：36~37℃。②口测法：36.3~37.2℃。③肛测法：36.5~37.7℃。正常体温在不同个体之间略有差异，且常受机体内、外因素的影响而稍有波动。在 24 小时内下午体温较早晨高，但波动范围不超过 1℃，妇女经前期和妊娠期体温常稍高于正常。

**发生机制**　发热源于致热原作用，导致机体体温调节中枢功能障碍，或产热过多、散热过少，抑或病理性体温调节中枢异常。分为感染性与非感染性两大类，以前者为多见。

**感染性发热**　各种病原体，如病毒、肺炎支原体、立克次体、细菌、螺旋体、真菌、寄生虫等所引起的感染，不论是急性、亚急性或慢性，局部性或全身性，均可出现发热。其原因是由于病原体的代谢产物或其毒素作用于白细胞而释出致热原。

**非感染性发热**　直接损害体温调节中枢致使其功能失常所致。①无菌性坏死物质的吸收：机械性、物理性或化学性损害，如大手术后组织损伤、内出血、大血肿、大面积烧伤等：因血管栓塞或血栓形成而引起的心肌、肺、脾等内脏梗死或肢体坏死；组织坏死与细胞破坏，如癌、肉瘤、白血病、淋巴瘤、溶血反应等。②抗原-抗体反应：如风湿热、血清病、药物热、结缔组织病等。③内分泌与代谢障碍：可引起产热过多或散热过少而导致发热，前者如甲状腺功能亢进症，后者如重度脱水等。④皮肤散热减少：如广泛性皮炎、鱼

鳞病等。慢性心功能不全时由于心输出量降低、皮肤血流量减少，以及水肿的隔热作用，致散热减少而可引起发热，一般为低热。⑤体温调节中枢功能异常：如中暑、重度镇静催眠药中毒、脑出血等。⑥自主神经功能紊乱：影响正常体温调节，属功能性发热，常表现为低热。

**鉴别诊断** 其实质为病因诊断。

**分类** 以口腔温度为标准，发热分为以下四类。①低热：37.4～38.0℃。②中度发热：38.1～39℃。③高热：39.1～41.0℃。④超高热：41℃以上。按病程分为以下两类。①急性发热：发热在2周以内，最常见。②长期发热：发热在4周以上。经常规的检查未能明确病因者，又称不明原因发热。

**热型** ①稽留热：体温持续39～40℃数天到数周，波动不超过1℃，见于大叶性肺炎、伤寒、斑疹伤寒等。②弛张热：体温39℃以上，24小时内波动相差2℃以上，见于败血症、风湿热、重症结核、渗出性胸膜炎、化脓性炎症等。③间歇热：高热与体温正常交替出现，反复发生，见于疟疾、急性肾盂肾炎、局限性化脓性感染等。④回归热：体温达39℃以上，持续数几天后又骤然下降至正常水平。高热期与非发热期各持续若干天后规律性交替一次，见于回归热、鼠咬热、某些疟疾、霍奇金淋巴瘤等。⑤波状热：体温逐渐上升高达39℃以上，几天后逐渐下降到正常，数日后体温又逐渐升高，反复多次，见于布鲁菌病、淋巴瘤、腹膜炎等。⑥不规则热：发热无一定的规则，见于结核病、感染性心内膜炎、风湿热等。⑦消耗热：高热，每日体温波动高，达3～5℃，并反复发生寒战，见于严重结核病、脓毒血症、败血症等。⑧双峰热：1小时内体温出现两个高峰，见于败血症。

**伴随症状与体征** 对发热的病因诊断有一定帮助，常见的伴随症状与体征如下。

**寒战** 以某些细菌感染和疟疾最常见，是诊断此类疾病最常用的体征之一。在畏寒、寒战期间抽血培养，往往阳性率较高。结核病、伤寒、立克次体病、风湿热与病毒感染者罕见有寒战。感染性疾病所致寒战应与输液反应鉴别：后者于输液后不久即开始，输液前无反复发作的病史，其颤抖更剧烈，而无明显的乏力、食欲缺乏、精神萎靡等全身毒血症表现；停止补液并给予糖皮质激素等处理后，10～15分钟内寒战即可终止。

**特征性面容** 一些疾病的特征性面容，如伤寒面容、酒醉貌（流行性出血热）、蝶形红斑（系统性红斑狼疮）、口周苍白（猩红热）及口唇疱疹（大叶性肺炎、间日疟、流行性脑脊髓膜炎）。

**皮疹** 许多能引起发热的疾病都具有其特征性皮疹，根据皮疹类型、大小、形状、颜色、数目、分布、有无痒感等，可辅助诊断或鉴别诊断病因，如伤寒的玫瑰疹、流行性出血热的搔抓状出血点等。

**淋巴结肿大** 普遍性淋巴结肿大可见于某些全身性感染，如传染性单核细胞增多症、结核病、兔热病、弓形虫病、人类免疫缺陷病毒感染、白血病、淋巴瘤及结缔组织病等；局限性淋巴结肿大常见于局限性感染，也可见于淋巴瘤、恶性肿瘤的转移等。若患者出现局部淋巴结肿大，应注意检查其引流区附近有无病变。例如恙虫病就常在焦痂溃疡的引流区出现局部淋巴结肿痛。肿大的淋巴结有压痛与自发痛者，通常为炎症性（包括无菌性炎症，如出血坏死性淋巴结炎），但淋巴瘤或转移癌淋巴结增大过快，也可有自发痛或压痛。应该注意，较典型的淋巴瘤患者可有全身性淋巴结肿大伴周期性发热，但16%～30%的患者以发热为首发症状，约70%的患者有颈部淋巴结肿大，但少数患者仅有深部淋巴结受累，有些病例肿大的淋巴结甚至可以一过性自行缩小，易误诊。而且，浅表淋巴结肿大的程度与发热的高低不一定呈正比。

**其他伴随症状和体征** 如呼吸道症状、神经系统症状、心血管系统症状、出血症状及黄疸、肝脾大等表现对诊断具有重要参考价值。可根据其不同特点，做出相应诊断。对疑诊结缔组织病的发热患者，应特别注意了解其皮肤、关节、肌肉等部位的表现。

**辅助诊断方法** 约25%的不明原因发热可依靠非侵入性实验室检查而明确诊断，但有近半数需靠各类活检或手术探查等侵入性检查而明确。常用方法有血、尿、粪常规及涂片；微生物培养；生化及免疫学检查；影像学及内镜检查。

**感染性疾病** 包括血、中段尿、便、骨髓及痰等病原体培养；抗链球菌溶血素O试验、冷凝集试验、嗜异凝集反应、肥达反应、外斐反应、结核菌素试验等；中性粒细胞碱性磷酸酶积分、C反应蛋白、降钙素原、红细胞沉降率；咽拭子、痰、尿、便涂片查真菌；痰、便涂片查寄生虫卵；影像学检查感染灶等。

**结缔组织病** 抗核抗体、抗

双链 DNA 抗体、抗 ENA 抗体、抗心磷脂抗体、其他自身抗体、类风湿因子等；蛋白电泳、免疫球蛋白定量；皮肤肌肉或肾组织活检；肌电图等。

恶性肿瘤　CT、MRI、同位素扫描等影像学检查；气管镜、胃镜、肠镜等内镜检查；骨髓、淋巴结及相应的组织穿刺活检或手术探查；本周蛋白测定等。

注意事项：①血常规检查应注意嗜酸性粒细胞计数的变化，发热伴嗜酸性粒细胞轻度增多者可见于猩红热、霍奇金淋巴瘤、结节性多动脉炎及药物热等，明显增多则常见于寄生虫病或过敏性疾病，嗜酸性粒细胞缺失则是伤寒或副伤寒的有力证据。②红细胞沉降率特异性不强，炎症、结缔组织病、恶性肿瘤、中毒、严重肝病或贫血等均可增快，对诊断提示价值不大。但伤寒早期红细胞沉降率一般不增快，有助于与败血症鉴别。红细胞沉降率的快慢也是判断结核是否活动的常用指标。③降钙素原、C 反应蛋白对区分细菌感染与病毒感染有一定帮助；降钙素原和 C 反应蛋白，在多种疾病中有不同程度的升高，但以细菌感染最具特征性。在鉴别细菌与病毒感染方面有一定帮助，尤以降钙素原特异性更强。④骨髓穿刺应多部位、多次复查能够引起发热的许多血液系统疾病，如淋巴瘤、恶性组织细胞病、噬血细胞综合征等，病程早期常只是局部骨髓侵犯，单凭一个部位、一次骨髓穿刺结果，常会导致漏诊。在所见到的这类疾病中，常需要 2～3 次以上的骨髓穿刺才能明确诊断。⑤血培养标本采集要求发热患者应尽可能在应用抗生素治疗前，于畏寒、寒战期多次采血行需氧及厌氧菌培养，此时阳性率较高。对已接受抗生素治疗者，必要时可停药 48～72 小时后采血培养，以提高阳性率。抽取血培养时，最好在不同部位同时采集 2～3 份。

**急诊处理**　①物理降温：酒精、温水擦浴常用，降温效果显著，也可将冰袋或冷水袋置于前额、腋窝、腹股沟等部位，同时降低室温，效果更理想，必要时可用冰盐水灌肠。②抗菌药：疑为感染性发热且病情严重者，可在必要的实验室检查和各种培养标本采取后，根据初步临床诊断予以经验性抗菌治疗。应尽量选用针对敏感菌药物，考虑厌氧菌感染的可能性。例如，金黄色葡萄球菌、表皮葡萄球菌等革兰阳性球菌选用万古霉素，铜绿假单胞菌选用阿米卡星、头孢他啶、亚胺培南，支原体、衣原体选用红霉素、阿奇霉素。③退热药：适用于体温>39℃、物理降温效果不好的心脏病患者、妊娠妇女和婴幼儿。常用的有水杨酸盐类或非甾体解热镇痛药，如对乙酰氨基酚、布洛芬、萘普生等，但应防止患者因大汗而虚脱。④诊断性治疗：适用于经各种检查仍未找到发热原因，或由于条件限制无法进行相关检查者。对诊断性治疗的反应，一般否定的意义较肯定的意义大。例如，经氯喹正规治疗后仍无效，则疟疾的可能性较小；拟诊结核者经利福平和异烟肼等治疗 2～3 周仍不退热或热型无改变，结核病的可能性较小。⑤加强营养支持，维持水电解质和酸碱平衡。

注意事项如下。①不急于退热：发热是机体的防御反应，也是监测治疗效果的指标，发热时不应常规给予退热治疗，应对个体进行退热治疗利弊进行评估。采取紧急降温措施适用于体温>39℃、心脏病患者、妊娠妇女、婴幼儿高热。②切忌滥用糖皮质激素：此药仅在确诊为药物热、结缔组织病和炎症性血管疾病时使用。若其作为退热药用于不明原因发热，不但影响热型观察，还可能加重病情，延误诊断和治疗。③切忌无目的使用抗菌药：抗菌药的使用不仅将明显降低细菌培养等病原学检查的阳性率，给诊断造成困难；长期使用多种抗菌药还可导致药物热、二重感染等，干扰对原发病的正确诊断和处理。

(朱华栋)

quánshēnxìng gǎnrǎn

**全身性感染**（systemic infection）　病原微生物侵入人体所致失控性全身炎症反应综合征。又称脓毒症。严重时可导致休克和多器官功能障碍综合征（multiple organ dysfunction syndrome, MODS）。中国尚缺乏详细的临床流行病学资料，据估计每年约 300 万例患者发生脓毒症。得益于 PIRO 分阶段诊断系统（表）的发展，我们对脓毒症概念、病理生理机制及诊断的理解也愈加深入。

**病因**　细菌、真菌、病毒、支原体、衣原体及其他特殊病原体均可导致全身性感染，致病微生物种类及致病性随其来源、地域、时间的变化而不同。细菌是全身感染最常见的病因，医院获得性感染以革兰阴性杆菌多见，且耐药菌株远多于社区获得性感染。社区获得性感染以革兰阳性细菌常见。真菌性全身感染多见于免疫功能低下或长时间应用超广谱抗菌药、免疫抑制剂者，以念珠菌最常见。病毒也是全身性感染的重要病原，如 SARS 病毒、H1N1 流感病毒引起感染可见于所

表　PIRO 分阶段诊断系统

| 领域 | 目前 | 将来 | 理由 |
|---|---|---|---|
| 易感因素（P） | 具有降低短期生存率的基础疾病，文化和宗教信仰，年龄，性别等 | 炎症反应成分的基因多态性（TLR、肿瘤坏死因子、白介素-1、CD14 等）；提高病原与疾病间特性反应的了解 | 已明确患病前因素在损伤打击后对发生率和死亡率有影响；损伤的不良预后在很大程度上取决于基因差异 |
| 感染/损伤（I） | 病原培养及药敏；感染部位、数量、内在毒力；发现可控制感染源的疾病 | 检测微生物产物（细胞内毒素、甘露聚糖、细菌 DNA），基因转录形式 | 针对感染的特异性治疗，首先需证实感染存在，并分析其特点 |
| 机体反应（R） | SIRS、脓毒症其他征象，休克，C 反应蛋白 | 炎症活化的非特异性标志物（前降钙素、白介素-6）或机体反应性受损的非特异性标志物（如 HLA-DR）；特定治疗目标物的检测（如蛋白 C、肿瘤坏死因子、血小板活化因子） | 死亡风险及对治疗反应的潜力随疾病严重程度不同而异（如休克）；特异性介质靶目标治疗是以介质出现和激活作为指示 |
| 器官功能障碍（O） | 器官功能障碍系以衰竭的器官数目和相应的评分表达（如 MODS、SOFA、LODS、PEMOD、PELOD） | 动态监测机体细胞对损伤的反应：细胞凋亡、细胞病理性缺氧、细胞应激等 | 若损害已形成，则针对微生物和早期炎症介质的治疗不可能有反应；细胞损害过程一旦存在，应选择相应治疗 |

注：SIRS：全身炎症反应综合征；LODS：器官功能障碍 logistic 评分系统；PEMOD：儿童多器官功能障碍评分系统；PELOD：儿童多器官功能障碍 logistic 评分系统；HLA：人类白细胞抗原

有人群。宿主防御功能减退是造成全身性感染的另一原因，主要包括烧伤、创伤、手术、某些介入性操作造成人体局部防御屏障受损；先天免疫系统发育障碍或受放射疗法、细胞毒性药、免疫抑制剂、人类免疫缺陷病毒感染等因素影响造成的后天性免疫功能缺陷；抗菌药的广泛使用导致菌群失调，削弱人体各部位正常菌群的生物屏障等。

**发病机制**　非常复杂。致病微生物及其毒素可刺激体内单核-巨噬细胞系统合成、分泌大量细胞因子，形成复杂的细胞因子网络，导致过度的全身炎症反应及组织器官损害。以细菌内毒素为例，其在血液循环中可与脂多糖结合蛋白结合形成复合物，并与细胞表面受体 CD14 分子作用，激活 Toll 样受体（Toll-like receptor，TLR），尤其是 TLR4，启动 TLR4-MPKK-NF-κB 信号转导通路，调控合成下游促炎因子（肿瘤坏死因子-α、白介素-1、白介素-6 等）和抗炎因子（白介素-4、白介素-10 等），导致促

炎/抗炎反应平衡失调和组织器官的损伤。细胞坏死、氧化应激、出凝血系统紊乱等机制均参与其中。全身性感染进展和组织器官损害主要是致病微生物刺激所致失控性炎症反应，而非微生物或毒素直接损害的结果。

**临床表现**　主要表现为发热、寒战、心动过速、呼吸加快、白细胞计数改变等，严重时可伴血流动力学改变（如低血压、休克等），组织灌注减少（如意识改变、皮肤湿冷、尿量减少等），各个脏器或系统功能损伤（如肌酐或尿素氮增多、血小板减少、高胆红素血症等）。

**诊断**　诊断标准包括：证实有细菌存在或有高度可疑的感染灶，同时序贯性器官衰竭（sequential organ failure assessment，SOFA）评分≥2（见急诊患者评估，表4）。若患者尚无 SOFA 详实数据，可行快速 SOFA（quick SOFA，qSOFA）评分，内容包括：呼吸频率≥22 次/分，意识改变，收缩压≤100 mmHg。满足 qSOFA 两项及以上者可诊断为脓

毒症，并进一步行 SOFA 评分确认。经充分液体复苏，仍需要血管活性药维持平均动脉压≥65 mmHg，并且血乳酸>2 mmol/L 的脓毒症患者可诊断为脓毒性休克。

无论是先前以全身炎症反应综合征为基础的诊断标准还是新的脓毒症诊断标准，所涉及的指标均非特异性。各项指标都可能会出现于许多非脓毒症的内外科急症、慢性疾病中，因此，当感染不能确认存在时，需要展开详细的鉴别诊断，只有在这些异常指标很难用其他疾病所解释时，才可考虑确立脓毒症的诊断。

**急诊处理**　需立刻施救，并入住重症监护治疗病房。

**早期复苏**　对严重的全身性感染伴组织低灌注患者（血乳酸≥4mmol/L），应立即实施早期复苏，可用天然/人工胶体或晶体液进行液体复苏，首选去甲肾上腺素或多巴胺作为纠正脓毒性休克低血压的血管活性药，并尽可能在最初 6 小时内实现复苏目标。

**抗感染治疗**　在留取合适的标本后尽早经验性的单一或联合

使用抗生素治疗，并每天评价抗生素治疗方案，以达到理想的临床治疗效果，防止细菌耐药产生，减少毒性及降低费用。推荐疗程一般为 7~10 天，但对于临床治疗反应慢、感染病灶未完全清除或免疫缺陷（包括中性粒细胞减少症）患者，应适当延长疗程。

处理感染灶　应对所有严重脓毒症患者进行评估，确定是否有可控制的感染源存在。控制手段包括引流脓肿或局部感染灶、感染后坏死组织清创、移除可引起感染的器具或对仍存在微生物感染的源头控制。

应用糖皮质激素　对液体复苏和血管活性药治疗不敏感者可考虑应用小剂量短疗程的糖皮质激素，首选静脉应用氢化可的松。

支持对症治疗　对脓毒症所致急性肺损伤/急性呼吸窘迫综合征患者应尽早机械通气，实行小潮气量、适当呼气末正压通气、"允许性高碳酸血症"的肺保护通气策略。对血流动力学稳定、轻度呼吸衰竭、能自主咳痰和保护气道的少数急性肺损伤/急性呼吸窘迫综合征患者可考虑使用无创通气。对重症脓毒症合并急性肾衰竭患者，应尽早施行血液净化治疗，对血流动力学不稳定者可予连续性肾脏替代治疗。对已初步稳定重症脓毒症合并高血糖患者，应使用静脉胰岛素控制血糖。还需警惕应激性溃疡、下肢静脉血栓形成等。

预后　此病病死率达 30%~50%，尽管脓毒症的基础研究已取得进展，但临床治疗并未取得突破，死亡率仍居高不下。

（卢中秋）

pífū ruǎnzǔzhī gǎnrǎn
# 皮肤软组织感染（skin and soft tissue infection，SSTI）
化脓性致病菌侵犯表皮、真皮和皮下组织引起的炎症性疾病。SSTI 临床十分常见，容易治愈。病原学诊断对于只有轻微症状和体征的单纯蜂窝织炎患者通常是困难和没有必要的。临床对感染的严重程度评估至关重要。虽然有很多分类方案和法则用于指导临床医师，但是大多数临床评估是由回顾性研究及医师的临床经验获得。

**病因及发病机制**　①生理性皮肤屏障障碍：小儿皮肤薄嫩，防御功能尚不健全，致病菌可直接侵入皮肤引起感染。老年人皮脂腺功能减退，局部皮肤干燥，加之皮肤合成抗菌物质能力下降，也是易发生 SSTI 的原因。②疾病导致的皮肤屏障破坏：如特应性皮炎、接触性皮炎、大疱性皮病、足癣等，均因皮肤炎症或疾病本身破坏皮肤屏障，继发细菌感染。③创伤导致的皮肤屏障破坏：擦伤、刀割伤、手术切口、静脉注射或肌内注射部位细微的创伤导致皮肤屏障受损，可成为细菌侵入的门户。某些物理疗法如冷冻、激光、电离子治疗、放射治疗等，或外科疗法包括化学剥脱术、封包疗法、皮肤磨削术、刮除术、切割术、皮肤移植、毛发移植等均可诱发 SSTI。特殊情况下，如动物或人咬伤也可以发生 SSTI。④机体抵抗力下降：长期应用糖皮质激素、免疫抑制剂等药物或患有肿瘤、糖尿病、获得性免疫缺陷综合征等疾病的患者，易并发 SSTI。

**临床表现**　皮肤红肿、皮温增高、压痛、硬结、硬块或向心性蔓延的红色条状物，局部无波动感、坏死、溃疡及功能障碍等，注意区域淋巴结有无肿大。躯体其他部位有无同样病灶。活动性手足癣。

**诊断**　主要根据以下内容进行诊断。①病史：询问患部有无红、肿、热、痛及其发生、发展情况，有无发热及其程度，起病前局部是否受过外伤。此外，还应注意询问有无手足癣；有无下肢静脉曲张及其程度；有无结核和糖尿病史。②体格检查：观察局部有无红肿、皮温增高、压痛、硬结、硬块或向心性蔓延的红色条状物，局部有无波动感、坏死、溃疡及功能障碍等，注意区域淋巴结有无肿大。躯体其他部位有无同样病灶。有无活动性手足癣。③化验：查血常规，必要时查血糖，因糖尿病患者易发生皮肤及软组织感染。④特殊检查：难以确诊者，可做超声检查和（或）诊断性穿刺。深部脓肿需除外结核性脓肿、动脉瘤及肿瘤。⑤细菌学检查：一般治疗效果不佳者，应做伤口分泌物及脓肿穿刺液涂片检查、细菌培养及药敏试验。必要时做厌氧菌培养。疑有败血症者应做血培养及药敏试验。

**鉴别诊断**　主要与下列疾病鉴别。

疖　一个毛囊及其所属皮脂腺的急性化脓性感染。致病菌主要是金黄色葡萄球菌和表皮葡萄球菌。好发于颈、头、面、背、腋、腹股沟、会阴和小腿部位。开始局部出现红、肿、痛的小结节，以后发展成锥形隆起，数日后中央组织坏死呈黄白色小脓栓，红、肿、痛范围扩大。再过数日，脓栓脱落，排出脓液，逐渐愈合。多个疖同时或反复发生称为疖病，多见于糖尿病患者和营养不良的小儿。疖一般无全身症状，但全身抵抗力降低时，可引起不适、畏寒发热、头痛等症状。面部，特别是上唇周围和鼻部的疖，挤压或挑刺可引起颅内感染，眼部及周围组织红肿、硬结，伴头痛、寒战、高热、呕吐甚至昏迷。

痈 多个相邻的毛囊及其所属的皮脂腺或汗腺的急性化脓性感染，或由多个疖融合而成。致病菌多为金黄色葡萄球菌。常发生在项、背等皮肤厚韧部位，糖尿病患者易患痈。感染从一个毛囊底部开始，沿皮下脂肪层蔓延至周围毛囊群，形成多个"脓头"。痈呈稍隆起紫红色浸润区，质韧，界限不清，中央部多个脓头破溃后呈蜂窝状。以后，中央部坏死、溶解、塌陷，形似"火山口"，内含脓液和大量坏死组织，痈易向四周和深部发展，周围出现浸润性水肿。患者多有全身症状，且易并发全身性感染。

急性蜂窝织炎 皮下、筋膜下、肌间隙或深部蜂窝组织的急性弥漫性感染。致病菌主要是乙型溶血性链球菌，其次是金黄色葡萄球菌，亦可为厌氧菌。浅表的急性蜂窝织炎，局部红肿、疼痛明显，扩展迅速，与正常皮肤无明显界限，中央部可缺血、坏死。深部的急性蜂窝织炎局部红肿多不明显，只有水肿和深部压痛，但全身症状剧烈。口底、颌下、颈部的急性蜂窝织炎，可引起喉头水肿和压迫气管，导致呼吸困难，甚至窒息。厌氧菌、肠道杆菌引起的急性蜂窝织炎，局部可出现捻发音，伴有蜂窝组织、筋膜、皮肤进行性坏死，脓液恶臭，全身症状重。

新生儿皮下坏疽 金黄色葡萄球菌引起的一种急性蜂窝织炎，好发于容易受压的背、腹、骶部。发病急，病变扩展迅速，易并发脓毒症。表现为发热、哭闹和拒食，甚至昏睡。局部皮肤红肿，很快坏死。

丹毒 乙型溶血性链球菌从皮肤、黏膜的极小伤口侵入所致的皮肤及其网状淋巴管的急性炎症。好发于面部和下肢，发病急，常有头痛、畏寒、发热。局部皮肤呈片状红疹，鲜红色，边界清，烧灼痛，有时可起水疱，很少化脓。足癣和丝虫感染可引起下肢丹毒反复发作。

急性淋巴管炎和急性淋巴结炎 常为金黄色葡萄球菌和溶血性链球菌从破损的皮肤、黏膜或其他感染病灶侵入组织的淋巴间隙，进入淋巴管，引起淋巴管及其周围组织的急性炎症。表现为深浅不同的管状或网状淋巴管炎。继续扩展至局部淋巴结，即引起急性淋巴结炎。浅表淋巴管炎表现为伤口近侧出现一条或多条质硬且有压痛的"红线"，轻者仅有淋巴结肿大伴触痛，较重者除有红、肿、热、痛外，还可有多个肿大淋巴结粘连成团，形成脓肿，并与淋巴管炎一样伴全身症状。

脓肿 是急性感染后，组织或器官内病变组织坏死、液化后，形成局限性脓液积聚，且有一完整脓壁，致病菌多为金黄色葡萄球菌。常继发于各种化脓性感染，也可从远处感染灶经血流转移而形成。浅表脓肿局部红、肿、热、痛明显，有波动感。深部脓肿红肿不明显，多无波动感，但有疼痛、压痛及凹陷性水肿，常有较明显的全身症状。

**急诊处理** 包括以下处理方法。

局部一般治疗 ①制动及抬高患肢。②局部热敷或辅以紫外线照射等理疗。③外敷中药。④封闭疗法。⑤放射治疗。⑥局部已化脓溃烂者，应适当换药。

酌情选用有效抗生素 可选用青霉素及氨基糖苷类药物，严重者可予第二代、第三代头孢菌素，怀疑有厌氧菌混合感染者加

用甲硝唑等抗厌氧菌药物。必要时，根据细菌药敏试验结果调整使用敏感药物。上述药物使用至体温、血象恢复正常3天后停药。

切开引流 脓肿形成，应及时做切开引流术，注意以下事项：①待感染局限后进行，以防感染扩散。②深部脓肿术前应先行穿刺以确定脓肿的部位和深度。③切开部位宜在病变最低位，以利于引流，切口方向宜与其深面的大血管、神经干平行。开始先切小口，用手指探明脓肿准确范围后，再按需要扩大，必要时做对穿切口引流。④引流物不可填塞过紧（除非创口出血不止）以免妨碍引流，并妥善固定，准确记录其数目与部位。⑤痈切开引流时，切口两端应超过炎症边缘少许，直达深筋膜。

彻底清创、去除坏死组织 对有些严重的特殊感染，如坏死性筋膜炎、链球菌性坏死等，应广泛彻底清创，切开皮肤并充分潜行游离皮瓣，尽量清除皮肤、皮下及筋膜坏死组织，待感染控制、创口干净后再植皮。

其他 给予富有营养和易消化食物。必须维持水电解质平衡。必要时少量多次输新鲜血，以提高机体抵抗力。糖尿病患者应积极治疗糖尿病。有活动性足癣者应同时做癣的治疗，如局部涂酮康唑霜等抗真菌药物。

**预防** 包括以下内容。

恢复并维护正常的皮肤屏障功能 SSTI发生与皮肤屏障功能障碍关系十分密切。对生理性皮肤屏障功能障碍，如小儿应注意养成良好的卫生习惯，避免创伤。对老年患者，要教育正确的生活方式，特别是洗涤用品的使用，防止因过度洗涤加重皮肤屏障功能障碍，并应在洗涤后外用保湿

润肤剂。应合理治疗原发皮肤病，减轻瘙痒和控制搔抓，防止长期外用超强度糖皮质激素制剂，及时恢复皮肤屏障；减少或避免不必要的对皮肤有创的检查和治疗。

提高机体的抵抗力 加强身体锻炼，提高皮肤对外界的适应能力。对影响机体抵抗力下降的疾病如糖尿病等，应及早控制；对反复发生皮肤葡萄球菌感染的患者，可酌情使用免疫增强剂等。

合理选用抗生素 一般来说，对无菌手术或皮肤屏障功能障碍者，不主张常规应用抗生素预防SSTI，尤其是系统用药。若手术创面较大或发生皮肤感染的机会增多，可酌情使用，以外用药物为主，减少系统抗生素使用，防止耐药性的产生。对易并发细菌定植，或发生皮肤感染者，可定期鼻腔外用莫匹罗星喷鼻制剂，以减少鼻腔金黄色葡萄球菌的数量。

（赵晓东 党 伟）

jiéhé gǎnrǎn

**结核感染**（tuberculosis） 结核分枝杆菌侵入机体所致结核性疾病。结核分枝杆菌感染有显性感染与隐性感染之分，主要危害是显性感染。结核性疾病可发生于多个系统、多个器官，但以肺结核最常见。估计全世界有 1/3 的人口受到结核分枝杆菌的感染，2000 年中国流行病学调查结果显示结核感染率高达 44.5%，估算有活动性肺结核患者 500 万，约 80% 在农村，其中 80% 发生在肺部。此条目主要阐述肺结核。

**病因及发病机制** 结核感染的原因很多，其发病机制也各有不同（表1）。

结核杆菌入侵人体后首先引起炎症反应，其基本病理变化是炎性渗出、增生和干酪样坏死，可同时存在及相互转化。上述三种病理变化多同时存在，也可以某一种变化为主，且可相互转化。渗出为主的病变主要出现在结核性炎症初期或病变恶化复发时，主要为局部中性粒细胞浸润。增生为主的病变表现为典型的结核结节，结核结节的中间可出现干酪样坏死。干酪样坏死为主的病变镜检为红染无结构的颗粒状物，含脂质多，状似奶酪，故称为干酪样坏死。

**临床表现** 常见症状：①呼吸系统症状。咳嗽、咳痰，可伴咯血、胸痛、呼吸困难等症状。②全身症状。发热（常午后低热），可伴盗汗、倦怠、食欲缺乏、体重减轻、月经失调。体征：病变范围较小时，可无任何体征；渗出性病变范围较大或干酪样坏死时，则可有肺部实变体征，如触觉语颤增强、叩诊浊音等，较大空洞可闻及支气管呼吸音。支气管结核可有局限性哮鸣音。

**辅助检查** 可协助诊断。

痰涂片检查 将患者的痰涂片在镜下检测患者的阴性、阳性。

结核菌素试验 以判断标准 72 小时后以局部皮肤硬结直径（横径加纵径）除以 2 为标准。阴性<5mm，弱阳性 5～9mm，中度阳性 10～19mm，强阳性 ≥ 20mm 或局部有水疱、破溃、淋巴管炎。阳性表示结核感染，但并不一定患病。皮试呈强阳性者，提示体内有活动性结核灶。阴性提示无结核分枝杆菌感染，但应排除下列情况：结核分枝杆菌感染后需 4～8 周超敏反应才能充分建立，超敏反应前期结核菌素试验可为阴性；应用糖皮质激素等免疫抑制剂者和营养不良、麻疹、百日咳患者，结核菌素反应可暂时消失；严重结核病和各种危重患者对结核菌素无反应；其他如淋巴免疫系统缺陷（白血病、结节病）患者和老年人的结核菌素反应也常为阴性。

X 线检查 胸部 X 线检查不

**表 1 引起结核感染的发病机制**

| 引起结核感染基本病种 | 发病机制 |
| --- | --- |
| 原发性肺结核 | 当人体抵抗力降低时，吸入感染的结核分枝杆菌经上呼吸道、气管、支气管而到达肺泡，在肺中形成渗出性炎性病变 |
| 血型播散型肺结核 | 当人体抵抗力降低时，大量结核分枝杆菌在极短时间侵入血循环，致血管通透性增强，结核分枝杆菌侵入肺间质及肺实质形成粟粒大小的结节 |
| 继发性肺结核 | 原发感染过程中肺内遗留的潜在性病灶重新复燃；或结核分枝杆菌再次感染引起的肺结核 |
| 肠结核及肠系膜淋巴结结核 | 主要是经消化道侵入的结核分枝杆菌常在肠壁形成原发灶，机体抵抗力降低时可经血运播散至肠系膜淋巴结 |
| 颈淋巴结结核 | 通常是破溃皮肤感染结核分枝杆菌，机体抵抗力降低时可经血运播散至颈部淋巴结 |
| 脑膜结核 | 多见于结核分枝杆菌经血液播散沉积在脑底软脑膜或室管膜上，通过免疫反应引起脑膜的水肿、渗出，早期渗出物本身可以压迫导水管、填塞脑池引起脑积水；后期可以因形成的结核瘤或脑膜粘连、增生引起梗阻性脑积水 |
| 皮肤结核 | 同颈淋巴结结核 |
| 骨与关节结核 | 潜伏在骨及关节处的结核分枝杆菌待机体抵抗力降低时破坏关节软骨面至骨质，多形成冷脓肿 |

但可早期发现肺结核，而且可对病灶的部位、范围、性质、发展情况和效果做出诊断。

**分离培养法** 敏感性高于涂片镜检法，可直接获得菌落，便于与非结核分枝杆菌鉴别，是结核病诊断金标准。

**胸部 CT** 能清晰显示各型肺结核病变特点和性质，与支气管的关系，有无空洞，以及进展恶化和吸收好坏的变化，能准确显示纵隔淋巴结有无肿大。

**纤维支气管镜检查** 适用于 X 线检查有可疑支气管结核或支气管阻塞征象者，有助于发现支气管内膜结核和肉芽肿，并可直接确定支气管内膜结核的部位、性质、严重程度及是否有淋巴结支气管瘘、食管气管瘘；帮助胸部 X 线检查无异常发现而痰菌阳性者寻找结核病灶，留取各种标本进行组织学、细菌学检查，寻找咯血原因和出血部位；镜下对支气管内膜结核的溃疡、肉芽肿瘘孔直接用药。

**活体组织检查** 淋巴结的穿刺活检、肺活检和胸膜活检进行病理检查均有助于结核病及疑难病例的诊断，发现干酪性或肉芽肿病变有助于结核的诊断。

**分子生物学检查** 核酸探针和聚合酶链反应为结核病细菌学基因诊断提供了可能。

**诊断** 可疑患者的筛选（包括临床症状及体征、痰抗酸杆菌及胸部 X 线检查）；是否肺结核（系统检查）；有无活动性；是否排菌；结核菌素试验若阳性，表示结核感染，但并不一定患病。用高稀释度旧结核菌素（OT）做皮试呈阳性者，常提示体内有活动性结核灶。

**鉴别诊断** 主要与肺癌、肺炎、支气管、肺脓肿、支气管扩张及其他发热性疾病鉴别。

**急诊处理** 95%以上的结核病均能经化疗治愈，外科治疗的适应证很窄。根据结核分枝杆菌特有的生物学特性，化疗须遵循"早期、联合、规律、足量、全程"的原则，才能取得预期效果。

整个化疗方案分为强化和巩固两个阶段。多数肺结核患者采用不住院治疗，同样收到良好效果。在不住院条件下要取得化学疗法的成功，关键在于对肺结核患者实施有效治疗管理，即目前推行的在医务人员直接督导化疗，确保肺结核患者在全疗程中规律、联合、足量和不间断地实施规范化疗，减少耐药性的产生，最终获得治愈。

由于临床上患者对抗结核药物耐受性不一样，肝肾功能情况不同（尤其是老年患者）和存在耐多药结核（multidrug resistant-tuberculosis，MDR-TB）患者，这时进行治疗也要注意化疗方案制定的个体化，以确保化疗顺利完成及提高耐药结核痰菌阴转率。常用抗结核药物其副作用各有不同（表2）。

**初治肺结核的治疗** 有下列情况之一者为初治：尚未开始抗结核治疗的患者；正进行标准化疗方案用药而未满疗程的患者；不规则化疗未满 1 个月的患者。

初治方案：强化期 2 个月/巩固期 4 个月。药名前数字表示用药月数，药名右下方数字表示每周用药次数。常用方案：2S（E）HRZ/4HR；2S（E）HRZ/4（HR）₃；2S₃（E₃）（HRZ）₃/4（HR）₃；2S（E）HRZ/4HRE；2RIFATER /4RIFINAH（RIFATER：卫非特，RIFINAH：卫非宁）。

若初治强化期第 2 个月末痰涂片仍为阳性，强化方案可延长 1 个月，总疗程 6 个月不变（巩固期缩短 1 个月）。若第 5 个月痰涂片仍为阳性，第 6 个月阴性，巩固期延长 2 个月，总疗程为 8 个月。对粟粒型肺结核（无结核性脑膜炎者）上述方案疗程可适当延长，不采用间歇治疗方案，强化期为 3 个月，巩固期为 HR 方案 6～9 个月，总疗程为 9～12 个月。

**表 2 常用抗结核药物及毒副作用**

| 药物名称 | 主要毒副反应 |
| --- | --- |
| 异烟肼（INH，H） | 肝毒性 |
| 链霉素（SM，S） | 听力障碍、眩晕、肾功能障碍、超敏反应 |
| 利福平（RFP，R） | 肝毒性、胃肠道反应、超敏反应 |
| 利福喷丁（RFT，L） | 同利福平 |
| 吡嗪酰胺（PZA，Z） | 肝毒性、胃肠道反应、超敏反应、高尿酸血症 |
| 乙胺丁醇（EMB，E） | 视力障碍、视野缩小 |
| 丙硫异烟胺（PTH，TH） | 胃肠道反应、口感金属味 |
| 对氨基水杨酸钠（PAS，P） | 肝毒性、胃肠道反应、超敏反应 |
| 阿米卡星（丁胺卡那霉素，AMK） | 同链霉素 |
| 卷曲霉素（CPM） | 同链霉素，除此以外，尚有电解质紊乱 |
| 氧氟沙星（OFLX，O） | 肝肾毒性、胃肠道反应、光敏反应、超敏反应、中枢神经系统反应、肌腱反应 |
| 左氧氟沙星（LVFX，V） | 同氧氟沙星 |
| 异烟肼对氨基水杨酸盐（帕星肼，PSNZ） | 同异烟肼 |

菌阴肺结核患者可在上述方案的强化期中去除链霉素或乙胺丁醇。

**复治肺结核的治疗** 有下列情况之一者为复治：初治失败的患者；规则用药满疗程后痰菌又复阳的患者；不规律化疗超过1个月的患者；慢性排菌患者。

复治方案：强化期3个月/巩固期5个月。常用方案：2SHRZE/1HRZE/5HRE；2SHRZE/1HRZE/5 (HRE)₃；2 (SHRZE)₃/1 (HRZE)₃/5 (HRE)₃。

**耐多药肺结核的治疗** 对至少包括异烟肼 (INH) 和利福平 (RFP) 两种或两种以上药物产生耐药的结核病为 MDR-TB，所以耐多药肺结核必须要有痰结核分枝杆菌药敏试验结果才能确诊。耐多药肺结核化疗方案：主张采用每日用药，疗程要延长至21个月为宜，世界卫生组织推荐一线和二线抗结核药物可以混合用于治疗 MDR-TB，一线药物中除 INH 和 RFP 已耐药外，仍可根据敏感情况选用以下药物。①SM：标准化疗方案中，只在强化期的2个月使用，儿童、老年人及因注射不方便常以乙胺丁醇 (EMB) 替代，由于 SM 应用减少，一些地区耐 SM 病例可能也减少。②PZA：多在标准短程化疗方案强化期中应用，故对该药可能耐药频率低，虽然药敏试验难以证实结核分枝杆菌对 PZA 的药物敏感性（因无公认可靠的敏感性检测方法），但目前国际上治疗 MDR-TB 化疗方案中常使用。③EMB：抗菌作用与 SM 相近，结核分枝杆菌对其耐药频率低。

二线抗结核药物是耐多药肺结核治疗的主药。①氨基糖苷类阿米卡星 (AMK) 和多肽类卷曲霉素等。②硫胺类：乙硫异烟胺 (1314TH)、丙硫异烟胺。③氟喹诺酮类：氧氟沙星 (OFLX) 和左氧氟沙星 (LVFX)，与 PZA 联用对杀灭巨噬细胞内结核菌有协同作用，长期应用安全性和肝耐受性也较好。④环丝氨酸：对神经系统毒性大，应用范围受到限制。⑤对氨基水杨酸钠：为抑菌药，用于预防其他药物产生耐药性。⑥利福布汀 (RBT)：耐 RFP 菌株中部分对它仍敏感。⑦异烟肼对氨基水杨酸盐 (帕星肼, PSNZ)：耐 INH 菌株中，部分对其敏感，中国常用于治疗 MDR-TB。

世界卫生组织推荐的未获得（或缺乏）药敏试验结果但临床考虑 MDR-TB 时，使用的化疗方案为强化期使用 AMK (或 CPM) + TH+PZA+OFLX 联合，巩固期使用 TH+OFLX 联合。强化期至少3个月，巩固期至少18个月，总疗程21个月以上。若化疗前或化疗中已获得了药敏试验结果，可在上述药物的基础上调整，保证敏感药物在3种以上。对病变范围较局限，化疗4个月痰菌不阴转，或只对2~3种效果较差药物敏感，对其他抗结核药均已耐药，有手术适应证者可进行外科治疗。

**预后** 结核病的愈合方式，一部分通过完全吸收或钙化，一部分通过纤维组织增生可能将干酪样物质包绕起来，形成纤维干酪灶，处于相对稳定状态。肺结核的愈合指征是：中毒症状完全消失，病灶稳定，停止排菌，局部病灶可为钙化、纤维化、小的纤维干酪灶、空洞闭合等。但有的纤维干酪灶甚至硬结灶内还有结核菌存活，免疫力高时，病灶可较长时间稳定，亦无排菌。一旦机体抵抗力降低，灶内结核分枝杆菌又开始活跃，生长繁殖，可造成复发与播散，因而不是真正的痊愈。所谓肺结核痊愈，指病灶完全吸收消散，或手术切除，肺内已无病灶；或尚有病灶如纤维硬结、钙化、纤维化、空洞，并能肯定没有结核分枝杆菌存活，这是病理上所说的真正的肺结核痊愈。因此，治疗肺结核要遵循治疗原则，争取一次性治愈。

**预防** 结核感染的预防涉及生活中方方面面，主要从以下两方面重点预防。

日常预防 ①加强自身体质锻炼，增加营养，减轻个人身心压力，注意个人卫生，勤晒被褥，对公共场所定期消毒通风，保持室内空气新鲜。②将肺结核筛查列入体检制度，对肺结核患者进行隔离治疗，必须按照国家规定的全程督导联合化疗管理规定。③充分发挥疫情报告制度，建立健全传染病防治工作制度。④研究证明，卡介苗接种对预防青年浸润型肺结核有明显作用。

疫情控制 在人群中发现3例以上（含3例）有流行病学关联的肺结核患者时，即可认定为肺结核聚集性病例疫情，需要立即采取以下措施：①立即向辖区的结核病防治机构书面报告。及时核实疫情，一旦确认，应立即组织结合病防治专业人员进入开展流行病学调查，制定控制方案，防止疫情蔓延。②辖区卫生局及上级结防机构接到疫情报告后，24小时内必须向省卫生厅及省结防所报告。③对密切接触者进行结核菌素筛查。若发现结核菌素试验强阳性，但未发现活动性结核病灶的人群，可给予3个月的异烟肼加利福喷丁预防性治疗并定期复查。

（尹 文）

xìngchuánbō jíbìng

## 性传播疾病（sexually transmitted disease，STD）

性接触感染、传播的传染病。简称性病。现代 STD 概念已不同于经典，包括 20 余种（表）。据世界卫生组织估计，全球每年新发可治愈的性病 3.33 亿例。在中国，性病为第二大常见传染病。

**传播方式** ①性途径传播：接吻、触摸、性交为最主要的传播途径。②非接触传播：健康人间接接触患性病者或病原携带者的分泌物、用品等。③血源传播：获得性免疫缺陷综合征（简称艾滋病）、梅毒、淋病、乙型病毒性肝炎、丙型病毒性肝炎、巨细胞病毒感染均可通过血液传播。④母婴传播：包括宫内感染、产道感染及产后感染。⑤医源性传播：未消毒或消毒不彻底的注射器、手术器械及其他医疗器械，造成患者之间、医患之间的传播。⑥人工授精、器官移植及性暴力传播。

**中国重点防治的 STD** 《性病防治管理办法》规定，中国目前重点防治的 STD 共 8 种，即梅毒、淋病、艾滋病、软下疳、性病性淋巴肉芽肿、非淋菌性尿道炎、尖锐湿疣和生殖器疱疹。其中前三种属于《中华人民共和国传染病防治法》规定管理的乙类传染病，其他 5 种为原卫生部规定需做监测和疫情报告的病种。

**梅毒** 梅毒螺旋体感染所致性病，可侵犯全身脏器和器官而产生多种症状。患者或病原体携带者为传染源；主要通过性交、血制品、生活用具传播，未经治疗的梅毒孕妇可通过胎盘传染胎儿。临床表现主要分为 3 期，标志性临床特征是生殖器硬下疳；皮肤梅毒疹；其次是骨关节损害、心血管梅毒及神经梅毒。诊断梅毒通过不洁接触或间接接触史，临床表现结合梅毒螺旋体抗体检测可确诊。治疗必须规则、彻底，首选长效青霉素，治疗后需定期随访 2~3 年。

**淋病** 淋球菌引起的泌尿生殖系统的化脓性感染。患者或病原携带者为传染源；主要通过性交传播，其次可以通过血制品、母婴传播。临床上男性尿道口红肿刺痛，尿急、排尿不畅，尿道口溢脓、腰痛、遗精等。女性多无症状，少数有脓性白带，尿急、尿痛，盆腔炎等。诊断淋病需从尿道或宫颈取分泌物检查，女性必须做淋球菌培养结合临床症状。青霉素及喹诺酮类治疗为主，根据患者具体情况应用。

**获得性免疫缺陷综合征** 人类免疫缺陷病毒（human immuno-deficiency virus，HIV）引起的慢性传染病。主要通过性接触、血液及母婴传播。HIV 主要侵犯、

表 常见性传播疾病病原体及所致疾病

| 病原体 | 所致 STD |
| --- | --- |
| 单纯疱疹病毒 | 生殖器疱疹 |
| 巨细胞病毒 | 生殖器巨细胞病毒感染 |
| 乙型肝炎病毒 | 乙型病毒性肝炎 |
| 甲型肝炎病毒 | 甲型病毒性肝炎 |
| 人乳头状瘤病毒 | 尖锐湿疣 |
| 传染性软疣病毒 | 生殖器传染性软疣 |
| 人类免疫缺陷病毒 | 获得性免疫缺陷综合征 |
| 沙眼衣原体 | 非淋菌性尿道（宫颈）炎、性病性淋巴肉芽肿 |
| 解脲脲原体 | 非淋菌性尿道（宫颈）炎 |
| 人型支原体 | 非淋菌性尿道（宫颈）炎 |
| 生殖道支原体 | 非淋菌性尿道（宫颈）炎 |
| 梅毒（苍白）螺旋体 | 梅毒 |
| 淋球菌 | 淋病 |
| 肉芽肿荚膜杆菌 | 腹股沟肉芽肿 |
| 杜克雷嗜血杆菌 | 软下疳 |
| 加特纳嗜血杆菌 | 加特纳菌性阴道病 |
| 志贺菌属 | 痢疾志贺菌感染 |
| 弯曲杆菌 | 弯曲杆菌病 |
| B 群链球菌 | 阴部感染及阴道病 |
| 某些阴道厌氧菌 | 细菌性阴道病 |
| 白色念珠菌 | 白色念珠菌性阴道炎 |
| 外阴念珠菌感染 | 念珠菌性龟头包皮炎 |
| 类酵母菌 | 外阴阴道真菌感染 |
| 表浅部真菌 | 股癣 |
| 阴道毛滴虫 | 滴虫性阴道炎、尿道炎 |
| 溶组织阿米巴原虫 | 泌尿系统阿米巴病（尿道炎、前列腺炎，少见） |
| 蓝氏贾第鞭毛虫 | 蓝氏贾第鞭毛虫感染 |
| 阴虱 | 阴虱病 |
| 疥螨 | 阴部疥 |

破坏辅助性 T 淋巴细胞，导致机体细胞免疫功能缺陷，最终并发各种机会性感染和肿瘤。临床上以不规则发热、腹泻、体重下降、反复发作的各种感染、肺孢子菌肺炎、反复发生的败血症、皮肤黏膜或内脏的卡波西肉瘤、淋巴瘤等表现多见。诊断标准：有流行病学史、实验室检查 HIV 抗体阳性，加上述各项中的任何一项，即可诊断。HIV 抗体阳性，$CD4^+T$ 淋巴细胞数 $<0.2×10^9/L$，也可诊断为艾滋病。单纯 HIV 无症状感染者应该定期门诊随访，3~4 个月复查一次 $CD4^+T$ 淋巴细胞计数和病毒载量，了解疾病进展。临床症状轻，无严重并发症，不影响生活与工作者，可采取在家隔离，门诊治疗；有症状者根据时机选择必要的抗反转录病毒治疗。

**软下疳**  杜克雷嗜血杆菌引起的经典性病之一。播散与卖淫嫖娼和吸毒有关。初发为外生殖器部位的炎性小丘疹，并覆盖很多脓性分泌物，大部分发生在外阴部位，男性多在冠状沟、包皮、龟头、包皮系带处。女性多发生在阴唇、外阴、后联合。阴部以外如手指、口唇、舌等部位也可见到。软下疳腹股沟淋巴结炎多为单侧，局部红肿热痛，溃破后呈鱼嘴样外翻，俗称"鱼口"。以全身治疗为主，大环内酯类药物及第三代头孢菌素联合治疗；局部对症治疗为辅。

**性病性淋巴肉芽肿**  由沙眼衣原体 L1、L2、L3 型引起的性传播疾病。主要通过性接触传播，偶尔经污染或实验意外传播。初期可见生殖器小疱疹，中期可有男性腹股沟淋巴结肿，可见"槽沟征"以及淋巴管瘘，似"喷水壶状"。长期反复性的腹股沟淋巴管（结）炎可致阴部象皮肿、直肠狭窄，淋巴结肿大化脓期间可有寒战、高热、关节痛、乏力及肝脾大等全身症状。亦有皮肤多形红斑，结节性红斑，结膜炎，无菌性关节炎，假性脑膜炎。此病诊断有赖于病原体分离及血清学的检查，临床表现缺乏特异性，确诊依赖实验室诊断。基因诊断对确诊很重要。聚合酶链反应检测衣原体 DNA 阳性。目前的治疗指南推荐的一线治疗药物是多西环素，替代方案是红霉素。

**非淋菌性尿道炎**  淋菌以外其他病原体引起的尿道炎，主要病原体为沙眼衣原体、解脲脲原体。此病已在欧美等国家超过淋病而跃居性传播疾病首位。潜伏期为 1~3 周。约 50% 的患者有尿痛、尿道瘙痒等症状。初诊时易漏诊。男性表现为尿道不适、瘙痒、烧灼感或刺痛，尿道红肿，尿道分泌物多为浆液状、稀薄、晨起有"糊口"现象。女性表现为宫颈炎症和糜烂、分泌物增多，阴道及外阴瘙痒，下腹不适感。极少数患者可伴莱特尔（Reiter）综合征：尿道炎、关节炎、角膜炎、结膜炎及皮疹。确诊后用广谱抗生素，如头孢曲松钠和多西环素，强调不间断用药，规则、定量、彻底治疗。治疗后 10~20 天复查阴性、临床症状消失为治愈。最新研究表明此病病原体以支原体为主，但混合感染情况增多，且支原体对四环素、红霉素、氧氟沙星耐药较严重，给治疗带来困难。新一代喹诺酮类，不但对衣原体、支原体有效，对淋球菌也高度敏感。

**尖锐湿疣**  其发病率目前已居性传播疾病的第二位，病原体是人类乳头状瘤病毒。该病毒是 DNA 病毒，易侵犯黏膜、表皮上皮细胞产生包括良性病变、癌前病变、恶性肿瘤在内的多种疾病。可通过性接触传播及间接接触传播，此外，分娩时婴儿也可能感染。典型症状：初期为淡红或污红色粟状大小赘生物，形态如丘疹状、乳头状、菜花状、鸡冠状、性质细嫩、顶端稍尖，无痛痒感，渐渐长大或增多。根据具体情况可通过手术、冷冻、激光、电灼、微波、射线等治疗。

**生殖器疱疹**  主要由单纯疱疹病毒 Ⅱ 引起的性传播疾病。发病率高，传染源是患者及亚临床或无症状带毒者，可通过胎盘及产道感染新生儿，导致流产及新生儿死亡，与宫颈癌的发生也有关。女性患者多发生于阴唇、肛门周围、阴道，但约 90% 的患者可同时侵犯子宫颈引起宫颈炎或子宫炎；男性患者多发生于龟头、冠状沟、尿道口或阴茎体，有时可并发尿道炎。多发生在皮肤和黏膜的交界处，好发部位为胸部（肋间神经分布区）、额头，先是局部皮肤轻度发红，继而出现成群的针尖大小的小水疱，有轻度瘙痒和烧灼感，数日后变干而结成棕色痂，痂脱落后有轻微的色素沉着，但也很快就消失，全部病程平均 1 周，但常复发。治疗原则及时足量使用抗病毒药物，如阿昔洛韦，外用其软膏擦患处。减轻症状、缩短病程和控制疱疹的传染和复发。痊愈后患处疱疹损害完全消退，疼痛、感觉异常及淋巴结肿痛消失。

**预防**  包括两个层次的内容，一是保护健康人免受传染，即初级预防；二是对 STD 患者及可疑患者进行追访，力争早发现、早诊断和正确治疗，以免疾病发展到晚期出现并发症和后遗症，以及防止进一步传染给周围健康人形成二代传染，即二级预防。

预防措施：①减少性伴侣，恪守一夫一妻制，严禁不洁性行为。特别是避免同属于高危险人群的人发生性行为。不良的性习惯易传染 STD，例如直肠上皮比阴道上皮更娇嫩，肛交比阴道交更易造成黏膜损伤而增加感染 STD 的危险性。②接触前免疫接种，例如女性 9～26 岁接种 2 种人乳头瘤病毒疫苗，可有效预防宫颈癌。男性 9～26 岁接种加德西（Gardasil，基因重组四价疫苗，可防止人类乳头状病毒的感染）可预防生殖器疣；对乙肝抗体阴性者及非乙肝患者接种乙肝疫苗都可有效预防性病，对有毒品注射的男性有正常性生活均需接种甲肝及乙肝疫苗。③使用安全套，安全套可有效预防衣原体、淋病、滴虫病及女性的盆腔感染。好的胶质安全套对已经感染疱疹、梅毒、软下疳的区域都有很好的防扩散作用。

（尹文）

fǎdìng bàogào chuánrǎnbìng

**法定报告传染病**（reportable infectious disease） 需按法律规定向管理部门报告的传染病。1989 年制定的《中华人民共和国传染病防治法》（以下简称"旧法"）于 2004 年 8 月 28 日由第十届全国人大常委会第十一次会议修订通过，从 2004 年 12 月 1 日起施行。新修订的《中华人民共和国传染病防治法》（以下简称"新法"）是根据中国经济社会发展的要求，在认真总结传染病防治实践尤其是抗击非典和防治高致病性禽流感经验与教训的基础上，经过广泛调研和反复论证修改完成的，是一部体现以人为本、与时俱进精神的卫生法律。它对于提高中国传染病防治的整体水平，促进公共卫生体系建设，保障广大人民群众的身体健康以及经济、社会的协调发展将发挥积极的作用。

**分类** 新法规定的传染病分为甲类、乙类和丙类。

**甲类传染病** 包括鼠疫、霍乱。为强制管理传染病，城镇要求发现 2 内小时上报，农村不超过 6 小时。

**乙类传染病** 传染性非典型肺炎（严重急性呼吸综合征）、艾滋病、病毒性肝炎、脊髓灰质炎、人感染高致病性禽流感、麻疹、流行性出血热、狂犬病、流行性乙型脑炎、登革热、炭疽、细菌性痢疾、阿米巴痢疾、肺结核、伤寒、副伤寒、流行性脑脊髓膜炎、百日咳、白喉、新生儿破伤风、猩红热、布鲁菌病、淋病、梅毒、钩端螺旋体病、血吸虫病、疟疾、人感染猪链球菌病，2009 年增加了甲型 H1N1 流感。为严格管理传染病，城镇要求发现后 6 小时内网络直报，农村不超过 12 小时。

**丙类传染病** 流行性感冒、流行性腮腺炎、风疹、急性出血性结膜炎、麻风病、流行性斑疹伤寒、地方性斑疹伤寒、黑热病、丝虫病，除霍乱、细菌性痢疾、阿米巴痢疾、伤寒和副伤寒以外的感染性腹泻病，2008 年增加了手足口病。上述规定以外的其他传染病，根据其暴发、流行情况和危害程度，需要列入乙类、丙类传染病的，由国务院卫生行政部门决定并予以公布。为监测管理传染病，要求发现后 24 小时内上报。

值得注意的是，传染病报告制度是对患者和疑似患者要早发现、早报告、早隔离。对于乙类传染病中传染性非典型肺炎、炭疽中的肺炭疽、人感染高致病性禽流感和脊髓灰质炎，必须采取甲类传染病的报告、控制措施。

**流行病学特征** 传染病的流行过程在自然和社会因素的影响下，表现出各种流行病学特征。

**流行性** 可分为散发、暴发、流行和大流行。散发是指某传染病在某地的常年发病情况或常年一般发病率水平。暴发是指在某一局部地区或集体单位中，短期内突然出现许多同一疾病的患者，大多是同一传染源或同一传播途径。当某病发病率显著超过该病常年发病率水平或为散发发病率的数倍时称流行。当某病在一定时间内迅速传播，波及全国各地，甚至超过国界或洲境时称为大流行或称世界性流行，如 2003 年的传染性非典型肺炎大流行、2009 年的甲型 H1N1 流感大流行。

**季节性** 不少传染病的发病率每年都有一定的季节性升高，主要原因为气温的高低和昆虫媒介的有无。如呼吸道传染病常发生在寒冷的冬、春季节，肠道传染病及虫媒传染病好发于炎热的夏、秋季节。

**地方性** 有些传染病或寄生虫病由于中间宿主的存在、地理条件、气温条件、人们生活习惯等原因，常局限在一定的地理范围内发生，如恙虫病、疟疾、血吸虫病、丝虫病、黑热病等。主要以野生动物为传染源的自然疫源性疾病也属于地方性传染病。

**外来性** 指在国内或地区内原来不存在，而从国外或外地通过外来人口或物品传入的传染病，如霍乱。

**预防控制** 传染病流行的条件是：传染源、传播途径和易感者，缺一不可。预防控制也应从此入手。

**切断传播途径** ①隔离、治

疗、护理患者。②搞好个人卫生。③搞好食品卫生。④搞好环境卫生，消毒，杀虫，灭鼠，消除传播媒介。

保护易感人群 在传染病流行期对易感染这应预防接种疫苗，加强个人防护，尤其注意保护老人和儿童易感者。

（尹 文）

tǐyè bàolù

## 体液暴露（body fluid exposure）

含有病原体的血液或体液经破损的皮肤或黏膜表面进入体内或直接进入血循环。可导致某种特异性的感染性疾病发生风险增加。广义上说任何含有病原体的血液或体液均可导致感染传播，但从流行病学、医院感染和临床重要性的角度，乙型肝炎病毒（hepatitis B virus，HBV）、丙型肝炎病毒（hepatitis C virus，HCV）和人类免疫缺陷病毒（human immunodeficiency virus，HIV）经血传播感染最重要，它们危及医疗机构中的所有人群，包括医院职工和患者。

**病因及发病机制** 人群中有很多是 HBV、HCV、HIV、人类 T 淋巴细胞病毒 I 型、巨细胞病毒的病毒携带者或慢性持续性感染者，其血液或体液内长期存在病毒，可不断感染他人，在流行病学上的危害性远大于其他经血感染。因此这些病毒是主要经血传播的病原体。病毒经血传播的途径有两类。①输血感染：指输注含病原体的血制品所获得的感染。②直接或间接接触传播：手或肢体任何一个暴露部位或黏膜直接或间接通过媒介载体接触到血液，在皮肤或黏膜屏障完整性破坏的情况下病原体进入接触者体内。间接接触血液的媒介载体常常包括未经消毒或消毒不彻底的注射器、静脉吸毒者的公用注射器、共用的牙刷、剃刀及其他日常用具等。

**临床表现** 体液暴露主要是增加感染性疾病的发生风险，由于所涉及的病原体大多属于慢性感染性病原体，在暴露后的较长一段时间内基本处于潜伏期，无特异性症状和体征，体内病原学检查通常为阴性，在经历了一个"空白窗"时期后血清学检查才可能有阳性发现。

**诊断与鉴别诊断** 根据血液、体液暴露史即可考虑。如明确所暴露的血液或体液来源者是病原体携带者或慢性感染者则可明确诊断；如所暴露的血液或体液来源者的病原体携带情况不明则应疑诊并按病原体携带者对待处置。

**急诊处理** 发生针刺事故后使用肥皂、流水冲洗和涂抹消毒液以及挤出一些针刺部位的血液可被推荐使用，但其有效性缺乏依据。HBV 针刺暴露后，可按健康档案记载的乙肝表面抗原（HBsAg）、抗体检查结果和乙肝疫苗接种史给暴露者注射乙型肝炎高效价免疫球蛋白或（和）接种乙肝疫苗。宜即刻注射，越早越好，最迟也要在 24 小时内注射。具体可参考如下做法：①对过去未接种过乙肝疫苗者或接种后抗 HBsAg 仍阴性者，如针刺接触了 HBsAg 阳性的血液则应即刻注射乙型肝炎高效价免疫球蛋白并接种第一针乙肝疫苗，如针刺接触了 HBsAg 阴性的血液则可仅接种第一针乙肝疫苗。对于接触的血液乙肝表面抗原情况不明者则按接触了 HBsAg 阳性的血液的情况处理。②对血液抗 HBsAg 阳性者而言针刺接触了 HBsAg 阴性的血液则无需接种乙肝疫苗。HIV 针刺暴露后应尽早服药治疗，针刺后 24~36 小时再用药几乎无效。服药预防需要维持 4 周，应正确评价感染危险程度，在有效预防和药物不良反应之间找到适当平衡，服药期间如有证实患者 HIV 阴性则可停止服药。暴露者用药种类要结合患者治疗史、有无赖药菌株认真考虑，基本方案是齐多夫定和拉米夫定联合，对高危患者可加用蛋白酶抑制药。

**预后** 输血后获得性免疫缺陷综合征潜伏期成人为 4~84 个月，儿童 4~64 个月，对 HIV 暴露后应长期随访。针刺损伤后发生 HBV 感染的概率很大程度上取决于患者的病毒载量和患者自身特异的免疫保护能力。

**预防** 医疗机构就职人员在就职前均应接种乙肝疫苗。有接触血液、体液可能的医护操作均应戴手套，必要时还应佩戴口罩和防护眼镜。在岗期间双手不宜接触脸面。绝对避免再度将针冒套上注射针的操作。

（郭树彬）

kǒuqiāng hémiànbù jízhèng

## 口腔颌面部急症（oral and maxillofacial emergency）

一系列口腔和颌面部的急性损伤和病症。主要包括牙体牙髓疾病和口腔颌面部炎症，其病因、临床表现、诊断及处理各不相同。

**急性牙髓炎** 细菌或理化因素所致牙髓疾病。

**病因及发病机制** ①感染因素：进入牙髓的细菌来源于口腔，从深龋洞传入者最多见，此外牙周炎患者有深达根尖的牙周袋时，感染可通过根尖孔侵犯牙髓，引起逆行性牙髓炎。一些非龋性牙体硬组织损伤也能成为感染途径，如外伤引起的牙折、楔状缺损、畸形中央尖、畸形舌侧沟、牙隐裂、颌面严重磨损、牙根纵裂。

还有一种极少见的情况，当菌血症或脓毒血症时，细菌可能随血液进入牙髓，引起牙髓感染。②化学刺激：对近髓的深龋洞使用刺激性较强的消毒剂或充填材料选择不当，都会造成对牙髓的刺激，严重时可能发生牙髓炎，如调和较稀的磷酸锌水门汀凝固前的游离酸对牙髓有刺激作用。③物理刺激：较强的温度刺激会引起牙髓反应。此外，电刺激、压力、创伤等也会造成牙髓的损伤。

临床表现　①自发痛：无任何刺激疼痛，特别是在夜间平卧时，头部血流增加，髓腔内由炎症引起的压力增大，疼痛较日间重。自发痛的剧烈程度还受病变性质、范围等的影响。②阵发痛：牙髓炎疼痛后有一定的间歇期，病损重时疼痛发作时间长，间歇期短。牙髓发生严重的化脓性病变时，疼痛非常剧烈，可能连续不断，但仍有轻重交替，即在持续疼痛时阵发性加重。③放射痛：疼痛部位不只局限于患牙，而是放射到颌面部、头部等范围。④温度刺激引起或加重疼痛：有些化脓性牙髓炎或部分牙髓坏死的患牙，对热刺激极敏感，比口腔温度略高的刺激即可引起剧痛，而冷刺激则能缓解疼痛，临床常见有患者含凉水镇痛的现象。

诊断　急性牙髓炎一般具有典型的疼痛症状，诊断不难。但由于疼痛会向头部或颌面部放射，增加了确诊患牙的难度。临床可根据疼痛性质，检查病源牙和温度试验确诊。

急诊处理　牙髓炎时，髓腔内压力增高引起疼痛，开髓可减轻髓腔内压力，有效缓解疼痛。

预后　急性牙髓炎患牙急性期后应进行根管治疗。

**急性根尖周炎**　牙髓病变所产生的刺激，特别是牙髓中感染通过根尖孔，作用于根尖周组织，引起根尖周炎。

病因及发病机制　①感染因素：根尖周炎的主要致病因素是牙髓和根管中的感染，包括细菌和细菌产物。②创伤：常常是引起急性根尖周炎的诱发因素。③化学刺激：治疗牙髓病和根尖周病时，若使用药物不当，可能造成化学性刺激，引起根尖周炎，如不当使用砷剂。④免疫学因素：根尖周组织被牙槽骨包围，可以作为抗原长期停留的区域。咀嚼压力的影响使少量抗原进入到淋巴或血循环中，激发超敏反应，根尖周组织致敏，逐渐产生病变。牙髓治疗中一些常用的低分子化学药物，如酚类、醛类、氧化锌、乙二胺四乙酸和过氧化氢等，在体内与组织内的蛋白质结合成为全抗原，引起超敏反应，产生过敏性炎症。

临床表现　此病是从根尖周牙周膜浆液性炎症反应到根尖组织的化脓性炎症，由轻到重，由小范围到大范围病变的连续过程，严重时还可发展为颌骨骨髓炎，按范围不同，可分为几个阶段。

急性浆液期（急性浆液性根尖周炎）　常表现为一短暂时期，如治疗及时，则急性炎症消退，症状缓解，否则炎症很快发展为化脓性炎症。开始只在咬合时患牙有轻微痛，但很快发展为持续性的阵发性钝痛，咬合时加重，有牙伸长感。

急性化脓期（急性化脓性根尖周炎或急性牙槽脓肿）　急性牙槽脓肿可根据脓液集中的区域再划分为三个阶段。①急性根尖脓肿：脓液聚集在根尖部牙周间隙内，疼痛剧烈，患牙伸长感加重，不敢咬合。患牙根尖部黏膜潮红、有触痛，但无肿胀。有时可扪及所属淋巴结。②骨膜下脓肿：脓液扩散到骨膜下，由于骨膜致密、坚韧，产生很大压力，患者感到持续性、搏动性跳痛，疼痛达到最高峰，患者难以忍受。患牙浮起、松动，轻触患牙即感到剧痛，牙龈移行沟处明显红肿，有明显压痛及深部波动感。所属淋巴结肿大、压痛。相应颌面部肿胀，患者呈痛苦面容。多伴全身症状，白细胞计数、体温升高。若白细胞计数、体温继续升高，则应考虑并发颌骨骨髓炎或败血症。③黏膜下脓肿：骨膜下脓肿继续发展可穿透骨膜达到黏膜下。由于黏膜下组织松软，压力减低，疼痛也随之减轻，其他症状也相应缓解。

诊断　主要根据症状，患牙多由牙髓病继发而来，也可以由慢性根尖周炎转化而来，二者的鉴别主要依靠 X 线检查，由慢性根尖周炎转化者，在 X 线片上可见根尖部密度减低区。急性根尖周炎叩诊患牙时疼痛较剧烈，温度试验或电活力测患牙无反应或极迟钝。急性化脓性根尖周炎诊断主要根据疼痛的程度，患牙多有松动而无深牙周袋，根尖部可有触痛及波动感。

急诊处理　主要是消除急性炎症以缓解疼痛。开髓、拔髓，渗出液可通过根尖孔沿根管引流以减轻压力，黏膜下脓肿可切开引流。急性根尖周炎的患牙急性期后应进行根管治疗。

**牙齿震荡**　牙外伤时未造成牙折、牙体硬组织缺损或牙齿移位，是牙周膜的轻度损伤。

病因　牙外伤。

临床表现　①牙周损伤：有

患牙伸长感、酸痛、咬合不适、轻微松动和叩痛，龈缘可有少量出血，不松动，无移位。X 线片显示根尖周无异常或牙周间隙稍增宽。②牙髓损伤：牙齿出现对冷刺激敏感。有的牙牙髓活力测试无反应，数周或数月后反应恢复。

诊断　根据患牙受伤的病史、症状及临床检查可以做出正确诊断。

急诊处理　1~2 周内使患牙休息，包括消除咬合创伤，避免用患牙咀嚼及冷热刺激。

预后　牙齿震荡有轻有重，可引起牙髓充血、牙髓出血、牙髓暂时失去知觉。轻症易恢复，但远期出现牙髓坏死者并不少见，应定期复查。

**牙齿折断**　外伤引起牙体硬组织折断。

病因　牙外伤。

临床表现　按折断部位分为冠折、冠根折和根折三种，按损伤与牙髓的关系分露髓和未露髓两种。

诊断　根据牙齿外伤史、牙齿折断部位及是否露髓和 X 线片做出诊断。

急诊处理　①冠折未露髓：根据牙体缺损大小可择期直接修复或垫底后修复。年轻恒牙牙本质小管粗大，容易被细菌侵入，当有牙本质暴露时，应进行护髓处理。②冠折露髓：应进行牙髓治疗。年轻恒牙多数学者认为应进行活髓切断术，若发现牙髓已坏死，可行根尖诱导成形术。③根折发生在近颈部：可以去掉牙冠，根管治疗后做牙冠延长术或用正畸方法牵引断根后做桩冠修复。④根折发生在根中或根尖处：不必急于拔髓，可调牙合或先固定观察，发现牙髓坏死时应

及时根管治疗。⑤冠根折：多数患牙需拔除。如果折断在近颈部处，可去除断冠，根管治疗后牵引暴露断面，做桩冠修复。根折和冠根折的患牙治疗效果欠佳时可考虑拔除。

**牙齿脱位**　牙齿脱离其正常位置，可分为牙齿挫入、部分脱位和完全脱位。

病因　牙外伤。

临床表现　①挫入性脱位：患牙牙冠明显短于正常邻牙，X 线示患牙根尖的牙周膜间隙消失。②部分脱位：牙齿较正常邻牙长出，X 线片示根尖牙周膜间隙明显增宽。也可有患牙向唇、舌或远中方向移位，常伴有牙槽窝侧壁的折断和牙龈裂伤，X 线片示一侧根尖周膜间隙增宽。③完全脱位：患牙从牙槽窝中脱出。

诊断　根据牙齿外伤史、症状及临床检查可以做出正确诊断。

急诊处理　①挫入性脱位：局麻下复位、固定。但年轻恒牙不必强行复位，以后可自行萌出。②部分脱位：尽快复位、固定。③完全脱位：尽快做再植术，再植后 1 周做根管治疗。

预后　可引起牙髓钙变、牙髓坏死、牙根吸收，越早进行恰当的治疗预后越好。

**智齿冠周炎**　第三磨牙尤其是下颌智齿多被阻生或位置不正，牙冠被一层软组织龈瓣所覆盖，龈瓣和牙冠之间形成一个间隙盲袋，容易窝藏食物残渣及细菌。

病因及发病机制　智齿龈瓣窝藏食物残渣及细菌，当人体抵抗力下降或局部龈瓣受创伤时发生。

临床表现　急性期第三磨牙冠周炎根据炎症的范围和严重程度可分轻重两型。①轻型：全身症状较轻或不明显。龈瓣红肿，

盲袋可有少量渗出。有轻度咀嚼痛和吞咽痛，无明显开口困难。②重型：全身症状明显，有发热、倦怠、脉快，白细胞计数增多，颌下淋巴结肿大。局部冠周软组织广泛红肿，伴面部充血和水肿，吞咽痛，开口受限。

诊断　发现阻生第三磨牙及周围软组织的红肿疼痛或开口受限不难做出诊断。

急诊处理　①局部处理：常用 3% 过氧化氢溶液等进行盲袋内冲洗，然后盲袋内置入碘甘油等药物。同时可辅助氯己定漱口液含漱。②全身治疗：重症者可给予抗生素，同时注意休息。③脓肿切开：若局部有红肿、压痛、变软及波动感，同时有发热、白细胞增多，可进行脓肿切开引流。

预后　第三磨牙冠周炎若未能控制可扩散引起周围间隙感染、颌骨骨髓炎及败血症。炎症控制后可根据情况选择切除龈瓣消灭盲袋或拔除阻生齿。

**颌面部间隙感染**　发生在颌骨、肌肉、筋膜、皮肤之间的疏松结缔组织的急性化脓性炎症。炎症弥散者称为蜂窝织炎，局限者称为脓肿。

病因　①眶下间隙感染：多来自上颌尖牙前磨牙感染及上唇基底脓肿扩散。②颊间隙感染：多来自上、下颌磨牙，也可是颊部淋巴结、皮肤疖肿以及邻近间隙感染扩散。③嚼肌间隙感染：多来自下颌第三磨牙冠周炎或下颌磨牙感染扩散。邻近间隙感染也可扩散到此。④翼颌间隙感染：多来自下颌智齿冠周炎或下颌磨牙感染扩散。邻近间隙感染也可扩散到此。⑤颞下间隙感染：多来自上颌磨牙感染扩散。邻近间隙感染也可扩散到此。⑥颞间隙感染：多由邻近间隙的感染扩散

而来。⑦舌下间隙感染：多来自下颌牙感染，也可由颌下腺导管结石或口腔溃疡的感染扩散而来。⑧颌下间隙感染：来自下颌第三磨牙冠周炎，下颌磨牙感染，急性淋巴结炎、急性颌下腺炎、下颌骨骨髓炎及邻近间隙感染。⑨颏下间隙感染：多由下颌前牙感染、邻近间隙感染扩散而来。⑩口底蜂窝织炎：多来自牙、口腔及颌骨感染。也可来自淋巴结炎、唾液腺炎、咽峡炎、扁桃体炎及上呼吸道感染。

**临床表现** ①眶下间隙感染：上颌尖牙凹处皮肤及前庭沟处红肿、压痛、有波动感。严重时全眶下区皮肤红肿，下眼睑、鼻侧、上唇及颊部出现反应性水肿。②颊间隙感染：颊部皮肤的红肿、压痛、甚至波动感。颊后部感染可引起较重的开口受限。③嚼肌间隙感染：嚼肌区有明显的红肿和压痛，伴严重开口困难。因被嚼肌和筋膜覆盖，所以波动感不明显。④翼颌间隙感染：此间隙感染位于下颌升支的伸面，炎症早期面部红肿不明显。但患者有面侧深区疼痛，并向耳颞部放散，还有渐进性开口困难和全身症状。⑤颞下间隙感染：炎症早期面部红肿不明显，但患者有面侧深区疼痛，以及开口困难和全身症状。⑥颞间隙感染：颞区皮肤红肿、压痛并有凹陷性水肿，有明显张口困难，眼眶、额、顶、枕及颧部可出现反应性水肿。⑦舌下间隙感染：舌下区红肿、压痛，出现舌运动受限、语言障碍和吞咽困难。严重者口底肿胀，舌体高抬，呈"二重舌"状态，如果舌根部肿胀，会出现呼吸困难。⑧颌下间隙感染：颌下区皮肤红肿、压痛，后期可扪到波动。可有轻度开口受限及吞咽疼痛。

⑨颏下间隙感染：颏下区皮肤红肿、压痛及浸润发硬，如脓肿浅可扪到波动感。⑩口底蜂窝织炎：舌下区或颌下区开始红肿，迅速扩散到整个口底、舌根、咽喉和上颈部软组织。表现为广泛皮肤红肿、压痛、浸润发硬及凹陷性水肿。舌下区肿胀，舌体被抬起，流涎，舌运动不便和语言、吞咽困难，呼吸困难，全身症状明显。

**诊断** 根据脓肿部位体征诊断。

**急诊处理** ①眶下间隙感染：脓肿切开引流。多采用上颌尖牙、前磨牙前庭沟处牙龈做口内横切口。②颊间隙感染：脓肿切开引流。尽可能选择口内切口。③嚼肌间隙感染：脓肿切开引流。多采用下颌角下的皮肤切口。④翼颌间隙感染：脓肿切开引流。可采用口内切口，严重时应做口外切口。⑤颞下间隙感染：脓肿切开引流。可采用口内切口。⑥颞间隙感染：脓肿切开引流。可采用口外切口。⑦舌下间隙感染：脓肿切开引流。可采用口内切口。合并颌下、颏下等多间隙感染应做颌下皮肤切口。⑧颌下间隙感染：脓肿切开引流。可采用口外切口。⑨颏下间隙感染：脓肿切开引流。可采用口外切口。⑩口底蜂窝织炎：局部应及时脓肿广泛切开引流，暴露充分。全身应用抗生素及支持疗法。

**预后** ①眶下间隙感染：可沿内眦静脉扩散引起化脓性海绵窦血栓性静脉炎。②颊间隙感染：可向周围的嚼肌间隙、颞间隙、颞下间隙、翼颌间隙、颌下间隙等扩散。③嚼肌间隙感染：可向周围的颞间隙、颞下间隙、翼颌间隙、颊间隙和腮腺区扩散。④翼颌间隙感染：可向周围的颞间隙、颞下间隙、咽旁间隙、舌

下间隙、颌下间隙和腮腺区扩散。⑤颞下间隙感染：可向上扩散到颞深间隙，可通过卵圆孔和棘孔进入颅内；向前进入眼眶、颊间隙；向下达翼颌间隙；向内扩散到翼腭窝；向后扩散到腮腺；向外到嚼肌间隙，通过翼静脉丛引起颅内感染。⑥颞间隙感染：可向额、顶、枕及颧部扩散。颞深间隙脓肿可侵犯颞骨鳞部，导致颞骨骨髓炎及脑膜炎。⑦舌下间隙感染：可向颌下间隙扩散，发生口底蜂窝织炎。⑧颌下间隙感染：可向舌下、咽旁及颏下扩散，严重时引起颌骨骨髓炎。⑨颏下间隙感染：可向双侧颌下区及口底扩散。⑩口底蜂窝织炎：腐败坏死性口底蜂窝织炎易发生严重并发症，如窒息、败血症、感染性休克、心肌炎、纵隔炎等，危及生命。

（朱华栋 王 成）

yǎnkē jízhèng

**眼科急症**（ophthalmic emergency） 眼及其附属器官急性损伤、异物或急性病症。眼科疾病中极少有危及生命的急症，但某些急症若未能于发病之初即给予正确和适当处理，可造成严重后果，导致眼功能丧失而无法复原。

**眼外伤** 任何机械性、物理性和化学性的外来因素作用于眼部，造成视觉器官结构和功能的损害。

**分类** 国际眼外伤学会推荐新的分类方法，按其性质分为开放性和闭合性两类。

**开放性眼外伤** 角膜贯通伤/破裂伤较常见，锐器造成眼球壁全层裂开，使眼内容与外界沟通者，伴或不伴眼内损伤或组织脱出，是眼外伤中最严重者，严重程度与致伤物的大小、形态、性质、飞溅速度、受伤部位、污

染程度及球内是否有异物残留等因素有关。

病因：以锤子或凿子在敲击中溅出的碎屑高速击入眼内最常见。其次为刀、针、剪等各种锐器，爆炸伤的细小异物，战场上的小块弹片，植物等伤及眼球。

临床表现：如下。①疼痛：呈持续性疼痛，伤口大者疼痛更明显。②眼部刺激症状：伤口在角膜者常出现畏光、流泪及明显的异物感；伤口大伴葡萄膜脱出者，刺激症状更明显。③视力障碍：伤后即发生视力障碍，也可表现为视力进行性下降，重者只有光感。角膜中央部的贯通伤，大多伤后发生视力严重障碍，周边部或角膜缘处的贯通伤也可因角膜曲度的改变及前房消失致屈光力改变使视力减退。前房积血较多或玻璃体积血常有严重视力障碍，伤及晶状体，导致白内障，视力减退可在数小时或数日内发生。大的贯通伤口，常导致眼内容物大量脱出，伤眼可立即完全失明。④低眼压：因眼球穿孔，房水外溢所致，并可导致视盘及视网膜水肿。⑤球内异物：开放性眼外伤，应注意有无球内异物。异物可嵌顿于伤口或停留在前房、后房、晶状体、睫状体、玻璃体及球壁等位置。⑥健眼症状：患眼贯通伤或球内异物，有时导致健眼发生严重的葡萄膜炎症。

急诊处理：首先闭合伤口，预防感染，处理并发症。①拍眼眶 X 片，排除球内异物的可能。②伤口整齐，呈直线形，<3mm 且前房形成良好，伤口无组织嵌顿者，可予患眼加压包扎或佩戴角膜接触镜，不做缝合；其他情况需急诊行清创缝合术。③角巩膜伤口早期不做散瞳，以免造成伤口葡萄膜前粘连或瞳孔变形。

④合并晶状体破裂，皮质溢出于前房，伴眼压增高者，应联合进行白内障吸出术。⑤合并眼内炎，联合玻璃体腔注药术。⑥球内异物，除非合并眼内炎需急诊手术，其他情况可抗炎对症治疗，择期手术。⑦术后抗生素眼膏包扎，局部及全身应用抗生素、糖皮质激素及非甾体抗炎药。

闭合性眼外伤　包括角膜上皮擦伤、糜烂、基质层浑浊、后弹力层皱褶、板层裂伤。

病因：角膜是眼球最前的突出部分，且经常暴露于外，易遭受外伤损害，外界物体特别是表面较粗糙的固体物接触或擦过角膜表面，可造成角膜不同程度擦伤。外力可直接作用于角膜，也可通过眼眶内组织的反作用而影响角膜。

临床表现：外伤致角膜上皮缺损或剥脱，感觉神经末梢外露，出现明显的疼痛、流泪、畏光、睫状充血、眼睑痉挛、视力下降，挫伤使角膜上皮及内皮细胞层受损，致使角膜水肿，较强的突发性挫伤可使角膜发生层间或后层断裂。

急诊处理：①抗生素眼药水点眼及抗生素眼膏患眼包扎。②酌情使用角膜营养药物、维生素及表皮生长因子。③角膜上皮修复完整后仍存在基质层水肿浑浊者，可适当应用糖皮质激素眼药水。④角膜板层裂伤一般无需缝合，佩戴角膜接触镜，加压包扎即可。

常见眼外伤　主要如下。

外伤性前房积血　眼球损伤后，虹膜血管渗透性增加或由于血管破裂出血，血液积聚在前房。

病因：周边虹膜或前睫状体的血管损伤所致，外伤使晶状体-虹膜隔后移和赤道部巩膜扩张，导致虹膜大动脉环、睫状体动脉分支和（或）脉络膜回返静脉破裂。

临床表现：少量前房积血，仅表现为房水轻度浑浊或虹膜表面有少量积血；较大量积血，血液积于前房的下部而呈现一液平面；出血更多，则整个前房均为血液所充满，以致虹膜、瞳孔完全不能看到，视力严重障碍。前房积血迟迟不能吸收可引起继发性青光眼、虹膜炎、角膜血染、视神经萎缩等并发症。

急诊处理：①双眼包扎，取一侧卧位或高枕半卧位，减少活动。②伴眼压升高者，全身应用脱水剂及糖皮质激素。③其他药物：非甾体抗炎药，如双氯芬酸钠眼药水、吲哚美辛等；瞳孔一般无变化。④经药物治疗眼压控制不理想者应急诊行前房穿刺冲洗术。

外伤性虹膜根部离断　虹膜与睫状体连接处断裂。该连接处的组织最薄弱，受外力的作用后断裂。包括部分或完全离断。

临床表现：范围小时，在虹膜根部见一月牙形黑色区，瞳孔呈"D"字形；范围大时，可出现双瞳孔，引起单眼复视，离断处可见到睫状突、晶状体边缘和悬韧带。

急诊处理：①糖皮质激素及非甾体抗炎药滴眼液。②手术治疗：单眼复视者，考虑行二期手术；合并角巩膜裂伤者，在缝合伤口的同时，酌情进行虹膜修复或行二期手术。

外伤性晶状体脱位　外伤致晶状体位置改变。

病因：钝力撞击眼球后眼球前后径缩小，赤道部扩张，晶状体悬韧带受到强力牵拉，晶状体的来回运动促使晶状体悬韧带离断而造成晶状体脱位。分为部分脱位和全脱位两种类型。

临床表现：半脱位为部分悬韧带断裂，晶状体向悬韧带断裂的相对方向移位，检查可在瞳孔区见到脱位晶体的赤道部，前房可有玻璃体疝、虹膜震颤、散光、视力下降或单眼复视。全脱位为悬韧带全断裂，脱位的晶体可向前脱入前房或嵌顿于瞳孔区，引起急性继发性青光眼和角膜内皮损伤；向后脱入玻璃体，此时前房变深，虹膜震颤，出现高度远视。

急诊处理：若无严重视力障碍和虹膜睫状体炎或继发性青光眼等并发症，可不治疗，随访观察；若有严重视力障碍或引起明显刺激症状以及继发性青光眼，应将脱位的晶状体摘除，切割进入前房的玻璃体，对脱位于前房或嵌顿于瞳孔的晶体应及早摘除。

视神经挫伤　眼眶或头部受挫伤时，视神经可因眶骨骨折或颅底骨折间接受损，也可由于视神经鞘腔出血，视神经受压引起传导障碍；还可由于眼球在外力的作用下发生扭转，导致视神经撕裂伤。视神经最易受损的部位是眶内段与管内段交界处。

病因：眼眶或头部伤。

临床表现：①视力急剧下降或完全丧失。②瞳孔散大，相对性传入性瞳孔障碍（+），间接对光反射存在。③眼底检查，有些患者早期可大致正常，多数视神经水肿、出血，视网膜动脉变细、静脉充盈怒张，后期视神经颜色变淡，甚至苍白。

急诊处理：①大剂量糖皮质激素冲击治疗。②血管扩张药、能量合剂、神经营养剂、高渗剂治疗。③手术治疗：去除视神经管及其附近的骨折碎片，解除对视神经的压迫或刺激，开放视神经管减缓视神经管内压力，以改善局部血液循环。

眼附属器伤　包括眼睑挫伤、眼睑皮肤撕裂伤、泪小管断裂与结膜挫伤、出血、水肿、撕裂。

眼睑挫伤：钝性致伤物致眼睑肌肉、神经、血管和骨膜的损伤。石块、拳击、碰撞等外力作用于眼睑，其受伤程度与外伤的力量有关。临床表现为眼睑皮肤擦伤、水肿、皮下气肿和皮下淤血。急诊处理：①冷敷48小时后改为热敷。②口服改善血管壁功能的止血药和维生素，酌情口服非甾体抗炎药及糖皮质激素。③皮下气肿者多伴眶内壁损伤，应于1~2天行眼眶CT检查（水平位+冠状位）。

眼睑皮肤撕裂伤：有伤口的眼睑外伤。处理：①表皮损伤及短小的深部裂伤不伴伤口张开者予以清创包扎，不必缝合。②伤口长、不规则或伴伤口张开者必须清创缝合。③口服或静脉滴注抗生素，酌情给予止血药和糖皮质激素。④肌内注射人破伤风免疫球蛋白。

泪小管断裂：内眦部的各种外伤均可伤及泪小管，断裂可发生在泪小管的任何一段。如怀疑泪小管断裂，除肉眼看到断端者，均需冲洗泪道。受伤7天内为一期吻合，应急诊行泪小管吻合术。给予抗生素及糖皮质激素治疗。

结膜挫伤、出血、水肿、撕裂：单纯结膜出血、水肿无需特殊治疗，可予抗生素及糖皮质激素类眼药水，亦可自行恢复；如遇浓密大量结膜出血应排除巩膜裂伤；结膜伤口长度>5mm或筋膜外露者应给予缝合。予口服抗生素、滴用抗生素眼药水及眼膏。

眼部化学性烧伤　化学性烧伤是严重的眼科急诊，通常由酸或碱造成。碱性化学伤常见的有氢氧化钠、石灰、氨水，可使组织蛋白凝固，并对组织中的类脂质起溶解作用，易向深层组织渗透，有扩散趋势，伤势常较严重。酸性化学伤常见的有硫酸、硝酸等，可使组织蛋白凝固变性，损伤较局限，预后较好。

病因：化学腐蚀性物质直接接触眼部造成眼组织损害。

临床表现：低浓度化学物质烧伤：表现为剧烈眼痛、畏光、流泪、结膜充血和角膜上皮脱落。高浓度化学物质烧伤表现为剧烈眼痛、眼睑痉挛水肿、结膜苍白、角膜严重浑浊甚至组织坏死、穿孔、虹膜睫状体炎、晶状体浑浊等。

急诊处理：如下。①现场冲洗：可用清洁的自来水、井水、河水彻底冲洗结膜囊，以免增加眼局部损伤。②中和冲洗：酸烧伤用2%~3%碳酸氢钠；碱烧伤用3%硼酸溶液；石灰烧伤用乙二胺四乙酸二钠冲洗；性质不明的化学烧伤用生理盐水。③中和注射：酸烧伤用3%碳酸氢钠结膜下注射；碱烧伤用维生素C结膜下注射。

**急性闭角型青光眼**　前房角关闭，房水排出路径阻断而使眼压异常升高为主的眼科常见急症。常伴视功能减退和眼组织损害。有原发性急性闭角型青光眼及继发性急性闭角型青光眼两类。

临床表现　①症状：剧烈眼痛，伴同侧头痛、虹视，严重者视力高度减退至仅有光感，伴恶心、呕吐等全身症状。②体征：眼压升高、结膜混合充血、瞳孔散大、角膜水肿、前房变浅等。

急诊处理　①毛果芸香碱滴眼：缩瞳作用。将拥挤在房角处的虹膜周边部拉开，使房角重新开放以利房水外流，眼压下降。②β受体阻断药：马来酸噻吗洛尔，可减少房水生成，与缩瞳药合用可加强降眼压效果。支气管哮喘、房室传导阻滞、窦房结功能不良者禁用。③碳酸酐酶抑制剂：抑制房水生成而降眼压。④高渗剂：口服或静脉注入，使血浆渗透压升高，眼玻璃体内水分被吸收，眼内容积减少，眼压下降，常用 20% 甘露醇、50% 盐水甘油等。⑤前列腺素抑制剂：通过降解睫状肌间隙的结缔组织来增加葡萄膜巩膜途径房水引流，是目前最有效的眼局部降压药。⑥激光治疗：氩激光小梁成形术和选择性激光小梁成形术，是利用激光在房角小梁网上产生的生物效应改善房水流出易度，降低眼压。⑦手术治疗：最常用的手术方式是滤过性手术，包括小梁切除术、巩膜咬切术、非贯通伤小梁手术等，人为开创一条滤过通道，将房水引流到巩膜瓣和结膜下，缓解升高的眼压。

**视网膜中央动脉阻塞** 突然失明的急症之一。

病因 由栓子、动脉粥样硬化、血管炎、血管痉挛或凝血功能障碍所致。其通常会出现瞳孔传入障碍。

临床表现 视盘色淡或苍白，边界稍模糊；视网膜动脉明显变细，管径粗细不均，可成串珠状，静脉也相应变细，后极部视网膜呈弥漫灰白色水肿，经典表现为黄斑中心凹处的"樱桃红点"。若有视网膜睫状动脉存在，该动脉供应的视网膜不发生坏死，保持正常色泽和功能，呈现红色舌状区域，中心视力可维持正常。视网膜中央动脉的一个分支发生阻塞时，相应区域视网膜苍白，功

能丧失。

急诊处理 扩血管、降眼压。①血管扩张剂：吸入硝酸异戊酯或舌下含硝酸甘油；球后注射妥拉唑啉或阿托品；同时静脉滴注血管扩张药。②降眼压：前房穿刺或按摩眼球，口服醋甲唑胺（尼目克司）。③吸氧：95% 氧气和 5% 二氧化碳混合气体。④其他：口服肠溶阿司匹林。

**急性视神经炎** 视神经急性炎性疾病，属脱髓鞘病变的范畴，常是多发性硬化的首发表现。

病因 复杂，常见有以下几种。①局部炎症：如葡萄膜炎、视网膜炎及交感性眼炎等眼部炎症可蔓延至视神经；眼眶感染、鼻窦炎、龋病、扁桃体炎等病灶感染可直接累及或通过血液循环引起视神经发炎，或诱发视神经及眼内组织产生过敏致视神经发炎。②全身性感染：如结核、痢疾、白喉、梅毒、化脓性脑膜炎、脓毒血症等细菌感染或流感、麻疹、带状疱疹等病毒感染，病原体通过血液直接累及视神经，或视神经对病原体产生超敏反应所致。③脱髓鞘疾病：此病是一种自身免疫病，可能是病毒感染引起机体对神经髓鞘的超敏反应，导致神经（包括视神经）发生急性炎症改变，继而发生髓鞘脱失。④中毒：如烟、酒、砷、铅及乙胺丁醇、异烟肼等通过皮肤或呼吸道、消化道侵入体内，使视神经遭受损害，引起视力障碍。⑤营养不良及代谢紊乱：如贫血、哺乳、妊娠及维生素缺乏、甲状腺功能亢进症等可引起视神经营养代谢障碍，致视神经炎。

临床表现 主要表现为急性视力下降，延误治疗可致视神经萎缩，严重损害视功能。①视力下降：大多视力突然下降，甚至

发病数日即可降至仅有光感或无光感。②疼痛：眼球转动时眼球后部牵引样疼痛，眶深部压痛。③瞳孔对光反射：迟钝或消失，或对光反射不持久。④眼底改变：视盘炎时视盘充血、轻度隆起、边缘不清、生理凹陷消失，视网膜静脉充盈迂曲，视盘周围视网膜水肿浑浊、火焰状出血及黄白色渗出，有时可波及黄斑部导致其出现放射状水肿皱褶。球后视神经炎时，早期眼底基本正常，晚期视盘颜色变淡，视神经萎缩。⑤视野改变：表现为中心暗点或旁中心暗点。⑥电生理检查：视觉诱发电位表现 P 波潜伏期延长，波幅值下降。⑦眼底荧光血管造影：可见视盘炎时早期静脉期盘面荧光渗漏，边缘模糊。静脉期呈强荧光。

急诊处理 ①病因治疗：积极治疗原发病灶。②糖皮质激素治疗：使用大剂量甲泼尼龙冲击治疗能迅速减轻炎症和水肿，较快恢复视功能。③血管扩张药：地巴唑、烟酸、芦丁等口服，妥拉唑啉、山莨菪碱肌内注射或球后注射。④神经营养药物：维生素 $B_1$、维生素 $B_{12}$、肌苷、辅酶 A、细胞色素 C 等。⑤抗感染：可使用抗生素（青霉素，先锋霉素）。

**玻璃体积血** 玻璃体周围组织如视网膜、葡萄膜的血管破裂时，血液流入并积聚于玻璃体内。

病因 视网膜血管病、血液病、眼内肿瘤、视网膜裂孔和外伤。

临床表现 其症状、体征、预后和并发症主要取决于引起玻璃体积血的原发病和出血量、出血次数等因素。自发性出血常突然发作，可以是很少量的出血，多者形成浓密的血块。少量出血

时，患者可能不自察觉，或仅有"飞蚊症"；较多的出血发生时，患者发觉眼前暗影飘动，或似有红玻璃片遮挡，反复出血的患者可自觉"冒烟"，视力明显下降。眼科检查，在出血较少，不致影响裂隙灯显微镜观察时，可看到红细胞聚集于玻璃体凝胶的支架中，呈柠檬色尘状。中等量的新鲜出血可呈致密的黑色条状混浊。大量出血致眼底无红光反射，视力下降至仅存光感。随着时间的推移，玻璃体内的血液弥散，颜色变淡，玻璃体逐渐变得透明。较多血液的吸收需要 6 个月或长达 1 年以上。无明显眼底病变时，视力可能完全或大部分恢复。眼后段外伤合并大量玻璃体积血可能有半数患者视力丧失。

**急诊处理**  包括药物治疗和手术治疗。

**药物治疗**  在大多数病例，玻璃体积血的自发吸收需 4~6 个月，开始治疗前，一般认为应观察 3~4 个月，若在这期间玻璃体浑浊无明显减轻，说明自发吸收缓慢或完全吸收的可能性较小。

**手术治疗**  玻璃体切割术最适用于眼外伤（如挫伤、裂伤、穿孔伤或破裂伤）引起的玻璃体积血病例。①眼外伤性玻璃体积血早期玻璃体切割术：伤后 1~2 周内手术较为适宜，此期切除眼的血块和炎性产物，能避免血液对创伤修复过程的过度刺激，减少眼内纤维组织增生和牵拉性视网膜脱离发生的机会，视力恢复的可能性较大。②术中或术后出血的处理：灌注液中加入凝血酶能降低出血的发生率。6-氨基己酸对预防术后出血有一定作用。少量术后玻璃体积血可不做特殊处理，一般能很快吸收；较多时，可采用灌吸法或气液交换将血块吸出。③周边部视网膜冷凝术：已试用于严重的糖尿病性视网膜病变合并玻璃体积血者，而已不适合做玻璃体手术者，能在一定程度上促进玻璃体血液的吸收，同时凝固了部分视网膜组织，对控制病情有一定效果。

（李　毅　马晓梅）

ěr-bí-hóu jízhèng

## 耳鼻喉急症 （ear-nose-throat emergency）  耳、鼻、咽喉及相关头颈区域组织器官创伤、感染、出血、异物所致临床急症。

**鼻出血**  耳鼻喉科常见急症之一，各年龄段均有发病。多见于单侧，出血部位多在鼻腔前部的易出血区，但出血灶也可位于鼻腔后部。

**病因及发病机制**  鼻腔局部疾病或全身疾病均可引起，常见的病因包括：急慢性鼻炎，萎缩性鼻炎，鼻窦炎，鼻部外伤，鼻中隔偏曲，鼻腔或鼻窦肿瘤，出血性疾病如再生障碍性贫血、血小板减少性紫癜、血友病等，高血压，肝肾功能不全，各种发热性传染病如出血热、麻疹、脓毒症等，其他还有各种中毒性疾病如汞中毒、砷中毒，减压病、内分泌失调等。

**临床表现**  可为涕中带血也可出血汹涌甚至出现窒息。

**诊断与鉴别诊断**  注意问诊出血的诱因、部位、出血量、出血时间、既往情况等，儿童及青年患者的鼻出血多位于鼻中隔前下方血管丛区，常反复发作，对于局部压迫止血效果好，中老年患者应警惕鼻咽部恶性肿瘤。

**急诊处理**  保持镇静，采用局部按压、填塞等方法常可较快止血，可局部或全身使用止血药物配合，严重和难以制止的出血可选择手术或血管栓塞治疗。

**预后**  无严重基础疾病的鼻前庭出血大多预后佳，老人、有严重基础疾病者预后较差。

**急性鼻炎**  是耳鼻喉科急诊中患者因鼻塞而就诊的常见鼻部疾病，多由病毒感染引起，冬春季节常见。

**病因及发病机制**  病毒感染所致，如腺病毒、鼻病毒、流感病毒、副流感病毒感染等，可合并细菌感染，也可能由于超敏反应所致。

**临床表现**  鼻塞、流涕、打喷嚏、嗅觉障碍等为主，全身症状少见，可继发中耳炎、气管炎、支气管炎、肺炎等。

**诊断与鉴别诊断**  根据受寒感冒经过 1~3 天潜伏期或接触某种物质后立即出现上述症状即可做出初步诊断，鼻咽镜检查、鼻咽分泌物培养和分离鉴定可确诊。

**急诊处理**  局部使用鼻部血管收缩药如麻黄素可减轻鼻塞，通畅引流，根据有无合并细菌感染提示如脓性涕等可配合抗菌药治疗。过敏因素所致者使用抗过敏药物常收到良好效果。

**预后**  通常自愈。

**急性鼻窦炎**  上颌窦、额窦、筛窦、蝶窦等部位的急性化脓性炎症，常继发于急性鼻炎。

**病因及发病机制**  通常是鼻炎合并细菌感染后通过鼻窦开口感染扩散所致。

**临床表现**  鼻塞、嗅觉减退、脓性涕、可涕中带血、局部疼痛和头痛有一定的规律性。鼻窦区皮肤常有局部压痛。

**诊断与鉴别诊断**  病史、临床表现提供诊断线索，鼻镜检查发现鼻黏膜充血肿胀、脓性分泌物以及鼻窦影像学检查有助鉴别，鼻窦穿刺冲洗有脓，引流物细菌培养阳性可助病原学诊断。

**急诊处理** 抗感染药物和促进局部脓性分泌物引流是主要治疗手段。

**预后** 经积极治疗后预后良好，如未及时治疗者感染可局部或全身扩散引起颅骨骨髓炎、眶周软组织感染、颅内感染等，迁延不愈者转为慢性鼻窦炎。

**鼻外伤** 鼻邻近眼球、颅脑，涉及问题比较复杂，从单纯鼻黏膜破裂、鼻出血、局部软组织挫裂伤，到鼻骨骨折、颌面部骨折、脑脊液鼻漏、继发颅内感染。

**病因及发病机制** 源于工伤、意外及交通事故甚至打架斗殴。

**临床表现** 鼻腔和周围软组织出血、疼痛、外观畸形、鼻孔流出较多清水样或淡血性液体等。

**诊断与鉴别诊断** 根据受伤史和临床表现、影像学检查不难诊断。前鼻孔流出液葡萄糖测定>1.7mmol/L可助鉴别脑脊液鼻漏。

**急诊处理** 没有皮肤破损的情况下不需要局部清创，头面部血运丰富，一些超过6小时的伤口，若创面感染不重仍可一期清创缝合。鼻骨骨折或上颌骨额突骨折伤后24小时内嘱患者冷敷鼻部，24小时后局部热敷，局部消肿后可针对偏曲的鼻背进行鼻骨整复手术或鼻中隔矫正手术。

**预后** 无严重并发症如大出血休克、窒息、继发颅内感染的鼻外伤通常预后良好。

**突发性耳聋** 常发生于健康的成人，并无任何先兆，突然发生重度耳聋，是耳科常见急症之一，有时伴不同程度的眩晕和耳鸣。

**病因及发病机制** 尚无定论，可能与下列病变有关：内耳血管痉挛、血栓、栓塞等引起供血障碍以及某些病毒性疾病如腮腺炎、麻疹、带状疱疹及风疹等有关。

**临床表现** 多为单侧听力下降，耳鸣可为首发症状，约半数患者后出现眩晕，耳内堵塞、压迫感等。全身及局部检查多无异常，鼓膜正常，咽鼓管通畅，听力曲线为感音神经性聋，可为上升型或下降型，听力损失严重者出现岛状听力曲线。耳蜗电图听性脑干诱发电位示耳蜗损害。

**诊断与鉴别诊断** 根据病史及实验室检查可初步诊断，尚需除外听神经瘤、梅尼埃病、圆窗膜破裂、耳毒性药物中毒、脑血管意外、自身免疫内耳病及多发性硬化等。

**急诊处理** 营养神经、改善微循环、糖皮质激素、高压氧等治疗可收一定疗效，症状显著、耳聋严重者需尽早住院治疗。

**预后** 多数可恢复听力。

**急性外耳道炎** 分为局限性外耳道炎、弥漫性外耳道炎、坏死性外耳道炎。局限性外耳道炎是指外耳道疖肿，弥漫性外耳道炎又称急性外耳道炎。

**病因及发病机制** 常为耳道皮肤损伤后并发细菌感染所致，常见致病菌为金黄色葡萄球菌、溶血性链球菌、变形杆菌或绿脓杆菌等。游泳、冲洗外耳道、挖耳、外耳道湿疹、糖尿病为常见诱因。

**临床表现** 耳部红、肿、热、痛，张口、咀嚼时加重。可放射至同侧颞部。症状重时可伴发热和全身不适。查体可见耳道局部皮肤红肿，疖肿成熟时皮肤隆起处可见脓点，耳屏压痛，耳郭牵拉痛或乳突区皮肤红肿，耳后沟消失或变浅，耳郭耸立，耳周淋巴结肿大。

**诊断与鉴别诊断** 根据病史及查体可初步诊断，脓液细菌培养有助病原学鉴别。

**急诊处理** 使用抗生素抗感染，疖肿未成熟前用鱼石脂甘油滴耳并配合理疗，减轻疼痛，促进其成熟，疖肿成熟或向耳周扩散时应切开引流，并用3%过氧化氢溶液清洗，滴入抗生素液。

**预后** 无严重基础疾病者一般预后好，经抗感染治疗后可痊愈。

**预防** 戒除挖耳习惯，及时防治过敏性疾病和其他慢性病，保持外耳道干燥。患病后及早到医院正规诊治。积极有效地控制血糖水平。清理耳道耵聍应注意防止耳道皮肤损伤，清理后可酌情喷少许抗生素粉。

**外耳道异物** 异物可为植物、小昆虫或非生物性小物件，一般见于儿童。

**病因及发病机制** 活昆虫在外耳道内爬行骚动或者其他异物引起局部皮肤刺激、炎症损伤和鼓膜损伤。

**临床表现** 外耳道内异物感、局部疼痛感、听力下降，甚至耳鸣、眩晕。

**诊断与鉴别诊断** 根据外耳道置入异物史及局部不适感、听力下降等可初步诊断，外耳道镜可助确诊。

**急诊处理** 圆形光滑的异物可用小刮匙勾出，勿用镊子以免将异物推入深部，活昆虫可先滴入香油或甘油或2%丁卡因后勾出或冲洗出来。继发感染者应抗感染治疗。

**预后** 异物取出后预后良好。

**预防** 避免用砂条或棉花遗留在外耳道内。

**急性化脓性中耳炎** 中耳黏膜的急性化脓性炎症。病变主要位于鼓室，但中耳其他各部位也常受累。好发于儿童。

**病因及发病机制** 儿童咽鼓管较成人短、平、宽，鼻咽部的分泌物和细菌易于经此侵及中耳，此外鼓膜外伤致细菌经外耳道进入鼓室或血行感染亦可引发本病，主要致病菌包括肺炎链球菌、流感嗜血杆菌、乙型溶血性链球菌、葡萄球菌、铜绿假单胞菌等。

**临床表现** 始感耳闷，继则听力减退伴耳鸣。耳深部疼痛，逐渐加重，如为搏动性跳痛或刺痛，可向同侧头部放射，吞咽及咳嗽时耳痛加重。鼓膜穿破流脓后，耳痛顿减。全身症状如畏寒、发热、食欲缺乏等。早期鼓膜松弛部充血，锤骨柄及紧张部周边可见放射状扩张的血管。继之鼓膜弥漫性充血、肿胀、向外膨出，正常标志难以辨识。鼓膜穿孔时局部出现小黄点或见脓液从该处流出。听力检查示传导性聋，听阈提高至40~50dB。

**诊断与鉴别诊断** 根据临床症状及局部检查、听力检查特点，不难做出诊断。

**急诊处理** 着重于抗感染治疗，一经诊断，即开始全身应用抗生素治疗。鼓膜穿孔后取脓液做细菌培养及药敏试验，参照结果改用适当的抗生素，直至症状完全消失后数日。鼓膜穿孔前给予2%酚甘油滴耳，可消炎、镇痛，鼓膜穿孔后先以3%过氧化氢溶液彻底清洗并拭净外耳道脓液，再选用抗生素水溶液滴耳。

**预后** 未及时治疗者可后遗听力下降，可继发迷路炎、乳突炎、血栓性静脉炎、颅内感染等，严重者可致死。

**预防** 避免在不洁净的水中浸泡、游泳，避免用力擤涕，及时治疗鼻咽部化脓性感染。

**耳外伤** 包括外耳损伤、中耳损伤和内耳损伤，可造成不同程度的后天畸形和听力下降等后遗症。

**病因及发病机制** 致伤原因多为机械性挫伤和暴力打击伤。

**临床表现** 早期出现血肿、出血、感染等，后期出现缺损、畸形、听力障碍。

**诊断与鉴别诊断** 根据受伤史及局部检查、听力检查特点，不难作出诊断。

**急诊处理** 原则上早期排除血肿、止血、镇痛、预防感染，后期主要是修复各类畸形和缺损。鼓膜外伤后应保证伤处的干燥，防止污染的物质进入中耳，多数新穿孔可自行愈合，给予抗生素治疗预防感染，应避免耳道内滴药。

**预后** 严重的中耳和内耳损伤可显著影响听力。

**急性会厌炎** 以声门上区为主的急性炎症，又称声门上型喉炎。任何季节均可发病。其起病较急，病情进展迅速，严重时危及生命，是急性上呼吸道炎症中引起窒息的一种重要疾病。

**病因及发病机制** 常见原因是上呼吸道感染，最常见的致病细菌为流感嗜血杆菌、葡萄球菌、肺炎链球菌等，并可与病毒形成混合感染。超敏反应引起的继发感染，异物创伤造成的刺激，进食刺激性食物，误吞化学药物，吸入热气或有毒气体以及各种射线损伤等理化因子刺激亦是此病致病因素。

**临床表现** 病程较急的咽喉疼痛，病情迅速进展，并可向耳部及胸背部放射，严重时出现呼吸困难，可能有濒死感。有时有吸气性喉喘鸣。查体可示急性病容，痛苦状，坐位，难以平卧，三凹征。呼吸急促，心率快，血压常升高。咽部检查可无明显阳性体征，间接喉镜检查示会厌舌面黏膜充血水肿，会厌正常形态消失，变形呈圆球形，声门难及。部分患者在病程后期可见会厌有脓肿形成，局部可见脓点。血中白细胞常在 $10 \times 10^9/L$ 以上，中性粒细胞增多，提示炎症。

**诊断与鉴别诊断** 应与急性喉气管支气管炎、喉头水肿、白喉、喉异物等鉴别，间接喉镜有帮助价值。

**急诊处理** 积极有效的抗感染治疗，早期足量应用糖皮质激素治疗，严密观察呼吸情况，出现严重并难以缓解的喉阻塞者应考虑行气管切开术。

**预后** 通常预后良好，少数可死于窒息。

**口咽、喉咽异物** 口咽和喉咽异物占据耳鼻喉科急诊相当的比例，前者相对多见，后者相对少但更危险，容易引起窒息。

**病因及发病机制** 异物主要位于舌根、会厌谷、梨状窝或刺入扁桃体，主要是鱼刺，还有动物骨、竹签等，成人多见，儿童亦不少见。

**临床表现** 咽喉刺痛、咳嗽、呼吸困难为常见症状，若深部异物继发感染可致颈部肿胀、局部压痛等。

**诊断与鉴别诊断** 根据进食后即刻出现上述不适结合咽喉部检查发现异物可确诊。

**急诊处理** 口咽异物多扎在扁桃体上，要克服患者的咽反射才能顺利将之取出。工具主要是枪状镊。部分患者在操作前要进行口咽部的表面麻醉以减轻咽反射。喉咽异物多数在充分的丁卡因表面麻醉后借助间接喉镜用异物钳取出。少数位置深在、咽反射强烈、异物较小时可通过纤维喉镜用活检钳取出。

**预后** 绝大多数异物可顺利排出，少数尖锐异物刺入软组织内继发感染形成咽部脓肿，少数卡在喉腔或声门区引起窒息。

**预防** 进食勿过快，食物未咽下不要说话和大笑，进食后出现相关不适及时就医。

**颈部损伤** 颈部连接头颅和躯干且有许多重要器官，受伤后准确判断、及时抢救十分重要。

**病因及发病机制** 闭合性损伤多为钝性暴力所致，主要引起喉、气管损伤，颈动脉窦受到强烈刺激可反射性地引起脑循环障碍。开放性损伤多是利器刺入、切割或弹伤，可致大出血、空气栓塞、纵隔气肿、窒息等。

**临床表现** 喉部和气管钝挫伤可出现颈及喉部疼痛，声音嘶哑、咳嗽、咯血、呼吸困难、颈部皮下气肿、纵隔气肿等，颈动脉挫伤后可形成局部血肿并可伴霍纳综合征，也可由于血管痉挛或血栓形成致大脑缺血症状如单瘫、偏瘫，但神志尚清。开放性伤出血时间长且较重，可迅速致死。颈椎骨折、脱位、颈髓损伤可导致损伤平面以下瘫痪，早期可因呼吸衰竭致死。

**诊断与鉴别诊断** 根据受伤史和相关临床表现可初步诊断，关键在于迅速识别致命部位伤，如大血管破裂及其部位、颈髓损伤等。

**急诊处理** 保持气道通畅，必要时气管切开，迅速制止活动性出血同时抗休克治疗，戴颈托保护颈髓，必要时尽快手术解除颈髓受压。

**预后** 颈部重要器官多，严重颈部损伤易发生窒息、休克、呼吸衰竭，不及时处理预后差。

（郭树彬）

yīndào chūxuè

# 阴道出血（vaginal bleeding）

来自外阴、阴道、子宫颈、子宫内膜等任何部位的出血。是女性生殖器疾病最常见症状。

**病因** ①损伤性疾病：异物、骑跨贯通伤等。②月经异常：无排卵性功能失调性子宫出血、有排卵性功能失调性子宫出血。③妊娠相关性疾病：流产、异位妊娠、滋养细胞疾病等。④肿瘤：子宫肌瘤、子宫内膜癌、子宫颈癌、子宫内膜不典型增生、宫腔息肉等。⑤凝血功能异常：特发性血小板减少性紫癜等。

**鉴别诊断** 可依据发病年龄段和辅助检查进行。

**发病年龄段** 不同年龄段阴道出血的病因差异较大。

**青少年期** 该组患者无排卵或少排卵状态较多见，问诊应了解患者的排卵状况，并注重细节。主要包括初潮年龄和月经史，包括月经间隔时间、是否规则和出血持续时间，以及排卵时是否有症状。询问有无易出现皮肤青紫和出血点。查体时注意患者有无肥胖、进食障碍（如厌食症和贪食症）及贫血体征。第二性征发育情况和寻找雄激素过多的证据，如严重的痤疮和多毛症。

**育龄期** 对于非妊娠育龄期妇女，月经史询问同前。这组患者亦应考虑凝血功能障碍可能。仔细寻找内分泌疾病的证据，包括有无泌乳、多毛及甲状腺疾病的症状。询问用药史很重要，用三环类抗抑郁药和吩噻嗪类药物治疗的精神疾病患者有时可出现不排卵，是否使用可能干扰卵巢功能的药物，包括中草药和避孕药。近期有无生殖道手术。记录性生活史和患性传播性疾病的风险。

查体时要注意潜在的不排卵有关因素，包括厌食症或肥胖、痤疮、多毛症或甲状腺肿大。若患者距上次宫颈脱落细胞学检查时间已超过 1 年，或宫颈脱落细胞学检查有异常者应进行随访。请妇产科医师会诊仔细检查生殖道和宫颈，观察是否有局部病灶如息肉、肿瘤或损伤。双合诊在检查异常子宫出血的原因时价值有限。明确有无子宫增大（常是子宫肌瘤的第一个线索）或宫颈、宫体和附件的压痛。

**绝经后期** 对其评估有别于青少年和育龄期患者。应了解患者临床表现的特点，包括出血开始和持续时间、可能加重出血的因素。肿瘤和使用外源性性激素是常见原因，如乳腺癌患者服用他莫昔芬，该药具有雌激素样活性。精神药物使用史少见。

**辅助检查** ①血或尿人绒毛膜促性腺激素检查。②血细胞比容、血小板计数、凝血功能检查。③催乳素水平和甲状腺功能测定。④内膜活检：常用于内膜肿瘤诊断，任何年龄>40 岁的异常子宫出血患者均应考虑内膜活检或诊断性刮宫。⑤经阴道超声：适用于激素替代治疗的绝经后妇女，可测量内膜回声复合物厚度，有效且是无创技术。厚度<4mm 可基本排除内膜肿瘤。⑥宫腔镜检查：是进行宫腔结构评价的金标准。

**急诊处理** ①评估出血量：根据患者的生命体征和容量状况，决定是否需容量复苏，是否需紧急配血输血和手术。治疗首要目标是止血，避免因大量失血造成的贫血、休克，甚至危及生命。监测机体对治疗的反应。②评估贫血程度：确定是否在急诊处理后可门诊随诊。③明确阴道出血病因：请妇产科医师会诊，针对病因治疗。

（徐腾达　金　莹）

rènshēnqī yīndào chūxuè

## 妊娠期阴道出血（vaginal bleeding during pregnancy）

宫内妊娠妇女阴道、子宫颈、子宫体等生殖道任何部位的出血。妊娠期全过程从末次月经的第 1 天开始计算，孕龄为 280 天，即 40 周。临床上分为 3 个阶段：第 13 周末之前称为早期妊娠，第 14～27 周末称为中期妊娠，第 28 周及其后称为晚期妊娠。阴道出血的原因因孕龄而异。急诊评估妊娠期阴道出血时，以 20 周为界，分为妊娠期前 20 周阴道出血和妊娠期后 20 周阴道出血。

（徐腾达）

rènshēnqī qián 20 zhōu yīndào chūxuè

## 妊娠期前 20 周阴道出血（vaginal bleeding during the first 20 weeks of pregnancy）

宫内妊娠妇女在妊娠期前 20 周阴道、子宫颈、子宫体等生殖道任何部位的出血。又称妊娠前半程阴道出血。

**病因**　包括与妊娠相关的阴道出血和与妊娠无关的阴道出血。

**鉴别诊断**　包括临床特征、盆腔检查和辅助检查。

**临床特征**　①异位妊娠：占妊娠的 3%，应首先排除。②植入性出血：出血发生在正常月经时或末次月经后第 5～6 周，属生理现象，较常见。表现为阴道流出粉色的分泌物或相当于月经期的出血，持续 1～2 天。通常被误认为月经出血，易导致孕期推算错误。盆腔检查正常，宫口闭合、子宫无压痛。盆腔 B 超检查结果应与相应孕期的血人绒毛膜促性腺激素（human chorionic gonadotropin，HCG）水平相符。③流产：孕 28 周以前人为或自然终止妊娠。不同的流产类型，临床特点亦不同（表）。④妊娠滋养细胞疾病：通常为葡萄胎妊娠，一般人群发病率为 1/1000，亚裔可高达 1/100。常表现为阴道流血，类似不全流产或先兆流产。有阴道排出水肿绒毛（外观像葡萄），可伴恶心、呕吐。少数患者有先兆子痫或甲状腺功能亢进症。子宫可大于妊娠月份（50%）或小于妊娠月份（25%），或有增大的黄素化卵巢囊肿。葡萄胎典型的 B 超图像为"雪片征"。β-HCG 值常高于相应妊娠月份。确诊依靠病理组织检查。⑤与妊娠无关的阴道出血：宫颈癌可引起水样、恶臭、血性分泌物，常发生在性交后。阴道炎可无症状，有异常分泌物，出现阴道点滴出血。宫颈外翻或息肉可引起出血，尤其是性交后出血。

**盆腔检查**　对于鉴别诊断有重要意义，包括经阴道窥具检查及双合诊，前者可发现异常病变、分泌物或溃疡，可取宫颈分泌物培养，可明确出血来自宫颈或阴道。若点滴出血或流血并不像出自宫颈或阴道，应考虑低位肠道出血可能，应进行直肠指检。应检查阴道壁，观察是否有溃疡、外伤、感染、异物或肿瘤。双合诊检查重点是明确宫颈内口是否关闭，估计子宫大小，子宫和（或）附件有无压痛。

**辅助检查**　①尿常规：排除泌尿系统感染。②血常规：常规行全血细胞计数，评估失血量，了解红细胞和血小板基数值。③血 HCG：异位妊娠和宫内妊娠均产生，但在同样的妊娠周数，前者低于异常宫内妊娠。因为在胚胎发育的各个时期 β-HCG 值的差异较大，单独 β-HCG 水平对鉴别正常和异常宫内妊娠及异位妊娠的作用不大，相隔 48 小时连续测定 β-HCG 可了解其增长速度。β-HCG 正常倍增时间是（1.9±0.5）天，平台期值约 10 000U/L，在孕 8～10 周。85% 的正常宫内妊娠 48 小时增长 ≥66%，<66% 为增长异常，这对于某些异常妊娠诊断的敏感性为 75%，特异性为 93%。β-HCG 水平下降意味着妊娠胚胎不存活，或为异位妊娠。异位妊娠和流产时，β-HCG 的下降速度有显著不同。异位妊娠 β-HCG 半衰期 >7 天，而宫内异常妊娠流产则 <1.4 天。β-HCG 下降不能排除异位妊娠的可能性。④血孕酮：孕酮水平不随孕周增长而改变，可用于鉴别正常妊娠、异常宫内妊娠及异位妊娠。孕酮 >80nmol/L 提示 97% 为正常妊娠，<16nmol/L 预示 100% 为异常妊娠。但 31% 宫内妊娠、23% 异常宫内妊娠、52% 异位妊娠孕酮值波动在 32～64nmol/L。因此，由于在不同疾病中孕酮值重叠太多，故其临床应用受限。⑤盆腔超声：用于鉴

表　流产类型的鉴别诊断

| 流产类型 | 临床表现 | | | 妇科检查 | |
| --- | --- | --- | --- | --- | --- |
| | 出血量 | 下腹痛 | 组织物排出 | 宫颈口 | 子宫大小 |
| 先兆流产 | 少 | 无或轻 | 无 | 关闭 | 与孕周相符 |
| 难免流产 | 增多 | 加重 | 无 | 扩张 | 相符或略小 |
| 不全流产 | 多 | 减轻 | 有 | 扩张、有物堵塞 | 略小 |
| 完全流产 | 少或无 | 无 | 完全排出 | 关闭 | 基本正常 |

别存活的宫内妊娠和葡萄胎、完全流产和不全流产、异位妊娠。

**急诊处理** ①若患者有低血压、心动过速或体位性低血压，应先进行容量复苏。②若阴道持续大量出血，需请妇产科医师协助处理，针对病因进行治疗。

（徐腾达　金莹）

rènshēnqī hòu 20 zhōu yīndào chūxuè

## 妊娠期后 20 周阴道出血 （vaginal bleeding during the last 20 weeks of pregnancy）

宫内妊娠妇女在妊娠期后 20 周阴道、子宫颈、子宫体等生殖道任何部位出血。又称妊娠后半程阴道出血。

**病因** 较复杂，甚至有潜在生命危险。出血既可来自上生殖道，也可来自下生殖道。上生殖道出血可来自子宫-胎盘间隙，如胎盘早剥或前置胎盘，或来自子宫，如子宫破裂。来自子宫或胎盘的出血可导致母儿灾难性的结局。下生殖道出血可能源于临产时宫颈的变化，如慢性宫颈炎、宫颈息肉、创伤或宫颈癌。外阴静脉曲张在妊娠期很常见，也可导致出血。下生殖道的出血通常很轻，且极少会马上危及生命。原发凝血功能异常导致出血较罕见。出血偶尔来自胎儿的血管，如前置血管，虽罕见但可危及胎儿生命。

**鉴别诊断** 可通过病史、体格检查及辅助检查进行。

**病史** ①现病史：包括出血前是否有创伤或性交，腹痛的程度和性质，疼痛的感觉是否像宫缩，出血前是否有宫缩，出血后是否有胎动。②产前病史：是否接受过产前检查，是否出现过阴道出血，是否知道预产期，以前是否做过超声检查了解胎盘位置，有无高血压等合并症，有无提前出现宫缩，产前检查过程中是否发现过下生殖道的病灶。③既往产科病史：孕次和产次，是否做过剖宫产或其他的子宫手术，既往妊娠是否合并胎盘早剥或前置胎盘。④既往史和个人史：是否有血管病变，如高血压或血管炎，有无肾病史，有无宫颈涂片异常病史，是否吸烟或服用可卡因。

**体格检查** 是否合并腹痛有助于初步判断出血原因（表）。腹部检查可明确局部压痛的区域。坚硬、触痛或"板状硬"的子宫提示较大面积的胎盘早剥，应迅速了解胎心情况。子宫触诊还可检查胎动、宫缩或明显的子宫强直性收缩。初产头浮和胎位异常在前置胎盘病例中常见。子宫破裂时，胎位也可异常，或可从患者腹部摸到脱离宫腔的胎儿。排除前置胎盘后可行阴道检查，可直视出血部位，从宫颈流出的血液提示来自上生殖道，同时还可明确有无阴道和宫颈病灶。撤出窥具后，可行阴道指诊检查宫颈扩张和展平情况。证实胎先露的类型和位置也是阴道检查的重要内容。

**辅助检查** ①血常规：常规行全血细胞计数，评估失血量，了解红细胞和血小板计数值。②凝血功能检查：如纤维蛋白裂解产物、D-二聚体、纤维蛋白原等。③超声：了解胎盘与子宫颈的关系，有无胎膜气球征、副胎盘，以及子宫及胎儿情况。

**急诊处理** 基于出血原因、母体情况、胎儿情况和孕周。处理原则包括：①所有妊娠期后 20 周阴道出血的患者均应请产科医师会诊。若胎儿有宫外存活的可能，应尽早通知儿科医师。②应在具备护理可能受损或早产的新生儿条件的医疗单位进行。③立即开始评估和抢救。若有胎儿受损的表现，对母体的抢救复苏是首要任务，这样可能改善胎儿状况。④任何评估和处理均应考虑到母体和胎儿两方面。⑤尽量准确核对孕周，处理措施很大程度上受此影响。⑥必须考虑是否需用 Rh 免疫球蛋白。

**母体处理** ①左侧卧位，进行呼吸和循环支持，建立静脉通路。②评估失血量、失血严重程度。③进行容量复苏，必要时应

表　妊娠期后 20 周阴道出血的鉴别

| 病因 | 发病率（%） | 腹痛或宫缩 | 相关情况 | DIC 可能性 |
| --- | --- | --- | --- | --- |
| 胎盘早剥 | 35 | 有，常为频繁宫缩 | 创伤、高血压、先兆子痫、服用可卡因 | 是 |
| 前置胎盘 | 30 | 无 | 既往剖宫产史、多胎、多产 | 罕见 |
| 胎盘血管前置 | <1 | 无 | 胎膜破裂后出现 | 否 |
| 子宫破裂 | <1 | 通常有 | 既往剖宫产史或子宫肌瘤剔除术史、创伤 | 是 |
| 临产"见红" | 10~20 | 有 | 无 | 否 |
| 下生殖道原因 | 5 | 无 | 宫颈涂片异常史 | 否 |
| 凝血功能异常 | <1 | 无 | 通常孕前确诊 | 否 |

注：DIC：弥散性血管内凝血

用血管升压药，监测尿量或中心静脉压。④纠正凝血功能异常，补充浓缩红细胞、凝血因子、输注血小板或新鲜冷冻血浆。⑤宫缩监测。⑥针对病因进行治疗。

**胎儿评估** ①评估胎儿宫内情况：持续胎心监测、基线胎心率、基线变异性及周期性加速或减速是胎心监护图的重要分析指标。②估算孕周：对于制订合理的决策至关重要。若记忆准确，用末次月经推算孕周是可靠的。对于月经周期不规则或服用激素类避孕药期间怀孕者，用末次月经推算孕周不可靠，可根据早期或中期妊娠产科超声检查推算预产期。早孕期测量头臀长推算孕周的准确度为±（5~7）天。用双顶径、腹围和股骨长估算孕周，中期妊娠的误差为±2周，晚期妊娠为±（2~3）周。若根据孕周推断胎儿可存活，且存在威胁胎儿生命的情况，可立即终止妊娠。

（徐腾达　全　莹）

pénqiāng téngtòng

**盆腔疼痛**（pelvic pain）　育龄期妇女新近出现的下腹部疼痛。是妇科急诊常见症状，通常不包括症状持续3个月以上的慢性盆腔疼痛。

**病因** ①女性生殖系统病变：如输卵管炎、异位妊娠、黄体囊肿破裂、附件扭转、输卵管卵巢脓肿。②泌尿系统病变：肾盂肾炎、膀胱炎、输尿管结石。③消化系统病变：如阑尾炎、胃肠道穿孔、肠梗阻等。④功能性疾病：约20%盆腔疼痛未见明显病理学异常。

**鉴别诊断** 包括以下内容。

**病史** ①疼痛特点：包括疼痛部位、性质、有无放射痛、严重程度、加重或缓解因素。一侧盆腔痛通常与输卵管或卵巢病变有关，右侧盆腔痛应考虑阑尾炎，左侧盆腔痛应与憩室炎和结肠炎鉴别。盆腔正中疼痛通常源于子宫、膀胱或两侧附件病变。疼痛放射至直肠可能是直肠子宫陷凹积血或积液所致。疼痛突然发作的盆腔疼痛提示急性盆腔出血、囊肿破裂或卵巢囊肿蒂扭转。伴恶心、呕吐多见于肾绞痛、卵巢囊肿蒂扭转及妊娠。伴发热、寒战多见于感染性疾病。②完整的妇产科病史和性生活史：问清末次月经时间、月经持续时间和出血量，结合前次月经情况判断此次是否为正常月经。③既往史：既往病史、手术史、外伤史及以往类似发作均很重要，有可能缩小鉴别诊断的范围。同时记录药物过敏史。

**体格检查** ①全身检查：评估生命体征；观察患者一般情况及体位，有腹膜刺激征者倾向于平卧，活动会加重疼痛，内脏痛者可能前后翻滚寻找舒适体位；检查黏膜有无脱水、苍白或黄染等。②腹部检查：检查腹部轮廓有无膨隆、不对称、瘢痕包块或蠕动波。咳嗽增加腹压时可发现疝。腹部听诊闻及高调肠鸣音或肠鸣音减弱或消失提示肠梗阻。对疑有腹水者检查有无移动性浊音。腹部触诊前应让患者指明疼痛最明显处，此处应最后触诊，若存在反跳痛，提示腹膜炎。③盆腔检查：尽管盆腔检查结果与检查者的经验、患者合作程度、患者体形、既往腹部手术史等有关，其可靠性有限，但对确定出血、发现肿块和获取宫颈及阴道分泌物标本等很重要。需要强调的是，即使盆腔检查"正常"，也应做进一步检查评估，对初次评价不能明确病因者，可能需连续多次检查。

**辅助检查** 包括以下内容。

**尿和血清妊娠试验** 所有患者均应进行尿妊娠试验筛查，阳性结果伴腹痛或阴道出血，应测定血清人绒毛膜促性腺激素（human chorionic gonadotropin，HCG）。异位妊娠和异常宫内妊娠患者血清β-HCG一般低于正常宫内妊娠，应动态监测其变化。一旦怀疑异位妊娠，均应行超声检查，但β-HCG<1000U/L时超声对其诊断的敏感性仅为17%。

**全血细胞计数** 白细胞升高对急性盆腔疼痛的诊断既不敏感也不特异，血白细胞计数正常者不能排除炎性疾病。血细胞压积和血红蛋白水平不能及时精确反映急性失血状况，但动态监测二者变化有重要临床意义。

**尿液分析** 有助于诊断泌尿系统疾病，但不同疾病的敏感度不同，特异性也不理想。例如，约30%的阑尾炎患者尿液分析提示泌尿系统感染，这可能是阑尾周围炎引起的尿液分析结果异常。

**血生化检查** 对合并呕吐和腹泻患者应进行血清电解质、肌酐、尿素氮检查，对判断患者失水情况有重要意义。

**超声检查** 盆腔超声检查是妊娠早期阴道出血伴或不伴腹痛患者评价的必要手段，可立刻发现是否有宫内妊娠囊。尿妊娠试验阳性，超声检查宫内未见妊娠囊，同时发现附件区混合回声包块应高度怀疑异位妊娠。对于不能明确的阑尾炎、卵巢囊肿蒂扭转或盆腔炎性疾病，超声检查也有助于诊断。超声检查对盆腹腔积血量的判断非常准确且迅速。超声还可用于评估胆囊结石、胆囊炎、肝及胰腺占位、肾结石和肾盂积水。

**腹部平片** 立位和卧位腹平片有助于发现液气平、游离气体和异物，有助于肠梗阻、胃肠道异物和穿孔的明确诊断，但对肾结石或胆囊结石的诊断意义有限。在行 X 线检查前应尽可能先除外是否合并妊娠。

腹部和盆腔 CT 可提供很多有诊断价值的信息。CT 诊断阑尾炎的敏感性和特异性分别为 100% 和 97%；诊断妇科急症（卵巢囊肿破裂、盆腔炎性疾病、卵巢囊肿蒂扭转、宫腔积血）的敏感性和特异性分别为 87% 和 100%。

**急诊处理** 包括以下内容。

**快速稳定和评价** 盆腔疼痛育龄期妇女应常规查血常规、尿常规和妊娠试验。有时患者可能因失血等因素少尿、无尿，尿常规、HCG 和盆腔 B 超等检查均会受到影响，应注意不要因等待检查结果而耽误救治。盆腔疼痛患者应警惕两类致命性问题。①失血性休克：吸氧、监护、容量复苏，血型、交叉配血；容量复苏后不能快速稳定，应考虑妇产科专科医师会诊，直接腹腔镜手术或剖腹探查术。②感染：早期应用广谱抗生素，尽早请妇产科专科医师会诊。

**支持治疗** 控制疼痛是盆腔疼痛患者首先需解决的问题，但是否进行需在急诊医师、外科或妇科医师间达成共识。若外科（或妇产科）医师认为麻醉药或其他镇痛药会使体格检查的结果不可信，可用短效镇痛药。

（徐腾达 金莹）

rènshēnqī jízhèng

**妊娠期急症**（emergency during pregnancy） 妊娠过程中突然发生的严重威胁孕妇及其胎儿生命的急性临床综合征。可出现在怀孕的任何时期，如异位妊娠（妊娠早期）、妊娠期高血压疾病（妊娠中、晚期）和胎盘早剥（妊娠晚期）。广义的妊娠期急症包括妇科、产科及内外科领域中的各种急性病症，如妊娠并发症、出血、感染、意外损伤。

**妊娠早期阴道出血** 提示流产、异位妊娠、妊娠滋养细胞疾病及一些非产科情况如宫颈息肉、外伤、宫颈癌等（见妊娠期前 20 周阴道出血）。

**妊娠期高血压疾病** 高血压在孕妇中的发病率为 9.4% ～ 10.4%，分为不同类别。妊娠期发生，血压 ≥140/90mmHg，产后好转。子痫前期指怀孕前血压正常，妊娠期高血压疾病患者出现蛋白尿（>300mg/24h）。子痫指子痫前期孕产妇癫痫发作，且不能用其他原因解释。妊娠合并慢性高血压指孕前或产后 6 周仍患高血压，血压在妊娠期无明显升高。危险因素包括孕妇年龄 <20 岁、初产妇、多胎、高脂血症、糖尿病、肥胖及妊娠期高血压家族史等。

**病因** 妊娠期高血压/子痫前期的基本病变是不明原因引起的血管痉挛。子痫前期血管痉挛、缺血、血栓栓塞，引起母体器官功能损伤、胎盘梗死、胎盘早剥，胎儿因缺血和过早分娩死亡。子痫的病因不明。在正常妊娠过程中，血管反应被抑制，孕妇表现为高排低阻。表现为心输出量增加，周围阻力病理性增加。子痫前期患者中，心排出量减少，周围阻力继续增加。引起上述变化的原因不明，但都与多种物质变化相关，包括与血管收缩相关的前列腺素水平变化，及广泛的血管内炎症反应引起的血管损伤。

妊娠期高血压/子痫前期中血管收缩的影响多种多样。血容量比正常妊娠减少；中心静脉压正常，肺毛细血管楔压变化较大。肝功能受损是血管痉挛引起的肝细胞坏死及水肿。肾损伤引起蛋白尿及肾小球滤过率的减低。血管痉挛导致微血管内溶血，引起血小板减少。中枢神经系统损伤包括微血管血栓形成和出血，同时可伴局部水肿和充血。

**临床表现** 妊娠期高血压患者收缩压或舒张压轻度升高，无蛋白尿，无脏器受损。神经系统评估、生理反射、病理反射、腹部体检、肝功能及凝血功能检查结果都应是正常的。子痫前期主要与肾脏功能受损相关，重度子痫前期合并其他脏器受损的证据。水肿通常较难评估，因为正常妊娠也会出现细胞外液体过多及凹陷性水肿，不可用于辨别子痫前期。蛋白尿（>300mg/24h）需检测 24 小时尿样，随机单次尿标本结果不可靠。

重度子痫前期患者中，舒张压可 >110mmHg，重度蛋白尿，多种脏器血管痉挛功能受损。中枢神经系统症状包括头痛和视力改变。可能出现血小板减少，肝酶水平升高，肝大、易破裂。肾功能受损可在蛋白尿的基础上，出现少尿，肌酐水平上升。

**并发症** HELLP 综合征是子痫前期的严重并发症，在子痫前期患者中的发病率一般为 5% ～ 10%，以溶血、肝酶水平升高及血小板减少（<100×10⁹/L）为特点。凝血酶原时间、活化部分凝血活酶时间和纤维蛋白原水平正常，血液检查证实为微血管内溶血性贫血。其他子痫前期的并发症包括自发性肝脾破裂出血和胎盘早剥。

最危险的妊娠高血压疾病为子痫，指具子痫前期症状和体征的孕产妇出现癫痫发作或昏迷。患者出现头痛、恶心、呕吐、视力受损及平均动脉压 >160mmHg

时，应警惕子痫的发生。乳酸脱氢酶、天冬氨酸转氨酶和尿酸浓度升高提示子痫前期患者死亡率增高。特别是在妊娠 32 周前，高血压并未合并水肿或蛋白尿时，癫痫发作可突然发生。1/3 子痫在分娩后发生，大部分在产后 48 小时内，个别甚至在产后 28 天发生。产后 48 小时后发生的癫痫发作，如并未合并子痫前期表现，应考虑其他鉴别诊断如颅内出血。子痫孕妇的并发症包括持续性癫痫或颅内出血引起的永久性中枢神经系统损伤，肾脏灌注不足和死亡。

子痫引起的母亲死亡率已减少至<1%。围生期死亡率也在减低，但仍在 4%～8%。新生儿死亡原因包括胎盘梗死、胎儿生长受限和胎盘早剥。此外，母亲子痫引起的胎儿缺氧及因母亲疾病导致的提前终止妊娠显著增加了胎儿的致残、致死率。

**诊断**　严重子痫前期患者应被安排在安静并可被监护的区域，建立静脉通路，同时进行胎儿监护。抽血检查包括血常规、肝肾功、血小板计数和凝血功能检查。同时应获取血清镁浓度。急性癫痫发作患者应测血糖水平。如子痫前期病史不明确或经过硫酸镁治疗后，症状无改善，患者应行 CT 检查，除外妊娠期脑血管病（可伴或不伴妊娠期高血压疾病），脑血管疾病需其他特殊治疗。半数子痫患者可出现 CT 检查异常，其特征表现为脑皮质斑片状出血和小栓塞，可能与严重的妊娠期高血压疾病患者脑灌注调节失效相关。弥漫性脑水肿和颅内压增高也较常见。

**鉴别诊断**　周围水肿在正常妊娠中常见，通过水肿鉴别正常妊娠和子痫前期较困难。如无患者之前血压正常的记录，在急诊患者中，鉴别妊娠期高血压和慢性高血压很困难。妊娠期癫痫发作也可能是癫痫病或颅内病变如栓塞或出血。

**急诊处理**　重度子痫前期患者的初步评估包括血压及反射的检查、体重、脏器功能检测。超声检查评估胎儿孕龄，帮助医师在患者病情继续恶化时决定进一步处理方案。限制活动（包括卧床休息）是唯一被证实可降低血压、延长妊娠时间的方法。终止妊娠是治疗妊娠期高血压疾病的有效措施。

血压持续>140/90mmHg 及出现重度子痫前期表现的患者应住院治疗。通过实验室检查，完成对肝、肾功能及造血系统的最初评估。利尿药及降压药对胎儿预后和延长妊娠时间无明显作用。最初的评估帮助医师了解胎儿的准确年龄、发育情况、母体脏器功能及卧床休息的降压效果，决定终止妊娠的合适时机。

重度子痫前期表现为血压升高（>160/110mmHg），上腹部或肝区压痛，视力受损，或严重头痛时，处理原则与子痫相同：①硫酸镁控制癫痫发作。②癫痫控制后，控制舒张压<105mmHg。③最初的实验室检查评估脏器损害包括血常规、血小板计数、肝功能、肾功能。④尿量>25ml/h。⑤除非严重脱水，限制静脉液体入量。⑥避免利尿药和高渗液体应用。⑦出现意识障碍、癫痫持续、偏侧体征，进行头部 CT 检查。⑧准备分娩。目标是预防癫痫发生、保护母体脏器功能。

癫痫发作和昏迷是子痫发生的标志，通常由子痫前期发展而来。所有癫痫发作患者均需考虑低血糖症、药物过量及其他引起癫痫发作的原因，并进行相应检查。大部分患者子痫引起的癫痫发作可用适当剂量的硫酸镁控制。镁剂无明显控制血压作用，但是最有效的解痉药，可防治癫痫，子痫引起的血压增高在癫痫发作停止后，血压通常会降低。迅速降低血压会引起子宫低灌注，只有子痫控制后舒张压仍>105mmHg 时，才需降压治疗。最常用的降压药物是肼屈嗪，尼莫地平和拉贝洛尔也安全有效。

虽然子痫患者体内总的水量过多，但其有效循环容量减少，且子痫患者对容量变化非常敏感。血容量减少导致子宫灌注减少。因此，子痫患者避免使用利尿药和高渗制剂。虽然患者循环血量减少、系统阻力增加、血管痉挛，似乎需要扩容治疗，但有创监测发现静脉扩容不能逆转血管痉挛。并且，静脉容量过多引起血管外液体潴留，产后消除困难，导致肺水肿的发生。子痫患者进行有创动脉血压监测有助于了解患者的容量情况。

**妊娠合并肝脏疾病**　除普通的肝脏疾病外，妊娠可引起一些特殊的肝脏异常表现。临床医师应注意辨别妊娠期特殊肝病及与妊娠无关的疾病。

**妊娠期急性脂肪肝**　多见于初产妇和双胎妊娠晚期，可导致肝衰竭、并发症性分娩和胎儿死亡。少见。

**病因**　不明，虽然其肝脏异常和临床表现与脑病并内脏脂肪变性综合征［又称瑞氏（Reye）综合征］相似。显微镜下，肝细胞脂肪浸润伴水肿和空泡化，但无明显坏死或炎症。如患者能渡过急性期，分娩后肝功能可恢复正常。此病与子痫前期之间的联系至今未明。

**临床表现** 妊娠晚期出现的恶心和呕吐或肝功能异常应考虑急性脂肪肝。最初的症状包括食欲缺乏、乏力和头痛，伴肝脏触痛。疾病可发展至凝血功能障碍、黄疸、癫痫发作和肝性脑病。

**诊断** 典型的表现包括白细胞增多、血小板减少、凝血酶原时间和活化部分凝血活酶时间延长、纤维蛋白裂解产物增多，可发生低血糖。血清转氨酶水平升高，但升高水平通常＜500U/L，妊娠晚期出现胃肠道症状的患者均需检查其水平。与 Reye 综合征不同，血氨水平升高不明显。高尿酸血症常见。疾病晚期可出现胆红素水平升高。超声及 CT 检查通常正常。肝活检有助于诊断。

**鉴别诊断** 妊娠晚期，肝触痛和凝血功能障碍主要提示子痫前期。黄疸和转氨酶水平升高少见于妊娠期高血压疾病，且急性肝衰竭、低血糖和凝血功能障碍在子痫前期中并不多见。急性重症病毒性肝炎患者转氨酶水平升高更显著。药物引起的肝衰竭有相应病史，可进行毒物学筛查，有无对乙酰氨基酚或其他药物中毒。胆囊炎也可引起右上腹疼痛，但不会引起凝血功能障碍或进展性的肝衰竭。

**急诊处理** 出现癫痫发作或昏迷需立即处理。可能同时伴有低血糖，应同时评估凝血功能。患者可能需要进行液体复苏和清除凝集因子，应留观，监测病情变化。如未出现严重的凝血功能障碍，肝活检有助于诊断。明确诊断后，立即终止妊娠。终止妊娠过程中，患者接受新鲜血浆、血小板和葡萄糖输注。终止妊娠后，新生儿发生低血糖、肝功能异常的概率较高，需密切监测。

**妊娠期肝内胆汁淤积症** 主要见于妊娠晚期。该病是继肝炎之后，引起妊娠期黄疸的第二常见原因。疾病的特征是胆汁淤积和肝内胆管扩张，肝脏本身正常。与高龄妊娠及多胎相关。

**临床表现** 瘙痒和轻度黄疸是妊娠期肝内胆汁淤积的标志。虽然瘙痒可造成失眠及乏力，但患者通常一般状况较好，无中毒表现，无发热、呕吐、腹泻或其他明显不适。胆红素水平很少＞85.5μmol/L，碱性磷酸酶水平可升高 7~10 倍，转氨酶水平正常。终止妊娠后，症状自然缓解。患者早产发生率及羊水胎粪污染率增加。

**鉴别诊断** 诊断需除外其他严重疾病如病毒性肝炎、急性脂肪肝、药物引起的肝衰竭或复杂的胆囊炎。

**急诊处理** 诊断明确者可妇产科随诊。对症治疗包括抗组胺药、熊去氧胆酸、胆酸钠和其他药物。

**妊娠期血栓栓塞疾病** 血栓栓塞性疾病占产科死亡率的20%，是导致妊娠期死亡的最主要原因。妊娠处于高凝状态，凝血因子增加、血液淤滞，分娩时会出现显著的血管损伤。静脉血栓形成的概率是非孕妇的 5~6 倍。妊娠期血栓形成的危险性不断增加，但在产褥期最高。其他高危因素包括吸烟、静脉曲张或浅表静脉血栓史、早产、产后出血。

**临床表现** 疼痛、触痛和水肿预测深静脉血栓形成效果差（与非妊娠时相同）。临床诊断肺栓塞也同样困难。虽然呼吸频率增快、呼吸困难和胸痛通常提示肺栓塞，这些症状特异性不高，在妊娠期也常出现于其他疾病如肝脏炎症、肾盂肾炎、膈肌上升等。

**诊断** 疑诊血栓栓塞的患者应进行动脉血气分析检查，由于黄体酮刺激呼吸，正常孕妇的血气分析结果通常是呼吸性碱中毒，肺栓塞孕妇的肺泡-动脉氧气分析结果可能是正常的。进行胸片检查（遮蔽盆腔和子宫）以除外其他疾病。妊娠晚期膈肌升高水平对称。

非侵入性检查如超声检查有助于诊断妊娠期股静脉或腘静脉深静脉血栓形成，对患者的危险性最小。妊娠晚期正常孕妇仰卧位进行检查时，也会出现异常的血流动力学改变，所以阳性结果应在患者取左侧卧位时复查。大部分情况下，患者出现明确的血流动力学改变即可开始治疗。然而，妊娠期常见的单一髂静脉疾病，腿部超声检查可能结果正常。如怀疑血栓栓塞疾病，需进行间接多普勒检查或 CT 检查。诊断不明时，治疗风险大于行确诊检查的风险。

$^{99m}$Tc 标记的肺通气/灌注扫描检查中，胎儿暴露于射线的剂量<50mrad，一般比较安全。标记的纤维蛋白原试验在妊娠妇女中禁用。螺旋 CT 对胎儿的影响小于通气灌注显影检查，使其成为潜在的选择，但其在妊娠中的诊断准确性尚在研究中。如非侵入性检查不能确诊，可行肺动脉造影。

**急诊处理** 华法林在妊娠期禁用，因为直到妊娠中、晚期，其仍能引起胎儿流产或胎儿畸形。主要应用肝素治疗血栓栓塞疾病。普通肝素增加胎儿骨质疏松、血小板减少、早产、流产的危险性，但不进行抗凝治疗的危险性更高。一般情况下，妊娠期出现深静脉血栓形成或肺栓塞的患者，在急性肝素静脉抗凝治疗后，皮下注射肝素，持续到产后3~6个月。低分子肝素在妊娠中应用的有效性和安全性尚在研究中，未作为标准治疗。低分子肝素与普通肝素相比，在妊娠期应用时，具以下优势：剂量固定、注射频率少、骨质疏松和血小板减少的危险性低。有过深静脉血栓形成或肺栓塞病史的患者，最好避孕。

**围生期心肌病**　发病机制不明，通常无心脏疾病史，于妊娠最后 3 个月或产后 6 个月突然起病，发病率约为 1/4000，非裔和经产妇发病率高，死亡率18%～56%。可能与病毒感染、免疫、中毒和遗传因素有关。

**临床表现**　表现多变，与心肌受累情况相关。轻者仅出现轻度乏力，重者可出现急性肺水肿。轻者因临床表现不典型常不能被辨认，使报道的发病率偏低。哺乳期妇女出现劳力性呼吸困难、端坐呼吸和疲乏易仅用轻度贫血解释，导致误诊。医师不能忽视上述症状，因其可能是严重心力衰竭和心律失常的前兆。

**急诊处理**　利尿、扩血管、吸氧可使部分患者症状缓解。血管紧张素转换酶抑制剂在妊娠期该病患者禁用（致畸作用），但是产后该病的一线用药。氨氯地平也可应用。

**预后**　大部分患者发病 6 个月后，心功能可恢复正常。其他患者遗留左心室功能障碍，其后的 5 年心源性死亡率达 85%。无明显证据表明再次妊娠心肌病会复发。鉴于患者可能残留心功能障碍，多数医师推荐患者严格避孕，若患者再次妊娠，需严密监护。

（徐腾达　张诚燕）

fēnmiǎn jízhèng

# 分娩急症（emergency delivery）

分娩过程中发生严重、少见、潜在致命性的并发症。包括对胎儿的危险。分娩急症主要是难预计并发症所致，如阴道出血、胎盘早剥、急产、先露异常、脐带相关急症、肩难产、产后出血等。

**轮廓胎盘**　见于绒毛膜插入胎盘边缘，导致胎盘周围出现折叠。病因不详，但有遗传倾向。轮廓胎盘是一种罕见的疾病，可引起妊娠中晚期无痛性出血，与前置胎盘的鉴别主要依靠超声检查。若出血引起胎儿窘迫，应急诊行剖宫产。

**子宫破裂**　妊娠晚期或分娩过程中子宫体部或子宫下段发生的破裂，是直接威胁产妇及胎儿生命的产科严重并发症。

**病因**　①子宫手术史（瘢痕子宫）：如剖宫产史、子宫肌瘤剔除术史、宫角切除史等。妊娠晚期或临产后，宫腔压力增大，肌纤维拉长、断裂，造成子宫破裂。②胎先露下降受阻。③缩宫素使用不当。④产科手术损伤，如宫口未开全行阴道助产或臀牵引等可能造成子宫颈、子宫下段裂伤。

**临床表现**　通常发生于妊娠晚期或第一产程活跃期。典型的临床表现为病理性缩复环、子宫压痛及血尿。子宫破裂可仅为瘢痕裂开，严重者胎儿完全排出。胎儿死亡率高，与胎儿从破口处排出的程度相关。部分排出的胎儿围生期死亡率<1%，完全排出为 10%～20%。母亲死亡少见，但显著出血的发生率达 1/3，泌尿生殖系统损伤常见。

**诊断**　子宫破裂的诊断有时很困难，因为不是所有的患者均有腹痛，阴道流血提示该诊断。胎儿窘迫出现延长晚期减速不能确诊子宫破裂。急诊超声有助于诊断。

**急诊处理**　如怀疑该诊断，立即终止妊娠减少胎儿窘迫，剖宫产是最佳选择，同时可修补子宫损伤。改善胎儿预后的窗口期为 30 分钟。术中根据产妇情况决定是否行子宫修补术或子宫切除术。术前禁止使用缩宫素及促进宫缩药物，避免子宫破裂恶化。

**难产**　难产、先露异常及多胎妊娠是危及生命的急症。产程进展缓慢或延长增加分娩期母儿并发症，是剖宫产的主要原因。引起异常分娩的因素包括产力、产道、胎儿和产妇精神心理因素。虽然分清难产的原因很重要，但难产通常由多种因素引起。先露异常因常见于第二产程，需要立即处理而需格外关注。难产的诊断依赖于医师的判断。产科医师诊断难产即可行剖宫产终止妊娠。胎儿通常以胎头最小经线通过产道。而肩难产和先露异常（如臀位、面先露或额先露）导致产道机械性梗阻，产程停滞，胎儿窒息。产科医师可能会选择剖宫产终止妊娠，改善母儿预后。但对于即将开始分娩的患者，产时的处理技巧对成功分娩至关重要。

**臀先露**　是最常见的先露异常，发病率为 3%～4%，可分为 3 种类型：单臀先露、完全臀先露、不完全臀先露。单臀先露占臀先露中的 60%～65%，双髋关节屈曲，双膝关节伸直，臀部可扩张宫颈口，脐带脱垂的发生率约为 6.4%；完全臀先露较多见，髋关节及膝关节屈曲，臀部可扩张宫颈口，脐带脱垂的发生率约为 5%～6%；不完全臀先露较少见，不完全的髋关节屈曲，单足或双足先露，不能扩张宫颈口，脐带脱垂的发生率高（15%～18%）。臀先露的主要问题在于臀部不能充分扩张宫颈，周径最大的头部可能会被困在产道，且臀部不能完全封闭扩张的宫颈，脐带脱垂的风险增高。计划性剖宫产手术可减少急诊臀位分娩。

**诊断** 分娩前，应用四步触诊法有助于诊断臀先露，可在宫底触及圆而硬的胎头，耻骨联合上方触及柔软的臀部。但在产程中，活跃的宫缩使四步触诊困难，需经阴道检查。如胎膜完整，注意避免损伤胎膜，因完整的胎膜有助于宫颈扩张。超声检查可确诊臀先露，并获取胎儿上肢及颈部位置的相关信息。如胎儿颈过伸，经阴道分娩可导致70%的胎儿脊髓损伤。如情况允许，尽量延迟产程进展，行剖宫产终止妊娠。如上肢超过头部，胎头难产的概率增加。经阴道分娩的足月婴儿易合并产程停滞、窒息或臂丛神经损伤。如超声提示无脑儿或大量脑积水，剖宫产对患者无益，尽量经阴道分娩。

**急诊处理** 早产的臀先露胎儿可经阴道自然分娩。越接近足月，难产的概率越高。臀位难产处理的关键在于充分扩张产道，减少胎头难产的发生率。莫里索（Mauriceau）助产法（胎头后出娩出手法）中，接生者手指伸入胎儿口中，使胎头俯屈，下颏收紧。因颈部过伸可致脊髓损伤，使产程更为困难，此手法对成功分娩至关重要。使用该手法时，注意支撑胎儿骨盆，避免内脏损伤。会阴侧切有助于分娩。如胎头分娩不顺利，预后极差。

**面、额及复合先露** 面部及额部先露是胎头先露的一种，可导致产程停滞。虽然可由超声检查或四步触诊法确诊，大部分诊断由阴道检查在第二产程发现。顶位胎头的直径最小，大约小于面先露 0.8cm，小于额先露 1.5cm。面先露以颏骨为指示点。颏前位可自娩，大部分颏后位可自动转为颏前位。额先露也可转变成面先露。足月胎儿如不能自动转位，可导致产程停滞。足月胎儿持续性颏后位或额先露不能经阴道自娩。第二产程停滞需要行耻骨联合切开术或剖宫产。复合先露指胎儿的部分结构与胎头一起进入产道。小且未成熟的胎儿偶可经阴道娩出。面先露、额先露和复合先露合并产程停滞或脐带脱垂是手术终止妊娠的指征。复合先露中脐带脱垂的发生率为10%~20%，产程中绝对禁忌回纳脱出的手或上肢，可降低脐带脱垂的发生率。产程中注意严密的胎心监护和仔细的检查。

**多胎妊娠** 双胎的发生率<1%，围生期死亡率较高，占围生期死亡的10%，且母儿并发症多。三胎或其他多胎妊娠的处理与双胞胎相似。虽然自然受孕过程中多胎妊娠少见，但助孕药物及技术的广泛应用增加了其发生率，也增加异位妊娠的发生率。

**诊断** 大多数孕妇在妊娠晚期前即已获知其为多胎妊娠。对未行产前检查者，超声检查可迅速确诊。多胎妊娠的产程与单胎相似，初产妇产程长于经产妇，但潜伏期较短，可迅速进入活跃期。由于子宫的过度扩张和先露异常，活跃期通常时间较长。双胎头位的发生率约为40%，其余60%胎儿先露异常，尤其是胎儿B（第二个娩出的胎儿）。胎儿B的分娩问题是引起双胎妊娠死亡率增加的主要原因。

**急诊处理** 双胎妊娠中，胎儿的胎位决定了其能否经阴道分娩。双头位可经阴道试产。若胎儿B非头位，为防止胎儿B出现分娩相关并发症，一些产科医师推荐剖宫产终止妊娠。也可对胎儿B行外倒转术，使其转为头位，经阴道分娩，臀位取胎术较困难，如胎儿A（第一个娩出的胎儿）非头位，可出现交锁综合征，经阴道分娩预后差，最好行剖宫产终止妊娠。双胎分娩的间隔时间变异大，通常在数分钟，但如间隔时间较长，胎儿也可预后良好。如胎儿B分娩延迟，子宫内评估有助于判定胎儿情况。如胎膜完整，胎心监护无殊，不需急于娩出胎儿B（尤其是非头位）。快速超声检查有助于确诊分娩过程中胎儿B的胎位和宫内情况。

院外分娩者，需检查其是否为多胎妊娠。产程的延续与产后子宫收缩痛相似，胎儿B或其他并发症可能会使临床医师措手不及。无产前检查及婴儿低出生体重的产妇出现上述情况的概率高。

**肩难产** 是第二常见的先露异常。与臀先露不同，肩难产一般在产时发生，不能产前诊断。母儿的高危因素包括：母亲糖尿病、肥胖和第二产程延长；胎儿过度成熟、巨大儿和胎儿溶血症。产前的数据、评估胎儿体重及计算胎龄预估肩难产均可靠。肩难产的不可预知性使其成为急症。产时的多种助产方法可协助解决肩难产，改善胎儿预后。肩难产发生率为1/300，糖尿病孕妇胎儿体重>4000g时，发病率达23%；但大部分肩难产见于正常出生体重。肩难产的后果可能是灾难性的，同臀位分娩一样，胎儿的风险大于母亲。窒息、臂丛神经损伤、肱骨锁骨骨折等并发症的发生率达20%。母亲的并发症主要是分娩过程中的组织损伤包括宫颈、阴道、会阴和直肠。

**诊断** 肩难产的临床诊断指不能娩出胎儿双肩。胎头娩出后，胎儿颈部回缩（乌龟征）提示该诊断。胎头仰伸，双肩外展增大双肩径，使肩难产恶化。正常分娩过程中，胎儿肩部顺序通过母亲会阴部，一般先娩出前肩。肩难产发生时，双肩企图同时娩出，检查可发现双肩处于垂直线上（而非斜径）。若同时合并"乌龟征"、产程停滞，胎头位于会阴处，支持该诊断。

急诊处理　肩难产发生时，产时的助产手法可挽救生命，迅速解决肩难产有助于防止胎儿窒息，改善预后。解决肩难产的第一步是增加产道的前后径。会阴正中切开术有助于后肩娩出。导尿有助于释放前面的空间。下一步应用屈股助产法[麦克罗伯特（McRobert）助产法]，产妇股弯曲呈膝胸位，嵌顿于耻骨联合后的前肩可自然娩出。若屈股助产法不能使前肩娩出，于产妇耻骨联合上方适度压胎儿前肩可使前肩娩出，后肩回缩。或经会阴侧切处手指压胎儿后肩，帮助后肩回缩。上述这些方法可解决大多数肩难产。如效果不佳，采用其他可能损伤较大的方法。向胎胸的方向推动最近的胎肩，可减小肩峰间径[鲁宾（Rubin）助产法]。双肩通常同时内收，减小间径，易于娩出。Rubin助产法可经腹部实施，或经产道（前肩），或会阴侧切处（后肩）。如肩部仍不能娩出，尝试经阴道旋转胎儿肩部。向胎儿胸部的方向旋转最近的胎肩180°。用手指夹持胎儿腋窝或手掌延胎儿背部、臀部放置旋转胎儿。伍德（Wood）旋肩法操作较困难，但在牵引手臂前应尝试该法。倾斜的双肩有助于分娩。

如果此时胎儿仍不能娩出，尝试会阴侧切术或牵引后臂娩后肩法。手臂沿骶骨伸入阴道，握住胎儿后上肢，从胎儿胸前移动至下颌，夹紧肱骨可预防骨折和

臂丛神经损伤，抓紧胎儿手，沿面部侧面滑过，分娩后肩。HELPER记忆法（H：求助于产科、儿科、麻醉科；E：会阴侧切—大切口，甚至行会阴肛门切开术；L：屈股，McRobert助产法；P：耻骨联合上方适度压胎儿前肩或经会阴侧切处压后肩；E：进入阴道，Rubin或Wood助产法；R：牵引后臂娩后肩法，夹紧，滑动，握手，拉伸）可帮助医师记忆肩难产的处理步骤，这些步骤可解决大多数肩难产。

**脐带相关急症**　正常或异常分娩过程中均可出现。及时处理可预防胎儿死亡率及致残率。包括脐带脱垂、打结、缠绕及单羊膜囊双胞胎脐带缠绕。妊娠早期及中期脐带的长度与胎儿宫内活动相称。脐带过长增加了脐带并发症发生的概率。因为胎儿的氧供全部依赖脐带提供，胎儿呼吸建立前，脐带血流中断危及胎儿生命。脐带引起的胎儿窒息可通过适当的产时处理预防。

**脐带脱垂**　脐带超过胎儿先露即发生脐带脱垂，大部分不可预知，发生于第二产程。任何时候只要胎儿先露部分不能完全充满产道，脐带即有可能发生脱垂，特别是当脐带过长时。胎膜早破增加脐带脱垂的发生率。脐带脱垂与不同的胎儿先露相关，复合先露、肩先露和臀先露均不能充分扩张宫颈，留有缝隙，使脐带脱垂发生率增加。50%的脐带脱垂合并先露异常，脐带脱垂通常也提示先露异常。脐带脱垂的发生率在1/600~1/160，围生期死亡率达8.6%~49%。

诊断　脐带脱垂可为隐性脱垂，需盆腔检查发现胎先露旁的脐带。也可由超声检查确诊。在某些病例中，脐带脱出会阴部，

可直接诊断。

急诊处理　脐带脱垂而胎儿存活时，剖宫产终止妊娠是最佳选择。若可转运患者，应立即开始维持脐带循环。抬高床尾，产妇立即保持膝胸位，使先露上移，减少对脐带的压力。指导产妇不要用力，以免脐带受压进一步加重。应用金属导尿管在膀胱内注入500~700ml生理盐水有助于胎儿先露上移。宫缩抑制剂也可减少脐带压力。

立即准备行急诊剖宫产，脐带受压时间越短，胎儿预后越好。脐带脱垂的围生期死亡率约为15%，若能在10分钟内行剖宫产，该比例可下降至5%。若不能及时手术，脐带还纳和快速的阴道分娩是唯一可行的方法。应用所有维持脐带循环的方法，轻柔地将脐带还纳于胎儿先露之上。操作时尽量减少对脐带的刺激和损伤，避免血管痉挛导致胎儿缺氧。请儿科会诊，准备抢救新生儿。行会阴侧切术有助于胎儿尽快娩出。

**脐带打结**　脐带可自发缠绕、打结，与妊娠早期胎儿在宫内的活动相关。4%~5%的死产与脐带打结相关。但只要循环灌注正常，脐带打结可长时间维持。较松的脐带结节在分娩过程中可拉紧引起胎儿窘迫，需要紧急处理。迅速分娩并避免牵拉脐带对胎儿最有利。

**脐带缠绕**　脐带较长可缠绕胎儿，占分娩的20%。因胎儿四肢短小且活动多，通常较少被脐带缠绕。脐带绕颈或缠绕身体较常见，最多有缠绕6圈的报道。脐带缠绕通常不会引起胎儿缺氧、生后评分。产程中，如出现胎心异常，经吸氧、改变体位不能缓解，应及时终止妊娠，必要时剖

宫产。分娩过程中，较松的脐带缠绕可在会阴处处理。缠绕躯干的脐带可自行松解。可在胎头拨露时将脐带滑过胎头。少数情况下，脐带过紧阻碍分娩过程，很难松解，需迅速钳夹剪断脐带，并快速分娩胎儿，注意新生儿复苏。

**胎儿窘迫** 急性胎儿窘迫发生在分娩期，胎儿在子宫内急性缺氧危及其健康和生命。

病因为子宫胎盘血循环障碍、气体交换受阻或脐带血循环障碍可引起急性胎儿窘迫。常见的病因有前置胎盘、胎盘早剥，缩宫素使用不当，脐带异常，母体严重血循环障碍。临床表现为胎心率异常或胎心监护异常、羊水粪染、胎动减少或消失、胎儿酸中毒。应给予吸氧，改变体位，完善术前准备，并尽快终止妊娠。

**产妇分娩期并发症** 包括产科损伤、产后出血、子宫内翻破裂、羊水栓塞、凝血功能障碍和感染等。大部分问题可经非手术治疗缓解。严重的并发症可危及产妇生命，并导致不孕，可能需急诊手术治疗。

**产后出血** 胎儿娩出后24小时内阴道流血量>500ml，发病率为2%~3%，占产妇产科死亡率的25%，是产妇四大死亡原因之首。

病因 依次为子宫收缩乏力、胎盘因素、软产道裂伤及凝血功能障碍。可互为因果，互相影响。

诊断 ①宫缩乏力：早期产后出血最常见原因，占产后出血的50%。出血很难停止，高危因素包括子宫过度扩张、多产、产程延长、子宫过度操作和全麻。应除外产科损伤和妊娠物滞留。查体可及子宫柔软、不规则。②胎盘残留：一般情况下，胎盘可从子宫壁上完整剥离，偶尔存在的副胎盘也可自发娩出。胎盘

组织不完整提示存在副胎盘。残存的碎片影响子宫收缩，引起出血。第三产程对胎盘不适当的牵拉可导致胎盘破裂、残留，引起早期及晚期产后出血。根据出血时间不能排除该诊断。治疗主要是去除残留的胎盘组织。探查宫腔并从子宫肌层钝性分离组织碎片有助于子宫收缩。正常的胎盘较易分离，异常附着的组织不能通过此法清除。③胎盘植入：胎盘异常附着，绒毛植入子宫肌层，不能剥离，导致妊娠物残留和产后出血。发病率为1/7000~1/2000，高危因素包括多次妊娠、前次剖宫产史、前置胎盘、刮宫产术术史和宫腔内感染。这些因素可导致底蜕膜发育欠佳，可经超声检查诊断。④软产道裂伤：急产、巨大儿和先露异常可引起产道损伤，是产后出血第二常见的原因，占20%。常见于泌尿生殖系统，但任何与产道相连的组织均可受损导致晚期产后出血。裂伤和侧切伤口可能累及会阴、直肠、宫颈、阴道、外阴和尿道。外阴或阴道皮下组织血管受损可引起隐性出血，导致逐渐增大的血肿，数小时后才可辨认，可导致出血性休克。若患者有持续失血表现但无明显可辨认的产科出血位点（子宫收缩好，撕裂伤口无明显出血），应疑及此诊断。由此导致的晚期产后出血常难以诊断。⑤凝血功能障碍：妊娠合并血液系统疾病或产科相关并发症如羊水栓塞、妊娠期高血压疾病、胎盘早剥、死胎等均可并发弥散性血管内凝血。表现为持续性阴道流血，血液不凝。血小板计数及凝血功能检查有助于诊断。

急诊处理 针对病因，迅速止血，补充血容量纠正休克并预防感染。急诊产科主要措施如下。

①药物和栓塞治疗：按摩子宫并应用缩宫素和前列腺素促进子宫收缩。剖宫产术中可行B-Lynch缝合，宫腔纱条填塞，结扎盆腔血管。必要时动脉栓塞术可用于止血，同时保留子宫。行股动脉穿刺插入导管，通过荧光染料在X线下寻找出血的血管，并注入吸收性明胶海绵栓塞止血。如出血处不明或弥漫性出血，则行髂内动脉栓塞术。因为栓塞物2~3周可被吸收，血管复通，产妇可保留生育功能。如上述方法无效，出血危及产妇性命时，考虑行子宫切除术。②宫腔探查和胎盘剥离：术者一手经宫颈口伸入宫腔，通过脐带找到胎盘附着处并辨认胎盘边缘，手掌面向着胎盘母体面，手指并拢以手掌尺侧缘缓慢将胎盘从边缘开始逐渐自子宫壁分离，另一手在腹部压宫底，注意避免子宫穿孔。胎盘剥离后，探查宫腔有无残留物，决定是否需要行刮宫产术。找不到疏松面，剥离困难者可能为植入性胎盘。彻底清宫后，子宫开始收缩，按摩子宫、应用缩宫素和前列腺素促进收缩。③处理软产道损伤：仔细检查软产道，包括宫颈、阴道壁和会阴，警惕有无阴道壁血肿，通过最少的缝合修复恢复解剖结构并止血。④纠正凝血功能：弥散性血管内凝血可继发于胎盘早剥、子痫、羊水栓塞、产后感染和容量复苏引起的凝血因子稀释。妊娠物滞留和死胎组织也可产生大量的凝血酶，启动弥散性血管内凝血。

**子宫内翻** 是第三产程严重的分娩并发症，可出现即刻的产后出血，危及生命。子宫内翻少见，发生率为1/2500~1/2000。

病因 分为急性、亚急性和慢性。第三产程牵拉脐带可引起

该疾病，也可自行发生。危险因素包括初产、胎盘植入、宫缩过强和缩宫素的使用。

**临床表现** 患者突然出现剧烈腹痛。腹部查体腹肌紧张，不能触及宫底，内诊可见子宫膨出于阴道后穹隆或阴道口。一旦确诊，立即开始复位准备。

**急诊处理** 越早开始复位，损伤越小。产科专家指导急诊复位，如最初的复位失败，宫颈环形成，应用药物使子宫放松。镇静和宫缩抑制剂有助于子宫复位。在特布他林后应用硫酸镁及麻醉药可有效放松宫颈环。子宫复位后，立即停止使用肌松药，同时开始缩宫素和前列腺素治疗。经阴道持续压迫子宫，直到宫缩开始，宫颈环收缩，子宫不能再次内翻。

**羊水栓塞** 强烈的子宫收缩、子宫操作或胎盘从子宫底蜕膜剥离（胎盘早剥）时，羊水进入产妇循环系统，引起产妇急性致死性超敏反应。通常在分娩时发生，死亡率>25%，其也可在人工流产、流产中发生，在妊娠中晚期自发发生。也可在羊水穿刺或腹部创伤引起的胎盘早剥中发生。

**病因及发病机制** 不十分清楚，可能与羊膜腔内压力过高、血窦开放、胎膜破裂相关，羊水进入母体循环，引起致死性超敏反应，患者可出现肺动脉高压、过敏性休克、弥散性血管内凝血及多脏器损伤。

**临床表现** 妊娠中晚期，患者在子宫收缩或子宫操作过程中，突然出现低血压、窒息或凝血功能障碍症状，应考虑羊水栓塞。羊水栓塞及颗粒物进入母亲循环系统，可引发超敏反应。血管痉挛，大量血管活性物质释放，血栓栓塞，特别是肺栓塞，造成心肺衰竭，可在2小时内死亡。幸存者可能会出现弥散性血管内凝血、急性呼吸窘迫综合征和左心衰竭。10%的患者最初表现为癫痫发作。部分患者的最初表现为出血。

**诊断** 若怀疑羊水栓塞应进行血常规、凝血功能、血气分析和胸部影像学检查。留置尿管接袋引流并计量。确切的诊断通常是尸检时在母亲循环系统中发现胎儿头发、鳞状细胞和碎片。因为在正常情况下，鳞状上皮细胞只见于母亲的肺循环。典型的临床表现有助于诊断。

**鉴别诊断** 主要与严重的肺栓塞、药物引起的过敏和感染性休克相鉴别。子痫患者会出现癫痫发作，但同时表现为高血压而不是心衰。凝血功能障碍也可见于子痫前期（HELLP综合征），胎盘早剥或慢性凝血功能障碍。

**急诊处理** 羊水栓塞较少见，主要为经验性治疗，主要原则为改善低氧血症，抗过敏和抗休克，防治弥散性血管内凝血和肾衰竭，预防感染。给予患者气管插管，高流量氧气吸入，快速的液体复苏，应用糖皮质激素，心血管系统支持治疗，警惕并处理可能出现的肺栓塞。患者最好收入重症监护治疗病房，并进行血流动力学监测。

**产褥感染** 发病率2%~8%，高危因素包括剖宫产、过早破膜（>24小时）、第二产程>12小时和过于频繁的盆腔检查。产后死亡的8%与感染及败血症相关。病原菌包括革兰阴性杆菌、类杆菌和链球菌。衣原体和支原体感染较少见。病原菌经产道逆行感染生殖系统。

**临床表现** 子宫内膜炎是最常见的产褥感染，常见于产后2~3天。典型表现为恶露出现恶臭，白细胞计数升高。发热和腹痛提示病情严重，患者应收入院，静脉应用抗生素。应检查是否有妊娠物残留，尤其是合并出血时。

**急诊处理** 治疗主要为经验性应用针对生殖系统的抗生素。通常联合应用克林霉素和氨基糖苷类抗生素，或第二代、第三代头孢菌素。大部分患者需入院治疗。

前置胎盘见妊娠期后20周阴道出血。胎盘早剥、血管前置见妊娠期后20周阴道出血。

（徐腾达　张诚燕）

*érkē jízhěn*

## 儿科急诊（pediatric emergencies）

研究儿童外伤和突发医学问题发生发展规律的急诊医学亚专业。研究对象为发生外伤和突发医学问题的儿童，涉及儿科各种急危重症的基本发病机制、病理生理、急诊评估、临床诊断和急诊救治等。随着科学技术的进步，儿科急救医学的诊断及治疗技术也随之发生重大改变，使许多危重患儿得以及时救治，病死率明显下降。儿科急诊是整个急诊医学的一个重要组成部分，其工作量大，占综合医院全院急诊总量的1/3~1/2。

**特点** 包括以下内容。

*患者界定* 目前，在中国是14岁以下的儿童，在国外是18岁以下或青春期结束前的儿童。

*病理生理* 从生命开始直到长大成人，整个阶段儿童都处在不断生长发育的过程中，因此在解剖、生理、生化、营养、代谢、病理以及疾病的发生发展、症状体征和防治等方面，均与成人有许多不同之处，而且不同年龄儿童之间也不尽相同，年龄越小，差别越大。

*病情变化特点* 儿童起病急、变化快，疾病容易扩散至全身，

导致多器官功能衰竭，病死率高。小儿危重病症甚至可未见显著症状而猝然死亡。如抢救及时、处理得当，由于儿童代谢旺盛、代偿能力强、恢复功能好，可挽救垂危患儿生命，如错失抢救时机，可能造成严重后果或难以纠正的后遗症。

**流行病学** 儿科急诊就诊年龄以 1 岁以下的小儿占首位，占儿科急诊就诊总数的 1/2 以上，且男童多于女童，农村多于城市。就诊高峰期与疾病的流行规律、地理环境、气候、季节等有关，特别是在出现气候的急剧变化，骤冷骤热时急诊量急剧上升。按病种分类依次为：新生儿疾病>呼吸系统疾病>消化系统疾病>神经系统疾病>中毒等。新生儿疾病以早产儿、窒息和缺氧缺血性脑病、肺炎为主，呼吸系统疾病以重症肺炎多见，神经系统疾病以热性惊厥多见。死亡病种中以新生儿疾病占首位，其次是肺炎。

**急诊范围** 尚无统一标准，综合中国各大儿童医院制订的急诊范围，标准如下。①各种原因不明的高热：肛温 40℃，口腔温度 39.5℃ 以上者。②其他急诊症状或体征：原因不明的昏迷或抽搐；严重吐泻伴脱水症、休克；急性腹痛或慢性腹痛急性发作；呕血、便血；咯血；气促、喘息；面色青紫、苍白；精神萎靡；少尿或无尿、血尿等。③毒药、毒物、食物中毒或吸入、异物吸入等。④各种创伤/意外：包括溺水、车祸、电击、烧伤、烫伤、毒蛇咬伤等。⑤可疑重度传染病者。⑥急性过敏性疾病。⑦起病突然，病情迅速恶化或其他病情严重的患儿。⑧新生儿和早产儿。⑨外院转来的急诊患儿。

常见儿科急症总结为 "3TPR MOB"。①T（tiny baby）：小婴儿，代表 2 个月以内的患儿。②T（temperature）：体温，代表患儿体温过高或过低。③T（trauma or other surgical condition）：外伤或其他外科急症。④P（pallor）：严重苍白。⑤P（poisoning）：中毒。⑥P（pain）：严重疼痛。⑦R（respiratory distress）：呼吸窘迫。⑧R（restless, continuously irritable or lethargic）：烦躁不安、持续易激惹或嗜睡。⑨R（referral）：转诊，基层紧急转来患儿。⑩M（malnutrition）：营养不良严重消瘦。⑪O（oedema of both feet）：双足水肿。⑫B（burns）：严重烧伤。

**急诊分诊** 儿科急诊的首要任务是识别儿科危重症与危重患儿，即通过外表、呼吸及循环状况评价出重或危重状态，根据患儿病情进行检诊就医（表1），需立即抢救者送入 A 区抢救室；危重者送到 B 区危重病就医区，边就诊边治疗；一般普通急诊患儿到 C 区就诊（图）。这样使患儿各得其所，缩短了就诊时间，达到"病情越危急，治疗越速度"的目的。

**临床评估** 必须尽快完成准确的病史采集、体格检查，并实施有针对性的辅助检查，以便对病情做出正确的诊断，选择合理有效的治疗方案。

**病史采集** 儿科急诊患儿的病史不同于成人，也有别于普通儿科患儿。急诊患儿病情危重、患儿常无明确主诉、家长心情急迫，病史采集必须快速准确，应当先有重点地简要问明情况，然后边询问、边检查、边抢救，以免延误救治。可以根据患儿明显存在的症状采取针对性的措施如退热、止痉、吸氧、止血、气管插管、气管切开、输液等，尽可能阻止病情的恶化，详细的病史则在病情相对稳定的情况下进一步完成。需要特别与患儿家长强调获得有用信息的重要性。小儿病情变化快，易扩散，往往就诊时已经表现为全身多个器官功能严重受损，因此需认真鉴别主要矛盾与次要矛盾，抓住根本。

**基本原则** 现病史是重点，包括患儿有哪些症状、何时开始、发展过程，发生症状前有无其他异常，治疗经过、效果，已进行的检查及目前的情况等。同时，病史采集过程中也不能忽略个人史、既往史、家族史以及社会环境中可能与患病相关的因素。在询问病史时，切忌根据医师自己的主观臆测采取暗示等方法；亦应避免使用医学术语，而要采用儿童所能理解的语言与其交谈。

**特点** 儿科急诊病史采集有其特殊性，具有以下特点。

局限性：病史采集可以帮助了解病因和判断病情，但有其局限性。5 岁以下患儿几乎完全不能提供有关疾病的细节，多由其看护人代诉，具有一定的片面性。对 5 岁以上的儿童，应尽量让其自述有关疾病的细节，但儿童对疾病的认知能力、表达能力及记忆能力均不完善，故对其资料的准确性应有一定的估计。

病史项目多：与成人相比，年龄、出生时体重、分娩史、喂养史、生长发育史、接种史等对小儿疾病的判断具有更为直接的作用。如难产和剖宫产的新生儿易患颅内出血；有不消毒结扎脐带史的新生儿易患破伤风；糖尿病母亲娩出的新生儿易出现低血糖；母亲妊娠时有缺钙史者，新生儿常有手足抽搐症和佝偻病；孕母妊娠 3 个月内罹患风疹，易

表 1　儿童急诊优先权分类

| 分类 | 临床表现 | 处置 |
|---|---|---|
| 优先权 1<br>（紧急情况） | 呼吸心脏骤停；严重呼吸困难；发绀；低血容量性休克；大出血；过敏性休克；大面积烧伤休克；严重药物中毒昏迷；惊厥；体温过低（<35℃）；严重低血压；昏迷状态；严重哮喘发作，无分辨意识；皮肤淤斑、颈背僵直；头痛伴颈背僵直、视觉障碍、精神及平衡功能障碍；中重度脱水、脸色苍白、神志不清 | A 区：必须迅速抢救，否则有生命危险；如得不到及时抢救会失去肢体或器官 |
| 优先权 2<br>（危急状况） | 发热>40℃；高热曾有惊厥者；吸入异物致呼吸困难；患出血性疾病者大出血；腹痛伴呕吐、大便带血、直肠出血；逐渐丧失知觉、晕厥；心律失常伴短暂知觉丧失；心源性呼吸困难；1 岁以内小儿腹泻伴脱水 | B 区：应尽快给予诊治患者 |
| 其他<br>（一般状况） | 发热<40℃；胃肠道问题（呕吐、腹泻不伴脱水）；慢性咳嗽；咽炎；皮肤红疹等 | C 区：不视为优先抢救者，在候诊区等候 |

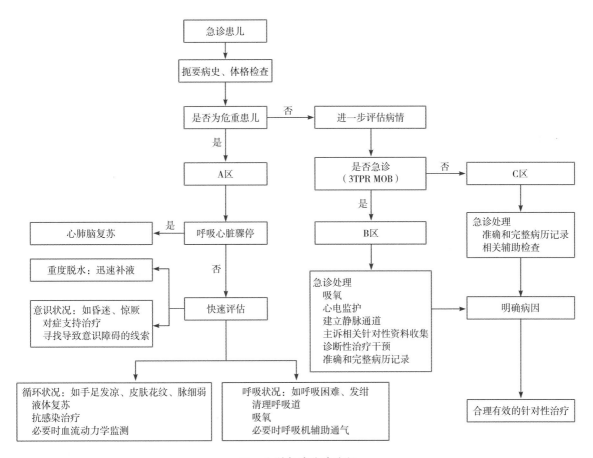

图　儿科急诊分诊流程

致胎儿畸形（如先天性心脏病、白内障、聋哑等）；未接种疫苗者易患相应的传染病；喂养不当易引起小儿营养不良及营养缺乏性疾病等。

特殊主诉——哭闹：医师对小儿哭闹一定要有足够的重视，在疾病诊疗过程中患儿一般情况如精神、睡眠、食欲，较其他的一些症状和体征如发热、咳嗽、肺部啰音、呕吐、腹泻等对于病情的判断更重要。若一般情况良好，一般提示预后较好。

体格检查　虽然病史采集在儿科急诊诊断中占有重要地位，但由于患儿不能自诉或明确自诉病痛，其病史的准确性受到限制。相对来说，其体格检查对明确诊断较成人更为重要，必须重视，强调全面、准确。应尽可能争取在安静状态下进行，以免因患儿哭闹而影响检查结果。

小儿大多畏惧生人，对初次接触者的态度非常敏感，常有防御或抗拒心理，甚至攻击行为。如果体格检查不能配合，会给诊断带来困难，如在孩子大哭大闹时很难进行心脏听诊、腹部触诊和神经系统检查，因此儿科急诊医师在进行体格检查时应当注意下列几点：①必须具有相当的耐心，态度和蔼、热忱、亲切，首先要与患儿及家长建立友好的关系，消除其惧怕心理，取得患儿和家长的信任和合作。②掌握体检的技巧：检查的顺序可根据患儿年龄和当时的具体情况而定；凡使患儿害怕或引起疼痛的检查应放在后面进行；凡能造成患儿不适的检查应尽快在短时间内完成。如患儿就诊时较安静，则可先观察一般情况、数呼吸脉搏、进行腹部检查；如哭闹明显，则可先听诊肺部，力求无遗漏。对于极不合作的小儿，必要时亦可设法加以约束，以求及时获取检查结果，避免延误诊治。③由于儿科急诊疾病可出现如休克、心力衰竭、呼吸衰竭、颅内压增高等短时间内可能危及生命的状况，因此应特别强调对体温、脉搏、呼吸、血压和意识状态等生命体征的监测，及时发现异常变化。④在病情相对稳定的情况下，应尽可能完成全身系统的体格检查，以便更好地判断病情、寻找病因和减少并发症。

体格检查是儿科急诊医师在诊断过程中获取第一手材料的重要环节，完整的体格检查至少包括下列内容。

一般情况　首先了解患儿的体温、呼吸、脉搏、血压等基本生命体征，同时观察其意识状态以及发育、营养状况是否正常。大多数慢性病患儿营养状况较差，体格瘦小；意识障碍则是病情危重的征象。此外，还应注意患儿的精神状态和体位，如心力衰竭的患儿往往比较烦躁，不喜欢平卧。

皮肤、黏膜　是否存在皮疹、淤点、淤斑、青紫、水肿、脱水、黄疸或苍白等异常，注意观察这些症状发生的部位和程度。如水肿常提示有肾脏或心脏疾病；皮肤出血点、淤点、淤斑常提示血液系统疾病、急性严重感染或弥散性血管内凝血等；黄疸常提示肝脏或血液系统疾病。

淋巴结　检查枕后、颈部、耳后、腋窝、腹股沟等浅表淋巴结，注意其数目、大小、质地、活动度等。全身淋巴结异常提示血液系统疾病或肿瘤；局部淋巴结异常常提示附近脏器发生炎症性或肿瘤性病变。

头部　①头颅：注意头颅大小、形状、血肿或伤口情况。对于小婴儿应特别注意观察囟门情况，如囟门隆起紧张表示存在颅内高压，囟门凹陷则提示可能存在脱水。②面部：有无特殊面容。如先天愚型常合并先天性心脏病，表现为眼裂细小、眼角上斜、双眼距增宽、鼻背扁塌、耳郭较小和舌头常伸出口外。③眼、耳、鼻：有无眼睑水肿、结膜充血。观察瞳孔大小、形状和对光反应。检查耳道有无脓性分泌物。观察有无鼻翼扇动、鼻腔阻塞、出血或异常分泌物。④口唇、口腔：观察口唇颜色、有无肿胀、皲裂、青紫等异常。检查口腔黏膜、舌、扁桃体、咽部等有无充血、溃烂、肿胀等异常。⑤颈部：重点观察有无颈部血管强烈搏动或颈静脉怒张。颈静脉怒张见于右心衰竭、急性心脏压塞和三尖瓣闭锁等严重心脏疾病。检查甲状腺有无肿大。注意气管位置，气管移向一侧提示对侧气胸或大量胸腔积液，或同侧严重肺不张。

胸部　①胸廓：观察自主呼吸运动、局部畸形、双侧是否对称等情况。②肺：注意呼吸频率、幅度，有无呼吸困难如三凹征。触诊、叩诊和听诊有利于发现胸腔和肺部疾病，如听诊可以根据细湿啰音判断是否存在肺炎或肺水肿等异常，哮鸣音提示支气管哮喘或心源性哮喘。③心脏：观察心脏搏动和心前区的情况，心脏扩大可引起心前区隆起，长期的呼吸困难和心脏扩大也可以导致胸骨突出而形成"鸡胸"。心尖搏动不在正常位置、心尖搏动强烈、范围较大，反映存在心脏扩大。触诊、叩诊和听诊对于诊断心脏疾病也至关重要，其中听诊在心脏的体格检查中最为重要，包括心率、心律、心音、杂音和附加音等，如心率增快、心音低钝、奔马律提示急性心肌炎或心力衰竭等，而心包摩擦音常常提示急性心包炎。

腹部　检查时注意是否有腹胀、腹水、肿块等，注意检查肝和脾是否肿大及其位置、大小、表面和质地等有无异常。肝和脾位置不正常往往提示存在复杂的心脏血管畸形；肝大则往往是心力衰竭的重要表现；肝、脾均肿大时应注意肝脏、血液系统、结缔组织、代谢性疾病或全身感染如败血症、粟粒性肺结核、感染性心内膜炎等。

脊柱、四肢　注意观察四肢主动运动和被动运动有无障碍，是否存在关节肿胀、手指畸形等异常。

会阴　重点检查肛门、外生殖器有无畸形、异常分泌物、外伤等。

神经系统　该项检查在儿科急诊尤其重要，必须及时完成。①一般检查：神志、精神状态、面部表情、反应等，对于小婴儿还应重点观察囟门情况。②脑膜刺激征：重点检查有无颈强直、凯尔尼格（Kernig）征和布鲁津斯基（Brudzinski）征。③神经反射：检查神经反射时应考虑到小儿不同时期的生理特点。吸吮反射、拥抱反射、握持反射等属于新生儿期的生理反射；提睾反射、腹壁反射等在小婴儿时期较弱或引不出；巴宾斯基（Babinski）征在 2 岁以下可以呈阳性。

**辅助检查** 辅助检查结果的时效性与准确性对挽救生命、减少伤残起着十分关键的作用，是衡量医学水平高低的标志之一。适当的辅助检查可为某些疾病的临床决策提供关键性数据和资料，对于判断病情、明确诊断、给予有效的治疗具有决定性的意义。因此儿科急诊医师应当在简单重点地了解病情的基础上，尽快地选择一些针对性的辅助检查以指导临床决策。

**选取原则** 一切检查都应当遵循先简单后复杂，先无创伤性后创伤性检查的顺序进行。在评价结果时，还应考虑到患儿体质好坏、病情轻重、是否接受后治疗等，如极度衰弱的或Ⅲ度营养不良的结核患儿，结核菌素试验可呈阴性反应。

**检查项目的敏感性与特异性：**敏感性指某项检查在某一疾病的阳性率情况，如血培养阳性对于败血症的诊断是特异的，但阳性率不高。特异性指能确诊的检查项目，如心肌损伤时的心肌钙蛋白检查，心律失常时的心电图检查，胰腺炎的尿胰蛋白酶原-2、淀粉酶检查，白血病的骨髓检查等。因此，应当选择特异性最强的先进行检查。

**检查时机：**疾病是一个动态发展的过程，在病程的不同阶段，检查的阳性率不同。如急性胰腺炎筛选指标尿胰蛋白酶原-2 的最佳测定时间应在发病后 3 天内，7 天后阳性率大大降低；格林巴利综合征患儿脑脊液蛋白-细胞分离在发病 1 周后逐渐明显；传染性单核细胞增多症患儿血 EB 病毒抗体 IgM 需在病后数天出现，如不适时检查则徒劳无益。

**检查项目** 常用的检查项目如下。

**血液检查：**血常规有助于观察贫血、感染等。对于出血患儿要特别注意检查血小板和出凝血功能。血气分析有助于了解有无水电解质紊乱和酸碱平衡失调。此外，可以针对性地检查血糖、血酮体、肝肾功能、红细胞沉降率、C 反应蛋白、弥散性血管内凝血相关检查、肌酸激酶及其同工酶、肌钙蛋白等指标。

**尿液检查：**检查尿常规、尿糖、尿酮体等有助于了解泌尿系统和内分泌系统疾病。尿胰蛋白酶原-2、尿淀粉酶检查有助于胰腺炎的诊断。

**粪便检查：**检查粪便常规和隐血试验，对于诊断消化道出血很有帮助；如果怀疑中毒性细菌性痢疾，粪便特别是肛门拭子是否有脓血、巨噬细胞等将有助于诊断。

**脑脊液检查：**脑脊液常规或细胞学检查，有助于诊断中枢神经系统感染、颅内出血等，快速涂片和染色检查则能够帮助寻找病原体。

**其他体液：**包括胸腔积液、腹水、心包积液、关节积液等，需要根据病情决定相应检查。

**心电图检查：**用于观察心跳的速度、节律，心脏生物电流传导情况以及各心房和心室有无肥大表现。该方法简便、费用低廉，是床旁急诊检查的重要常规方法之一。

**X 线检查：**适用于以下疾病。①胸腔疾病：如胸腔积液、气胸等。②肺部疾病：如肺炎并发肺脓肿、肺不张，新生儿肺透明膜病、急性呼吸窘迫综合征等。③心脏疾病：如急性心肌炎、心包积液、先天性心脏病等。④腹部疾病：如肠梗阻、急性坏死性小肠结肠炎等。⑤外伤：如骨折、脱臼、颅内出血等。

**超声检查：**对于诊断颅内、胸腔、腹部、盆腔等部位的占位性病变、积液等具有很重要的价值。超声心动图能清楚地显示心脏内部结构及其活动情况，能够对心脏各个部位的大小、心功能状态和血流情况进行精确地测量。已成为小儿心脏病诊断不可或缺的检查手段，对于小儿先天性心脏病诊断的准确率可接近 100%，对于心肌病、心包炎、感染性心内膜炎、心脏肿瘤、川崎病合并心脏损害、肺动脉高压、心肌炎、风湿性心脏病以及其他系统疾病合并心脏损害等儿童时期心脏疾病的诊断、病情判断和随访也具有十分重要的价值。

**儿科急诊用药特点** 小儿各时期都有不同的解剖和生理学特点，且小儿对许多药物均极为敏感，因此儿科用药有其特殊性。①用药剂量：儿童用药剂量应该按体表面积或体重计算；儿童新陈代谢旺盛，药物在体内吸收、分布、代谢和排泄过程一般比成人快，因此单位体重儿童用药剂量大于成人。②药物吸收与代谢：儿童体液占体重比例相对较大，水盐转换率快，极易造成水电解质紊乱，直接影响药物的吸收和代谢。③药物不良反应：儿童消化系统、血液系统以及肝肾功能皆不完善，肠管相对较长，消化道面积相对较大，肠壁薄，黏膜富于血管，通透性强，吸收率高，肾小球滤过率低，排泄功能差，因此代谢和解毒能力低，用药不当，容易发生药物不良反应或中毒；新生儿时期，包括早产儿是儿科用药的特殊阶段，其肝肾功能、血脑屏障和某些酶系统尚未发育成熟，用药不当常可导致不良反应或中毒。如有些药物对新生儿有特殊危险性，应予禁用，有的药物宜减量或延长用药间隔。④用药所致的菌群失调和耐药性：儿童免疫功能低下，易患各种感染性疾病，所以抗生素的应用较为广泛，但滥用抗生素又易造成机体内菌群失调和耐药性的发生。此外，有些药物对儿童生长发育会产生不良影响，应特别注意药物对体质、智力、器官功能的影响，合理安全用药至关重要。

儿科用药时应按新生儿期、婴幼儿期和其他年龄时期三个阶段正确选择药物，合理使用，以保证用药安全。

**新生儿用药特点** 新生儿生理和代谢过程正处于迅速发展和变化阶段，药物代谢和药物动力学过程也随之迅速改变，故其药物剂量不能单纯用成人剂量机械地折算，否则药物会过量而引起毒性反应，也可能因药量不足而影响疗效。

**给药途径的影响** ①局部用药：新生儿体表面积相对较大，皮肤角化层薄，局部用药透皮吸收快而多，外敷于婴儿皮肤上可引起中毒的药物有硼酸、六氯酚、萘、聚维酮（聚烯吡酮）和水杨酸。②口服给药：新生儿胃容积小、胃酸 pH 低、胃肠蠕动慢，胃肠道吸收可因个体差异或药物性质不同而有很大差别，如氯霉素吸收慢而无规律，磺胺药可全部吸收。因此对酸不稳定的药物如氨苄西林吸收会增加，而弱酸性药物则吸收减少如苯巴比妥、苯妥英钠和利福平等。③肌内注射与皮下注射：新生儿皮下脂肪相对少、且药物可损伤周围组织并吸收不好，故皮下注射给药法很少使用。肌内注射不仅疼痛，而且新生儿臀部肌肉不发达，易造成非化脓性炎症以及臀肌挛缩等并发症，因此应限制肌内注射给药，尤其是长期肌内注射给药。④静脉给药：吸收最快，药效也可靠，但必须考虑到液体容量、药物制剂和静脉输注液体的理化性质及输注的速度。多数静脉用药可安全地由护士给药，但戊巴比妥钠、地西泮等作用剧烈的药物在使用时有引起急性中毒的可能，应有医师配合。另外普萘洛尔、维拉帕米等少数药物较一般药物更易引起危险，给药应更慎重。

**体液分布的影响** 新生儿总体液量占体质量的 80%（成人为 60%），因此水溶性药物在细胞外液稀释后浓度降低，排出也较慢，药物剂量就相对较大。早产儿的卡那霉素分布容积较成熟儿小，因而血药峰浓度较成熟儿高，可见早产儿和新生儿一样较成熟儿更易造成卡那霉素中毒，对听神经和肾功能造成影响。

**血浆蛋白结合率的影响** 新生儿的血浆蛋白结合力低。除新生儿的低蛋白血症外，主要是新生儿体内血浆蛋白的性质有变化，导致药物不易与血浆蛋白结合。另外由于血液中存在胆红素、游离脂肪酸，就更减弱了酸性药物的血浆蛋白结合力。不易与新生儿血浆蛋白结合的药物有氨苄西林、地高辛、吲哚美辛、苯巴比妥、保泰松、苯妥英钠、水杨酸盐等。可促进新生儿黄疸或核黄疸的药物有安钠咖、氯丙嗪、维生素 K、萘啶酸、呋喃妥因、新生霉素、伯氨喹、磺胺类药物等。其中，磺胺类药物对血浆蛋白的亲和力强于胆红素，应用后可致黄疸患儿血中非结合胆红素增多，且新生儿代谢和排泄胆红素能力低下、血脑屏障功能差，可致血中非结合胆红素侵入脑组织，甚至造成核黄疸。

**酶的影响** 新生儿的酶系统尚不成熟，某些药物代谢酶分泌量少且活性不足，水解作用、氧化和还原作用等生化反应均低下。如新生儿应用氯霉素后，由于缺乏葡萄糖醛酸转移酶结合成无活性的衍生物，会造成血中游离的氯霉素增多，使新生儿皮肤呈灰色，引起灰婴综合征；新生霉素也有抑制葡萄糖醛酸转移酶的作用，可引起高胆红素血症；磺胺类、呋喃类药物也可使葡萄糖醛酸转移酶缺乏的新生儿出现溶血。所以新生儿用药时要考虑到肝酶的成熟情况，一般出生 2 周后新生儿肝脏处理药物的能力才接近成人水平。如新生儿黄疸不退，说明其肝酶尚未发挥充分的解毒作用，应及时请医师处理或给予酶诱导剂（如苯巴比妥治疗核黄疸）产生酶促作用，使胆红素排出。

**肾功能影响** 新生儿肾脏有效循环血量及肾小球滤过率比成人低 30%~40%，对青霉素的清除率仅为 2 岁儿童的 17%。很多药物因新生儿的肾小球滤过低而影响排泄，导致血清药物浓度高，半衰期也延长。这种情况在早产儿种更显著，甚至可因日龄而改变。如青霉素在出生 0~6 天的婴儿中的半衰期为 3 小时，7~13 天的婴儿为 1.7 小时，大于 14 天的婴儿可接近儿童为 1.4 小时。氯霉素在新生儿中的半衰期为 250 小时，而成人仅为 4 小时。所以一般新生儿用药量宜少，间隔应适当延长。这些药物有氨基糖苷类、地高辛、呋塞米、吲哚美辛、青霉素和呋喃类，新生儿肾功能的成熟过程需要 8~12 个月才能达到成人水平。

婴幼儿期用药特点　口服给药时以糖浆剂为宜；油类药应注意，绝不能喂给睡熟、哭闹或挣扎的婴儿，以免引起油脂吸入性肺炎；混悬剂在使用前应充分摇匀。由于婴儿吞咽能力差，且大多数不肯配合家长自愿服药，在必要时或对垂危患儿多采用注射方法，但肌内注射可因局部血液循环不足而影响药物吸收，故常用静脉注射和静脉滴注。服用肠溶片或控释片时，不能压碎，否则其疗效下降，造成刺激，引起恶心、呕吐。

需要注意的是，婴幼儿神经系统发育尚未成熟。患病后常有烦躁不安、高热、惊厥，可适当加用镇静剂。对镇静剂的用量，年龄愈小，耐受性愈强，剂量可相对偏大。但是，吗啡、哌替啶等麻醉药易引起婴幼儿呼吸抑制，不宜应用。氨茶碱虽不属于兴奋剂，但有兴奋神经系统的作用，使用时也应谨慎。

其他年龄时期用药特点　①儿童正处于生长发育阶段，新陈代谢旺盛，对一般药物的排泄比较快，但儿童对水及电解质的代谢功能还较差，故应注意预防水电解质紊乱。如长期或大量应用酸碱类药物，更易引起酸碱平衡失调，应用利尿药后也可出现低钠、低钾现象，故应间歇给药，且剂量不宜过大。②激素类药物应慎用。一般情况下尽量避免使用糖皮质激素如可的松、泼尼松等；长期应用雄性激素可使骨骺闭合过早，影响小儿生长发育。

③骨和牙齿发育易受药物影响，如四环素可引起牙釉质发育不良和牙齿着色变黄。孕妇、哺乳期妇女及 8 岁以下儿童禁用四环素类抗生素。

**儿科用药注意事项**　儿科用药应注意以下几个问题。

熟悉儿童特点，不滥用药物　了解儿童不同发育时期解剖生理特点、药物特殊反应，掌握用药指征，合理用药。尤其要注意在农村及基层医疗单位滥用抗生素、维生素、解热镇痛药和丙种球蛋白的现象。

严格把握剂量，注意间隔时间　药物剂量应随儿童成熟程度及病情不同而不同。儿童年龄、体质量、体质强弱各有不同，用药的适宜剂量也就有较大的差异，监测肥胖儿童血药浓度发现，按传统的体质量计算剂量，往往血药浓度过高，故肥胖儿童的个体化给药是一个研究的新课题。另外要注意给药间隔时间，切不可给药次数过多、过频，尤其在疗效不好或怀疑过量时，应监测血药浓度以调整给药剂量和间隔时间。

根据儿童特点，选好给药途径　经消化道给药较安全，应尽量采用口服给药。儿童肌内注射苯甲醇可导致臀肌挛缩，即双腿"外八字"，因此禁用苯甲醇或作为溶媒肌内注射。婴幼儿静脉给药一定要按规定速度滴注，切不可过快过急，并要防止药物渗出引起组织坏死，也不要反复应用同一血管以防引起血栓静脉炎。

熟悉儿童禁用或慎用的化学药物　如阿司匹林、吲哚美辛、氯霉素、四环素、卡那霉素、新霉素、链霉素、氯丙嗪、奋乃静、苯巴比妥、水合氯醛、地西泮、氯氮䓬、利血平、二巯丙醇、维生素 K、亚甲蓝、甲睾酮、苯甲酸钠咖啡因（安钠咖）、山梗菜碱、毛花苷丙、地高辛、甲苯磺丁脲、呋塞米等。此外，中国原卫生部医政司《常用耳毒性药物临床使用规范》中提出 6 岁以下患儿不用氨基糖苷类药物。

甲紫（龙胆紫）是一种常用的皮肤、黏膜消毒防腐剂，但龙胆紫有极强的致癌性，是一种潜在的致癌剂。英国卫生部发出了通报，限制甲紫的使用范围，新规定了甲紫只能用于局部未破损的皮肤，严禁涂抹于破损的皮肤伤口上及口腔、肛门、尿路等黏膜处，并严禁内服，以防诱发癌症的危险。

其他　儿童从心理上对药物的色、香、味及外观有一定要求，故儿童给药应将药理学、生理学及心理学紧密地联系起来。鉴于用药的特殊化和复杂化，要求在药物品种、剂量、规格、用法等方面应更细致考虑。此外，还可见儿童用药成人化问题，需强调的是儿童用药并不是成人用药的缩减。

**儿科急救用药特点**　儿科急救选用起效迅速、针对性强的药物，采用静脉给药、骨髓腔内给药或气管内给药，应用足量。由于患儿在危重状态下，机体处于应激状态，对某些药物的耐受性强，可根据经验应用适当的较大剂量，必要时可采用超大剂量给药，如抢救脑干脑炎患儿时，糖皮质激素量可增大数倍；但同是危重症患儿，多器官功能障碍综合征用药需选用疗效高、副作用少的药物，防止药物的不良反应。应充分了解药物的药代动力学、适应证、毒性反应、禁忌证及药物剂量、用法，原则上不熟悉的药物尽量避免使用。

用药剂量计算 用药剂量的计算非常重要。儿童用药剂量一直是儿科治疗工作既重要又复杂的问题，同一年龄也可因治疗目的或用药途径的不同而致剂量相差较大，一定要谨慎计算、认真核对。儿童药物剂量计算方法很多，包括按体重、体表面积或年龄方法计算，目前多采用前两种。

儿童体表面积可按体重、年龄等计算，常用的公式如下：

儿童体表面积（m²）= 体重（kg）×0.035+0.1

儿童体表面积（m²）=（年龄+5）×0.07

儿童急危重症时，剂量换算常按体重计算，但院前儿童体重往往难于估计，预先根据患儿身长计算的剂量在临床上更实用。有时由于病情危重，对于不熟悉的药物，也可根据成人剂量折算（表2）。

表2 小儿药物按成人剂量折算表

| 小儿年龄 | 相当于成人用量的比例 |
| --- | --- |
| 初生~1月 | 1/18~1/14 |
| 1月~6月 | 1/14~1/7 |
| 6月~1岁 | 1/7~1/5 |
| 1岁~2岁 | 1/5~1/4 |
| 2岁~4岁 | 1/4~1/3 |
| 4岁~6岁 | 1/3~2/5 |
| 6岁~9岁 | 2/5~1/2 |
| 9岁~14岁 | 1/2~2/3 |

简便计算方法：新生儿约为成人剂量的1/15，婴儿1/6~1/8，幼儿1/4，学龄前儿童1/3，学龄儿童1/2。需根据具体情况，并结合临床经验进行，必须强调的是按成人剂量折算适用于一般药物，对于毒剧药物，应按体重计算，最好按体表面积计算。

常备药物 儿科急诊和儿科重症监护治疗病房（pediatric in-tensive care unit，PICU）一般常备的急救药品有：肾上腺素、洛贝林、毛花苷丙（西地兰）、地西泮、苯巴比妥、阿托品、东莨菪碱、山莨菪碱、多巴胺、多巴酚丁胺、尼可刹米、毒毛花苷K、氨茶碱、氯丙嗪、异丙嗪、利多卡因、二甲弗林、呋塞米、地塞米松、间羟胺（阿拉明）、纳洛酮、50%葡萄糖和10%葡萄糖酸钙。其中二甲弗林、间羟胺、毒毛花苷K临床已经少用。

用药方式 常为联合用药，必须注意药物间的相互作用，尽可能发挥"协同"或"相加"作用，避免拮抗作用。需注意的是，协同和相加作用并不总是对机体有利的，如氨基糖苷类抗生素与利尿药合用，可使听神经损害加重，甚至导致永久性聋；氨甲蝶呤与磺胺类、水杨酸类合用，会加重骨髓抑制作用。

特殊用药 由于缺乏合适的制剂以及儿童临床试验困难，临床上还有大量儿童在接受没有经过许可的（unlicensed）药物或药品说明书标识以外的（off label）药物，且这一现象在全世界都很普遍。凡是 unlicensed 或是 off la-bel 的用药，都还没有足够的临床资料来证实其用药的安全性，也就不可避免地引发一些问题，如药物不良反应、给药错误、医疗纠纷等。平衡儿童用药资料严重缺乏和疾病需即时诊治的矛盾是现今医疗界必须面对的问题。

**小儿死亡危险评分和小儿危重病例评分** 对危重患儿病情和预后进行客观、准确地评估，是重症监护治疗的重要基础，也是危重症临床诊断的重要组成部分。准确判断病情和死亡危险对诊断和治疗有重要意义。危重评估和预后判断的方法有很多种，如诊断评分法、危险因素评分法、治疗强度评分法等，但最常用、最客观全面的是生理学评分法，特点是把患者作为一个整体，根据其生理环境紊乱程度评估病情、判断死亡风险，即不论是何病因与诊断，全身各器官系统生理指标测值决定病情轻重和预后，测值异常程度越大，病情越重。如小儿死亡危险评分（pediatric risk of mortality score，PRISM）和小儿危重病例评分（pediatric critical illness score，PCIS），除能准确地掌握病情，预测死亡危险性外，还可评估 PICU 工作质量和效益，评价医护质量，判断 PICU 的工作效益，并有利于临床科研工作的开展，进行危重症临床研究。

小儿死亡危险评分 由波拉克（Pollack）等于1988年建立并发表，最初是由14个生理参数、23个生理参数范围构成，是在生理稳定指数（physiologic stability index，PSI）基础上简化发展而来。1996年，Pollack 等建立并发表了 PRISM Ⅲ，由17个生理参数、26个生理参数范围构成，经过严格、细致的统计分析和临床应用验证。17个生理参数包括收缩压、心率、动脉血二氧化碳分压（PaCO₂）、格拉斯哥昏迷评分（Glasgow coma score，GCS）、瞳孔反应、凝血酶原时间/部分凝血活酶时间（PT/PTT）、血钾、血糖、碳酸氢盐、体温、pH、动脉血氧分压（PaO₂）、血肌酐、血尿素氮、白细胞计数、血小板计数和酸中毒状态（pH 或 CO₂总含量）。对预后判断最重要的指标是低收缩压、神志改变、瞳孔反射异常，评分赋值较高。生理指标范围依年龄分为新生儿、婴儿、儿童、青少年4组。PRISM Ⅲ经多中心大样本临床验证，评估病情和预后更准确，是世界上应用最广泛的危重评估工具（表）。

评估时应注意以下几点。①时间：PRISM Ⅲ 应在患儿入 PICU 后第 1 个 12 和 24 小时进行评估。②时机：通常情况下使用最高或最低测量值进行评分。当生理参数异常存在升高和降低两种可能状态时，PRISM Ⅲ 分值设计了升高和降低参数范围。再入院计为新病例。除外常规转到其他病区而收入 PICU 的患儿，除外 PICU 住院<2 小时患儿，除外持续进行心肺复苏、生命指征稳定不能≥2 小时患儿。手术室死亡病例，如手术是住 PICU 期间进行且患儿因治疗需要 PICU 监护的，可包括在评分病例中。年龄：新生儿<1 个月；婴儿 1~12 个月；儿童 12 个月~12 岁，青少年>12 岁。③心率：不在哭闹或医源性刺激情况下评估。④体温：可采用直肠、口腔、血液和腋下温度。⑤瞳孔反射：瞳孔无反应状态需>3 分钟，有医源性扩张瞳孔影响时不作评估。⑥神志状态：仅适于诊断或拟诊为急性中枢神经系统疾病的患者。使用镇静剂、肌松药、麻醉药 2 小时内不作评估。如需持续应用肌松药或镇静剂，则评估应选在不使用镇静剂、肌松药、麻醉药，时间距入院最近时进行评估。昏迷定义为 GCS <8 分，或使用其他神志状态评估工具。⑦酸碱状态：$CO_2$ 总含量不作为常规检测时，可使用从血气分析计算得到的碳酸氢盐值。pH 和二氧化碳分压（$PCO_2$）可使用动脉、毛细血管或静脉血检测。⑧$PaO_2$：仅限于动脉血检测。⑨全血校正：如为全血检测，则血糖增加 10%；血钠增加 3mmol/L；血钾增加 0.4mmol/L。⑩其他：非手术性心血管疾病指作为入院主因的急性心血管病变。癌症和染色体异常可为急性或慢性。既往 PICU 住院和入 PICU 前心肺复苏应为与本次入院有关。心肺复苏应需心脏按压。手术后指术后最初 24 小时。导管插入不作为术后状态。急性糖尿病指糖尿病急性临床表现（酮症酸中毒）为入 PICU 主因。从其他病房转入指除手术室和恢复病室外的所有病区。

小儿危重病例评分 1984 年中国 PICU 成立初期，由北京儿童医院等 13 个单位共同拟定"危重病例评分法试行方案"。1995 年 5 月，中华医学会儿科分会急诊组及中华医学会急诊医学分会儿科组于太原，总结了这一方案的使用情况，参考国际先进经验，经反复讨论，制定了新的"小儿危重病例评分法（草案）"（表 3、表 4）。

（徐腾达 向 伟）

表 3 小儿危重病例评分法（草案）

| 检查项目 | 测定值 | | 评分及时间 | | | |
|---|---|---|---|---|---|---|
| | <1 岁 | >1 岁 | 首次 | 第 2 次 | 第 3 次 | 出院 |
| 心率（次/分） | <80 或>160 | <60 或>160 | 4 | 4 | 4 | 4 |
| | 80~100 或 160~180 | 60~80 或 140~160 | 6 | 6 | 6 | 6 |
| | 其余值 | 其余值 | 10 | 10 | 10 | 10 |
| 血压收缩压（mmHg） | <55 或>130 | <65 或>150 | 4 | 4 | 4 | 4 |
| | 55~65 或 100~130 | 65~75 或 130~150 | 6 | 6 | 6 | 6 |
| | 其余值 | 其余值 | 10 | 10 | 10 | 10 |
| 呼吸（次/分） | <20 或>70 或明显节律不齐 | <15 或>60 或明显节律不齐 | 4 | 4 | 4 | 4 |
| | 20~25 或 40~70 | 15~20 或 35~60 | 6 | 6 | 6 | 6 |
| | 其余值 | 其余值 | 10 | 10 | 10 | 10 |
| 动脉血氧分压（mmHg） | <50 | <50 | 4 | 4 | 4 | 4 |
| | 50~70 | 50~70 | 6 | 6 | 6 | 6 |
| | 其余值 | 其余值 | 10 | 10 | 10 | 10 |
| pH | <7.25 或>7.55 | <7.25 或>7.55 | 4 | 4 | 4 | 4 |
| | 7.25~7.30 或 7.50~7.55 | 7.25~7.30 或 7.50~7.55 | 6 | 6 | 6 | 6 |
| | 其余值 | 其余值 | 10 | 10 | 10 | 10 |
| 血钠（mmol/L） | <120 或>160 | <120 或>160 | 4 | 4 | 4 | 4 |
| | 120~130 或 150~160 | 120~130 或 150~160 | 6 | 6 | 6 | 6 |
| | 其余值 | 其余值 | 10 | 10 | 10 | 10 |
| 血钾（mmol/L） | <3.0 或>6.5 | <3.0 或>6.5 | 4 | 4 | 4 | 4 |
| | 3.0~3.5 或 5.5~6.5 | 3.0~3.5 或 5.5~6.5 | 6 | 6 | 6 | 6 |
| | 其余值 | 其余值 | 10 | 10 | 10 | 10 |

**续　表**

| 检查项目 | 测定值 | | 评分及时间 | | | |
|---|---|---|---|---|---|---|
| | <1 岁 | >1 岁 | 首次 | 第 2 次 | 第 3 次 | 出院 |
| 血肌酐（μmol/L） | >159 | >159 | 4 | 4 | 4 | 4 |
| | 106~159 | 106~159 | 6 | 6 | 6 | 6 |
| | 其余值 | 其余值 | 10 | 10 | 10 | 10 |
| 血尿素氮（mmol/L） | >14.3 | >14.3 | 4 | 4 | 4 | 4 |
| | 7.1~14.3 | 7.1~14.3 | 6 | 6 | 6 | 6 |
| | 其余值 | 其余值 | 10 | 10 | 10 | 10 |
| 血红蛋白（g/L） | <60 | <60 | 4 | 4 | 4 | 4 |
| | 60~90 | 60~90 | 6 | 6 | 6 | 6 |
| | 其余值 | 其余值 | 10 | 10 | 10 | 10 |
| 肠胃系统 | 应激性溃疡出血及肠麻痹 | 4 | 4 | 4 | 4 | |
| | 应激性溃疡出血 | 6 | 6 | 6 | 6 | |
| | 其余值 | 其余值 | 10 | 10 | 10 | 10 |

注：

1. 不包括新生儿及慢性疾病的危重状态。

2. 首次评分应在 24 小时内完成。在多次评分中，依据最异常测值评定病情危重程度。

3. 分值>90 非危重；70~90 危重；<70 极危重。

4. 若缺项（≤2），可按上述标准折算评分，如缺 2 项，总分则为 80，分值>72 非危重；56~72 危重；<56 极危重（但须加注说明病情，何时填写）。

5. 当某项测值正常，临床考虑短期内变化可能不大且取标本不便时，可按测值正常对待进行评分（但须加说明病情和时间）。

6. 不吸氧情况下测 $PaO_2$。

7. 小儿危重病例的单项指标

（1）凡需行气管插管、气管切开、机械辅助呼吸者（不包括手术后 24 小时内患儿）。

（2）严重心律失常：如阵发性室上性心动过速合并心力衰竭、心房扑动和心房颤动，阵发性室性心动过速、心室扑动和心室颤动，病态窦房结综合征、房室传导阻滞（二度Ⅱ型以上）、心室内传导阻滞（双束支以上）。

（3）有弥散性血管内凝血者（诊断符合 1986 年全国血栓与止血会议制定的标准）。

（4）惊厥持续状态：持续抽搐 30 分钟以上或 2 次惊厥间神志不清者（除外药物影响）。

（5）格拉斯哥昏迷评分<8 分。

**表 4　改良的格拉斯哥昏迷评分法**

| 功能测定 | 年龄 | | | 评分 |
|---|---|---|---|---|
| | <1 岁 | ≥1 岁 | | |
| 睁眼 | 自发 | 自发 | | 4 |
| | 声音刺激时 | 语言刺激时 | | 3 |
| | 疼痛刺激时 | 疼痛刺激时 | | 2 |
| | 刺激后无反应 | 刺激后无反应 | | 1 |
| 最佳运动反应 | 自发 | 服从命令动作 | | 6 |
| | 因局部疼痛而动 | 因局部疼痛而动 | | 5 |
| | 因疼痛而屈曲回缩 | 因疼痛而屈曲回缩 | | 4 |
| | 因疼痛而呈屈曲反应（似去皮层强直） | 因疼痛而呈屈曲反应（似去皮层强直） | | 3 |
| | 因疼痛而呈伸展反应（似去大脑强直） | 因疼痛而呈伸展反应（似去大脑强直） | | 2 |
| | 无运动反应 | 无运动反应 | | 1 |
| 最佳语言反应 | <1 岁 | 1~5 岁 | >5 岁 | |
| | 微笑、发声 | 适当的单词、短语 | 能定向说话 | 5 |
| | 哭闹、可安慰 | 词语不当 | 不能定向 | 4 |
| | 持续哭闹、尖叫 | 持续哭闹、尖叫 | 语言不当 | 3 |
| | 呻吟、不安 | 呻吟 | 语言难于理解 | 2 |
| | 无反应 | 无反应 | 无说话反应 | 1 |

*zāinàn yīxué*

## 灾难医学（disaster medicine）

研究自然灾难和人为灾害所致损伤紧急医学救治、疾病防治和卫生保健的学科。是灾难学与医学之间的交叉学科。

**简史** 现代灾难医学是20世纪60年代首先在发达国家逐渐兴起的一门学科。1963年瑞典国家医学防护咨询委员会成立了世界上第一个灾难医学救援组织，其成员包括瑞典武装力量总司令、红十字会、国家健康福利会、国家民众保卫会、瑞典医学委员会、军队防护医学咨询委员会等的派驻代表，该组织在阿加迪尔和斯科普里大地震的救灾过程中发挥了重要作用。1976年国际著名的麻醉科、内外科医师在德国美因茨（Meinz）首次发起并成立了急救和灾难医学俱乐部，之后不久更名为世界急救和灾难医学协会，标志着现代急救和灾难医学概念的开始。1983年在罗马组成灾难医学会，1984年10月世界卫生组织在罗马召开的灾难医学教育年会上，建议接受圣马力诺共和国为欧洲灾难医学中心，并于1986年11月成为了世界上第一个灾难研究中心。近年许多发达国家和地区（如美国、英国、法国、澳大利亚、日本、泰国、中国台湾地区等）相继成立了灾难医学协会和组织，有些医疗机构还专门成立了灾难医学部门，大大推进了灾难医学的发展。目前，灾难医学已从单纯的学术研究演变成为一些国家的政府行为，出现了跨学科、跨部门、跨地区、跨国界合作的趋势。国际上对包括地震灾难在内的各种大灾难的现代化应急救援始于20世纪70年代初。法国于1964年就成立了快速行动医疗队，该医疗队有专门救灾的配套装备，能在接到命令后24小时内出发，迅速到达世界各地执行各种救援任务。1971年美国费尔法克斯发生7.1级地震后，当地成立了世界上第一支现代化的专业紧急救援队。欧洲一些发达国家也相继组建了紧急救援队。美国于1984年建立了国家灾难医学系统，由国家卫生部、国防部、各医疗机构、各州政府及私人机构组成的联合救援组织，将大城市主要医院和地方医院组成统一的救援网络系统。由于全球经济趋于一体化、交通发达、人口增长、信息和科技的交流方便，各地的联系愈来愈密切，所谓"一方有难，八方支援"，灾难救援工作已趋于全球一体化。从20世纪90年代起，出现了应急救援社会化和国际化的趋势，体现人道主义精神的志愿者行动使应急救援成为全社会的意志。1989年12月22日联合国通过决议，宣布从1990年1月1日起至20世纪最后10年为"国际减灾10年"，目标是：①采取各种措施，使21世纪的世界变得更安全。②建设灾难"预防文化"或安全文化，强调灾难可以预测，其造成的伤害一定程度上可以预防。实施应急救援较早的一些发达国家联合编制了规范和指导各国紧急救援行动的"城市搜索与救援指南"，并经反复修改完善，于2003年第57届联大以"城市搜索与救援公约"名义通过。至此，国际应急救援有了一个共同遵循的工作约定，约定对应急救援起步较晚的国家起到了指导作用。2003年2月，美国的内科专科医师协会组织专家组对灾难管理、急救管理、医疗意外应急预案、急诊医学、公共卫生、灾后行为健康和军事医学等方面进行文献回顾和调研，以判断是否组成了一个知识和技能体系。到2004年2月，专家小组认为存在这样一个核心的知识和技能体系，建议成立灾难医学这个学科，并提倡所有医疗卫生人员都应该具备一定灾难医学知识。2004年2月到2005年10月，进一步研究如何确定这套知识体系的核心内容。2005年1月，决定由国家灾难生命支持教育联盟和美国医学会开始构建这套知识、技能体系。2005年10月，美国灾难医学学会成立，是全球最近成立的医学组织之一，旨在推进灾难医学成为一门独立的学科。同年，美国内科专科委员会同意成立灾难医学专业委员会中华医学会灾难医学分会于2011年12月在上海成立。

目前，灾难医学正在从医学紧急救援向灾难综合预防及灾中、灾后中长期医学、社会、人文系统手段的防控与干预并重方面转向。医学的视野已经或正在超出传统的医院内行为，扩展到环境、生态、文化与人类身心健康相关的大医学范围。医学的功能也已经或正在从主要以提供对个体医疗诊治的单一功能扩展为提供社会公共卫生紧急决策、紧急救助、社区预防与保健的跨学科理论与实践的复合型社会功能。灾难医学的建立和发展促进了传统院前急救和转运、院内急诊、手术、重症监护等临床科室的规范化抢救和水平提高，救护技术、装备、经验、理论等有了重大突破和发展，并将通信、生物、运输、计算机技术等纳入医学科学应用的范畴。灾难医学已经形成由灾难组织指挥学、灾难流行病学、灾难急救医学、灾难医学管理、灾难康复医学、灾难心理学、灾难基础医学等多部分组成的立体、完整的灾难医学体系，成为医学领域中的一门独立新兴学科。中国灾难医学历史上主要表现在各种创伤救治和疾病防治，其发展与医学发展紧密相连，并受到各种宗教、哲学和学术流派的影响。随着常态下医院外危重急症的日益增多，尤其灾难事故频发下的现场医学救援任务急剧增加，我国一批从事急救、急诊的专家学者积极组织和研讨该领域相关学术问题，做了大量的工作。

**研究范围** 灾难医学既是医学的分支学科，又有其相对独立性。灾难医学是一门高度综合性的学科，涉及面广，与灾难学、管理学、心理学、气象学、地质学、天文学、水文学、建筑学等学科密切相关。至少包含以下核心学科知识：①灾难急救医学。②灾难流行病学。③灾难医学应急管理。④灾难心理学。⑤应急预案制定。⑥灾难医学教育，包括临床、预防和康复。其中临床医学领域包括急救医疗服务系统的现场救治及分拣转运，一、二、三线医院的分级医疗救治；公共卫生领域包括预防疾病知识的卫生宣教、卫生监督、灾难发生区域的疾病预防；康复医疗领域包括心理、躯体、社会功能和生命质量全面康复。

**灾难救治** 临床救治从地点上至少可分为以下几部分。①现场救援及转运：包含医疗现场救治人员或小分队组成的现场救援队伍实施。应具备现场搜救、现场救护、现场分检后送、转运护送及队伍自我生存的后勤保障等功能，由多专业人员组成，配备现场救援所需的工程机械、搜救探测、医疗紧急现场处理、转运及自我生存所需设备、器械和轻便装备。队伍应具有反应速度快、综合配套强和自我生产力足的特点。②一线医院：指灾区内医疗能力部分保存或完全未被损害的医疗机构和临时搭建的帐篷医院。按医院等级或能力接受现场分检后送伤员的临床处理。对超过处理能力的重伤或极重伤伤员进行二次分拣，后送至二线医院。③二线医院：指灾难区域内具备完全临床救治能力的区域性中心医院（三级甲等医院），主要负责接收和救治来自灾区的危重伤员，开展专科救治与综合性救治，具备较强的危重医学和复杂专科问题的处理能力，能接纳区域外支援的专科队伍。④三线医院：指灾难区域外的三级医院，能接纳灾区内转移出的专科伤员，进行二次处理及早期康复医疗工作。

**灾难预防** 历史经验和教训证明，若采取有效预防措施，绝大多数灾难损害可以降低。应采取措施长期开展相关教育，应给医学生开设灾难医学课程，对临床医师开展灾难急救继续教育和实战演习。对广大群众应开展灾难防治的科普教育，提高全民的防灾和自我救灾知识。同时可根据当地主要灾难类型改善居住环境如房屋结构来达到减灾目的。应开展灾难风险识别、控制和处理相关研究，起到预防预警作用。灾难预防可采取三级预防原则。①一级预防：病因预防。这在灾难预防中有一定困难，但很多自然灾难和人为灾难都是人类自身引起的。应教育政府领导、企业主管和群众爱护环境，保护家园，真正做到人和自然和谐相处。此外，通过建筑物合理选址和强化房屋结构，也能达到一级预防的效果。②二级预防：早发现、早报告、早采取相应措施。应采取风险管理，全程监测灾难，及时预警。③三级预防：积极治疗，预防伤残，做好康复工作。医学强调的是立体或整体观念，现代医学发展的趋势更侧重于预防为主。灾难医学也同样要从单纯救灾及灾后防疫工作中转向以预防为主，多角度、多层面、多因素地综合处理与灾难有关的医学问题。

**灾难康复** 灾难既可致躯体伤害，也可致心理伤害。随着现代医学模式的提出，康复不仅针对躯体功能缺陷，还涉及心理与社会功能缺陷，既需要躯体康复又需要心理与社会康复。心理康复至少应包括以下三部分人群：一是亲历灾难者，需要进行恰当的心理干预和社会支持；二是灾难救援者，这部分人群通常被忽略；三是间接受害者，如受难者亲属。心理救助是一个长期过程，应包括短期和长期救助，需要统一组织，有序进行；需要长远规划，提供相关人员和经费保障，方可减少灾难后人群创伤后应急障碍及灾后抑郁、焦虑等心理问题。从地区分布看，心理康复不仅应在灾区，也应在近灾区及相关地区部分人群开展。

**灾难医学教育** 灾难医学及其特点灾难的非正常性、实发性及救治复杂性特点决定要开展灾难医学教育。

灾难医学作为医学的一个分支科学，以其自身特殊性，要求必须对救援人员实施灾难医学教育培训。随着城市工业化发展、人口剧增、生态环境日益恶化，各种自然灾难（如疫情、地震、洪水等）和人为灾难（如恐怖事件、交通事故、工业污染等）也随之上升，造成的损失极为惨重，严重威胁人类生命与财产，制约国民经济发展。面对灾难的严重威胁和挑战，世界各国都在积极探索减灾对策，使灾难危害减少到最小程度。灾难医学教育是减灾最有效的手段。重症急性呼吸综合征事件和汶川地震突显了中国公共卫生机制、应急能力的缺陷和广大民众对重大灾难的防范意识淡漠，缺乏防护与急救的基本知识，暴露出灾难医学教育培训的薄弱。研究证实，由于严重缺乏对救治人员相关的灾难医学训练，无法有效地对各种灾难事件开展医疗救治，常使需要及时和有效医疗救护的伤、患者病情变得更加复杂。在尚未建立国家灾难医学教育培训体系的背景下，开展灾难医学的各种培训，建立灾难医学各类型各层次培训体系，对完善具有中国特色的灾难医学理论，抗灾、减灾，提高救援人员对灾难的应急能力，具有重要理论和现实意义。因此灾难医学重在毕业后教育和继续教育，而非本科阶段成立灾难医学专业授予灾难医学学士学位，但学历教育中将灾难医学纳入课堂教育是必要的。

**与其他学科的关系** 灾难医学与急诊医学、军事医学、灾难学都有密切关系。

**与急诊医学的关系** 灾难医学是医学的分支学科，既具有医学的共性又具有明显的特殊性。灾难医学由急诊医学分化并进一步发展而来，与急诊医学密不可分，但急诊医学并非灾难医学的全部，更不能代替灾难医学：①灾难医学侧重于院前救护与管理，相当部分工作是在灾难现场进行，故其工作策略、方式和方法与急诊医学有所不同。②灾难医学包含许多公共卫生学和预防医学的内容，无论是原发性疫病灾难还是灾后传染病预防与控制都离不开公共卫生学和预防医学；而公共卫生学和预防医学的许多理论和方法也是在与疫病灾难的斗争中建立和发展而成，这一特点在急诊医学则不明显。③灾难医学不仅面临突发性灾难医学问题，也包括了渐变灾难，如环境污染、臭氧层破坏等所造成的慢性健康危害和远期效应，如遗传毒性等问题，急诊医学则不研究后者。④灾难医学的对象往往是大规模人群，所要解决的问题除医学问题外，还包含社会学、心理学、管理学等方面的内容。从某种意义上说，灾难医学包括了急诊医学，而不是相反。

**与灾难学的关系** 灾难学是研究各种灾难的时空分布特征及其发生、发展规律，以便对未来的灾难进行预测和预报，并正确实施防灾、抗灾和救灾的学科。先有灾难后有灾难医学，所以灾难学的研究是灾难医学研究的基础，对灾难医学的研究具有导向作用。例如，灾难发生的时间、地点、种类、性质、强度、范围直接关系到医学救难的性质和规模。两者研究对象不同：灾难学研究灾难本身的问题和对策减灾，灾难医学则是研究灾难的医学后果，探讨减少伤亡的措施。

**与军事医学的关系** 灾难医学是研究灾难医学问题和消除医学后果的学科，主要内容是社会救援组织系统、伤员医疗救治、灾区卫生防病工作和心理救援，军事医学的主要任务是研究平时为部队提供医疗卫生保障，战时为大批伤员实施战场紧急医疗救护，医疗后送和分级救治等卫勤保障措施。共同研究点是：①医疗救护、医疗后送和分级救治。②大批伤员出现。③包括医疗、预防、心理三方面内容。两者的区别：①条件不同，前者强调自然灾难和人为灾难；后者主要是针对战争而言。②服务对象不同，灾难医学服务于灾区的伤员、灾民、灾区环境；军事医学则是为部队伤员、士兵和战斗环境服务。

**特点** 主要如下。

灾难救援组织机构的随机性 由于灾难发生的突然性，不可能有成建制的救灾医疗机构坐等任务。通常是灾难发生时才集中各方力量，根据灾难发生的特点，临时组织和整合高效率机构，而且要在最短时间内完成集结，奔赴灾区，迅速开展专业化的救援工作。

灾难救援现场的危险性 灾难救援工作不具备医院的大型设备和优越的救护条件，救灾医疗工作需在现场进行，灾区生态环境往往遭到严重破坏，公共设施无法运行，缺少水、电、食物、药品等，生活条件十分艰苦。加之次生灾难随时可能发生，抢险救灾工作不可能等到灾难完全平息后才展开，决定了救治环境的危险性。

灾难伤情救治的复杂性 灾后伤员得到救护的时间越短，生存率越高。拯救生命必须争分夺秒，传统分科需要打破，医疗救治必须全科与专科并举。

灾难医学工作的协同性 灾难医学包含预防、临床和康复医学内容，无论是原发性灾难还是灾后伴随的次生灾难都需要多学科协同服务，卫生医疗工作也需与灾后其他工作进行整合，才能高效高质地发挥效益。协同性是灾难医学中具有挑战性的命题。

灾难医学的社会性 灾难医学的对象往往是大规模的人群，灾难救援工作不单解决灾民的医疗卫生问题，还包含社会学、心理学、管理学等方面的内容。

（宋 维 黎 敏）

zāinàn jiùyuán yuánzé

# 灾难救援原则 (principle of disaster relief)

灾难发生时为达到效益最大化、损失最小化而实施的救援原则。救援过程要先救命后治伤，先重伤后轻伤，先抢后救，尽可能使伤员尽快脱离事故现场，先分类再后送，医护人员以救为主，其他人员以抢为主，快速后送，减少伤员在现场停留时间，同时还应消除伤员的精神创伤，在医疗救护中，能体现"立体救护、快速反应"的救治原则，能善于应用现有的先进科技手段，解决多发性创伤医疗救护中的重大医学问题，尽可能应用现代高新技术服务于医疗救护，只有这样才能提高医疗救援的水平，达到效益的最大化。

**先抢后救原则** 在泥石流、地震、交通、煤矿、建筑工地事故及火灾、水灾等灾难中，首先将伤者迅速移离现场危险区，任何现场，只要存在危险因素，都可能危及伤者及抢救者的生命，要必须先将伤者尽快转移到安全区域，再努力施救。要做到抢中有救。例如，抢移脊柱损伤患者，动作要轻柔，要及时要放颈托、脊柱板，移动过程需两个人以上帮助而且要保持头颈脊柱为一直线，防止二次伤害。

**分类分级救治原则** 灾难发生后，伤员剧增，伤情复杂，危重伤员多，急救人员和物资都相对缺乏，常出现急救和后送矛盾，轻重伤员都需急救矛盾。为拯救更多生命、减少伤残及后遗症，要对伤员进行检伤分类。

急救现场分区分为检伤分类区、急救区、治疗区、等待区及遗体区。旨在有序工作，提高效率。

**先救命后治伤、先重伤后轻**

**伤及先分类后再送原则** 对立即威胁生命的伤者实施现场紧急抢救。伤情稳定后方可转送至医院。特别是对大出血、张力性气胸、内脏损伤、颅脑重伤伤员，切忌未经检伤和任何医疗急救处置就急送医院。保持呼吸道通畅是现场急救的首要任务。创伤后大出血直接威胁患者生命，应及时用止血带、止血钳进行止血，对张力性气胸患者应在现场进行穿刺放气或置闭式引流管，然后再后送。对四肢骨折患者进行妥善固定，颈椎的损伤时，用颈托限制颈椎活动，方可搬动，对休克伤者现场要先给液体复苏。呼吸心脏骤停者应在现场进行心肺复苏，复苏不成功者不得后送，但要记住对一个伤者救治不要停留太长时间，否则会耽误其他伤者的抢救。对轻伤者可适当给予急救处理但不能与重伤者同等对待。

**特殊创伤专业救治原则** 这是减轻症状、减少残疾的重要原则。腹腔脏器脱出或颅脑组织膨出：用浸湿的生理盐纱布、干净的毛巾保护，以确保脱出的脏器和脑组织不受压迫，严禁将脱出的脏器回纳；异物刺入伤：不要随意拔出异物，以免引起大出血而危及生命，应先将异物裸露在体表的一端固定，防止异物再继续刺入体内，只有在异物影响心肺复苏时或气道通畅时才可拔除；开放性气胸：应用比伤口大而且厚实的棉布覆盖在胸壁伤口处，再加压包扎；张力性气胸：应先穿刺排出空气，再重新包扎封闭伤口；断肢：应用无菌敷料或洁净的布料包裹离断组织，并注上姓名，随伤员后送，严禁浸泡或长时间暴露；连枷胸：用手或枕头固定受伤区域，如果呼吸状况恶化时，应立即急救处理。加压

包扎止血：如果加压包扎无效，应用止血带，但要记住注明时间并加以标记，定期松开避免组织坏死。骨、大关节伤、肢体挤压伤：可用夹板固定，也可就地取材，做临时性固定或借助躯干、健肢固定；对大面积烧伤：用烧伤急救敷料、三角巾、清洁布单或衣服保护创面，粘在创面上的衣服不必去除。

**灾后心理干预原则** 任何灾难都会对人的精神、心理产生负性刺激，救灾工作不但要救"身"，而是要理"心"。坚持对患者及家属，乃至社会人群进行心理慰藉、疏导，是灾难救援不可缺少的环节。

(宋 维 林道波)

jiǎnshāng fēnlèi

# 检伤分类 (triage)

伤员的救治需要或从迅速有序的医疗中最大获益的可能性作为依据，对伤员进行伤情分类的过程。又称类选治疗、检伤分诊。triage 一词源于法语的 tier，意思是分类。19世纪初，拿破仑军队中的一名军医创立了根据伤员需要医疗处理的紧急程度决定救护次序的系统，即检伤分类。到 20 世纪，这种救护方式在一些国家的部队中得到了进一步的运用和发展，避免了延误治疗和病情进一步的恶化，使许多伤员得到了及时的救治，挽救了生命。

**目的** 在灾害现场，特别是大型灾害现场，可能会出现大量伤员。而救援资源永远是有限的，如医护人员数量、救护设备数量、运送工具，医疗机构容量等。正确地对伤者进行检伤分类，使医疗救援的资源得到合理分配，有利于最大限度地发挥救援资源的能力，实现救援效果的最优化。

**特点** ①经验依赖性：要求分类人员具有丰富的临床和实践经验，否则难免出现失误。②程序化：针对不同伤者采取相同流程进行分类，仅评估伤情轻重，不要求诊断，一般不对伤者进行治疗，除非伤情紧急且用简单的手法即可解除患者的紧急状态。③动态性：即使伤者已分类，但只要伤者未送离现场，仍有伤情变化可能。分类人员也应在现场巡视走动，根据病情变化重新分类。④先重后轻：首先处理有救治希望的危重伤者，对无存活希望的伤者给予姑息性治疗。

**分级** 目前国际上常用"IDME"分级法，共分为四级，并标以醒目的颜色。

I（immediate） 用红色表示，为第一级伤者。又称立即治疗、重伤。表示伤情危重需立即进行医疗处理，而且能用简单的方法、在较短的时间、用较少的资源进行救护，能得到较好的预后。如张力性气胸、大量出血、气道阻塞、休克、昏迷、颈椎受伤、导致远端脉搏消失的骨折、外露性胸腔创伤、外露性腹腔创伤、超过50%Ⅱ～Ⅲ度烧伤及腹部或骨盆压伤等。

D（Delayed） 用黄色表示，为第二级伤者。又称延迟治疗、中伤。表示有较重的伤情，但又相对稳定，可以允许在一定时间内延迟处理和后送而不危及生命或导致肢体残缺；另外这类伤情要救治所花的时间可能较长。如严重烧伤、严重头部创伤但清醒、椎骨受伤（除颈椎之外）、多发骨折、需用止血带止血的血管损伤及开放性骨折等。

M（minimal） 用绿色表示，为第三级伤者。又称轻伤。可以等待治疗，这类伤者常能自己行走，大部分可在现场处置而不需送医院。处理上的延迟不会造成生命危险，也不会有严重并发症。如擦伤、扭伤、不造成休克的软组织创伤、<20%的Ⅱ度烧伤且不涉及外生殖器、不造成远侧脉搏消失的肌肉和骨骼损伤及轻微流血等。

E（expectan） 用黑色表示，为第四级伤者。又称期待治疗、死亡。表示伤者已经死亡或者伤情过于危重，即使投入很大的人力，给予非常积极的治疗，其救治的机会也非常小，对这类伤者可给予姑息性治疗。如严重头部损伤同时有脑外露；Ⅱ度或Ⅲ度烧伤面积超过60%，合并有严重的头部、胸部损伤；已无自主呼吸或心脏停搏超过15分钟，且由于伤情太重而不可能实施心肺复苏。

**方法** 尚无统一的检伤分类方法，在不同的国家和地区也可能因为适用情形的不同而有不同的方法，分类方法通常必须在很短的时间内完成，而且要达到合理的分配医疗资源使大多数伤者得到最好的结果。较理想的分类方法应该是简单的、容易记忆的、一致性高的、在很短的时间内又可完成的、分类标准是客观的。目前在灾难医学上较为常见的快速简单检伤分类方法有以下几种。

START（simple triage and rapid treatment） 分类法 即简单评估并快速提供治疗的方式，适用于大量伤者的检伤分类，目前较常用（图）。评估能否步行：先呼唤所有伤者进行步行指令，如果能够步行的，检伤归类为轻伤，

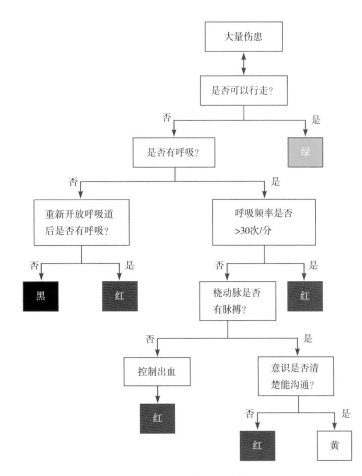

**图 START 分类法流程**

以绿色为标识；评估呼吸：对不能行走的伤者，判断其呼吸，如果没有呼吸，则开放伤者的呼吸道，仍然不能恢复呼吸的归类为死亡，以黑色标识。开始就有呼吸或开放呼吸道后才恢复呼吸的伤者，下一步要评估其呼吸频率，呼吸很快频率>30次/分，归为重伤，以红色标识；评估循环：有呼吸的伤者，但呼吸频率<30次/分，下一步要评估其循环，触摸桡动脉，也可以评估指甲微血管床充盈的时间，如果超过2秒或桡动脉无触及，均归为重伤，以红色标识评估意识：呼吸频率<30次/分且能触摸及桡动脉搏动的，下一步要判断伤者的意识状况，意识完全清醒的，归为重伤但可延迟，用黄色标识。模糊或昏迷的，则归为重伤，用红色标识。该分诊方法是根据伤者是否能行走、呼吸、脉搏以及意识状况将其分类，并附上相应的颜色标识使用，由于大量伤者中通常轻伤者占绝大多数，因此可很快将轻伤者过滤掉，留下少数重伤或死亡的伤者，然后迅速进行二次检伤及救治。

SAVE（secondary assessment of victim endpoint）分类法 主要应用在伤者非常众多，分布很广，而医疗资源无法应付的情况下，这时伤者的转运需要等待一段时间，伤者的伤情又会出现恶化，因此在这种状况下要判断哪些伤者更需要医疗救助，而且最有效。SAVE法就是把这类伤者重点区分出来，然后给予进一步救治。第一类伤者：不管怎样救治，最后都会死亡的，给予姑息性治疗。第二类伤者：不管怎样救治，最后都会活的。给予延迟转运或治疗，可以等待。第三类伤者：如果现场给予救治，伤者就可以

活，否则伤者就会死亡，因此第三类伤者是医疗救治的重点。分诊后应立即给予治疗或转运。

MASS分类法 ①目的：要迅速将伤者区分为两组，一组为能活动的伤者，表示伤情相对较轻，另外一组为不能活动的伤者，表示伤情重，然后对具体个体再进行第二步评估，再挑出重伤者，避免遗漏，最后按伤情的分级（红、黄、绿、黑）决定那些伤者需要优先处理或转运，哪些可以延迟，哪些可以等待，或那些不处理（死亡）。②步骤：M（move）是指伤者能听到指令而且能自行行走的，表示伤情轻，无需紧急处理，指令伤者走到指定区域，分到绿区。剩余的伤者指令动一下胳膊或腿，如果能活动，表示伤情重但还可以等待，可以延迟处理，这组伤者分到相对轻的区域（黄区、绿区），但还要再次动态评估这类伤者，发现加重的，转到红区。A（assess）是指评估所有伤者，首先评估那些不能活动的伤者，然后是那些不能走路但可以活动胳膊或腿的伤者，最后才是那些能自行行走的伤者。S（sort）是指评估所有伤者可参考START分诊法，然后按"IDME"进行分级。S（send）是指分诊出来的重伤者要优先给予转送。

（宋 维 林道波）

zìrán zāinàn

## 自然灾难（natural disaster）

自然环境突发异常事件给人类造成的严重伤害的现象。既有地震、洪水、飓风、火山喷发、泥石流、海啸等突发性灾难，也有地面沉降、土地沙漠化、干旱、海岸线变化等在较长时间中才能逐渐显现的渐变性灾难，还有臭氧层变化、水体污染、水土流失、酸雨

等人类活动导致的环境灾难。

世界范围内重大的突发性自然灾难包括：旱灾、洪涝、台风、风暴潮、冻害、雹灾、海啸、地震、火山、滑坡、泥石流、森林火灾、农林病虫害等。

中国自然灾难种类繁多，包括地震、台风、暴雨、洪水、内涝、高温、雷电、大雾、灰霾、泥石流、山体滑坡、道路结冰、龙卷风、冰雹、暴风雪、崩塌、地面塌陷、沙尘暴等，造成大范围的损害或局部地区的毁灭性打击。

**对环境的影响** 自然灾难后，随着旧的生态平衡的破坏和新的平衡的建立，形成了传染病易于流行的条件，这种灾难的"后效应"使灾难条件下的传染病控制成为一个重要特征。自然灾难的直接后果被基本消除之后，消除其"后效应"成为工作的重点。

**饮用水短缺和污染** 绝大多数的自然灾难都可能造成饮用水供应系统破坏，成为灾难后首当其冲的问题，易在灾难后早期引起大规模肠道传染病暴发和流行。水灾使原来安全的饮用水源被淹没、破坏或淤塞，人们被迫饮用地表水。这些水通常被上游的人畜排泄物、人畜尸体以及被破坏的建筑中的污物所污染。经水传播的传染病大规模流行，如血吸虫病、钩端螺旋体病等。其危害一般发生在洪水开始回落后，在内涝区域留下许多小水体，若它们遭到污染，极易造成疾病暴发和流行。地震时使建筑物破坏也涉及供水系统，导致供水中断，残存水源受到污染。海啸与风灾也可能造成类似情况。在一些低洼盐碱地区，水旱灾难还会造成地下水位改变，影响饮用水中的含盐量和pH。水pH与含盐量升

高,有利于霍乱弧菌的增殖,造成霍乱暴发。

**食物短缺** 较广的自然灾害常造成道路破坏、交通受阻、食物短缺。储存食物条件破坏不但加重短缺,而且导致食物腐变,引发食源性肠道传染病流行,机体免疫力降低,衍生各种疾病。

**燃料短缺** 燃料短缺也是自然灾害的常见现象,在被洪水围困的灾区尤其突出。燃料短缺迫使灾民喝生水,进食生冷食物,导致肠道传染病。冬季严寒迫使人群拥挤居住,导致体表寄生虫的滋生和蔓延,一些本已控制的传染病(如流行性斑疹伤寒)重新流行。

**居住条件被破坏** 水灾、地震、火山喷发和海啸等,都会对居住条件造成大规模的破坏。在开始阶段,人们被迫露宿,然后可能在简陋的棚屋中居住相当长的时间,造成人口集中和居住拥挤。

**对健康的影响** 灾难带来实质性的身体创伤、急性精神创伤(即创伤后应激障碍)及慢性精神障碍;灾难也可严重扰乱社会、组织、家庭以及个体生活。露宿使人们易于受到吸血节肢动物的袭击。虫媒传染病的发病率可能会增加,如疟疾、流行性乙型脑炎和流行性出血热等;人口居住的拥挤状态,有利于一些通过人与人之间密切接触传播的疾病流行,如病毒性肝炎、急性卡他性结膜炎等。如果这种状态持续到冬季,则呼吸道传染病将成为严重问题,如流行性感冒、流行性脑脊髓膜炎等。

(宋 维 林道波)

dìzhèn zāinàn yīliáo jiùyuán

# 地震灾难医疗救援 (earthquake disaster medical rescue)

对地震及其产生灾难造成的群体人身伤害所采取的紧急医疗措施。主要包括地震现场自救、现场医疗救援、后续医疗机构医疗救援与心理救援等。对地震灾区伤员实施现场专业急救,是最大限度地减少地震伤员死亡,使之早日恢复健康的关键措施。

**地震致伤类型及特点** 破坏性地震主要通过直接、间接及次生的灾难对人造成伤害。

**对人的身体伤害** 主要是建筑物倒塌等直接与间接原因造成,对人造成的伤情严重,种类复杂。①外伤:机械力学损伤占地震伤的绝大多数。例如,人体受倒塌建筑物、室内设备、家具等直接砸、压、埋。包括骨折、软组织外伤以及挤压伤和挤压综合征,分别占地震外伤分类的第一至第三位。地震所致骨折以四肢骨折为最多,脊柱及骨盆的骨折次之;闭合性多于开放性,下肢多于上肢,骨折类型以粉碎、多段、多发性骨折较多见;有时可合并有头、胸、腹部的损伤。软组织外伤也常见,且可发生在全身各部位。挤压综合征是指机体肌肉丰富的部位受到重物长时间挤压发生肌肉缺血、肌细胞损伤,继而引起以肌红蛋白血症、肌红蛋白尿、高钾血症和急性肾衰竭为特点的全身性改变。挤压综合征在地震中发生率较高,病死率极高,较轻者也会影响以后的肌肉功能。②休克:严重的创伤、大出血、饥饿、脱水、精神创伤以及挤压综合征均可以引起休克,约占全部伤员的 4%,或重伤员的 12%~14%。各类休克中,尤其是失血性休克最为常见。③地震伤感染:地震现场环境严重污染,抢救伤员设施差,伤口极易被各种致病细菌侵入造成感染,尤其是破伤风杆菌和产生荚膜梭菌对

创口的威胁,死亡率很高。所以,在早期抢救过程中应特别注意做好清创和预防注射工作。一经发生感染,应立即采取隔离治疗。④完全性饥饿:被埋困于废墟中的人员,粮食来源完全断绝,仅依靠自身储蓄的营养物质维持生命。长时间的消耗,体内储存物质将枯竭,成为完全性饥饿状态,以致机体代谢紊乱、抵抗力下降、血压降低、虚脱而濒于死亡。⑤淹溺:地震后继发海啸,水库、河堤、水坝毁坏,山崩滑坡造成河道淤塞、水位上涨,引起水灾,造成人员淹溺。城市工矿地区的地震,若发生地面冒水或水管、蓄水池毁坏,溢水灌入地下作业坑道也可引起淹溺。⑥烧伤:地震可使电器、炉火、煤气或其他易燃品发生事故而酿成火灾,发生大批或散在烧伤伤员,这是地震中的多见现象。中国邢台地震后,因防震棚失火伤亡 104 人。冬季居民多在防震棚中燃火取暖做饭,烧伤明显较夏天多。地震伤员在起火时因无法躲避,造成严重的烧、震复合伤。化工企业、仓库、研究单位在地震时,可因设备损毁使毒剂大量外泄甚至爆炸,造成化学性中毒和化学性烧伤。⑦冻伤:寒冷地区在地震前后,居民避震野营,生活艰苦,防寒条件差,往往发生大批冻伤。防冻伤是寒区抗震救灾卫生保障的重点任务。

**对人的心理伤害** 地震尤其是大地震发生时,震区人群首先是心理上经受一次前所未有的大冲击,进而陷入一种罕见的情感危机中。强烈的地震在心理上失去了空间归属感,感到一种生存威胁,表现出极度惶恐和不安;因为亲人遇难而在心理上、精神上陷入极度悲哀;地震中受伤将

要终身残废者，人生观、价值观也会发生根本的变化。

**早期处理原则** 包括以下内容。

创伤性休克 根据不同的季节、不同的致病原因和不同的现场环境采取相应的急救措施。伤员采取平卧位，保持呼吸道通畅；有创伤、出血应立即止血、包扎。立即建立静脉通道，快速补充血容量等；优先转送。

呼吸道梗阻和窒息 清除伤员呼吸道异物、血块、黏痰和呕吐物，解开伤员衣领和腰带，保持呼吸通畅；舌后坠造成的阻塞，立即用口咽管通气；采取半俯卧位，防止误吸；呼吸心脏骤停伤员，予以心肺复苏。脑外伤昏迷或严重胸外伤造成呼吸困难及窒息的，要尽早气管插管及辅助呼吸；颌面伤有移位的组织片阻塞呼吸道者，应立即进行复位包扎；外伤合并气体中毒者，抢救复苏的同时采取相应的解毒急救措施。

完全性饥饿 伤员被困时间长，造成精神紧张，体力消耗大、代谢紊乱等。给予保温、吸氧和适当的热饮料与液体治疗，维持内环境稳定；在严密的观察下进行转送。

出血 对明显出血者，现场早期可根据不同情况采取指压、加压、止血钳夹、填塞或止血带等法止血。使用止血带后要做出明显标记，记录使用止血带时间，并争取在1~2小时内送到震区现场医院手术止血。

伤口 创面要尽早包扎，以免再污染；重伤肢体要加强固定，以减少继发损伤和镇痛，便于搬运。包扎物品可根据创伤不同部位采用急救包、三角巾、四头带、丁字带等。如无上述材料可就地取材，使用干净毛巾、衣物、布料等。包扎中接触伤口应尽量使用消毒敷料。包扎伤口可以和加压止血同时进行。

骨折、关节损伤、大面积软组织损伤 均应予临时固定。固定器材可以是制式，也可以就地取材。四肢骨折固定时应将肢体末端外露，以便观察肢体血运。遇有伤员主诉剧痛、麻木或发现肢体末端苍白、发凉、青紫，应及时检查，松开或检查固定器材及内层的绷带，重新固定。

**常见各部位创伤** 如下所述。

颅脑伤 用无菌敷料、急救包或干净布料将其伤口加压包扎。如有脑膨出，在伤口周围垫以棉圈、纱布或瓷碗盖上加以固定包扎。昏迷伤员应保持呼吸道通畅；以侧卧或俯卧位置于担架上，用衣物将头固定，并转送震区现场医院。简要记录伤员的意识、瞳孔及肢体活动情况，以供后续治疗参考。

颌面颈部损伤 将移位组织复位，再加压包扎。口中凝血块、碎骨片、异物等应及时取出。鼻、咽腔伤后水肿者，可用咽导管、鼻咽腔插管保持气道通畅，窒息严重者可以做环甲膜穿刺术。颈部大血管出血时，将伤口内填上止血粉，用对侧上肢做支架加压包扎（不可用绷带环绕颈部包扎）。下颌或上颌伤先用纱布填塞止血，然后包扎。伴有昏迷的颌面颈部损伤的伤员转送时，取侧卧位防止窒息。

胸部损伤 遇有开放性气胸，应立即用厚垫、纱布、洁净毛巾或衣服等严密封闭伤口，再用敷料加压包扎。敷料处最好加盖塑料布等；有多发肋骨骨折或反常呼吸时，除用敷料包扎外，应加以厚棉垫或衣卷等物垫在伤处，再加三角巾或绷带包扎、固定。

遇有张力性气胸时，应立即在伤侧第2肋间锁骨中线处，用粗针头穿刺排气，并在针头尾端套上一带孔的橡皮指套，作为排气活瓣，并尽快转运震区现场医院做进一步处理。

腹部损伤 包扎伤部，如有腹腔脏器脱出不要送回，用纱布将脏器围好或用瓷碗盖上后再进行包扎。地震所致腹部伤，以闭合性为多，且常有脏器伤，应立即转送震区现场医院。

骨盆部损伤 现场急救包扎伤口，对伴休克表现者，进行抗休克处理。臀部创伤伴大量出血时，对伤口施行压迫填塞，或加压包扎。对骨盆骨折者，采用三角巾、多头带或宽皮带做环形固定。

四肢伤 对伤口进行包扎、止血，有骨折、脱位者要进行复位，并利用夹板或就便器材临时固定。对疑有或一旦确定有急性骨筋膜间隙综合征者，应立即将患肢置心脏水平位，松开一切外固定或压迫因素，同时应用封闭、解痉等药物并密切观察。如果初步解救无效，情况继续恶化，应立即切开筋膜间隙，进行彻底减压处理并尽快转送震区现场医院做进一步处理。

脊柱和脊髓伤 现场早期处理主要是制动与固定。对处于昏迷状态者要注意呼吸道通畅，呼吸道梗阻的预防与处理小心搬运后送。

**注意事项** ①伤员搬运中防止再损伤。在搬运地震伤员时，对不同部位损伤，有不同要求。颈部损伤伤员，要先固定颈部。对脊柱损伤的伤员，禁止一人抬肩、一人抬腿的错误搬运法。在搬运中应将伤员衣袋中硬质物品掏出，在骨突部位加用棉垫，防止发生压疮。②镇痛药物的应用。疼痛可诱发和加重休克，给伤员精神上造成很大痛苦，对无昏迷和瘫痪的患者应注射镇痛药，如哌替啶或吗啡。对颅脑、胸部外伤，颈部脊髓伤，腹腔脏器伤禁止应用镇痛药。③早期防治感染。地震灾难中伤员的伤口暴露污染严重，极易受到各种细菌的侵袭。如有条件，抗生素和破伤风抗毒素或类毒素应早期使用。④转运：破坏性地震发生后，伤员多、伤情复杂，伤病情基本稳定后，需通过不同运输手段，将伤员分散到外地进行进一步专科治疗。可按照"集中伤员，集中专家，集中资源，集中救治"的原则，将危重伤员集中转运到医疗条件好、救治质量高的综合性医院救治。

（宋 维 黎 敏）

gāoyuán dìzhèn yīliáo jiùyuán
# 高原地震医疗救援
（plateau earthquake disaster medical rescue） 对高原地区地震导致人身损伤以及相关次生伤害所采取的紧急医疗措施。高原地区地震与平原地区地震无论是人身损伤、次生灾难损伤、患者恢复特点、医疗救援处理均有其特殊性。救援人员在高原地区所面临的急性高原病也是高原地震救援的特殊性问题。这些特殊性是高原地震医疗救援面临的挑战以及高原地震医疗救援预案制定所应遵循的原则。

**高原地震致伤特点** ①组织损伤及骨折、其受损伤组织局部反应重，腺苷三磷酸酶活性、血清肌酸激酶活性和血浆中致炎因子水平较平原明显升高。②机体的抗氧化能力和储备能力低于平原地区，这些均引起组织受伤反应重，且修复愈合能力差。③高原骨折愈合过程中，成骨细胞、软骨细胞等的增殖分化以及软骨内成骨或膜内成骨的发生均较平原延迟，高原骨折愈合时间较平原地区延长，骨不连比平原地区发生率高。在创伤并发症方面也有类似平原地区五大并发症：休克、呼吸衰竭、肾衰竭、多器官功能障碍综合征及感染，但仍有自身的特点。④高原创伤休克与多器官功能障碍综合征：失血耐受能力低，易发生休克。液体耐受能力差，易发生肺水肿、脑水肿和右心功能不全：高原低氧可导致水钠潴留，肺动脉高压，肺、脑毛细血管通透性增加，大量失血引起胶体渗透压降低，如输液量过多过快易发生肺水肿和脑水肿。多器官衰竭发生早。⑤高原创伤感染：感染细菌的临界数量比平原地区高。细菌感染时限延长：平原地区感染时限一般伤后12 小时，而高原地区可延长到伤后（48.8±9.4）小时。高原创伤救治中，海拔>3000m 时破伤风感染少见。

**高原地震创伤救治** 高原地区多为人员稀少地区，故伤亡分布地域非常广，造成广阔地域内伤亡者星罗棋布的局面，加上高原地区通讯网络不发达、交通情况复杂、语言和文化障碍等因素使高原灾难救援和疏散工作极具挑战性。救援人员短期内很难及时进入，且还因低海拔地区进入高原地区导致的高原反应或高原病，很难立即很有效的开展救治工作，导致伤患者死亡率增加。

**骨折处理** 高原地区缺氧、寒冷、干燥、氧分压低等特殊地理气候环境造成骨折愈合慢，骨折愈合时间较平原地区延长15～30 天，所以高原骨折治疗应该尽量对骨折固定牢靠，骨折固定时间要比平原地区延长。

**清创缝合** 高海拔地区伤后24～48 小时以内进行彻底清创并同时闭合伤口，伤口多能一期愈合，因为高海拔地区气候干燥、寒冷、阳光辐射及紫外线强度大，不利于细菌生长繁殖。

**创伤感染处理** 彻底清创是防治高原地震创伤感染最重要的措施，全身和局部无明显感染症状，即使伤后18～48 小时，仍可行清创及一期缝合；但需注意特殊感染的防治。

**深静脉血栓防治** 高原地区的人长期处于高寒缺氧状态，红细胞增加，血红蛋白增加，血液黏稠度增加，全身血液呈"浓、黏、聚、稠"的特征，血液处于高凝状态，血流缓慢，高海拔地区深静脉血栓发病率明显高于平原地区，尤其是卧床患者。

**休克与多系统器官功能障碍综合征防治** 高原地区容易出现缺氧，休克与多器官功能障碍综合征出现时间早且症状不典型，需及时发现并纠正其诱发因素。救治应特别注意以下问题：①快速补液时容易发生肺水肿、脑水肿、右心衰竭。②休克补液要分阶段进行，液体复苏过程中密切监测生命体征。③休克易导致多器官功能障碍综合征，应尽可能预防休克、早期识别休克与尽早纠正休克。

**救援人员高原病救治** 高原地震救援人员多是从平原地区到达，尤其是初次入高原地区人员易患高原病，其表现主要如下。①急性高原反应：是平原人员进入海拔 3000m 以上高原容易出现的反应，主要表现为头痛、头晕、心悸、气促等。②高原肺水肿：指近期抵达高原（一般指海拔3000m 以上），出现静息时呼吸困难、胸闷、不能平卧、咳嗽、咳白色或粉红色泡沫痰，患者感头痛、全身乏力或活动能力减低。③高原脑水肿：出现剧烈头痛、呕吐、嗜睡、昏睡直至昏迷。

高原反应是从低海拔地区到高海拔地区人群的一种常见病和高发病，发生率为 40%～70%。据"4.10"中国玉树地震相关研究报告，救援人员中急性高原反应总发病率为 79.8%，其中轻度高原反应为 57.5%，中度为 20.7%，重度为 1.6%，高原肺水肿与高原脑水肿达 0.47%～1.0%。

相关研究人员针对"4.10"玉树地震救援，对救援人员出现高原病总结出如下经验：①相当数量的救援单位事前缺少高原高寒地区发生自然灾难或军事行动的应急预案，缺乏针对高原病的防范措施。②高原恶劣的自然环境加上地震灾难对道路交通的影响，后勤物资供给条件较差，饮食、饮水、住宿条件差，许多救援队伍只能饮用矿泉水，吃干粮，住地铺，严重影响救援人员的身体健康，容易诱发高原病。③高原气候寒冷及保暖措施不力，上呼吸道感染的发生率高达 10%～30%，成为急性高原反应的常见诱发因素。④救援人员普遍缺乏个人防护知识，对高原环境的心理和生理准备不充分，尤其是对高原的恐惧感等，成为急性高原反应的重要诱发因素。⑤救援人员进入高原前没有应用预防药物或应用不当。⑥医护人员普遍缺乏高原医学专业知识，对急性高原反应的临床诊断和处理程序，尤其是对高原肺水肿和高原脑水肿的早期诊断要点和临床救治、如何在高原合理用氧、如何正确使用单人加压袋等了解不够，经验不足。

中国在高原地区有常住人口，

且处于欧亚地震带，高原地震医疗救援成为中国医学界面临的独特挑战。"4.10"玉树地震抗震救灾是中国历史上最大规模的高原高寒地区自然灾难救援行动，也是最大规模的高原医学救援行动，其经验值得重视。

（宋 维）

hóngshuǐ zāinàn yīliáo jiùyuán

## 洪水灾难医疗救援（flood disaster medical rescue）

对因暴雨急流或河湖泛滥造成灾难所采取的紧急医疗措施。洪水除危害农作物外，还破坏房屋、建筑、水利工程设施、交通设施、电力设施等，并造成不同程度的人员伤亡。由于洪水和雨涝往往同时或连续发生在同一地区，此时统称为洪涝灾难。

**当地医疗救援** 洪涝灾难发生后，灾难发生地卫生行政部门应迅速组织医疗卫生救援人员赶赴事发地，开展先期处置工作，对当地灾情和医疗卫生服务需求及能力做出评估，根据洪涝灾难灾情、伤情、病情、疫情、发展趋势等，启动卫生应急工作。超出本级应急处置能力时，应及时向上一级卫生行政部门申请支援。灾区医疗机构要保障灾难期间的诊疗服务工作正常开展，保持传染病和突发公共卫生事件报告渠道畅通。当地政府部门及卫生医疗机构应深入了解洪涝灾难导致的主要疾患及所需的医疗救援物资，便于医疗资源的优化配置。主要开展以下工作：①利用现存资源就地设立或选择硬件条件尚好的诊疗机构确定患者集中收治点。根据患者的病情特点及现有的卫生条件给予补液、抗感染、退热、消毒、清创等处理。②救治过程中尤其注意基础疾病多、生命体征不稳定的危重患者救治，

超出自身救治能力范围的应及早向上级卫生机构报告，安排转运到具备救治能力的医疗机构进一步诊疗。③及时通过各种途径做好相关信息（如灾难的范围、死伤或危重伤员数、目前的医疗救治情况、遇到的困难和缺少的医疗物资）的报送工作。

**省市（地）级医疗救援** 省市（地）级卫生应急队伍接到医疗救援的申请后，在前线指挥部的统一协调指挥下，整合所有医疗资源，负责集中收治患者的进一步救治和转运。

**救援物资准备** 结合洪灾灾区特点，医疗救援队伍尽量遴选和携带便携式医学救援设备装备，一般主要配备以下医药物资。①内科类药品：抗感染类、清热解毒类、补充电解质药类、皮肤病及耳鼻喉疾病类（细菌及真菌）、解热镇痛药镇静类等。②外伤类药品：主要以固定、清创、换药、皮肤溃烂感染处理等为主要的外科处置药材以及破伤风抗毒素等。并根据当地既往的疾病特点及此次洪涝灾难出现的疾病特点做相应的准备调整。

**救援指导** 省市（地）级卫生应急队伍到达灾区应主要指导当地卫生医疗人员对危重病及疑难病的现场诊治，需要转运的患者应制订患者转运方案，确定患者转运方式、目的地、人数、批次、护送医务人员，如有需要，应提醒接收医院提前做好相应准备。

**伤员转运** 根据伤员救治需要，在政府前线抢险救援指挥部的统一协调和指挥下，按照"快速、就近、全部"的原则，通过陆路、铁路、空中或航运转运伤员。转运途中密切观察伤员病情，随时保持通讯畅通。转运时特别

强调伤员检伤卡片的佩戴。

转运程序 根据前线指挥部确定的转运方式，确定伤员转运目的地、批次、人数和陪员人数，安排护送医护人员，收集各批伤员的信息（检伤治疗卡和医疗文书），做好途中所需医疗物资和生活保障物资准备。并与接收医疗机构联系，通报有关转运情况，通知做好接诊准备。

转运方式 ①陆路转运：伤员距离医院半径 290km 以内者以救护车为主，一般将转运时间控制在 2 小时内。一般一辆救护车转运 1 名危重伤员（红标伤员），或 1 名重症伤员（黄标伤员）和 1 名轻症伤员（绿标伤员），或 4 名轻症伤员（绿标伤员）（检伤分类见地震灾难医疗救援）。1 名伤员尽量只随车 1 个陪员。为解决城市道路堵塞必要时可选用急救摩托车；新生儿现场抢救、监护转运可选用婴儿救护车；为应对洪涝灾难，尤其在地形复杂区域，全地形越野救护车是目前较为理想的车型。②空中转运：一般采用直升机、空军运输机和民航客机 3 种形式。其中空军运输机一次可转运危重症伤员 30 名（带担架），轻症伤员 80 名；民航客机一次可转运轻症伤员 150 名左右；直升机一次可转运 4~6 名伤员。空运伤员距离目的医院在 500km 以内宜用直升机，超过 500km 宜用固定翼飞机。按照"先危重，后轻症；先担架，后步行"和"先前舱，再后舱，轻伤员坐两边"的原则组织登机。每架飞机安排医护人员 1~2 名，携带监护仪、呼吸机等急救设备和急救药品，随机进行全程空中监护。③其他：也可根据具体情况选择火车、水路转运的方式。

患者后续救治 伤员较多或病情危重，超过本地医疗机构救治工作负荷和能力，为及时、有效对伤病员进行救治，可根据情况，在上级卫生行政部门统一协调和交通运输等相关部门支持下，将患者及时送至上一级医疗机构治疗。

救治原则 按"集中伤员，集中专家，集中资源，集中救治"的原则，将危重伤员集中在医疗条件好、救治质量高的医院救治。

定点医院准备 各定点医院接到救治指令后，应立即成立由主管院长负责，医务、护理、药械、后勤等部门组成的领导机构；根据病情需要组建包括急诊科、重症加强护理病房、消化科、呼吸科、感染科、皮肤科、骨科及其他相关专业人员组成的专家组；准备床位或病区；做好伤员救治的药品、器械、设备设施的准备；做好患者及陪护家属的生活保障准备；详细了解患者人数、疾病严重程度等情况。

患者接收 患者到达医院后，医护人员要对其逐一交接，详细了解每位患者现场救治情况，包括患者情况、现场处置、路途伤情变化等。根据伤情分诊，迅速收住相应专科或集中收住。对患者逐一检查，制订个体化诊疗方案。危重、疑难病例应立即组织会诊，制订救治方案。

注意事项 问诊及检查必须详细全面，不遗漏任何疾患。对存在基础病，如高血压、糖尿病、冠心病、支气管哮喘、慢性阻塞性肺疾病、肾功能不全等，并给予相应的治疗。伤员护理应包括一般医疗护理、专科护理、生活饮食护理、心理护理，对特殊病例应制订个体化护理方案。心理干预与治疗应从入院开始，要有针对性，体现个体特点。减少不

必要的媒体及其他人员的采访、慰问和探望。灾难伤员是特殊群体，医疗机构要充分考虑到伤员及其陪员的民族、生活、地域、习惯等特点，尽可能地提供相应的服务保障。安排专人做好救治伤员的信息统计、汇总、报告工作。

(宋维 孙定卫)

jùfēng zāinàn yīliáo jiùyuán

## 飓风灾难医疗救援（hurricane disaster medical rescue）

对因飓风造成人员损害所采取的紧急医疗措施。飓风是指在（北半球）大西洋或东太平洋海域发生的中心风力达 12 级或以上的热带气旋，即在大气中绕着自己的中心急速旋转、同时又向前移动的空气涡旋。而在西太平洋海域（包括中国南海）发生的同强度热带气旋称之为台风。它一般伴随强风、暴雨，严重威胁人们的生命财产，对于民生、农业、经济等造成极大的冲击，是一种影响较大，危害严重的自然灾难。

飓风致伤特点 ①直接损害：直接引起人员被砸伤、压伤、失踪或丧命。屡屡造成颅脑外伤、脊柱脊髓损伤、多发骨折、多发脏器损伤、严重出血等严重创伤。②次要损害：给灾区人民生活带来严重困难，环境严重污染，卫生设施的破坏，还会引起饥饿和营养不良，在精神上也造成很大创伤，使灾民抗病能力下降，容易发生各种流行疾病，其中包括各种营养缺乏病，外伤后继发严重感染，心血管、呼吸道及胃肠道疾病。飓风多在夏秋季发生，受灾后还可能引起各种传染病的流行，造成继发性灾难。

创伤类型及救援 主要是对砸伤、压伤、摔伤、淹溺、外伤、出血、骨折等进行抢救。由于台风常常伴有洪水，风灾期间的卫

生救援，要立即恢复水源，进行饮水消毒，保证食品卫生，做好饮水与食品卫生的监督，杜绝食源性疾病和肠道传染病。及时清理掩埋人畜尸体，搞好环境卫生，建立卫生厕所，加强对粪便、垃圾的管理，定期喷洒杀虫剂、消毒液。加强疾病监测报告工作，组织医疗卫生人员深入灾区巡回医疗，开展健康教育。

**砸伤（机械性损伤）** 各种民房农舍及城镇建筑物受台风袭击倒塌，可能发生大量的外伤，在野外也可能被泥石流、塌方和树木及电线杆等砸伤，以多发伤为主。多发损伤的救治措施和步骤，一般分为现场急救与医疗站（医疗队或医院）抢救。

**现场急救** 任何地方，任何情况下，最初接触伤员的急救要点一致。①伤员有无意识：若无意识，立即让伤员头后仰或偏向一侧，防止舌根下坠阻塞呼吸道。②伤员的呼吸怎样：若呼吸已停止，立即畅通呼吸道，并用人工呼吸维持有效呼吸。③能否触及脉搏，是否有心跳：若心跳已停止，立即开始胸外心脏按压。④是否有体表大出血：若有出血，应立即压住出血部位近端的大血管或用加压包扎止血，尽可能少用止血带。对于肢体出血，应抬高患肢以减少出血。⑤是否存在脊椎损伤的可能性：若有，搬动伤员前，必须采取良好保护性措施，防止脊髓的继发损伤。⑥四肢有骨折时，用夹板等物暂时固定。经过上述紧急处理后，将伤员送到就近医疗单位，进一步抢救治疗。

**医疗站（医疗队或医院）抢救措施** ①迅速判断有无威胁生命的征象：伤员送至医疗站后，医务人员应先做快速、全面的粗略的检查，及时发现及优先处理可能存在的凶险情况，如呼吸道梗阻、出血和休克。呼吸心脏骤停者应立即施行心脏按压，人工呼吸，心内注射强心药，吸氧等措施。昏迷者应保持呼吸道的通畅，并观察神志、瞳孔、呼吸、脉搏和血压变化情况，为下一步诊断提供资料。快速检查与紧急处理应穿插进行。②进一步检查和诊断：在伤员的窒息、休克和出血获得初步控制后，应进一步检查，以使创伤者能获得尽可能准确的诊断及有效的抢救与治疗。病史采集应简明扼要，不得时间太长，以免耽误抢救。体检要系统、重复进行，以免遗漏重要伤情。体检时要注意伤员一般情况和生命体征，从头、颈、颌面、胸、腹、脊柱、四肢的顺序进行仔细检查。有条件时可做必要的辅助检查。③抢救措施：多发损伤的全身处理，在急救站或医疗队（医院急诊室）的紧急处理主要是抗休克，解除伤员窒息和止血。

**各器官系统损伤的处理原则** 对多发性损伤的处理应根据损伤对生命安全威胁程度，依次进行。一般骨骼和肌肉损伤都是放在最后处理。①胸部损伤呼吸困难的处理：有反常呼吸者，可用厚棉垫压在浮动的胸壁处，用胶布固定。有气胸者，应尽快采取穿刺，闭式引流，必要时开胸手术治疗。②颅脑伤的处理：颅脑损伤者应防止脑水肿，如脱水治疗，限制输液量等。颅内有血肿者应尽快开颅减压。③腹部内脏伤的处理：有怀疑者，应尽早剖腹探查。如受伤2天以上，腹内感染已趋局限者，可考虑非手术治疗，使用抗生素和补充营养。④多发伤骨科处理：多发性损伤中90%以上合并有骨折，而且其中半数以上合并2处以上骨折。骨折的固定：固定四肢长骨骨折，可用小夹板、前后石膏托或牵引支架固定，减少局部疼痛刺激和继发性损伤。骨折的手术治疗：应在伤员全身情况改善后进行，伤后第2周较合适；如骨折本身为危及伤员生命安全的主要因素者，应尽快改善伤员全身情况的同时积极进行手术治疗；骨折合并大血管损伤者同样应尽快修补血管，控制出血性休克。开放性骨折者，在全身情况允许下，争取时间，尽早处理，有时骨科手术也可和其他部位（颅脑、胸腹部）的手术在同一麻醉下（全身麻醉）同台同时进行。

**土埋窒息伤** 台风暴雨袭击时可发生泥石流或山体大滑坡以及房屋倒塌，将人员掩埋于泥浆砂石土中，使伤员不能呼吸，发生不同程度窒息，如发现早、救援工作及时，可以减少伤员死亡率。

**临床表现** 人体被掩埋在泥浆砂石土中时，可因吸入泥浆而引起咽喉呼吸道梗阻，出现气促、喘息、恐慌，进而呼吸加深或浅快，呼吸困难，颈静脉怒张，继而出现发绀，在颜面、口唇、指（趾）甲等部位，颜色由正常红润转为青紫色。伤员由于窒息缺氧，初起脉搏增快，血压上升，随着缺氧程度加重、脉搏变细变弱，血压也逐渐下降。伤员由开始的紧张、挣扎，渐渐转为神志淡漠、表情消失，陷入昏迷状态，进而瞳孔散大，反射消失，最后引起循环、呼吸衰竭，心跳、呼吸停止而死亡。

**处理原则** 首先从掩埋泥土和砂石或倒塌建筑物中将伤员抢救出来，对呼吸道梗阻和窒息的伤员，由于病情危急，需迅速移至安全地区就地抢救，以赢得时间，抢救生命为首要目的。

**现场急救**　①伤员被掩埋在泥浆砂石中，口鼻会被异物堵塞，发生窒息。挖出伤员后应立即清除口、鼻、喉腔内的泥土及痰、血和呕吐物等，保持呼吸道通畅。②呼吸停止者应辅以口对口人工呼吸，有条件的可做气管插管术，以解除上呼吸道梗阻。这是抢救窒息者的有效方法。③呼吸、心跳均已停止者，在施行人工呼吸的同时，进行胸外按压等心肺复苏术。④昏迷的伤员，为防舌根后坠影响呼吸，可将伤员置半俯位或将舌牵出，必要时亦可做下颌骨折的临时性固定。⑤就地抢救，对呼吸道阻塞和窒息情况好转的伤员，应在医护人员的护送下，迅速转送到附近医疗站或医院做其他处理。

**溺水**　特大风暴潮灾难，来势凶猛，来不及逃避，特别是水上船只，翻船后落水而淹溺。老人和儿童更易受害。溺水是风暴潮直接威胁人民生命的最严重的情况，一旦发生必须立即在现场进行抢救，切勿只顾运送而丧失宝贵的抢救时机。溺水致死原因主要是人被台风海潮卷入深水或落入江河、湖海水中，水进入呼吸道或反射性的声门紧闭，空气不能进入肺内发生窒息，急性缺氧而死亡。

**现场急救**　尽快将溺水者救捞到陆地上或船上，解开衣扣，检查呼吸、心跳情况，取出口鼻内的异物，保证呼吸道通畅。救起的溺水者若尚有呼吸心跳，可先倒水，动作要敏捷，切勿因此而延误其他抢救措施；如呼吸、心跳已停止者，应立即进行心肺复苏。首先进行胸外按压并人工

呼吸，在大约5个周期（大约2分钟）后再启动急救系统，要坚持2~3小时，且不可轻易放弃。若有条件必要时做气管插管，吸出水分并做正压人工呼吸；呼吸、心跳恢复后，人工呼吸节律可与伤员呼吸一致，给予辅助，自主呼吸完全恢复后停止人工呼吸，现场注意保暖。有外伤时应对症处理，如包扎、止血、固定等；苏醒后可迅速送急救站（或灾区医疗队），继续治疗，防治溺水后并发症。

**急救站（医疗队）救治**　首先应了解溺水的时间、地点及复苏经过等情况，如窒息或心跳、呼吸停止的时间长短，当时的意识状态以及有否头颈部外伤。酌情补液及维持电解质及酸碱平衡，必要时可进行血流动力学监护。放置胃管排出胃内容物，防呕吐物误吸。应用抗菌药，防治吸入性肺炎及其他继发感染。警惕急性肺水肿、急性肾衰竭及脑水肿等并发症。

**电击伤**　台风袭击时，高压输电设备及各种房屋建筑内电气设备，被毁坏后可使人触电或因暴雨时雷闪电而击伤。

**现场急救：**①应立即切断电源，距离电源开关近时，即刻关电源（闸）或用木棍、竹竿等绝缘物体使伤员与电线或电器等电源分开。②将触电者移到通风处，平卧解开衣扣，抬起下颌，以保持呼吸道通畅。神志清醒的轻度伤员予以卧床休息，并对呼吸、脉搏、血压等进行严密观察，发现变化对症处理。③若呼吸、心跳停止或微弱者，应立即心肺复苏，直至复苏成功或尸斑出现，不可轻易放弃。④若有电灼伤、软组织损伤或骨折等应包扎、止血、固定等妥善处理后，送往急

救站继续处理。

**灾后防病**　①及时组织修复被破坏的水源，对饮用水进行洁治和消毒。②搞好饮食卫生，以防止食物中毒和预防胃肠道传染病流行。③动员一切力量，预防各类传染病的发生。④做好散在暴露人畜尸体的收集、搬运和掩埋的卫生防护。⑤搞好环境卫生。⑥建立疫情报告制度，发动群众有病自报或互报。组织卫生人员深入灾区开展巡回医疗，以便及早发现传染病病员，及时隔离治疗，防止传播。

（宋　维　孙定卫）

**rénwéi zāihài**

## 人为灾害（man-made disaster）

由人为因素引发的灾害。灾害的过程往往很复杂，有时候一种灾害可由几种灾因引起，或者一种灾因会同时引起几种灾害。

**特点**　①形成的直接原因为人为活动，深层次原因或背景因素乃是一定的社会、政治或经济条件。②灾害活动过程与时空变化虽然也受自然条件影响，但主要受社会、政治、经济条件控制。③从总体上看，人为灾害与自然灾害一样，也是不可避免或无法完全消除的。

**类型**　①火灾：城市火灾、工矿火灾、农村火灾、森林火灾、其他火灾等。②爆炸：锅炉爆炸、火药爆炸、石油化工制品爆炸、工业粉尘爆炸等。③交通事故：公路、铁路交通事故、民航事故、海事灾害等。④建筑物事故：房屋倒塌、桥梁断裂、隧道崩塌等。⑤工伤事故：电伤、烧伤、跌伤、撞伤等。⑥卫生灾害：医疗事故、中毒事故、职业病、地方病、传染病、其他疫病等。⑦矿山灾害：矿井崩塌、瓦斯爆炸等。⑧科技事故：航天事故、核事故、生物

工程事故等。⑨战争及恐怖爆炸等。⑩自然资源衰竭灾害、环境污染灾害、人口过剩灾害等。

**对环境及人类的危害与影响**
主要包括以下几种灾害的危害。

**火灾** 一种常见的灾害，它的形成既有自然因素的作用，也有人为因素的作用。在现代社会，火灾越来越多，损失越来越大，其成因的人为性也越来越强。

**陆地交通事故** 最近几十年间，因汽车数量的猛增，汽车交通事故呈直线上升，全世界每年因车祸造成的死亡人数都在 30 万以上。因交通事故而负伤致残的人则更多。公路交通事故灾害造成的人员伤亡是最严重的。就交通死亡率而言，发达国家远低于不发达国家。但是，因发达国家汽车数量很大，其总事故数也相当多，交通灾害死亡人数亦很多。铁路事故引起的人员伤亡也不可低估。

**空难** 航空交通受到气象状况的极大限制，同时，它对驾驶人员和管理人员的技术水平及飞行器机械性能的稳定性要求极严格。天气状况的突变、飞行器的微小故障、驾驶人员与管理人员体能状况的反常都极易造成空难的发生。在现代，飞机越来越趋向大型化，这使得每一次空难造成的人员伤亡也更大。此外，军用航空与载人航天飞行，空难也时常发生。

**海难** 从人类开始与海洋打交道，海难即不断发生。特别是到了近代，大型和特大型船只成为航海的主要工具，每次海难的发生都造成十分严重的后果，如1912 年 4 月 15 日，"泰坦尼克"号在驶往北美洲的处女航中不幸撞到冰山，致使近 2000 名乘客和船员殉难。

**物种资源衰竭灾害** 地球自出现生命以来，到现今形成了约1000 万种动物、植物和微生物。人类的出现加速了物种的灭绝，特别是进入近代社会以来，这一趋势更加明显。

**水土流失灾害** 水土流失造成大量耕地日益瘠薄，地力不断下降，有些甚至失去生产力。这在相当程度上加剧了土地资源的紧张和全球性食物短缺。

**核灾害** 在人类利用核能伊始，核污染事件即接连不断地发生。随着核能的广泛利用和核电站的日益增多，人类暴露于放射性物质前的可能性也在增加，核爆炸和核燃料泄漏有可能成为未来人类社会的一种主要灾害。1986 年 4 月 26 日，世界上最严重的核事故在苏联切尔诺贝利核电站发生，当场死亡 2 人，至1992 年，已有 7000 多人死于这次事故的核污染。

**医疗救援** 近现代科技发展，生产力提高，社会进步，但也伴随人类灾害频发。要增强人们对人为灾害的忧患意识，提高警惕，制订应对预案，减少损失。政府各机构要竭尽全力采取措施保证交通、饮用水、粮食、急救等生命线的畅通无阻。医学救援是整个生命线工程重要的组成部分。在救灾减灾工作中，保护人是第一位的，医学救援不仅为减少伤亡，而且还有力地控制疾病流行，减轻灾害造成心理社会压力的作用。火灾、恶性交通等重大意外事故发生时，当地政府及卫生行政部门首先成立紧急救援领导小组，研究部署各项救援措施，协调各有关部门在救援中行动，迅速调集医疗防疫力量，组织落实各项救援措施。

(宋 维 林道波)

**生物恐怖袭击医疗救援**（bioterrorism medical rescue） 对因生物恐怖袭击造成的人员损害所采取的紧急医疗措施。各级医疗急救中心与生物恐怖袭击应急医疗救治专业机构在生物恐怖袭击事件发生后，各自根据所承担的救治任务在生物恐怖袭击现场进行的医疗卫生救援和伤员转送、收容。生物武器是致病微生物及其毒素和施放生物战剂装置组成的一种特殊武器。生物恐怖袭击是典型的人为灾害。对人、动物、植物和社会均可造成危害。如可引发个体发病、中毒或死亡；引发群体的疾病暴发或流行；人兽共患病病原体的袭击会同时伤及人类和易感动物。世界卫生组织明确指出："炭疽信件说明生物恐怖主义可能导致的不只是死亡和伤残，还对社会和经济造成严重的破坏"，甚至影响社会安全。

**生物恐怖袭击分类** 依据袭击事件察觉发现迹象，可将生物恐怖袭击分为明显的生物恐怖袭击、隐匿的生物恐怖袭击和有可信的情报与袭击信息的生物恐怖袭击。

**生物恐怖袭击致伤特点** 主要有致命性、传染性强、生物专一性、面积效应大、危害时间长、难以发现等特征。

**救援原则** ①统一领导，分类处置。②快速反应，分级处置。③各司其职，密切协作。④就地就近，减少污染，最大限度地减少生物恐怖袭击的影响和生物剂的危害。⑤维护民众生命财产安全、社会稳定和国家利益。

**救援重点** ①准确判断（事件/性质）。②快速评估（状况/趋势）。③有效医学救援措施（救治/防控）。④科学处置（总结/改进）。

**救援技术指导** 世界卫生组织公布的关于生物恐怖袭击医疗救援的技术指导有十个环节：①确认生物剂释放或疾病暴发事件。②检验鉴别涉及的生物剂。③评估可能的传播情况。④传染的控制。⑤伤病员的鉴别、分类与治疗。⑥医学处置援助。⑦疾病暴发监测。⑧后续行动。⑨风险通报和资料散发。⑩指挥、控制和联络。

依据中国生物武器医学防护学理念提出的生物恐怖袭击医疗救援有五个关键环节。①侦（侦查采样）：通过仪器设备和人力侦查，发现危害因素，进行危害评估和报警提示，同时采集、留取必要标本和证据。②检（检验鉴定）：通过筛检、确认性检验和系统性检验，查明生物剂种类、致病力和污染范围。③消（污染消除）：对人员、装备、饮用水及食品、生活和工作环境进行消毒、杀虫和灭鼠等污染消除的处理。④防（防护与医学预防）：物理用品防护和医学防护。物理用品防护包括个人和集体防护，医学防护指个人和群体接种疫苗、服药和使用抗血清的预防及预防性治疗。⑤治（自救互救与专科救治）：伤病员急救与隔离治疗。

**现场救援** 如下所述。

**明显生物恐怖袭击** 第一步，医疗机构接到报告或通知后，了解事件的基本信息，在做好准备的同时，指导事发地点进行必要的先期处置，保护、遮盖"污染源"，包括可疑物和中心现场；人员采取遮掩口鼻，与"污染源"保持 3～5m 安全隔离距离，并尽快移至上风或侧风向位置。第二步，医疗救援人员到达现场后，立即与现场指挥组联系，并将人员进行分组，开展工作。①调查与初检组：负责询问知情者，核实情况；查找、控制可疑物；接收标本或补充采样；对标本进行筛检，首先排除非生物源性物质，接着筛查是否为重要细菌和毒素种类，并将标本转送到指定实验室确认检验结果。②污染消除组：负责收集生物恐怖袭击发生时的风力风向数据，查看当地地形地貌；划定污染中心区、消毒区和清洁区；根据筛检结果和实地勘察情况确定消毒措施及是否需要杀虫灭鼠。③人员分类处置组：负责对伤病员进行分类救治；查找暴露者、确定高危人群、组织医学观察和检疫。④信息汇集分析组：负责掌握动态信息、评估危险和处置措施效果，提出对策建议。⑤外联组：负责配合公安系统调查犯罪嫌疑人和提供生物剂的生物学溯源信息。

**隐匿生物恐怖袭击** 隐匿生物恐怖袭击事件是指发生非自然疫情生物恐怖袭击事件。主要医疗救援内容为：继续疫情处置，边处置边深入调查、溯源确认。重点包括以下五个方面。①确定诊断：查清指示病例的感染途径及感染来源；编制流行曲线；确认与当地既往同期疾病种类、临床特征、流行强度等流行规律对比结果。②核查感染来源和感染途径：对病例的暴露场所、环境进行现场核实和补充调查，重点查明指示病例暴露环节和状况，补充采集标本及共同暴露的其他人员的临床标本，检查验证生物剂的存在。③确认病原微生物种类和性质：对患者急性期临床标本、尸检查生物剂核酸和（或）特异性抗原，进行微生物分离培养，必要时做动物实验查验致病力。急性期血清、恢复期血清分别查到特异性 IgM、IgG 抗体或双份血清抗体效价呈 4 倍以上增高等情况，可作为病原体认定。④综合分析评估：整合病原学检验、临床特征分析、流行病学调查和相关情报信息，排除自然输入性，判断是否人为故意。⑤配合公安系统调查犯罪嫌疑人和提供生物剂的生物学溯源信息。

（宋　维　严首春）

huàxué kǒngbù xíjī yīliáo jiùyuán

## 化学恐怖袭击医疗救援（chemical terrorism medical rescue）

对因化学恐怖袭击造成的人员损害所采取的紧急医疗措施。指各级医疗急救中心与化学恐怖袭击应急医疗救治专业机构在化学恐怖袭击事件发生后，各自根据所承担的救治任务在化学恐怖袭击现场进行的医疗卫生救援和伤员转送、收容工作。化学恐怖袭击事件是指以释放有毒有害化学品为手段，造成人群伤害、社会恐慌或经济财产损失的恐怖袭击事件，属于突发公共卫生事件的范畴。常用方式有公开性袭击、隐蔽性袭击和散布恐怖威胁制造社会恐慌。常用手段有爆炸、播撒、人为泄漏、喷射。

**化学恐怖袭击常用毒剂**
①神经性毒剂：如塔崩（二甲氨基氰膦酸乙酯）、沙林（甲氟膦酸异丙酯）、梭曼（甲氟膦酸异乙酯）。②全身中毒性毒剂：如氢氰酸、氯化氰，主要导致中毒人员因组织缺氧死亡。③糜烂性毒剂：如路易斯剂、芥子气，造成污染部位的皮肤组织损伤，呼吸道吸入可造成呼吸道损伤等。④重金属毒剂：如砷、铅、汞。⑤挥发性毒剂：如苯、氯仿。⑥可吸入性毒剂：如光气、氯、氨、硫化氢，其中光气为窒息性毒剂，人

员中毒后易发生肺水肿。⑦失能性毒剂：如毕兹（BZ）。⑧杀虫、杀草、杀鼠剂：如有机磷农药、毒鼠强、百草枯。⑨爆炸性氮化合物和氧化物：如燃料油与硝酸铵结合物。⑩可燃性工业用气体、液体与固体：如汽油、丙烷。⑪腐蚀性工业用酸碱：如硝酸、硫酸。⑫其他类毒剂：如二噁英、多氯联苯等。

### 化学恐怖袭击毒害特点

①突发性：作用迅速，危害范围大，带来社会不稳定因素，造成群体恐慌，发生突然，难以预料。②群体性：在较短时间内可致多人同时中毒。③隐匿性：病因难以马上确定，监测困难，易造成误诊，且事态的扩大难以控制。④迅速性和高致命性：氰化物气体、硫化氢、氮气、二氧化碳在较高浓度下均可于数秒内致人"电击样"死亡，其机制与急性反应性喉痉挛、反应性延髓麻痹或呼吸中枢麻痹有关。⑤可人为控制，造成毒害有效时间长。

**救援目标**　易被攻击的目标，即为救援的主要目标。①外交目标：如各国驻外使馆代表着各国政府和人民，是各国国家权力和地位的象征，也是恐怖袭击的目标。②政治目标：在国际社会中，某些组织或个人采取绑架、暗杀、爆炸、空中劫持、扣押人质等恐怖手段，企求实现其政治目的或某项具体要求的主张和行动。遭受袭击的对象即为政治目标。③经济目标：重要经济目标是指重要的工矿企业、科研基地、交通、通信枢纽、桥梁、水库、仓库、电站等。它们与国民经济发展及社会稳定息息相关，遭到袭击将引起经济破坏、社会动荡、心理恐慌。④公众目标：如在2004年的泰国，恐怖袭击事件自当年年初开始便一直不断，南部的几个穆斯林省份的政府大楼、政府军军营、庙宇都成为极端分子袭击的目标。⑤其他目标：如生产氯气、过氧化物、杀虫剂的化工厂，食品加工与存储设施，化学品运输与存储设施，含有氰化物和汞化合物的金矿，从事医学研究的实验室等。

**主要任务**　①对参加化学恐怖袭击医疗救援的人员进行医学防护。②对遭受化学恐怖袭击的伤病员进行快速诊断和及时分类救治。③进行卫生化学观察，确定已发生的化学恐怖袭击事件的危害程度，周围环境受污染的界限和范围，有毒化学品毒性，事故的规模和后果。④对染毒严重病员进行洗消。⑤对遭受化学恐怖袭击的伤病员实施现场抢救、紧急救治、早期治疗及专科治疗。⑥妥善后送遭受化学恐怖袭击的伤病员。⑦了解并注意化学恐怖袭击对公众的心理危害程度，采取正确的应对策略。⑧对化学恐怖袭击事件的后果做出应急评价，对遭受化学恐怖袭击的伤病员进行体检和劳动能力鉴定。⑨组织业务培训和救援演练。⑩制订化学恐怖袭击医疗救援应急预案。

**现场抢救**　原则为：先救命后治伤，先重伤后轻伤，先抢后救，尽快脱离化学恐怖袭击现场，先分类再后送，医护人员以救为主，其他人员以抢为主，各司其职，协调配合。

**检伤分类**　由资深的急诊科医师执行。分为四类，并用相应的标牌布条佩戴于中毒者胸前或上臂。①立即处理（红色）：危重患者，需要紧急处理和转运，是指出现可能影响生命的损害或指征，如窒息、严重出血、呼吸频率>30次/分等。②延期处理（黄色）：不严重的伤害或中毒，可随后处理和转运。③无需处理（绿色）：未中毒、无伤害或轻微中毒或伤害，不需要处理和转运，有时需要观察。④死亡/濒死（黑色）：无呼吸，甲床黑、无脉搏，重度昏迷。

**综合救治**　在化学恐怖袭击现场对伤病员实施救命性医疗措施，如心肺复苏、抗休克、解毒、抗泡剂、恢复微循环，防止微血栓形成，早期正确使用山莨菪碱和糖皮质激素，早期气道湿化，对重度吸入性中毒患者实施早期气管切开，尽早根据病情需要使用抗过敏或碱性中和剂，消除高铁血红蛋白血症，加强护理，采取恰当体位，实施高流量吸氧，保证组织细胞氧供，维护重要脏器功能，纠正电解质紊乱及酸碱平衡失调，积极促进机体的修复和愈合，做好后续治疗和康复治疗准备。

救治要求：①尽早明确诊断，尽快根据中毒史、临床特点、毒剂检测、化验检查等明确诊断，进行针对性处理。对于病因一时难以明确者，根据临床表现，边抢救边查找事故原因。②防止毒物继续吸收。③及早使用解毒剂。④维持生命体征。⑤抗毒治疗与综合治疗相结合。⑥合并、尽早、足量、重复用药。

**伤员后送**　首批进入现场的医护人员对伤病员及时做出分类，掌握后送指征，做好后送前医疗处置，执行指定后送，后送途中保证对危重伤病员进行不间断抢救和复苏。

**医院救治**　以发生化学恐怖袭击事件地点附近一、二级医院为依托，轻伤员在一、二级医院救治，重伤员则经简单处理后立即送往三级医院或专科医院进行治疗。

（宋　维　严首春）

héfúshè shìjiàn yīliáo jiùyuán

## 核辐射事件医疗救援（nuclear radiation event medical rescue）

对核辐射所致人员损害所采取的紧急医疗措施。

各级医疗急救中心与核辐射应急医疗救治专业机构在核辐射事件发生后，各自根据所承担的任务，在核辐射事件现场进行的医疗卫生救援和伤员转送、收容救治工作。①主要包括对危重受害者的现场急救、放射性污染的初步去污、现场受害者的分类、医疗处理和受害者生物样品（如血、尿等样品）的采集等。②患者转运主要是指将受害者从事故现场转送到指定医院。在这个过程中，根据受害者是否受到污染、是否受照、是否受伤，需要进行不同的处理和运送。③收容救治患者常见的辐射损伤有：急性放射病、放射局部损伤、复合伤、放射性核素内污染等。

按时间性质分为战争、报复和恐怖活动等人为事件；核泄漏、核电站事故等意外事件；核爆炸和低水平放射性废物污染等各种核辐射事件。按现场医疗救援的具体任务和需要处置的技术和力量分为小规模核辐射事件、中等规模核辐射事件和大规模核辐射事件。

**小规模核辐射事件**　此类事件主要指各种人为的或意外的涉及封闭性或开放性放射源，或被放射物质污染（不含爆炸性撒播）事件。该类事件对人员造成的危害主要是辐射损伤，只需专业救援力量即可完成现场的处置。按其危害方式及其处置技术可分为密封源的照射事件和放射性物质的非爆炸性散布。

**封闭性放射源的照射事件**　①发生的方式：封闭性放射源的照射事件发生的可能性很大，并时有发生，如在生产、研究、医疗、运输等过程中，因操作不慎或设备故障，造成放射源的意外照射；无人看护的放射源造成的误照射；用非法途径获得的放射源实施犯罪或恐怖活动等。②主要危害：主要是造成人员的外照射损伤，严重时会造成急性放射病，甚至死亡。一般不存在放射性污染和内照射的问题。③医疗救援的主要任务：迅速封控现场；搜索、迅速屏蔽并转移放射源；对受照射人员或可疑受照射人员的受照射剂量和急性放射病症状进行初步评估；尽早给予抗辐射药物治疗和（或）对症治疗，并及时将需要进行住院治疗的患者后送到指定专科医院。④处置技术力量：处置需要的主要技术力量是辐射防护与监测人员，物理保健医师，以及放射病分类、诊断和治疗专家等。

**放射性物质的非爆炸性散布**　①发生的方式：放射性物质的非爆炸性散布发生的可能性极大，并常有发生，如在生产、研究、医疗等过程中使用放射性核素时操作不慎，或放射性物质转运过程中发生意外等造成的环境和人体放射性污染；使用非法途径获得的放射性物质实施犯罪（如投毒）或恐怖活动等。②主要危害：除非涉及强穿透性辐射体或污染水平极高，一般不会造成人员的急性伤害，但可能造成环境和（或）人员的较严重放射性污染和内照射问题。③医疗救援的主要任务：迅速赶到事故现场，控制放射性污染的扩散；甄别放射性污染核素的种类和水平，收集污染物样品（包括生物样品）；对污染人员进行初步去污处理和进入体内水平的初步估算；尽早采取合理有效的阻吸收和（或）促排措施，将需要进行住院治疗的患者后送到指定专科医院。④处置技术力量：处置需要的主要技术力量是辐射防护与监测人员，去污染技术人员，以及放射毒理专家等。

**中等规模核辐射事件**　①发生的方式：此类事件主要是恐怖分子利用非法途径获得的核材料或放射性物质，通过爆炸的方式制造的核或放射性物质大范围扩散事件，也就是通常所说的"脏弹"恐怖袭击事件。②主要危害：影响大，范围广，人群多，伤情复杂，后果严重，不仅会造成人员的多种辐射和（或）非辐射的急性伤害，甚至死亡，还会导致较大范围放射性污染和大规模人群的内照射问题等。加之事件发生的时间、地点不定，难以防范，因此医学应急的难度高。③医疗救援的主要任务：迅速赶到事故现场，建立临时医疗；第一时间进入事发区抢救伤员，快速对伤员进行分类；对污染者进行去污处理，对重伤员进行紧急医学救治，对放射性伤害患者进行初步诊断；尽早采取有效的救治措施，并将伤员及时后送到各相关指定医院进行专科治疗；做好临时医疗站和应急人员的辐射安全防护，以及环境、生物样品的采集或收集等多项工作。④处置技术力量：需要的主要技术力量为辐射防护与剂量监测人员，物理保健医师，放射病分类、诊断和治疗专家，去污染技术人员，放射毒理学专家，以及包括内科、外科、急诊科、骨科、麻醉科等在内的大量医护人员等各方面的应急力量参与现场医疗救援。

**大规模核辐射事件** ①发生的方式：这类事件主要指各种涉及核反应的事件，如核战争、核攻击、各种核电站事故以及核恐怖事件（如恐怖分子攻击核设施和使用小型核武器进行恐怖袭击等）。②主要危害：影响范围广大，人员众多，伤亡惨重，伤情极其复杂［辐射和（或）非辐射的多种急性伤亡，多种复合伤，大面积环境和大规模人群的放射性污染等］。③医疗救援和处置技术力量：与中等规模核辐射事件相似，但其医学应急的难度高、任务重、时间长，绝非某一支医疗救援队能够完成，往往需要动用数百乃至数以万计应急人员。

（宋 维 严首春）

kuàngnàn yīliáo jiùyuán

**矿难医疗救援**（mine disaster medical rescue） 对矿难导致人身损伤及相关次生伤害所采取的紧急医疗措施。矿难是在采矿过程中发生的事故，通常造成伤亡的危险性极大，世界上每年至少有几千人死于矿难。中国也是矿难较为频发的国家。

引发矿山事故的常见原因有：无视安全，采矿工程设备简陋，作业场所狭窄，坑道不坚，通风不良；缺乏采矿知识，违反安全操作规章制度等；矿震、地质灾害因素也能引发矿井崩塌、滑坡、震塌、透水等矿山事故。

**常见矿难** 包括瓦斯爆炸、煤尘爆炸、透水事故、矿井失火、顶板塌方、气体中毒或窒息事故等。

事故特点如下。①死伤者多：矿山事故一旦发生，通常死伤者较多，且由于井下情况复杂，可能使救援工作受到一定影响。②"三高二多"：矿难时通常存在矿山创伤，发生率高、死亡率高、残废率高、严重多发伤及复合伤多、并发症多的"三高二多"的特点，且开放性损伤较多，伤口污染严重。③致死主要原因：井下作业中，塌方、坑道气体中毒、气体中毒、坑道水灾等。④危及生命与健康：被困者若长久得不到救援，可因空气、食物及饮水的短缺，造成缺氧、饥饿与脱水，严重危及生命及健康。

**瓦斯爆炸伤** ①冲击伤：瓦斯爆炸时的压力一般是7.4~10个大气压，形成强大的冲击波，冲击波和反冲击波作用于人体时，可造成多种损伤，如机体内环境紊乱，血流动力学的改变、皮肤黏膜的广泛出血斑、鼓膜穿孔、纵隔气肿、气胸、内脏出血及破裂等。特点是多处受伤，外轻内重，病情发展迅速，很快导致休克。据统计，在煤矿井下瓦斯爆炸伤中，颅脑损伤占17.90%，骨折占4.61%，胸部损伤占1.53%，软组织损伤占13.08%，皮肤广泛出血斑占85.33%，鼓膜穿孔2.30%。②继发性打击伤（机械性损伤）：冲击波、反冲击波作用于矿井的顶、壁，导致煤层崩裂、巷道崩塌，使木棒、煤块及其他物体砸向人体，造成颅脑损伤、内脏损伤、脊柱及四肢骨折等。③产生高温火焰和高温气体：井下瓦斯爆炸瞬间，高温可导致以头面等裸露部位为主的皮肤、呼吸道烧伤。后者是一种严重并发症，其烧伤严重程度决定于爆炸瞬间伤员处于呼气还是吸气状态，吸气者比呼气者伤势严重。距爆炸中心越近，呼吸道烧伤也越重。④产生大量有毒有害气体：井下瓦斯爆炸时，在氧气不足的情况下可产生以一氧化碳为主的有毒气体，导致一氧化碳中毒。遇难者中大多数源于一氧化碳中毒。

**矿山雷管炸药爆炸伤** ①使用雷管、炸药爆破是矿山生产中井巷掘进的一个重要手段，也是造成矿山复合性创伤的一个重要因素。其特点是：受伤部位广泛，受伤部位出血多且不易止血。爆震伤及出血等严重损伤易导致休克。另外爆震伤导致的创面极不整齐，表面异物较多，污染严重。②爆炸时同样可产生较高的温度，引起皮肤烧伤。③雷管、炸药爆炸产生的气体含有大量的有毒成分，主要是一氧化氮、二氧化氮、硫化物等。

**冒顶、塌方** 因地质结构不良或受震动、水浸、重压等外界环境影响而引起的坑道壁的破坏、坍塌。此类事故经常发生，也是伤亡人数较高的一类。复合伤及多发伤多。①挫伤：主要是局部、顶部和侧方摔下的石块、矿石砸伤所致。②肢体骨折：直接暴力伤，如砸伤、挤压伤、摔伤等均可造成肢体、脊柱、骨盆等骨折。③多发性创伤：多种因素同时作用所致。可能出现多处骨折，广泛软组织损伤、脏器损伤、颅脑损伤、脊柱损伤等。④窒息：冒顶、塌方时人体可受埋压，口鼻通道堵塞，因缺氧而窒息、死亡。

**矿井火灾** ①火焰烧伤：火源附近的温度通常都在1000℃以上，极易被烧伤，造成严重并发症而危及生命。②中毒、窒息：火灾烟气中带有大量的有毒气体（如一氧化碳、二氧化碳及各种碳氢气体）以及蒸气和烟尘等，不但对眼及呼吸道有强烈的刺激和窒息作用，而且烟气中的一氧化碳等气体还具有很大的毒性作用。③爆炸：矿井火灾还会引起瓦斯、火灾气体或是煤尘爆炸，它给人身安全带来更严重危害。

**矿井水灾** 矿井涌水的来源

可分为地面水和地下水两类，前者包括大气降水和地表水，后者包括含水层水、断层水和老空水。矿井水灾对人的伤害主要有淹溺、浸泡、受寒等。

**医疗救治原则** ①确定先救后送、边救边送的原则。50%的创伤伤员死于伤后 30 分钟内，30%的创伤伤员死于伤后 4 小时内，20%的创伤伤员死于伤后数天或数周。这说明复苏和抢救生命的宝贵时间在院前，重点在井下和井口急救站。②对严重多发伤伤员要边治疗边诊断，在伤员危及生命的状况稍有好转时就应进一步全面复查，以便进一步对伤情做出准确的判断，排除漏诊，多发伤的漏诊率为 12% ~ 15%，不少伤员因漏诊而丧失生命。③矿难创伤处理程序不当亦可导致死亡，如胸部损伤合并上臂断肢时，医师只注意断肢再植而忽略血气胸，易导致死亡，抢救工作常需多科合作。④瓦斯爆炸伤是群体伤、复合伤，急救模式必须升级，要组建由多学科人员所组成的急救小分队，在救命的绿色通道下，迅速完成伤员的处置。

**急救措施** ①遇险人员的自救：一旦发生矿山事故，遇险人员的就地自救互救很重要。熟悉矿井地貌路线者要沉着冷静带领遇险人员尽快逆着火灾、爆炸的方向，选择最近路线、最近出口，弯着腰，用湿毛巾捂住口鼻，撤离险区。②救出遇难者：救援队到达现场后，根据具体情况实施紧急救援。首先考虑尽量将人救出。在挖掘抢救时，以防止误伤或强行扭曲和拖拉颈部、脊柱等部位。一时难以救出，要立即向井下遇难者所在外输送空气、食物和水等以维持生命，赢得救援时间。

**注意事项** 为了防范光线伤及眼睛，伤员出井时最好蒙着眼。应将伤员置于通风处，危重伤员一旦脱离致伤环境，并已摆好体位后，没有特别需要，不宜再搬动改变体位。

（宋　维　林道波）

tūfā gōnggòng wèishēng shìjiàn yìngjí

## 突发公共卫生事件应急（public health emergency）

为减轻在突发公共卫生事件的危害而在其发生前采取相应监测、预测、预警、储备及现场处置的措施。

**特点及分类** 事件特点：多为突然发生，起病急，没有预兆，不容易预测甚至难以预测。受害人群数量大，传播速度快，社会危害严重，病情严重及死亡率高。

根据事件表现形式分为两类：①在一定时间、一定范围、一定人群中，病例数累计达到规定预警值时所形成的事件，例如传染病、不明原因疾病、中毒、预防接种反应、菌种或毒株丢失等。②在一定时间、一定范围，环境危害因素达到规定预警值时形成的事件，病例为事后发生，也可能无病例。例如生物、化学、核和辐射事件，包括菌种或毒株丢失、病媒、生物、宿主等相关事件；化学物泄漏事件、放射源丢失、受照、核污染辐射及其他严重影响公众健康事件。

根据事件的成因和性质可分为：重大传染病疫情、群体性不明原因疾病、重大食物中毒和职业中毒、新发传染性疾病、群体性预防接种反应和群体性药物反应；重大环境污染事故、核事故和放射事故、生物、化学、核辐射恐怖事件；自然灾害导致的人员伤亡和疾病流行，以及其他影响公众健康的事件。

**分级** 根据突发公共事件的性质、社会危害程度、影响范围等因素，将突发公共事件分为一般严重（Ⅳ级）、比较严重（Ⅲ级）、相当严重（Ⅱ级）和特别严重（Ⅰ级）4级。

**Ⅰ级** 有下列情形之一的为特别严重突发公共卫生事件：①肺鼠疫、肺炭疽在大、中城市发生并有扩散趋势，或肺鼠疫、肺炭疽疫情波及 2 个以上省份，并有进一步扩散趋势。②发生传染性非典型肺炎、人感染高致病性禽流感病例，并有扩散趋势。③涉及多个省份的群体性不明原因疾病，并有扩散趋势。④发生新传染病或中国尚未发现的传染病发生或传入，并有扩散趋势，或发现中国已消灭的传染病重新流行。⑤发生烈性病菌株、毒株、致病因子等丢失事件。⑥周边以及与中国通航的国家和地区发生特大传染病疫情，并出现输入性病例，严重危及中国公共卫生安全的事件。⑦国务院卫生行政部门认定的其他特别重大突发公共卫生事件。

**Ⅱ级** 有下列情形之一的为相当严重突发公共卫生事件：①在一个县（市）行政区域内，一个平均潜伏期内（6 天）发生 5 例以上肺鼠疫、肺炭疽病例，或者相关联的疫情波及 2 个以上的县（市）。②发生传染性非典型肺炎、人感染高致病性禽流感疑似病例。③腺鼠疫发生流行，在一个市（地）行政区域内，一个平均潜伏期内多点连续发病 20 例以上，或流行范围波及 2 个以上市（地）。④霍乱在一个市（地）行政区域内流行，1 周内发病 30 例以上，或波及 2 个以上市（地），有扩散趋势。⑤乙类、丙类传染病波及 2 个以上县（市），

1 周内发病水平超过前 5 年同期平均发病水平 2 倍以上。⑥中国尚未发现的传染病发生或传入，尚未造成扩散。⑦发生群体性不明原因疾病，扩散到县（市）以外的地区。⑧发生重大医源性感染事件。⑨预防接种或群体性预防性服药出现人员死亡。⑩其他：一次食物中毒人数超过 100 人并出现死亡病例，或出现 10 例以上死亡病例；一次发生急性职业中毒 50 人以上，或死亡 5 人以上；境内外隐匿运输、邮寄烈性生物病原体、生物毒素造成中国境内人员感染或死亡的；省级以上人民政府卫生行政部门认定的其他重大突发公共卫生事件。

**Ⅲ级** 有下列情形之一的为比较严重突发公共卫生事件：①发生肺鼠疫、肺炭疽病例，一个平均潜伏期内病例数未超过 5 例，流行范围在一个县（市）行政区域以内。②腺鼠疫发生流行，在一个县（市）行政区域内，一个平均潜伏期内连续发病 10 例以上，或波及 2 个以上县（市）。③霍乱在一个县（市）行政区域内发生，1 周内发病 10~29 例或波及 2 个以上县（市），或市（地）级以上城市的市区首次发生。④一周内在一个县（市）行政区域内，乙、丙类传染病发病水平超过前 5 年同期平均发病水平 1 倍以上。⑤在一个县（市）行政区域内发现群体性不明原因疾病。⑥一次食物中毒人数超过 100 人，或出现死亡病例。⑦预防接种或群体性预防性服药出现群体心因性反应或不良反应。⑧一次发生急性职业中毒 10~49 人，或死亡 4 人以下。⑨市（地）级以上人民政府卫生行政部门认定的其他较大突发公共卫生事件。

**Ⅳ级** 有下列情形之一的为一般严重突发公共卫生事件：①腺鼠疫在一个县（市）行政区域内发生，一个平均潜伏期内病例数未超过 10 例。②霍乱在一个县（市）行政区域内发生，1 周内发病 9 例以下。③一次食物中毒人数 30~99 人，未出现死亡病例。④一次发生急性职业中毒 9 人以下，未出现死亡病例。⑤县级以上人民政府卫生行政部门认定的其他一般突发公共卫生事件。

**应急指导思想** ①严格依法办事：处理重大疫情和中毒事故，必须认真执行有关法律和法规。同时，要运用相关法律武器，对任何干扰重大疫情和中毒事故调查处理的单位和个人及时进行处罚，以保证应急处理工作顺利进行。②统一指挥，快速反应：在突发事件发生后，迅速启动应急处理指挥机构是实行统一领导、统一指挥，对迅速、妥善处理突发事件具有举足轻重的作用。③明确分工，通力协作：处理重大疫情和中毒污染事故往往涉及多部门、多单位，因此必须明确分工、各司其职、通力协作、共同完成。

**应急前期准备** 主要做好下列工作。①制度预案准备：制订突发公共卫生事件处理预案、有关处理规程、部门分工、操作程序。②人力准备：主要是知识储备，如组织相关人员培训，学习有关防护手册，学习并掌握一些重大传染病、常见中毒的临床表现和处理原则。特别应当了解本地疾病监测的有关资料、本地既往发生突发公共卫生事件的背景材料。③物力准备：一般器材的准备，如交通工具、专业人员自身防护器材、联络通讯工具、消毒杀菌药品与器械等；专用仪器设备的准备，如现场实验室仪器设备、检测仪器设备、采样工具等；专用药品试剂的准备，如消毒药品、治疗药品、诊断药品和试剂等。

**应急一般程序** ①及时报告：发生重大疫情和中毒事故的单位以及经救治患者的医疗机构，应及时向疾病预防控制机构和卫生监督机构汇报。疾病预防控制机构和卫生监督机构接到报告后，要及时报告上级卫生行政部门和上级业务指导机构。接报单位要详细询问疫情和事故发生情况，并做好相关接报纪录。②处理报告：应及时将传染病患者和中毒患者送往有关医疗单位就诊；或就地进行隔离、抢救、治疗；或进行医学观察等。同时疾病预防控制机构要发挥自身的专业特长，向有关医疗单位提出抢救治疗的意见和建议。③保护和控制现场：发生疫情和中毒事故的单位及调查人员有责任对现场采取保护和控制措施。应停止饮用被污染的水并保存水样；封存患者食用过的剩余食品等。注意保存相关的现场物证，如使用的工具、生活用品、食品等。同时进行现场采样并有效保存，以备复查、复检。④开展流行病学调查：到达现场后主要开展对突发公共卫生事件的发病情况、分布特征等进行调查和分析，以便提出有针对性的预防控制措施。结合现场访问、采样检验等方式，同时要根据疫情的线索对传染病患者、疑似患者及其密切接触者进行追踪调查，以期查明事件发生的原因，确定性质。⑤健康教育：对健康人群进行健康教育和卫生防病知识宣传，提高群众自我保护意识和能力，应采取接种和预防服药等措施，保护健康人群。⑥写出书面汇报。

**现场应急处理** ①事件评估：突发公共卫生事件现场指挥与组织：突发公共卫生事件发生后，地方卫生行政部门应当组织相关专家对事件进行综合评估，并向地方人民政府提出是否启动突发公共卫生事件应急预案的建议。地方人民政府根据突发公共卫生事件发生的范围、危害程度、事件的性质及变化等，决定是否启动相应的突发公共卫生事件应急预案，并向上一级卫生行政部门与人民政府报告。突发公共卫生事件发生后，地方人民政府成立突发公共卫生事件应急处理指挥部，统一领导、指挥处理本区突发公共卫生事件的应急处理工作。②日常监测：卫生监督机构、疾病预防控制机构负责对突发公共卫生事件的日常监测，确保监测与预警系统的正常运行，及时发现潜在的隐患以及可能发生的突发公共卫生事件，并依照相关法律法规规定的报告程序和时限及时报告。建立各级突发公共卫生事件信息报告体系。确保信息畅通准确。③控制现场：突发公共卫生事件发生后，卫生行政主管部门负责组织卫生监督机构、疾病预防控制机构或者其他有关部门指定的突发公共卫生事件应急处理机构，立即对突发公共卫生事件进行调查、现场监测与勘验，写出评估报告，采取相应的控制措施。④医疗救治：突发公共卫生事件发生后，突发公共卫生事件应急处理指挥部及当地医疗卫生机构应立即对患者提供现场救援与医疗救护。突发公共卫生事件应急处理指挥部根据需要，可以依照国家有关规定对本行政区域内的医疗卫生机构的医疗设施、设备、药品、卫生人员等医疗资源进行整合调配。组建应急救护队伍，建立快速应急反应机制。收治传染病患者、疑似传染病患者的医疗机构，应当具备符合国家规定的隔离、消毒条件，配备必要的救治设备；设置污染区、半污染区、清洁区，安排合理的人流和物流走向；对传染病患者或疑似传染病患者应当隔离治疗，避免交叉感染。医疗机构对前来就诊的突发公共卫生事件致病的人员，应当及时接诊治疗。接诊医师应当书写详细、完整的病历记录。对需要转诊的患者，应当将病历复印件随患者转送到能收治或者指定的医疗机构。医疗机构收治传染病患者、疑似传染病患者，实行无条件收治，不得以费用为由拒收。

（宋　维　林道波）

*tūfā qúntǐ shāngwáng shìjiàn*

**突发群体伤亡事件**（mass casualty incident，MCI）　突然发生的、规模较大、对人民群众生命和健康及财产产生严重威胁和恶劣影响的死亡事件、事故和灾难。包括群体性突发急症、急性中毒以及事故（交通事故、生产事故、公共安全事故等）、恐怖袭击事件、大型自然灾害等。"群体"是指患者至少3人。其原因如下。①自然灾害：包括水灾、地震、森林火灾、生物灾害等。②各种事故及灾难：包括核与放射性污染事故、建筑工程事故、矿山事故、道路交通事故、燃气事故等。③公共卫生事件：包括重大传染病疫情、重大植物疫情、食品安全事故等。④社会安全事件：包括重大群体事件、重大刑事案件和涉外突发群体事件。其特点是：①事件发生的突然性和不可预料性。②救援环境的危险性。③致伤因素的特殊性、多样性和复杂性。④患者情况的严重性。⑤现场救援的社会性。

**分级**　其规模及严重等级根据受伤和死亡人数决定。①小规模事件：一次伤病亡10~29人或死亡1~2人者，属于一般事故（Ⅳ级）。②中等规模事件：一次伤病亡30~49人或死亡3~9人者，属于重大事故（Ⅲ级）。③大规模事件：一次伤病亡50~99人或死亡10~29人者，属于特大事故（Ⅱ级）。④特大规模事件：一次伤病亡100人以上或死亡30人者，属于特别重大事故（Ⅰ级）。

**现场救援的组织与指挥**　①启动"指挥预案"：迅速成立各级指挥部，形成责任明确的各级机构指挥员。整个指挥系包括从现场指挥部、120指挥中心、政府应急指挥中心、各专业机构指挥中心、各专业部门总指挥（电力、煤气、航空、工路、铁路、药品供应、防疫部门）、各二三级医院总指挥，直到一线各抢救单元，以及各种群体组织和志愿者。②启动"汇报及请示预案"：尽快取得上级的领导和支持。请示预案是指各级指挥人员在组织领导自己工作范围内的救援行动时必须随时向上级领导部门汇报和请示，只有这样，急救人员才能了解事故情况变化并得到科学的指导和帮助。请示预案的内容包括提前制订请示对象（主要报告对象有科主任、分中心及中心领导、总值班、办公室、卫生局应急办，直至市政府应急办）、请示途径、通讯联络的方法，以及何等级别的灾情请示何等级别的上级首长等。③启动"协调预案"：强调多部门的协调合作。医疗急救人员在大型事故救援中应取得其他政府部门的协助，如需要警察维持秩序；需要消防人员实施专业破拆；需要工程人员协助解救脱险；

需要交通警察指挥交通；需要施工单位开辟救援场地等。此外紧急医疗救援机构与社会救援机构及社会大众之间的协作是非常必要的。④启动"专家预案"：充分发挥专家的专长和作用。在特殊情况导致的突发群体伤亡事件的现场救援中，应能够想到求助于相关部门的专家，如气象专家、消防专家、传染病专家、相关化学品专家、放射性物质伤害专家等，充分利用和发挥专家的智慧、专长和作用。

**现场紧急医疗救援工作流程**　MCI的救援程序可划分为呼救响应阶段、现场抢救阶段、伤员运送阶段、现场清理阶段和现场秩序恢复阶段等。

受理呼救，判断灾情　受理MCI呼救电话是紧急医疗救援的第一步，然后立即向指挥长汇报。MCI信息收集的主要内容有：事件发生性质及原因；事件发生时间；事件发生确切地点；事件涉及范围；事件描述等。灾情严重程度是派出救援力量规模的依据，因此应对不同灾情实施定量分析，根据事件性质的涉及人数评估灾情等级。

请示报告，启动应急预案　将预案中的各种应急程序按照执行步骤同时或依次落实，其主要内容有：迅速向上级报告；迅速派出先遣队救护；派出第一梯队；横向求助，首调在收集信息的同时要讯问呼救者是否已经求助相关部门。

进入现场，紧急救治　MCI紧急医疗救援的医疗行为主要包括：搜寻伤员、解救脱险、检伤分诊、现场抢救和监护转送。组织联合救援小组，尽快进入事件现场应与相关部门人员组成联合救援小组，小组成员除医护人员、

担架员外还应根据不同情况配备警察及消防人员等。创建现场医疗救援环境，合理调配现场救援力量。根据现场条件开辟专用区域建立现场临时医疗抢救中心。开辟专用区域作为伤情分类区，并安排有经验的急救医师担任伤情分类工作。将不同地区化为红区、黄区、绿区的救治场地和尸体的停放场地（黑区），各区应有明显的标志。解救伤员脱离险境，同时给予生命支持，尽量维持伤员在解救脱险过程中的生命体征，避免发生次生灾害，提高抢救成活率、减少伤残率。实施检伤分诊，区分轻重急缓、在突发群体伤亡事件现场存有众多伤亡人员，在患者的数量多于医务人员数量的情况下，必须对已脱离险境而要准备救治的伤员进行伤情评估和检伤分类。提供医疗救治，紧急处理伤情，在自我保护和保障安全的前提下，医护人员应遵循"先救命后治伤，先重伤后轻伤"的原则。

迅速撤离，安全转送　组织有序的患者分流后转送是现场急救后的必要步骤，其目的是要降低病死率和致残率，但是要注意规范伤员转送的指征、转送的组织和转送医院的选择。

(宋　维　林道波)

**chuāngshānghòu yìngjī zhàng'ài**

## 创伤后应激障碍（post-traumatic stress disorder，PTSD）

遭受或对抗重大应激事件（生命遭到危险、重大躯体伤害、身体或心灵上的胁迫等）而导致的延迟出现且长期持续的精神障碍。又称创伤后应激障碍综合征、创伤后压力心理障碍症。PTSD是一种创伤后心理失平衡状态，主要表现为病理性重现、噩梦惊醒、持续性警觉性增高和回避，以及对创伤

经历选择性遗忘和对未来失去信心。它是灾后常见，且严重的心身疾病。根据美国精神病协会（American Psychiatric Association，APA）统计，美国PTSD的人群总体患病率为1%～14%，平均8%，个体终生患病危险性达3%～58%，女性约是男性的2倍。德国研究结果为人群总体患病危险性仅为1.3%，阿尔及利亚研究结果显示高达37.4%，患者自杀危险性亦高于普通人群，高达19%。PTSD患者身上存在与其他精神障碍的共病现象，可以同时有焦虑、抑郁、物质依赖等多种精神疾病。PTSD会增加其他心身疾病发病的危险性。有学者研究发现，PTSD增加了高血压、支气管哮喘、消化性溃疡、肥胖、肿瘤及其他心身疾病的患病危险性；且幼年有创伤经历的PTSD患者更易发生共病问题。PTSD患者存在高自杀危险性。自杀危险性远高于普通人群，高达19%。这是因为PTSD患者不但具有自身独特的症状学特征，还通常伴不同程度的焦虑、抑郁情绪，某些患者其严重程度甚至达到合并诊断情绪障碍的标准：包括抑郁症、焦虑症等。患者警觉水平的提高，使其对自身躯体健康状况的关注加强，并伴发严重的睡眠障碍。长期的精神紧张和失眠也会加重机体的生理负荷，增加了高血压、冠心病、消化性溃疡、肿瘤和其他心身疾病的发病风险。这些躯体因素与心理因素相互作用的结果，通常会进一步降低PTSD患者对心理创伤和社会生活压力的应对能力，加深他们的主观绝望感，提高了他们的自杀风险。

**病因及发病机制**　极度压抑下引起精神变态，可以产生PTSD。成为病因的压力可来自躯

体或情感，可是单独的或重复的，范围可从自然灾害、事故到刑事暴力、虐待、战争，这种压力既可是直接经历，如被打伤，也可是间接经历，如亲眼目睹他人死亡或受伤。生活事件是指在个体熟悉的原来的生活模式之中发生了某种应激改变。学术界对生活事件的定义不尽相同，但无论哪种定义，其共同点是这些客观事件足以使绝大多数经历者改变其熟悉的生活方式。这就是我们所能共同接受的生活事件的工作定义，即生活事件是指个体生存环境的特别的或有意义的变化。应激实际上是人们对生活中各种变化的反应、防御和适应过程，人无时无刻不处于这种应急和适应过程之中。生活事件的发生与各种习惯及日常生活的各个方面有关，生活事件可分为正性生活事件（受欢迎的生活事件）和负性生活事件（不受欢迎的生活事件）。不论何种事件，个体都需要对其变化进行适应。

遭遇地震、火灾、飞机失事、亲人死亡、不治之症等重大生活事件时，人们对应激事件出现"惊吓-否认-侵入-不断修正-结束"的心理反应过程。这是人们对生活事件的正常应对反应，这种心理反应过程强烈就属于病理性。此时就易引发PTSD。

**危险因素**　主要包括：精神障碍的家族史与既往史，童年时期的心理创伤（如遭受性虐待、10岁前父母离异），性格内向及有神经质倾向，创伤性事件前后有其他负性生活事件，家境不好、躯体健康状态欠佳及个体人格特征、教育程度、智力水平、信念

和生活态度等形成个体易患性的影响等。导致对精神性创伤经历的反应强度的因素包括控制力、预见性和觉察威胁的程度，尝试对自身或其他人最小损伤的能力以及现实的困惑。患者被伤害或出现疼痛、发热或感冒，能够加剧生理和心理的体验。

**临床表现**　①持续地重新体验到创伤事件，如反复闯入性地痛苦地回忆起创伤事件，包括印象、思想或知觉；反复而痛苦地梦及创伤事件。②对创伤事件伴有的刺激做持久的回避，如努力避免有关创伤事件的思想、感受或谈话；努力避免会促使回忆起创伤事件的活动、地点或人物；不能回忆创伤事件的重要方面。③认知和心境方面消极改变，如对一般事物的反应显得麻木；明显地很少参加有意义活动或没有兴趣参加；有脱离他人或觉得他人很陌生的感受；情感范围有所限制。④警觉性增高的症状，表现为难入睡，或睡眠不深；易激惹；注意力难集中。

PTSD的心理反应常表现为情绪极度激动、紧张和恐惧，常整夜不能入睡，处于恍惚之中，有时还会在睡眠中反复出现精神创伤时的情境，经历或目睹恐怖袭击的人群常会同时出现烦躁不安、压抑、悲伤、不能集中注意力、完全或部分丧失工作能力，并可出现心血管、消化、神经系统的躯体症状。其心血管反应可出现心绞痛、心肌梗死、心律失常、高血压以及呼吸困难等。

**诊断**　主要通过临床症状。PTSD有关症状可以立即出现，也可以延迟发作，如在事件发作至

少6个月以上才出现。PTSD的核心症状有4组：闯入性症状，持续性回避症状，认知和心境方面消极改变症状和警觉性增高症状。儿童与成人的临床表现不完全相同，且年龄越大，重现创伤体验和易激惹症状也越明显。成人大多主诉与创伤有关的噩梦、梦魇；儿童因为大脑语言表达、词汇等功能发育尚不成熟等因素的限制常无法叙述清楚噩梦的内容，时常从噩梦中惊醒、在梦中尖叫，也可主诉头痛、胃肠不适等躯体症状。威尔弗雷德（Wilfred）研究指出，儿童重复玩某种游戏是回闪或闯入性思维的表现之一，应注意PTSD的可能性。

根据《精神疾病诊断与统计手册》第5版（diagnostic and statistical manual of mental disorders fifth edition，DSM-5），PTSD分为三种亚型。①急性PTSD：指症状持续至少3个月。②慢性PTSD：指症状持续3个月或更长。③延迟发生PTSD：指在创伤性事件后至少6个月才出现症状。

**急诊处理**　主要有心理和药物两种治疗方式，前者包括认知行为疗法、暴露疗法、系统脱敏疗法、小组治疗等。通过灾难现场军警人员、志愿者及第一线紧急医疗救援人员即时心理干预，后续由心理、精神专科医师介入是理想的处理方式。不同分型PTSD可采取不同治疗方法。

**预防**　目前主要的预防措施是认知行为治疗、心理疏导、严重应激诱因疏导治疗、想象回忆治疗以及其他心理治疗技术的综合运用。

（宋　维　严首春）

# 索　引

## 条 目 标 题 汉 字 笔 画 索 引

### 说　明

一、本索引供读者按条目标题的汉字笔画查检条目。

二、条目标题按第一字的笔画由少到多的顺序排列，按画数和起笔笔形横（一）、竖（丨）、撇（丿）、点（丶）、折（乛，包括丁乚亅等）的顺序排列。笔画数和起笔笔形相同的字，按字形结构排列，先左右形字，再上下形字，后整体字。第一字相同的，依次按后面各字的笔画数和起笔笔形顺序排列。

三、以拉丁字母、希腊字母和阿拉伯数字、罗马数字开头的条目标题，依次排在汉字条目标题的后面。

# 八 画

# 九 画

## 十　画

## 十一 画

## 十二 画

## 十三 画

# 条 目 外 文 标 题 索 引

# 内 容 索 引

## 说 明

一、本索引是本卷条目和条目内容的主题分析索引。索引款目按汉语拼音字母顺序并辅以汉字笔画、起笔笔形顺序排列。同音时，按汉字笔画由少到多的顺序排列，笔画数相同的按起笔笔形横（一）、竖（丨）、撇（丿）、点（、）、折（乛，包括丁乚等）的顺序排列。第一字相同时，按第二字，余类推。索引标目中夹有拉丁字母、希腊字母、阿拉伯数字和罗马数字的，依次排在相应的汉字索引款目之后。标点符号不作为排序单元。

二、设有条目的款目用黑体字，未设条目的款目用宋体字。

三、不同概念（含人物）具有同一标目名称时，分别设置索引款目；未设条目的同名索引标目后括注简单说明或所属类别，以利检索。

四、索引标目之后的阿拉伯数字是标目内容所在的页码，数字之后的小写拉丁字母表示索引内容所在的版面区域。本书正文的版面区域划分如右图。

| a | c | e |
|---|---|---|
| b | d | f |

## C

## G

X

## 拉丁字母

## 希腊字母

## 阿拉伯数字

## 罗马数字

# 本卷主要编辑、出版人员

执行总编　谢　阳

编　　审　陈永生

责任编辑　陈　佩　沈冰冰

文字编辑　王朝霞

索引编辑　张　安　邓　婷

名词术语编辑　刘　婷

汉语拼音编辑　王　颖

外文编辑　景黎明

参见编辑　于　岚

绘　　图　北京心合文化有限公司

责任校对　李爱平

责任印制　陈　楠

装帧设计　雅昌设计中心·北京